의료관리 개정판

의료관리 개정판

초판 1쇄 발행 2013년 5월 1일
초판 3쇄 발행 2015년 12월 20일
개정판 1쇄 발행 2017년 9월 25일
개정판 3쇄 발행 2023년 1월 30일

지은이 신영수, 김용익 외

펴낸곳 서울대학교출판문화원
주소 08826 서울 관악구 관악로 1
도서주문 02-889-4424, 02-880-7995
홈페이지 www.snupress.com
페이스북 @snupress1947
인스타그램 @snupress
이메일 snubook@snu.ac.kr
출판등록 제15-3호

ISBN 978-89-521-1930-8 93510

Health Policy and Management

개정판

의료관리

신영수 · 김용익 외 지음

서울대학교출판문화원

개정판 머리말

2013년 봄 처음 출판된 이후 이 책은 많은 분들에게 널리 읽히면서 과분한 평가와 사랑을 받았다. 부족한 점이 많았지만 우리나라에서 처음으로 만들어진 본격적인 의료관리학 교과서라는 의미가 더 컸기 때문일 것이다. 사실 필자들에게는 처음부터 완벽하게 책을 만들 수 있는 있는 능력이 없었기에 3-4년마다 개정을 거듭하면서 점점 더 내용을 채워 가기로 하고 부끄러운 초판을 내놓은 것이었다. 이제 예정대로 4년 만에 첫 번째 수정을 하여 개정판을 발간하게 된 것을 다행스럽게 생각한다.

개정판에서는 의료관리학의 중요한 영역 중 초판에 미처 포함하지 못했던 건강의 결정요인, 공공보건의료, 일차의료, 취약계층의 건강보장, 보건경제학의 이해, 학교보건, 감염관리 정책 등의 주제를 추가하였다. 국내외 연구결과와 동향을 반영하여 초판의 자료를 최근 자료로 바꾸고 내용도 충실하게 보완하였다. 또한 장절의 순서도 일부 조정하였는데, 이것은 독자들이 주제의 흐름을 쉽게 파악하도록 하기 위해서이다.

이 책은 의료관리학의 핵심 분야를 전반적으로 다루고 있어 종합적인 입문서로서의 성격을 지니고 있다. 그러나 기초적인 지식뿐 아니라 해당 분야의 깊이 있는 내용도 일정 부분 포함하고 있어 해당 주제에 대해 독자들을 심화 학습으로 안내해 줄 수 있을 것이다. 이 교과서의 주된 독자가 될 의학, 치의학, 한의학, 약학, 간호학, 보건학 관련 전공의 학부생과 대학원생, 그리고 보건의료 정책·행정 분야의 실무자와 병·의원의 관리자들에게 많은 도움이 되기를 바란다.

이 개정판의 발간은 많은 의료관리학 분야 연구자들의 노력으로 가능했다. 바쁘신 중에도 좋은 글을 써 주신 이화여대 강민아 교수, 고신의대 고광욱 교수, 시민건강증진연구소 김명희 선생, 서울특별시청 나백주 국장, 대구가톨릭의대 박순우 교수, 한림의대 배상수 교수, 영남의대 이경수 교수, 전남의대 이정애 교수, 경상의대 정백근 교수, 연세대 정형선 교수, 그리고 서울의대 의료관리학교실의 동문들께 감사를 드린다. 그리고 울산의대 이상일 교수, 서울의대 이진석 교수 등 편집진에게 특별한 감사의 말씀을 드린다. 이 책 발간의 실무 작업을 담당한 서울의대 의료관리학교실 전공의들, 원고를 꼼꼼하게 살피면서 편집 및 교정 작업을 해 주신 서울대학교출판문화원 편집진의 노력에도 고마움을 표한다.

올해는 서울대학교 의과대학에 의료관리학교실이 설치된 지 30년이 되는 해이다. 이를 기념하여 발간하는 이 개정판이 의료관리학이 추구하고 있는 우리나라의 건강 사회 실현에 기여할 수 있기를 희망한다.

2017년 9월

대표저자 신영수, 김용익

머리말

지난 수십 년 사이에 이룩한 우리나라 보건의료의 발전은 유례를 찾아볼 수 없을 정도로 놀라운 것이다. 세계에서 가장 단기간에 전국민의료보험을 달성했으며, 단일 건강보험체계 출범을 통해 명실상부한 국민 건강보장의 틀을 갖추었다. 병·의원의 양적·질적 발전 역시 눈부신 것이었다. 국민의 전반적인 건강 수준도 획기적으로 향상되었다. 그러나 이 같은 성과 이면에 노정된 한계 역시 적지 않다. 건강보험의 존재에도 불구하고, 여전히 국민의 직접 의료비 부담이 과중하다. 의료의 계층 격차와 지역 격차도 심각한 문제이다. 이와 아울러 의료공급체계의 거시적 비효율성과 공공성 부재 역시 보건의료의 지속적인 발전을 가로막는 중요한 요인으로 작용하고 있다.

보건의료를 둘러싼 내외의 환경을 보면 앞으로의 상황은 더욱 만만치 않다. 그동안 우리나라 보건의료의 양적·질적 팽창을 뒷받침했던 경제발전이 저성장 추세로 돌아선 지 이미 한참이다. 지식정보사회의 도래로 경제구조와 노동 형태도 변화되었다. 이 같은 경제적 환경의 변화는 보건의료 분야의 재정 여력을 위축시킬 뿐 아니라 경제적 개인주의를 확산시키면서 사회적 연대의식에도 부정적 영향을 미칠 가능성이 농후하다. 저출산·고령화로 지칭되는 인구구조의 변화는 우리나라 보건의료의 가장 중대한 위협요인이다. 저출산·고령화의 파장은 보건의료 분야에만 국한되지 않는 전 사회적인 것이다. 보건의료 분야에 미칠 영향도 단지 생산가능인구의 감소와 부양인구 증가로 인한 재정 여력 감소에 국한되지 않는다. 보건의료의 성격과 사회적 역할 변화까지 초래할 것으로 예상된다. 정치적·사회적 환경 변화도 간과할 수 없다. 경제적 환경과 인구구조의 변화는 보건의료와 건강에 대한 전통적인 사회적 규범과 가치에도 영향을 미치고 있다. 임계점에 도달한 관료 주도형 보건의료 정책·행정을 대신할 새로운 거버넌스 구축도 중요한 과제이다.

보건의료의 내적인 환경 변화도 간단치 않다. 첫째, 질병 양상이 변화했다. 질병 양상이 급성질환에서 만성질환으로 전환된 것은 이미 주지의 사실이다. 그러나 우리나라 보건의료는 여전히 이 같은 변화에 효과적으로 대응할 수 있는 체계를 갖추지 못하고 있다. 둘째, 의학기술이 급속히 발전했고, 이의 비용 효과적인 활용 필요성이 대두했다. 이 사안은 우리나라를 비롯한 많은 국가들이 공통적으로 직면한 도전 과제이다. 셋째, 보건의료와 건강에 대한 국민의 기대 수준이 상승하고, 요구가 다양화되고 있다. 그리고 마지막으로 의료공급자의 양적·질적 변화가 있다.

보건의료를 둘러싼 제반 현상의 분석과 진단, 그리고 이에 근거한 체계적 대안 마련은 우리나라 보건의료가 직면한 과제와 향후의 환경 변화에 효과적으로 대처하기 위한 밑바탕이다. 의료관리학은 바로 이를 위한 학문 분야이다. 보건의료와 관련된 제반 현상을 연구 대상으로 하여, 이러한 현상이 나타나는 기전을 이해하고 필요한 대안을 마련하는 과학의 한 분야로 의료관리학을 정의할 수 있다.

의료관리학은 역학과 환경 및 산업의학과 함께 공중보건학의 한 분야로 간주되기도 한다. 또한 임상의학이나 기초의학과는 학문적 성격이 크게 다른 사회의학의 한 분야로도 분류할 수 있다. 보건의료를 둘러싼 제반 현상을 분석·진단하고, 이에 대한 대안을 마련하기 위해 다학문적 접근이 필수적이라는 점도 의료관리학의 중요한 특성이다. 의료관리학을 보건의료정책학이나 행정학으로 이해하는 경향이 있는데, 정책학과 행정학은 의료관리학이 다루는 다양한 주제와 방법론의 일부이다.

1987년 서울대학교 의과대학에 의료관리학교실이 설치된 이래, 여러 의과대학에 의료관리학교실이 설치되어 이 분야의 연구와 교육 활동에 매진하고 있다. 그리고 더 많은 수의 연구자들이 예방의학교실 내의 한 분과, 보건대학원, 보건행정학과 등에서 보건의료의 제반 현상을 분석·진단하여 대안을 마련하고 후학을 양성하는 데 힘을 쏟고 있다. 지난 십 수 년 사이에 이루어진 가장 긍정적인 변화 중 하나는 의료관리학 분야에 종사하는 연구자들의 학문적 배경이 다양해졌다는 점이다. 연구자들의 학문적 다양성은 해당 분야 학문의 지평을 넓히는 소중한 자산이 될 것이다.

그러나 이 같은 발전에도 불구하고, 독립적인 학문 분야로서 의료관리학의 정체성을 확립하는 데 있어서는 아쉬움이 있었다. 이번 의료관리학 교과서 발간은 그간의 아쉬움에 대한 성찰의 일환이다. 물론 한 권의 교과서를 발간하는 것만으로 해당 학문 분야의 정체성이 확립되는 것은 아니다. 그러나 그동안에 이루어진 학문적 성취를 집대성하는 것은 의료관리학이라는 학문 분야의 현 단계에서의 정체성을 확인하고, 앞으로 새롭게 형성해야 할 정체성을 찾아가는 나침반 역할을 할 것으로 기대한다.

그동안 의료관리학 교과서를 발간하려는 노력은 여러 차례 있었지만, 아쉽게도 결실을 맺지 못했었다. 다행히 이번에 의료관리학교실에서 수학한 동문들과 이 분야 여러 전문가의 적극적인 참여 덕분에 교과서를 발간할 수 있게 되었다.

교과서 필진으로 의료관리학교실 동문이 다수 참여했지만, 이 교과서는 의료관리학교실에 국한되지 않는 의료관리학 분야 연구자들의 집합적 노력의 성과이다. 필진으로 참여한 모든 분께 진심으로 감사드린다. 특히, 의료관리학교실 동문이 아니지만 기꺼이 필진으로 참여해서 옥고를 작성해 준 연세대 정형선 교수, 이화여대 강민아 교수, 한림의대 배상수 교수, 영남의대 이경수 교수, 고신의대 고광욱 교수, 전남의대 이정애 교수, 건양의대 나백주 교수, 시민건강증진연구소 김명희 선생에게 각별한 감사의 마음을 전한다.

이 교과서는 의료관리학 분야의 핵심적인 관심 주제들을 망라하고 있다. 그러나 아쉽게도 이번 교과서에 포함하지 못한 주제들이 다수 존재한다. 후속 작업을 통해 이번에 누락된 주제들까지 포함될 수 있기를 바란다. 이 교과서의 일차적인 독자는 의료관리학 전공의, 보건학(혹은 보건행정학) 전공 학부생과 대학원생 등 의료관리학 분야에 입문하는 연구자와 보건의료정책·행정 분야의 담당자이다. 그러나 이러한 분야의 관련자가 아니더라도 의과학이 사회와 맺고 있는 관계에 관심 있는 모든 이들을 위한 입문서로서 손색이 없을 것이라 생각한다.

보건의료를 둘러싼 내외의 환경이 어려울수록 보건의료 본연의 목적을 상기하는 것이 중요하다. 세계보건기구는 세계보건기구 헌장에서 전 인류가 도달할 수 있는 최고 수준의 건강을 향유하는 것은 인류의 기본적 권리라고 천명하였다. 그리고 국가 보건의료체계의 목표를 '국민의 건강보호, 경제적 공정성 확보, 국민의 의료 요구에 대한 부응'으로 제시하고 있다. 이런 맥락에서 우리나라의 보건의료가 존재하는 목적 역시 모든 국민이 도달할 수 있는 최고 수준의 건강을 보장하는 것이다. 의료관리학이 존재하는 이유도 이와 다르지 않다. 이번에 발간되는 의료관리학 교과서가 이 같은 보건의료 본연의 목적을 실현하는 데 기여할 수 있기를 희망한다.

2013년 5월

대표저자 신영수, 김용익

차례

第5部 보건의료와 경제

第6部 건강과 형평성

제7부 보건의료행정과 정책

제8부 인구집단의 건강관리

표 차례

그림 차례

제1부

건강과 보건의료

1 의료관리학의 개념과 구성

김용익(서울대학교 의과대학 의료관리학교실 명예교수)

학습 목표

☑ 의료관리학의 영역과 주요 과제를 이해한다.

☑ 의료관리학의 응용학문적 성격을 이해한다.

☑ 우리나라에서의 의료관리학 발전 과정을 이해한다.

이 장은 의료관리학의 영역, 주요 과제 및 학문의 성격에 대한 설명을 통하여 다른 전문 분야와 구별되는 의료관리학의 특성에 대하여 기술하며, 이 책의 전반적인 구성을 소개한다.

1. 의료관리학의 개념

의료관리학은 보건의료와 관련된 제반 현상을 연구 대상으로 하여 이러한 현상이 나타나는 기전(mechanism)을 이해하고 필요한 대안을 마련하는 과학의 한 분야이다.[1] 의료관리학은 '보건관리학'이라고도 하며, 영어로는 통상 'health policy and management' 또는 'health care management'로 표현한다.

학문의 정체성을 정의할 때 그 탐구의 대상과 방법론을 파악하는 것이 유용한 시각을 제공해 줄 수 있다. 의료관리학의 궁극적인 목적은 국민의 건강을 유지하고 증진하는 것이다. 따라서 의료관리학을 정의하기 위해서는 탐구의 대상이 되는 건강, 건강에 영향을 미치는 요인 및 이들 요인을 바람직한 방향으로 이끄는 방법을 고찰할 필요가 있다. 건강에 영향을 미치는 요인에 대한 설명 틀 중 하나인 '건강의 장(health field concept)'이론을 채용하여 의료관리학의 영역을 살펴보면 다음과 같다(그림 1.1-1).[2]

생물학적인 인체생리요인(I)은 사람의 기본적인 생물학 및 개인의 유기체적 구성의 결과로 인체 내에서 발생하는 건강의 모든 측면(신체적·정신적 측면)을 포함한다. 환경요인(II)은 인체의 외부에 존재하며 개인이 통제할 수 없는 건강과 관련된 모든 것(물리적·사회적 환경)을 뜻한다. 생활양식요인(III)은 자신의 건강에 영향을 미치는 의사결정이며 개인이 어느 정도 통제할 수 있

1 서울대학교 의과대학 의료관리학교실. 의료관리학. 서울대학교 의과대학 의료관리학교실, 1994.

2 Lalonde M. A new perspective on the health of Canadians: a working document. Ministry of National Health and Welfare, 1978.

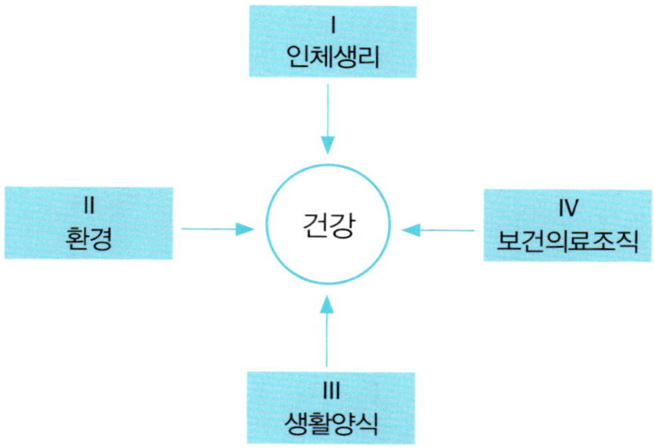

〈그림 1.1–1〉 건강의 결정요인

는 요인으로 구성되어 있다. III의 영역은 개인이 선택할 수 있는 영역이며 개인의 행동 변화를 필요로 한다. 보건의료조직 요인(IV)에는 보건의료제공에 있어서의 사람과 자원의 양, 질, 제도, 성격 및 관계가 포함된다. I은 현재의 과학 수준에서 손댈 수 없는 영역으로, 이 영역은 과학의 발전에 따라 점차 축소되고 있다. II의 영역은 건강 개선에 중요한 부분이나, 주로 정치, 경제, 환경과학, 환경보건학의 영역으로 분류할 수 있다. 따라서 주로 III과 IV의 영역이 의료관리학의 대상이 된다.

의료관리학은 역학과 환경 및 산업의학과 함께 공중보건학의 한 분야로 간주되기도 한다. 또한 의료관리학은 의학의 한 분야로 분류되기도 하지만, 임상의학이나 기초의학과는 학문적 성격이 크게 다르다. 의료관리학은 법의학, 의사학, 의료윤리학 등과 함께 '사회의학'군(群)으로 분류할 수 있다.

기존의 설명 방식과는 다른 틀을 이용하여 의료관리학의 영역과 내용을 설정해 보면 〈그림 1.1-2〉와 같다. 여기에는 '건강의 장'이론 중 III과 IV의 영역이 들어 있는데, 보건의료재정(A), 보건의료자원과 보건의료제공 체계(B), 보건의료서비스(C)는 제공자의 영역에 속한다. 이용자의 영역(D)에는 건강 및 건강 관련 행태가 포함되어 있다. 보건의료정책 및 관리(E)와 보건의료정보(F)는 제공자와 이용자가 공유하는 부분이다.

〈그림 1.1-2〉 각 영역에서의 주요 과제를 정리해 보면 다음과 같다.

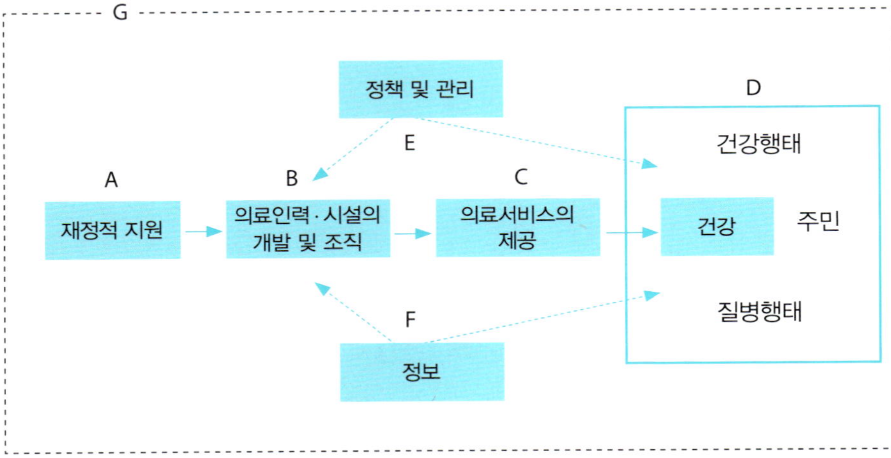

〈그림 1.1-2〉 의료관리학의 영역

A. 보건의료재정

- 누가, 어떤 방법으로, 얼마나 부담할 것인가?
- 보건의료재정의 부담에 대해 국민들은 어떻게 반응하는가?
- 보건의료서비스의 제공에 대한 대가는 어떻게, 얼마나 부담해야 하는가?
- 보건의료재정의 총액과 보건의료재정이 국민경제에서 차지하는 비중은 얼마나 되나?

B. 보건의료자원과 보건의료제공 체계

- 어떤 인력을, 어떤 능력을 가지도록 양성해서, 어디에 배치, 활용할 것인가? (인적 자본)
- 어떤 시설, 기기, 재료를, 어떤 품질로 만들어서, 어디에 배치, 활용할 것인가?(물적 자본)
- 이들 보건의료자원(인력과 시설)의 역할을 어떻게 분담하고, 어떻게 조직할 것인가?(조직)

C. 보건의료서비스

- 어떤 서비스를, 어느 곳에서 만들어서, 누구에게, 어떻게, 어떤 비용으로 제

공할 것인가?(service-mix)

- 보건의료서비스를 어떻게 평가할 것이며, 어떤 수준의 품질을 어떻게 유지할 것인가?(질)

D. 건강 및 건강 관련 행태

- 건강 수준이 어떤 인구집단에 어떻게 분포하는가?(건강 형평성)
- 불건강의 내용은 무엇이며, 건강/불건강은 어떻게 결정되는가?(주로 역학)[3]
- 건강 관련 행태에 영향을 미치는 요인은 무엇인가?

E. 보건의료정책 및 관리

- 건강상태, 건강 관련 행태, 보건의료의 제공과 이용을 어떤 방향으로, 어떻게 바꿀 것인가? 경우에 따라서는 현 상태를 어떻게 유지할 것인가?
- 누가 어떤 과정으로 이를 만드는가? 또는 만들 것인가?

F. 보건의료정보

- 어떤 정보를 누가 이용할 수 있도록 할 것인가?

G. 보건의료의 의미

- 마지막으로 보건의료가 사회에서 또는 경제에서 차지하는 위상, 역할, 의미를 파악하려는 영역이 있다. 예를 들면, 사회학에서 'sociology in medicine(미시적 보건사회학)'과 대비되는 개념의 'sociology of medicine(거시적 보건사회학)'이 이에 해당한다. 경제학에서는 보건의료를 산업의 한 영역으로 다루고

---

3 이 항목에서와 같은 의문에 답하려면 각각의 주제에 대해 '정상'과 '비정상'을 구분할 수 있어야 한다. 또한 상호 관계에 대한 이해도 필요하다. 전자는 의학에서 해부학과 병리학에 해당하며, 후자는 생리학과 병태생리학(pathophysiology)에 해당한다. 그러나 보건의료의 정상과 비정상을 명확히 구분하는 것은 불가능하다. 통상적으로 규범적 방법, 통계와 통찰, 비교론적 방법들을 사용한다. 그러나 어느 경우에도 가치판단이 필요하며, 이 가치판단에는 불가피하게 이념(ideology)이 강력하게 개입한다. 혹자는 개인주의적·자유주의적 상태를 정상으로 인식하고, 혹자는 공동체주의적, 사회주의적 상태를 정상으로 인식한다. 어떤 기준이건 정상과 비정상이 구분되면 비정상을 정상으로 바꾸려는, 또는 개선하려는 노력이 나타나게 된다.

있으며, 국민의료비가 국민경제에 미치는 영향을 분석하기도 한다. 정치학, 행정학 등에서도 보건의료를 비슷한 방식으로 다룰 수 있다.

이러한 보건의료 분야의 주제들을 연구하기 위해서는 많은 학문이 응용된다. 주제별로 기초가 되거나 관련성이 깊은 학문 분야를 정리하면 다음과 같다.

A. 보건의료재정

- 미시경제학, 거시경제학, 보험학, 재정학, 사회복지학 등

B. 보건의료자원과 보건의료제공 체계

- 행정학, 경영학, 임상의학 등

C. 보건의료서비스

- 임상의학, 경영학, 정보학, 사회복지학 등

D. 건강 및 건강 관련 행태

- 임상의학, 생물역학, 사회역학, 사회학, 인류학, 통계학, 교육학 등

E. 보건의료정책 및 관리

- 임상의학, 역학, 정치학, 정책학, 행정학, 경제학, 경영학, 사회학 등

F. 보건의료정보

- 정보학

G. 보건의료의 의미

- 철학, 정치학, 경제학, 사회학, 인류학, 윤리학 등

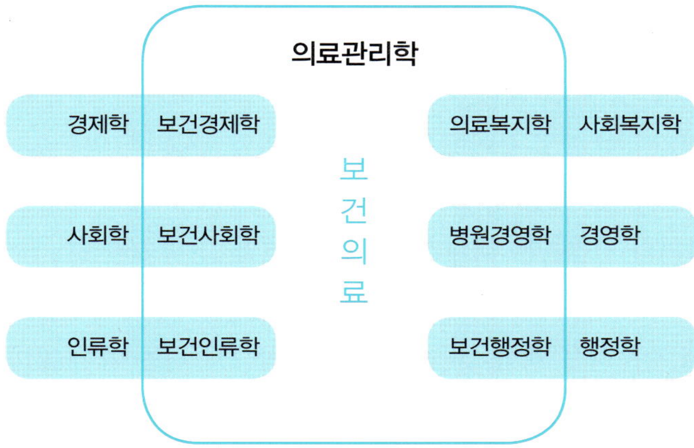

〈그림 1.1-3〉 의료관리학과 관련 학문 분야의 관계

그러나 의료관리학이 반드시 이들 학문의 하위에 있다고 볼 필요는 없다. 의료관리학에서 개발된 이론이 타 학문에 투입되는 경우도 적지 않다. 앞에서 거론한 학문 중 상당수는 보건의료를 자기 학문의 세부 영역 중 하나로 연구하기도 한다. 예를 들어 보건경제학, 보건사회학, 보건인류학, 병원경영학, 보건행정학 등이 그런 예이다. 물론 이런 분야들은 역으로 의료관리학의 세부 전공 영역이기도 하다. 앞의 각 관련 학문 분야에서는 보건의료를 연구 대상의 하나로 본다. 예를 들어 보건경제학은 보건의료를 '대상'으로 하고 있는 경제학의 한 분야가 된다. 반면 의료관리학은 보건의료를 중심으로 다양한 학문의 지식과 방법론을 채택한 다학문적 접근(multi-disciplinary approach)을 시도한다(그림 1.1-3).

의료관리학은 그 자체로 기초학문적 성격과 응용학문적 성격을 동시에 가지고 있다. 의료관리학이 각 주제에 대해 조사하고 이론화하여 현상에 대한 파악과 설명을 시도한다는 점에서는 기초학문적 성격을 가지고 있지만, 보건의료기관 관리, 보건의료사업의 기획 및 수행, 보건의료정책의 입안, 실행 및 평가 등에 있어서는 응용학문적 성격을 가지고 있다. 또한 의료관리학의 전공자들 가운데는 연구에 종사하는 연구자(academician)와 직접적으로 정책 활동을 담당하는 실천가(practitioner)가 있다. 우리나라의 경우, 역사적으로 의료관리학의 실천적인 부분이 먼저 발달하여 의료관리학을 실천적인 분야로 인식하는 일이 있으나, 최근 들어서 기초학문적인 연구 활동이 점점 더 늘어가고 있다. 의료관리학의 연구 분야에 대해서는 보건의료서비스 연구(health services research)라는 용어를 사용하기도 한다.

의료관리의 전공자는 대개 재정, 자원, 조직, 정책 등(그림 1.1-2의 A, B, C, E, F 영역)을 연구하거나, 건강 관련 행태 등(그림 1.1-2의 D 영역)을 연구하기도 한다. 후자의 경우라도 개인보다는 집단을 대상으로 하는 일이 많다.

2. 우리나라 의료관리학의 발전 과정

기존 공중보건학적 접근과 구분되는 우리나라 의료관리학의 출발점은 1960년대의 가족계획 사업이라고 할 수 있을 것이다. 인구 및 가족계획으로부터 의료관리학이 싹튼 것은 특수한 우리나라 의료관리학의 역사적 발전 경로로 볼 수 있다. 당시 가족계획 사업과 동시에 진행된 도시 빈민층의 연구도 의료관리학 발전에 중요한 기초를 놓아 주었다. 가족계획은 그 이후 자연스럽게 모자보건으로 발전하였다.

1960년대 말 시작된 지역사회의학(community medicine)은 기존 가족계획에 비하여 훨씬 더 포괄적인 의료관리학의 영역이었다. 지역사회의학의 전통은 의료관리학 분야에서 지역보건 연구 및 지역보건사업의 형태로 현재까지도 강하게 남아 있다.[4] 1970년대 후반에 세계보건기구가 일차보건의료(primary health care)를 추진하면서,[5] 우리나라에서 지역사회의학은 일차보건의료와 접목되었다.

4 지역보건의료발전을 위한 모임. 지역보건 60년의 발자취(제1권 함께한 사람들, 제2권 지역보건 60년). ETC커뮤니케이션즈, 2012.

5 WHO. Declaration of Alma-Ata. International Conference on Primary Health Care, Alma-Ata, USSR, Sep 6-12, 1978.

1970년대 초부터 보건대학원에 '보건행정학' 강좌가 개설되어 보건행정학이 우리나라에 소개되기 시작하였다. 1970년대 중반에는 우리나라에 의료보험 제도를 도입하기 위한 시범사업과 함께 이에 대한 연구가 진행되어 오늘날 전국민의료보험 달성의 기초를 마련하게 되었다. 의료보장 제도의 도입이 임박하면서 의료전달체계 연구가 중요한 보건의료정책 및 연구 과제로 부상하였다. 초창기 의료관리학의 선구자들이 당시까지의 우리나라에서의 의료관리학 분야 연구 결과를 정리하여 『보건백서』를 발간하였다.[6] 이 책의 목차는 지금의 의료관리학 교과서와 의과대학 학생 학습 목표의 원형이 되고 있다.

1980년 초 서울대학교병원에 병원 연구소가 설치된 것은 의료관리학 발전에 중요한 전기가 되었다. 이 연구소는 병원관리학, 의료 질 관리, 의료정보학 등의 분야가 국내에 도입되어 발전하는 데 중요한 역할을 담당하였다. 이 연구소는 후에 재단법인 한국보건의료관리연구원을 거쳐 한국보건산업진흥원으로 발전하였다.

의료보험의 확대 과정에서 대두되는 문제의 해결 방안을 둘러싸고 당시 보건사회부 관료들과 외부 연구자들 간에 조합주의와 통합주의의 대논쟁이 촉발되었고, 양측이 각자 나름대로의 이론화 과정을 거치게 된다. 이 논쟁은 2000년의 건강보험 통합 시점까지 오랜 기간 지속되었다.[7] 또한 의료보험의 확대 과정에서 보건의료자원의 수급에 관한 연구가 수행되어 보건의료자원의 지역 배치에 대한 검토가 이루어졌으며, 이 연구는 이후에 의료시설과 인력, 진료권 연구 등으로 발전하였다.[8] 이 연구 결과가 그대로 정책으로 실현되지는 않았으나, 지역별 병상 수급 정책 마련에 중요한 근거를 제공하였다.

1987년의 민주화 운동은 보건의료에도 많은 영향을 주었다. 인도주의실천의사협의회, 건강사회를 위한 약사회, 건강사회를 위한 치과의사회, 참의료실현 청년한의사회, 보건과 사회연구회 등 진보적 보건의료 단체들이 다수 창

---

6 서울보건연구회. 보건백서(상, 하). 서울보건연구회, 1981.

7 보험미래포럼. 건강보험의 진화와 미래. 21세기북스, 2012.

8 안성규 등. 전국 보건의료망 편성을 위한 조사연구 보고서. 한국보건사회연구원, 1982; 송건용 등. 전국 보건의료망 편성을 위한 조사연구. 한국보건사회연구원, 1987.

립되어 민간에서의 보건의료 운동과 이를 이론적으로 뒷받침하기 위한 정책 연구가 진행되었다. 이러한 활동이 후에 산업보건, 의료보장, 의약분업 등의 연구 활성화에 기여하였다.

세계보건기구가 일차보건의료의 개념을 일차보건의료에 근거한 지역보건의료체계(district health system based on primary health care)로 발전시켰고,[9] 서울대, 전남대, 영남대 등이 지역보건의료체계 시범사업에 참여하였다. 이 연구 사업들은 후에 지역보건사업과 정책 개발로 연결되었다. 주요 보건의료문제의 변화에 따라 지역보건사업에서 만성질환 관리, 정신보건 등이 전통적인 가족계획, 모자보건, 결핵 및 나병 관리를 대체하였다.

1994년 의료보험 통합 논쟁이 다시 발발하였고, 2000년 기존 139개 직장조합과 국민의료보험관리공단을 통합하여 단일 보험자인 국민건강보험공단이 출범하였다. 같은 시기에 의약분업 제도가 도입되어 현재에 이르고 있다.

한편 많은 의료관리학자들이 정부 주도의 질병관리와 건강증진사업에 참여하여 큰 발전을 이루었다. 또한 정신보건, 장애인 보건의료 등과 같은 취약 계층 또는 소수자의 보건의료문제에 대한 접근이 시작되었으며, 이 분야는 지금도 의료관리학의 한 분야로 지속적으로 연구되고 있다. 또한 비슷한 시기 의료 질 관리, 보건의료정보, 진료비 지불 제도, 질병부담 측정, 보건의료기술 평가 등의 분야에 대한 연구가 발전하였다. 최근 들어서 건강 형평성 분야에 대한 연구에 큰 진전이 있었으며, 보건의료 개혁에 관한 논의가 활발하게 진행되고 있다.

국제보건 분야에서도 우리나라의 활동이 꾸준히 증가하여, 세계보건기구 사무총장(이종욱, 2003-2006)과 세계보건기구 서태평양 지역 사무처장(한상태, 1989-1999; 신영수, 2009-현재)을 배출하였고, 2004년 한국국제보건의료재단을 설립하여 개발도상국과 북한에 대한 보건의료 지원 사업을 활발히 수행하고 있다.

9 김용익. 지역의료체계 개념에 의한 우리나라 의료조직체계 개편 방안에 관한 연구. 병원연구. 1987; 11: 45-58.

참고문헌

- 김용익. 지역의료체계 개념에 의한 우리나라 의료조직체계 개편 방안에 관한 연구. 병원연구. 1987; 11: 45–58.
- 보험미래포럼. 건강보험의 진화와 미래. 21세기북스, 2012.
- 서울대학교 의과대학 의료관리학교실. 의료관리학. 서울대학교 의과대학 의료관리학교실, 1994.
- 서울보건연구회. 보건백서(상, 하). 서울보건연구회, 1981.
- 송건용 등. 전국 보건의료망 편성을 위한 조사연구. 한국보건사회연구원, 1987.
- 안성규 등. 전국 보건의료망 편성을 위한 조사연구 보고서. 한국보건사회연구원, 1982.
- 지역보건의료발전을 위한 모임. 지역보건 60년의 발자취(제1권 함께한 사람들, 제2권 지역보건 60년). ETC커뮤니케이션즈, 2012.
- Lalonde M. A new perspective on the health of Canadians: a working document. Ministry of National Health and Welfare, 1978.
- WHO. Declaration of Alma–Ata. International Conference on Primary Health Care, Alma–Ata, USSR, September 6–12, 1978.

2 건강결정요인

강영호(서울대학교 의과대학 의료관리학교실 교수)

학습 목표

☑ 건강의 결정요인으로서 유전과 환경의 역할을 이해하고 다양한 건강, 질병문제에 적용할 수 있다.

☑ 건강결정요인을 파악하기 위해 사용되어 온 다양한 모형들을 이해하고 질병문제에 적용할 수 있다.

☑ 건강결정요인에 대한 기존의 연구 결과들을 이해하고 향후 연구 과제를 제시할 수 있다.

☑ 의료서비스가 건강에 미치는 영향에 대한 다양한 입장을 이해한다.

1. 유전과 환경

건강과 질병에 유전이 중요한가, 환경이 중요한가? 선천적 요인이 중요한가, 후천적 요인이 중요한가?

유전질환으로 알려져 있는 페닐케톤뇨증(phenylketonuria)은 질병에 대한 유전과 환경의 역할을 이해하는 데 좋은 사례이다. 이 질병은 선천성 아미노산 대사 이상 질환으로 페닐케톤뇨증 유전자와 페닐알라닌 식이(phenylalanine diet)가 결합하여 발생한다. 페닐케톤뇨증 유전자는 유전요인이고 페닐알라닌 식이는 환경요인이다. 페닐케톤뇨증이 유전질환으로 인식되는 이유는 페닐케톤뇨증 유전자를 지닌 사람에게서 페닐케톤뇨증이 발생하기 때문이다. 그런데 페닐케톤뇨증 유전자를 지닌 사람은 매우 소수인 반면(우리나라의 경우 4만 명당 1명), 거의 모든 사람들은 페닐알라닌이 풍부한 음식(동·식물성 단백질 식품에 광범하게 존재)을 섭취한다. 만약 우주의 어떤 혹성에 사는 생명체가 모두 페닐케톤뇨증 유전자를 지닌 반면 일부만 페닐알라닌 식이를 하고 있다면, 해당 생명체에서 페닐케톤뇨증은 환경질환으로 보일 것이다. 그 혹성에서 페닐케톤뇨증은 특정 식이(페닐알라닌 식이)를 하는 생명체에서 발생할 것이기 때문이다. 현재 지구상에서 페닐케톤뇨증에 대한 주된 치료법은 페닐알라닌 제한 식이인데, 이는 환경적인 접근방법이다. 유전질환으로 보이는 질환에 대한 치료법이 완전히 환경적인 것이다.

환경적인 문제라고 생각되는 건강문제라 할지라도 유전의 역할을 배제하기는 어렵다. 벼락 사고로 인한 사망에는 완전히 환경적인 요인이 관여한다고 생각할는지 모른다. 하지만 비가 오는 날에 외부 활동을 많이 하는 사람들의 특성에 어떤 유전적 요인이 관여한다면, 벼락 사고 사망에서도 유전요인의 기여도를 생각할 수 있다.

인간의 건강과 질병 현상에는 유전과 환경이 모두 관여한다. 한 가지 질병의 발생에 한 가지 원인만이 관여한다는 단일원인설(monocausality)은 받아들여지지 않는다. 질병 발생에는 여러 가지 원인이 관여한다는 다원인설(multicausality)이 실재적이다. 문제는 어떤 요인(유전요인이나 환경요인)이 어떤

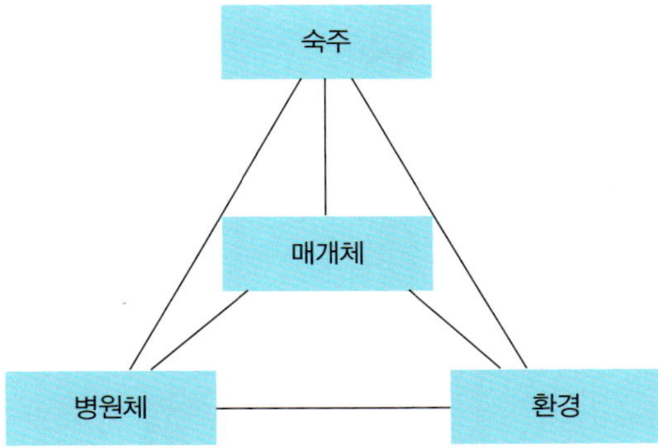

〈그림 1.2-1〉 질병의 역학적 삼각형

방식으로 질병 발생에 기여하는지를 밝혀내고, 질병 발생 과정의 어느 지점에서 어떤 요인에 대한 개입이 가능한지를 규명해내는 것이다.

2. 건강결정요인

건강결정요인을 파악하는 다양한 접근방식이 있는데, 병원체(agent), 숙주(host), 환경(environment)이라는 3요소와 매개체(vector)의 상호관계로 질병 현상을 보려는 역학적 삼각형(epidemiologic triad) 모형이 많이 사용되어 왔다(그림 1.2-1). 이 모형은 전염성질환에서는 물론 담배 유행과 같은 문제를 설명하기 위해서도 활용되었다. 예를 들어, 병인-담배, 숙주-인간, 환경-담배 규제 정책, 매개체-담배산업의 방식으로 담배 유행을 이해한다.

건강결정요인과 관련하여 「라롱드 보고서(Lalonde Report)」[1]의 건강의 장 개념(health field concept)이 중요하다. 건강의 장 개념에서는 생물학적 요

1 Lalonde M. A new perspective on the health of Canadians. Canada Department of National Health and Welfare, 1974.

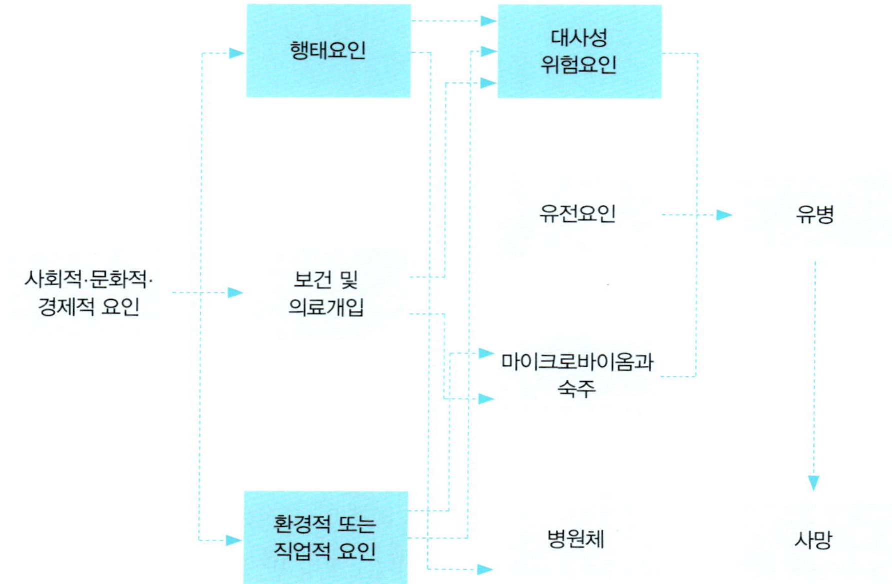

〈그림 1.2-2〉 세계질병부담 연구에서의 건강결정요인

인(human biology), 환경(environment), 생활양식(lifestyle), 보건의료조직(health care organization) 네 가지를 건강결정요인으로 분류하였다(건강의 장 개념은 이 책의 제1부 1장 참조). 개인의 생물학적 특성, 생활습관, 사회적 연결망, 지역사회 요인, 환경적 요인, 사회적 요인, 정책적 건강결정요인을 생태적 관점(ecological perspectives)에서 파악하기 위한 시도도 있다(G. Dalgren 등의 건강결정요인 모형은 이 책의 제6부 1장 2절에 설명되어 있다). 최근 세계질병부담 연구(Global Burden of Disease study)에서는 질병과 사망에 영향을 미치는 원인들을 〈그림 1.2-2〉와 같이 표현한 바 있다.

건강의 장 개념에서는 네 가지 건강결정요인을 병렬적으로 나열한 반면, 생태적 관점의 건강결정요인 모형들은 건강결정요인의 세부 요인 간 위계 또는 관계를 중요시한다.

3. 건강결정요인의 기여도 연구

어떤 건강결정요인이 어느 정도 사망과 질병 발생에 기여하는가? 의학 연구자는 물론 보건정책 입안자의 입장에서 이 질문은 매우 중요하다. 특정 요인이 건강에 기여하는 정도가 크다면, 해당 요인에 대한 사회적 투자(정책과 프로그램, 연구비 지원 등)를 늘릴 하나의 근거가 된다.

디버(Alan G. E. Dever)는 1973년 미국 조지아주 사망원인 자료를 이용하여 건강의 장 개념에 사용된 네 가지 요인이 사망에 미치는 기여도를 계산하였다.[2] 주요 사망원인에 대해 건강의 장 개념의 네 가지 요소가 어느 정도 기여하는지를 결정한 후, 최종적으로 사망에 개별 요소가 어느 정도 기여하는지를 계산하였다. 분석 결과에 따르면, 전체 사망에 미치는 기여도가 생활양식 43%, 생물학적 요인 27%, 환경 19%, 보건의료조직 11%로 나타났다. 사망률에 미치는 생활양식의 영향이 매우 큰데도, 전체 연방정부 보건지출의 90.6%는 보건의료조직에 집중된 반면, 생활양식에는 1.2%만이 배분되고 있다고 지적하였다. 이 같은 방식으로 1977년도 미국 전체 사망 자료를 이용하여 미국 질병관리본부는 75세 미만 조기사망 손실연수(years of life lost)에 대한 기여도를 보건의료체계 10.0%, 생활양식 51.5%, 환경 20.1%, 생물학적 요인 19.8%로 제시한 바 있다.[3]

전문가적 판단을 이용하여 건강결정요인의 기여도를 활용하고 있는 사례로는 미국의 'America's Health Ranking'과 'County Health Ranking'을 들 수 있다. 1990년부터 미국 주별 건강 수준과 건강결정요인을 모니터링해 온 America's Health Ranking에서는 개인행태(personal behaviors) 20%, 지역사회와 환경(community and environment) 27.5%, 공공정책 및 보건정책(public and health policies) 12.5%, 의료(clinical care) 15%로 건강결정요인의 기여도

2 Dever GEA. An epidemiological model for health policy analysis. Social Indicators Research. 1977; 2: 453-466.

3 US Department of Health and Human Services. Ten leading causes of death in the United States 1977. US Department of Health and Human Services, 1980.

를 책정하고 있다.[4] 한편 미국 카운티 수준에서 건강 모니터링을 수행하는 County Health Ranking에서는 건강행태 30%, 임상의료 20%, 사회적 및 경제적 요인 40%, 물리적 환경 10%로 설정하고 있다.[5]

이들 방법은 최소한 두 가지 점에서 한계를 지닌다. 첫째, 건강결정요인의 기여도가 인구집단 기여위험분율(population attributable fraction)과 같은 역학 지표가 아닌 전문가 판단에 의존하고 있다. 디버는 심장실환 사망에 대한 보건의료체계, 생활양식, 환경, 생물학적 요인의 기여도를 각각 12%, 54%, 9%, 28%로 설정하였는데,[6] 역학 연구를 통해 얻은 인구집단 기여위험분율이 아닌 전문가 판단에 따른 값들이다. 둘째, 건강결정요인의 기여도 합을 100%로 설정하고 있다. 즉, 하나의 질병 발생에는 다수의 결정요인이 관여하기 때문에 건강결정요인들의 기여도(인구집단 기여위험분율)의 단순 합은 100%를 상회할 수 있다는 점이 간과된다. 특정 요인이 사망에 60% 기여하더라도 다른 요인이 비슷하게 사망에 기여할 수도 있다.

건강위험요인과 사망 및 질병의 관련성에 대한 연구 결과가 축적됨에 따라 인구집단 기여위험분율을 이용한 건강결정요인 연구가 활성화되고 있다. 미국의 한 연구에서는 1990년대 초까지 이루어진 역학 연구 결과를 토대로 1990년도 미국 전체 사망에 대한 기여도를 담배 19%, 식이와 신체활동 14%, 알코올 5%, 미생물 4%, 독성 물질 3%라고 밝혔다.[7] 결과적으로 전체 미국인에서 사망의 38% 정도는 담배, 식이 및 신체활동, 알코올과 같은 건강행태요인에 기인하는 것이다. 이후 유사한 방식으로 담배, 알코올, 식이, 비만, 운동 등과 같은 건강행태요인이 사망에 40% 정도 기여한다는 연구 결과가 제

---

4 Erwin PC, Myers CR, Myers GM, Daugherty LM. State responses to America's health rankings: the search for meaning, utility, and value. J Public Health Manag Pract. 2011; 17: 406-412.

5 University of Wisconsin Population Health Institute. County health rankings key findings report 2015.

6 Dever GEA. An epidemiological model for health policy analysis. Social Indicators Research. 1977; 2: 453-466.

7 McGinnis JM, Foege WH. Actual causes of death in the United States. JAMA. 1993; 270(18): 2207-2212.

시되었다.[8,9]

현재 세계적으로 가장 주목을 받고 있는 건강결정요인 연구는 세계질병부담 연구의 비교 위험 평가(comparative risk assessment)일 것이다.[10] 이 연구에서는 79가지의 건강행태, 환경, 직업적 노출, 대사성 위험요인이 질병부담에 기여하는 정도를 평가하였다. 또한 통계적 모델링을 통하여 개별 국가들에 대해 사망과 유병지표에 대한 위험요인의 기여도를 제시하고 있는 가장 포괄적인 연구라 할 수 있다. 연구 결과, 전체 질병부담의 약 41%를 79가지 위험요인들이 유발하는 것으로 나타났고, 이들 중에서도 건강행태요인의 기여도가 가장 큰 양상을 보였다. 특히 식이요인은 남녀 모두에서 2015년도 현재 가장 크게 질병부담을 야기하는 요인으로 나타났고, 높은 수축기 혈압(115㎜Hg 이상)이 그다음을 차지하는 것으로 분석되었다.

세계질병부담 연구의 비교 위험 평가 결과가 건강결정요인에 대한 현존하는 가장 체계적이면서 포괄적인 내용이라는 점에 대해서는 이론의 여지가 없다. 하지만 이 연구 또한 현재 몇 가지 한계를 지닌다. 첫째, 사회적·경제적·문화적 요인의 기여도가 평가되지 않았다. 향후 이들 요인에 대한 추가 연구가 계획되고 있으므로 그 결과를 지켜볼 필요가 있다. 둘째, 세계질병부담 연구의 비교 위험 평가 결과는 이론적으로 최소 위험을 갖는 위험요인 수준(theoretical minimum risk level)을 기준으로 한다. 하지만 그와 같은 위험요인 수준이 인구집단 수준에서 실제로 실현 가능한지, 예를 들어 수축기 혈압의 최소 위험요인 수준은 115㎜Hg인데, 모든 사람이 이를 달성하는 것이 현실적으로 가능한지에 대해서는 이론의 여지가 많다. 그러므로 향후에는 최소 위험

---

8 Mokdad AH, Marks JS, Stroup DF, Gerberding JL. Actual causes of death in the United States 2000. JAMA. 2004; 291(10): 1238-1245.

9 Danaei G, Ding EL, Mozaffarian D, Taylor B, Rehm J, Murray CJ, Ezzati M. The preventable causes of death in the United States: comparative risk assessment of dietary, lifestyle, and metabolic risk factors. PLoS Med. 2009; 6(4): e1000058.

10 GBD 2015 Risk Factors Collaborators. Global, regional and national comparative risk assessment of 79 behavioural, environmental and occupational, and metabolic risks or clusters of risks in 195 countries, 1990-2015: a systematic analysis for the Global Burden of Disease Study 2015.

수준이 아닌 정책과 프로그램을 통해 현실적으로 달성 가능한 위험 수준을 기준으로 한 연구가 이루어져야 할 것이다.

4. 시계열적 건강 수준 향상의 결정요인

한 시점에서 건강결정요인의 기여도와 시계열적인 건강 수준 변화를 야기하는 결정요인의 기여도는 다를 수 있다. 건강과 질병에 있어 유전은 빼놓을 수 없는 요소이기는 하지만, 수십 년 간에 걸친 사망률 감소를 유전요인의 변화로 설명하기는 어렵다. 유전자에서의 의미 있는 변화는 최소 수천 년 단위로 변화할 것으로 기대되기 때문이다. 시계열적으로 건강상태 변화를 야기하는 결정요인을 파악하는 것은 건강 수준 향상을 목표로 하는 정책 담당자에게 중요한 정보가 된다.

지난 세기 동안에 이루어진 사망률 감소와 기대여명 증가를 둘러싸고 큰 논쟁이 있었다. 논쟁의 핵심에는 매큐언(Thomas McKeown)이 있다. 매큐언은 산업화에 따른 경제성장이 생활 수준의 향상, 특히 영양상태의 개선을 가져 왔고 면역력을 향상시킴으로써 전염성질환(19세기와 20세기 초 영국의 주된 사망 원인인 호흡기 결핵 등)을 감소시켰다[11]는 영양 결정론(nutritional determinism)을 제기하였다. 그는 사망률 감소에 의학과 공중보건의 역할은 크지 않았다고 평가하였다. 스레터(Simon Szreter)는 영국의 사망률 자료에 대한 재분석을 통해 매큐언의 분석의 문제점을 지적하고, 사망률 감소에 있어 공중보건의 역할이 과소평가되었다고 주장하였다.[12] 프레스턴(Samuel Preston)은 1인당 소득 수준과 사망과의 관련성 곡선(프레스턴 곡선)이 수십 년에 걸쳐 상향 이동한다는 연구 결과를 기초로, 경제성장보다 의학 기술 발전이 사망률 감소에 기여한다

11 McKeown T. The modern rise of population. Academic Press, 1976.

12 Szreter S. The importance of social intervention in Britain's mortality decline c. 1850-1914: a reinterpretation of the role of public health. Soc Hist Med. 1988; 1: 1-38.

고 주장하였다. 커틀러(David Cutler) 등은 역사적 시기에 따라 경제성장과 영양상태 개선, 깨끗한 식수의 공급, 하수도 시설, 예방접종과 항생제 사용 등이 시기를 달리하여 사망률 감소에 기여하였다고 평가하였다.[13]

기대수명의 증가와 관련하여 라일리(James C. Riley)의 분석 결과를 주목할 필요가 있다. 라일리는 20세기 초반 낮은 소득 수준을 지녔음에도 급격한 기대여명 증가를 기록한 12개 국가에 대한 연구를 통해 개별 국가가 서로 다른 방식으로 사망률 감소에 성공하였다는 점을 지적하였다.[14] 전통적 사회 개발 모델은 경제 개발이 우선 이루어지고, 그 성과물을 바탕으로 사회 개발이 이루어지는 것이었지만, 여러 나라에서 경제성장 이전에 사회적 성장(social growth)을 통하여 사망률이 크게 감소하고 있는 점에 주목하였다. 라일리가 이야기한 사회적 성장이란 '공중보건에 대한 투자', '자신의 삶과 건강을 향상시키기 위한 활동에 대한 일반 국민들의 참여'와 같은 것으로, 라일리는 세 가지 전염성질환, 즉 설사질환, 말라리아, 결핵이 통제되지 않고서는 19세기 말부터 20세기 초반 기대여명의 급격한 증가가 이루어질 수 없었다는 점을 지적하였다. 이의 통제는 상하수도 설비의 완성과 같은 위생 활동이 본격화하기 전에 이루어졌고, 전염성질환에 대한 인식의 확산과 이를 통제하기 위한 다양한 수준에서의 일반 대중의 참여가 기대여명의 증가에 중요하였다는 점이다.

5. 건강 수준 향상에 대한 의료서비스의 역할

의료서비스는 사망률이나 기대수명에 직접적인 영향을 주는 매우 중요한 요인으로 간주된다. 하지만 건강 향상에 대한 의료서비스의 역할을 보는 회의적인 시각이 있어 왔다. 매큐언은 사망률 감소에 의학의 역할이 미미하였다는

---

13 Cutler D, Deaton A, Lleras-Muney A. The determinants of mortality. J Econ Perspectives. 2006; 20(3): 97-120.

14 Riley JC. Low income, social growth, and good health, a history of twelve countries. University of California Press, 2008.

평가를 내놓았고,[15] 일리히(Ivan Illich)는 의료서비스가 오히려 건강을 해친다는 회의론을 제기하였다.[16] 코크런(Archibald Cochrane)은 무작위대조시험으로 의료서비스의 효과성과 효율을 평가하여야 한다고 주장하였고,[17] 라롱드(Marc Lalonde)는 의료보다 생활양식의 중요성을 강조하였다.[18] 1940년대 이후 서구 국가에서 국가 주도의 의료체계(전국민의료보험이나 국가의료서비스)가 확립되면서 국민의료비는 증가한 반면 그에 상응하는 건강 수준 향상이 이루어지지 않자, 1970년대에는 의료서비스에 대한 회의적 시각이 강화되었다. 제2차 세계대전 이후 전염성질환 통제에 대한 성공의 경험과 미래에 대한 낙관적 전망이 만성질환에서는 확인되지 않는 상황에서 의료서비스에 대한 비판적 시각이 대두한 것이다. 실제로 사망률 감소에 의학의 역할이 제한적이라는 매큐언의 주장은 1970년대 후반 영국의 복지국가(영국의 국가보건의료서비스)를 비판하는 신우파(new right) 운동에 흡수되었다.[19] 물론 일리히, 코크런, 라롱드의 주장은 이후 각각 의료의 질 향상 활동, 근거중심의학, 건강증진 운동의 시발점으로 기여하였다.

치료적 의료서비스는 질병 발생 이후 질병의 경과와 사망에는 영향을 주지만, 질병 발생 자체에는 영향을 주기 어렵다는 점도 건강에 대한 의료서비스의 역할이 제한적일 것이라는 주장을 뒷받침한다. 과잉진단, 과잉치료, 의료과오(medical error)와 같이 의료서비스의 부정적 측면이 부각되고 있는 점도 건강에 대한 의료서비스의 긍정적 역할을 과소평가하게 만든다. 실제로 의사파업, 학회 행사 등으로 인해 의료서비스 제공량이 감소한 경우 오히려 사망률이 감소하였다는 보고들은 이런 주장을 강화한다. 경제위기로 인한 의

15 McKeown T. The role of medicine: dream, mirage, or nemesis? Nuffield Provincial Hospitals Trust, 1976.

16 Illich I. Medical nemesis: the expropriation of health. Pantheon Books, 1976.

17 Cochrane A. Effectiveness and efficiency: random reflections on health services. Nuffield Provincial Hospitals Trust, 1972.

18 Lalonde M. A new perspective on the health of Canadians. Canada Department of National Health and Welfare, 1974.

19 Szreter S. Rethinking McKeown: the relationship between public health and social change. Am J Public Health. 2002; 92: 722-725.

료이용의 감소가 기대수명의 감소로는 이어지지는 않는 현상(1990년대 말 우리나라의 사례)도 비슷한 사례이다.

벙커(John P. Bunker)가 지적하듯이 의료서비스가 기대수명 연장에 기여하는 정도를 직접적으로 계량한 연구는 아직 없다.[20] 개별 의료기술이 특정 건강결과에 미치는 영향에 대한 무작위대조시험은 활발하지만, 미국 오리건주의 의료보험에 대한 실험 연구 사례 정도를 제외하면,[21] 의료보장 제도의 도입 효과를 다룬 무작위대조시험은 실무적·윤리적 이유로 잘 수행되지 못하였다. 의료서비스가 사망 또는 기대수명에 미치는 영향을 계량화하기 위해 대안적으로 두 가지 접근방법이 활용되었는데, 첫 번째는 럿스타인(David D. Rutstein) 등[22]에 의해 개발되고 여러 나라에서 보완, 적용되어 온 사망원인 분석방법으로, 의료서비스로 치료 가능한 사망(deaths amenable to medical care), 또는 피할 수 있는 사망(avoidable deaths)의 변화 양상을 보는 것이다.[23] 이 방법을 적용한 연구들에서 지난 수십 년 동안 다른 사망원인에 비해 치료 가능한 사망률이 더 크게 감소하였다는 결과를 대체로 보여 주었고, 우리나라에서의 연구 결과도 비슷하다.[24] 하지만 이들 연구에 대한 한 가지 비판은 치료 가능한 사망률이 전체 사망률에서 차지하는 비중이 크지 않다(특히 최근)는 점이다. 두 번째 방법은 개별 치료법별로 기대수명에의 기여도를 평가하여 그 값들을 더하는 방식이다. 벙커는 이 방법을 활용하여 치료서비스가 3.5-4년 정도의 기대수명 증가에 기여하고 기존 치료법이 확대 제공될 경우 1.5년이 더 증가할 것으로 추산하였다.[25] 이 방법에 대한 중요한 비판은 개별 치료법의 기대수명 증가

---

20 Bunker JP. The role of medical care in contributing to health improvements within societies. Int J Epidemiol. 2001; 30(6): 1260-1263.

21 Baicker K, Taubman SL, Allen HL et al. The Oregon experiment-effects of Medicaid on clinical outcomes. N Engl J Med. 2013; 368(18): 1713-1722.

22 Rutstein DD, Berenberg W, Chalmers TC, Child CG, Fishman AP, Perrin AB. Measuring the quality of medical care. A clinical method. N Engl J Med. 1976; 294: 582-588.

23 Nolte E, McKee M. Does health care saves lives? Avoidable mortality revisited. The Nuffield Trust, 2004.

24 Chung JI, Song YM, Choi JS, Kim BM. Trends in avoidable death over 20 years in Korea. J Korean Med Sci. 2008; 23(6): 975-981.

25 Bunker JP. Medicine matters after all. J Roy Coll Physicians Lond. 1995; 29: 105-112.

효과에 대한 근거들이 대부분 이상적 상황에서의 개입 효과를 가정한 것으로 현실에서는 효과의 크기가 이보다 작을 것이라는 점이다.

건강에 대한 의료서비스의 역할과 관련하여 몇 가지 점을 지적할 필요가 있다. 첫째, 1800년대 후반부터 1900년대 전반, 중반까지 위생, 공중보건, 영양상태의 역할에 의해 사망률(주로 감염성질환)이 감소하였다는 사실이 최근 전 세계적으로 겪고 있는 사망률 감소에 대한 의료서비스의 역할을 저평가하는 논거가 될 수는 없다. 최근의 사망률 감소와 기대수명의 증가에 대한 의료서비스의 역할은 그간의 역사적 연구 결과와는 달리 평가되어야 한다. 둘째, 의료서비스가 사망률 감소에 기여하기보다는 오히려 사망률을 전체적으로 증가시킨다는 주장은 과도하다. 의료과오로 인한 사망이 문제시되고는 있지만, 전체적으로 의료서비스가 사망률 감소에 기여하는 크기는 의료과오로 인한 사망자 수 증가분을 상회할 것이다. 벙커는 미국 의학 한림원(Institute of Medicine)이 제시한 의료과오 사망자 수를 토대로 약 6개월에서 1년 정도의 기대수명 감소 효과가 있을 것으로 예측하였다.[26] 물론 그렇다고 의료과오로 인한 사망이라는 문제의 크기가 작다는 의미는 아니다. 셋째, 의료서비스의 역할은 단순히 사망률 감소와 기대수명의 증가 측면으로만 평가하기 어렵다. 대부분의 의료서비스는 장애, 불편함, 통증 등 삶의 질과 관련된 결과지표에 영향을 준다. 예를 들어 백내장(cataract) 수술은 사망 자체에는 영향이 크지 않겠지만, 사람들에게 매우 의미 있는 삶의 질 향상을 가져다준다. 넷째, 의료보장 확대 정책이 지닌 사회적 결정요인으로서의 역할에 주목할 필요가 있다. 건강보험의 급여 확대나 저소득층에 대한 재난적 의료비 지출(catastrophic health expenditure)을 막기 위한 정책은 매우 중요한 소득보전 정책이 될 수 있다.

26 Bunker JP. The role of medical care in contributing to health improvements within societies. Int J Epidemiol. 2001; 30(6): 1260-1263.

6. 우리나라의 건강결정요인

우리나라의 기대수명 증가는 주요 선진국 중에서 유래 없을 정도로 빠르다. 통계청 자료에 따르면, 지난 1970년 우리나라 국민의 기대수명은 61.9세였지만, 2010년 80.8세로 증가하여 매 1년마다 0.47세씩 증가하고 있다. 하루 24시간이 지나더라도 기대수명은 13시간 정도만 지나는 상황이다. 센(Amartya Sen)은 경제발전의 성과가 교육과 의료에 투자되었기 때문에 우리나라 국민의 기대수명이 증가하였다(센은 이를 'growth-mediated' process로 부른다)고 평가하였다. 상대소득가설을 제기하였던 윌킨슨(Richard Wilkinson)은 허약한 권력 기반(군사 독재)과 남북 대치 상황 속에서 형평적 정책이 유도되었고 이것이 다른 서구 국가보다 낮은 소득불평등과 기대수명 증가를 가져왔다고 평가하였다. 라일리는 일제 강점기의 천연두, 콜레라와 결핵의 통제, 의료서비스의 성장, 1930-40년대의 교육 수준 증가, 해방 후 토지 개혁과 이에 따른 불평등의 개선, 한국전쟁 후의 교육, 보건, 위생에 대한 투자, 영양상태 개선, 가족계획 사업의 성공 등을 거론하였다. 우리나라 기대수명 증가의 원인을 탐색한 실증적 연구로, 기대수명 분해 분석방법을 이용하여 연령과 사망원인별 기여도를 분석한 양(S. Yang) 등의 연구[27]를 주목할 필요가 있다. 연구 결과, 영아 사망과 아동기 폭로요인과 관련성이 높은 질환 사망은 크게 감소한 반면, 현재 서구 국가에서 기대수명 증가를 가로막고 있는 흡연 유행과 영양섭취의 서구화는 지연됨에 따라 급속한 기대수명 증가가 이루어질 수 있도록 두 가지 요소(크게 감소하는 사망률과 지연된 유행)의 결합이 가능한 시기가 형성되었다고 평가하였다.

현재 우리나라의 질병부담에 영향을 주는 위험요인의 기여도를 제시한 실증 자료들도 존재한다. 세계질병부담 연구에서는 각 국가별로 질병부담에 대한 위험요인별 기여도 순위도 제시하였는데, 우리나라의 경우 흡연, 음주,

27 Yang S, Khang YH, Harper S, Davey Smith G, Leon DA, Lynch J. Understanding the rapid increase in life expectancy in South Korea. Am J Public Health. 2010; 100(5): 896-903.

높은 수축기 혈압, 높은 혈당과 같은 위험요인이 상위를 차지하고 있는 것으로 보고되었다.[28,29,30]

물론 세계질병부담 연구에서 사용하는 유병지표의 경우 개별 국가 자료가 충분하게 반영되어 있지 못하고, 위험요인이 질병에 미치는 영향의 크기에 대한 개별 국가 단위의 역학 연구 자료가 활용되고 있지 않다. 하지만 다수의 위험요인 정보가 우리나라의 실측 자료에 기반하고 있고, 우리나라의 사망자료가 사용되었다는 점에서 이들 세계질병부담 연구의 위험요인 순위 정보는 상당한 의미를 지닌다.

우리나라에서의 건강결정요인 연구와 관련하여 몇 가지 과제가 존재한다. 첫째, 무엇보다 위험요인과 질병의 인과적 관련성에 대한 역학 연구가 충분히 축적될 필요가 있다. 우리나라에 특수한 위험요인(예: 알콜 홍조 반응)에 대한 연구도 필요하다. 둘째, 흡연, 음주, 비만, 식이, 신체활동 등 주요 행태요인과 함께 사회경제적 요인, 환경적 요인, 심리적 요인, 정책개입요인이 건강과 질병에 미치는 영향에 대한 연구가 필요하다. 셋째, 사망과 주요 신체질환의 유병뿐만 아니라 정신건강, 폭력 등의 문제를 결과변수로 한 연구가 활성화될 필요가 있다.

---

28 Lim SS, Vos T, Flaxman AD et al. A comparative risk assessment of burden of disease and injury attributable to 67 risk factors and risk factor clusters in 21 regions, 1990-2010: a systematic analysis for the global burden of disease study 2010. Lancet. 2012; 380(9859): 2224-2260.

29 GBD 2013 Risk Factors Collaborators. Global, regional, and national comparative risk assessment of 79 behavioural, environmental and occupational, and metabolic risks or clusters of risks in 188 countries, 1990-2013: a systematic analysis for the global burden of disease study 2013. Lancet. 2015; 386(10010): 2287-2323.

30 GBD 2015 Risk Factors Collaborators. Global, regional and national comparative risk assessment of 79 behavioural, environmental and occupational, and metabolic risks or clusters of risks in 195 countries, 1990-2015: a systematic analysis for the global burden of disease study 2015.

7. 건강결정요인과 정책

건강결정요인에 대한 근거 기반에 따라서만 건강 관련 정책이 이루어지지는 않는다. 건강결정요인에 대한 연구 결과는 건강과 관련한 정책 우선순위 결정에 있어 한 측면의 정보만을 제공한다. 정책 결정자의 선호, 정책 결정 과정에서의 여러 정책 당사자의 역할이 중요하다. 여러 정책 대안의 효과성, 서로 다른 대안에 들어가는 비용의 규모, 정책이 초래할 환경적 영향, 취약 계층에 대한 고려, 차별이나 기회 균등과 같은 윤리적 측면 등이 고려된다. 하지만 합리적 정책 결정이 점점 더 중요해짐에 따라 건강결정요인에 대한 근거는 더욱 필요할 것으로 보인다.

참고문헌

- Baicker K, Taubman SL, Allen HL et al. The Oregon experiment–effects of Medicaid on clinical outcomes. N Engl J Med. 2013; 368(18): 1713–1722.
- Bunker JP. Medicine matters after all. J Roy Coll Physicians Lond. 1995; 29: 105–112.
- Bunker JP. The role of medical care in contributing to health improvements within societies. Int J Epidemiol. 2001; 30(6): 1260–1263.
- Chung JI, Song YM, Choi JS, Kim BM. Trends in avoidable death over 20 years in Korea. J Korean Med Sci. 2008; 23(6): 975–981.
- Cochrane A. Effectiveness and efficiency: random reflections on health services. Nuffield Provincial Hospitals Trust, 1972.
- Cutler D, Deaton A, Lleras–Muney A. The determinants of mortality. J Econ Perspectives. 2006; 20(3): 97–120.
- Danaei G, Ding EL, Mozaffarian D, Taylor B, Rehm J, Murray CJ, Ezzati M. The preventable causes of death in the United States: comparative risk assessment of dietary, lifestyle, and metabolic risk factors. PLoS Med. 2009; 6(4): e1000058.
- Dever GEA. An epidemiological model for health policy analysis. Social Indicators Research. 1977; 2: 453–466.
- Erwin PC, Myers CR, Myers GM, Daugherty LM. State responses to America's health rankings: the search for meaning, utility, and value. J Public Health Manag Pract. 2011; 17: 406–412.
- GBD 2013 Risk Factors Collaborators. Global, regional, and national comparative risk assessment of 79 behavioural, environmental and occupational, and metabolic risks or clusters of risks in 188 countries, 1990–2013: a systematic analysis for the global burden of disease study 2013. Lancet. 2015; 386(10010): 2287–2323.
- GBD 2015 Risk Factors Collaborators. Global, regional and national comparative risk assessment of 79 behavioural, environmental and occupational, and metabolic risks or clusters of risks in 195 countries, 1990–2015: a systematic analysis for the global burden of disease study 2015.
- Illich I. Medical nemesis: the expropriation of health. Pantheon Books, 1976.
- Lalonde M. A new perspective on the health of Canadians. Canada Department of National Health and Welfare, 1974.
- Lim SS, Vos T, Flaxman AD et al. A comparative risk assessment of burden of disease and injury attributable to 67 risk factors and risk factor clusters in 21 regions, 1990–2010: a systematic analysis for the global burden of disease study 2010. Lancet. 2012; 380(9859): 2224–2260.
- McGinnis JM, Foege WH. Actual causes of death in the United States. JAMA. 1993; 270(18): 2207–2212.
- McKeown T. The modern rise of population. Academic Press, 1976.
- McKeown T. The role of medicine: dream, mirage, or nemesis? Nuffield Provincial Hospitals Trust, 1976.
- Mokdad AH, Marks JS, Stroup DF, Gerberding JL. Actual causes of death in the United States 2000. JAMA. 2004; 291(10): 1238–1245.
- Nolte E, McKee M. Does health care saves lives? Avoidable mortality revisited. The Nuffield Trust, 2004.
- Riley JC. Low income, social growth, and good health, a history of twelve countries. University of California Press, 2008.
- Rutstein DD, Berenberg W, Chalmers TC, Child CG, Fishman AP, Perrin AB. Measuring the quality of medical care. A clinical method. N Engl J Med. 1976; 294: 582–588.

• Szreter S. The importance of social intervention in Britain's mortality decline c. 1850–1914: a reinterpretation of the role of public health. Soc Hist Med. 1988; 1: 1–38.
• Szreter S. Rethinking McKeown: the relationship between public health and social change. Am J Public Health. 2002; 92: 722–725.
• University of Wisconsin Population Health Institute. County health rankings key findings report 2015.
• US Department of Health and Human Services. Ten leading causes of death in the United States 1977. US Department of Health and Human Services, 1980.
• Yang S, Khang YH, Harper S, Davey Smith G, Leon DA, Lynch J. Understanding the rapid increase in life expectancy in South Korea. Am J Public Health. 2010; 100(5): 896–903.

추천문헌

• Bunker JP. The role of medical care in contributing to health improvements within societies. Int J Epidemiol 2001; 30(6): 1260–1263.
• Cutler D, Deaton A, Lleras-Muney A. The determinants of mortality. J Econ Perspectives 2006; 20(3): 97–120.
• GBD 2015 Risk Factors Collaborators. Global, regional and national comparative risk assessment of 79 behavioural, environmental and occupational, and metabolic risks or clusters of risks in 195 countries, 1990–2015: a systematic analysis for the Global Burden of Disease Study 2015.
• Yang S, Khang YH, Harper S, Davey Smith G, Leon DA, Lynch J. Understanding the rapid increase in life expectancy in South Korea. Am J Public Health 2010; 100(5): 896–903.

3 보건의료체계

김윤(서울대학교 의과대학 의료관리학교실 교수)

학습 목표

☑ 보건의료체계의 정의와 개념 틀, 구성요소를 이해한다.

☑ 보건의료체계의 목적과 기능을 기술할 수 있다.

☑ 보건의료체계의 유형을 정의하고 이에 근거하여 주요 국가의 보건의료체계 유형을 구분할 수 있다.

☑ 보건의료체계의 성과평가의 개념을 이해하고 성과를 향상시키기 위한 정책방안을 기술할 수 있다.

1. 보건의료체계

보건의료체계(health system)는 왜 중요할까? 여러 나라의 보건의료비 지출 규모와 건강수준을 비교한 결과를 보면, 지출 수준이 비슷한 나라들 사이에도 건강수준에 큰 차이가 있다는 것을 알 수 있다. 2017년 미국의 커먼웰스 재단(Commonwealth Fund)에서 11개 선진국을 대상으로 보건의료체계의 성적을 평가한 결과에 따르면 의료비를 적게 쓰는 나라인 영국(1위), 호주(2위), 뉴질랜드와 노르웨이(공동 4위)가 의료비를 많이 쓰는 미국(11위), 스위스(6위), 프랑스(10위)보다 더 좋은 성적을 기록했다(그림 1.3-1).[1] 의료비를 많이 쓰면서도 좋은 성과를 내지 못하는 이유는 무엇일까? 전 세계에서 가장 좋은 의사와 병원을 갖고 있는 미국이 꼴찌를 한 이유는 무엇일까? 이는 보건의료체계가 얼마나 체계적으로 구성되어 있고, 효율적으로 운영되는가에 따라 그 나라의 성과평가 결과가 결정되기 때문이다.

1) 보건의료체계의 정의

일반적으로 보건의료체계는 그것을 이루는 구성요소와 이들 사이의 상호작용을 통해 특정한 목적을 달성하기 위한 체계라고 정의할 수 있다. 보건의료체계가 의도한 목적을 달성하기 위해서는 구성요소 사이의 상호작용이 조화롭게 이루어져야 한다.

보건의료체계에 대한 가장 포괄적인 정의는 세계보건기구(WHO)의 정의이다. 2000년 WHO는 「세계 건강 보고서 2000(World health report 2000)」에서 보건의료체계를 "건강을 증진, 회복, 유지하는 것이 일차적인 목적인 모든 활동(all the activities whose primary purpose is to promote, restore or maintain

1 Schneider EC, Sarnak DO, Squires D, Shah A, Doty MM. Mirror 2017: international comparison reflects flaws and opportunities for better U.S. health care. The Commonwealth Fund, 2017.

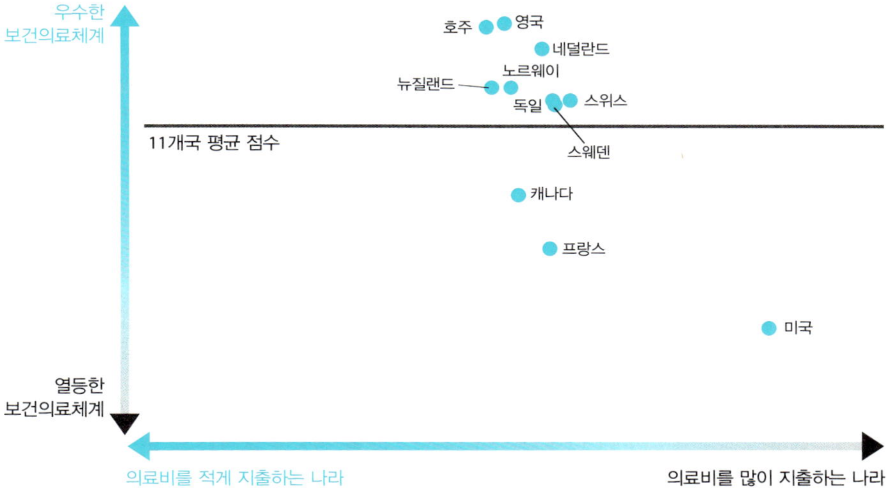

〈그림 1.3–1〉 보건의료체계의 성과 수준과 의료비 지출 사이의 관계

health)"[2]이라고 정의하였다. 이 보고서는 보건의료체계의 목적을 보다 구체적으로 "국민의 건강을 향상시키기 위해 수립된 정책에 부합하는 방식으로 사람, 제도, 자원을 조직한 것으로서, 이는 국민들의 정당한 기대에 부응함과 동시에 건강을 보호하기 위한 다양한 활동으로 인해 발생하는 비용부담으로부터 국민들을 보호할 수 있어야 한다"라고 정의하였다. 즉 '건강보호' 이외에 '국민들의 기대에 대한 부응'하는 것과 '의료비 부담으로부터 보호'하는 것을 보건의료체계의 최종목적으로 제시함으로써, 보건의료체계의 목적을 확장하고 구체화했다는 의미를 갖는다.

2008년 공표된 WHO 탈린 헌장(Tallinn Charter)에서는 보건의료체계를 "건강을 증진, 유지, 회복시키는 것을 목적으로 하는 모든 공공 및 민간 조직, 제도, 자원을 조직하는" 것으로 "개인과 집단에 대한 서비스뿐만 아니라 건강을 결정하는 사회적·환경적·경제적 요인에 영향을 끼치는 활동을 아우른다"라고 정의하고 있다.[3] 탈린 헌장은 건강의 사회적 결정요인에 대한 중요성이

2 WHO. World health report 2000. Health systems: improving performance. 2000.

3 WHO European Ministerial Conference on Health Systems. Tallinn charter: health systems for

강조되면서 이러한 결정요인들을 개선하기 위한 노력을 보건의료체계의 범주에 명시적으로 포함시켰다는 데 의의가 있다.

2) 보건의료체계의 경계

보건의료체계를 이해하고, 분석하며, 평가하기 위해서는 보건의료체계의 경계를 명확히 정의해야 한다. 앞서 기술한 WHO의 정의에 따르면 "건강을 증진, 회복, 유지하는 것이 일차적인 목적인 모든 활동"이 보건의료체계 내에서 이뤄진다. 이러한 정의에 따르면 안전벨트 착용을 의무화함으로써 교통사고로 인한 손상의 중증도와 사망을 감소시키는 것도 보건의료정책이다.

반면 미국 커먼웰스 재단은 보건의료체계를 "건강에 대한 사회의 목적을 달성하기 위해 의료서비스를 조직 및 제공하고, 이를 위해 재원을 조달하는 체계"로 WHO에 비해 좁게 정의하였다.[4] 건강의 사회적 결정요인과 인구집단을 대상으로 한 공중보건서비스는 보건의료체계에서 제외된 것이다. 이 경우 안전벨트 착용 의무화는 보건의료체계에 포함되지 않지만 개인의 생활습관을 개선하기 위해 교육과 상담을 하는 것은 보건의료서비스이다.

보건의료체계의 경계를 넓게 잡으면 건강에 영향을 미치는 주요 요인의 영향을 잘 이해할 수 있지만, 이를 책임지고 해결할 주체가 마땅치 않거나 모호해질 수 있다. 보건의료체계의 경계를 좁게 잡으면 누가 책임져야 할지는 명확하지만, 실제 건강에 영향을 미치는 주요 요인들은 빠뜨리게 된다. 전자보다 후자가 더 현실적인 접근 방법이며, 책임을 질 수 있는 범위를 보건의료체계의 경계로 설정하는 것이 더 실용적이다.

health and wealth. Resolution EUR/RC58/R4. 2008.

4 Commonwealth Fund Commission on a High Performance Health System. Framework for a high performance health system for the United States. Commonwealth Fund, 2006.

3) 보건의료체계의 개념 틀

보건의료체계의 목적과 그것을 달성하기 위한 구성요소, 그리고 이것들 사이의 관계를 명시적으로 표현한 것이 보건의료체계 개념 틀(conceptual frameworks)이라고 할 수 있다. 이러한 개념 틀을 활용하면 보건의료체계를 보다 체계적으로 이해할 수 있다. 또한 보건의료체계의 목적을 명확히 정의하고 있기 때문에 이를 근거로 성과를 체계적으로 평가할 수 있다. 보건의료체계 개념 틀은 그것을 어떤 목적으로 활용하고자 하는가에 따라 다음과 같은 유형으로 분류할 수 있다.[5] 개념 틀은 그 목적에 따라 ① 체계 이해(understanding), ② 비교 분석(comparing), ③ 변화 분석(informing change), ④ 정책 변화(evaluating change) 평가를 위한 것으로 구분할 수 있다.

체계 이해를 목적으로 한 개념 틀의 대표적인 예로 WHO의 보건의료체계 모형을 예로 들 수 있다(그림 1.3-2). 이는 보건의료체계의 목적(goal)과 이를 달성하기 위한 보건의료체계의 기능(function) 사이의 관계를 명확하게 보여준다. 보건의료체계는 건강수준의 향상과 공평한 재정적 기여, 보건의료서비스에 대한 요구에 대한 반응성을 목적으로 하고 있으며, 이를 달성하기 위해 효과적으로 운영되어야 하며(stewardship), 적절한 재정 체계를 기반으로(financing) 필요한 자원을 공급하고(resource), 이를 조직화하여 서비스를 제공하는(service delivery) 기능을 갖추고 있어야 한다.

비교 분석을 위한 것으로는 유럽 의료시스템 및 정책연구소(European Observatory on Health Systems & Policies)의 개념 틀을 들 수 있다. WHO 유럽지역본부는 유럽 국가들의 보건의료체계를 비교분석하는 「의료체계 변동(Health Systems in Transition, HiT)」 보고서를 발간하는데, 이는 ① 보건의료체계의 거시적 맥락, ② 조직과 거버넌스, ③ 재정, ④ 물적 및 인적 자원, ⑤ 서비스의 제공, ⑥ 주요 의료개혁, ⑦ 평가, ⑧ 결론을 사용하고 있다. 예를 들어

---

5 Hoffman S, Rottingen J-A, Bennett S, Lavis J, Edge J, Frenk J. Background paper on conceptual issues related to health systems research to inform a WHO global strategy on health systems research. WHO, 2012.

재정에서는 보건의료비 지출, 서비스 대상, 범위, 재원조달방식, 재원의 위험 분산(risk pooling)과 배분, 주요 지출 분야, 지불 제도 등을 다룬다.

변화 분석을 위한 개념 틀의 예로는 미국 커먼웰스 재단의 개념 틀을 들 수 있다. 이는 보건의료체계의 건강하고 생산적인 삶이라는 최종목적과 4개 하위영역을 포함한 5개 평가영역별로 평가지표를 제시하고 있다. 4개 하위영역은 ① 양질의 의료, ② 효율적 의료, ③ 접근성과 형평성, ④ 시스템 개선 역량이다.[6]

정책 변화 평가를 위한 개념 틀의 예로는 조정손잡이 개념 틀(control knobs framework)을 들 수 있다.[7] 이는 보건의료개혁 정책을 설계하거나 그 효과를 분석하는 데 유용하다. 여기에서는 보건의료체계를 "그 체계의 목적과 목적을 달성하기 위한 수단으로서의 구조적 구성요소 간 상호작용"으로 정의하고 있다. 이 개념 틀에서는 정책 결정자들이 보건의료체계의 목적을 달성하기 위해 사용할 수 있는 수단인 다섯 가지 정책 손잡이(control knobs)로 ① 재원조달, ② 조직, ③ 지불 제도, ④ 규제, ⑤ 행태를 제시하고 있다. 조직은 보건의료제공자의 구성과 각 유형의 제공자의 역할과 기능, 보건의료제공자 조직의 운영방법을 의미한다. 의료전달체계 개편 정책을 통하여 3차병원과 중소병원, 의원의 기능을 분화시키는 것을 예로 들 수 있다. 행태는 환자와 의료진의 행태에 영향을 미치기 위해 정보를 제공하거나 설득하는 것과 같은 정책을 의미한다. 일반대중에 대한 금연캠페인, 병원선택을 제한하는 새로운 정책을 수용하도록 설득하는 것, 의사협회와 학회를 기반으로 한 임상진료지침 확산을 위한 교육을 예로 들 수 있다. 이 개념 틀은 보건의료정책을 윤리적 이론에 기반하여 보건의료정책을 평가하고, 정치적으로 실현 가능한 정책을 만들어 내는 방법을 제시하고 있다는 점이 특징이다.

---

6 Commonwealth Fund Commission on a High Performance Health System. Framework for a high performance health system for the United States. Commonwealth Fund, 2006.

7 Roberts MJ, Hsiao W, Berman P, Reich MR. Getting health reform right: a guide to improving performance and equity. Oxford University Press, 2004.

2. 세계보건기구의 보건의료체계 모형

보건의료체계의 개념 틀과 모형은 다양하지만, 여기에서는 그중 가장 대표적인 2000년 WHO 보건의료체계 모형을 소개하고자 한다.[8] 보건의료체계 개념 틀 사이에는 비슷한 부분이 많기 때문에 WHO 모형을 잘 이해하면 다른 모형을 이해하는 데도 크게 도움이 된다. 이 절에서는 보건의료체계의 목적과 구성요소에 대해 개략적인 내용만 기술하고, 4절 "보건의료체계 성과평가"에서 보다 구체적으로 설명한다.

1) 최종목적

WHO는 보건의료체계의 최종목적(final goal)을 ① 건강 수준의 향상(수준과 분포), ② 사회구성원의 기대에 대한 부응(responsiveness to expectation)(수준과 분포), ③ 재원조달에 있어서 공정성(fairness in financial contribution) 향상, ④ 효율성의 향상으로 정의하였다. 이러한 목적을 달성하기 위한 보건의료체계의 기능적 구성요소로 ① 스튜어드십(stewardship), ② 재정, ③ 자원 개발, ④ 서비스 제공의 네 가지를 정의하였다(그림 1.3-2).[9]

앞서 언급한 보건의료체계의 최종목적을 '근원적 목적(intrinsic goal)'이라고 부르는 반면, 이를 달성하기 위한 보건의료체계의 기능을 '도구적 목적(instrumental goal)'이라고 부른다. 예를 들어 재정 체계는 근원적 목적인 '건강'을 달성하기 위한 도구적 목적에 해당한다.

---

8 WHO. World health report 2000. Health systems: improving performance. 2000.

9 WHO. World health report 2000. Health systems: improving performance. 2000.

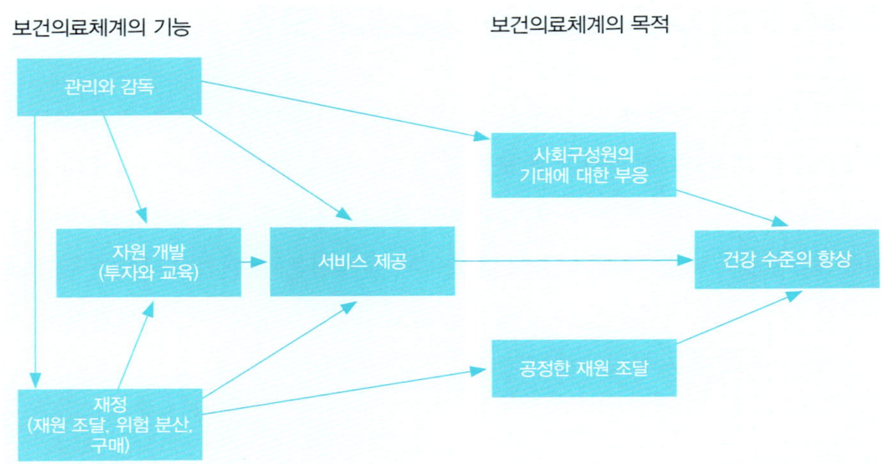

〈그림 1.3-2〉 WHO 보건의료체계 모형의 목적과 구성요소

2) 중간목적

중간목적(intermediate goal)은 최종목적을 달성하는 데 기여하는 영역들이다. 중간목적에 대한 평가를 통해 최종목적을 달성하기 위해 어떤 영역을 개선해야 하는지를 알 수 있다. 건강수준의 향상과 같은 최종목적을 평가하는 데 오랜 기간을 기다려야 하는 반면, 중간목적의 달성여부는 단기간 내에 평가가 가능하다. WHO 모형에서는 중간목적으로 ① 보건의료서비스에 대한 접근성, ② 적용 인구(coverage), ③ 의료의 질, ④ 환자안전의 네 가지를 설정하였다.

3) 구성요소

WHO는 보건의료체계의 개념 틀에 기반하여 다음과 같은 6개의 보건의료체계 구성요소(building block)를 정의했다.[10] 이는 WHO 보건의료체계 개념 틀의 기능 요소를 중 보건의료자원의 개발을 인력, 정보체계, 의료물품, 백신 및

10 WHO. Strengthening health systems to improve health outcomes. 2007.

기술로 세분한 것이다. 스튜어드십은 지도력과 거버넌스로 명칭이 바뀌었다.

가) 서비스의 제공(service delivery)

제한된 의료자원을 활용하여 보건의료서비스를 생산할 수 있도록 구조화된 체계를 말한다. 효과적이고, 안전하고, 높은 질의 보건의료서비스를, 낭비를 최소화하면서 적시에 필요한 사람에게 서비스를 제공할 수 있어야 한다.

이를 위해 서비스를 제공하는 의료전달체계는 의료에 대한 필요의 복잡성과 크기에 상응하도록 의료자원을 구성하고(수직적 단계화), 일정한 지리적 범위 내에서 모든 필요한 서비스를 이용할 수 있어야 한다(지역화).

나) 보건의료인력(health workforce)

보건의료인력은 주어진 조건에서 최선의 건강결과를 달성할 수 있도록 필요한 보건의료서비스를 공평하고 효율적인 방식으로 제공할 수 있어야 한다.

이를 위해 보건의료인력은 필요한 서비스를 제공할 수 있을 만큼 적정한 수의 인력이 양성되어야 하며(양적 공급), 필요한 의료서비스를 제공할 수 있는 교육과 훈련을 받아야 하며(질적 수준), 지리적 분포, 인력 유형 간 분포, 의료기관 유형 간 분포가 적절하게 균형을 이루어야 한다(분포).

다) 보건의료정보체계(health information systems)

건강수준과 건강결정요인을 포함한 보건의료체계의 성과에 대한 정보를 적시에 생산, 수집, 분석, 확산 및 활용할 수 있어야 한다.

신뢰할 수 있는 정보체계가 있어야 합리적인 의사결정이 가능하기 때문에 정보체계는 궁극적으로 보건의료체계의 성과에 큰 영향을 미친다.

라) 의료물품, 백신 및 기술(medical products, vaccines and technologies)

안전하고 효과적이고 경제적인 의료물품과, 백신, 기술을 이용할 수 있어야 한다. 그리고 이를 의학적 근거에 기반하여 비용-효과적인 방식으로 사용하도록 해야 한다.

마) 보건의료재정(health systems financing)

사람들이 필요한 보건의료서비스를 적정하게 이용할 수 있을 만큼 충분한 규모의 재정을 모으고, 이를 바탕으로 재난적인 의료비 지출과 그로 인해 빈곤층으로 전락하는 것을 방지해야 한다.

바) 지도력과 거버넌스(leadership and governance)

보건의료체계의 전략적인 정책 틀을 개발하고, 이를 뒷받침할 수 있는 효과적인 감독체계와 협력체계를 구축하고, 적절한 규제와 유인을 설계하며, 조직과 구성원에게 책임성을 부여할 수 있어야 한다.

3. 국가 보건의료체계의 유형

1) 보건의료체계 분류 기준[11]

나라에 따라 매우 다양한 모습을 갖는 보건의료체계를 주요 특성을 기준으로 유형화하면 여러 나라의 보건의료체계를 보다 체계적으로 이해하고 비교할 수 있다. 가장 널리 사용되는 보건의료체계 유형분류 기준에는 ① 재원조달(financing), ② 의료서비스 제공(health service provision), ③ 규제(regulation) 또는 거버넌스(governance)가 있다.[12] 이 세 가지 영역에서 국가가 어떤 역할을 하느냐를 기준으로 보건의료체계를 분류하는 것이다.

가) 재원조달

재원조달기전은 보건의료체계의 유형을 분류하는 가장 중요한 기준이며, ①

---

11 Rothgang H, Cacace M, Grimmeisen S, Wendt C. The changing role of the state in health care systems. European Review. 2005; 13(1): 187-212.

12 Wendt C, Frisina L, Rothgang H. Healthcare system types: a conceptual framework for comparison. Social Policy & Administration. 2009; 43: 70-90.

세금, ② 사회보험료, ③ 민간보험료의 세 가지 재원으로 구분할 수 있다. 세금을 재원으로 할 경우 모든 국민이 보건의료서비스를 받을 수 있지만, 사회보험료을 재원으로 할 경우 의무가입 방식이라고 하더라도 원칙적으로 보험료를 납부한 경우에만 보험 적용을 받을 수 있다. 세금과 사회보험료를 재원으로 하는 경우 고소득층이 저소득층에 비해 더 많은 보험료를 부담함으로써 재정의 사전적 재분배(ex ante redistribution)가 일어난다. 하지만, 민간보험료를 재원으로 하는 경우에는 이러한 재분배는 일어나지 않는다. 현실에서는 대부분의 나라가 세 가지 재원조달기전을 혼합하여 사용하고 있다. 이 경우 가장 주된 재원조달기전을 기준으로 유형을 구분한다. 우리나라의 경우 2014년 기준 전체 국민의료비에서 사회보험료가 46%를 차지하여 가장 주된 재원조달기전이지만, 정부 일반재정이 약 10%, 민간의료보험료가 약 6%를 차지하고 있다.[13]

나) 의료서비스 제공

의료서비스를 제공하는 것은 보건의료체계의 가장 중요한 기능이다. 의료서비스 제공 유형은 의료제공자의 소유권과 영리성을 기준으로 ① 공공(비영리), ② 비영리 민간, ③ 영리 민간의 세 가지 유형으로 구분할 수 있다. 대부분의 국가에서는 이들 세 가지 유형의 의료제공자가 모두 존재하며, 특정 유형의 의료제공자로 명확하게 분류하기 어려운 경우도 적지 않다. 예를 들어 우리나라 병원의 대부분은 법적으로 비영리 민간병원이지만 실제 진료행태는 영리병원과 잘 구분되지 않는다. 선진국에서는 대개 입원은 공공 또는 비영리 민간의료제공자가 담당하고, 외래는 영리 민간의료제공자인 개원의가 담당하고 있다. 우리나라는 입원과 외래 모두 민간의료기관이 거의 대부분의 의료서비스를 제공하고 있는 반면, 재정은 사회보험을 재원으로 하는 공적인 재정 체계를 가지고 있다. 따라서 공적인 재원조달과 영리성이 강한 민간 중심 의료서비스 제공 체계 간에 갈등이 생길 개연성이 높다.

13 정형선. 2014년 기준 국민의료비 추계 및 국민보건계정. 보건복지부, 2015.

다) 규제 또는 거버넌스

규제는 국가와 의료제공자, 가입자 사이의 관계의 성격을 의미한다. 규제는 ① 국가 규제(state-led regulation), ② 자율 규제(corporate self-regulation), ③ 시장기전(market mechanism)으로 구분할 수 있다. 하지만 어떤 유형의 거버넌스 체계에서도 일반적으로 국가의 영향력은 매우 크다. 국가는 보건의료체계의 여러 하위 영역별로 어떤 유형의 규제를 적용할지 결정한다. 국가가 직접 규제하지 않더라도 자율 규제의 결과를 어떻게 활용할지를 결정하거나, 시장이 작동하는 규칙을 정함으로써 보건의료체계의 거버넌스에 큰 영향을 미친다. 우리나라는 국가 규제에 크게 의존하고 있으며 전문가 중심의 자율 규제는 매우 취약하다. 하지만 동시에 어떤 영역은 거의 시장기전에 맡겨져 있다. 예를 들어 대부분의 선진국에서는 국가가 공공재원으로 병상을 공급하지만, 우리나라에서 병상공급은 민간의료제공자가 정부 규제를 거의 받지 않고 병원을 세우거나 병상을 늘릴 수 있다.

2) 보건의료체계의 유형

가) 국가보건의료서비스(national health service)

국가보건의료체계는 모든 사람에게 의료서비스의 접근성을 보장하는 형평성(equity)을 핵심 가치로 한다. 이를 위해 보건의료서비스를 제공하는 필요한 재정은 세금으로 조달하고, 국가가 직접 의료서비스 제공을 담당한다. 국가는 보건의료체계 전반에 대한 포괄적인 계획을 수립하고, 이에 기반하여 의료체계를 관리한다. 국가보건의료체계 유형을 채택한 대표적인 국가는 영국을 들 수 있다.

국가보건의료체계에서도 기존 국가 규제의 단점을 보완하기 위해 시장기전이나 자율 규제 방식을 부분적으로 도입하고 있다. 영국에서는 국가보건의료체계에 내부 시장(internal market)을 도입하여 시장기전에 의한 규제를 보완적으로 함께 사용하고 있다. 이와 함께 NICE(National Institute for Clinical Excellence)를 설립하여 의학적 근거에 기반하여 국가보건의료체계가 제공하는 급여범위(benefit package)를 정하고 있다. 이는 급여범위 결정 과정에 다양한 이해당사자들을 참여시킴으로써 이해당사자 간의 협상에 의해 급여범위와 우선순위를 결정하는 사회보험체계의 자율 규제 방식을 도입한 것이다.

나) 사회보험체계(social insurance system)

사회보험 유형 의료체계에서는 모든 가입자에게 의료서비스의 접근을 보장하는 사회연대(solidarity)가 핵심 가치이다. 사회보험체계는 가입자의 소득에 비례하여 책정되는 보험료를 재원으로 운영된다. 공공과 민간의료제공자 모두가 의료서비스 제공을 담당한다. 사회보장 관련 법이 정한 틀 내에서 보험자와 의료제공자의 단체협상(collective bargaining)에 근거하여 규제가 이루어진다. 사회보험체계에서는 참여하는 의료제공자의 자격, 보상 방식, 급여범위를 포함하여 세부적인 제도 운영에 대한 의사결정이 대부분 보험자와 의료제공자 간의 협상을 통해 이루어진다. 사회보험체계에 속하는 대표적인 국가는 독일이며, 우리나라도 여기에 속한다.

사회보험체계는 전통적으로 자율 규제에 의존해 왔으나 최근 국가 규제와 시장기전에 의한 규제 방식을 보완적으로 도입하고 있다. 독일의 경우 지역의료보험조합(sickness fund)이 보험료율과 급여범위를 자율적으로 정해 왔으나, 1980년대 후반부터 정부가 의료보험조합과 의료제공자 간의 집단협상에 개입하여 보험료율의 지역 간 격차를 줄여 나가고 있다. 또한 1992년에는 가입자가 의료보험조합을 선택할 수 있도록 허용함으로써 경쟁에 기반한 규제 방식을 도입하였다.

다) 민간보험체계(private insurance system)

민간보험 유형의 의료체계에서는 개인의 지불능력에 따라 의료서비스를 이용하는 것과 보험료 수입과 지출이 균형을 이루는 수지상등의 원칙(principle of equivalence)을 핵심 가치로 한다. 민간보험체계는 가입자 개인의 위험에 비례하여 책정되는 보험료를 재원으로 운영된다. 주로 민간의료제공자가 서비스의 제공을 담당하며, 시장기전에 의해 규제된다. 국가는 민간의료보험과 의료제공자를 매우 제한적으로 규제한다. 민간보험체계의 대표적인 국가는 미국이며, 선진국 중 이 유형에 속하는 나라는 매우 드물다.

미국에서는 관리의료조직(managed care organization)이 등장하면서 민간의료조직 내 통제가 강화되고 있다. 예를 들어 관리의료조직의 하나인 HMO(Health Maintenance Organization)에서는 해당 조직에 속한 의료인과 의료기관에 대한 위계적 통제가 강화되었는데, HMO는 급여범위를 통제함으로써 자기 조직에 속한 의료인과 병·의원의 진료에 개입한다. 관리의료조직의 등장으로 환자의 의료이용에 대한 통제도 강화되었다. 환자가 속한 관리의료조직 밖에 있는 의료기관을 이용할 경우 더 많은 진료비를 부담해야 하거나 전문의 진료를 받기 위해서는 주치의를 반드시 거쳐야 하기도 한다.

3) 보건의료체계의 유형 변화

앞서 기술한 세 가지 유형의 보건의료체계 사이에서 공공지출의 비중은 수렴하는 양상을 보이고 있다. 국가보건의료체계 유형의 국가에서는 공공재정의 비중이 낮아지는 반면, 민간보험체계 유형 국가에서는 공공재정의 비중이 높아지고 있다. 그렇지만 재원조달방식에 근본적인 변화가 있는 것은 아니다. 보건의료서비스 제공에 있어서도 유형 간 수렴현상은 나타나지 않았다. 국가보건의료서비스 유형에서 공공병원의 병상 비중은 약 80% 수준, 사회보험 유형에서는 약 55% 수준, 민간보험 유형에서는 약 20% 수준을 여전히 유지하고 있다. 규제 영역에서는 세 가지 유형의 보건의료체계 사이에서 수렴현상이 비교적 뚜렷하게 나타나고 있다. 국가 규제에 의해 의료체계를 운영하는 영국에서는 내부시장과 이해당사자 간의 협상기전을 도입한 반면, 시장기전에 주로 의존해 온 미국에서는 관리의료조직이 도입되어 의료인, 의료기관, 환자에 대한 통제가 강화되고 있다. 자율 규제에 의해 운영되는 사회보험 유형 국가인 독일에서는 한편으로 가입자가 의료보험조합 선택권에 기반한 경쟁기전이, 다른 한편으로는 의료보험조합과 의료제공자의 계약관계에 국가 개입이 강화되는 양상이 나타났다.

4) 다른 보건의료체계 유형 분류

보건의료체계를 분류하는 기준과 유형은 다양하다. 앞서 언급한 보건의료체계 유형 분류 기준에 이외에 의사의 자율성, 보건의료서비스의 적용 대상, 국가의 보건의료서비스의 제공과 운영에 대한 통제 수준, 일차의료에서 문지기 기능(gate-keeping arrangement) 여부 등을 기준으로 한 다양한 분류 체계가 존재한다.

가) 뢰머의 보건의료체계 유형

1990년대 뢰머(M. I. Roemer)는 보건의료체계의 유형을 결정짓는 가장 중요한 두 가지 특성을 각국의 경제적 수준과 보건의료체계를 지배하는 정치적 이데올로기라는 이론에 근거하여 세계 각국의 보건의료체계를 유형화하였다.[14] 경제적 수준은 1인당 국민총생산(Gross National Product, GNP), 지배적·정치적 이데올로기는 보건의료체계를 운영하는 데 있어서 시장개입(market intervention)의 정도에 따라서 구분하였다. 이와 같은 기준을 근거로 보건의료체계를 ① 자유기업형(entrepreneurial health system), ② 복지국가형(welfare-oriented health system), ③ 보편적 및 포괄적 보건의료형(universal and comprehensive health system), ④ 사회주의형(socialist health system)의 네 가지 유형으로 분류하였다. 재원조달기전과 의료제공자의 소유형태를 유형기준으로 하지는 않았으나 결과적으로 분류된 유형은 앞서 소개한 보건의료체계 유형과 크게 다르지 않다.

선진국의 보건의료체계 중 미국이 유일하게 자유기업형 의료체계에 해당한다. 의료자원의 대부분은 민간부문에 의존하고 있다. 보건의료재정 지출 중 공공부문이 차지하는 비중이 상대적으로 작다. 독일을 포함한 많은 서유럽 국가와 캐나다, 일본, 호주가 복지국가형에 속한다. 대부분의 국민을 포괄하는 사회보험체계를 통해 재원을 조달하고, 이를 기반으로 포괄적인 서비스를

14 Roemer MI. National health systems of the world, Vol. 1. The countries. Oxford University Press, 1991.

제공한다. 따라서 보건의료재정 지출 중 공공부문의 지출이 차지하는 비중이 높다. 병원의 대부분은 정부가 운영하는 공공병원과 비영리 민간병원이다. 포괄적 보건의료체계에 대표적인 국가는 영국이며, 그 외에 스칸디나비아 국가들, 그리스, 스페인, 이탈리아가 여기에 속한다. 조세를 재원으로 모든 국민들에게 포괄적인 의료서비스를 제공한다. 이러한 체계에서 대부분의 의료시설은 정부의 통제하에 있으며, 의사를 포함한 대부분의 의료인력은 정부에 고용되어 월급을 받는다. 사회주의형은 1917년 러시아 사회주의혁명 이후 수립된 사회주의 국가들에서 도입한 보건의료체계이다. 여기에서는 모든 의료인력과 시설을 정부가 직접 운영하며 '이론적으로' 모든 국민에게 보건의료서비스를 제공한다. 하지만 사회주의 보건의료체계는 1990년 이후 사회주의체계가 붕괴되면서 사라졌다.

나) OECD 분류 모형

OECD는 최근 회원 국가의 보건의료체계의 구성과 정책에 대한 조사결과를 근거로 새로운 분류체계를 제시하였다.[15] 이는 ① 의료서비스 제공 주체(국가 책임 의료제공 또는 민간의료제공자)와 ② 재원조달기전(경쟁 방식 의료보험, 공보험과 보완적 민간의료보험, 공보험), ③ 일차의료 문지기 기능, ④ 소비자 선택권을 기준으로 보건의료체계를 6개 유형으로 분류하였다.

- 1군(민간 중심 의료제공 + 경쟁 방식 의료보험): 독일, 네덜란드, 스위스
- 2군(민간 중심 의료제공 + 공보험과 보완적 민간의료보험 + 약간의 문지기 기능): 호주, 벨기에, 캐나다, 프랑스
- 3군(민간 중심 의료제공 + 공보험과 미약한 민간의료보험 + 문지기 기능 없음): 오스트리아, 그리스, 룩셈부르크, 일본, 한국
- 4군(국가 책임 + 문지기 기능 없음 + 소비자 선택 보장): 아이슬란드, 스웨덴

15 OECD. A new look at OECD health care systems: typology, efficiency and policies, in economic policy reforms 2011: going for growth. 2011.

• 5군(국가 책임 + 문지기 기능 + 소비자 선택 제한 + 엄격하지 않은 예산 통제): 덴마크, 핀란드, 포르투갈, 스페인
• 6군(국가 책임 + 문지기 기능 + 소비자 선택 보장 + 엄격한 예산 통제): 영국, 아일랜드, 이탈리아, 뉴질랜드, 노르웨이

다른 분류체계와 달리 문지기 기능과 민간의료보험의 역할, 소비자 선택권을 분류기준으로 선택한 것이 특징적이다. 만성질환의 질병부담과 노인 인구 증가로 인해 일차의료의 중요성이 높아지는 것을 고려할 때, 문지기 기능과 소비자 선택권을 분류기준에 포함시킨 것은 나름 의미가 있다. 하지만 기존 분류체계와 비교할 이 같은 체계가 어떤 장점을 갖는지는 명확하지 않다.

4. 보건의료체계의 성과평가

보건의료체계에서는 여러 이해당사자가 다양한 정책을 매개로 복잡한 관계를 맺고 있다. 정부, 보험자, 병원, 의사, 환자와 일반 국민 모두 보건의료체계에서 중요한 이해당사자이다. 보건의료체계에 대한 체계적인 성과평가 없이는 이처럼 복잡한 체계가 국민의 건강을 보장하도록 만들기 어렵다. 지난 30여 년 동안 의료비의 증가, 건강수준과 의료서비스에 대한 측정방법의 발달, 환자의 선택권에 대한 강조, 정보체계의 발전을 배경으로 보건의료체계에 대한 성과평가는 빠른 속도로 발전하고 있다.

1) 정의

성과평가란 보건의료체계가 지향하는 목적의 달성 정도를 모니터링하고 평가하며 그 결과에 대해 여러 이해당사자가 소통하는 것을 말한다.[16] 보건의료

16 Smith PC et al. (eds.). Performance measurement for health system improvement:

체계의 목적은 국민의 건강수준을 향상시키고, 건강 관련 요구에 부응하며, 의료비 부담으로부터 국민을 재정적으로 보호하는 것을 목적으로 한다. 보건의료체계 성과평가는 성과에 대한 정보를 제공함으로써, 여러 이해당사자들이 합리적인 의사결정을 할 수 있도록 도와주고 다른 한편으로 의사결정 주체가 그 결과에 대해 책임지도록 하기 위한 것이다. 결국 성과평가는 여러 주체들이 더 합리적으로 의사결정을 하도록 만듦으로써 보건의료체계의 성과를 향상시키고자 하는 것이다.

보건의료체계의 성과를 평가하려면 보건의료체계에 대한 개념 틀이 전제되어야 한다. 보건의료체계 개념 틀은 어떤 영역을 대상으로 어떤 지표를 사용하여 성과평가를 해야 하는지를 명확히 해 준다. 하지만, 실제로 어떤 지표를 사용하여 성과평가를 할 수 있는지 여부는 자료의 가용성에 크게 영향을 받는다. 많은 성과평가지표는 건강보험 청구정보를 포함한 보건의료정보체계를 통해 일상적으로 수집되는 정보를 활용하여 산출된다.

성과평가의 또 다른 목적은 국가 간 비교를 통해 다른 나라 의료체계를 벤치마킹할 수 있도록 하는 것이다. 이를 위해서는 성과평가지표를 표준화해야 한다. OECD 의료질 지표 사업(OECD Health Care Quality Indicator project)은 국가 간 보건의료체계 성과를 비교평가하기 위한 개념 틀의 대표적인 예로,[17] OECD 회원국이 합의한 표준적인 성과평가지표를 사용하여 국가 간 보건의료체계의 성과를 비교평가하고 있다. 이러한 국제 비교를 통해 보건의료에 대한 국가의 책임성을 강조하고 보건의료개혁을 촉발하는 계기를 제공하고 있다.

---

experiences, challenges and prospects. Cambridge University Press, 2009.

17 OECD. OECD Health Care Quality Indicator project. Available from: URL: http://www.oecd.org/els/health-systems/health-care-quality-indicators.htm.

2) 평가영역과 지표

가) 인구집단의 건강수준 향상

보건의료체계의 가장 궁극적인 목적은 해당 체계가 책임지고 있는 인구집단의 건강수준을 향상시키는 것이다. 인구집단의 건강수준을 측정하는 대표적인 지표는 특정 연령에서의 기대여명(life expectancy)이나 연령 표준화 사망률, 영아사망률, 생존손실연수(years of life lost), 장애보정생존연수(Disability-Adjusted Life-Years, DALYs)와 같은 지표이다. 이들은 건강에 영향을 미치는 다양한 위험요인과 의료서비스 제공의 집합적 결과이다. 회피할 수 있는 사망(avoidable mortality)을 이용하여 보건의료서비스의 건강수준 향상에 대한 기여도를 측정할 수 있다.[18] 회피할 수 있는 사망은 진단 및 치료와 같은 의료서비스나 공중보건서비스를 적절히 제공하면 예방할 수 있는 사망을 의미한다. 이는 다시 공중보건 중재에 의해 감소시킬 수 있는 예방 가능 사망(preventable mortality)과 의료 중재에 의해 해결 가능한 치료 가능 사망(amenable mortality)으로 구분된다.

나) 의료서비스 제공으로 인한 건강결과

특정 의료서비스의 효과를 평가함으로써 보건의료체계의 수준을 가늠할 수도 있다. 환자의 건강결과가 좋아질 수 있는 바람직한 의료서비스를 받았는지(과정평가) 그리고 그 결과 실제 건강결과가 좋아졌는지(결과평가)를 평가한다. 과정평가는 환자에게 의학적으로 효과적인 서비스가 선택되고, 적절한 방식(시술 방법, 시점 등)으로 이루어졌는지를 평가하는 것으로, 예를 들어 급성심근경색 환자에게 90분 이내 재관류 요법이 이루어졌는지를 평가하는 것이다. 결과평가지표로는 사망률(표준화사망률, 질환별 사망률), 환자안전(위해사건, 적신호사건), 합병증(재입원, 예방 가능한 재입원) 같은 결과지표가 사용된다. 최근에는

18 Nolte E, McKee M. Does healthcare save lives? Avoidable mortality revisited. The Nuffield Trust, 2004.

건강수준에 대한 자가평가(Patient-Reported Outcome Measures, PROMs)와 같은 도구도 사용되고 있다. 과정지표는 측정이 상대적으로 쉽고 무엇을 개선하면 되는지 명확한 지침을 준다는 장점이 있으나, 과정지표의 성적이 좋아도 결과지표 값이 좋지 않을 수 있다는 단점이 있다. 결과지표를 사용하는 경우 건강결과에 영향을 미치는 다양한 요인의 영향을 어떻게 배제할 것인가가 중요한 과제이다.

다) 환자경험

환자경험평가는 환자, 돌보는 사람(carer), 일반 대중이 어떤 대우를 받는지 그리고 어떤 환경에서 서비스를 받는지를 평가하는 것이다. 환자경험평가는 WHO의 보건의료체계 최종목적 중 기대에 대한 부응에 대한 평가이다. 환자경험평가는 환자의 존엄성, 자율성, 사생활 보호, 의사소통, 즉각적 주의, 쾌적한 환경, 사회적 지지서비스에 대한 접근, 의료제공자 선택이라는 8개 세부영역으로 구분할 수 있다. 미국 연방정부가 시행하는 CAHPS(Consumer Assessment of Healthcare Providers and Systems)가 환자경험평가의 대표적인 예이다.

라) 재정적 보호

보건의료체계는 공평하게 보건의료재원을 조달해야 하며, 국민들이 의료비 때문에 빈곤층으로 전락하지 않도록 보호할 수 있어야 한다. 보건의료체계의 재정적 보호 능력이 취약하면 의료비 부담 때문에 빈곤층으로 전락하는 사람이 많아지고, 이로 인해 또다시 건강수준이 악화되는 악순환이 생긴다. 보건의료체계의 재정적 보호 원칙은 첫째, 공평한 재정부담(fair share)을 위해 가난한 가구가 부유한 가구에 비하여 더 많은 보험료를 부담해서는 안 된다. 이를 위해서는 모든 가구가 소득에 비례하여 보험료를 부담하도록 하되 실제 의료서비스 이용량이나 이에 대한 위험도를 반영해서는 안 된다. 둘째, 의료서비스를 이용하기 위해 가구 소득에서 너무 많은 몫을 지출해서는 안 되며, 의료비 부담으로 인하여 빈곤 가구로 전락하지 않도록 해야 한다. 의료체계의 재정적 보호 능력은 가구의 총소득 중 본인부담 의료비가 차지하는 비중으로 측정한다. 재난적 의료비 지출(catastrophic health expenditure)은 한 가구의 가처분 소득 중 본인부담 의료비 지출이 일정 수준(예: 40%)을 넘어서는 가구의 비율로 정의된다. 빈곤화 지출(impoverishing expenditures)은 의료비 지출로 인해 남은 소득이 빈곤선 이하로 떨어진 가구의 비율을 말한다. 이 두 가지는 보건의료체계의 재정적 보호 능력을 평가하는 대표적인 지표이다. 향후 의료비 부담이 장기적으로 가구의 소득과 건강에 어떤 영향을 미치는지 연구가 필요하다.

마) 형평성

건강형평성이란 모든 사람이 인구학적 및 사회경제적 지위에 무관하게 동등한 건강수준을 누리는 것을 말한다. 형평성은 의료서비스 제공 과정에서의 공평함을 의미하는 절차적 형평성(procedural equity)과 다양한 집단 간 건강결과의 차이를 의미하는 내용적 형평성(substantive equity)로 구분할 수 있다.[19] 절차적 형평성에는 의료서비스에 대한 접근성, 의료의 질에서의 형평성이 포함되며, 내용적 형평성에는 건강수준이 포함된다. 절차적 형평성은 보건의료체계의 구성에 따라 크게 달라지며, 내용적 형평성은 보건의료체계의 특성뿐만 아니라 사회경제적 요인, 인구학적 요인, 유전적 요인의 영향을 함께 받는다.

바) 효율성

의료비가 빠르게 증가함에 따라 효율적인 보건의료체계를 구축하는 것은 정책 결정자에게는 매우 중요한 목표이다. 효율성은 제한된 자원으로 최대의 서비스를 생산하는 것을 의미하는 기술적 효율성(technical production efficiency)과 제한된 자원으로 최대의 건강수준 향상을 달성하는 것을 의미하는 배분적

19 Aday LA et al. Evaluating the healthcare system: effectiveness, efficiency, and equity, 3rd ed. Health Administration Press, 2004.

효율성(allocative efficiency)으로 구분할 수 있다.[20] 효율성을 정확하게 측정하기 위해서는 신뢰할 수 있는 비용 및 건강결과 자료가 필요하다. 효율성 측정 수준이 국가에서 기관이나 개인 수준으로 내려가면 정확하게 비용과 건강결과를 측정하기 더 어려워진다.

3) 평가결과의 활용

성과평가의 목적은 평가결과를 활용하여 보건의료체계의 성과를 향상시키는데 있다. 평가결과를 활용하여 정책 결정자나 의료제공자와 같은 이해당사자의 책임성(accountability)을 강화할 수 있다. 이를 위해 평가결과 정보를 환류하여 자발적 질 향상을 유도하거나, 평가결과를 대중적으로 공개하거나, 이를 근거로 재정적 유인을 제공하기도 한다.

가) 정보환류(information feedback)와 자발적 질 향상(professional improvement)

성과평가결과를 의료전문가와 정책 결정자, 관리자에게 제공함으로써 자발적인 성과 향상 노력을 유도하거나 보다 합리적인 결정을 내리도록 도울 수 있다. 1990년대 이전에는 이미 존재하는 대규모 행정자료를 이용하여 비용절감이나 자원배분에 관련된 정보를 제공하였으나, 이후 점차 성과평가를 위해 별도로 수집한 정보를 활용하여 임상적인 성과를 평가하는 프로그램이 늘어나고 있다.[21] 정보기술의 발전과 측정방법론의 발전도 성과평가가 늘어나는 데 기여하고 있다. 하지만 실증적 연구의 결과, 평가결과 공개나 재정적 유인이 없는 상태에서 정보환류만으로는 성과 향상 노력을 이끌어내지 못하는 것으로 나타났다.[22]

---

20 Roberts MJ, Hsiao W, Berman P, Reich MR. Getting health reform right: a guide to improving performance and equity. Oxford University Press, 2004.

21 Smith PC et al. (eds.). Performance measurement for health system improvement: experiences, challenges and prospects. Cambridge University Press, 2009.

22 Mannion R, Goddard M. Impact of published clinical outcomes data: case study in NHS hospital trusts. British Medical Journal. 2001; 323: 260-263.

나) 성과평가결과 공개(public reporting)

성과평가결과를 누구나 볼 수 있도록 대중에게 공개하는 사업과 정책은 빠른 속도로 늘어나고 있다. 평가결과를 공개하여 의료제공자와 정책 결정자 외 일반인과 환자가 결과에 접근할 수 있게 되면 이론적으로는 다음 세 가지 경로를 통해 성과 향상을 유도할 수 있다.[23] ① 환자가 우수한 의료제공자를 선택함으로써(선택 경로, selection pathway), 또는 ② 의료제공자의 자발적인 질 향상 노력을 유도함으로써(질 향상 경로, improvement pathway), ③ 의료제공자가 대중적인 평판을 의식하여 성과를 향상시키기 위해 노력하도록 유도함으로써(평판 경로, reputation pathway) 성과를 개선할 수 있다. 실제로는 세 가지 경로 중 평판 경로를 통해 주로 성과 향상이 이루어지는 것으로 나타났다. 의료제공자는 평판 악화를 우려하거나 평판을 개선하려는 목적으로 성과를 향상시키기 위해 노력하는 것으로 나타났다.[24,25]

다) 유인(incentives)

보건의료기관과 의료진은 다른 부문에서와 마찬가지로 재정적 유인에 따라 행태를 변화시킨다.[26] 과거에는 의료기관 인증(accreditation)을 전제로 건강보험 적용을 받을 수 있도록 하는 간접적인 유인을 주로 활용하였다. 하지만 의료기관 인증만으로는 성과 향상 효과가 미약하였기 때문에 최근에는 직접적인 유인을 제공하는 방식으로 전환되고 있다. 미국과 영국 모두 평가결과를 근거로 더 많은 진료비를 보상하는 방식의 직접적인 유인 제도를 확대해 나가고 있다. 대표적인 사례는 일차진료의사를 대상으로 2004년 도입된 영국의

---

23 Berwick DM, James B, Coye MJ. Connections between quality measurement and improvement. Medical Care. 2003; 41(suppl.1): I30-I38.

24 Hibbard JH, Stockard J, Tusler M. Hospital performance reports: impact on quality, market share, and reputation. Health Affairs. 2005; 24(4): 1150-1160.

25 Marshall MN et al. The public release of performance data: what do we expect to gain? A review of the evidence. Journal of the American Medical Association. 2000; 283(14): 1866-1874.

26 Dudley RA. Pay-for-performance research: how to learn what clinicians and policy makers need to know. Journal of the American Medical Association. 2005; 294(14): 1821-1823.

QOF(Quality and Outcomes Framework)이다. 이는 약 150여 개 질 지표를 이용하여 일차진료의 성과를 평가하고, 그 결과에 따라 일차진료의사 수입의 약 20%에 해당하는 대규모 재정적 유인을 제공하고 있다. 재정적인 유인이 실제 성과 향상을 이끌어내는지는 아직 명확하지 않다. 영국 QOF에서도 일차진료에서 과정지표는 개선되었으나, 실제 건강결과의 향상으로 이어지는지는 명확하지 않았다.[27] 이는 재정적인 유인 제도를 행동경제학적인 측면에서 적절하게 설계하지 못했기 때문인 것으로 추정된다.

5. 결론

보건의료체계의 정의와 개념 틀, 구성요소와 상호관계, 유형 구분과 평가를 통해 우리는 매우 복잡하고 다양한 이해관계가 얽혀 있는 보건의료체계를 보다 잘 이해할 수 있다. 보건의료체계에 대한 포괄적이고 일관된 모형은 다른 나라와의 비교를 통해 우리나라 보건의료체계의 장단점을 이해할 수 있도록 도움을 준다. 보건의료체계의 목적과 그것을 달성하기 위한 구성요소 및 조정 손잡이에 대한 체계적인 이해는 정책 결정자들이 효과적인 정책 결정을 하는 데 도움을 줄 수 있을 것이다. 새로운 정책으로 인해 보건의료체계에서 일어난 변화를 지속적이고 체계적으로 평가함으로써 우리는 정책의 영향을 이해하고 개선할 수 있을 것이다.

27 Doran T, Maurer KA, Ryan AM. Impact of provider incentives on quality and value of health care. Annual Review of Public Health. 2017; 38: 1; 449-465.

참고문헌

- 정형선. 2014년 기준 국민의료비 추계 및 국민보건계정. 보건복지부. 2015.
- Aday LA et al. Evaluating the healthcare system: effectiveness, efficiency, and equity. 3rd ed. Health Administration Press. 2004.
- Berwick DM, James B, Coye MJ. Connections between quality measurement and improvement. Medical Care. 2003; 41(suppl.1): I30–I38.
- Commonwealth Fund Commission on a High Performance Health System. Framework for a high performance health system for the United States. Commonwealth Fund. 2006.
- Doran T, Maurer KA, Ryan AM. Impact of provider incentives on quality and value of health care. Annual Review of Public Health. 2017; 38: 1; 449–465.
- Dudley RA. Pay–for–performance research: how to learn what clinicians and policy makers need to know. Journal of the American Medical Association. 2005; 294(14): 1821–1823.
- Hibbard JH, Stockard J, Tusler M. Hospital performance reports: impact on quality, market share, and reputation. Health Affairs. 2005; 24(4): 1150–1160.
- Hoffman S, Rottingen J–A, Bennett S, Lavis J, Edge J, Frenk J. Background paper on conceptual issues related to health systems research to inform a WHO global strategy on health systems research. WHO. 2012.
- Mannion R, Goddard M. Impact of published clinical outcomes data: case study in NHS hospital trusts. British Medical Journal. 2001; 323: 260–263.
- Marshall MN et al. The public release of performance data: what do we expect to gain? A review of the evidence. Journal of the American Medical Association. 2000; 283(14): 1866–1874.
- Nolte E, McKee M. Does healthcare save lives? Avoidable mortality revisited. The Nuffield Trust. 2004.
- OECD. A new look at OECD health care systems: typology, efficiency and policies, in economic policy reforms 2011: going for growth. 2011.
- OECD. OECD Health Care Quality Indicator project. Available from: URL: http://www.oecd.org/els/health–systems/health–care–quality–indicators.htm.
- Roberts MJ, Hsiao W, Berman P, Reich MR. Getting health reform right: a guide to improving performance and equity. Oxford University Press. 2004.
- Roemer MI. National health systems of the world. Vol. 1. The countries. Oxford University Press. 1991.
- Rothgang H, Cacace M, Grimmeisen S, Wendt C. The changing role of the state in health care systems. European Review. 2005; 13(1): 187–212.
- Schneider EC, Sarnak DO, Squires D, Shah A, Doty MM. Mirror 2017: international comparison reflects flaws and opportunities for better U.S. health care. The Commonwealth Fund. 2017.
- Smith PC et al. (eds.). Performance measurement for health system improvement: experiences, challenges and prospects. Cambridge University Press. 2009.
- Wendt C, Frisina L, Rothgang H. Healthcare system types: a conceptual framework for comparison. Social Policy & Administration. 2009; 43: 70–90.
- WHO. World health report 2000. Health systems: improving performance. 2000.
- WHO. Strengthening health systems to improve health outcomes. 2007.
- WHO European Ministerial Conference on Health Systems. Tallinn charter: health systems for health and wealth. Resolution EUR/RC58/R4. WHO. 2008.

4 건강 관련 행태

박종헌(국민건강보험공단 빅데이터운영실장)

학습 목표

☑ 인간의 행태에 대한 연구가 시작된 학문적 배경을 이해한다.

☑ 건강 관련 행태를 예방적 건강행태, 질병행태, 환자역할행태 등으로 구분하여 설명할 수 있다.

☑ 개인 건강행태이론 모형들을 이해하고 자신의 연구에 활용할 수 있다.

☑ 사회적·문화적·환경적 건강행태이론 모형들을 이해하고 자신의 연구에 활용할 수 있다.

질병 구조가 만성 비감염성질환 중심으로 전환됨에 따라 의학의 패러다임도 치료보다 예방을 강조하는 방향으로 변화하고 있다. 특히 대부분의 만성질환이 생활 습관 개선을 통해 예방될 수 있다는 것이 증명되면서 건강 관련 행태이론에 대한 관심도 증가하였다.

건강 관련 행태이론은 근원적으로 심리학에서 개발된 행태이론을 건강이라는 소재에 적용해 발전시킨 것이다. 20세기 중반을 넘어서면서 초기 심리학적 행태이론은 사회학, 정치학, 경제학 등 다양한 학문들과 접하며 개인의 심리보다 사회환경적 요인들을 강조하는 방향으로 전환되고 있다. 건강 관련 행태이론도 초기 모형을 고수하는 것보다 발전적인 전환이 필요한 시기를 맞이하게 되었다.

바둑 격언 가운데 "정석(定石)을 익혀라, 그리고 잊어버려라"는 말이 있다. 바둑에서 정석은 수많은 기사들이 오랜 시행착오를 거치며 만들어 낸, 현재 가장 최선의 진행으로 인정되고 있는 수순이다. 정석을 익히고 공부하는 것은 반드시 필요한 일이지만 모든 상황에서 천편일률적인 수만을 고집한다면 패배할 수밖에 없다. 건강 관련 행태이론 모형들을 공부하는 마음도 마찬가지일 것이다. 수많은 시행착오를 거쳐 개발된 모형들을 익히고 공부하는 것은 반드시 필요하다. 그러나 기존 건강행태이론 모형으로 한국인의 건강행태를 설명하는 것에만 만족하지 않고, 기존 건강행태이론 모형들을 숙고하여 한국인의 건강행태를 잘 설명할 수 있는 고유한 모형을 개발하려는 노력 또한 필요한 때이다.

1. 행태에 대한 탐구

행태(behavior)는 인간이 항상 의식적이거나 자발적이지는 않더라도 무엇인가를 하거나 삼가며 하지 않는 것을 의미하며, 인간에게 행해지는 것만을 의미하지는 않는다.[1] 럼멜(R. J. Rummel)은 행태를 반사(reflex), 행동(act), 행위

1 Glanz K, Lewis FM, Rimer BK. Health behavior and health education: theory, research, and

(action), 실천(practice) 등을 포괄하는 개념이라고 설명한다.[2] 반사는 이전의 불연속적인 사건에 대한 반응이며, 행동은 의도나 목적, 계획 등을 표현하는 행태이다. 행위는 의도나 목적, 계획 등을 직접적으로 달성하기 위한 행태이며, 실천은 규칙, 관습, 습관, 규범, 도덕 등을 따르는 행태를 의미한다.

이러한 개념을 바탕으로 하여 럼멜은 사회적 행태(social behavior)에 대한 정의로 확장해 간다. '사회적'이라 함은 인간 자신이 다른 사람들과 맺는 관계를 의미하기 때문에, 사회적 행태는 다른 사람들을 고려하는 인간의 사회적 행동, 사회적 행위, 사회적 실천을 포괄하는 개념이다. 이때 사회적 행동은 다른 사람들을 고려한 의도, 목적, 계획 등이며, 사회적 행위는 사회적 행동을 성취하기 위하여 수행되는 행태이다. 사회적 실천은 다른 사람들의 감정, 사고, 의도 등을 고려하거나 기대하는 규칙, 규범, 습관 등이다.

이와 같은 인간의 사회적 행태가 분과 학문으로서 연구되기 시작한 것은 불과 반세기 전의 일이다. 적어도 19세기까지 학문적 대상으로서 인간은 언제나 이성적이고 합리적인 존재로 인식되었다. 데카르트(René Descartes)의 제1원리 "나는 생각한다. 고로 존재한다(Cogito ergo sum)"처럼 인간은 명증하게 참이라고 인식하여 스스로의 정신에 명석하고 판명하게 나타나는 것만을 진리로서 받아들이는 이성적 존재였으며,[3] 계몽주의는 고뇌하는 이성과 빈곤한 현실 사이의 간극을 메우는 지침서로 작동하였다. 근대적 산업자본주의와 관료적 국가기구는 베버(Max Weber)에 의해 목적합리적인 제도로서 지지되었고,[4] 이를 계급적 착취구조라고 비판했던 마르크스(Karl Marx)조차도 객관적 세계의 모순을 사유할 수 있는 인간 이성에 대한 확고한 믿음을 견지하였다.[5]

그러나 20세기 초반 등장한 파시즘과 두 차례의 세계대전을 거치면서 근대적 인간과 국가에 대한 신뢰는 크게 흔들리게 되었다. 인류의 행복한 미

---

practice, 2nd ed. Jossey-Bass, 1997.

2 Rummel RJ. Understanding conflict and war, Vol. 2. The conflict helix. Sage Publications, 1976.

3 르네 데카르트. 김형효 역. 방법서설, 성찰, 정념론 외. 삼성출판사, 1993.

4 막스 베버. 전성우 역. 직업으로서의 정치. 나남출판, 2007.

5 칼 마르크스, 프리드리히 엥겔스. 강유원 역. 공산당선언. 이론과실천, 2008.

래를 약속했던 근대 과학기술도 핵무기나 생태계 파괴와 같은 전 인류적 위험사회(risk society)[6]를 초래할 수 있다는 비판에 맞닥뜨리게 되었다. 근대성의 가장 강력한 지지자였던 마르크스주의자들도 "모든 계급 가운데 '오직 참으로 혁명적인 계급'으로 선언되었던 노동계급이 왜 사회주의 운동보다도 파시즘을 선택했는가?"라는 난제에 봉착하고 있었다.[7]

이러한 전환 속에서 사회과학자들은 기존의 이성이나 합리성이라는 거시적 전제로부터 탈피하여 인간에 대한 새로운 미시적 분석도구를 모색하게 되었고, 유력한 대안 중 하나로 떠오른 것이 바로 행태였다. 방법론적 입장에서 왓슨(J. B. Watson)은 기존의 자기성찰적(introspective)인 구성심리학을 비판하면서 인간의 심리 또한 자연과학적인 관찰과 실험을 통해 분석되어야 한다고 주장하였다.[8] 스키너(B. F. Skinner)는 근대과학의 기계론적 세계관을 극단적으로 확장시켜, 인간의 정신적 현상들을 행태로 환원하여 파악할 수 있다는 행태주의를 주장하였다.[9] 이러한 초기 행태주의 학파는 인간의 행동을 주변환경의 자극에 대한 인간의 반응 함수로서 설명하면서, 강화, 조건화, 조작적 학습 등 동물실험을 기반으로 하는 기본 분석단위들을 개념화하였다.

그러나 초기 행태주의 심리학은 인간행태를 전적으로 외부의 자극에 의한 반응 관계로부터 분석하려 하였기 때문에, 이념이나 동기, 감정, 태도 등의 영향을 배제하고 있다는 비판을 받아 왔다. 이에 따라 사회환경적 요인을 중심으로 인간 외부의 자극을 설명하면서, 또 다른 행태 결정요인으로서 인간의 사유 과정이나 감정적 요인들까지 포괄하여 인간행태에 접근하려는 시도가 시작되었다.

정치학자 이스턴(D. Easton)은 초기 심리학적 행태주의(behaviorism)와 구별되는 정치학적 행태주의 개념을 정의하면서, 여덟 가지의 지적 기반을 제시하

---

6 Beck U. Risk society: towards a new modernity. Sage Publications, 1992.
7 Gramsci A. Selections from the prison notebooks. International Publishers, 1971.
8 Watson JB. Psychology as the behaviorist views it. Psychological Review. 1913; 20: 158-177.
9 Skinner BF. About behaviorism. Knopf, 1974.

였다.[10,11] 경제학 영역에서도 사이먼(H. A. Simon)은 거시경제학적 접근의 한계로서 행위자가 합리적인 선택을 하며 경쟁 속에서 합리적인 행위자가 생존할 것이라고 가정했을 뿐, 직접 관찰하여 확인하려 하지 않았다는 점을 지적하였다. 그는 복잡성에 직면한 행위자의 행태를 설명하기 위하여 행위자를 좀 더 특색이 없고(featureless) 순응적(adaptive)인 유기체로 바라보아야 한다고 주장하였다.[12]

이처럼 심리학, 사회학, 정치학, 경제학 등 개별 분과 학문 속에서 전개되던 행태주의 연구들은 이후 행태과학(behavioral science)이라는 새로운 흐름으로 통합되어 다학제적인 논의를 진행할 수 있게 되었다. 행태과학적 관점에서는 인간을 생물학적·사회적 유기체로 파악하며, 집단, 조직, 제도 등 사회환경적 차원과 이 환경에 적응하기 위한 지각, 학습, 동기 등 개인 심리적 차원으로 나누어 분석을 수행한다. 특히 행태과학은 방법론적 측면에서 당시 자연과학 분야에서 널리 활용되던 발전된 통계기법을 적극적으로 수용하면서, 사회과학 연구의 계량화에 크게 기여하였다.[13]

2. 건강행태

사회학, 정치학, 경제학 등의 연구 성과들과 함께, 20세기 중반부터 보건의료 영역에서도 건강과 질병, 의료이용 등과 관련된 인간행태에 대한 연구가 본격적으로 진행되었다. 이러한 전환은 무엇보다도 질병 구조가 급성 감염성질환으로부터 만성질환으로 변화된 것과 밀접한 관련이 있다. 세계보건기구에 따

10 Easton D. The political system. An inquiry into the state of political science. Alfred A. Knopf, 1953.

11 Easton D. Introduction: The current meaning of "Behavioralism" in political science. In James S Charlesworth (ed.). The limits of behavioralism in political science. The American Academy of Political and Social Science, 1962.

12 Simon HA. Theories of decision-making in economics and behavioral science. The American Economic Review. 1959; 49(3): 253-283.

13 윤우곤. 행태과학과 사회과학: 이론과 방법론의 맥락에서. 사회과학. 1982: 19(1): 39-65.

〈표 1.4-1〉 질병대분류별 진료비 점유율 변화

구분	특정 감염성 및 기생충성 질환	신생물	정신 및 행동장애	순환기계 질환	호흡기계 질환	소화기계 질환	근골격계 및 결합조직 질환	비뇨 생식기계 질환	손상, 중독 및 외인의 결과	기타
'81년 (A)	6.1%	4.0%	2.0%	3.6%	24.7%	21.2%	3.3%	6.5%	6.0%	22.6%
'15년 (B)	3.4%	10.2%	5.2%	13.5%	10.7%	10.9%	11.3%	6.1%	6.8%	21.9%
변화율 (B-A)/A	-44.8%	153.3%	166.6%	280.5%	-56.7%	-48.6%	238.8%	-6.2%	12.0%	-3.2%

출처: 의료보험연합회. 의료보험 통계자료집. 1990; 건강보험통계연보 2015.

르면 만성질환으로 인한 사망자는 1997년부터 2008년까지 약 17% 이상 증가하였다.[14] 특히 심혈관질환, 암, 만성호흡기질환, 당뇨병 등 네 가지 만성질환으로 인한 사망자는 매년 3,500만 명 정도인데, 이는 전 세계 사망자의 60%에 해당할 정도로 큰 비중을 차지하고 있다.

한국의 경우에도 1981년 이후 2015년까지 급성 감염성질환의 비중이 높은 특정 감염성질환 및 기생충성질환의 진료비 점유율은 44.8% 감소하였고 호흡기계 및 소화기계, 비뇨생식기계 질환 등이 감소한 반면, 만성질환의 비중이 높은 순환기계, 신생물, 근골격계 및 결합조직 질환 등이 큰 폭으로 증가하였다(표 1.4-1).

급성 감염성질환과 달리 만성질환은 충분히 예방할 수 있다. 세계보건기구는 심장질환, 뇌졸중, 제2형 당뇨병의 80% 정도, 그리고 암의 30% 정도는 위험요인을 제거함으로써 예방할 수 있다고 추정하였다. 이때 위험요인은 주로 흡연, 건강하지 못한 식이습관 및 신체활동, 음주 등 개인의 행태와 관련된 문제들이다. 이처럼 질병 구조의 변화에 따라 만성질환의 예방과 관리 측면에서 개인 행위자의 생활 습관 및 의료이용과 관련된 행태 개선 문제가 보건의

14 WHO. 2008-2013 action plan for the global strategy for the prevention and control of noncommunicable diseases. 2009.

료 영역의 중심적인 주제로 떠오르게 되었다.

인간의 건강행태에 대하여 현재 가장 보편적으로 사용되는 개념은 고크먼(D. S. Gochman)이 정리한 것이다.[15] 그는 사회과학적 행태이론에 입각하여 건강행태를 건강의 유지, 복원, 향상에 관련된 명시적인 행태 양상, 행동 및 습관 등과 믿음, 기대, 동기, 가치, 관점, 기타 인지적 요소들과 같은 개인적 특성으로 정의하였다. 이에 따르면 관찰 가능하고 명백한 행동뿐 아니라, 보고되고 측정될 수 있는 정신적 사안과 감정 상태까지도 건강행태 개념에 포함될 수 있다. 또한 이러한 개인적 특성은 가족, 사회, 제도 및 문화적 결정요인에 의해 영향을 받거나 줄 수 있다.

한편 캐슬(S. V. Kasl)과 코브(S. Cobb)는 건강행태를 예방적 건강행태(preventive health behavior), 질병행태(illness behavior), 환자역할행태(sick-role behavior) 등 세 가지 범주로 분류하여 정의하였다.[16]

첫째, 예방적 건강행태는 스스로 건강하다고 믿는 개인이 무증상 상태에서 질병을 예방하고 발견하기 위한 목적으로 수행하는 모든 활동을 의미한다. 감염성질환을 방지하기 위해 예방주사를 맞고, 비타민 결핍성 질환에 걸리지 않기 위해 비타민을 섭취하는 것과 같은 활동은 일차예방(primary prevention)에 해당하는 예방적 건강행태의 일환이다.

일차예방적 건강행태에는 수면 시간, 식이습관, 체중 관리, 신체활동, 음주 등과 같은 개인적인 비의료활동도 포함되며,[17] 이후 사회적 활동으로 확장되어 안전벨트 및 오토바이 헬멧 착용, 안전한 노동 환경 조성, 안전한 성행위 등도 비의료적 일차예방 행태에 포함되었다. 한편 일부 예방적 건강행태는 이차예방(secondary prevention)에 해당된다. 명확히 질병을 예방하는 것보다 조건의 조기발견을 용이하게 하여 그 영향을 감소시키는 행태로서, 정기 건강검

---

15 Gochman DS. Labels, systems, and motives: some perspectives on future research. Health Education Quarterly. 1982; 9: 167-174.

16 Kasl SV, Cobb S. Health behavior, illness behavior, and sick-role behavior: I. health and illness behavior. Archives of Environmental Health. 1966; 12: 246-266.

17 Belloc NB, Breslow L. Relationship of physical health status and health practices. Preventive Medicine. 1972; 1: 409-421.

〈표 1.4-2〉 개인의 질병 증상에 대한 반응 결정요인

1. 증상의 가시성, 인지 가능성, 지각적(perceptual) 특징
2. 지각된 증상의 심각성
3. 증상이 가족관계, 일 등 사회적 활동에 지장을 주는 정도
4. 증상 출현의 빈도, 재발의 지속 혹은 빈도
5. 일탈적 징후와 증상에 노출되고 이를 평가하는 사람들의 인내력 한계
6. 평가자가 사용 가능한 정보, 지식, 문화적 가정과 이해
7. 불안, 공포 등 자폐적 심리를 유발할 수 있는 질병 인지
8. 질병 극복에 대한 필요성
9. 인지된 증상에 대한 다른 해석의 가능성
10. 치료 자원의 가용성, 물리적 근접성, 활동을 취하는 데 드는 심리적·금전적인 비용

진이 대표적인 사례이다.

둘째, 질병행태는 증상이나 징후 때문에 신체 감각이나 감정에 곤란함을 겪어서 스스로 건강하다고 확신하지 못하는 개인이, 이러한 상황을 판명해 줄 수 있는 타인을 찾아 나서는 모든 활동을 의미한다. 메커닉(D. Mechanic)과 서치먼(E. A. Suchman)은 이러한 "치료 찾기(care-seeking)" 혹은 "도움 찾기(help-seeking)" 행태에 대한 독창적인 분석을 제공하였다.

메커닉은 질병행태를 "통증, 불편함, 기질적인 기능 부전을 인지한 사람이 증상을 지각하고, 평가하고, 행동하거나 하지 않는 방식"으로 정의하면서 사람들의 반응에 영향을 미치는 열 가지 요인을 제시하였다(표 1.4-2).[18]

더 나아가 서치먼은 메커닉의 질병행태 정의를 바탕으로 개인이 의료적 도움을 구하고, 찾고, 따르는 과정에 영향을 미치는 사회적 유형의 관점에서 행태를 분석하였다. 이를 위하여 그는 연속적으로 발생하는 사건들을 새로운 의사결정 출현에 따라 다섯 단계로 구분하였다(표 1.4-3).[19]

셋째, 환자역할행태는 스스로 혹은 다른 사람에 의해 질병이 있다고 여겨지는 개인이 낫기 위해 수행하는 모든 활동을 의미한다. 여기에는 의료공급

18 Mechanic D. Medical sociology. Free Press, 1968.

19 Suchman EA. Stages of illness and medical care. Journal of Health and Human Behavior 1965; 6(3): 114-128.

〈표 1.4-3〉 서치먼의 질병 모형 단계

단계	I	II	III	IV	V
발생한 것	증상 경험 (symptom experience)	환자 역할 시작 (assumption of the sick role)	의료 접촉 (medical care contact)	의존적 환자 역할 (dependent-patient role)	회복 또는 재활 (recovery or rehabilitation)
느껴지는 것	무언가 잘못되었음	역할을 포기함	전문가의 도움을 찾음	전문가의 도움을 수용함	환자 역할을 포기함
해야 할 것	민간요법 혹은 자가 치료를 적용함	환자 역할을 위해 민간 자문가(lay referral)에게 일시적인 평가를 요구함/민간요법을 지속함	환자 역할에 대한 권위 있는 정당화를 찾고, 치료 과정을 협상함	질병에 대한 치료 과정을 수행함/요법을 따름	정상적 역할을 다시 시작함

자에게 치료를 받는 것, 전반적으로 의존적 행태를 수행하는 것, 개인의 일상적인 책임들을 일정하게 면제받는 것 등이 포함된다.

1951년 파슨스(T. Parsons)는 환자 역할에 대한 이념형(ideal type) 모형을 최초로 제시하면서, 환자 역할을 네 가지로 나누어 설명하였다(표 1.4-4).[20] 첫째, 환자는 그들의 정상적인 활동 및 책임을 포기할 수 있고, 심지어 포기하라고 요구받을 수도 있다. 둘째, 환자는 치료를 요하는 대상으로 여겨진다. 셋째, 환자는 가능한 빠르게 나으려고 노력해야 한다. 넷째, 환자는 의료전문가의 조언을 구하고, 의사에 협조해야 한다. 이때 환자가 두 가지 기대와 특권을 허용받기 위해서는 다른 두 가지 의무를 충실히 수행해야만 한다.

파슨스는 환자의 특정 기대가 질병 조건의 본질과 중증도에 의해 영향받는다고 지적한다. 또한 모든 질병이 환자에게 정상적인 사회 역할을 줄여주거나 환자 지위를 부여해 주는 것은 아니다. 따라서 그는 환자 역할을 '환자를 건강상태로 되돌려서 가급적 빨리 기능적인 사회구성원으로 회복시키고자 사회적으로 제도화된 한시적인 역할'로 정의하였다.

20 Parsons T. The social system. Free Press, 1951.

〈표 1.4-4〉 환자 역할 및 의사 역할에 대한 파슨스의 분석

환자: 환자 역할	의사: 전문직 역할
의무 및 특권: • 가능한 빨리 나아지려 할 것 • 의료전문가의 조언을 구하고 의사에 협력할 것 • 그들의 정상적인 활동 및 책임을 포기할 수 있음 • 치료가 필요하고 환자 자신의 결정이나 의지에 의해 나아질 수 없다고 여겨짐	**기대되는 바:** • 질병문제에 대해 고도의 기술과 지식을 적용할 것 • 그 자신의 이해, 돈에 대한 욕망, 출세 등보다 환자 및 지역사회의 복지를 위해 행동할 것 • 객관적이고 감정적으로 사심이 없을 것 • 전문직 업무 규칙에 따라 지도할 것
	권리: • 환자를 신체적으로 검사하고, 신체적·사적인 생활의 친밀한 영역을 조사할 권리가 인정됨 • 전문직 업무에서의 충분한 자율성이 인정됨 • 환자에 대한 권위를 점함

출처: Morgan M. The doctor-patient relationship. In: G Scambler (ed.). Sociology as applied to medicine, 4th ed. 1997.

반면, 의사에게 요구되는 역할은 환자 역할을 돕는 것이다. 또한 의사는 객관적이며 감정적으로 사심이 없고 전문직 업무 규칙에 따라 지도할 것으로 기대된다. 파슨스에게 의사는 그들의 전문직 기술을 사용함에 있어 충분한 자율성과 환자에 대한 권위를 누리는 존재였다.

1993년 알론조(A. Alonzo)는 예방적 건강행태, 질병행태, 환자역할행태 외에 사회건강행태(societal health behavior)를 새롭게 제안하였다.[21] 사회건강행태는 좀 더 사회적인 수준에서, 환경적 과정들을 질병, 사고, 결손이나 장애로부터 안전하게 만드는 예방적 행태로 정의된다. 여기에는 건강교육을 강화하는 것, 식품 안전을 보장하는 것, 보건의료공급자의 전문성을 인증하는 것, 경제, 인구 경향, 농업, 산업 생산, 기후 등 제반 환경을 감시하는 것 등이 포함된다.

21 Alonzo A. Health behavior: issues, contradictions and dilemmas. Sm. Sci. Med. 1993; 37(8): 1019-1034.

3. 건강행태 연구 모형[22]

1950년대 이후 많은 연구자들이 이러한 건강행태와 그 결정요인들에 대한 다학제적이고, 체계적인 검토를 수행하였다. 이 연구 과정에서 다양한 행태 모형이 제안되었는데, 일반적으로 모형은 사람들이 특정한 환경이나 맥락에서 발생한 문제들을 이해할 수 있도록 많은 이론을 끌어내는 것으로, 종종 경험적인 발견과 하나 이상의 이론을 엮어서 구성된다.

앞 절에서 보았던 행태이론의 변화와 유사하게 건강행태 연구 모형 역시 인간 개인에 대한 관심에서 출발하여 사회환경적 영향에 대한 보완으로 발전해 왔다(표 1.4-5). 먼저 개인의 건강행태 연구에는 건강믿음 모형(heath belief model), 합리적 행동이론(theory of reasoned action) 및 계획된 행태이론(theory of planned behavior), 범이론적 모형과 변화 단계(transtheoretical model and stages of change), 예방책 채택 과정 모형(precaution adoption process model), 보건의료서비스 이용 모형(health services utilization model) 등이 많이 적용되고 있다.

다음으로 개인 간 혹은 사회환경적 건강행태 연구에는 사회인지이론(social cognitive theory), 사회 연결망 및 사회적 지지(social networks and social support) 등이 많이 적용되고 있다.

건강행태이론이 개인 수준, 개인 간 수준, 지역사회 및 집단 수준으로 발전해 가는 것과 더불어 이들 모형들을 다수준적으로 구성하기 위한 시도도 진행되고 있다. 대표적인 사례로서 생태학적 모형을 들 수 있다. 유기체와 환경 사이 생물학적인 상호관계를 지칭하던 생태학 개념은, 행태과학 및 공중보건 영역에서 인간과 사회적 혹은 물리적 환경 사이 관계를 설명하기 위한 의

---

22 이 절에서 다루는 건강행태 연구 모형들의 개념 및 정의에 대한 설명은 다음 문헌들을 참고하였다. Gochman DS. Handbook of health behavior research I. Springer, 1997; Glanz K, Lewis FM, Rimer BK. Health behavior and health education: theory, research, and practice, 2nd ed. Jossey-Bass, 1997; Glanz K, Rimer BK, Viswanath K. Health behavior: theory, research, and practice, 5th ed. Jossey-Bass, 2015; Edberg M. Essentials of health behavior: social and behavioral theory in public health. Jones and Bartlett, 2007.

〈표 1.4-5〉 건강행태 모형 분류

개인 건강행태이론	사회적·문화적·환경적 건강행태이론	
	개인 간 건강행태이론	건강행태변화의 지역사회 및 집단 중재 모형
건강믿음 모형	사회인지이론	혁신확산이론
합리적 행동이론 및 계획된 행태이론	사회 연결망 및 사회적 지지	지역사회 및 조직변화이론
범이론적 모형	스트레스 대처와 건강행태	커뮤니케이션 이론
예방책 채택 과정 모형		PRECEDE-PROCEED 모형
보호동기이론		사회 마케팅
보건서비스 이용 모형		

출처: Glanz K, Lewis FM, Rimer BK. Health behavior and health education: theory, research, and practice, 2nd ed. Jossey-Bass, 1997; Edberg M. Essentials of health behavior: social and behavioral theory in public health. Jones and Bartlett, 2007; Glanz K, Rimer BK, Viswanath K. Health behavior and health education: theory, research, and practice, 4th ed. Jossey-Bass, 2008.

미로 확대되고 있다.

생태학적 모형의 중심 원리는 모든 수준의 영향이 다차원적으로 중요하다는 것이다. 일반적으로 연관성이나 결정요인에 대한 다수준적 연구는 단일 수준 연구에 비해 설명력이 높으며, 다수준적 중재방안이 단일 수준 중재방안보다 더 효과적이다. 생태학적 모형은 다른 이론 및 모형들을 통합한 포괄적인 접근법을 만드는 분석 틀을 제공해 줄 수 있다. 단일 모형을 선택하는 것에 비해 다수준적 생태학적 분석 틀은 관찰자로 하여금 개인, 사회, 조직 모형 등을 선택하여 포괄적 연구를 설계할 수 있도록 이끌어 준다.

생태학적 모형은 기존 건강행태이론들을 대체하는 것이 아니라, 각 이론들을 더 넓은 맥락 속에 배치하고 기존 개념, 척도, 중재전략 등을 활용하는 것이기 때문에 일종의 메타-모형으로 간주할 수 있다. 건강행태 연구에 생태학적 모형을 활용하기 위한 관건은 활용 가능한 이론 및 모형들 중에서 연구 목적에 가장 적합하고 영향력 높은 것들을 판별하여 재구성하는 것이다.

1) 개인 건강행태 모형

가) 건강믿음 모형

건강믿음 모형은 건강교육과 건강증진에서 가장 많이 활용되는 이론으로, 1950년대 호크바움(G. M. Hochbaum)과 같은 여러 사회심리학자들에 의해 최초로 고안되었다.[23] 초기에는 건강한 개인에게 영향을 미치는 위험요인들을 파악하기 위한 목적으로 주로 사용되었고, 이후에는 사람들이 질병 조건을 예방하고, 검진하고, 관리하도록 하는 행동을 이끄는 원인을 예측하려는 목적으로 활용되었다.

건강믿음 모형은 개인의 건강행동이 수행되는 과정을 수정요인(modifying factors), 개인의 믿음(individual beliefs), 행동(action) 등 세 가지 요인으로 구분하고 각 수준별 개념들을 정의하였다. 수정요인에는 건강지각에 영향을 미

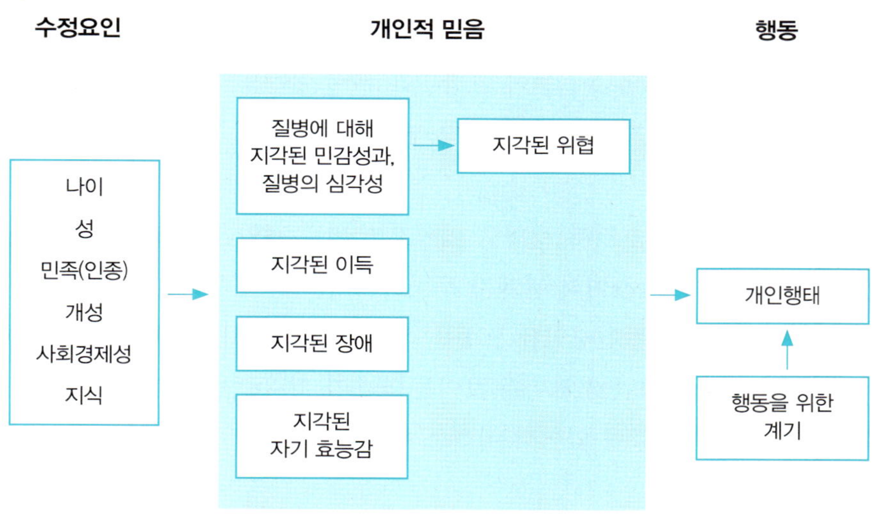

〈그림 1.4-1〉 건강믿음 모형의 구성과 연관성

출처: Glanz K, Rimer BK, Viswanath K. Health behavior and health education: theory, research, and practice, 4th ed. Jossey-Bass, 2008, p49.

---

23 Hochbaum GM. Public participation in medical screening programs: a socio-psychological study (Public Health Service Publication No. 572). Government Printing Office, 1958.

〈표 1.4-6〉 건강믿음 모형 구성 요소의 개념 및 정의

개념	정의
지각된 민감성 (perceived susceptibility)	개인이 건강문제의 위험을 느끼는 정도
지각된 심각성 (perceived severity)	개인이 건강문제의 결과가 심각할 것이라 믿는 정도
지각된 이득 (perceived benefits)	개인이 행동이 초래할 것이라 믿는 긍정적 결과물
지각된 장애 (perceived barriers)	개인이 행동이 초래할 것이라 믿는 부정적 결과물
행동을 위한 계기 (cues to action)	개인이 행동하도록 동기를 부여하는 외적 사건
자기 효능감(self-efficacy)	행동을 취하기 위한 자신의 능력에 대한 믿음

출처: Edberg M. Essentials of health behavior: social and behavioral theory in public health. Jones and Bartlett, 2007.

치는 지식, 인구사회적 요인 등이 포함되며, 개인의 믿음요인에는 건강믿음 모형의 주요 변수들인 민감성(susceptibility), 심각성(severity), 이익(benefit) 및 장애요인(barrier), 위협(threat) 등이 포함된다. 수정요인들은 행동을 위한 계기(cues to action)와 함께 건강믿음 모형 변수들의 지각에 영향을 미친다(그림 1.4-1; 표 1.4-6 참조).

건강믿음 모형이 결과 행태로 이어지는 변수 파악을 목표로 하고 있지만, 모형에서 변수들 사이의 관계가 뚜렷하게 정의되지 못하는 측면이 있다. 이러한 모호함 때문에 건강믿음 모형을 적용한 연구들 사이에서도 경우에 따라 개념 및 모형이 약간씩 차이를 보이는 경우가 있다. 향후 건강믿음 모형을 활용한 연구를 수행함에 있어서 이러한 관계를 명료하게 정의하려는 분석적인 접근이 필요하다.

나) 합리적 행동이론 및 계획된 행태이론

합리적 행동이론은 1967년 피시바인(M. Fishbein)이 처음 소개하였고,[24] 초기

24 Fishbein M (ed.). Reading in attitude theory and measurement. Wiley, 1967.

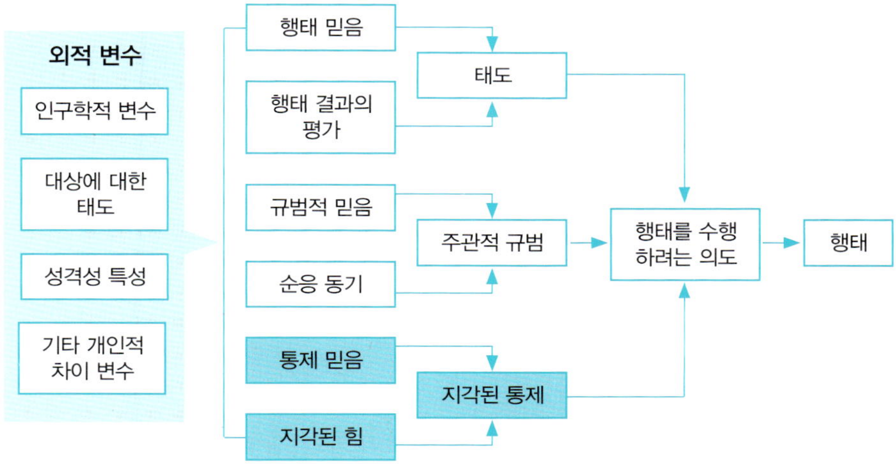

〈그림 1.4-2〉 합리적 행동이론과 계획된 행태이론

주: 비음영 영역은 합리적 행동이론을 나타내며, 전체 그림은 계획된 행태이론을 나타냄.
출처: Glanz K, Rimer BK, Viswanath K. Health behavior and health education: theory, research, and practice, 4th ed. Jossey-Bass, 2008, p70.

에는 사람들의 태도가 왜 항상 행태를 유발시키지 않는지 이해하기 위한 연구로 사용되었다. 이 이론들은 믿음(belief, 행동적 또는 규범적), 태도(attitudes), 의도(intentions)와 행태(behavior) 사이의 관계를 고려한 이론으로서, 행태에 대한 태도보다 행태가 지향하는 목표에 대한 태도가 훨씬 더 유용한 예측자(predictor)임을 강조하였다.

합리적 행동이론은 의도를 건강행태로 나아가는 전 단계로 설정하고, 태도 및 주관적 규범을 의도에 영향을 미치는 과정으로 설정하였다. 여기서는 행태의 성과가 속성 혹은 결과들과 확실하게 관련이 있을 것이라 믿는 행태 믿음(behavioral belief), 행태의 결과 혹은 속성과 결부되어 있는 평가(evaluation) 등의 요인이 태도에 영향을 미칠 수 있다. 또한 각 대상이 행위를 승인할 것인지 혹은 승인하지 않을 것인지에 관한 규범적 믿음(normative belief), 각 대상이 생각하는 것에 순응하는 동기(motivation to comply) 등이 주관적 규범에 영향을 미치게 된다.

〈표 1.4-7〉 합리적 행동이론과 계획된 행태이론의 구성 요소

<table>
<tr><th>합리적 행동이론</th><th>계획된 행태이론</th></tr>
<tr><td>태도(attitude)
• 행태를 수행했을 때 발생할 것으로 예상되는 결과에 대한 개인의 믿음
• 성과물이 유리한 것일지 불리한 것일지 예측하는 개인의 판단</td><td rowspan="2">지각된 행태 통제(perceived behavioral control)
• 통제 믿음(control beliefs): 행태 수행을 쉽게 혹은 어렵게 만드는 요인들에 대한 믿음
• 지각된 힘(perceived power): 행태 수행에 대해 개인이 믿는 힘의 정도</td></tr>
<tr><td>주관적 규범(subjective norms)
• 사회적 관계 속의 다른 사람들이 행태에 대해 생각하는 바에 대한 믿음
• 인지된 규범을 따르기 위한 개인의 동기</td></tr>
<tr><td colspan="2">행태 의도(behavioral intention)
• 행태를 수행하려는 개인의 의도
• 태도, 주관적 규범, 인지된 행태 통제에 영향을 받으며, 행태 의도가 실제 행태에 가장 예측적임</td></tr>
</table>

출처: Edberg M. Essentials of health behavior: social and behavioral theory in public health. Jones and Bartlett, 2007, p41.

계획된 행태이론(theory of planned behaviour)은 독립된 이론이라기보다는 합리적 행동이론이 확장된 모형이다. 아젠(I. Ajzen)은 합리적 행동이론이 개인의 의지적 통제를 설명하는 데 충분하지 못하다는 판단으로 불완전한 의지적 통제를 가진 사람들의 행태까지 포괄하여 설명하기 위한 계획된 행태이론을 개발하였다.[25]

계획된 행태이론에서는 의도에 영향을 미치는 과정으로서 태도 및 주관적 규범 외에 지각된 행태 통제(perceived behavioral control) 요인을 새롭게 추가하였다. 그리고 지각된 행태 통제에는 조건을 용이하게 하거나 제약하는 것의 발생에 대한 통제 믿음(control beliefs), 행태 수행을 어렵게 만들거나 쉽게 만드는 조건들에 대한 지각된 힘(perceived power) 등의 요인이 영향을 미칠 수 있다(그림 1.4-2; 표 1.4-7 참조).

25 Ajzen I. The theory of planned behavior. Organizational Behavior and Human Decision Processes. 1991; 50: 179-211.

〈표 1.4-8〉 변화 단계 진행에 영향을 주는 과정들

단계	고려 전	고려	준비	행동	유지
과정	인식 증진 극적 안도감 환경 재평가		자기 재평가	자기 해방	반조건화 조력 관계 강화 관리 자극 통제

출처: Glanz K, Rimer BK, Viswanath K. Health behavior and health education: theory, research, and practice, 4th ed. Jossey-Bass, 2008, p105.

다) 범이론적 모형 및 예방책 채택 과정 모형

범이론적 모형은 1983년 프로차스카(J. O. Prochaska)와 디클레멘테(C. C. Diclemente)가 심리치료와 행태변화를 비교 분석하기 위하여 300여 개의 이론을 조정하여 개발하였다.[26] 이 모형은 행태의 변화가 여러 단계를 거쳐 일어나며, 각 개인의 변화 단계에 적합한 중재 프로그램을 제공한다면 성공적인 행태변화 과정을 이끌어내고 지속시킬 수 있다는 가정에서 출발하였다.

변화 단계는 앞으로 6개월 이내에 행동을 취할 의도가 없는 고려 전(precontemplation) 단계, 앞으로 6개월 이내에 행동을 취할 의도가 있는 고려(contemplation) 단계, 앞으로 30일 이내에 행동을 취할 의도가 있고 이 방향으로 어떤 행동을 시도하는 준비(preparation) 단계, 6개월 미만의 기간 동안 드러나는 행태변화가 있는 행동(action) 단계, 6개월 이상 드러나는 행태변화가 지속되는 유지(maintenance) 단계로 구분된다(표 1.4-8 참조).

의사결정 균형에는 변화의 장점을 고려하는 지지(pros)와 변화의 단점을 고려하는 반대(cons)가 영향을 미치며, 자기 효능감(Self-efficacy)에는 다르게 펼쳐지는 상황에서 건강행동을 할 수 있다는 자신감(confidence)과 다르게 펼

26 Prochaska JO, Diclemente CC. Stages and processes of self-change of smoking: toward an integrative model of change. J Consult Clin Psychol. 1983; 51(3): 390-395.

〈표 1.4-9〉 범이론적 모형 구성 요소의 개념 및 정의

개념	정의
1. 인식 증진(consciousness raising)	건강행태에 관한 정보, 교육, 개인적 환류를 통해 깨달음이 증가하는 것
2. 극적 안도감(dramatic relief)	건강하지 못한 행태 때문에 두려움, 공포, 걱정을 느끼는 것. 혹은 건강행태로 바꿀 수 있다는 것을 알고 고무와 희망을 느끼는 것
3. 자기 재평가(self-reevaluation)	건강행태가 현재 자신의 모습과 미래의 모습에 중요한 부분임을 알게 되는 것
4. 환경 재평가(environmental reevaluation)	자신의 건강행태 혹은 건강하지 못한 행태가 타인에게 영향을 준다는 점을 깨닫는 것
5. 사회적 해방(social liberation)	사회가 건강행태에 더 지지적인 것을 깨닫는 것
6. 자기 해방(self-liberation)	변화하고 헌신할 수 있는 능력이 있다는 믿음과 그 믿음을 통해 다시 행동에 전념하는 것
7. 조력 관계(helping relationship)	변화를 지지하는 사람들을 찾아나서는 것
8. 반조건화(counter-conditioning)	더 건강한 행동이나 인식으로 건강하지 않은 행동을 대체하는 것
9. 강화 관리(reinforcement Management)	긍정적 행동 변화에 대한 보상을 늘리고 건강하지 않은 행동에 대한 보상을 줄이는 것
10. 자극 통제(stimulus control)	건강하지 않은 행동을 하도록 하는 조건을 없애고 건강행동을 하도록 하는 조건을 늘리는 것

출처: Glanz K, Rimer BK, Viswanath K. Health behavior and health education: theory, research, and practice, 4th ed. Jossey-Bass, 2008, p99.

쳐지는 상황에서 건강하지 않은 행동을 하려는 유혹(temptation)이 영향을 미친다. 이러한 과정을 거쳐 나타나는 변화 과정(processes of change), 즉 개인이 변화를 만들고 유지시키는 전략에는 〈표 1.4-9〉의 열 가지 요인이 영향을 미친다.

수많은 이론을 실천적으로 조합해 보면서 개발된 범이론적 모형 연구는 몇 가지 함의를 갖는다. 첫째, 어떤 단일 이론도 행동 변화의 모든 복잡성을 설명할 수 없으므로 주요 이론을 통합한 더욱 설명력 있는 모델을 설계해야 한다. 둘째, 위험요인을 안고 있는 사람들의 대부분은 행동할 준비가 되어 있지 않고 전통적인 행동 중심의 예방 프로그램에 참여하지 않을 것이기에, 단계적 지향점을 설정하여 건강증진사업을 추진한다면 훨씬 큰 파급효과를 얻을 수

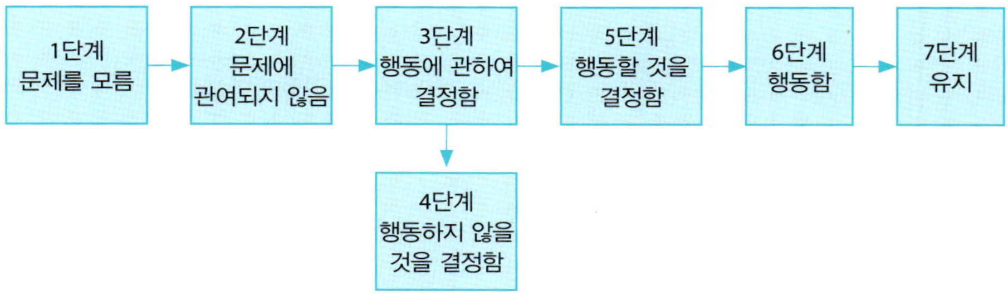

〈그림 1.4–3〉 예방책 채택 과정 모형의 단계

출처: Glanz K, Rimer BK, Viswanath K. Health behavior and health education: theory, research, and practice, 4th ed. Jossey–Bass, 2008, p127.

있다. 셋째, 특정 변화 과정이나 원칙은 특정 단계에 적용할 필요가 있다.

변화 과정과 변화 단계의 관계에 대해 프로차스카 등은 경험적인 통합 모형을 제안하였다.[27] 이 통합 모형에 따르면, 사람들은 초기 단계에서는 인지적·정적·평가적 과정들을 적용하고, 후기 단계에서는 헌신, 조건화, 환경 통제, 지지 등에 더 의존하는 경향을 보인다.

범이론적 모형이 점진적이고 지속적인 행태변화에 적합한 모형인 반면, 1992년 웨인슈타인(N. D. Weinstein)과 샌드먼(P. M. Sandman)이 개발한 예방책 채택 과정 모형(Precaution Adoption Process Model)은 개인이 심사숙고해 결정하는 행태변화에 적합한 모형이다(그림 1.4-3).[28] 특히 예방책 채택 과정 모형은 범이론적 모형의 고려 전 단계를 행태에 대해 인식조차 없는 단계와 관심을 두지 않는 단계, 행태를 실천하지 않기로 결정하는 단계로 구분하여 개인의 행태변화 과정을 보다 세분화하였다(표 1.4-10 참조).

27 Prochaska JO, DiClemente CC, Norcross JC. In search of how people change. Applications to addictive behaviors. Am Psychol. 1992; 47(9): 1102-1114.

28 Weinstein ND, Sandman PM. A model of the precaution adoption process: evidence from home radon testing. Health Psychology. 1992; 11(3): 170-180.

〈표 1.4-10〉 범이론적 모형과 예방책 채택 과정 모형의 구성 요소

범이론적 모형	예방책 채택 과정 모형
I. 고려(contemplation) 전 단계	I. 문제를 모르는(unaware of the issue) 단계
	II. 문제에 관여되지 않은(unengaged by the issue) 단계
II. 고려 단계	III. 행동 여부를 결정하는(deciding about acting) 단계
III. 준비(preparation) 단계	IV. 행동하지 않을 것을 결정하는(deciding not to act) 단계
	V. 행동할 것을 결정하는(deciding to act) 단계
IV. 행동(action) 단계	VI. 행동하는(acting) 단계
V. 유지(maintenance) 단계	VII. 유지(maintenance) 단계
VI. 종료(termination) 단계	

출처: Edberg M. Essentials of health behavior: social and behavioral theory in public health. Jones and Bartlett, 2007, p45.

라) 보건의료서비스 이용 모형

앤더슨(R. Andersen)의 보건의료서비스 이용에 관한 행태 모형(Andersen's behavioral model)은 1968년 소개된 이래 보건의료이용 연구의 표준이 되는 연구 의제를 제공해 주었다.[29] 이 모형은 사회학, 심리학, 경제학, 의학으로부터 건강행태 관련 요인들을 추출하여, 가족의 의료이용에 영향을 미치는 소인성요인(predisposing factor), 가능성요인(enabling factor), 필요(need) 등으로 재배치하였다.

소인성요인에는 가족 구성(가족의 크기, 결혼 상태, 가장의 나이, 가족 구성원의 연령 등), 사회구조(고용, 사회 계급, 주 소득원의 직업, 가장의 교육 수준, 민족 및 인종 등), 건강믿음(보건의료서비스, 의사, 건강, 건강보험에 대한 가치 및 태도, 지식 등) 등 보건의료서비스를 이용하는 가족 구성원들의 성향을 기술하는 변수들이 포함된다. 가능성요인에는 가족 자원(소득, 저축, 건강보험, 복지 수준 등)과 지역사회자원(의사와 병상비, 거주 지역 등)과 관련된 변수들이 포함된다. 필요에는 보

29 Andersen R. Behavioral model of families' use of health services. Research Series No. 25. Center for Health Administration Studies. University of Chicago, 1968.

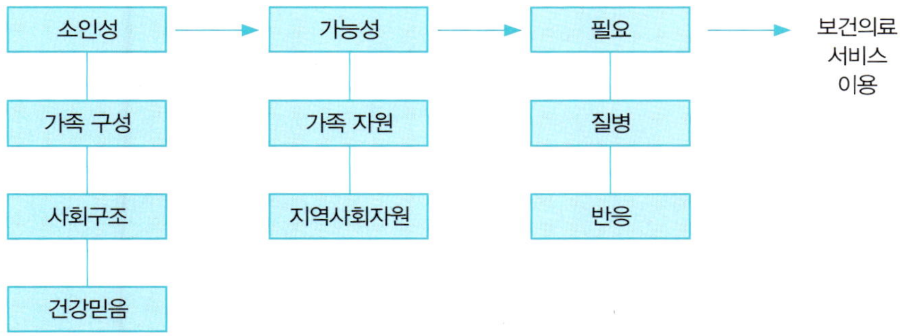

〈그림 1.4-4〉 앤더슨 행태 모형

출처: Gochman DS. Handbook of health behavior research I. Springer, 1997, p154.

건의료서비스 이용의 가장 시급하고 중요한 원인인 질병상태(증상, 장애 정도, 건강 수준 등)와 그에 대한 반응(치료 및 관리) 등에 관한 변수들이 포함된다(그림 1.4-4 참조).

이러한 요인들에 따라 결정되는 종속변수로서 앤더슨은 주로 개인 및 가족의 경험이나 결정이 의료이용 여부를 결정하는 자유재량적인(discretionary) 의료이용, 그리고 주로 질병의 심각성에 따른 필요가 의료이용 여부를 결정하는 재량적이지 못한(non-discretionary) 의료이용으로 구분하였다.

앤더슨 모형이 소개된 지 5년 후에 앤더슨과 뉴먼(J. F. Newman)은 사회와 정책 변화 효과를 고려한 확장 모형을 제안하였다.[30] 이 모형의 가장 큰 변화는 사회적 결정요인으로 기술(감염성질환에 대한 위생, 면역조치, 항생제의 발전, 외과 처치에 대한 마취, 무균술의 발전, 정신질환에 대한 약물의 발전 등)과 규범(기관분만 증가, 장애인 돌봄에 대한 인식 전환, 인권 가치 향상 등) 변수를, 보건서비스체계 요인으로 자원과 조직 변수를 보완하였다는 점이다.

종속변수에 있어서도 기존의 의료이용을 유형(의료인별 유형, 의료기관별 유형 등), 목적(일차의료, 이차의료, 삼차의료 등), 분석 단위(접근성, 총량, 에피소드 등)

30 Andersen R, Newman JF. Societal and individual determinants of medical care utilization in the United States. The Milbank Memorial Fund Quarterly. Health and Society. 1973; 51(1): 95-124.

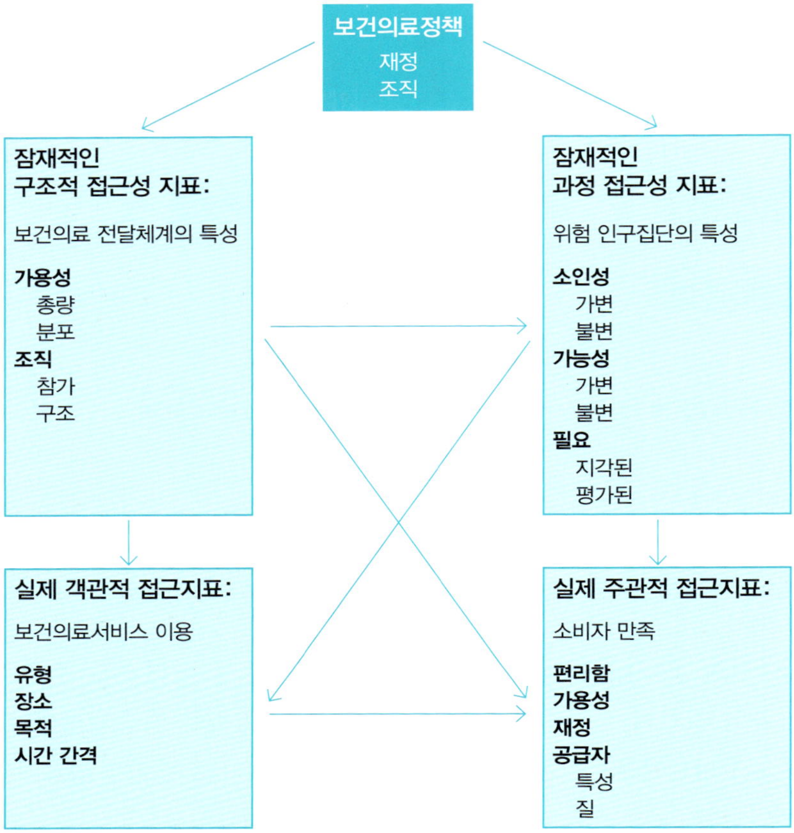

〈그림 1.4-5〉 아데이-앤더슨 모형

출처: Gochman DS. Handbook of health behavior research I. Springer, 1997, p159.

로 세분화하였다.

1975년 아데이(L. A. Aday)와 앤더슨은 미국의 의료이용 접근성 연구를 위하여 새로운 분석 틀을 제안하였다.[31] 이 모형은 의료이용 접근성을 향상시키려는 정부와 민간의 프로그램 수행을 평가하기 위한 체계적 기반을 제공하

31 Aday LA, Andersen R. Development of indices of access to medical care. Health Administration Press, 1975.

였다.

아데이-앤더슨 모형(Aday and Andersen's behavioral model)에서는 재정 프로그램 및 조직 프로그램을 포함한 보건정책이 기존 모형의 사회적 규범을 대신하여 독립변수의 출발점 자리를 차지하고 있다. 잠재적인 구조적 접근성 지표로는 가용성, 조직 변수 등이 포함된 보건전달체계의 특성이, 잠재적인 과정 접근성 지표로는 소인성, 가능성, 필요 변수 등이 포함된 위험인구집단 특성이 사용된다. 한편 종속변수로는 실제 객관적 접근지표로서 보건서비스 이용과 실제 주관적 접근지표로서 소비자 만족도가 사용된다(그림 1.4-5).

2) 개인 간 건강행태 모형

가) 사회인지이론

사회인지이론은 1970년대 반두라(A. Bandura)가 정립한 이론으로,[32] 인간의 행동이 보상이나 처벌의 조작 결과에 의해서만 결정된다는 기존 학설을 부정하고, 사람의 행동이 다른 사람의 행동이나 주어진 상황을 관찰하고 모방함으로써 이루어진다는 점과 직접 보상뿐 아니라 대리 보상과 자기 효능감, 자기 조절 능력, 성취 기대감이 중요하다는 점을 강조하였다.

사회인지이론은 건강행태에 영향을 미치는 사회심리적 역동성과 행태 변화를 증진시키는 방법을 다룬다. 또한 이 이론은 개인의 행태와 인지가 미래의 행태에 영향을 미친다는 점을 강조한다. 사회인지이론에서 인간행태는 행태, 인지를 포함하는 개인요인, 환경적 영향 등 세 측면의 역동적이고 상호적인 모형으로 설명된다. 반두라에 따르면 개인요인 중에서도 핵심적인 부분은 행태를 상징화하는 것, 행태 결과를 기대하는 것, 다른 사람을 관찰함으로써 배우는 것, 행태 수행에 대한 확신을 갖는 것, 행태를 스스로 결정하거나

32 Bandura A. Self-efficacy: toward a unifying theory of behavioral change. Psychological Review. 1977; 84: 191-215.

조정하는 것, 경험을 반영하거나 분석하는 것 등이다.[33]

사회인지이론은 개인과 행태, 그리고 개인의 행태가 수행되는 환경(environment) 사이의 역동적인 상호작용이 나타난다는 상호결정주의(reciprocal determinism)를 채택하고 있다. 이 이론은 사람들이 어떻게 특정한 행태 유형을 습득하고 유지하는지에 대한 설명뿐 아니라 기본적인 중재 전략까지 제공한다.

사회인지이론의 주요 개념으로서 환경은 개인의 물리적 외적 환경을 의미하며, 상황(situation)은 환경에 대한 개인의 자각으로 현실적이거나 왜곡되거나 상상적인 요인이 가미될 수 있다. 행동 능력(behavioral capability)은 주어진 행태를 수행하는 지식과 기술이다. 예측(expectations)은 행위에 대한 예측된 결과이고, 기대(expectancies)는 주어진 성과와 이득에 대해 개인이 부여하는 가치이다. 자기 통제(self-control)는 목표지향적 행태 혹은 행위에 대한 개인적 조절이고, 대리 습득(vicarious learning)은 타인의 행동과 타인의 행태로 인한 성과를 관찰함으로써 발생하는 행태 습득이다. 강화(reinforcement)는 재발 가능성을 높이거나 낮추는 개인의 행태에 대한 반응이고, 자기 효능감(self-efficacy)은 특정 행태를 수행하는 것에 대한 개인의 확신 정도이다. 감정적 대응(emotional coping)은 감정적 자극을 다루기 위해 개인이 사용하는 전략 혹은 전술이고, 상호결정주의(reciprocal determinism)는 개인, 행태, 그리고 행태가 수행되는 환경 사이의 역동적 상호작용이다(표 1.4-11).

나) 사회 연결망 및 사회적 지지

보건교육에 대한 생태학적 접근들은 개인이 생활하고 일하는 사회적 맥락에 대한 중요성을 강조한다. 개인의 건강에 영향을 미치는 사회적 관계의 범위와 본질에 대한 많은 연구가 수행되었고, 질병 발생을 줄이거나 부작용을 예방하기 위한 효과적인 중재를 설계하는 데 공헌해 왔다. 사회적 관계와 건강 사이

33 Bandura A. Social foundations of thought and action: a social cognitive theory. Prentice-Hall, 1986.

〈표 1.4-11〉 사회인지이론 구성 요소의 개념 및 정의

개념	정의
개인적 특성	
자기 효능감(self-efficacy)	행태를 수행할 수 있다는 개인의 확신
행동 능력 (behavioral capability)	행태에 관한 개인의 지식과 기술의 수준
예측(expectations)	행태를 바꾼다면 발생할 것이라 생각되는 것
기대(expectancies)	예측된 결과가 유리한지 혹은 포상받을 것 같은지에 대한 생각
자기 통제(self-control)	변화하기 위해 개인이 수행해야 할 통제의 정도
감정적 대응(emotional coping)	행태변화에 수반된 감정들을 조절하는 개인의 능력
환경적 특성	
대리 습득(vicarious learning)	타인의 행태와 그로 인한 결과를 관찰함으로써 개인이 배우는 것
상황(situation)	행태가 발생하는 사회물리적 환경과 그러한 요인에 대한 개인의 인지
강화(reinforcement)	개인의 행태에 대한 긍정적 혹은 부정적 반응
상호결정주의 (reciprocal determinism)	개인이 개인적 특성, 사회환경적 계기에 기반하여 행태를 변화시키고, 행태에 적응하도록 하는 반복적인 과정

출처: Glanz K, Rimer BK, Viswanath K. Health behavior and health education: theory, research, and practice, 4th ed. Jossey-Bass, 2008, p171; Edberg M. Essentials of health behavior: social and behavioral theory in public health. Jones and Bartlett, 2007, p54.

의 연결을 명확하게 설명할 수 있는 단일한 이론은 없으나, 다양한 개념적 모형과 이론들을 기반으로 하는 연구들이 수행되어 왔다.

사회 통합(social integration)은 사회적 연결(social ties)의 존재 혹은 양을 파악하기 위해 활용되어 왔다. 사회 연결망은 개인 중심의 사회적 관계망을 나타낸다. 사회적 지지의 제공은 사회적 관계의 중요한 기능이다(그림 1.4-6 참조). 따라서 사회적 연결망은 사회적 지지를 제공하거나 다른 기능들을 제공하는 사람들 사이의 연결이다.

사회 연결망에 대한 주요 개념으로서 호혜성(reciprocity)은 관계 속에서 자원과 지지 모두가 주어지고 수용되는 범위이고, 강도(intensity)는 사회적 관계가 감정적 가까움을 제공하는 사회적 관계의 범위이다. 복잡성(complexity)은 사회적 관계가 많은 기능을 제공하는 범위이고, 밀도(density)는 연결망 구성원이 서로 알고 상호작용하는 범위이다.

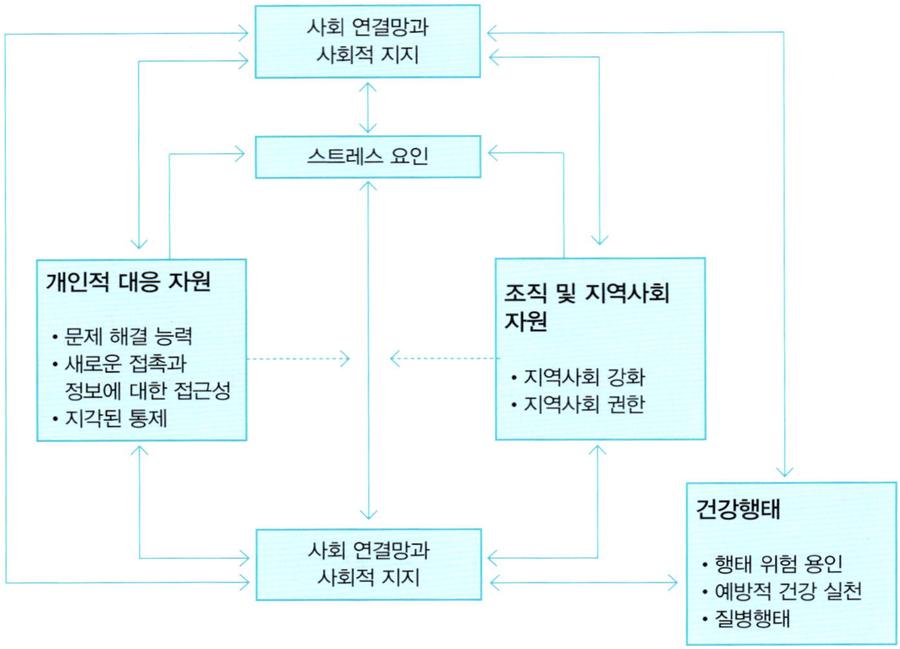

〈그림 1.4-6〉 건강에 대한 사회 연결망과 사회적 지지 관계의 개념적 모형

출처: Glanz K, Rimer BK, Viswanath K. Health behavior and health education: theory, research, and practice, 4th ed. Jossey-Bass, 2008, p194.

사회적 지지에 대한 주요 개념으로서 정서적 지지(emotional support)는 공감, 사랑, 신뢰, 보살핌의 표현이고, 도구적 지지(instrumental support)는 실재하는 도움과 서비스이다. 정보적 지지(informational support)는 조언, 제안 및 정보이고, 평가지지(appraisal support)는 자기평가를 위해 유용한 정보이다(표 1.4-12).

3) 건강행태변화의 지역사회 및 집단 중재 모형

가) 혁신확산이론

1962년 로저스(E. M. Rogers)는 농업 실천, 기술, 출산 관리 프로그램, 정책 혁신, 소비자 생산물, 교과과정, 정치 혁신, 건강증진 프로그램 등 여러 분야

〈표 1.4-12〉 사회 연결망의 특성 및 기능

개념	정의
사회 연결망의 구조적 특성	
호혜성(reciprocity)	관계에서 자원과 지지 모두가 주어지고 수용되는 정도
강도(intensity) 혹은 견고함(strength)	사회적 관계가 정서적 친밀감을 제공하는 정도
복잡성(complexity)	사회적 관계가 많은 기능을 제공하는 정도
공식성(formality)	사회적 관계가 조직적 혹은 제도적 역할의 맥락에서 존재하는 정도
밀도(density)	연결망 구성원들이 서로 알고 상호작용하는 정도
동질성(homogeneity)	연결망 구성원들이 인구학적으로 유사한 정도
지리적 분산 (geographic dispersion)	연결망 구성원들이 초점 인물과 근거리에 사는 정도
방향성(directionality)	한 쌍의 구성원이 동일한 권력과 영향력을 공유하는 정도
사회 연결망의 기능	
사회 자본(social capital)	호혜성 및 사회적 신뢰 규범에 의해 특징지어진 자원들
사회적 영향(social influence)	다른 사람의 행위에 의해 사고와 행위가 변화되는 과정
동료애(companionship)	연결망 구성원들과 여가를 나누는 등의 활동
사회적 지지(social support)	사회적 관계와 사람들 사이 거래를 통해 교환되는 지원과 도움
사회적 지지의 유형	
정서적 지지(emotional support)	공감, 사랑, 신뢰, 보살핌의 표현
도구적 지지(instrumental support)	유형의(tangible) 지원과 서비스
정보적 지지 (informational support)	조언, 제안 및 정보 제공
평가 지지(appraisal support)	자기평가에 유용한 정보

출처: Glanz K, Rimer BK, Viswanath K. Health behavior and health education: theory, research, and practice, 4th ed. Jossey-Bass, 2008, p191.

에서 수행되어 온 혁신 관련 이론들을 종합하여 혁신확산이론(Diffusion of Innovation Theory, DOI)을 정립하였다.[34]

건강증진 분야에서 혁신확산이론 접근은 농촌사회학에 뿌리를 두고 있으며, 건강행태와 건강교육 분야에서도 2000년대 이후 적극적 보급에 관한

34 Rogers EM. Diffusion of innovations, 1st ed. Free Press, 1962.

〈표 1.4-13〉 확산 단계의 주요 개념

개념	정의
확산(diffusion)	혁신이 사회체계 구성원들 사이에서 많이 노출되고 인지되기 위하여 오랜 시간 동안 특정 통로를 통해 소통되는 과정
보급(dissemination)	프로그램이나 혁신이 더 널리 수용될 수 있도록 설계된 계획적이고 체계적인 노력
혁신(innovation)	개인이나 다른 수용 단위로부터 새롭다고 인지되는 생각, 실천, 목표 등
소통 통로(communication channels)	대중매체, 사람들 사이 통로, 전자 소통 등 메시지가 확산되는 수단
사회체계(social system)	공통의 목표를 달성하기 위하여 문제 해결에 참여한 상호 연관된 단위 조합
혁신개발(innovation development)	계획, 형성적 연구(formative research), 실험 등 혁신 그 자체의 개발
수용(adoption)	목표로 하는 청중에게 행태 혹은 기술이 습득되는 것
수행(implementation)	실천 혹은 기술이 초기 사용되는 것
유지(maintenance)	새로운 행태나 기술을 사용한 후 그 유형을 지속하는 것
지속 가능성(sustainability)	혁신 혹은 변화의 프로그램이 초기 자원 소모 이후에도 지속되는 정도
제도화(institutionalization)	프로그램이 조직 혹은 더 넓은 정책이나 법령 속으로 포괄되는 것

출처: Glanz K, Rimer BK, Viswanath K. Health behavior and health education: theory, research, and practice, 4th ed. Jossey-Bass, 2008, p317.

확산 모형을 적용한 연구들이 급격히 증가하였다.

혁신확산이론이 가장 크게 관심을 두는 부분은 행태 혹은 기술이 대중 속으로 파급되고 수용되거나 수용되지 않는 과정이다. 로저스에 따르면 "확산은 혁신이 사회체계 구성원들 사이에서 많이 노출되고 인지되기 위하여 오랜 시간 동안 특정 통로를 통해 소통되는 과정"이며, 혁신은 "대상 인구집단에 의해 새로운 것이라고 인지되는 행태 혹은 기술"이다.[35] 혁신확산이론에서 확산 단계의 주요 개념은 〈표 1.4-13〉과 같다.

혁신확산이론의 중요한 전제는 어떤 혁신은 신속하고 광범위하게 확산되는 반면, 다른 어떤 혁신은 수용되지 않거나, 혹은 수용되더라도 곧바로 포기된다는 점이다. 또한 혁신은 서로 다른 개인에 의해 수용되기도 하며 하위

35 Rogers EM. Diffusion of innovations, 1st ed. Free Press, 1962.

〈표 1.4-14〉 확산에 영향을 미치는 혁신의 특성

속성	주요 질문
상대적 이점(relative advantage)	혁신은 이전 것보다 나은가?
호환성(compatibility)	혁신은 목표로 하는 청중에 적합한가?
복잡성(complexity)	혁신은 활용하기 쉬운가?
시도 가능성(trialability)	혁신은 수용 결정 이전에 시도해 볼 수 있는가?
식별 가능성(observability)	혁신의 결과는 가시적이고 쉽게 측정할 수 있는가?

출처: Glanz K, Rimer BK, Viswanath K. Health behavior and health education: theory, research, and practice, 4th ed. Jossey-Bass, 2008, p319.

집단별로 상이한 속도로 확산된다. 이러한 차이에 영향을 주는 변수들은 크게 혁신의 특성, 수용자의 특성, 조건 혹은 환경적 맥락의 특성 등 세 가지로 설명될 수 있다.

혁신의 특성에는 상대적 이점(relative advantage), 호환성(compatibility), 복잡성(complexity), 시도 가능성(trialability), 식별 가능성(observability) 등의 변수들이 포함되며(표 1.4-14), 수용자의 특성은 혁신자(innovators), 조기 수용자(early adopters), 초기 다수 수용자(early majority), 후기 다수 수용자(late majority), 지각 수용자(laggards) 등으로 구분된다. 조건 혹은 환경적 맥락의 특성에는 지리적 조건, 사회문화, 정치적 조건, 전 지구화 및 균질성 등의 변수들이 포함된다.

나) 행태변화 진행 모형

행태변화 진행(PRECEDE-PROCEED) 모형은 특정 방향의 목적지를 향하는 로드맵이나 행태변화이론으로 생각될 수 있다. 앞에서 본 다른 이론들과 달리 행태변화 진행 모형의 주요 목적은 결과와 관련되어 있다고 여겨지는 요인들의 관계를 예측하거나 설명하는 것이 아니다. 오히려 이 모형의 목적은 건강행태변화 프로그램을 체계적으로 기획하고 평가하기 위한 이론 및 개념들의 구조를 제공하는 데 있다.

행태변화 진행 모형의 하나인 프리시드(PRECEDE) 모형은 1970년대 그

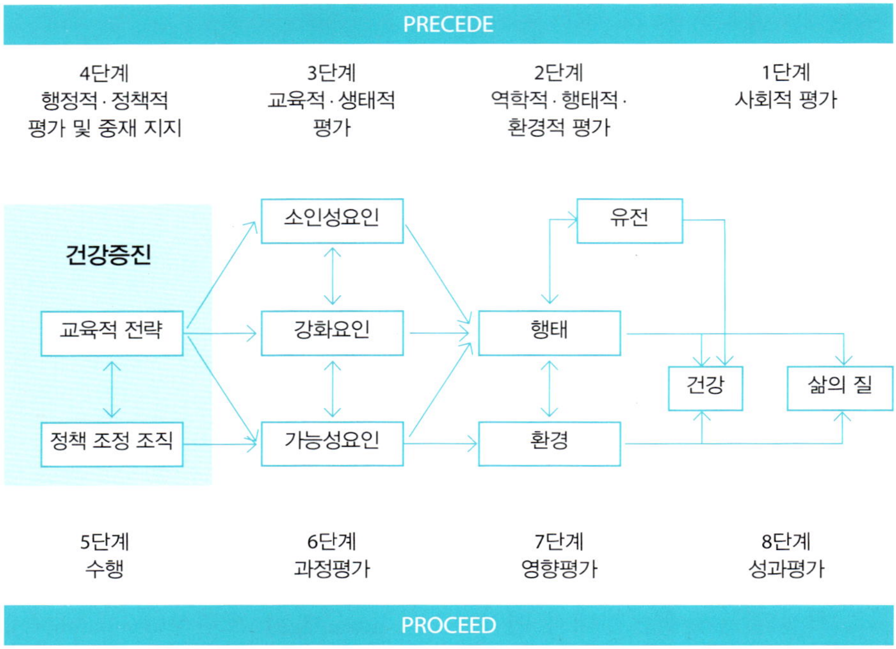

〈그림 1.4-7〉 행태변화 진행 모형

출처: Glanz K, Rimer BK, Viswanath K. Health behavior and health education: theory, research, and practice, 4th ed. Jossey-Bass, 2008, p410.

린(L. Green) 등이 소개하기 시작하였다.[36] 이 모형의 이름은 교육/환경 진단 및 평가에서의 소인성요인, 강화요인, 가능성요인 등의 첫 글자를 따서 지어졌다(Predisposing, Reinforcing, Enabling Constructs in Educational/Environmental Diagnosis and Evaluation). 이 중 소인성요인, 강화요인, 가능성요인 등은 계획된 행동이론에서 사용하는 측정 방법을 적용한 것이다.

또 다른 행태변화 진행 모형인 프로시드(PROCEED) 모형은 '교육적·환경적 변화를 위한 정책, 규제, 그리고 조직의 구성(Policy, Regulatory, and Organizational Constructs in Educational and Environmental Development)'의 약자

36 Green L, Kreuter M, Deeds S, Partridge K. Health education planning: a diagnostic approach, 1st ed. Mayfield Publishing Company, 1980.

로, 건강 및 건강행태 결정요인으로서 환경적 요인의 중요성을 강조하기 위하여 1991년에 추가되었다.[37]

2005년 그린과 크로이터(M. Kreuter)는 생태적 접근과 참여적 접근에 대한 관심을 반영하고 새로운 유전학적 지식들을 포괄하기 위하여 행태변화 진행 모형을 다시 수정하였다.[38] 이 수정 모형에서는 역학적·행태적·환경적 평가가 통합되었고, 적절한 증거가 이미 존재할 때 단계를 건너뛸 수 있는 선택권을 부여하였다(그림 1.4-7 참조).

4) 건강행태 연구의 유의점

건강행태 연구 모형은 오랜 기간에 걸쳐 다양한 연구자들에 의해 개발되어 왔으며, 학문 분과를 넘나들며 역동적으로 변화·발전해 왔다. 그렇기 때문에 특정 주제의 연구에 단 하나의 건강행태 연구 모형만이 일대일 관계로 대응하는 것은 아니다. 예컨대 건강행태 연구 모형들은 서로 많은 유사성을 가지고 있다. 건강믿음 모형, 계획된 행태이론, 범이론적 모형에서는 행태변화에서 지각된 장애를 중요하게 다룬다. 예방책 채택 과정 모형에서도 지각된 장애는 행태변화를 가로막는 내재적 요인으로 파악된다. 한편, 지각된 위험은 건강믿음 모형, 예방책 채택 과정 모형에서 중요하게 다루어지며, 계획된 행태이론에서는 연구의 실험 결과에 따라 중요도가 결정된다.

연구를 위해 건강행태 연구 모형을 선택할 때에는 각 모형이 의도하는 범위를 고려해 결정해야 한다. 건강믿음 모형은 초기에 질병으로 진단받지 않은 사람들에게 영향을 미치는 요인들에 초점을 둔 질병 예방 연구에서 시작되었다. 계획된 행태이론은 태도가 행태를 유발하는 과정을 이해하기 위한 연구로 등장했다. 범이론적 모형은 행동 그 자체보다도 행태의 지속을 포함하는

37 Green L, Kreuter M. Health promotion planning: an educational and environmental approach, 2nd ed. Mayfield Publishing Company, 1991.

38 Green L, Kreuter M. Health program planning: an educational and ecological approach, 4th ed. McGraw-Hill, 2005.

단계를 강조한다. 예방책 채택 과정 모형은 위험행동의 시작이 아닌 예방의 채택에 주목하며, 다른 개인 중심 이론들처럼 건강 영향 행태의 전 범위를 다루려 하지 않는다. 이와 같은 연구 모형들이 갖는 고유한 특성을 활용하여, 해당 시기와 사회의 맥락에 맞도록 재구성하려는 노력이 필요하다.

마지막으로 건강행태 연구 모형을 활용함에 있어 개념과 정의, 그리고 이에 입각한 변수 및 지표들을 구성하는 과정은 무척 조심스럽게 수행되어야 한다. 각 모형의 의도에 맞는 독립변수와 종속변수를 정의하고 일관성 있게 측정해야 하며, 아울러 건강행태의 매개 요인 변수를 선정하는 과정에도 세심한 주의를 기울여야 한다.[39,40] 행태변화의 매개 요인을 이해하는 것은 이론을 발전시키고 더 효과적인 중재 방안을 개발하는 데 있어서 가장 중요하다.[41,42]

---

39 Baron RM, Kenny DA. The moderator-mediator variable distinction in social psychological research: conceptual, strategic, and statistical considerations. Journal of Personality and Social Psychology. 1986; 51: 1173-1182.

40 Sussman S, Wills TA. Rationale for program development needs. In: S Sussman and TA Wills (eds.). Handbook of program development for health behavior research and practice. Sage Publications, 2000.

41 Baranowski T, Anderson C, Carmack C. Mediating variable framework in physical activity interventions: how are we doing? American Journal of Preventive Medicine. 1998; 15: 266-297.

42 Sallis JF. Progress in behavioral research on physical activity. Annals of Behavioral Medicine 2001; 23: 77-78.

참고문헌

- 윤우곤. 행태과학과 사회과학: 이론과 방법론의 맥락에서. 사회과학. 1982: 19(1): 39–65.
- 의료보험연합회. 의료보험통계자료집. 1990.
- Aday LA, Andersen R. Development of indices of access to medical care. Health Administration Press, 1975.
- Ajzen I. The theory of planned behavior. Organizational Behavior and Human Decision Processes. 1991; 50: 179–211.
- Alonzo A. Health behavior: issues, contradictions and dilemmas. Sm. Sci. Med. 1993; 37(8): 1019–1034.
- Andersen R. Behavioral model of families' use of health services. Research Series No. 25. Center for Health Administration Studies, University of Chicago, 1968.
- Andersen R, Newman JF. Societal and individual determinants of medical care utilization in the United States. The Milbank Memorial Fund Quarterly. Health and Society. 1973; 51(1): 95–124.
- Bandura A. Self–efficacy: toward a unifying theory of behavioral change. Psychological Review. 1977; 84: 191–215.
- Bandura A. Social foundations of thought and action: a social cognitive theory. Prentice–Hall, 1986.
- Baranowski T, Anderson C, Carmack C. Mediating variable framework in physical activity inter–ventions: how are we doing? American Journal of Preventive Medicine. 1998; 15: 266–297.
- Baron RM, Kenny DA. The moderator–mediator variable distinction in social psychological research: conceptual, strategic, and statistical considerations. Journal of Personality and Social Psychology. 1986; 51: 1173–1182.
- Beck U. Risk society: towards a new modernity. Sage Publications, 1992.
- Belloc NB, Breslow L. Relationship of physical health status and health practices. Preventive Medicine. 1972; 1: 409–421.
- David E. The political system. An inquiry into the state of political science. Alfred A. Knopf, 1953.
- Descartes R. Discours de la méthode. 1637 (김형효 역. 방법서설, 성찰, 정념론 외. 삼성출판사, 1993).
- Easton D. Introduction: the current meaning of "behavioralism" in political science. In James S Charlesworth (ed.). The limits of behavioralism in political science. The American Academy of Political and Social Science, 1962.
- Edberg M. Essentials of health behavior: social and behavioral theory in public health. Jones and Bartlett, 2007.
- Fishbein M (ed.). Reading in attitude theory and measurement. Wiley, 1967.
- Glanz K, Lewis FM, Rimer BK. Health behavior and health education: theory, research, and practice, 2nd ed. Jossey–Bass, 1997.
- Glanz K, Rimer BK, Viswanath, K. Health behavior: theory, research, and practice, 5th ed. Jossey–Bass, 2015.
- Gochman DS. Labels, systems, and motives: some perspectives on future research. Health Education Quarterly. 1982; 9: 167–174.
- Gochman DS. Handbook of health behavior research I. Springer, 1997.
- Gramsci A. Selections from the prison notebooks. International Publishers, 1971.
- Green L, Kreuter M, Deeds S, Partridge K. Health education planning: a diagnostic approach,

1st ed. Mayfield. 1980.

- Green L, Kreuter M. Health promotion planning: an educational and environmental approach. 2nd ed. Mayfield Publishing Company. 1991.
- Green L, Kreuter M. Health program planning: an educational and ecological approach. 4th ed. McGraw-Hill. 2005.
- Hochbaum GM. Public participation in medical screening programs: a socio-psychological study (Public Health Service Publication No. 572). Government Printing Office. 1958.
- Kasl SV, Cobb S. Health behavior, illness behavior, and sick-role behavior: I. health and illness behavior. Archives of Environmental Health. 1966; 12: 246-266.
- Marx K, Engels F. Manifest der kommunistischen Partei. 1848 (강유원 역. 공산당선언. 이론과실천. 2008).
- Mechanic D. Medical sociology. Free Press. 1968.
- Morgan M. 'The doctor-patient relationship', in Sociology as applied to medicine edited by Graham Scambler. 4th ed. 1997.
- Parsons T. The social system. Free Press. 1951.
- Prochaska JO, DiClemente CC. Stages and processes of self-change of smoking: toward an integrative model of change. J Consult Clin Psychol. 1983: 51(3): 390-395.
- Prochaska JO, Diclemente CC, Norcross JC. In search of how people change. Applications to addictive behaviors. Am Psychol. 1992; 47(9): 1102-1114.
- Rogers EM. Diffusion of innovations. 1st ed. Free Press. 1962.
- Rummel RJ. Understanding conflict and war. Vol. 2. The conflict helix. Sage Publications. 1976.
- Sallis JF. Progress in behavioral research on physical activity. Annals of Behavioral Medicine. 2001; 23: 77-78.
- Simon HA. Theories of decision-making in economics and behavioral science. The American Economic Review. 1959; 49(3): 253-283.
- Skinner BF. About behaviorism. Knopf. 1974.
- Suchman EA. Stages of illness and medical care. Journal of Health and Human Behavior. 1965; 6(3): 114-128.
- Sussman S, Wills TA. Rationale for program development needs. In S Sussman, TA Wills (eds.). Handbook of program development for health behavior research and practice. Sage Publications. 2000.
- Watson JB. Psychology as the behaviorist views it. Psychological Review. 1913; 20: 158-177.
- Weber M. Politik als Beruf. 1919 (전성우 역. 직업으로서의 정치. 나남출판. 2007).
- Weinstein ND, Sandman PM. A model of the precaution adoption process: evidence from home radon testing. Health Psychology. 1992; 11(3): 170-180.
- WHO. 2008-2013 action plan for the global strategy for the prevention and control of non-communicable diseases. 2009.

Health Policy and Management

제2부

보건의료자원

1 보건의료시설

박형근(제주대학교 의과대학 의료관리학교실 교수)

학습 목표

☑ 보건의료시설의 종류와 개념을 이해한다.

☑ 보건의료시설의 개발과 서비스 조직화 원리를 이해하고 비교 설명할 수 있다.

☑ 보건의료기획을 기초로 한 보건의료시설의 공급과 관리 방안에 대해 이해한다.

보건의료시설은 보건의료인력과 함께 보건의료서비스 제공에 있어서 가장 중요한 역할을 수행하는 자원이며, 어떤 보건의료시설을 어디에, 얼마나, 누가, 어떤 목적으로, 어떻게 운영하도록 개발·조직화할 것인가에 따라 보건의료체계의 성격이 결정되고, 보건의료체계의 성과에도 적지 않은 차이가 나타나게 된다. 이 장에서는 보건의료시설의 종류와 개념을 이해하고, 보건의료시설의 개발·관리, 보건의료시설을 통한 서비스 조직화 방법을 비교의료제도론적 관점에서 살펴보며, 보건의료기획을 통한 보건의료시설의 개발과 관리 방법을 구체적으로 이해한다.

1. 보건의료시설의 종류와 역할

1) 보건의료시설의 개념과 역할

보건의료시설은 보건의료서비스가 제공되는 물리적 공간으로서 보건의료인력과 더불어 가장 중요한 보건의료자원이라 할 수 있다. 보건의료시설 유형을 구분한 대표적 기준인 뢰머(M. I. Roemer)[1]의 분류에 따르면 보건의료시설을 ① 아픈 사람들에게 병상과 치료를 제공하는 병원(hospital), ② 일정 지역의 일정 규모 인구집단을 대상으로 외래서비스를 책임지고 제공하는 일반적 외래진료시설(general ambulatory care units), ③ 특정 전문과목별로 개설되어 특정 질환을 전문으로 치료하는 의원(special categorical clinics), ④ 정신병원, 결핵병원, 재활병원, 요양병원, 요양원과 같은 만성질환 환자 케어를 전문으로 하는 장기치료시설(long-term care facilities), ⑤ 환경의 위해로부터 지역주민을 보호하는 역할을 담당하는 보건위생시설(environmental health facilities), ⑥ 약국, 임상검사 시설, 혈액원 등의 기타 보건의료시설(other specialized health facilities)로 구분하고 있다.

1 Roemer MI. National health systems of the world, Vol. I. Oxford University Press, 1991, pp40-46.

가) 병원

① 병원의 정의

병원은 보건의료시설 중 가장 대표적인 시설이라고 할 수 있다. 하지만 병원이라고 이름 붙은 기관은 국가별·지역별로 그 형태, 구조, 산출물 등에 있어서 매우 다양하기 때문에 병원의 개념을 포괄적으로 정의내리기는 쉽지 않은 일이다. 정신병원 결핵병원 재활병원 등을 장기치료시설로 별도로 분류한 뢰머는 병원을 "여러 범위의 급성환자, 만성환자, 외상환자를 진료하는 시설"로 정의[2]하고 있다.

이 외에도 병원의 개념을 정리한 여러 가지 정의가 있는데, 병원의 핵심기능을 중심으로 밀러(T. S. Miller)는 "병원이란 의사에 의해 의학적 치료를 받고 있는 환자들에게 침대, 식사, 지속적인 간호서비스를 제공하는 기관"으로 정의하고 있다.[3] 또한 세계보건기구는 "병원은 지역사회 주민들의 예방·치료 및 재활을 포함하는 포괄적 의료를 행하는 지역사회 의료체계 내에서의 중심기관이다. 또한 병원은 보건의료기관 관계 종사자의 훈련과 생물학·사회학적 연구를 수행하며, 지역사회 각급 의료기관이 효과적이고 효율적으로 운영될 수 있도록 제반 지원을 수행하여야 한다"고 정의하면서 병원이 지향해야 할 바를 포괄적이고 규범적으로 제시하고 있다.

② 병원의 역할과 기능

병원이 수행하는 역할과 기능은 다음 다섯 가지[4]로 나누어 볼 수 있다.

첫째, 병원의 가장 기본적인 역할은 입원환자 진료를 수행하는 것이다. 입원환자 진료 이외에 외래환자와 응급환자 진료를 위한 시설, 장비, 인력을 갖추고 있는 곳이 일반적이며 재활, 호스피스, 장기요양서비스를 함께 제공하

2 Roemer MI. National health systems of the world, Vol. I. Oxford University Press, 1991, p40.

3 Miller TS. The birth of the hospital in the Byzantine Empire. Johns Hopkins University Press, 1997.

4 McKee M, Healy J. Hospitals in a changing Europe. Open University Press, 2002, p60.

기도 한다. 최근 들어 점차 병원의 외래진료 기능이 강조되고 있다.

둘째, 의사, 간호사, 의료기사 등 다양한 보건의료인력에 대한 교육 및 질병 예방과 치료에 관한 다양한 연구를 수행하고 있는 곳이다.

셋째, 병원은 지역사회 보건의료기관과 연계한 보건의료 프로그램을 제공하기도 한다. 진료권 안에 거주하는 주민을 대상으로 보건기획, 행정, 재원 조달 및 배분을 담당하는 것에서부터, 지역사회 주민을 대상으로 예방 및 일차의료를 제공하기도 한다.[5] 우리나라의 경우 공공보건의료에 관한 법률에 의해 일부 병원에서 수행되고 있는 공공보건의료 사업이 대표적인 사례이며, 민간병원들도 사회 봉사 차원에서 일정한 역할을 수행하고 있는 기관들이 적지 않다.

넷째, 지역사회의 주요한 고용원으로서 병원을 중심으로 한 지역경제 활성화에 기여한다.

다섯째, 지역사회 주민에 대한 의료서비스 제공을 토대로 국가와 지역사회에 대한 정당성과 자부심을 부여해 주는 사회 통합적 기능을 수행한다.

③ 병원의 중요성

병원이 보건의료체계에서 중요하게 다루어지는 이유는 첫째, 보건의료자원의 상당 부분을 소비하는 기관이기 때문이다. 둘째, 보건의료서비스 제공 과정의 정점에 위치하면서 보건의료서비스 제공 과정에 지대한 영향력을 행사할 뿐 아니라 병원에 근무하는 의사들의 교육과 수련을 담당하므로 이들에게도 상당한 영향력을 행사하기 때문이다. 셋째, 보건의료기술의 발전이나 신약 개발 등 기술적 진보와 이로 인한 치료 결과의 향상 등으로 병원의 역할이 점차 확대되고 있기 때문이다.

④ 병원 특성별 유형

병원을 특성별로 구분하는 대표적인 기준의 하나는 일반병원(general hospital)

5 Mckee M, Healy J. Hospitals in a changing Europe. Open University Press, 2002, pp67-69.

과 전문병원(specialty hospital)으로 구분하는 것이다. 일반병원에 사용되는 '일반적'이라는 말은 '전문적'이라는 말의 상대어로, 환자를 가리지 않고 다양한 환자를 진료한다는 의미에서 사용되는 개념인데, 병원의 규모, 인력의 양과 수련 정도, 기술 수준에 따라서 일반병원 간에도 전문성에는 적지 않은 차이가 있는 것이 사실이다. 전문병원은 특정 대상자나 특정 질환을 전문적으로 진료하는 병원이라는 의미로 사용된다.

병원을 소유와 운영 주체에 따라서 구분하는 대표적 기준은 공공(public)병원, 비영리 민간(nonprofit private)병원, 영리(proprietary)병원의 세 가지로 분류[6]하는 것이다. 공공병원은 정부가 소유·운영하는 병원이, 비영리 민간병원은 종교재단이나 비영리법인이 설립·운영하는 민간병원이, 영리병원은 주식회사 병원이 대표적인 사례라 할 수 있으며, 각각의 유형별로 세부적인 분류가 가능하다. 1980년대 이후 공공부문 개혁과 병원 설립 및 운영에 관한 민간자본의 참여가 활성화되면서 병원 소유 및 운영 형태가 점차 다양해지고 있는 추세이다.[7]

병원의 진료 난이도와 환자의뢰 단계에 따라서 이차병원과 삼차병원으로 구분하기도 한다. 이차병원은 개념적으로는 일정한 진료권을 대상으로 일차의료에서 의뢰된 환자에게 입원, 외래, 응급의료를 제공하는 것으로 정의할 수 있다. 하지만 이차의료의 범위와 의미에 대하여 구체적으로 정의하고 실재하는 병원에 대해 이차와 삼차를 구분하는 것은 쉽지 않은 일이다. 반면 삼차병원은 이차병원에서 의뢰된 환자를 진료하고 보다 난이도가 높은 환자를 진료하기 위해 첨단장비와 세분화된 전문 인력을 구비하고 있으며 대체로 의과대학과 연계되어 운영된다는 측면에서 이차병원보다는 상대적으로 구분이 쉬운 편이다. 환자의뢰체계가 엄격하게 작동되고 있는 나라에서는 이차병원과 삼차병원 모두 일정한 범위의 진료권을 갖고 있는데, 삼차병원은 여러 개 이차병원의 진료권을 포괄하는 것이 일반적이다. 최근 들어 전문과목별로 인력이

---

6 Roemer MI. National health systems of the world, Vol. I. Oxford University Press, 1991, pp40-41.

7 McKee M, Healy J. Hospitals in a changing Europe. Open University Press, 2002, pp121-123.

세분화되고 24시간 365일 동일한 수준의 진료를 제공하기 위해 필요한 전문 인력의 구성에 차이가 커지고 있으며, 이들이 필요로 하는 장비의 구성이 복잡해지고 있어서 하나의 삼차병원에 소속된 진료과별로 동일한 진료권으로 묶어서 기획하고 관리하는 것이 점차 어려워지는 문제가 나타나고 있다.[8]

나) 일반적 외래진료시설

일반적 외래진료시설(general ambulatory care units)은 일정 지역의 일정 규모 인구집단을 대상으로 외래서비스를 책임지고 제공하는 외래진료 전문 시설로서 주로 공공이 운영에 관여하는 시설을 의미한다. 일부 국가에서 운영되고 있는 헬스센터(health centers or community health centers)나 폴리클리닉(polyclinic)이 대표적이다.[9]

헬스센터의 경우 예방과 치료를 목적으로 하는 외래진료 제공을 주된 기능으로 하며, 헬스센터에서 제공되는 서비스의 범위는 일차의료의 범주와 같다. 일반적인 건강문제를 해결하며, 필요한 경우 이차 및 삼차의료기관 진료를 안내·조정하는 역할을 수행하기 때문에 이들은 지역사회 안에서 일정한 인구집단을 대상으로 일차의료를 제공하고 있는 시설이라 할 수 있다. 영국 NHS(National Health Service, 국가보건서비스)의 일반의 사무소(General Practitioners' Office)도 이러한 개념에 들어맞는 시설의 하나이다.

일부 국가에서 운영되고 있는 폴리클리닉은 대형병원과 같이 여러 전문과목 전문의들과 의료인력이 진료팀을 구성하여 외래진료를 전문적으로 제공하는 시설을 말한다. 폴리클리닉의 경우 입원 병상 없이 외래진료만 전문으로 하는 종합병원을 생각하면 크게 다르지 않을 것이다. 고혈압이나 당뇨병 환자가 가정의학과나 내과 외래를 주로 다니면서 진료를 받고, 필요한 경우 안과, 신경과 등의 외래를 통해 주기적으로 합병증 검사를 받을 수 있는 시설이라고 생각하면 된다.

8 McKee M, Healy J. Hospitals in a changing Europe. Open University Press, 2002, p73.

9 Roemer MI. National health systems of the world, Vol. I. Oxford University Press, 1991, pp41-42.

뢰머가 보건의료시설의 하나로 제시한 일반적 외래진료시설에 들어맞는 보건의료기관은 우리나라에서는 찾아보기 어렵다고 할 수 있는데, 보건기관(보건소, 보건지소)에서 이루어지는 진료 기능이 일부 유사한 성격을 갖고 있다고 할 수 있을 것이다.

다) 전문과목별 의원

특정 전문과목별로 개설되어 특정 질환을 전문으로 하여 외래환자를 진료하는 시설을 의미한다. 우리나라에서 흔히 보는 동네의원들이 이러한 유형의 대표적인 사례라고 할 수 있는데 우리나라와 일본 같은 나라에서는 적지 않은 의원이 병상을 두고 입원진료를 제공한다는 측면에서 다른 국가들과 차이가 있다. 또한 한때 우리나라에서도 운영되었던 모자보건센터, 사업장에서 운영하고 있는 의원, 학교에서 건강관리와 진료를 담당하는 학교 클리닉 등도 이러한 유형에 속한다. 또한 일부 국가에서는 집단 개원(group practice) 형태로 개원 및 운영하는 사례도 있으며, 미국의 경우에도 집단 개원에서 출발하여 초대형 병원으로까지 성장·발전하는 경우가 있는데, 메이요 클리닉(Mayo Clinic)과 클리블랜드 클리닉(Cleveland Clinic)이 대표적인 사례라 할 수 있다.

라) 장기치료시설

장기치료시설이란 정신병원, 결핵병원, 요양병원, 재활병원, 요양원과 같이 만성질환 환자를 돌보는 병원과 시설을 말한다. 정신질환자와 결핵환자처럼 장기적인 치료와 관리를 필요로 하는 만성질환자를 대상으로 하는 장기치료시설은 대부분의 국가에서 오래전부터 일반병원과 다른 형태로 설립·운영되어 왔고, 일반병원과 분리하여 전문병원 혹은 장기병원으로 분류되어 왔다. 장기치료시설을 별도의 범주로 분류하게 된 가장 큰 이유는 주로 선진국에서 나타나고 있는 노인 인구의 증가로 인한 만성질환자 관리의 중요성이 부각되고 있기 때문이다. 노인 인구가 많아지면서 노인치료를 전문으로 하는 노인 전문병원이 등장하기 시작하였고, 의사의 진료 없이 간호사가 중심이 된 장기적인 돌봄만으로도 충분한 환자의 수요에 대응하기 위해 요양원도 등장하게 된 것이다. 노인을 대상으로 한 장기치료시설 외에 연령에 관계없이 재활치료가 필요한 사람들도 많아지면서 재활병원이나 재활센터와 같은 장기치료시설도 증가하고 있는 추세이다.

우리나라의 경우 의사가 중심이 되어 환자를 진료하는 정신병원, 결핵병원, 재활병원, 요양병원 외에 간호사가 중심이 되어 장기적인 돌봄이 필요한 환자에게 서비스를 제공하는 정신요양시설, 장애인요양시설, 노인요양시설도 장기치료시설로 분류할 수 있다.

마) 보건위생시설

뢰머는 지역사회 주민들을 환경의 위해로부터 보호하는 공중보건 활동을 전개하는 시설을 중요한 보건의료시설의 하나로 분류하고 있다. 우리나라의 경우 공중보건 업무를 담당하는 보건소, 사업장 보건관리자나 보건관리 대행 사업을 담당하는 기관들이 대표적이다.

바) 기타 보건의료시설

이 외에도 약국, 임상검사 전문 기관, 혈액원 등을 기타 보건의료시설로 분류할 수 있다.

2) 우리나라 보건의료 관계법에 규정된 보건의료시설

가) 의료법에 규정된 의료시설

현재 우리나라 의료법에 제시된 보건의료시설은 의원급 의료기관, 조산원, 병원급 의료기관으로 구분되어 있으며, 기관별 법적인 정의는 〈표 2.1-1〉과 같다. 2017년 1분기 현재 개설 의료기관 수는 90,360개이다(표 2.1-2).

병원의 경우, 일정 요건을 갖춘 병원에 대해서는 종합병원, 상급종합병원, 전문병원으로 별도 지정하여 운영하고 있다. 종합병원의 경우, 병원보다는 진료의 난이도가 높은 환자를 진료해야 하기 때문에 필수 진료과목을 설치·운영하도록 법적으로 의무화하고 있으며 건강보험 진료비 보상에서 종합

〈표 2.1-1〉 의료법에 명시된 의료기관 구분과 정의

구분	법적 정의	종류
의원급 의료기관	의사, 치과의사, 한의사가 주로 외래환자를 대상으로 각각 그 의료행위를 하는 기관	의원, 치과의원, 한의원
조산원	조산사가 조산과 임부·해산부·산욕부 및 신생아를 대상으로 보건 활동과 교육·상담을 하는 의료기관	조산원
병원급 의료기관	• 의사, 치과의사 또는 한의사가 주로 입원환자를 대상으로 의료행위를 하는 의료기관으로, • 병원·치과병원·한방병원은 30개 이상의 병상을 갖추어야 하며, 요양병원은 요양병상을 갖추어야 함 • 정신보건법에 따른 정신병원과 장애인복지법에 따른 의료재활 시설로서 일정 요건을 갖춘 의료기관은 요양병원에 해당함	병원, 치과병원 한방병원, 요양병원

〈표 2.1-2〉 개설 보건의료기관 현황

(단위: 개소)

구분			2003	2005	2010	2015	2017
의과	의원		22,814	24,306	27,167	29,037	30,482
	병원	병원	796	857	1,284	1,497	1,457
		종합병원	242	241	271	292	301
		상급 종합병원	42	42	44	43	43
	요양병원		–	120	800	1,339	1,502
	조산원		80	62	46	35	27
보건기관	보건의료원		17	17	17	15	15
	보건소		229	232	239	244	241
	보건지소		229	1,272	1,291	1,314	1,317
	보건진료소		1,879	1,895	1,915	1,908	1,903
치과	치과의원		11,189	12,109	14,321	16,294	17,097
	치과병원		93	110	185	206	226
한방	한방의원		8,150	9,187	11,851	13,464	13,915
	한방병원		146	156	165	243	296
약국			18,782	19,869	21,036	21,142	21,538
계			64,688	70,475	80,632	87,073	90,360

병원에 대해 병원보다 높은 종별 가산율을 부여해서 보상해 주고 있다. 상급종합병원의 경우 환자의뢰체계상 중증질환의 진료가 가능한 삼차병원을 별도로 지정하기 위한 목적으로 종합병원 중에서 일정한 요건을 갖춘 병원을 대상으로 지정·운영된다. 정부는 3년마다 평가를 실시하여 재지정하거나 지정을 취소하고 있으며, 상급종합병원을 이용하고자 할 경우 의원이나 상급종합병원 이외의 병원에서 발급한 진료의뢰서를 소지해야 건강보험 진료를 적용받을 수 있다. 전문병원은 특정 진료과목이나 특정 질환 등에 대하여 난이도가 높은 의료행위를 하는 병원으로, 일정한 요건을 갖춘 기관에 한하여 3년마다 평가를 거쳐 지정하거나 지정을 취소할 수 있다. 전문병원에 대해서도 건강보험 지불 보상 제도를 통해 병원에 비해 높은 종별가산율을 적용하여 난이도 높은 의료행위에 대해 보상해 준다.

나) 보건의료 관계법에 규정된 보건의료시설

의료법에 명시된 의료기관 이외에도 우리나라 정신건강증진 및 정신질환자 복지서비스 지원에 관한 법률, 노인복지법, 장애인복지법에 장기치료시설로 간주할 수 있는 시설들이 규정되어 있다. 정신건강증진 및 정신질환자 복지서비스 지원에 관한 법률 제3조 제6호와 제7호에 정신요양시설과 정신재활시설이 규정되어 있다. 정신요양시설은 정신질환자를 입소시켜 요양서비스를 제공하는 기능을 담당하며, 정신재활시설은 정신질환자 또는 정신건강상 문제가 있는 사람 중 일부 환자에 대하여 사회적응을 위한 각종 훈련과 생활지도 역할을 수행하는 시설이다. 노인장기요양보험법 제23조 제2호에 명시된 장기간 입소하여 신체활동 지원 및 심신기능의 유지·향상을 위한 교육·훈련 등을 제공하며 장기요양급여를 받을 수 있는 노인의료복지시설로는 노인요양시설과 노인요양공동생활가정시설이 있다(노인복지법 제34조). 장애인복지법 제58조 제1항 제4호에 명기된 장애인 의료재활시설은 장애인을 입원 또는 통원하게 하여 상담, 진단·판정, 치료 등 의료재활서비스를 제공하는 기능을 담당하고 있다.

2. 보건의료시설 개발과 서비스 조직화

대부분의 선진국에서는 공적인 재원을 통해 모든 국민들에게 질 좋은 포괄적 보건의료서비스를 보장해야 한다는 가치를 공유하고 있으며, 이러한 목적을 달성하기 위하여 적절한 보건의료시설을 개발하고 서비스 제공을 단계화·조직화하여 지역사회 필요에 적합한 서비스를 제공하기 위해 노력하고 있다. 보건의료시설은 각 시설별로 효과적인 서비스를 효율적으로 제공할 수 있는 범위와 영역이 각기 다르기 때문에 지역사회 주민의 인구학적 특성과 지리적 접근성을 고려하여 지역사회의 필요에 적합한 시설이 개발·운영될 수 있어야 한다. 또한 개별 보건의료시설 개발에 투여된 자원이 효율적으로 활용될 수 있도록 개발되어야 불필요한 재원의 낭비를 줄일 수 있으며, 환자가 필요로 하는 서비스 강도에 적합한 포괄적이고 지속적인 서비스가 제공되기 위해서는 보건의료시설 간 연계와 협력이 필수적이고, 이를 기반으로 하여 서비스 전 과정이 적절하게 안내되고 조정될 필요가 있다. 보건의료체계가 지향하는 목표 달성은 보건의료 전달체계(healthcare delivery system) 안에서 보건의료시설을 어떻게 개발하고 서비스를 조직화하느냐에 좌우된다.

1) 보건의료서비스 조직화 모델

보건의료서비스를 조직화하는 방식은 나라별로 역사적·문화적·정치적 맥락에 의해 다양한 차이가 나타나고 있지만, 비교제도론적 관점에서 구분하면 지역화 모델(regionalized model)과 자유시장 모델(free market model)로 대별해 볼 수 있다.[10]

---

10 Bodenheimer TS, Grumbach K. Understanding health policy, 5th ed. McGraw-Hill Medical, 2005, pp44-47.

가) 도슨의 지역화 모델

① 지역화 모델의 개념

보건의료 전달체계를 체계화하는 방식의 하나로 도슨(W. Dawson)은 보건의료 서비스를 일차의료, 이차의료, 삼차의료 수준으로 구분하면서, 각 단계에 맞게 보건의료시설과 인력을 조직화하고 서비스 이용을 단계화하는 방안을 제시하였다.[11]

- 일차의료는 인후염, 당뇨병, 관절염, 고혈압과 같은 지역사회의 흔한 건강문제를 다루고, 예방접종이나 유방촬영과 같은 예방 사업이 포함되며 의료기관 방문의 80-90%를 차지한다.
- 이차의료는 급성신부전 환자에 대한 입원치료와 같이 일정 수준 이상의 임상적 전문성을 필요로 하는 건강문제를 다룬다.
- 삼차의료는 악성종양, 선천성 기형과 같은 상대적으로 발생 빈도가 낮고 치료의 난이도가 높은 질환을 담당하는 서비스로 조직 체계의 정점에 위치한다.

도슨의 지역화 모델에서는 인구 규모와 지리적 특성을 고려하여 일정한 지리적 범위를 일차의료, 이차의료, 삼차의료 수준으로 층화하여 보건의료서비스 제공과 행정 관리 단위로 구획을 짓고, 구획된 일차, 이차, 삼차 지역별로 해당 지역사회 필요를 고려하여 그에 적합한 시설과 인력을 배치하여 서비스 공급 구조를 갖추며, 서비스 이용과 환자의 흐름을 일차, 이차, 삼차로 단계화한다. 지역화 모델에서는 지역사회의 흔한 건강문제 대부분을 다루고, 서비스 이용과 환자의 흐름을 안내하고 조정하는 일차의료의 역할을 강조한다. 이러한 모델이 현실에 적용되기 위해서는 보건의료기획 담당 조직, 즉 지

11 Dawson W. Interim report on the future provision of medical and allied services. In: EW Saward (ed.). The regionalization of personal health services. Prodist, 1975.

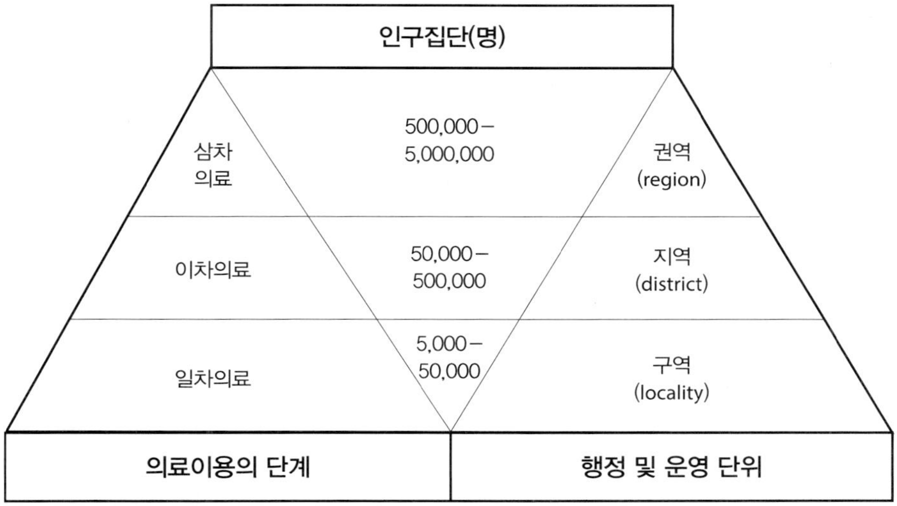

〈그림 2.1-1〉 초기 영국 NHS의 지역화 모델(단위: 명)

역사회의 필요를 수준별로 추계하고, 추계된 필요량을 소화할 수 있는 공급량을 사전에 기획하여 배치·관리하며, 미래의 변화를 예측하여 적절하게 대응하는 역할을 수행하는 행정 조직의 구성과 운영이 필수적이다. 기획된 결과물인 계획을 토대로 재원을 조성하여 시설, 인력, 장비, 치료 재료를 확보하여 서비스를 제공해야 한다.

도슨의 지역화 모델의 대표적인 사례는 영국 NHS 설립 초기의 조직 체계를 들 수 있고(그림 2.1-1), 제2차 세계대전 종전 이후에 서유럽 여러 국가에서도 지역화 모델을 기초로 보건의료시설과 인력을 조직화하였다. 하지만 1980년대 이후 공공부문 개혁, 민영화, 분권화 흐름 속에 진행된 보건의료 개혁 과정에서 지역화 모델의 원형도 지속적인 변화의 과정을 밟아 나가고 있다. 변화의 속도와 정도에 있어서는 국가별 정치적·역사적·문화적 맥락의 차이에 따라 일정한 편차가 나타나고 있다.

② 지역화 모델 적용의 필요성

보건의료시설과 보건의료인력에 대한 기획을 통해 보건의료자원의 공급과

의료이용의 최적화를 달성하고자 하는 개입 전략을 뒷받침하는 근거는 다음 네 가지로 정리해 볼 수 있다. 첫째, 기획을 통하여 수요에 효율적으로 대응할 수 있는 공급이 가능하고, 의료이용이 최적화될 수 있다는 점이다. 화이트(K. L. White)는 1961년에 미국과 영국의 건강조사 자료를 이용하여 30세 이상 인구 1,000명의 인구집단에서 월별로 발생하는 유병 현황을 계량적으로 추계한 「의료의 생태계」라는 논문을 발표한 바 있다.[12] 이 연구의 결과에 따르면 월 1회 이상 증상을 호소하는 사람이 750명, 월 1회 이상 의사를 방문하는 사람이 250명, 한 달 동안 병원에 입원하는 사람은 9명, 대학병원으로 의뢰되는 환자는 1명 수준인 것으로 나타났다. 화이트의 방법론을 1996년 자료에 적용하여 의사 수와 병원 수 증가, 의료보장의 확대, 의료기술 발전, 병원 현대화 및 서비스 제공 방식의 변화가 '의료의 생태계'에 미친 영향을 검증한 결과[13]에서도 화이트의 연구 결과에서 확인된 수요의 크기와 비슷한 수준인 것으로 확인된 바 있다. 화이트와 그린의 연구 결과는 일정한 인구집단을 대상으로 필요한 건강문제의 수요량을 일차의료, 이차의료, 삼차의료별로 계량화할 수 있다는 실증적 근거를 제시했다는 의미가 있다. 각 지역의 특성에 관한 보건의료기획을 통하여 필요량을 추계하고, 한정된 보건의료자원을 각 지역의 특성에 맞추어 배치하고 조직화하여 의료이용을 단계화한다면 지역사회 건강문제에 대한 지리적 접근도를 높이고 지역사회 건강문제에 대해 효과적으로 대응하면서도 의료자원의 중복과 낭비를 최소화할 수 있기 때문에 지역화 모델이 필요하다는 것이다.

둘째, 환자들이나 건강문제를 갖고 있는 이들은 보건의료서비스에 관한 정보가 부족하기 때문에 적절한 시기에 최적의 서비스를 제공할 수 있는 치료자를 선택하기 어려운 경우가 많다는 점이다. 따라서 보건의료기획을 통하여 지역사회의 건강문제에 효과적으로 대응할 수 있는 보건의료인력과 시설

---

12 White KL, Williams F, Greenberg BG. The ecology of medical care. N Engl J MED. 1961; 265: 885.

13 Green LA et al. The ecology of medical care revisited. N Engl J MED. 2001; 344: 2021.

을 배치하고, 적절하게 조직하고 관리·운영할 필요가 있다.[14] 평소 아무런 증상을 느끼지 못하더라도 암과 같은 중대한 건강문제를 지닌 채 생활할 수 있고, 증상을 경험하더라도 그 이유와 해결 방법을 잘 모르는 경우가 많다. 또한 의사를 찾아가 분명한 진단을 얻게 되더라도 진단을 내린 의사가 향후 어떤 곳에서 치료를 이어가야 하는지 잘 모를 수도 있거니와, 잘 알고 있다고 하더라도 해당 환자에게 필요한 치료 계획을 수립하고 치료 과정에 개입할 전문 보건의료시설에 의뢰하거나 전문 인력들과 협력하면서 그 과정을 안내하고 조정하는 역할을 부여받고 있지 않다면 이러한 복잡한 과정에 개입하지 않을 것이다. 이렇게 되면 해당 환자는 나름의 선택을 위해 여기저기 기웃거리거나 주위의 입소문을 토대로 지명도 있는 의료기관을 찾을 수밖에 없다. 이 과정에서 지역사회 필요와 의료공급의 불일치가 발생하게 되어 효과적인 치료결과를 얻지 못하거나 장기간에 걸친 진료의 지속적인 과정에서 해당 환자와 가족들은 상당한 부담과 고통을 겪을 수밖에 없다.

이러한 문제를 보다 합리적으로 해결하기 위해 보건의료기획을 통하여 지역사회 필요를 기초로 보건의료시설과 인력을 배치·관리해야 한다. 일차의료를 담당하는 주치의와 지역주민과의 지속적인 관계를 통해 건강문제를 조기에 발견하여 해결·관리하거나, 보다 전문적인 서비스가 필요할 경우에는 주치의를 통해 적합한 의료시설과 전문의에게 의뢰하고 연계할 수 있어야 한다. 또한 현대의학에서 만성질환과 복합 상병의 증가로 인해 다양한 과목의 전문의료인력 간 연계와 협력의 필요성이 커지고 있다. 문제는 일반인들이나 환자들이 이처럼 세밀한 정보를 제대로 알 수 없어 합리적 선택이 어렵기 때문에 치료자 및 의료시설의 선택과 의료인력의 공급을 시장 메커니즘에만 맡겨놓는 것은 바람직하지 않고, 지역사회의 필요와 발생 시점을 예측하기 어려운 주요한 건강문제에 효과적으로 대응할 수 있도록 보건의료시설과 인력이 배치되고 조직되어야만 건강문제에 효과적으로 대처할 수 있다는 것이다.

14 Rechel B, Wright S, Edwards N, Dowdeswell B, McKee M. Investing in hospitals of the future. WHO, 2009, pp48-50.

“서울 한복판서 총상 입으면 치료할 곳 없다”

“석 선장이 우리나라에서 일차진료를 받았더라면 살아남았을지 의문이 듭니다.” 25일 오후 서울 여의도 국회의원회관 소회의실. 국회보건의료포럼(대표 한나라당 원희목 의원) 주최로 열린 ‘중증외상센터 문제점 및 발전 방안’ 토론회에 참석한 아주대학병원 이국종 교수는 이렇게 말문을 열며 한국의 의료 현실을 꼬집었다. 삼호주얼리호 석해균 선장의 주치의를 맡았던 그는 “대한민국에는 문제점을 논할 외상진료 ‘체계’ 자체가 없다”라고까지 말했다.

석 선장의 소생을 계기로 최근 총격·교통사고·재해 등에 의해 중증(重症) 외상 환자가 발생할 경우 긴급히 이송해 치료할 병원(중증외상센터)이 전국에 여섯 곳 정도 필요하다는 목소리가 나왔지만 현재 기획재정부의 반대에 부딪힌 상태다. 정부 내에서 예산 정책을 맡고 있는 기획재정부는 “중증외상센터를 세우는 비용(6,000억 원)은 큰 데 비해 실익이 적다”며 제동을 걸고 있다. 기획재정부의 이런 입장에 대해 이 교수가 의료계를 대변해 지원사격에 나선 것이다. 그는 “오만 병원 입장에서야 (석 선장이) 익명의 외국인 환자일 뿐인데도 총상을 입은 석 선장은 헬기로 이송돼 1시간 이내 즉시 수술을 받았다”면서 “서울 한복판에서 국적도 이름도 모르는 외국인 노동자가 여섯 군데 총상을 입고 쓰러지면 어떻게 될지 모르겠다”고 했다. “응급구조원 잘못이 아니라, 중증외상환자가 적절한 치료를 받을 수 있는 병원을 찾지 못해 우왕좌왕할 것이기 때문”이라는 것이다. “제가 근무했던 영국의 로열런던병원은 250년 된 건물에 빗물이 샐 정도로 낡았지만, 울분에 차서 벽에 걸린 엘리자베스 여왕 사진을 깨부수는 환자는 없습니다. 최소한 수술장에 들어가 보지도 못하고 죽는 환자는 없기 때문이죠.” 이 교수는 “우리나라는 응급센터만 만들어 놓고 수술할 의사가 없으니 환자들은 응급실에서 마냥 기다리는 병목현상이 생기는 것”이라고 했다. 응급 수술할 의사를 찾아 헤매다가 적절한 치료를 받지 못해 죽는 외상환자가 33%나 된다는 것이다. 세계 최고 시스템을 갖췄다는 미국 메릴랜드주는 5%, 일본은 10%에 불과하다. 이 교수는 “암, 심장·뇌혈관질환에 이어 우리나라 사망 원인 3위는 외상인데, 외상에 대한 정책적 지원이 너무 없다”면서 “체계적인 중증외상센터가 절실하다”고 했다.

〈조선일보, 2011. 3. 26일 자, 이지혜 기자〉

이러한 시스템이 사전에 갖추어져 있지 않을 때 나타날 수 있는 문제점은 소말리아 해적에게 납치되었다가 ‘아덴만의 여명’ 작전을 통해 구출되는 도중 총상을 입은 석해균 선장의 치료 과정에서 그 예를 발견할 수 있다. 석 선장의 치료 과정은 우리나라의 중증외상 치료시스템의 현실을 고스란히 보여 주었다.

셋째, 보건의료기획에 의한 관리와 개입이 없을 경우 시장 메커니즘에 의해 서비스 공급자들의 이윤 추구에 따른 부작용이 적지 않다는 점이다. 개별 공급자들이 부작용이 적고 높은 수익이 보장되는 환자 치료에 집중하고, 부작용이 클 것으로 예상되는 환자의 치료를 기피하며, 수익성이 낮은 진료 부분에 투자를 하지 않거나 최소화하는 '단물빨기(cream-skimming)' 현상이 나타나 일부 환자들이 적시에 적합한 치료를 받지 못하는 문제가 발생할 수 있다. 또한 공급자들이 기대 수익을 실현하기 위해 공급자 유인 수요(supplier-induced demand)를 만들어 냄으로써 시설과 장비의 과잉 투자와 불필요한 진료가 증가하기도 한다. '만들어진 병상은 채워진다'는 뢰머의 법칙[15]이나, 우리나라의 인구 대비 MRI, CT 장비 보유 대수가 다른 OECD 국가에 비해 높은 것이 대표적인 사례라 할 수 있다.

넷째, 보건의료자원의 개발에서 서비스 제공 단계에 이르기까지 적지 않은 시간적 간극이 존재하므로 미래의 변화를 예측하여 대비할 필요가 있다는 점이다. 그렇기 때문에 보건의료기획에 의한 개입과 대비가 필요하다.

보건의료기획을 통한 보건의료서비스 조직화 전략에 대한 비판은 두 가지로 요약할 수 있다. 첫째, 보건의료기획이 보건의료 현실과 문제점을 정확하게 반영하여 제대로 된 계획을 내놓지 못하는 경우가 적지 않다는 비판이다.[16] 둘째, 보건의료기획을 통해 제시된 계획이 제대로 마련된다고 하더라도 여러 가지 이유로 인해 계획이 실현되지 못하여 보건의료시설과 인력이 부족할 경우 단계적인 환자의뢰 과정에서 필요한 서비스가 적시에 적절하게 이루어지지 못하는 문제가 발생할 수 있다. 1990년대 초·중반 영국 NHS에서 한때 심각한 수준으로까지 나타났던 대기환자(waiting list) 현상이 조직화 모델 실패의 대표적 사례라 할 수 있다.

---

15 Roemer MI. Bed supply and utilization: a national experiment. Hospitals. 1961; 35: 35-42.

16 Rechel B, Wright S, Edwards N, Dowdeswell B, McKee M. Investing in hospitals of the future. WHO, 2009, p48.

정리하면, 지역화 모델은 첫째, 세밀한 보건의료기획, 보건의료기획에 기초한 시설·인력·장비의 지속적인 개발과 운용, 둘째, 여기에 소요되는 재원의 확보와 집행, 의료이용 과정에 관여하는 환자와 보건의료인력, 그리고 서비스를 제공하는 시설 간 협력 및 연계와 조정, 셋째, 이러한 시스템을 운영하는 것에 대한 사회적 합의와 정치적 지지가 유기적으로 맞물려 작동하는 고도의 사회적·문화적·정치적·경제적 행위의 결과물이라고 할 수 있을 것이다.

나) 자유시장 모델

① 자유시장 모델의 개념

자유시장 모델은 환자들의 의료이용을 사전에 정해진 절차와 단계에 따라 규제하기보다는 환자들이 자유롭게 치료자를 선택하는 것을 선호하고, 보건의료시설과 인력의 공급도 필요에 기초한 보건의료기획이 아닌, 시장에서 이루어지는 경쟁에 기초하여 결정되는 방식을 강조하는 모델을 말한다. 일차의료를 중심으로 단계적 의료이용을 강조하는 것이 아니라 환자의 자유로운 선택에 의한 의료이용을 강조하다 보니 병원치료가 보다 큰 비중을 차지하고, 지역화 모델보다는 일차의료를 담당하는 일반의나 가정의의 비율이 상대적으로 낮으며, 이차병원과 삼차병원의 경계도 불분명한 것이 특징이다.[17] 공급자 중 민간의 비중이 상대적으로 높게 나타나는 경향이 있다. 시장 경쟁 메커니즘을 통해 수요 변화에 적극적으로 부응하기 위해 노력하는 공급자는 살아남고, 수요 변화에 제대로 대응하지 못하는 공급자는 살아남지 못하게 되는 과정을 통해 결국은 수요와 공급이 균형을 찾고 보건의료시장의 효율성을 높이게 될 것이라는 가치 체계가 바탕에 자리 잡고 있다.[18]

현실에서 보건의료시장에 대한 국가의 일정한 개입이 불가피하기 때문

---

17 Bodenheimer TS, Grumbach K. Understanding health policy, 5th ed. McGraw-Hill Medical, 2005, pp46-47.

18 Rechel B, Wright S, Edwards N, Dowdeswell B, McKee M. Investing in hospitals of the future. WHO, 2009, p48.

에 자유시장 모델의 이론적 틀 그대로를 구현하고 있는 국가나 보건의료시스템을 찾아보기는 어렵다. 상대적으로 자유시장 모델에 근접한 대표적 사례로 미국의 의료제도가 자주 언급되고 있으며,[19] 우리나라를 비롯한 아시아의 여러 개발도상국도 자유시장 모델에 근접한 사례로 볼 수 있을 것이다. 특히 우리나라의 경우에 1977년 시작된 의료보험 제도를 확대 적용하기 위해 민간 의료기관의 설립과 병상 확대를 적극적으로 지원하여 부족한 병상문제를 해결해 왔고, 환자들에게 의료기관 선택의 자유를 부여해 주게 되면서 의료공급 구조와 의료이용 행태 측면에서는 자유시장 모델의 형태를 갖추게 되었다.

② 자유시장 모델 적용의 필요성

자유시장 모델을 옹호하는 입장의 핵심은 보건의료시장에서도 시장 경쟁이 수요와 공급의 적절한 균형을 이룰 수 있는 효과적이고 효율적인 수단이라는 것이다. 이러한 주장은 보건의료시장 실패와 정부의 개입을 정당화했던 정보의 비대칭과 면허 제도로 인해 보건의료시장에서는 경쟁을 통해 수요와 공급의 적절한 균형을 이루기 어렵다는 기존 입장에 대한 반론에 기초하고 있다. 정보의 비대칭에 대해서는 교육 수준의 향상과 정보화시대의 도래로 인해 누구나 보건의료에 관한 정보에 쉽게 접근하고 이해할 수 있으며, 부족한 부분은 공공부문에서 보건의료서비스의 가격과 질에 관한 객관적인 정보를 제공하여 보완한다면 일반인들도 합리적으로 치료자를 선택할 수 있기 때문에 문제를 상당 부분 해소할 수 있다는 것이다.[20] 공급 독점으로 경쟁이 제한되는 문제에 대해서도 의사 수를 적극적으로 늘려 공급을 확대하는 방식으로 경쟁을 활성화시켜야 한다는 입장을 갖고 있고, 대표적인 신자유주의 경제학자인 프리드먼(M. Friedman)과 같은 경우에는 면허 제도를 폐지하여 공급 독점을 해소해야 한다는 주장도 제시하고 있다.[21]

---

19 Bodenheimer TS, Grumbach K. Understanding health policy, 5th ed. McGraw-Hill Medical, 2005, pp46-47.

20 Musgrove P. Public and private roles in health. World Bank, 1996, pp55-63.

21 Friedman M. Capitalism and freedom. University of Chicago Press, 1962, pp149-160.

자유시장 모델을 옹호하는 이러한 이론적 주장에 대해서는 논란이 여지가 많다. 현실에서 자유시장 모델이 일정한 설득력을 얻고 있는 것은 그 이론적 완결성에 있다기보다는 보건의료기획에 기초한 정부 개입의 대표적인 사례였던 구사회주의 국가의 실패와 서유럽 복지국가의 위기, 그리고 제2차 세계대전 이후 황금기를 구가하던 케인스주의적 거시경제 운용의 한계상황에서 만들어진 담론 지형의 변화에서 비롯되었다고 할 수 있을 것이다.

3. 보건의료기획을 통한 보건의료시설의 공급과 관리

1) 보건의료시설 기획을 통한 보건의료서비스 공급과 관리의 목표

보건의료시설 기획을 통한 보건의료서비스 공급과 관리를 추진하는 목표는 전 국민을 대상으로 사회경제적 지위에 상관없이 차별 없는 포괄적인 보건의료서비스를 효과적이고 효율적으로 제공하는 것이다. 최근 들어서는 형평성과 효율성 외에도 환자들과 일반 국민들의 요구에 따라 적극적으로 맞추어갈 수 있는 반응도(responsiveness)가 강조되고 있다.

2) 보건의료시설 기획의 주체

보건의료시설 기획과 관련된 업무는 중앙정부와 지방정부로 대표되는 행정기관이나 주민들로부터 투표로 선출된 의회 또는 보건의료기획 전담 기구를 통해 이루어지는데, 보건의료시설 기획을 주관하는 주체의 범위와 역할의 구체적인 형태는 각국 나름의 제도 발전 과정에 따라 차이가 있다.[22] 조합주의 전통이 강한 독일의 경우, 병원협회와 보험자협회가 보건의료시설 기획에 참

22 Rechel B, Wright S, Edwards N, Dowdeswell B, McKee M. Investing in hospitals of the future. WHO, 2009, pp50-53.

여하기도 한다.[23]

최근 서유럽 9개 국가의 보건의료기획 현황을 분석한 결과에 따르면 중앙정부는 국가 보건의료시스템의 운영 원리, 방향을 설정하고, 지방정부에서 다룰 보건의료기획의 틀을 제시하며 국가 차원에서 조정·관리하는 전략기획(strategic planning)을 담당한다. 지방정부는 지역사회의 특성을 고려하여 보다 구체적인 수준에서 보건의료시설과 인력에 대한 재원 분배, 서비스 조직화, 인력·시설·장비에 대한 투자계획과 집행 등 운영전략(operational planning)을 다루고 있다.[24]

3) 보건의료시설 기획의 대상과 범위

대부분의 나라에서 보건의료시설 기획의 주된 대상으로 삼는 것은 병원시설과 서비스이며, 영국, 뉴질랜드, 덴마크, 핀란드 같은 일부 국가에서는 일차의료서비스를 기획의 대상으로 삼고 있기도 하다.[25]

병원시설기획에서 다루어지는 영역은 기존 시설에 대한 기능 개선이나 규모 확장에 필요한 신규 자본 투자 계획 혹은 기존 병상 축소 계획, 새로운 병원 신설 계획, MRI와 같은 고가 장비와 기술 도입 계획, 서비스 조직화와 서비스 제공 방식에 대한 계획, 인력수급 계획, 재원 조달과 집행 계획이 포함된다.[26]

병원시설기획에서 중요한 관심은 병원 수와 분포 그리고 개별 병원의 규모를 산출하는 것인데, 전통적으로 산출된 필요 병상 수를 기초로 특정 지

23 Ettelt S et al. Policy brief: capacity planning in health care. European observatory on healthsystems and Policies, 2008. Available from: URL: http://www.euro.who.int/_data/assets/pdf_file/0003/108966/E91193.pdf.

24 Rechel B, Wright S, Edwards N, Dowdeswell B, McKee M. Investing in hospitals of the future. WHO, 2009, p54.

25 Rechel B, Wright S, Edwards N, Dowdeswell B, McKee M. Investing in hospitals of the future. WHO, 2009, p55.

26 Rechel B, Wright S, Edwards N, Dowdeswell B, McKee M. Investing in hospitals of the future. WHO, 2009, p57.

〈표 2.1-3〉 주요 국가의 보건의료기획의 대상과 범위

국가	보건의료기획의 대상과 범위
캐나다	• 공공병원 및 민간병원시설, 고가 장비, 서비스 • 외래진료는 보건의료기획의 대상이 아님
덴마크	모든 의료서비스 (공공병원과 자영업 형태의 개원 의사들에 의해 제공되는 외래진료도 포함)
영국	NHS 내에서 제공되는 병원 및 외래진료
핀란드	• 공공 및 민간병원의 시설, 고가 장비, 서비스 • 자영업 형태의 개원 의사들에 의해 제공되는 일부 외래진료
프랑스	공공 및 민간병원의 시설, 고가 장비, 서비스
독일	병원시설과 고가 장비, 서비스 (공공병원, 비영리 민간병원, 영리법인 병원 모두 대상으로 포함)
이탈리아	병원시설과 고가 장비, 서비스 (공공병원, 비영리 민간병원, 영리법인 병원 모두 대상으로 포함)
네덜란드	병원시설과 서비스
뉴질랜드	• 공공병원시설, 고가 장비, 서비스 • 자영업 형태의 개원 의사들에 의해 제공되는 외래진료

출처: Rechel B, Wright S, Edwards N, Dowdeswell B, McKee M. Investing in hospitals of the future. WHO, 2009, p55.

역에 일정 규모의 병상 수를 갖춘 병원을 배치하는 것이 일반적이다. 과거 프랑스의 사례[27]를 보면 프랑스 전체를 일정 수의 권역으로 구획을 짓고 각 권역별로 일반의료 지역(healthcare sector)과 정신보건의료 지역(psychiatric sector)으로 세분화한 후에 필요한 병상 수를 인구 대비 일정 수의 병상 수로 결정된 기준을 개별 지역에 적용하여 산출하였다. 하지만 최근 영국과 프랑스에서는 병상 수를 단위로 산출하던 방식에서 보건의료서비스 단계별로 제공되어야 할 서비스 양과 활동량을 병원 배치 기준으로 전환하였다. 북아일랜드의 경우에는 환자들이 진료 과정에서 가장 적절한 서비스 단계와 제공자에게 의뢰될 수 있도록 단계별 서비스 제공자 간의 통합적 접근을 강조하는 방향으로 전

27 Ettelt S et al. Policy brief: capacity planning in health care. European observatory on health-systems and policies, 2008, pp33-36. Available from: URL: http://www.euro.who.int/_data/assets/pdf_file/0003/108966/E91193.pdf.

환되었다.[28]

병원시설기획을 통해 병상 수와 병원시설을 기획·관리하는 서유럽 국가들의 경우, 지금까지도 병상 확충 및 신설과 고가 장비 도입에 대해서는 중앙정부 혹은 지방정부의 승인을 얻어야 가능하도록 관리하고 있다(표 2.1-3 참조).

4) 일차의료시설과 서비스 기획

전통적인 NHS 모델의 일차의료시설 기획에서 다루어졌던 것은 일정한 인구집단을 대상으로 일차의료를 제공할 수 있는 간단한 진료시설과 장비 인력을 추계하여 배치하고 서비스를 제공하도록 하는 것이었고, 나라별로 약간의 차이는 있지만 헬스센터, 폴리클리닉, GP 오피스가 대표적인 형태이며 공적으로 소유, 운영되는 방식이 주를 이루었다.

최근에 일차의료시설 기획에서 기획과 서비스 제공을 분리하여 보건의료기획을 통해 일정한 지역 내에서 필요한 일차의료시설, 인력, 서비스 양과 범위를 결정하고, 지역사회에서 활동 중인 일차의료기관을 대표하는 조직과 협상을 통해 서비스를 구매하는 방식이 등장하기도 하였다. 필요한 보건의료시설이 부족할 경우, 민간 투자에 의해 설립·운영되는 주식회사 형태의 민간의료기관이 참여하기도 한다.

5) 병원시설과 서비스 기획

가) 병상 필요량 산출

일정한 지역이나 국가 수준에서 필요한 병상 수를 추정하는 데에는 고려해야 할 요인이 많고, 앞으로의 변화를 예측하여 반영하는 과정이 포함되기 때문에 정확하게 계량화하는 것은 쉽지 않은 일이다. 병상 필요량을 산출할 때는

28 Rechel B, Wright S, Edwards N, Dowdeswell B, McKee M. Investing in hospitals of the future. WHO, 2009, pp57-59.

기존 시설별 의료이용 현황과 함께 수요 측면에서는 인구구조와 상병 양상의 변화, 소득 수준의 변화, 의료보장 수준의 변화 등이 의료서비스 수요에 미칠 영향을 고려해야 하며, 신의료기술 도입에 따른 진료 행태의 변화, 공급자 지불 보상 제도 변화, 재원일수의 변화, 서비스별로 주로 이용하는 시설 현황과 외래수술센터 도입 등 서비스 이용 장소의 변화 같은 공급 측면의 요인도 고려되어야 한다. 이 외에도 지역 간 환자의 이동 양상과 변화 전망, 의료시설 설립·운영에 관한 정부 정책 변화, 일차의료시설과 이차 및 삼차의료시설 간 환자의뢰 경향과 같은 다양한 요인이 고려되어야 하기 때문에 병상 필요량을 정확하게 예측하는 것은 대단히 어려운 일이라 할 수 있다.

앞서 언급한 것처럼 과거에는 필요 병상 수를 추계할 때 일정한 인구 대비 필요 병상 수를 기준으로 설정한 후, 일정한 지역에 그 기준을 적용하여 필요한 병상 수를 산출하는 방식이 주를 이루었다. 이러한 기준이 적용된 대규모 병원시설 확충과 현대화 추진 사업의 대표적 사례가 영국에서 1962년 발표된 '병원 계획(Hospital Plan)'인데, 당시까지 발표된 연구 결과를 기초로 하여 인구 1,000명당 급성기 병상 3.3개를 병상 기준(beds norm)으로 하여 작성되었다.[29] 또 다른 방식의 하나는 제2차 세계대전 이후 미국에서 급성기 병상 현대화 사업을 추진하기 위한 목적으로 제정된 힐-버튼 법(Hill-Burton Act)에 담긴 '필요 급성기 병상 산출식'으로, 지금도 독일의 병원시설기획에서 필요한 급성기 병상 수 산출에 적용되고 있는 방법이다. 산출식의 기본 개념은 연 단위를 산출할 경우, 일정 지역에서 1년 동안 발생할 것으로 예상되는 총 입원일수를 평균 병상 퇴원환자 수로 나눈 값이며, 수식으로 표현하면 {(대상 인구집단의 인구수×대상 집단의 연평균 입원율×평균 재원일수)÷(평균 병상회전율×365)}이 된다.[30]

인구 대비 병상 수로 표현되는 기획 방식에서 필요한 진료량과 시술건

29 Ministry of Health. A hospital plan. Her Majesty's Stationery Office, 1961.

30 Ettelt S et al. Policy brief: capacity planning in health care. European observatory on health-systems and policies, 2008, pp40-41. Available from: URL: http://www.euro.who.int/_data/assets/pdf_file/0003/108966/E91193.pdf.

수 중심으로 기획 단위를 바꾼 프랑스의 사례[31]도 있다. 22개의 병원서비스 권역병원당국(Agence Régionale d'Hospitalisation, ARHs)이 내과, 외과, 산과, 응급의료, 신생아 진료, 방사선 치료, 침습적 심장시술, MRI와 같은 고가 장비의 항목을 기준으로 하여 권역과 세부 권역별로 시술이 가능한 병원 수를 제시하고, 과거 시술 실적과 미래 변화 추세를 고려하여 개별 시설별로 환자 수, 장소, 재원일수, 시술건수, 입원환자 수의 최대 혹은 최소 시술량을 제시하는 방식이다. 이러한 방식으로 전환한 이유는 파리 등 일부 지역에서 나타나고 있는 과잉 시술을 억제하여 의료비를 관리하고 공급자의 성과를 향상시키기 위한 것이라고 한다.

나) 적정 병원 규모 결정에 영향을 미치는 요인

권역 혹은 지역별로 추계된 필요 병상 수만으로는 어디에 얼마의 규모를 갖춘 병원을 설치하고 운영하는 것이 적절한지에 관한 결론을 내릴 수 없다. 병원의 위치와 규모를 결정하는 데 중요한 영향을 미치는 요인으로는 병원서비스에 대한 접근성 제고, 규모의 경제와 범위의 경제 실현을 통한 기관 운영의 효율화, 양질의 서비스 제공을 위한 시설·인력·장비의 집중화 필요성을 들 수 있다.

① 병원서비스에 대한 접근성 제고와 지역주민의 요구

병원시설은 지역주민의 삶에 꼭 필요한 시설의 하나이기 때문에 거주지 가까운 곳에 병원이 있는 것을 선호하는 것이 일반적이다. 따라서 접근성을 제고하기 위해서는 병원시설이 여러 지역에 골고루 분포하는 것이 바람직할 수 있는데, 이러한 기준을 중심으로 병원시설이 건립된다면 병원시설의 규모는 상대적으로 작아질 가능성이 크다고 할 수 있다.

---

31 Ettelt S et al. Policy brief: capacity planning in health care. European observatory on health-systems and policies, 2008, pp35-36. Available from: URL: http://www.euro.who.int/_data/assets/pdf_file/0003/108966/E91193.pdf.

영국 NHS의 병원 계획(Hospital Plan): 기획을 통한 병원시설 확충 및 현대화 추진 사례

1948년 영국 NHS가 출범한 이후 1950년대 중반에 접어들면서 급성기 병상 부족 문제가 제기되었고, 병상 부족 문제를 해소하기 위한 정책을 1962년에 '병원 계획'으로 집대성하여 발표하였다. 이 계획에는 대부분 작고 오래된 병원시설을 기반으로 운영되고 있던 영국 NHS의 병원서비스를 의료기술의 발전과 서비스 제공 행태의 변화를 적극 반영하여 현대화된 병원서비스로 변화시키고자 하는 야심찬 내용이 담겨 있었다. 1962년에 발표된 이 계획은 1961–1962년 회계연도부터 1970–1971년 회계연도까지 10년 동안 단계적으로 추진하며, 10년 동안 총 500만 파운드에 해당하는 비용이 정부 예산으로 투입될 예정이었다.

병원 계획의 핵심 내용은 세 가지로 나누어 볼 수 있다. 첫째, 병원시설을 급성기 병상(acute beds), 주산기 병상(marternity beds), 노인 병상(geriatric beds), 정신과 병상(beds for mental illness)으로 구분하고, 각 병상별로 인구 1,000명당 필요 병상 수의 상한선을 책정하여 지역별 필요 병상 수를 산출하는 데 적용할 기준을 제시한 것이다. 당시 제시된 병상별 기준을 보면 1975년을 기준으로 급성기 병상은 인구 1,000명당 3.3병상, 주산기 병상은 인구 1,000명당 0.58병상(전체 출산의 70% 병원 분만, 해산 후 평균 10일 입원을 가정하여 추계된 결과), 노인 병상은 65세 이상 노인 인구 1,000명당 10병상, 정신과 병상은 인구 1,000명당 1.8병상이 필요할 것으로 기준을 정하였다.

둘째, 인구 1,000명당 필요 병상 수로 제시된 병상 기준을 지역별 병원서비스로 구조화하기 위한 표준 모델로 '지역거점병원(district general hospital)'을 제시한 것이다. 지역거점병원은 점차 진료과목 간 전문 인력의 상호 의존성과 협력의 필요성이 높아지고 있고, 진단시설과 치료시설을 통합할 필요성이 증가하고 있던 당시의 의학 발전 경향을 반영한 것이다. '병원 계획'은 일정한 병원서비스 지역별로 입원 및 외래진료가 가능한 시설과 장비를 구비하고, 별도의 주산기 병상, 단기 정신과 병상, 노인 병상, 감염성질환에 대한 격리병상을 함께 갖춘 종합병원을 설립한다는 세부 내용을 담고 있었다. 지역거점병원에서 제공되는 진료는 전문의(consultant)에 의해 제공되는 것을 원칙으로 삼았다. 의료진은 지역 최고의 해당 분야 권위를 갖는 의사인 전문의와 그 아래 팀을 구성하는 의사(junior doctor)로 구성되어 있고, 세부 전문 진료 영역별로 팀이 구성되어 있으며, 이들은 지역 내 일차진료 의사(general practitioner)에 의하여 의뢰된 환자에 대한 외래진료와 입원치료서비스를 제공한다. 장기입원이 필요한 정신과 병상에 대해서는 별도로 시설이 기획되었고, 암환자에 대한 방사선 치료, 신경외과 수술, 성형외과 수술, 흉부외과 수술과 같이 보다 넓은 진료권으로 서비스 조직화가 필요한 일부 전문 분야에 대해서는 일부 지역거점병원으로 시설과 인력을 집중시켰다.

이러한 개념들을 종합한 결과 인구 10–15만 명당 600–800병상 규모의 종합병원이 적절한 표준 모델로 제시되었고, 지역에 따라서 병상 규모는 더 커질 수도 있고 작아질 수도 있지만 300병상 미만으로 제시된 경우는 거의 없었다. 실제 생활인구가 적기 때문에 지역거점병원 모델을 적용하기 어려운 지역에 대해서는 소규모 병원(small hospital or community hospital)이라는 별도의 개념을 적용하여 기존 병원시설을 이용하거나 새롭게 건립하는 방식을 적용하였다. 지역거점병원이라는 개념은 일정 규모 인구의 필요에 대응하기 위한 진료권 설정과 의료서비스 조직화, 병원시설과 병원 인력기획, 효과적이고 효율적인 병원서비스 조직화와 제공 형태에 대한 개념이 종합적으로 반영된 결과물이라고 할 수 있다.

셋째, 잉글랜드와 웨일스 전역을 하나의 지역거점병원이 포괄하는 진료권으로 세분하였고, 각 진료권별로 기존 병원시설을 지역거점병원의 개념에 맞도록 신설 혹은 개선하도록 하는 세부 계획을 담고 있다. 이러한 지역거점병원 체계는 오늘날까지도 영국 NHS 병원 체계의 근간을 이루고 있으며, 1980년대까지는 국영으로 운영되었으나 1991년의 개혁 조치 이후에는 NHS 트러스트(trust)라는 NHS 내 비영리조직으로 재편되어 운영되고 있다.

② 규모의 경제와 범위의 경제를 통한 기관 운영의 효율화

병원의 적정 규모 결정에 영향을 미치는 중요한 요인의 하나는 '규모의 경제(economy of scale)'효과이다. 병원이 서비스를 제공하기 위해서는 시설, 장비, 인력, 치료 재료 등이 투입되며 여기에 소요되는 비용은 원가로 계상되는데 병원의 규모에 따른 산출물, 즉 환자 수에 따라 보다 효율적일 수도 있고 비효율적일 수도 있기 때문이다. 예를 들어 100병상과 300병상 규모의 종합병원에 동일한 MRI 장비와 MRI 촬영을 위해 급여 조건이 똑같은 방사선 기사 1명과 보조원 1명이 배치되어 있고, 100병상 규모의 병원은 월평균 MRI 촬영 환자가 100명, 300병상 병원은 규모가 크기 때문에 MRI 촬영 환자가 300명이라고 가정해 보자. 두 병원은 같은 장비에 동일한 인건비가 투입되지만, 300병상 규모의 병원이 MRI 촬영 건수가 3배 더 많기 때문에 MRI 촬영 건당 투입되는 장비비와 인건비가 더 저렴해지게 되어 300병상 병원이 비용면에서 보다 효율적으로 운영된다고 할 수 있다. 이처럼 촬영 건수가 증가할수록 장비와 인력에 투입되는 비용이 광범위하게 분산되기 때문에 평균 비용이 떨어져서 높은 수익을 올리거나 효율적인 자원 활용이 가능해지는 현상을 '규모의 경제'를 달성한다고 표현한다. 만약 300병상 규모의 병원이 100병상을 증축하여 400병상으로 확장한 이후 MRI 촬영 건수가 400건으로 늘어나서 방사선사 1명과 보조 인력 1명을 추가로 고용했다고 가정해 보자. 이 경우 추가적인 인건비가 수입 증가보다 높다면 MRI 촬영 건당 원가는 300병상 규모일 때보다 더 늘어나게 되어 MRI 장비 활용면에서 보면 비효율이 높아지고 병원 수익은 떨어질 수도 있다. 이와 같이 생산 규모가 늘어나서 경제성이 소진되고 추가적인 비용이 발생하는 현상을 '규모의 불경제(diseconomy of scale)'가 발생했다고 이야기한다.

'규모의 경제' 원리를 병원시설의 규모에 적용하면 병원시설, 장비, 인력에 투입되는 고정비용을 최소화할 수 있는 적정 생산량이 있으며, 병원이 이러한 적정 규모에 미달하거나 적정 규모를 넘어서게 되면 투입 원가 대비 비효율성이 높아지고, 병원 운영에 보다 많은 비용이 소모되거나 수익성이 떨어지게 된다는 것을 알 수 있다. 그렇다면 적정 병상 규모는 얼마일까? 주로 유럽 국가들에서 발표된 기존 연구들을 종합한 결과에 따르면 규모의 경제를 달성한다는 실증적 근거를 갖는 범위는 200병상보다 크거나 620병상보다 작은 경우라고 한다.[32] 그러나 이러한 결과를 보건의료체계의 맥락이 다른 나라에 일반화하는 것은 적절하지 않다. 병원에 대한 기획과 규제의 정도가 나라마다 다르고, 병원서비스에 대한 의뢰 방식이나 환자의 선택권에도 차이가 있으며, 병원서비스에 투입되는 시설, 인력, 장비의 강도가 일정하지 않고 의료서비스에 대한 보상 수준도 다르기 때문이다. 우리나라처럼 환자들이 자유롭게 병원을 선택할 수 있고, 병원시설의 신증축이 용이한 환경에서는 환자 수, 즉 생산량이 가변적일 수 있기 때문에 장기평균비용곡선이 보다 다양한 형태로 나타날 수 있다는 사실을 유념해야 한다.

병원의 적정 규모 결정에 영향을 미치는 또 다른 요인은 '범위의 경제

32 McKee M, Healy J. Hospitals in a changing Europe. Open University Press, 2002, p103.

(economy of scope)' 효과이다. 규모가 같고, 동일한 시설·장비·인력이 투입되는 (가) 병원과 (나) 병원이 있는데, (가) 병원은 (나) 병원에 비해 지리적 특성상 진료권에 포함된 인구는 동일하지만 노인 인구의 비중이 20% 더 높다고 가정해 보자. 이 경우 (가) 병원은 (나) 병원에 비해 환자 수가 동일하다고 하더라도 환자의 범위가 더 넓고 상대적인 환자 중증도가 더 높아지기 때문에 인력의 노동 강도와 검사 장비의 활용도도 상승함으로써 (가) 병원은 (나) 병원에 비하여 고정비용에 대한 원가 분산이 보다 광범위하게 이루어져 원가 절감 효과를 볼 수 있게 된다. 이러한 경우 (가) 병원이 (나) 병원에 비해 '범위의 경제' 효과를 누리고 있다고 이야기할 수 있다. 범위의 경제 효과에 대해서는 진료의 '범위' 자체가 병상 수로 대표되는 '규모'처럼 명확하게 계량화해서 비교하기가 쉽지 않기 때문에 현재로서는 효율적인 진료 범위에 관한 계량화된 신뢰할 만한 연구 결과를 찾아보기가 어렵다.

그렇다고 범위의 경제 효과를 무시할 수는 없다. 1,000병상이 필요하다고 추계된 (갑)과 (을)이라는 두 개의 진료권이 있고, (갑)의 경우 200병상 병원 다섯 개, (을)의 경우 1,000병상 규모의 병원 한 개가 있으며, 다른 조건은 모두 똑같다고 가정해 보자. (갑) 지역의 경우 병원시설에 대한 접근성은 (을) 지역보다 좋다고 할 수 있지만 자원 효율성 측면에서는 (을) 지역이 보다 효율적이라고 할 수 있다. 왜냐하면 (갑) 지역 병원의 경우 필수 시설과 장비를 5개 병원에 모두 설치해야 하기 때문에 (을) 지역에 비해 투자비용이 더 많이 소요될 뿐 아니라, 환자진료에 만전을 기하기 위해 CT와 MRI 같은 고가 장비를 모두 설치할 경우에도 보다 많은 비용이 투입되어야 하며, 가용할 수 있는 인력에 제한이 있어서 24시간 365일 동일한 서비스를 유지하기가 곤란해지거나 인건비 부담이 높아질 수밖에 없다. 또한 (을) 지역 1,000병상 병원은 여러 전문 분야별 세부 인력의 협력을 통해 다양한 환자진료가 가능하고 중증도가 높은 환자에 대한 진료가 가능하기 때문에 장비와 인력에 대한 활용도가 높아서 보다 효율적인 운영이 가능해진다. 따라서 (갑) 지역과 같이 200병상 병원 5개를 건립하는 것보다는 1,000병상 병원 한 개를 건립하는 것이 범위의 경제 효과를 통해 효율성을 높이는 선택이라고 할 수 있다.

환자들의 병원 선택이 자유롭고 의료시설에 대한 투자가 자유로운 자유시장 모델의 경우에도 범위의 경제 효과를 찾아볼 수 있다. 앞서 살펴본 (갑) 지역과 (을) 지역처럼 200병상 규모의 병원 다섯 개를 건립하는 방식으로 투자하는 것보다는 1,000병상짜리 한 개에 투자를 집중하는 것이 상대적인 원가 절감 효과를 적지 않게 얻을 수 있고, 중증질환 치료에 대한 높은 평판을 얻게 되면 보다 넓은 범위의 환자를 진료할 수 있기 때문에 고정비용에 대한 원가 분산 효과가 높아져서 더 높은 수익을 실현시킬 수 있기 때문이다.[33]

③ 양질의 병원서비스 제공을 위한 시설 · 장비 · 인력의 집중화 필요성

개별 병원의 시설을 보다 대형화하고 장비와 인력을 집중화(centralization)하는 것이 임상적 치료 결과에 보다 효과적이고, 자원 활용에도 효율적이라는 주장이 제기되고 있다. 이러한 주장의 근거는 두 가지이다. 첫째, 진료량이 많을수록 치료 결과가 좋다는 진료량-결과(volume-outcome) 간의 관계를 규명한 다양한 연구 결과가 있다.

둘째, 의학의 발달에 따라 전공과목별로 세부 분야의 전문화(specialization)가 이루어지면서 다양한 세부 전문과목별 의사들과 함께 다양한 의료인력이 함께 참여하여 진료하는 다학제적 진료팀(multidisciplinary team)이 중심이 되는 진료 양식으로 변화하고 있다. 이러한 환경에서 다양한 전문과목별, 직종별 진료인력이 하나의 시설에 집중되어 있는 것이 보다 좋은 임상 결과를 얻을 수 있고, 인력활용 측면에서도 효율적이라는 주장이다.[34] 전문화 경향과 함께 다학제적 진료팀을 통한 진료 형태가 보편화되고 있고, 병원 진료에서 고가 장비 활용이 일반화되면서 선택적 수술을 안전하고 효과적으로 수행하면서도 평일 낮과 밤뿐만 아니라 휴일에도 예측할 수 없이 들이닥치는

---

33 Dranove D, White WD. How hospitals survived: competition and the American hospital. The AEI Press, 1999, pp20-25.

34 The Royal College of Surgeon of England. Developing a modern surgical workforce. The Royal College of Surgeon of England, 2005. Available from: URL: http://www.rcseng.ac.uk/publications/docs/modern_surgical_workforce.html.

응급환자에 대한 진단과 수술에 효과적으로 대응하기 위해서는 과거에 비해 많은 인력과 고가 장비 배치가 필수적인 상황으로 변화하고 있다는 것이다. 이러한 주장을 바탕으로 영국왕립외과학회에서는 일정 규모 이상의 전문 인력을 갖춘 조건에서 효율적인 인력활용이 이루어지기 위해서는 인구 45-50만 명을 진료권으로 하는 1,000병상 규모 내외의 종합병원이 중심이 되는 체계로 영국의 지역거점병원 체계를 개편해야 한다는 주장을 펼치고 있다.[35] 지금의 영국처럼 일정 규모 이하의 병원들이 차지하는 비중이 높은 상황에서는 모든 병원에 배치할 전문 인력이 턱없이 부족할 뿐만 아니라 비용이 너무 많이 들고 자원의 효율적 활용 측면에서도 바람직하지 않다는 것이다.

진료량-결과 간의 관계를 근거로 하여 시설·인력·장비를 집중화해야 한다는 주장에 대해서는 진료량 증가에 따른 치료 결과에 유의한 차이가 나타나는 진료 건수가 30건 내외로 작기 때문에 과도한 주장이라는 반론[36]이 설득력을 얻고 있지만, 의료인력의 전문화와 다학제적 진료팀이 중심이 된 서비스 제공 양식의 변화로 인해 집중화가 필요하다는 주장에 대해서는 이렇다 할 반론을 찾아보기 어렵다. 유럽 여러 나라에서 오래된 중소 규모 병원을 폐쇄하면서 급성기 병상 총량을 줄여 나가는 동시에 시설을 집중화하는 방식으로 병원시설 구조조정이 나타나고 있는 이유는 이러한 주장이 설득력을 얻고 있기 때문이라고 할 수 있다.

다) 병원시설 개선과 신설에 필요한 재정 기획

서유럽 국가들의 경우에 1970년대까지는 병원시설 확충에 소요되는 재원을 국가재정을 통해 조달하는 것이 일반적이었다. 하지만 1980년대 이후 공공부문 개혁과 함께 아웃소싱을 통한 민간 기업의 공공부문 참여가 확대되고 민간 자본투자를 공공 사업에 활용하는 경향이 확산되면서 병원시설기획에 필요한 자본

35 The Royal College of Surgeon of England. Developing a modern surgical workforce. The Royal College of Surgeon of England, 2006. Available from: URL: http://www.rcseng.ac.uk/publications/docs/reconfig.html/.

36 McKee M, Healy J. Hospitals in a changing Europe. Open University Press, 2002, pp105-110.

조달 방식의 하나로 민간 자본 유치가 활성화되고 있는 추세이다.

대표적인 사례가 영국 NHS에서 병상 신증축 재원 확보를 위한 방안으로 적극적으로 활용하는 민간 자본 유치 사업(Private Finance Initiative, PFI)이다. 1992년 영국 보수당 정권하에서 처음 도입되었는데, 도입 초기에는 병원에 대해 민간 자본 유치 사업을 적용할 수 있는 범위가 주자창이나 쓰레기 소각장 등으로 제한되어 있어서 그 영향이 미미하였다. 하지만 1995년에 관련 규정이 병원시설 전반으로 적용 범위를 확대하였고, 1997년 집권한 노동당 정부가 대기환자 수 축소를 위해 추진한 대규모 병원 신증축 사업에 필요한 재원 대부분을 민간 자본 유치를 통해 조달하게 되면서 병원시설 개선과 신설에 필요한 재원조달의 대표적 방식으로 자리를 잡게 되었다.[37] 영국에서 시작된 이 사업은 유럽 여러 나라로 점차 확산되고 있을 뿐만 아니라 우리나라에도 지방의료원 등 공공병원 신·증축 사업에 BTL(Build Transfer Lease, 임대형 민간투자) 사업이라는 일부 변형된 형태로 적용되고 있다.

영국 NHS에서 진행하고 있는 민간 자본 유치 사업 추진 방식을 요약하면, 병원 기획을 통해 특정 지역에 병원의 신축이나 병원시설의 대규모 개선이 필요하다는 것이 인정되면 필요한 재원을 얻기 위한 민간 자본 유치 사업이 개시된다. 자본 투자를 담당할 여러 투자자들이 컨소시엄을 구성하여 병원시설에 대한 자본 투자, 시설 건립, 건립 후 유지보수를 담당할 새로운 기업을 만들고, 민간 자본 유치 사업에 관한 계약을 체결하게 된다. 계약이 체결된 이후에는 병원시설과 장비 구비에 필요한 자본을 투자하여 병원을 건립하고, 완공 이후에는 그 시설과 장비에 대한 소유권을 보유한 상태에서 계약에 따라 20-60년 동안 해당 NHS 트러스트에 병원시설과 장비에 대한 운영권을 임대해 준다. 이 기간 동안 컨소시엄 형태의 투자회사는 병원 건립에 투자된 원리금을 일정 이자율(11.2-18.5%)에 따라서 상환받을 뿐 아니라 시설 관리 업무에 대해서도 정부 재정을 통한 일정액의 보상이 지속적으로 이루어지는 방식으

37 Gaffney D, Pollock AM, Price D, Shaoul J. The private finance initiative NHS capital expenditure and the private finance initiative-expansion or contraction? BMJ. 1999; 319: 48-51.

로 운영되고 있다.[38]

병원시설 신축이나 대규모 개선 사업을 추진하는 데 막대한 재정 투입이 필요한데, 정부 예산의 제약으로 인해 소요 재원을 정부 재정으로 조달할 수 없기 때문에 민간 자본 유치 사업을 수행할 수밖에 없다는 것이 사업 추진의 핵심 이유이다. 하지만 투자된 민간 자본에 대하여 11.2-18.5%의 높은 이자율로 상환해 주는 것은 영국 재무부 발행 국채 이자율이 3.5%에 불과한 데 비추어 보면 터무니없이 높은 것이며, 국채를 발행해 재원을 조달하는 것이 정부 재정을 효율적으로 운영하고 국민의 부담을 줄이는 것이라는 반론[39]이 제기되고 있다. 또한 민간 자본 유치 사업을 통해 병원을 신축한 NHS 트러스트는 원리금 상환에 필요한 자금을 조성하기 위해 기존 보유 자산을 매각하거나 인건비 절감을 위한 인력 구조조정을 확대하고 있으며 민간보험 환자를 대상으로 한 적극적인 유치 활동을 벌이면서 수입을 높이려는 경향이 확산되고 있다는 비판이 제기되고 있다.[40] 민간 자본 유치 사업을 적용한 NHS 트러스트들이 증가하고, 이들 NHS 트러스트들이 병원 운영을 통한 수익 창출을 강조하는 행태와 문화가 확산되면서 영국 NHS 민영화(privatization)에 대한 우려가 높아지고 있는 실정이다.

---

38 Gaffney D, Pollock AM, Price D, Shaoul J. The private finance initiative NHS capital expenditure and the private finance initiative-expansion or contraction? BMJ. 1999; 319: 116-119.

39 Gaffney D, Pollock AM, Price D, Shaoul J. The private finance initiative NHS capital expenditure and the private finance initiative-expansion or contraction? BMJ. 1999; 319: 48-51.

40 Gaffney D, Pollock AM, Price D, Shaoul J. The private finance initiative NHS capital expenditure and the private finance initiative-expansion or contraction? BMJ. 1999; 319: 48-51.

참고문헌

- Bodenheimer TS, Grumbach K. Understanding health policy. 5th ed. McGraw-Hill Medical, 2005, pp44-47.
- Dawson W. Interim report on the future provision of medical and allied services. In: EW Saward (ed.). The regionalization of personal health services. Prodist, 1975.
- Dranove D, White WD. How hospitals survived: competition and the American hospital. The AEI Press, 1999, pp20-25.
- Ettelt S et al. Policy brief: capacity planning in health care. European observatory on health-systems and Policies, 2008. Available from: URL: http://www.euro.who.int/_data/assets/pdf_file/0003/108966/E91193.pdf.
- Friedman M. Capitalism and freedom. University of Chicago Press, 1962, pp149-160.
- Gaffney D, Pollock AM, Price D, Shaoul J. The private finance initiative NHS capital expenditure and the private finance initiative-expansion or contraction? BMJ. 1999; 319: 48-51, 116-119.
- Green LA et al. The ecology of medical care revisited. N Engl J MED. 2001; 344: 2021.
- McKee M, Healy J. Hospitals in a changing Europe. Open University Press, 2002.
- Miller TS. The birth of the hospital in the Byzantine Empire. Johns Hopkins University Press, 1997.
- Ministry of Health. A hospital plan. Her Majesty's Stationery Office, 1961.
- Musgrove P. Public and private roles in health. World Bank, 1996, pp55-63.
- Rechel B, Wright S, Edwards N, Dowdeswell B, McKee M. Investing in hospitals of the future. WHO, 2009.
- Roemer MI. Bed supply and utilization: a national experiment. Hospitals. 1961; 35: 35-42.
- Roemer MI. National health systems of the world, Vol. I. Oxford University Press, 1991.
- The Royal College of Surgeon of England. Developing a modern surgical workforce. The Royal College of Surgeon of England, 2005. Available from: URL: http://www.rcseng.ac.uk/publications/docs/modern_surgical_workforce.html.
- The Royal College of Surgeon of England. Developing a modern surgical workforce. The Royal College of Surgeon of England, 2006. Available from: URL: http://www.rcseng.ac.uk/publications/docs/reconfig.html/.
- White KL, Williams F, Greenberg BG. The ecology of medical care. N Engl J MED. 1961; 265: 885.

추천문헌

- Bennett S, McPake B, Mills A (ed.). Private health providers in developing countries. Zed Books, 1997.
- Griffin DJ. Hospitals: what they are and how they work. 4th ed. Jones & Bartlett Learning, 2012.
- Lee F. If Disney ran your hospital: 91/2 things you would do differently. Second River Healthcare Press, 2004.
- World Bank. Investing in health WDR 1993. Oxford University Press, 1993.

2 보건의료인력

이원영(중앙대학교 의과대학 예방의학교실 교수)

학습 목표

☑ 의료인력의 수요와 공급 과정에서 정부 개입의 필요성을 이해한다.

☑ 의료인력 정책시스템의 구성 및 운영의 특성을 이해한다.

☑ 의료인력 불균형의 정의와 영향요인을 이해한다.

☑ 의료인력정책이 다루어야 할 범위를 파악하고 평가지표를 이해한다.

☑ 의료인력의 공급 및 수요추계방법과 각 방법의 장단점을 파악한다.

☑ 국내 의료인력의 수급, 교육제도, 성과관리 및 근로조건에 대한 현황 및 문제점을 파악한다.

☑ 국내 의료인력의 주요 개선과제와 추진전략에 대해 논의한다.

☑ 이론적·정책적 이슈에 대한 이해를 심화시킨다.

일반적으로 인적자본은 조직 혹은 한 사회가 특정목표를 달성하는 데 전략적 자원으로서 매우 중요한 가치를 지닌다. 특히 의료 부문에서 의료인력의 양적·질적 수준과 노력 정도가 조직의 성과에 미치는 영향력은 다른 어떤 분야보다 지대하다. 게다가 의료조직의 최종적인 성과가 환자의 건강임을 고려할 때 의료인력개발은 국가적으로 매우 중요하게 다루어져야 한다. 이 장은 크게 의료인력개발의 이론적 개념과 국내 현황 및 대책으로 구성된다. "1. 기본 개념과 이론"에서는 의료인력개발에 있어서 정부의 적극적인 개입의 필요성, 의료인력 정책과정의 체계와 운영특성을 기술하였다. 또한 의료인력의 양적·질적·분포적 불균형의 개념과 관련 요인들을 기술하였으며 의료인력 불균형 현상을 체계적으로 이해할 수 있도록 하였다. 아울러 의료인력정책이 다루어야 할 정책대상을 의료인력의 양적·분포적 불균형과 교육 및 양성제도뿐만 아니라 의료인력의 성과관리 및 노동조건까지 확장할 것을 제안하고 있다. 마지막으로 의료인력의 수요와 공급추계법들을 기술하였다. "2. 국내현황 및 문제점"에서는 의료인력의 양적·분포적 불균형 현황을 의사인력을 중심으로 분석하였다. "3. 개선 방향과 과제"에서는 국내 의료인력문제의 주요 개선과제를 정리하였고 이러한 개선과제를 실행에 옮기는 데 도움이 될만한 정책추진전략을 나름대로 제시하였다. 마지막으로 "4. 주요 쟁점 및 심화학습 자료"에서는 선진국들이 겪고 있는 의료인력 관련 이슈들을 정리하였고 심화학습을 위하여 관련 주제별 주요문헌을 소개하였다.

1. 기본 개념과 이론

1) 의료인력의 종류와 역할

세계보건기구는 인구집단의 건강증진, 건강보호 혹은 향상에 관계된 모든 사람을 의료인력(health workers)이라고 정의하고 있다.[1] 이 개념은 환아를 돌보

1 WHO. The world health report 2006: working together for health. 2006.

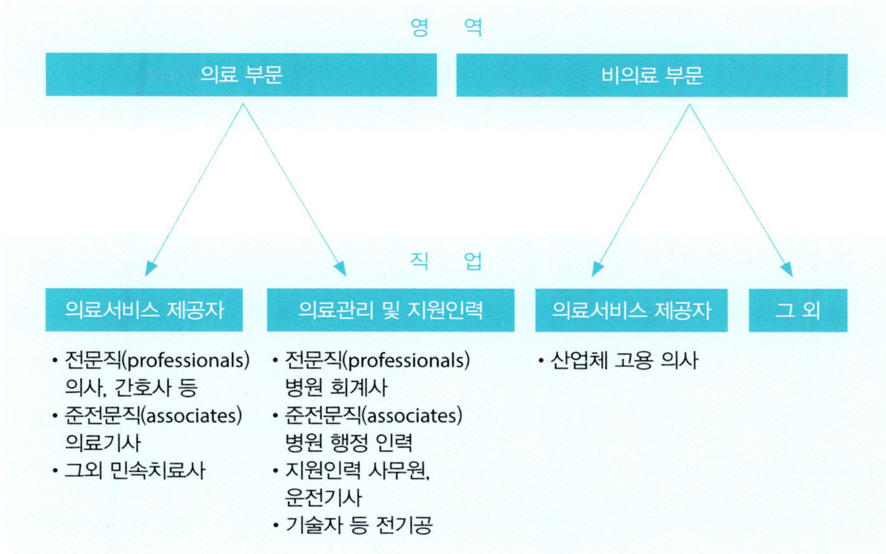

〈그림 2.2-1〉 의료인력 유형 및 종류

출처: WHO. The world health report 2006: working together for health. 2006.

는 엄마나 임금을 받지 않고 환자를 돌보는 비공식적인 돌보미(carer)까지를 포함한다. 그러나 인력 현황을 파악하여 정책 결정에 활용하고자 할 경우 앞서의 광의의 개념은 현실성이 떨어져 공식적으로 임금을 받고 건강증진 및 향상에 참여하는 인력을 의료인력으로 정의하고 있으며, 국제노동기구(ILO)의 직업분류와 업무영역을 기준으로 〈그림 2.2-1〉과 같이 의료인력의 종류를 제시하였다. 예컨대 의사, 치과의사, 약사, 간호사는 의료영역의 의료서비스 제공자로서 전문직에 속한다. 또한 병원의 회계사도 의료관리 및 지원인력으로 의료인력이며 산업체에 고용된 의사의 경우 비의료영역의 의료서비스 제공자이다.

그런데 의료인력들의 구체적인 기능 및 역할, 각 직종별 전문화 양상은 나라별로 많은 차이를 보이고 있다. 그 이유는 의료서비스가 팀 단위로 제공되는데 직종 간 역할분담이나 협력은 각 나라 의료체계가 지닌 특성과 역사적 경험이 영향을 미치기 때문이다. 우리나라 전문의들은 인증받은 전문과목

이외에 필요에 따라 일차진료뿐만 아니라 타 전공과목의 진료까지도 할 수 있게 되어 있다. 반면에 미국과 영국 등 선진국에서 전문의는 인증받은 전공과목에 한해 진료를 할 수 있으며, 일차진료는 일차진료의만이 할 수 있게 되어 있다. 이러한 차이는 두 가지 측면에서 설명할 수 있다. 첫째, 의료전달체계의 차이 때문이다. 우리나라는 의원과 병원 간 전달체계가 미흡하여 의원과 병원 간에 외래환자와 입원환자를 두고 경쟁하는 관계에 있으며, 의료기관 고유의 진료영역이 없이 각급 의료기관 간 경쟁관계에 있다. 이러한 과잉경쟁 상황에서 다수의 개업한 전문의는 허가받은 전공과목의 환자뿐만 아니라 타 과목의 환자들까지도 진료하고자 하는 경향이 강해진다. 반면에 미국의 건강유지관리기구(Health Maintenance Organization)와 같은 민간보험 가입자들의 경우 우선 일차진료의를 찾아가 진료를 받고 전문의 진료가 필요할 경우 병원에 갈 수 있도록 되어 있다. 또한 개업전문의가 병원의 시설과 장비를 이용할 수 있는 개방형 병원 제도가 정착되어 있어 그들에게 허용된 전공과목 진료를 할 수 있는 환경이 마련되어 있다. 영국의 경우 전문의는 종합병원에 협진의(consultant) 혹은 전문의(specialist)로 근무하도록 되어 있으며 개업이 허용되지 않는다. 또한 일차진료의는 문지기 기능을 담당하며 주로 일차진료기능을 수행하고 있다. 둘째 전문의 제도가 신설된 배경이 다르다. 미국이나 영국은 일차진료서비스와 대비되는 전문적인 진료서비스를 제공하기 위하여 전문의 제도를 시작하였다. 반면 우리나라 전문의 제도는 1950년대 초 의사들이 전문과목 표방을 남발하여 사회적으로 문제가 되자 표방과목을 제한하기 위하여 전문의 수련제도를 시작하였다. 즉 수련과정을 거쳐 자격증을 얻어야 해당과목의 진료를 표방할 수 있다는 의미이다. 결국 전문의 제도는 의사들이 수련 후 의료시장에 진출할 때 경쟁력을 갖기 위한 일종의 도구로 이용된 측면이 있다. 따라서 각 직종별 구체적 기능과 역할은 의료체계의 특성, 역사적 발전 과정, 이해관계자 간 상호관계의 관점에서 검토되어야 한다.

2) 의료인력개발에서 정부개입의 필요성[2]

현대 자본주의 국가에서 의료인력이 양성되고 의료서비스 제공 체계에서 이용되는 과정을 노동시장(labor market)에만 의존한 채 정부개입을 하지 않는 나라는 없다. 그 이유는 의료인력시장이 갖는 특성, 예컨대 의료인 면허제도를 통한 노동공급의 독점적 경향, 수요와 공급의 시간적 격차 등으로 인한 시장실패(market failure)가 일어나기 때문이다. 나아가 세계보건기구와 다수의 선진국에서 정부 차원의 의료인력계획과 개발 등 정책적 개입을 강조하는 이유들은 다음과 같다.

가) 본원적 특성

의료인력이 갖는 다음과 같은 본원적 특성들은 국가가 적극적으로 개입해야 할 필요성을 제기한다. 첫째, 일반적으로 인적자원은 조직의 전략적 자본(strategic capital)이라 일컬으며, 특히 의료조직의 경우 인력들의 양적·질적 수준과 노력 정도가 조직의 성과에 미치는 영향은 타 부분보다 훨씬 지대하다. 둘째, 의료 부문의 인력은 한 나라의 고용인력 중 많은 부분을 차지한다. OECD 국가들의 전체 민간고용 중 보건 및 복지인력의 평균비중은 2008년 기준으로 약 10%인 것으로 보고되고 있으며 우리나라는 약 3.6%인 것으로 나타나 세계경제침체 등으로 고용창출이 강조되는 현 시점에서 정부가 더욱 관심을 가져야 할 사안이다.[3] 또한 국가총의료비(total health care expenditure)가 국민총생산에서 차지하는 비중은 갈수록 커지고 있으며, 총의료비 중 보건의료인력의 인건비가 65-80%를 차지하고 있다. 마지막으로 개발 혹은 정책의 부재 혹은 미흡으로 인해 야기될 수 있는 사회경제적 부담이 타 분야보다 훨씬 크다. 의료인력 양성과정의 부실은 의료인력의 질 저하와 국민건강에 직

---

2 Dussault G, Dubois CA. Human resources for health policies: a critical component in health policies. Human Resources for Health. 2003; 1: 1.

3 OECD 한국정책센터. 한눈에 보는 OECD 보건지표 2009. 보건복지부, 2009.

접적인 위해를 줄 수 있으며, 오랜 양성과정을 고려할 때 사회적으로 요구되지 않는 인력양성은 상당한 사회적 비효율을 낳을 것이다.

나) 의료체계 개혁 요구의 증대

오늘날 인구노령화와 의료기술의 발전으로 인한 국민의료비 상승은 정부가 효율적이고 지속 가능한 의료체계를 구축하도록 압박하고 있다. 의료인력에 대한 정책적 개입 역시 이에 부응해야 한다. 첫째, 불필요한 사회적 비용을 초래하는 의료인력의 초과공급을 미연에 방지하기 위하여 사전에 의료인력양성의 정교한 계획을 요구할 수도 있다. 둘째, 기존 의료인력활용을 위한 동기부여 제도를 신설하거나 의료인력의 전문가적 경력개발을 위한 프로그램 도입을 검토할 수도 있다. 셋째, 일차의료 강화를 위하여 일차의료인들의 성과평가와 역량을 향상시키는 정책을 실시할 수도 있다. 또한 의료서비스의 접근권에 대한 인식이 보편화되면서 의료체계의 접근성 확보는 정부의 주요 기능 중 하나로 인식되고 있다. 이를 위하여 농촌 혹은 가난한 도시지역의 만성적인 의료인 부족을 메우기 위한 정책도입을 검토할 수도 있다.

다) 사회경제적 변화에 따른 의료인력 예측의 필요성

사회경제적 환경변화는 의료시스템에 변화를 요구하며 의료인력 부문에도 지대한 영향력을 미친다. 첫째, 정보기술의 발전으로 인해 의료 분야에서 일부 직종이 없어지고 새로운 직종이 생겨나며 끊임없이 신지식과 기술을 습득해야 하는 상황으로 바뀌었다. 둘째, 인구노령화는 의료수요 측면에서 더 많은 의료서비스 욕구를 만들어 내며 의료공급 측면에서 의료인력의 노령화 등으로 인한 의료인력 부족을 야기할 가능성을 가지고 있다. 셋째, 지난 30년 동안 진행된 세계화(globalization)는 의료인력 분야에 다양한 영향을 주었다. 예컨대 국가 간 교류 활성화는 보수와 노동조건에 불만을 갖은 개발도상국 의사들이 의사인력이 부족한 선진국으로 대량 이주하게 만들었고 결과적으로 개발도상국은 만성적인 의사 부족을 겪어야 했다. 이와 같이 사회경제적 변화가 의료인력수급에 미치는 영향에 대해 정부 차원의 분석과 대책이 수립되어야 한다.

3) 의료인력 정책시스템의 구성 및 운영[4]

가) 구성

〈그림 2.2-2〉는 한 국가의 의료인력 정책시스템(health manpower system)을 보여 주고 있으며, 의료인력개발(health manpower development)이 일어나는 과정의 관점에서 의료인력시스템은 의료인력계획(health manpower planning), 의료인력양성(health manpower production), 의료인력활용(health manpower utilization) 혹은 의료인력관리(health manpower management)로 구성된다. 의료인력계획은 전체 의료계획의 하위 영역으로서 국가의료체계에 속하는 활동이다. 의료계획에서 정한 건강목표를 달성하는 데 필요한 의료인력의 양적·질적 수준을 파악하고 이를 달성하기 위한 구체적인 계획을 수립하며 이행 정도를 평가한다. 의료인력양성은 국가교육정책에 속하는 활동으로 간혹 의료정책의 지향점과 충돌할 수 있다. 따라서 의료인력계획이 국가교육계획과 조화를 이루는 것이 중요하다. 의료인력의 활용 혹은 관리는 의료인력들의 적절한 고용(employement), 활용(use), 동기부여(motivation)를 통해 국가의료계획의 건강목표를 달성하는 데 있다. 의료인력의 자격요건에 대한 관리, 직종·지역·기관 간 의료인력의 불균등 분포의 개선, 기존 인력의 지도와 지속적인 교육, 성과평가 및 근무조건의 개선 등도 이에 해당된다.

나) 운영

의료인력개발의 계획, 양성, 활용은 국가의료서비스의 목표를 달성하는 데 초점을 맞추어야 하며 세 영역 간 조정과 협력이 매우 중요하다. 그러나 의료인력개발 혹은 정책은 의료서비스 정책과 연관성이 불확실하거나 계획, 양성, 관리가 서로 분절적으로 이루어지는 경우가 흔하다. 그 이유는 의료인력정책과 관련된 의사결정 과정이 복잡하고 다양한 이해관계자가 얽혀 있기 때문이다. 〈그림 2.2-3〉에서 보듯이 의료인력 개발계획은 의료계획 및 교육계획 모

4 Hall TL, Mejia A. Health manpower planning: principles, methods, issues. WHO, 1978.

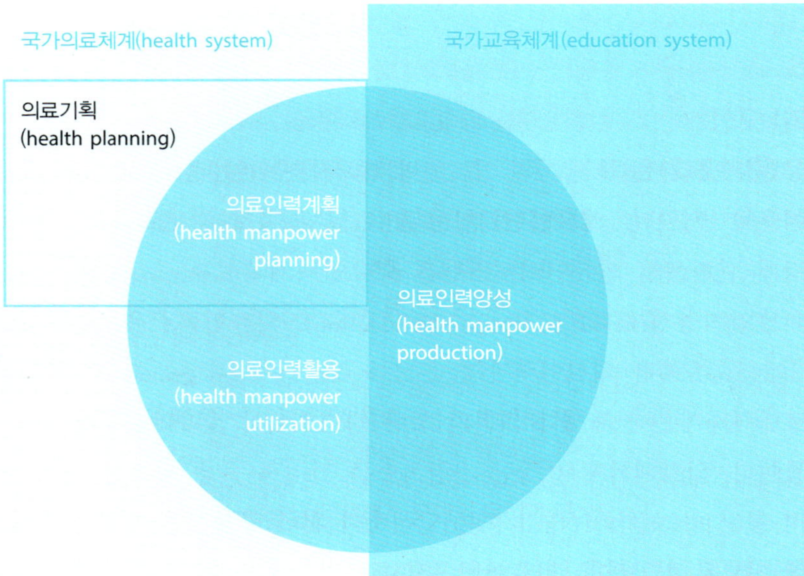

〈그림 2.2-2〉 의료인력 정책시스템

두에 부합해야 하며, 신규 의료인력의 자격요건을 정하거나 규모를 정하는 것 역시 의료서비스 정책 및 교육프로그램 정책과도 긴밀한 연관성을 가져야 한다. 또한 의료인력개발을 위한 정책과정에 다양한 이해관계자들이 개입되어 있다. 첫째, 국회의원들은 법률 제정 및 집행과정을 통해 공식적으로 영향을 주지만 때로는 개인 혹은 정당 차원에서 비공식적으로 의사결정에 영향을 미친다. 둘째, 교육기관들이다. 특히 의사나 간호사를 양성하는 고등교육기관들은 의료인력양성과 관련한 의사결정 시 매우 지대한 영향을 미친다. 셋째, 의사협회, 간호사협회, 약사협회와 같은 전문가단체는 의료인력양성과 활용에 있어 강력한 영향력을 행사한다. 특히 면허자격기준, 교과과정, 경력개발, 성과평가 기준 설정 등에 강력한 권한을 가지고 있다. 넷째, 의료기관들이다. 의료인력활용에 있어 가장 많은 영향력을 미친다. 다섯째, 의료소비자들과 의료종사들로 구성된 노조들이다. 특히 서구 유럽에서는 노조들이 의료인력의 고용과 활용과 관련된 의사결정에서 많은 영향력을 행사해 오고 있다.

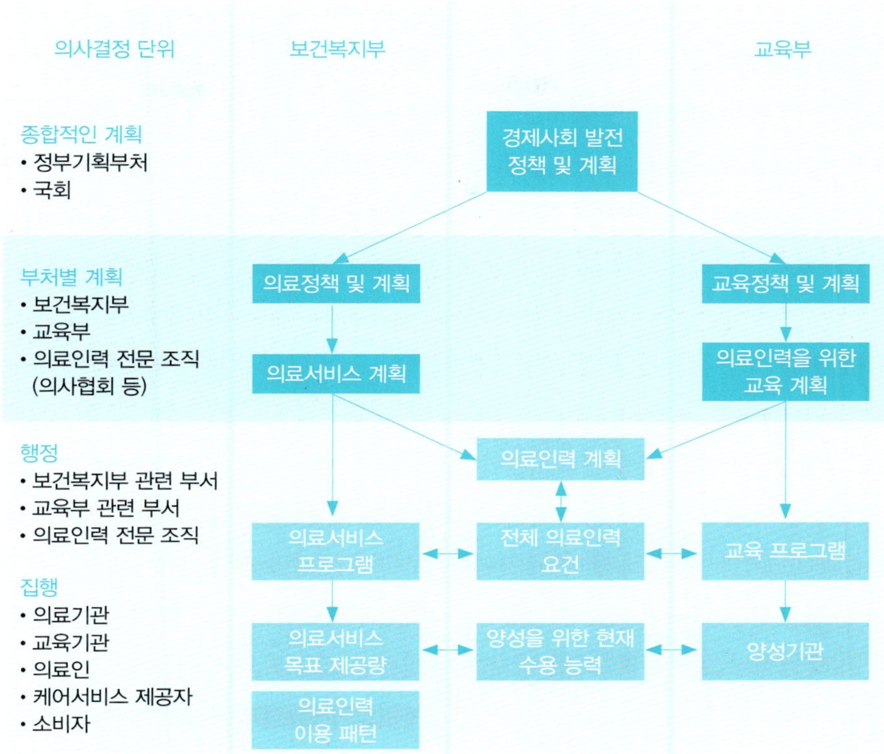

〈그림 2.2-3〉 의료인력 정책 과정

4) 의료인력 불균형과 영향요인[5]

가) 의료인력 불균형의 정의

의료인력의 불균형은 지역주민 의료서비스의 필요에 부응할 수 있는 의료인력의 양적·질적·분포적 균형을 이루지 못하는 상태를 의미한다. 양적 불균형은 지역주민이 필요로 하는 양만큼 의료서비스를 제공할 수 있는 의료인력의 수보다 적거나(shortage) 과잉(surplus)인 상태를 의미한다. 질적인 균형은

5 Zurn P, Poz MRD, Stilwell B, Adams O. Imbalance in the health workforce. Human Resources for Health. 2004; 2: 13.

지역주민들이 요구하는 적절한 의료서비스를 제공할 수 있을 만큼 의료인력이 자격요건을 갖춘 상태를 의미한다. 즉 주민들이 요구하는 적절한 의료서비스를 제공할 정도의 자격요건에 미치지 못하는 교육 및 훈련을 받았을 경우이며, 크게 자격미달(underqualified), 자격이상(mismatched qualified), 자격과잉(overqaulified)으로 나뉜다. 분포적 불균형은 크게 네 가지 유형으로 나누어 볼 수 있다. 첫째는 직종(profession) 혹은 전문과(speciality) 간 불균형이다. 일부 선진국에서 타 직종보다 상대적으로 간호사의 만성적인 부족을 겪고 있으며 특히 노동강도가 강한 중환자실이나 수술실 전문간호사가 부족한 경우가 있다. 전자는 직종 간 불균형이며 후자는 전문과 간 불균형이라 볼 수 있다. 둘째, 지역 간 불균형이다. 특히 의사인력의 경우 개발도상국과 선진국 모두에서 농어촌보다 도시지역에서 상대적으로 많이 활동하고 있다. 셋째, 기관(institution)과 서비스 간 불균형이다. 보수와 근무조건이 좋은 대형종합병원으로 양질의 의료인력들이 집중되는 반면, 근무조건 등이 열악한 중소병원은 의료인력난을 겪는다. 또한 다수의 질환과 사고들의 예방이 가능함에도 불구하고 의료인력의 거의 대부분의 치료서비스에 종사하며 예방서비스에 종사하는 인력들은 충원하기가 어려운 경우가 많다. 넷째, 성별 불균형(gender imbalance)이다. 개발도상국의 경우 여성은 권한이 낮은 의료직종에 집중되어 있으며 관리자나 고도의 전문성을 요하는 직종에는 상대적으로 적은 수가 종사한다.

나) 의료인력 불균형의 영향요인

의료인력의 불균형 문제는 수요(demand)와 공급(supply)의 불균형이며 이와 관련된 영향요인들을 살펴보고자 한다(그림 2.2-4). 의료인력수요는 의료서비스의 파생수요(derived demand)이며, 의료서비스 수요에 미치는 영향요인이 의료인력수요에도 영향을 미치게 된다. 의료인력공급은 특정 의료직종 과정의 선택(choice of a health professional education or training), 의료업의 참여(participation in the labour market), 이주(migration)로 구성되며, 이들에 대한 영향요인이 의료인력공급의 영향요인이기도 하다. 특정 직종 혹은 세부 전공 과

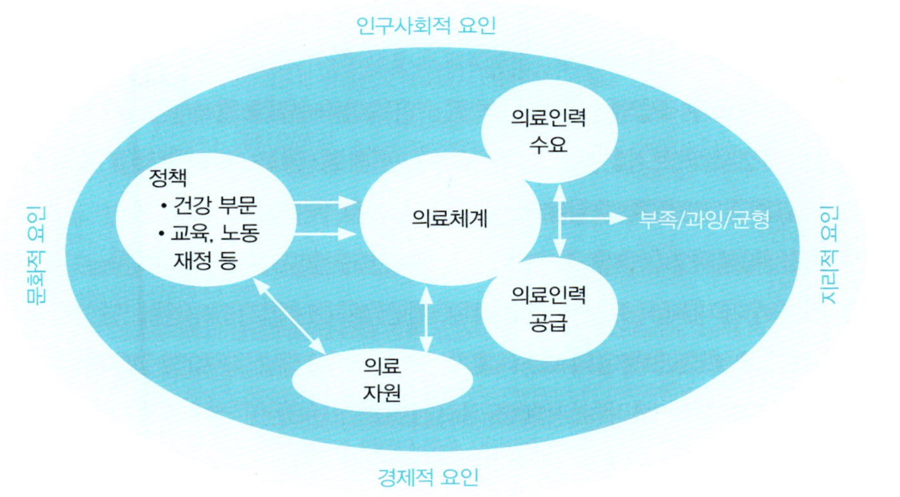

〈그림 2.2-4〉 의료인력 불균형과 영향요인

정의 선택 행위에 대해 다양한 해석이 있을 수 있다. 주류경제학적 관점은 인적자본(human capital)에 대한 투자이다. 즉, 간호대학에 입학하거나 의과대학 졸업생이 특정 전문의 수련과정을 선택하는 이유는 현 시점에서 교육에서 소요되는 비용보다 미래에 발생할 경제적 편익이 높기 때문이다. 한편 사회심리학적 관점에서는 특정 직종 혹은 세부 전공에 대해 사회 혹은 가족이 어느정도 가치를 매기는가가 선택에 중요한 영향을 미칠 수 있다. 즉 간호행위에 대한 가치를 저평가하는 사회 혹은 가족의 경우 그 구성원들이 직업으로 간호사를 선택하는 것에 대한 매력은 줄기 마련이다. 의료인력들의 업무복귀나 이주 행위는 임금, 업무량, 정규직 여부 등 근로조건과 밀접하게 관련되어 있다. 여성이 많은 간호사의 경우에는 육아 혹은 가사에 대한 부담도 노동시장 참여에 상당한 영향을 미칠 수 있다. 또한 개발도상국의 의사들이 더 나은 보수와 삶을 위하여 선진국으로 이주하는 경우를 종종 볼 수 있다.

의료인력수급에 영향을 미치는 주요 요인들을 살펴보면 다음과 같다. 첫째, 의료체계의 속성이다. 의료인력의 양성과 이용은 의료체계의 한 부분이기 때문에 의료체계의 특성 그 자체가 의료인력의 수요와 공급에 영향을 줄 수 있다. 특히, 제공자와 환자 간 정보격차로 인한 시장실패적 성향, 다른 이해관계를 가진 다양한 정책주체들의 참여, 고용시장에서 의료기관의 독점적 경향, 의료인력의 수요와 공급의 시간적 격차는 의료인력수급조절과 긴밀한 연관성을 갖는다. 예컨대 의료전문가 조직과 노조들은 의료서비스 시장에서 그들의 영향력을 유지하고 고용과 수입에서 유리한 조건을 만들려고 한다. 반면 효율성을 중시하는 정부나 보험자들과 수익성을 추구하는 의료기관 관리자들은 때때로 의료전문가 조직들의 요구와 충돌하며, 이는 의료인력 고용시장에 영향력을 미치게 된다. 둘째, 정부의 의료 및 복지, 교육, 노동, 재정 분야의 정책변화이다. 예컨대 건강보험의 보장성 확대는 의료서비스 수요를 늘리며 이는 의료인력수요 증가로 이어진다. 또한 사회적 일자리 창출을 위한 정부 차원의 노동시간 단축 정책은 의료인력수요를 늘릴 수 있다. 셋째, 재정, 장비와 시설의 보유 수준과 교육 및 훈련 역량이다. 의료체계에 투입되는 자원의 수준과 그 사용 방법에 따라 의료인력 문제에 상당한 영향력을 미친다. 전체 국민소득 중 의료체계에 투입되는 재정이 상대적으로 부족할 경우 양질의 의료인력을 모집하고 유지하기 어려워 궁극적으로 의료서비스 질 저하를 초래할 수 있다. 넷째, 경제적·인구사회학적·지리적·문화적 요인들이다. 일반적으로 1인당 국민소득이 높은 나라가 의료인력 고용 수준이 상대적으로 더 높으며, 최근 인구 고령화는 의료서비스의 양적 증가와 특성화를 가져와 의료인력수요 증가와 다양성 강화에 영향을 주는 한편, 의료공급에 있어 의료인력의 노령화로 이어져 미래의 수급조절에도 영향을 주고 있다.

5) 의료인력정책의 내용과 평가

가) 정책 내용[6]

의료인력정책이 다루어야 할 내용은 크게 네 가지로 분류할 수 있다. 첫째

6 Dussault G, Dubois CA. Human resources for health policies: a critical component in health policies. Human Resources for Health. 2003; 1: 1.

는 의료인력공급에 대한 계획이다. 지역주민이 요구하는 의료서비스를 제공할 만한 양질의 의료인력들이 적절한 시기에 필요한 양만큼 공급될 수 있도록 해야 한다. 특히 지역, 전문과목, 의료기관의 유형과 종류에 관계없이 균형있게 제공되어야 한다. 둘째는 의료인력의 교육 및 훈련이다. 교육 및 훈련 과정에서 의료정책의 목표 달성에 기여할 수 있는 지식과 기술을 습득할 수 있도록 해야 한다. 예컨대 교육 및 훈련 과정을 의료정책의 목표와 바람직한 의료서비스를 제공할 수 있는 요건에 부합하도록 변화를 시도해 보거나 새로운 지도와 학습방법을 개발할 수도 있다. 또한 교육 및 훈련과정에서 제공되는 내용들을 모니터링하며 관련 시설 및 장비를 확충하고 교육기관 및 프로그램에 대한 지도와 감독 등의 활동을 하는 것이다. 셋째는 성과관리이다. 의료인력이 양질의 의료서비스를 지속적으로 제공할 수 있도록 하는 것과 관련되는데, 예컨대 특정 의료서비스를 제공하는 데 있어 팀 구성방법, 진료지침, 진료비 지불방법, 정보공유, 평가와 결과에 따른 책임 분담을 담은 지침서를 개발하는 것이 그 예가 될 수 있다. 또한 임상진료지침의 보급과 확산을 위한 정부의 정책적 개입도 이 영역에 포함될 수 있다. 마지막으로 근로조건이다. 정부는 임금, 복지, 노사관계에 대한 관리를 통해 양질의 의료인력이 모집되고 유지되어 의료정책 목표가 달성될 수 있도록 해야 한다.

나) 의사결정 시 고려 사항[7]

의료인력의 정책 목표를 달성하기 위한 전략을 선택하거나 정책의 우선순위를 정할 때 크게 두 가지 측면을 고려해야 한다. 첫째, 추진하고자 하는 의료인력정책의 목표가 관련 의료서비스의 목표와 연관성이 있는지 검토되어야 한다. 〈그림 2.2-5〉에서 보듯이 건강, 의료서비스, 의료인력은 요구와 목표 측면에서 서로 깊은 연관성을 갖고 있기 때문이다. 둘째, 특정 정책의 추진은 가치중립적이지 않으며 대개는 사회적 수용성과 정당성, 나아가 실현 가능성에

7 Dussault G, Dubois CA. Human resources for health policies: a critical component in health policies. Human Resources for Health. 2003; 1: 1.

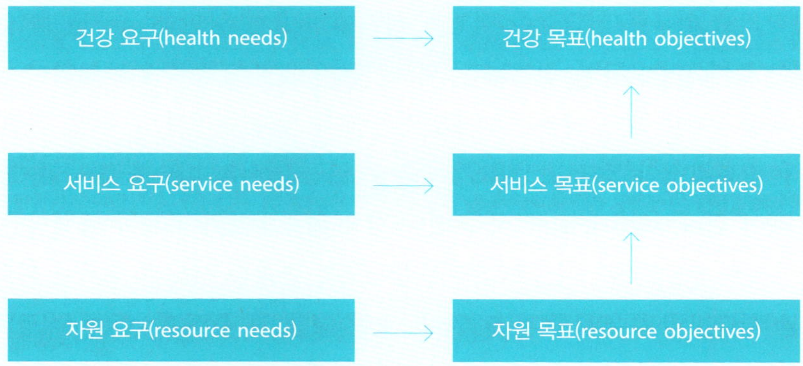

〈그림 2.2-5〉 의료 영역에서 요구와 목표 간의 관계

영향을 미칠 수 있는 특정 가치에 기반한다. 따라서 의료인력개발 정책은 다음과 같이 기획될 필요가 있다. 첫째, 추진하고자 하는 의료인력정책의 배경이 되는 핵심적 가치를 명확히 해야 한다. 둘째, 그 정책이 대상이 되는 의료서비스의 정책 목표 달성에 어떻게 이바지할 수 있는지를 명확히 해야 한다. 셋째, 추진하고자 하는 정책의 목표를 계량화한다. 넷째, 목표달성에 도움이 될 수 있는 전략과 정책수단을 찾아야 한다. 마지막으로 정책추진 시 모니터링과 평가가 반드시 수반되어야 한다.

다) 의료인력개발에 대한 평가

한 국가의 의료인력자원 개발의 적정성을 평가하는 일반적인 접근법은 의료인력자원 개발이 추구하는 목표를 어느정도 달성했는나를 평가하는 것이다. WHO의 『국제 의료인력자원 개발정책(*International Development of Health Manpower Policy*)』(1982)[8]에서 의료인력개발의 목표를 다음과 같이 제시하고 있다.

8 Fülöp T, Roemer MI. International development of health manpower management. WHO, 1982.

첫째, 의료인력의 양적(quantity) 공급이 지역주민이 필요로 하는 만큼 이루어져야 한다. 바람직한 의료인력 수를 추계하여 현 의료인력 수와 비교한다.

둘째, 의료인력의 질적(quality) 수준이 지역주민의 의료필요를 충족시켜야 한다. 의료인력의 기술 및 지식 수준, 교육경력 등을 평가한다.

셋째, 의료인력의 분포(distribution, coverage)가 주민의 의료필요에 부합되어야 한다. 의료인력의 지역별, 직종별, 전문과목별 분포 등을 평가한다.

넷째, 의료인력의 양성과 활용은 효율적(efficiency)이어야 한다. 의료인력 양성과정에서 불필요한 비용을 얼마나 줄였는지, 혹은 의료인력당 의료서비스 제공건수 등을 평가한다.

다섯째, 의료인력은 지역주민의 의료필요에 적합한(relevance) 교육 및 훈련을 받아야 한다. 의료인력양성 및 훈련을 위한 교과과정이 실제로 지역주민이 겪고 있는 건강문제를 얼마나 다루는지를 평가한다.

여섯째, 미래의 필요의료인력에 대한 계획(planning)을 수립하고 시행하는 것이다. 미래의 건강목표를 달성하기 위한 필요의료인력의 종류와 각각의 양적·질적 수준을 정하고 이를 이루기 위한 우선순위와 구체적인 전략을 수립한다. 정부가 이러한 계획을 수립하고 시행하는지에 대해 구조 및 과정 측면에서 평가한다.

마지막으로 의료서비스의 정책 목표에 부합하도록 의료인력개발의 계획, 양성, 관리를 통합(integration)한다. 정부가 이러한 통합적인 노력들을 수행하는지에 대해 구조 및 과정 측면에서 평가한다.

또한 세계보건기구는 한 국가의 의료시스템이 지향해야 할 반응성, 형평성, 효율성의 관점에서 의료인력개발의 적절성에 대한 평가 프레임을 시범적으로 제시하였다.[9] 평가 프레임은 의료인력의 양성(generation)과 의료인력의 유지(maintenance)및 활용(use)으로 나누어 제시하였다(표 2.2-1, 2.2-2).

9 WHO. Health system performance website. Available from: URL: http://www.who.int/health-systems-performance/sprg/hspa03_resource.pdf.

〈표 2.2-1〉 의료인력양성을 위한 평가 프레임

의료인력	반응성			형평성	생산의 효율성
	적합성	기술 구성	질적 수준	신입생의 분포	
의사	전체 재학생 중 신입생의 비중, 인구당 의료인력 수, 면적당 의료인력 수	일차진료 전공자와 타 전공과목 전공자의 비율	의료인력 교육의 질적 수준	성, 인종, 사회경제적 수준 등에 따른 분포	학생 1인당 교육 비용
간호사					
약사					
기타					

〈표 2.2-2〉 의료인력활용을 위한 평가 프레임

의료인력	반응성		형평성	생산성
	보수	동기부여	분포	
의사	보수의 수준, 규칙적으로 적절한 시기에 지급되는지 여부, 적정성 (타 국가와 비교)	진료비 지불 방법의 분포	의료인력의 지역별, 의료기관별, 전문과목별 분포, 의사와 간호사 비율	환자 방문당 FTE(Full-Time Equivalent)의 수, 점유병상당 FTE의 수
간호사				
약사				
기타				

6) 의료인력수급 추계[10]

의료인력수급의 적절성을 위한 정책 시행의 첫 단계는 인력수급에 대한 추계이다. 일반적으로 의료인력수급 추계는 미래의 현상을 예측하기 때문에 오류를 범할 가능성이 높다. 이러한 오류를 최소화하기 위한 다양한 방법들이 시도되어 왔지만 지금까지 개발된 어떠한 추계방법도 완전하지는 않다. 대개 이용목적과 상황에 따라 여러 방법 중 하나를 선택하거나 혼용하여 사용하고 있다. 다음에서 의료인력의 공급 및 수요추계법에 대한 기본 개념을 소개한다.

10 Hall TL, Mejia A. Health manpower planning: principles, methods, issues. WHO, 1978.

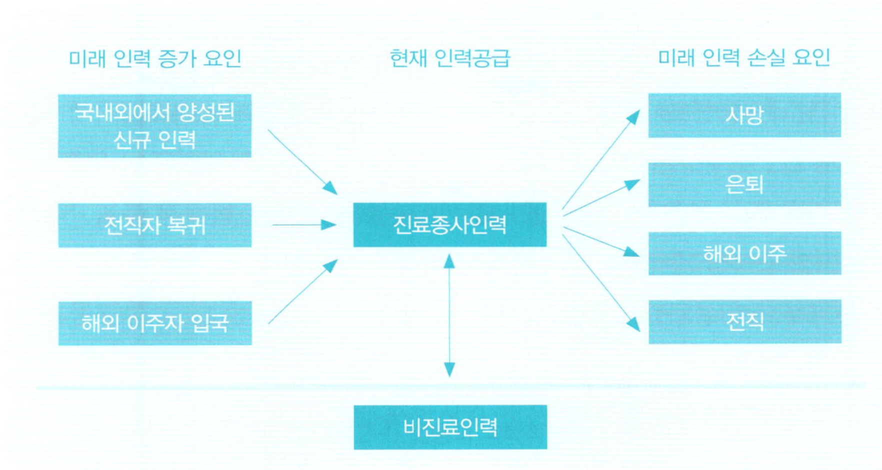

〈그림 2.2-6〉 의료인력공급의 구성 요소

가) 공급추계법

의료인력의 공급은 세 가지 구성요소를 갖는다. 첫째는 현재 공급되는 인력으로, 진료에 종사하는 인력과 그렇지 않은 인력으로 구분된다. 전자는 일자리를 찾고 있는 인력까지를 포함하나 이 인력은 규모가 작고 파악이 어려워 대개 고려치 않는다. 후자는 은퇴 등 여러 가지 이유로 진료에 종사하지 않는 인력을 말한다. 둘째는 미래의 의료인력 손실이다. 사망, 은퇴, 타 직종으로 전직, 해외 이주는 진료종사인력의 손실을 의미한다. 셋째는 미래 의료인력의 증가이다. 국내외에서 양성된 신규 인력, 타 직종에서 해당 의료직으로 전직, 해외 이주자의 입국은 진료종사인력의 증가를 의미한다. 미래 특정 시점의 의료인력 추계는 이 세 가지 구성요소에 대한 분석을 통해 이루어진다(그림 2.2-6).

① 인력공급의 현황 분석

추계하고자 하는 의료인력에 대한 정보, 예컨대 인구학적 특성(성, 연령 등), 자격요건(전공 및 교육경력 등), 업무 관련 특성(업무내용, 종사하는 기관 등)에 대한 것들을 수집해야 한다. 특히 이 단계에서 의료인력의 수에 대한 파악은 FTE(Full-Time Equivalent)의 관점에서 이루어져야 한다. 특정 의료인력 한 명이 일주일에 특정 시간 혹은 하루에 특정 시간 동안 일한 것을 1FTE로 한다. 예컨대 1FTE를 1주일에 40시간 혹은 하루에 8시간으로 정했다면 의사가 오전만 근무했을 경우 0.5FTE로 간주된다. 따라서 의료인력의 근무시간에 대한 정보도 필요하다. 일반적으로 의료인력에 대한 기본적인 정보는 면허를 발급하고 관리하는 기관들이 주기적으로 파악하고 있으므로 여기서 수집된 이차 자료들을 활용할 수 있다. 추계목적에 따라 구체적인 특정 정보가 필요할 경우 추가적으로 설문조사 등을 실시할 수 있다.

② 장래 의료인력의 손실

앞서 언급하였듯이 장래 의료인력의 손실은 사망, 은퇴, 해외 이주, 타 직종으로의 전직으로 나타난다. 대체로 의료인력공급이 안정된 선진국에서는 사망과 은퇴가 손실의 주요 원인이며 의료인력공급이 불안정한 일부 개발도상국의 경우 해외 이주, 타 직종으로의 전직 등이 주요 손실 요인이 되기도 한다. 장래 손실인력의 추계는 사망의 경우 의료인력 혹은 일반인구집단의 생존율을 사용하며, 은퇴의 경우 특정연령을 기준으로 하거나 조사시점에서 최근 몇 년간 의료인력들의 은퇴 경향을 분석하여 이를 적용하기도 한다.

③ 장래 의료인력의 증가

장래 의료인력 증가요인은 국내외에서 양성된 신규 인력, 타 직종에서 전직, 해외 이주이다. 대부분 양성된 신규 인력이 증가의 대부분을 차지하며 교육기관 등을 통해 입학생과 졸업생에 관한 자료들을 구할 수 있어 미래를 추계하는데 있어 상대적으로 어려움이 적다. 다만 개발도상국의 경우 양성기관 환경이 열악하고 교육자가 적어 교육과정에서 예비 의료인력이 손실되는 경우가 있으므로 인력증가 추계 시 이러한 것들을 고려해야 한다. 선진국의 경우 교육과정에서 의료인력 손실이 적지만 정책적으로 외국인 관련 학과 졸업생 혹은 면허를 가진 자를 이민자로 받아들여 의료인력으로 활용하는 경우가 많으므로 추계 시 고려해야 할 것이다.

④ 장래 의료인력 추계

장래 의료인력 추계는 목표 시점까지의 손실과 증가에 대한 예측을 통해 최종적으로 의료인력을 추계하는 것이다. 만약 의료인력의 증가와 손실에 관한 자료가 없을 경우 의료인력 총수에 기반을 두고 과거 변화패턴을 반영하여 추계하는 경우도 있으며 관련 자료가 충분할 경우 의료인력의 손실과 증가를 연령별로 추계하여 이를 최종적으로 합쳐 추계할 수도 있다. 또한 추계 시 의료인력의 양성체계가 미래에도 연구시점과 동일하다고 가정하여 실시하는데 이를 기초추계(baseline projection)라 하며, 의료인력양성 혹은 공급과 관련된 사회경제적 환경 또는 정책의 변화를 가정하여 추계할 경우 이를 대체추계(alternative projection)라 한다.

나) 수요추계법

장래 의료인력의 수요는 의료서비스의 수요추계를 통해 예측 가능하다. 그런데 의료서비스 수요에 영향을 미치는 요인들은 인구특성 및 질병양상의 변화, 경제 발전, 의료기술의 발전, 의료제도의 변화 등 매우 다양하다. 따라서 의료서비스 수요 예측은 이러한 요인들에 대한 분석을 통해 가능하나 영향요인들 자체가 다양할 뿐만 아니라 상당수가 그 변화를 예측하기 어렵고 계량화하기가 쉽지 않아 매우 힘든 과정이다. 따라서 가장 정확히 예측하는 특정 방법은 없이 다양한 방법들이 제시되고 있으며, 이용 목적과 상황에 따라 하나의 특정방법이 선택되기도 하고 여러 가지 방법을 혼용하여 사용하기도 한다. 다음에서는 홀(T. L. Hall)과 메지아(A. Mejia)가 제시한 네 가지 방법을 소개한다.[11]

① 의료필요에 근거한 방법

의료필요(health needs)란 의료전문가가 건강유지를 위해 필요하다고 판단하는 의료서비스의 종류와 양을 말하며, 이에 근거하여 의료인력수요를 추계하는 것이다. 이때 의료필요는 일반인들이 판단하는 의료욕구(health wants), 의

11 Hall TL, Mejia A. Health manpower planning: principles, methods, issues. WHO, 1978.

료전문가가 필요하다고 판단하는 의료서비스를 실제로 구매하는 의료수요(health demands)와 구별된다. 이 방법은 첫째, 추정연도의 대상 인구집단의 질병 이환율과 사망률을 추정하고, 둘째, 각 질환별로 건강회복을 위해 필요한 의료서비스의 종류, 질과 양을 결정하고, 셋째, 이러한 서비스 제공을 위해 필요한 의사, 간호사 등 인력들의 주당 혹은 연당 표준노동시간을 정하고, 넷째, 추정연도의 인구집단에 필요한 의료인력들의 총노동시간을 질병별로 계산하고, 마지막으로 각 질병별로 총노동시간을 표준노동시간으로 나누어 필요 의료인력 수를 산출한 후 이 값을 의료인력 유형별로 합하여 산출한다.

이러한 접근법의 단점으로 복잡하고 구체적인 정보가 필요하고 고비용이 소요되며, 특히 의료필요를 만족시킬 만한 사회경제적 여건이 되지 않는 사회나 국가의 경우 비현실적인 수요 예측이 될 수 있다는 것이 꼽힌다. 반면 장점으로는 추계 자체가 합리적이고 포괄적이며, 모든 이들에게 필요한 의료서비스를 제공해야 한다는 윤리적 기반에 근거한다는 것 등이 꼽힌다. 이 방법의 대표적인 예로 제시되는 리(R. I. Lee)와 존스(L. W. Jones)의 연구는 당시 인구집단의 이환자료와 의료전문가 판단에 기초하여 양질의 의료서비스를 제공하기 위해서는 인구 10만 명당 135명의 의사가 있어야 한다고 보고하였다.[12] 일반적으로 이 방법은 치료를 요하는 의료서비스보다 예방서비스나 결핵관리 사업 등 특정 보건사업의 미래 의료인력수요 추계에 더 합당할 수 있다.

② 의료서비스 제공 목표량에 근거한 방법

이 방법은 미래 특정 시점에 특정 의료서비스 제공 목표량(service targets)을 정하고 이를 달성하기 위한 의료인력의 필요량을 산출하는 것으로, 사전에 해당 의료인력의 표준노동생산성을 정한 후 이에 기반하여 필요한 의료인력의 수를 산출한다. 예컨대 특정 인구집단을 대상으로 산전관리 프로그램을 도입하는데, 사업대상인 산모들이 출산 전 특정 횟수의 산전교육을 받는 것을 목표로 정할 경우 이를 달성하는 데 필요한 강사의 수를 산출하는 것이다. 제공

12 Lee RI, Jones LW. The fundamentals of good medical care. University of Chicago Press, 1933.

해야 할 서비스 목표량에 근거하여 인력을 산출하므로 자칫 비현실적인 추계를 할 수 있으나 제공할 의료서비스의 수요 각각의 특성에 맞는 수요추계법을 적용할 수 있는 장점을 가지고 있다. 이 방법 역시 예방 및 보건사업에 더 부합할 수 있다.

③ 의료수요에 근거한 방법

의료수요에 근거한 방법은 환자들이 장래의 특정 시점에서 예상되는 비용으로 실제 이용할 수 있는 의료서비스의 종류와 양을 추계하는 것이다. 목표시점에서 전문가가 판단한 의료필요량은 여기에서는 고려되지 않는다. 목표시점의 의료수요를 추계하는 방법은 대체로 과거시점부터 조사가 이루어지는 시점까지의 의료이용패턴에 기반한다. 흔히 의료수요를 종속변수로 하고 이에 영향을 미칠 수 있는 인구학적 요인, 경제학적 요인, 의료제도적 요인 등을 독립변수로 하는 의료수요함수(health demand function)를 통해 이루어지며 여기에 적용되는 통계적인 방법들은 무수히 많다. 조사시점에서 의료이용패턴이 개선되어야 하는 상황임에도 불구하고 이를 그대로 적용하여 미래시점의 의료수요를 추계할 경우 정치적인 문제가 발생할 수 있으며, 일부 방법은 매우 복잡하고 정교한 자료가 필요하여 비용이 많이 소요되는 등의 단점이 있다. 반면 의료수요와 관련요인에 대한 이해가 깊어지고 매우 현실적인 추계가 이루어진다는 측면에서 네 가지 수요추계법 중 상대적으로 가장 많이 쓰인다.

④ 인구당 의료인력 비에 근거한 방법

인구당 의료인력 비(manpower/population ratio)에 근거한 방법은 인구당 의료인력의 바람직한 상태 혹은 관찰된 특정상태를 기준으로 하여 의료인력의 필요량을 추계하는 것이다. 인구당 의료인력 필요량의 기준은 현재의 상태가 만족스러울 경우 이를 기준으로 할 수 있으며, 의료전문가의 판단, 국제비교를 통해 바람직한 기준을 가진 나라를 참고하여 선정할 수도 있다. 비현실적인 기준을 선택할 가능성이 있으며, 단지 의료인력에만 초점을 두어 장래 의료수요의 변화와 관련요인에 대한 정보를 얻지 못할 수 있다는 것이 단점이다. 반면에 자료수집, 시행, 결과해석이 매우 용이하다. 의료인력의 국가 간 비교에 흔히 사용된다.

2. 국내 현황 및 문제점

1) 의료인력의 유형 및 역할

보건의료기본법에서 보건의료인은 보건의료 관계 법령에서 정하는 바에 따라 자격·면허 등을 취득하거나 보건의료서비스에 종사하는 것이 허용된 자를 의미한다. 〈표 2.2-3〉은 보건의료서비스에 종사하는 보건의료인력의 유형과 관련법에서 명시한 기능을 정리한 것이다. 의사는 의료와 보건 지도, 간호사는 상병자나 해산부의 요양을 위한 간호 또는 진료 보조 및 특정한 보건 활동을 임무로 한다. 각 의료 관련 법령별로 의료인력의 역할을 정의하고 있으나 정의 자체가 포괄적인 데다가 의료환경의 급격한 변화로 인해 의료현장에서 다양한 직종 간 영역 갈등이 일어나고 있다. 예컨대 침으로 근육에 전기자극을 주어 통증을 치료하는 근육 내 신경자극치료법(IMS)은 양방치료인가 한방치료인가를 둘러싸고 의사와 한의사의 논쟁이 10여 년 간 계속되고 있다. 또한 일반약 판매를 둘러싼 한약사와 한약조제사의 갈등, 일부 의료행위를 둘러싼 의사와 간호사 간 역할 미분담 등도 그 예이다. 이러한 갈등과 기능 중복은 의료서비스의 질 저하와 비효율을 낳고 있다.

〈표 2.2-3〉 보건의료인의 역할 및 자격 요건

종별	역할 및 자격 요건	자격구분	교부처	법령
의사	의료와 보건 지도를 임무로 하며, 평가인증을 받은 의과대학 혹은 의학전문대학원 졸업자 중 국가시험에 합격한 자	면허	보건복지부	의료법
치과의사	치과의료와 구강 보건 지도를 임무로 하며, 평가인증을 받은 치의과대학 혹은 치의학전문대학원 졸업자 중 국가시험에 합격한 자	면허	보건복지부	의료법

종별	역할 및 자격 요건	자격구분	교부처	법령
한의사	한방의료와 한방 보건 지도를 임무로 하며, 평가인증을 받은 한의과대학 혹은 한의학전문대학원 졸업자 중 국가시험에 합격한 자	면허	보건복지부	의료법
간호사	환자의 간호요구에 대한 관찰, 자료수집, 간호판단 및 요양을 위한 간호 또는 진료보조 및 특정한 보건활동을 임무로 하며 평가인증을 받은 대학 혹은 전문대학 졸업자 중 국가시험에 합격한 자	면허	보건복지부	의료법
조산사	조산과 임부·해산부·산욕부 및 신생아에 대한 보건과 양호 지도를 임무로 하며 간호사 면허를 가지고 인증된 기관에서 1년간 조산 수습과정을 마친 후 국가시험에 합격한 자	면허	보건복지부	의료법
간호조무사	고등학교 졸업학력 인정자로서 인증된 간호조무사 교육훈련기관 혹은 전문계 고등학교에서 간호 관련 학과를 졸업하거나 이에 준하는 간호 관련 교육 및 실습을 이수한 후 시험에 합격한 자	면허	보건복지부	의료법
약사, 한약사, 한약업사	• 약사는 한약에 관한 사항 외의 의약품 및 의약외품에 관한 업무(한약제제 포함)를 담당하며, 약학대학을 졸업하고 국가시험에 합격한 자 • 약사면허가 있는 자가 한약조제자격시험을 합격할 경우 한약조제 약사로서 한약조제가 허용됨	면허	보건복지부	약사법
	한약사는 한약과 한약제제에 관한 업무를 담당하며, 대학에서 한약학과를 졸업하고 국가시험에 합격한 자	면허	보건복지부	약사법
	한약업사는 한약을 판매하는 자로서 특정 지역에서 한약업사 시험에 합격한 자	허가	시·군·구청	약사법
의료기사	의료기사는 임상병리사, 방사선사, 물리치료사, 작업치료사, 치과기공사 및 치과위생사로 의사 또는 치과의사의 지도 아래 진료나 의화학적 검사에 종사하는 자로서 해당 전공과 관련된 대학·산업대학 또는 전문대학을 졸업하고 국가시험에 합격한 자	면허	보건복지부	의료기사 등에 관한 법률
의무기록사	의무에 관한 기록 및 정보의 유지·관리를 주된 업무로 하는 자로서 해당 전공과 관련된 대학·산업대학 또는 전문대학을 졸업하고 국가시험에 합격한 자	면허	보건복지부	의료기사 등에 관한 법률
안경사	안경(시력보정용에 한함)의 조제 및 판매와 콘택트렌즈(시력보정용이 아닌 경우를 포함)의 판매를 주된 업무로 하는 자로서 해당 전공과 관련된 대학·산업대학 또는 전문대학을 졸업하고 국가시험에 합격한 자	면허	보건복지부	의료기사 등에 관한 법률
응급구조사	응급환자가 발생한 현장에서 응급환자에 대하여 상담·구조 및 이송 업무를 수행하는 자로서, 1급과 2급으로 나뉘며 1급의 경우 대학 혹은 전문대학에서 응급구조학을 전공하고 졸업하여 자격시험에 합격하거나 2급 구조사로서 3년 이상 응급의료에 종사한 후 자격시험에 합격한 자	면허	보건복지부	응급의료에 관한 법률

종별	역할 및 자격 요건	자격구분	교부처	법령
보건 교육사	국민 건강증진을 위한 보건교육을 담당하는 자로 1급, 2급, 3급으로 나뉘며 1급의 경우 대학원 또는 이와 동등 이상의 교육과정에서 보건교육 관련 교과목을 이수하고, 석사 또는 박사학위를 취득하거나 2급 교육사로서 보건교육업무에 3년 이상 종사한 후 국가시험에 합격한 자	면허	보건복지부	국민건강 증진법
영양사	식품학 또는 영양학을 전공한 자로서 영양사국가시험에 합격해야 하며, 건강증진 및 환자를 위한 영양·식생활 교육 및 상담, 식품 영양 정보의 제공, 식단 작성, 검식(檢食) 및 배식 관리, 구매 식품의 검수 및 관리, 급식 시설의 위생적 관리, 집단 급식소의 운영일지 작성, 종업원에 대한 영양 지도 및 위생 교육 등을 그 업무로 함	면허	보건복지부	국민영양 관리법

2) 의료인력의 수급

가) 전체 의료인

① 양적인 측면

의사는 1980년 22,564명에서 2014년 약 5배인 112,476명, 치과의사는 1980년 3,620명에서 2014년 약 7.7배인 28,134명, 한의사는 1980년 3,015명에서 2014년 약 7.3배인 22,074명, 약사는 1980년 25,270명에서 2014년 약 2.5배인 63,150명, 간호사는 1980년 40,373명에서 2014년 약 8배인 323,041명으로 증가하였다. 또한 전문간호사, 임상병리사, 방사선사, 물리치료사, 치과위생사는 지난 34년 간 수십 배에 달하는 증가를 보인 반면, 조산사는 약 1.7배 증가한 것으로 나타났다(표 2.2-4).

의료인력의 양적 적절성을 평가하기 위하여 OECD 국가 평균치와 비교해 보면, 의사의 경우 인구 1,000명당 한국이 2.2명(한의사 포함)으로 OECD 국가 평균치 3.3명보다 적지만, 지난 2000년부터 2013년까지 연평균 성장률이 한국이 4.17%인 반면 OECD 국가 평균치는 0.96%였다. 간호사, 치과의사, 약사 역시 단위 인구당 OECD 국가 평균치보다 낮지만, 동 기간 연평균 성장률은 간호사와 치과의사는 한국이 2-3배 높으며 약사는 약간 더 높은 것으로

〈표 2.2-4〉 연도별 면허 등록 의료인력의 수

(단위: 명)

연도	의사		치과의사		한의사		약사	
1980	22,564	(100)	3,620	(100)	3,015	(100)	25,270	(100)
1985	29,596	(131)	5,436	(150)	3,789	(126)	29,866	(118)
1998	65,341	(290)	16,126	(445)	9,914	(329)	46,998	(186)
2000	72,503	(321)	18,126	(501)	12,108	(402)	50,623	(200)
2005	85,369	(378)	21,581	(596)	15,271	(507)	54,829	(217)
2010	101,443	(450)	25,390	(701)	19,132	(635)	60,696	(240)
2014	112,476	(498)	28,134	(777)	22,074	(732)	63,150	(250)
연도	간호사		조산사		전문간호사		임상병리사	
1980	40,373	(100)	4,833	(100)	323	(100)	4,197	(100)
1985	59,104	(146)	6,247	(129)	604	(187)	8,586	(205)
1998	141,094	(349)	8,590	(178)	3,985	(1,234)	26,753	(637)
2000	160,295	(397)	8,728	(181)	4,869	(1,507)	29,710	(708)
2005	213,644	(529)	7,657	(179)	8,507	(2,634)	36,609	(872)
2010	270,274	(669)	8,578	(177)	11,947	(3,699)	43,348	(1,033)
2014	323,041	(800)	8,382	(173)	13,794	(4,270)	49,980	(1,190)
연도	방사선사		물리치료사		치과위생사			
1980	2,018	(100)	787	(100)	499	(100)		
1985	3,994	(198)	2,553	(324)	2,675	(536)		
1998	14,360	(712)	13,028	(1,655)	13,769	(2,759)		
2000	16,432	(814)	15,896	(2,020)	17,102	(3,427)		
2005	22,237	(1,102)	25,489	(3,239)	28,153	(5,642)		
2010	29,885	(1,481)	38,247	(4,860)	43,733	(8,764)		
2014	36,339	(1,800)	51,435	(6,536)	61,139	(12,252)		

주: 괄호 안은 증가율을 가리킴.
출처: 보건복지부. 보건복지통계연보. 각 연도.

나타났다. 이러한 추세가 지속될 경우 향후 우리나라도 OECD 국가 평균치에 도달할 것으로 전망된다(표 2.2-5). 그런데 2004년 의과대학 입학 정원 10% 감축 이후 의사인력은 2014년 현재 인구 10만 명당 졸업생수가 8.2명으로 한

〈표 2.2-5〉 단위 인구당 활동 의료인력 수 및 연평균 성장률 (2013년도 혹은 가장 가까운 연도)

구분	한국		OECD (평균)	
	인구 1,000명당 활동인력 수	연평균 성장률 (2000-2013)	인구 1,000명당 활동인력 수	연평균 성장률 (2000-2013)
의사*	2.2	4.17	3.3	0.96
간호사	5.2	4.8	9.1	1.38
치과의사	0.47	4.7	0.64	1.3
약사	0.66	1.6	0.76	1.8

주: 한의사 포함.
출처: OECD. Health at a glance 2011: OECD indicators. Available from: URL: http://dx.doi.org/10.1787/health_glance-2011-en.

〈표 2.2-6〉 한국과 OECD 국가 평균, 인구 10만 명당 의료인력 졸업생 수 및 활동인력 1,000명당 졸업생 수 비교(2014년도 혹은 가장 가까운 연도)

(단위: 명)

구분	한국		OECD (평균)	
	인구 10만 명당 졸업생 수	활동인력 1,000명당 졸업생 수	인구 10만 명당 졸업생 수	활동인력 1,000명당 졸업생 수
의사	8.2	39.4	11.5	33.7
간호사	97	200.9	47	53.7

출처: OECD. Health at a glance 2011: OECD indicators. Available from: URL: http://dx.doi.org/10.1787/health_glance-2011-en.

의대 졸업생 수를 감안하더라도 OECD 국가 평균치인 11.5명보다 작아 앞서의 전망대로 이루어질지 논란의 여지가 있다. 반면 간호사의 경우 3년제 전문대학 졸업자까지 포함하면 인구 10만 명당 졸업생 수는 약 97명으로 OECD 국가 평균치 47명보다 높아 향후 OECD 평균치를 상회할 것으로 보인다.[13]

13 OECD. Health at a glance 2015: OECD Indicators. OECD publishing. Available from: URL: http://www.oecd.org/health/health-systems/health-at-a-glance-19991312.htm.

② 분포적인 측면

2014년 현재 인구 10만 명당 활동 의료인력 수는 의사 184.3명, 치과의사 45.5명, 한의사 37.2명, 약사 64.7명, 간호사 291.9명인 것으로 나타났다. 의사의 경우 8개의 광역시 및 세종특별자치시 중 인구 10만 명당 평균 인력 수보다 높은 지역은 다섯 군데인 반면, 8개의 광역도와 제주특별자치도 중 인구 10만 명당 평균인력 수보다 높은 지역은 오직 한 군데(전북)로 도농 간 의사인력 수의 불균형이 있음을 보여 주고 있다. 치과의사인력 분포 역시 의사인력과 동일한 불균형 분포를 보였다. 한의사의 경우 전북과 서울, 부산 지역이 가장 많고 그 외 지역은 대체로 비슷한 분포를 보였으며, 약사나 간호사의 경우 비교적 광역시가 광역도보다 상대적으로 인력이 더 많이 분포하는 것으로 나타났다. 그 외 인력들은 광역시와 광역도 간 뚜렷한 격차를 보이지 않았다(표 2.2-7).[14]

나) 의사인력의 현황

① 수급조절

최근 한국보건사회연구원 연구팀이 수행한 2025년까지 의사 수급 전망 연구에 따르면 진료일수 255일과 265일과 의사 1인당 일일 환자진료량에 기반한 5개의 시나리오별로 수급에 많은 차이가 있는 것으로 나타났다.[15] 5개 시나리오 중 의사 일일 환자진료량을 52.14인 중위치로 가정할 경우 향후 공급부족이 예상되지만 일일 환자진료량을 늘린 경우 공급과잉, 줄일 경우 더 큰 공급부족을 나타냈다(표 2.2-8 참조). 일반적으로 모두가 합의 가능한 객관적이고 정확한 추계법이 없기 때문에 이러한 의사 수급 상황에 대해 다양한 입장들이 존재한다. 대한의사협회는 의사 공급과잉이 우려되어 입학정원 축소가 필요하다는 입장이며 일부에서는 단위인구당 의사인구가 OECD 평균치보다 훨

14 2014년 건강보험 주요통계 및 2014년 통계청 지역별 인구수를 토대로 분석.

15 오영호 등. 보건의료인력 중장기수급 추계 연구. 한국보건사회연구원, 2010.

〈표 2.2-7〉 2014년도 광역자치단체별 인구 10만 명당 활동 의료인력의 수

(단위: 명)

지역	의사	치과의사	한의사	간호사	약사	물리치료사	작업치료사
전체	184.3	45.5	37.2	291.9	64.7	58.2	9.3
서울	277.7	67.2	45.6	380.8	83.1	55.1	9.0
부산	215.2	46.3	45.0	371.0	69.8	63.6	12.6
대구	211.2	47.4	40.6	345.6	71.3	62.1	12.8
인천	145.8	37.8	28.9	227.4	53.0	54.1	9.6
광주	210.7	60.0	42.0	405.5	72.4	73.2	8.8
대전	213.9	49.5	44.6	304.6	70.1	75.0	15.2
울산	135.5	39.9	33.0	282.4	53.0	48.1	7.0
세종	92.5	32.1	30.6	83.6	61.2	50.0	0.7
경기	142.8	14.0	29.0	210.7	57.1	50.1	10.5
강원	165.0	39.2	32.1	289.9	59.4	50.3	5.5
충북	144.1	32.3	35.2	211.9	59.7	60.6	4.5
충남	137.3	38.3	35.7	198.3	56.1	52.8	5.3
전북	186.5	45.1	48.0	302.0	70.2	79.4	9.5
전남	164.2	36.7	41.2	368.1	65.6	88.7	6.5
경북	131.2	30.8	35.2	268.8	52.0	58.1	5.0
경남	146.9	36.9	34.0	273.5	53.6	57.1	8.4
제주	165.4	37.0	32.5	362.7	63.7	69.4	10.3

〈표 2.2-8〉 활동 의사인력(임상 및 비임상의사 포함)의 장기 수급 전망

(단위: 명)

시나리오	연중 진료일수=255일				연중 진료일수=265일			
	2010	2015	2020	2025	2010	2015	2020	2025
의사 1인당 일일 환자진료량 52.14*	−2,297	−3,911	−4,729	−6,529	1,005	−143	−588	−2,050

주: 진료가능일을 265일로 가정하여 2007년 의사 1인당 하루에 평균 진료하는 환자 수 통계치.

씬 낮은 것을 고려하여 입원정원이 확대되어야 한다고 주장하고 있다.

〈표 2.2-9〉 연도별 등록 면허 의사 중 남녀 비율의 추이

(단위: 명, %)

연도	남	여	계
1980	19,494 (86.4)	3,070 (13.6)	22,564 (100)
1985	25,542 (86.3)	4,054 (13.7)	29,596 (100)
1990	36,327 (85.4)	6,227 (14.6)	42,554 (100)
1995	46,997 (82.2)	10,191 (17.8)	57,188 (100)
2000	59,742 (82.4)	12,761 (17.6)	72,503 (100)
2005	68,518 (80.3)	16,851 (19.7)	85,369 (100)
2010	78,499 (77.4)	22,944 (22.6)	101,443 (100)
2014	85,072 (75.6)	27,404 (24.4)	112,476 (100)

② 불균형

-성별 불균형

1980년에 면허 등록 의사 22,564명 중 여성 의사 비율이 13.6%였으나 1990년에는 14.6%, 2000년에는 17.6%, 2010년에는 22.6%, 2014년에는 24.4%로 지속적으로 증가하였다(표 2.2-9). 특히 최근 10년간의 급속한 증가는 입학생 중 여성 비율이 높은 의학전문대학원 제도 도입이 영향을 미친 것으로 보인다. 앞으로 여성의 사회 진출 기회가 더욱 늘어남에 따라 의사의 여성 비율이 갈수록 높아질 것으로 예상된다. 이러한 여성 비율의 증가가 의사 수급에 미치는 영향도 검토되어야 한다. 다소 논쟁적이지만 여성 의사들이 남성 의사들보다 가사나 육아 문제로 근무시간이 더 적어 전체적으로 공급량이 감소될 수 있는 반면, 남성에 비해 비교적 다양하게 전공과목을 선택하는 경향도 있다. 따라서 여성 의사 비율의 증가가 장기적으로 의사 노동의 총량과 성격에 어떠한 영향을 미칠지에 대한 연구가 필요하다.[16]

16 보건복지부. 보건복지통계연보. 각 연도.

〈표 2.2-10〉 면허 등록 의사의 도농 간 분포 비율

(단위: 명, %)

연도	등록 의사 수	도시(대도시+소도시)	대도시	소도시	농촌	군진
1987	23,862	90.3	67.9	22.4	6.8	2.9
1992	33,628	91.6	67.4	24.2	5.7	2.6
1997	45,870	92.4	63.3	29.1	5.8	1.9
2003	60,206	94.9	62.2	32.7	4.5	0.6
2008	78,518	92.9	58.7	34.2	5.2	1.9
2014	101,618	94.5	58.8	35.7	4.5	1.0

-도농 간 불균형

1987년 면허 등록 의사 23,862명 중 대도시 비중은 67.9%, 소도시 22.4%, 농촌 6.8%였다. 그 이후로 대도시 비중은 꾸준히 감소한 반면 소도시는 증가, 농촌 지역의 비중은 완만하게 줄어드는 추세를 보이고 있다. 2014년 면허 등록 의사 101,618명 중 대도시 58.8%, 소도시 35.7%, 농촌 4.5% 비율이었다(표 2.2-10). 이는 여전히 도농 간 격차가 있음을 보여 준다. 게다가 2005년 의학전문대학원 제도 도입으로 여성과 병역을 필한 남학생이 많아져 농어촌 지역의 공중보건의 수가 점차 줄어들고 있으며, 저출산 등으로 인해 수익성이 떨어지는 산부인과와 소아과를 폐지하는 농어촌 병원이 늘어나는 것으로 나타났다.[17]

-전문과목 간 불균형

〈표 2.2-11〉은 최근 10년간의 등록전문의 중 각 전문과목 비율 추이를 보여 주고 있다. 내과 전문의 비중은 2000년 15.1%, 2005년 16.1%, 2010년 16.7%에서 2014년 17.3%로 증가한 반면, 일반외과 전문의는 2000년 10.2%에서 2014년 7.8%로 꾸준히 감소하고 있다.[18] 인기 과목인 정형외과, 성형외과, 안과, 피부과는 전체적으로 그 비중이 조금씩 증가했고, 비인기 과목인 병리과

17 대한의사협회. 전국회원실태조사보고서. 각 연도.

18 보건복지부. 보건복지통계연보. 각 연도.

〈표 2.2-11〉 연도별 각 과별 전문의 비중

(단위: 명, %)

구분	2000	2005	2010	2014
내과	6,935 (15.1)	9,480 (16.1)	12,291 (16.7)	14,789 (17.4)
일반외과	4,670 (10.2)	5,316 (9.0)	6,186 (8.4)	6,664 (7.8)
정형외과	3,174 (6.9)	4,213 (7.2)	5,130 (7.0)	5,962 (7.0)
신경외과	1,437 (3.1)	1,848 (3.1)	2,309 (3.1)	2,682 (3.2)
흉부외과	772 (1.7)	944 (1.6)	1,094 (1.5)	1,179 (1.4)
성형외과	925 (2.0)	1,344 (2.3)	1,685 (2.3)	2,033 (2.4)
마취통증의학과	2,219 (4.8)	2,841 (4.8)	3,737 (5.1)	4,518 (5.3)
산부인과	4,435 (9.7)	5,515 (9.4)	6,239 (8.5)	6,514 (7.6)
소아청소년과	3,707 (8.1)	4,544 (7.7)	5,501 (7.5)	6,158 (7.2)
안과	1,687 (3.7)	2,264 (3.8)	2,790 (3.8)	3,234 (3.8)
이비인후과	2,128 (4.6)	2,788 (4.7)	3,386 (4.6)	3,783 (4.4)
피부과	1,155 (2.5)	1,517 (2.6)	1,846 (2.5)	2,148 (2.5)
비뇨기과	1,410 (3.1)	1,862 (3.2)	2,304 (3.1)	2,647 (3.1)
병리과	611 (1.3)	701 (1.2)	819 (1.1)	961 (1.1)
진단검사의학과	592 (1.3)	690 (1.2)	784 (1.1)	942 (1.1)
결핵과	219 (0.5)	199 (0.3)	193 (0.3)	177 (0.2)
재활의학과	509 (1.1)	887 (1.5)	1,285 (1.8)	1,736 (2.0)
예방의학과	630 (1.4)	638 (1.1)	669 (0.9)	687 (0.8)
영상의학과	1,703 (3.7)	2,265 (3.9)	2,724 (3.7)	3,275 (3.8)
방사선종양학과	287 (0.6)	308 (0.5)	353 (0.5)	418 (0.5)
신경과	647 (1.4)	975 (1.7)	1,360 (1.9)	1,730 (2.0)
정신건강의학과	1,358 (3.0)	1,990 (3.4)	2,618 (3.6)	3,201 (3.8)
가정의학과	3,906 (8.5)	4,631 (7.9)	5,966 (8.1)	7,131 (8.4)
직업환경의학과	418 (0.9)	459 (0.8)	546 (0.7)	635 (0.8)
핵의학과	151 (0.3)	175 (0.3)	225 (0.3)	294 (0.3)
응급의학과	185 (0.4)	413 (0.7)	839 (1.1)	1,248 (1.5)
신경정신과	–	311 (0.5)	292 (0.4)	278 (0.3)
방사선과	–	265 (0.5)	257 (0.4)	238 (0.3)
계	45,870 (100.0)	59,383 (100.0)	73,428 (100.0)	85,262 (100.0)

〈표 2.2-12〉 2013년 전공의 정원감축 정책 시행 전후 전공의 충원율 변화

구분	2012	2016	증가율
전체 충원율	89.1	94.9	5.8
기피과목 충원율	69.7	87.8	18.1
비수도권 충원율	83.7	91.7	8.0
수도권 충원율	92.3	96.7	4.4

와 흉부외과는 점차 감소하는 것으로 나타났다. 또한 저출산 등으로 산부인과와 소아청소년과의 수요 부족은 이 과목의 전공 기피로 나타나 2000년과 2014년 사이 그 비중이 산부인과는 9.7%에서 7.6%, 소아청소년과는 8.1%에서 7.2%로 감소하였다. 또한 일차의료에 해당하는 가정의학과는 2000년 8.5%에서 2005년 7.9%, 2010년 8.1%로 다소 줄어들다가 2014년 다시 8.4%로 증가하였으며, 응급의학과는 0.4%에서 1.5%로 약간 증가하였다. 정부는 2003년부터 기피하는 전공과목의 전공의 충원율을 높이기 위하여 국공립병원에 근무하는 외과·흉부외과·산부인과 등 전공의에게 1인당 매월 50만 원씩 지급하였다. 그러나 기피과목 전공의 확보율은 큰 변화가 없었으며 2016년을 끝으로 지원이 중단되었다. 한편, 2013년부터 전공의의 수도권 수련병원 편중, 기피과목 정원 부족 등의 문제를 해결하기 위해 '전공의 정원 감축 5개년 계획'을 추진한 결과 전공의 수급에 어려움을 겪었던 비인기과와 지방 수련병원들의 충원율이 다소 오름세를 보인 바 있다. 〈표 2.2-12〉은 이를 나타내고 있는데, 기피과목 충원율이 2012년 69.7%에서 2016년 87.8%로 향상되었고 특히 수도권에 비해 비수도권의 전공의 정원율이 더 많이 향상되었다.

-일차의료와 전문의 진료 간 불균형

1970년 면허 등록 의사 14,932명 중 전문의 비중은 28.2%였으며 그 이후 꾸준히 증가하여 2014년에는 면허 등록 의사 112,476명 중 전문의 비중은 75.8%이다. 면허 등록 의사 중 등록 전공의를 제외하면 2005년에 82.3%,

〈표 2.2-13〉 연도별 전문의 비중의 추이

(단위: 명, %)

구분	면허 등록 의사 수(a)	전문의 수(b)	전공의 수(c)	전문의 비중	
				b/(a-c)	b/a
1970	14,932	4,206	2,049	32.6	28.2
1980	22,074	8,415	3,613	45.6	38.1
1990	42,458	21,042	6,522	58.6	49.6
2000	72,503	45,870	11,447	75.1	63.3
2005	85,369	58,807	14,000	82.3	68.9
2010	101,443	73,428	16,100	86.3	72.4
2014	112,476	85,262	15,070	87.5	75.8

2014년에 87.5%이다(표 2.2-13).[19,20]

1979년 전문의들 중 종합병원급 이상 의료기관에 취업한 전문의 비중은 16.2%, 개원의 비중은 49.5%였다. 의료보험 제도가 전 국민으로 확대되어 종합병원이 늘어남에 따라 1989년에 종합병원급 이상의 기관에 취업한 전문의 비중은 35.7%로 증가하였으며 개원의 비중 역시 증가하여 50.2%였다. 전문의들 중 개원의 비중은 2005년을 정점으로 2008년 44.3%, 2014년 41.9%로 다소 감소하였으나 여전히 개원의 비중이 높은 편이다. 종합병원급 이상의 기관에 취업한 전문의 비중은 1989년 이후 1994년에 29.5%까지 감소하여 2001년까지 정체하였다가 최근에는 지속적으로 감소하는 추세이다. 최근 이러한 감소는 장기요양보험 제도 도입에 따른 요양병원 신증설로 전문의 인력들이 이곳으로 흡수된 데서 기인한 것으로 보인다(표 2.2-14).

일반적으로 서양에서 단과전문의는 주로 병원급 이상의 의료기관에서 전공에 해당하는 환자를 진료함을 의미한다. 그러나 역사적으로 의료전달체계가 미흡했던 우리나라에서 단과전문의의 개원은 매우 자연스러운 현상이

19 보건복지부. 보건복지통계연보. 각 연도.

20 대한병원협회. 병원신임평가결과보고서. 각 연도.

〈표 2.2-14〉 연도별 전문의 기관별 분포

(단위: 명, %)

구분	1979	1986	1989	1994	2001	2005	2008	2014
전문의(a)	6,171	11,414	16,222	22,269	37,925	50,425	56,385	76,328
개원 전문의(b)	3,052	5,534	8,150	10,721	19,317	24,437	24,994	32,030
종합병원급 이상 기관의 취업 전문의 (c)	997	4,228	5,792	6,563	11,301	13,190	14,462	20,316
b/a×100	49.5	48.5	50.2	48.1	50.9	48.5	44.3	41.9
c/a×100	16.2	37.0	35.7	29.5	29.8	26.2	25.6	26.6

〈표 2.2-15〉 연도별 활동 의사 중 전공과목별 비율

(단위: 명, %)

구분	2012		2013		2014	
	의사 수	비율	의사 수	비율	의사 수	비율
일반의	19,574	22.33	22,423	22.56	25,290	24.89
내과 전문의	12,320	14.05	13,638	13.72	13,536	13.32
정형외과 전문의	4,855	5.53	5,532	5.56	5,482	5.39
산부인과 전문의	5,390	6.14	6,051	6.08	6,027	5.93
소아청소년과 전문의	5,228	5.96	5,735	5.77	5,710	5.62
이비인후과 전문의	3,206	3.66	3,551	3.57	3,521	3.46
가정의학과 전문의	5,014	5.71	5,916	5.95	5,878	5.78

었다. 그런데 단과전문의가 개원할 경우 안과 등 일부 특수과를 제외하면 대개는 일차의료기능을 전부 혹은 일부 담당해야 한다. 그러나 대개의 단과전문의들은 특정 전공과목 중심의 전문성을 갖추고 있어 일차의료에 필요한 지식과 기술을 갖추지 못했거나 소홀한 경우가 많다. 즉 일차의료에 필요한 자격요건과 배치되는 자격이상(mismatched qualification)의 질적 불균형이 일어나

고 있다. 개원의로 활동 중인 의사들 중 의사면허를 가졌지만 전문의 면허가 없는 일반의가 2014년 현재 24.89%, 내과 전문의 13.32%, 정형외과 전문의 5.39%, 산부인과 전문의 5.93%, 소아청소년과 전문의 5.62%, 이비인후과 전문의 3.46%, 가정의학과 전문의 5.78%이다(표 2.2-15).[21] 개원의들 중 가장 많은 비율을 차지하고 있는 일반의는 의사면허를 가지고 있지만 일차의료에 필요한 지식과 기술을 훈련받지 않은 채 개원한 경우이며, 일차의료서비스를 제공할 만한 역량은 당사자들의 의지와 노력에 맡겨진 상황이다. 또한 일차의료서비스 제공을 목적으로 교육 및 훈련을 받은 가정의학 전문의의 경우 그 비중이 증가하고 있기는 하지만 여전히 매우 낮다. 게다가 일부 가정의학 전문의들은 일차의료서비스 제공보다 수익성이 높은 비만치료나 태반치료 등 비급여서비스 제공에 더 많은 관심을 가지고 있다. 이 점에서 우리나라 일차의료인력은 매우 취약한 상황이다.

3) 의료인력 교육 및 양성

가) 양성단계

의료인력양성과 관련한 학과 신설, 학제 제정, 입학정원 수는 교육과학기술부의 소관업무로 되어 있다. 최근 10년간 의료인력 교육제도의 가장 큰 변화는 의료인력의 전문성 강화를 위한 학제개편이다. 의료인력 종별로 구체적인 배경은 다소 차이가 있지만 전체적으로 양질의 의료서비스를 제공할 수 있는 의료전문인력 양성을 학제개편의 목표로 제시하였다. 2005년 의과대학과 치의과대학 중 일부가 기존 6년제(의예과 2년과 의학과 4년)에서 의·치의학전문대학원(4년제 일반대학 학위과정과 의학전문대학원 4년)으로 전환하여 신입생을 선발하였고 한의학전문대학원은 2008년 부산대학교에 처음으로 설치되었으며, 약학대학은 2009년 기존의 4년제에서 6년제로 전환하였고 지역별로 6년제 신규 약학대학을 설립하였다. 간호사 양성과정은 3년제 전문대학과 4년제 대

21 대한의사협회. 전국회원실태조사보고서. 각 연도.

학으로 나뉘어 운영되다가 2012년부터 정부는 일정요건을 갖추면 3년제 전문대학도 4년제로 개편할 수 있도록 허용하였다.

2011년까지 의과대학 6년제를 유지하고 있는 곳이 15개 대학, 의과대학과 의학전문대학원 체제를 병행하는 곳이 12개 대학, 의학전문대학원으로 완전 전환한 곳이 14개 대학이며, 치의과대학 6년제를 유지하는 곳이 3개 대학, 의과대학과 의학전문대학원을 병행하는 곳이 1개 대학, 그리고 치의학전문대학원으로 완전 전환한 대학이 7개 대학이었다.

그런데 의·치의학전문대학원 제도는 도입 당시부터 많은 논란이 있었다. 당시 교육과학기술부(현 교육부)는 양질의 의사인력 및 기초의학자 배출, 비정상적인 대학 입시 경쟁 완화 등을 이유로 일정 기간 시범사업 기간 후 전면 전환하고자 하였다. 그러나 의학전문대학원 시범 운영 평가 결과는 정부가 기대했던 성과에 미치지 못하였고, 이·공계 학부 과정의 파행, 비싼 등록금 문제 등 부작용이 나타났다. 결국 2010년 교육과학기술부는 의학전문대학원 학제 전환을 대학 자율에 맡기기로 결정하였다. 2016년 8월 기준, 전국의 5개 대학을 제외한 모든 의학전문대학원의 정원을 의과대학 정원으로 전환할 예정이다. 의학전문대학원을 유지하기로 한 대학들도 정원의 50%는 고 3 수험생을 대상으로 하는 의과대학으로 운영하며, 나머지 정원의 50%만을 의학전문대학원으로 운영할 예정이다.

약학대학은 의약분업에 따른 약사직무의 전문성 강화, 제약산업 등 발전을 위한 연구인력수요 증가 등을 이유로 2009년부터 기존 4년제 약학대학 20개를 6년제로 바꾸었으며, 15개의 6년제 약학대학을 추가로 신설하였다. 일부에서는 약사의 전문성 강화와 연구인력양성에 필요한 교과과정이나 인프라를 갖추지 못했고 기존 4년제와 차이가 없다는 비판이 일고 있다.

간호교육과정이 3년제와 4년제로 이원화되어 교육과정 표준화에 어려움이 있었고, 3년제와 4년제 졸업자 간 차별이 심화되는 등 부작용이 나타나 대한간호협회는 일원화를 줄곧 요구하였다. 교육부는 2012년부터 3년제 전문대학이 일정한 요건을 갖출 경우 4년제 대학으로 전환하는 것을 허용하였다

〈표 2.2-16〉 의료인력의 학제 및 입학 정원 수

(단위: 개소, 명)

인력의 종류	학제	대학 수	입학 정원 수
의사	의과대학(2년+4년)	15	1,197
	의과대학(2년+4년)과 의학전문대학원(4년+4년) 병행	12	480(6), 494(4+4)
	의학전문대학원(4년+4년)	14	915
소계		41	3,086
치과 의사	치의과대학(2년+4년)	3	195
	치의과대학(2년+4년)과 치의학전문대학원(4년+4년) 병행	1	30(6), 30(4+4)
	치의학전문대학원(4년+4년)	7	500
소계		11	755
한의사	한의과대학(2년+4년)	11	700
	한의학전문대학원(4년+4년)	1	50
소계		12	750
약대	기존 대학(4년제에서 6년제로 개편)	20	1,210
	신설 대학(6년제)	15	390
소계		35	1,600
간호사	전문대학(3년제)	74	10,614
	대학(4년제)	109	6,840
소계	소계	183	17,454

출처: 교육과학기술부. Available from: URL: http://cesi.kedi.re.kr/index.jsp(교육통계서비스 홈페이지).

(표 2.2-16 참조).[22]

최근 의과대학, 치과대학, 한의과대학, 간호대학을 중심으로 보건의료계열 대학의 인증평가 법제화를 주장하고 있다.[23] 의료 관련 대학 평가인증제는 국제적으로 인정받을 수 있는 의료교육 수준의 표준화를 지향하고, 인증받은 프로그램을 이수한 졸업생을 실제 의료현장에 효과적으로 투입하며 신뢰할

22 시사메디IN. 간호대학 4년제 일원화… 오는 2017년 마무리될 듯. 2016. 01.

23 의협신문. 의계열 부실대학 막아야, 평가인증 법제화 '압박'. 2011. 11.

수 있는 안전한 의료행위가 이루어지도록 하는 것을 목적으로 하고 있다. 현재 각 계열별로 자율적 평가인증제를 실시하고 있으나 인증평가가 의무조항이 아닌 데다가 평가결과에 따른 조치 역시 형식적이어서 평가인증의 실효성을 거두지 못하고 있다.

의사, 치과의사, 한의사, 간호사는 국가면허를 받은 후 개인의 선택에 따라 전문화된 의료서비스를 제공할 수 있는 전문가 과정을 밟을 수 있으며 관련 전공시험을 통과하면 보건복지부가 자격을 부여한다. 의사의 경우 보건복지부가 인증한 수련기관에서 인턴 1년과 각 전공과목별 레지던트(전공의) 과정 3-4년을 이수한 후 전공의 시험을 통해 최종적으로 전문의가 될 수 있다. 그런데 이러한 전공의 과정의 실질적인 운영권한을 제도 출범 초기부터 보건복지부가 대한병원협회에 일임함으로써 인턴 및 전공의 제도는 양질의 전문의 양성을 위한 교육과정으로 운영되기보다 수련병원의 값싼 노동력 동원에 활용되어 왔다는 비판들이 꾸준히 제기되어 왔다.[24] 최근 의학전문대학원 도입에 따른 교육과정 장기화는 전공의 과정의 단축 요구로 이어지고 있으며 인턴 제도의 무용론과 일차의료의 전문성 강화 등의 요구들과 맞물리면서 의료계 내부에서부터 현행 인턴 및 전공의 제도의 개혁이 필요하다는 지적들이 제기되고 있다. 치과전공의 수련병원 정원 책정 문제 등으로 치과의사협회와 보건복지부 간의 마찰이 잦으며,[25] 한의사 전공의들이 수련을 받아야 할 적절한 병원이 많지 않아 문제가 되고 있다.[26] 또한 전문간호사 교육과정은 현재 보건, 마취, 정신, 응급, 아동 등 13개 분야가 있으며 간호학과 혹은 간호대학에서 대학원 석사과정 혹은 이에 준하는 교육과정을 개설하여 운영하고 있다. 그러나 타 직종 역할과의 중복 등으로 인해 의료현장에서 활용도가 낮아지면서 개설된 입학정원의 약 50%만 충원되고 있다(표 2.2-17 참조).[27]

---

24 오영호. 우리나라 전공의 제도의 문제점과 개선방안. 대한산부회지. 2007; 50(12): 1595-1606.

25 덴포라인. '전공의 책정 조사업무' 복지부 반납 추진. 2012. 1. Available from: URL: http://www.denfoline.co.kr/news/articleView.html?idxno=6834.

26 청년의사신문. 한의사 전문의 수련 기회 확대 '모자병원' 도입. 2010. 12. Available from: URL: http://www.docdocdoc.co.kr/news/newsview.php?newscd=2010122400018.

27 메디파나뉴스. 전문간호사 교육기관, 정원 55%만 충족 교육 위기다. 2011. 5. Available from:

〈표 2.2-17〉 의료인력별 전문의 혹은 전문간호사 교육과정

의료인력	교육과정
의사	전문의(26종)는 의사가 인증된 기관에서 일정 기간 수련을 받고 전문의 시험에 합격한 자로서 보건복지부가 자격을 부여
치과의사	전문의(10종)는 치과의사가 인증된 기관에서 일정 기간 수련을 받고 전문의 시험에 합격한 자로서 보건복지부가 자격을 부여
한의사	전문의(8종)는 한의사가 인증된 기관에서 일정 기간 수련을 받고 전문의 시험에 합격한 자로서 보건복지부가 자격을 부여
간호사	전문간호사(13종)는 간호사가 인증된 기관에서 일정 기간 교육을 받고 전문간호사 시험에 합격한 자로서 보건복지부가 자격을 부여

나) 양성 후 단계

의학기술의 발달로 의학지식의 반감기가 갈수록 짧아지고 의료의 질 향상에 대한 국민적 기대는 갈수록 높아지는 등 급격한 보건의료환경 변화는 의료인들로 하여금 평생학습의 필요성을 제기하고 있다. 그러나 우리나라는 한 번 의료인 면허를 획득하면 사망 시까지 유지할 수 있으며 보수교육 역시 1년에 8시간인 데다가 교육기관마다 교육내용도 표준화되어 있지 않아 형식적인 교육이 이루어지고 있다. 반면 선진국은 의사 면허가 한시적이어서 일정 기간 후에는 반드시 의사들이 갖고 있는 윤리성과 보수교육을 바탕으로 면허를 주기적(캐나다 매년, 미국 2년)으로 등록 및 갱신하고 있으며 매년 회비 납부, 20-50시간의 보수교육 이수, 직무상 과오나 범죄 사실 등이 평가의 기준이 된다.[28] 간호사 역시 미국, 캐나다, 영국, 싱가포르 등 많은 나라에서 2년에서 5년 단위로 면허 재등록을 통해 질적 수준을 유지하고 있다.

URL: http://v.daum.net/link/16314540.

28 청년의사신문. 의사면허제, 선진국과 차이는 면허갱신 유무. 2010. 3. Available from: URL: http://www.docdocdoc.co.kr/news/newsview.php?newscd=2010032700007.

4) 의료인력의 성과 및 근로조건에 대한 관리

국가의료서비스 목표를 달성하기 위해서는 의료인력들이 충분히 동기부여가 되어 있고 적절한 고용이 보장되어야 한다. 전자는 의료인력의 성과관리이며, 후자는 의료인력의 근로조건을 의미한다. 일반적으로 의료서비스 공급과 재정 모두 공공부문에 많이 의존하는 나라는 의료인력의 성과 및 노동조건에 대한 정부의 정책적인 개입을 당연하게 여기지만, 우리나라처럼 의료기관의 90%가 사적 소유이며 동시에 의료기관 간에 경쟁이 심한 나라에서는 의료기관의 경영문제 혹은 노사 차원에서 해결해야 할 문제로 인식하는 경향이 크다. 그러나 전국민의료보험 제도를 가진 우리나라에서 의료인력들의 행위에 대한 재정부담 중 적어도 60%를 공공부문이 담당하고 있으며 의료인력의 업무 자체가 의료의 질과 직접 관련되어 있다는 점에서 정부가 개입해야 할 중요한 영역들 중의 하나이다. 다음에서는 의사인력, 간호인력을 중심으로 한 근로조건, 그리고 성과관리의 현황과 문제점을 살펴본다.

가) 성과관리

과거에는 의료인들이 양질의 의료서비스를 제공하는 데 있어 충분한 동기부여가 되어 있다고 인식되어 왔다. 의료전문주의(medical professionalism)적 관점에서 이러한 동기부여의 원천은 직업윤리, 환자의 신뢰, 그리고 제공자 간 믿음이다. 〈표 2.2-18〉에서 A, B, C의 영역이 이에 해당한다. 그러나 현대의학의 급속한 발전 과정에서 많은 의료과오가 알려지고 의료소비자주의가 대두되면서 의료행위에 대한 평가를 전문가 스스로에게 맡기는 것보다 외부에서 객관적으로 평가하는 것이 더 바람직하다는 의견이 대두되었다. 이러한 흐름은 많은 선진국 정부들이 추진했던 효율성 및 질 향상을 위한 의료개혁과 맞물리면서 명시적으로 외부에서 의료행위에 동기부여를 하는 프로그램들이 개발되어 시행되고 있다. 이 영역은 〈표 2.2-18〉의 D 영역에 속한다. D 영역 중 의료서비스 구매조직의 비재정적 개입의 대표적인 예로 의료기관 인증평가, 신의료기술평가, 의료행위 및 약제의 보험급여 적절성 평가, 임상진료지

〈표 2.2-18〉 의료행위에서 동기부여의 유형

구분	묵시적	명시적
내재적	(A) 직업윤리 : 히포크라테스 선언	(B) 의료전문가 조직의 규율과 평등
외재적	(C) 환자 혹은 제공자 간 신뢰	(D) 의료서비스 구매조직(건강보험자 혹은 정부)의 비재정적 개입과 재정적 개입

침의 개발 및 보급 등이 있다. 의료서비스 구매조직의 비재정적 개입은 진료비 지불 제도의 개편을 의미한다. 미국이나 서유럽의 많은 국가들은 의료제공자들이 비용 대비 효과적인 의료서비스 제공에 동기부여가 될 수 있도록 진료비 지불 제도를 행위별 수가제에서 인두제, 포괄수가제, 총액계약제와 같은 사전지불(prepayment) 제도 혹은 성과 기반 지불(pay for performance) 제도로 바꾸어 가고 있다. 그러나 정부 혹은 건강보험자의 이러한 정책적 개입에 대해 우리나라 의료전문가 단체들은 전문가조직의 자율성과 권위를 훼손시키며 동시에 사적 이해를 침범할 소지가 크다는 인식하에 상당한 저항을 보이고 있어 관련 정책들이 표류하고 있다. 결국 행위별 수가제가 근간을 이루고 있고 비급여 의료서비스가 특별한 제약없이 제공되고 있다. 게다가 민간의료기관 간 치열한 경쟁, 기업경영방식의 적극적 도입 등으로 인해 진료수익에 기초한 연봉제가 확산됨에 따라 의료의 거시적 효율성, 형평성, 질 향상과는 거리가 먼 성과관리가 이루어지고 있다.

나) 노동조건

의료인력의 근로조건은 업무의 생산성뿐만 아니라 환자의 안전 등 의료서비스의 질에 지대한 영향을 미치는 것으로 보고되고 있다. 하지만 우리나라는 의료인력의 노동조건을 병원경영 차원에서 다룬 결과, 노동조건이 환자안전 등 건강문제와 직결됨에도 불구하고 잘 조명되지 않고 있다. 이 점에서 의료인력의 근로조건은 경영적 관점뿐만 아니라 의료의 질 향상, 의료자원 개발 등 의료정책 과정에서 중요하게 다루어져야 한다. 많은 연구[29,30,31]에서 의료기관 간 치료성과의 차이를 설명하는 데 있어 간호인력 충원 수준과 이들의 교육준비 정도가 매우 중요한 요소임을 밝히고 있다. 〈표 2.2-19〉는 직종별 가용인력들 중 활동 중인 인력의 비율을 보여 주고 있다. 의사, 한의사, 치과의사의 가용자원 대비 활동인력 비율은 각각 90.5%, 87.1%, 88.2%인 반면 간호사는 63.6%인 것으로 나타났다.[32] 간호직이 상대적으로 업무종사율이 낮은 이유는 대다수를 차지하고 있는 여성인력이 업무부담과 육아 및 가사부담을 이중으로 짊어진 데다가 열악한 노동조건과 처우로 인해 그만두거나 휴직 후 복귀를 하지 않은 것으로 보인다. 전국보건의료산업노동조합의 조사[33]에 따르면 간호직 응답자 중 74%가 인력부족을 호소하였고 이로 인한 육체적 업무부담과 정신적인 스트레스가 상당하며 지방 소재 및 중소병원일수록 더 심각한 것으로 나타났다. 실제로 우리나라 간호사 1인당 감당해야 할 환자 수는 선진국에 비해 훨씬 많은 것으로 나타났다. 2001년 미국 병원의 경우 간호사 1인당 평균 낮에는 5.7명, 밤에는 7.4명의 환자를 담당하는 반면 우리나라는 각각 19.5명, 23.9명인 것으로 나타났다.[34] 〈표 2.2-20〉에 따르면 "양질의 의료서비스를 제공할만큼 간호사가 충분한가"에 대해 '충분하다'라고 응답한 비율이 독일 36.5%, 미국 35.2%, 캐나다 35.2%, 영국 29.0%, 일본 17.7%인 반면 한국은 6.2%였다. 간호사뿐만 아니라 병원인력 전반에 걸쳐 한국의 병원인력이 충분치 않다는 의견이 지배적이었다.[35] 또한 병원의 전공의 근무환경 역시 환

29 Aiken LH et al. Hospital nurse staffing and patient mortality, nurse burnout and job satisfaction. Journal of America Medical Association. 2002; 288: 1987-1993.

30 Aiken LH et al. Educational levels of hospital nurses and surgical patient mortality. Journal of the American Medical Association. 2003; 290(12): 1617-1623.

31 West MA, Borrill C, Dawson J. The link between the management of employees and patient mortality in acute hospitals. International Journal of Human Resources Management. 2002; 13(8): 1299-1310.

32 오영호 등. 보건의료인력 중장기수급 추계 연구. 한국보건사회연구원, 2010.

33 임서영. 병원인력 부족이 환자와 노동자에 미치는 영향 설문 조사 결과. 추미애, 곽정숙 의원 주최 보건의료인력법 발의를 위한 워크샵. 2011. 12.

34 박형근. 병원인력확충과 조직변화를 통한 병원서비스 질 향상 방안. 추미애, 곽정숙 의원 주최 보건의료인력법 발의를 위한 워크샵. 2011. 12.

35 임서영. 병원인력 부족이 환자와 노동자에 미치는 영향 설문 조사 결과. 추미애, 곽정숙 의원 주최

〈표 2.2-19〉 보건의료인력 종별 활동 및 비활동인력 비율

(단위: 명, %)

보건인력 종별	면허등록 인력(A)	가용인력 (B)[1]	활동인력(C)	비활동인력 (D=B-C)	C/B	D/B
의사	95,179	85,703	77,599	8,104	90.5	9.5
한의사	17,844	15,814	13,768	2,046	87.1	12.9
치과의사	23,855	22,127	19,526	2,601	88.2	11.8
간호사	238,174	222,822	141,759	81,063	63.6	36.4
조산사	9,147	7,230	2,785	4,445	38.5	61.5
약사	59,925	52,635	29,874	22,761	56.8	43.2
물리치료사	31,079	30,472	22,110	8,362	72.6	27.4
임상병리사	40,197	38,670	22,672	15,998	58.6	41.4
방사선사	25,485	24,678	19,215	5,463	77.9	22.1
작업치료사	2,842	2,809	2,147	662	76.4	23.6
치과기공사	23,321	22,367	10,368	11,999	46.4	53.6
치과위생사	34,396	34,058	20,793	13,265	61.1	38.9
의무기록사	12,545	12,419	7,076	5,343	57.0	43.0
응급구조사 1급	6,845	6,797	4,953	1,844	72.9	27.1
응급구조사 2급	6,240	6,193	5,763	430	93.1	6.9
안경사	29,266	28,534	16,688	11,846	58.5	41.5
합계	656,340	613,328	417,096	196,232	66.6	33.4

주 1) 가용인력=면허등록자-(사망자+해외 이주자)
2) 활동인력=보건 분야+복지 분야+비보건의료계 분야
3) 면허등록인력, 가용인력과 활동인력은 2007년 12월 기준임.
출처: 오영호 등. 보건의료인력 중장기수급 추계 연구. 한국보건사회연구원, 2010.

자의 건강과 직결되는 것으로 보고되고 있다. 한 외국 연구에 따르면 전공의 1년차가 30시간 연속 일하고 교대하는 마라톤 근무를 한 달에 다섯 번 이상 하게 될 때 마라톤 근무가 없는 달에 비해 환자에게 해로운 과오를 범할 위험이 7.5배 높고 예방할 수 있는 치명적 의료과실을 범할 우려가 3배라고 보고

보건의료인력법 발의를 위한 워크샵. 2011. 12.

〈표 2.2-20〉 국가 간 간호인력의 양적 적절성에 대한 의견조사 비교

구분	미국	캐나다	영국	독일	일본	한국
양질의 의료서비스를 제공할 만큼 간호사가 충분한가?	35.2	35.2	29.0	36.5	17.7	6.2
업무가 원활하게 이루어질 만큼 전체적으로 인력이 충분한가?	33.4	37.4	28.4	37.7	19.9	8.6
간호 업무 보조가 적절하게 이루어지고 있는가?	43.1	43.1	42.5	52.9		22.3

출처: 박형근. 병원인력확충과 조직변화를 통한 병원서비스 질 향상 방안. 추미애, 곽정숙 의원 주최 보건의료인력법 발의를 위한 워크샵. 2011. 12.

하였다.[36]

2014년 전국 레지던트 및 인턴 1,368명을 대상으로 한 설문조사 결과 주평균 93시간을 근무하고, 지난 12개월간 레지던트 중 11.4%, 44.4%, 6.0%가 직장 내 신체적 폭력, 욕설 등 언어폭력, 성희롱 및 원치 않은 성적 관심을 경험한 것으로 나타났으며, 지난 3개월간 인턴은 13.8%, 레지던트는 8.7%가 의료과실, 인턴 89.3%와 레지던트 68.6%가 주의집중실패를 경험한 것으로 보고되었다.[37] 2015년 12월 3일 국회에서 발의된 '전공의의 수련환경 개선 및 지위향상을 위한 법률(전공의법)'이 국회를 통과하였으며 2016년 12월부터 시행되고 있다. 이 법은 전공의 수련을 주당 최대 80시간으로 제한하고 교육적으로 필요하면 8시간을 추가할 수 있으며 연속근무도 '36시간'을 초과할 수 없도록 규정하였다. 또한 독립된 수련평가기구로 수련환경위원회를 구성해 운영토록 하는 조항과 전공의 수련에 정부가 예산을 지원할 수 있다는 조항도 포함되어 있다.

36 Barger LK, Ayas NT, Cade BE, Cronin JW, Rosner B, Speizer FE et al. Impact of extended-duration shifts on medical errors, adverse events, and attentional failures. PLoS Med. 2006; 3(12): e487.

37 김새롬, 김승섭, 김자영. 한국 전공의들의 근무환경, 건강, 인식된 환자안전: 2014 전공의 근무환경 조사. 보건사회연구. 2015; 35(2): 584-607.

3. 개선 방향과 과제

과거 의료인력 확충을 위한 양성정책이나 개발계획은 사안이 있을 때마다 관련 부처별로 임시방편적으로 진행되었다. 2000년 이후 정부 차원에서 국가인적자원개발 기본계획과 보건의료발전계획이 나옴에 따라 보건의료인력을 위한 개발계획의 필요성이 대두되었다. 2006년에 정부는 처음으로 의료인력만의 종합적이고 체계적인 제1차 보건의료인력개발에 대한 기본계획(2006-2010)을 수립하여 발표한 바 있다.[38] 그러나 이 기본계획은 법적·제도적 장치 미흡 등으로 인해 적극적으로 실행되지 못하였다. 여기에서는 앞서 제시한 현황과 문제점을 기초로 제1차 보건의료인력개발에 대한 기본계획을 참조하여 주요 정책과제를 제시한다. 또한 이러한 정책과제를 성공적으로 추진하는 데 필요한 몇 가지 원칙을 뒤소(G. Dussault)와 뒤부아(C. A. Dubois)의 권고사항을 바탕으로 제시한다.[39]

1) 주요 정책과제

의료인력개발의 계획 혹은 정책은 궁극적으로 의료체계의 효율성, 형평성, 질을 향상시키는 데 기여하는 방향으로 수립되어야 한다(그림 2.2-7). 각 영역별로 다음과 같은 정책과제들이 제시될 수 있다. 첫째, 직종 간 기능 및 역할 재정립이다. 의사와 한의사, 한약조제자격 소지 약사와 한약사, 의사와 전문간호사, 간호사와 간호조무사 등 직종 간 기능구분이 모호하고 이해관계가 얽혀 불필요한 분쟁들이 늘고 있으며, 의료이용의 비효율성과 질 저하를 낳고 있다. 정부 차원의 적극적인 이해관계 조정이나 양한방일원화와 같은 의료제도 개선 등을 통해 직종 간 적절한 기능구분이 이루어져야 할 것이다.

---

38 오영호. 보건의료개발 기본계획: 정책방향과 과제. 보건복지부와 한국보건사회연구원 주최 보건의료인력개발 기본계획에 대한 공청회. 2006. 5.

39 Dussault G, Dubois CA. Human resources for health policies: a critical component in health policies. Human Resources for Health, 2003.

둘째, 의료인력의 적절한 수급조절이다. 수급조절의 실패는 의료체계의 비효율성, 접근성 및 질 저하 등 많은 문제를 야기할 수 있다. 가장 기초적인 과제는 인력수급 계획 혹은 정책 수립을 위한 조사 및 모니터링 시스템 구축이다. 매년 실시하고 있는 의료인, 약사 및 의료기사 등 각 직능단체의 회원실태조사나 의료기관 및 약국 등에 근무하는 보건의료인력을 대상으로 한 국민보건의료 실태조사만의 자료로는 현재 당면한 인력개발 계획을 수립하고 정책을 결정하기에 부족하다. 정책 내용이나 범위를 고려하여 보건복지부의 면허관리정보시스템, 건강보험심사평가원의 의료기관 진료실적 자료 등 기존 자료를 활용하거나 새로운 모니터링 시스템을 구축하여 정책 결정에 필요한 정보를 생산할 필요가 있다. 의료인력의 수급조절은 인력의 양적·질적·분포적 균형을 의미한다. 양적인 측면에서 공신력 있는 기관에서 의사, 치과의사, 한의사, 간호사 등 주요 인력에 대한 3년 내지 5년 단위의 주기적인 수급추계 연구를 진행하여 그 결과를 정책에 반영할 수 있도록 해야 한다. 질 측면의 과제는 일차의료인력들이 양질의 일차의료서비스를 제공할 수 있도록 역량을 강화하는 것이다. 분포 측면에서는 전공과목 간 전공의의 불균형, 도시와 농촌 간 의료인력의 불균형을 해소하기 위한 인센티브 정책들이 필요하다.

셋째, 의료인력의 교육 및 훈련이다. 의계열 교육기관이 양질의 의료인력을 배출하기 위해서는 교과과정의 표준화, 우수교원 및 충분한 실습기관 확보 등이 필요하다. 교육기관이 모두 특정기준에 도달하도록 하기 위해서는 평가제도의 법제화가 필요하다. 현재는 관련 협회가 자율적으로 평가를 실시하다 보니 그 결과에 문제가 있더라도 시정되지 않고 있으며 평가를 받지 않으려는 교육기관도 있기 때문이다. 따라서 평가를 의무화하고 평가결과에 따른 후속조치가 이루어지도록 법제화될 필요가 있다. 또한 형식적인 보수교육을 내실화하고 주기적으로 면허갱신제도를 도입하여 의료인력의 평생교육체계를 구축할 필요가 있다.

넷째, 성과 및 근로조건의 관리이다. 우리나라에서 의료인력의 성과측정과 이에 따른 보상은 대부분 시장원리에 따르고 있다. 즉 진료실적이나 수익이 좋으면 그만큼 많은 보상을 받고 있다. 이러한 보상방식은 단기적으로 동

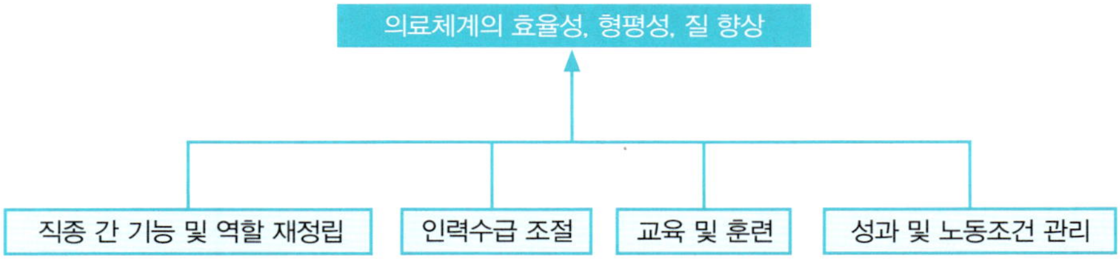

〈그림 2.2-7〉 의료인력개발 계획 및 정책의 지향점

기부여가 되나 과할 경우 오히려 낭비적 의료이용을 일으킬 수 있으며, 전문직으로서의 내재적 동기를 약화시켜 장기적으로 의료서비스의 질이나 생산성을 떨어뜨릴 수 있다. 따라서 의료전문직으로 직업윤리를 회복하고 수익보다 환자의 건강에 더 관심을 가질 수 있도록 인력양성 과정에서 관련 교육을 강화하고 이러한 행태를 유도하는 행위별 수가제도 등을 개편할 필요가 있다. 또한 의료기관이 환자의 안전과 양질의 의료서비스를 제공하는 데 적합한 의료인력의 양적 기준, 고용 및 근무조건 등을 법제화하는 것도 검토해 볼 수 있을 것이다.

2) 정책추진 전략

지금까지 정부가 보여 준 의료인력개발과 관련한 정책추진은 수동적이며 임시방편적이고 분절적으로 이루어져 왔다. 예컨대 한방의료행위와 양방의료행위를 둘러싼 의사와 한의사 간 영역갈등은 수년간 지속되고 있지만 정부가 적극 중재하려는 시도는 없었다. 또한 많은 정부예산을 들여 2005년부터 도입한 교육부 주도의 '의학전문대학원으로의 학제 개편'은 결국 전환여부가 대학자율에 맡겨져 일부 대학을 제외하고 다시 의대 6년제로 복귀할 예정이어서 정부정책의 졸속 추진이라는 비판을 면치 못하고 있다. 앞서의 정책과제들이 성공적으로 추진되기 위해서는 다음과 같은 원칙들이 고려될 필요가 있다.

첫째, 의료인력개발의 정책 내용은 교육 등 관련 타 분야의 정책 목표와도 조화를 이루어야 하지만, 무엇보다 의료체계의 발전에 어떻게 기여할 수 있는지가 구체적이고 명확하게 제시되어야 한다. '의학전문대학원으로의 학제 개편' 정책의 경우 이 제도가 한국의 의료체계가 당면하고 있는 의료서비스의 효율성, 질, 접근성 면에서 구체적으로 어떠한 효과를 줄 수 있는지에 대한 체계적인 연구나 명확한 입장이 없었다. 정부가 내세웠던 양질의 의사인력 양성, 기초의학자 육성 등의 주장은 현실과 많은 괴리가 있었고 상당한 비약이었다. 결국 이러한 취약한 논리는 정부가 의학전문대학원을 졸속으로 추진했다는 비판을 받게 된 빌미를 제공하였다.

둘째, 의료인력의 수급조절, 교육 및 훈련, 성과관리 및 노동조건 개선은 의료인력개발 정책 수립 시 동시에 고려되어야 한다. 2009년에 정부는 간호사인력 부족을 메우기 위하여 향후 3년간 간호학과 입학정원을 대폭 확대하기로 결정하였다. 그러나 간호사들의 열악한 근로조건 및 낮은 복지혜택으로 인해 직장복귀를 꺼려하는 경향이 지속되는 한 신규 인력 증가 정책만으로는 그 부족을 메우기에 한계가 있으며 오히려 비참여인력이 늘어 사회적 비용이 초래될 수 있다. 신규 인력을 늘리는 것뿐 아니라 근로조건 등의 개선 등을 통해 기존의 비참여인력을 직장으로 복귀시키는 것을 함께 고려할 필요가 있다.
셋째, 정부의 의료인력개발 정책은 지금보다 더 능동적이고 적극적일 필요가 있다. 보건의료에 영향을 미칠 수 있는 내·외부 환경변화를 미리 예측하고 이에 대응할 수 있는 의료인력개발 계획이나 정책이 생산되어야 한다. 예컨대 인구노령화, 세계화와 같은 거시적인 환경변화, 장기요양보험 제도의 도입, 전문병원 설립 증가 등 의료체계의 변화가 의료인력의 수요와 공급에 어떻게 영향을 미치는지 분석하고 필요한 대응방안들을 미리 논의하고 만들어 내야 한다. 마지막으로 의료인력개발 정책은 다양한 이해관계자가 있다. 주요 이해관계자로는 정부의 보건복지부와 교육부, 대학 등 교육기관, 각 직종별 회원단체나 협회, 학술 및 전문가단체, 의료기관, 환자 및 국민 등이 있다. 의료인력개발과 관련한 계획이 잘 집행되기 위해서는 의제설정, 대안선택, 집행, 평가의 모든 과정에 이들을 참여시켜야 한다. 특히 이 과정에 환자나 시민의 적극적인 참여를 보장해 주는 것이 중요하다. 의료인력개발과 관련된 정책 이슈들은 상당 부분 의료인력들의 각자 이해가 얽혀 있는 경우가 많고 당사자 간

합의가 이루어지지 않는 사안에 대해서는 오랜 기간 정책들이 표류하고 있다. 의료인력개발의 궁극적인 목적은 의료체계 발전에 기여하는 것이다. 따라서 의료체계의 이용자이며 납세자인 환자와 시민의 의사가 무엇보다 우선적으로 반영되어야 한다.

4. 주요 쟁점 및 심화학습 자료

현대 자본주의 국가에서 대부분 직종의 인력수급은 시장원리에 따라 조절된다. 특정 직종의 인력이 과잉공급되면 이는 해당 인력의 교육시장에 영향을 미쳐 신규진입자가 줄어든다. 반대로 과소공급되면 신규진입자가 늘어난다. 의료인력 역시 예외는 아닐 것이다. 이러한 환경에서 의료인력개발 계획 기능의 필요성, 효과, 시장기능과의 관계 등에 대한 원론적인 의문이 제기될 수 있다. 홀은 이와 같은 의문에 답을 하면서 의료인력개발 계획 기능의 실천적 의미를 조명하였다.[40] 미래의 의료인력수요의 영향요인은 인구 및 소득과 같은 다소 자연증가적 속성을 가진 요인뿐만 아니라 의료, 교육, 노동 개혁 등과 같은 제도적 요인까지를 포함한다. 따라서 다양한 추계방법이 제시되고 있지만 정확한 추계는 사실상 불가능하다. 로버프로이드(D. Roberfroid) 등[41]은 의료인력수요 및 공급추계가 갖는 가장 큰 의의는 인력수급의 정확한 추계보다 현재 진행되거나 미래에 닥쳐올 의료인력수급의 새로운 흐름을 규명하는 것이며, 특히 미래의 수급추계뿐만 아니라 예상되는 신의료기술, 사회경제 및 의료제도 변화 등이 의료인력의 수, 분포, 업무내용 및 성과에 미치는 영향을 함께 분석하는 포괄적인 접근법이 필요하다고 주장하였다.

의사인력의 도시 집중 현상은 다수의 선진국들이 오랫동안 겪고 있는

---

40 Hall TL. Why plan human resources for health. Human Resources for Health Development Journal. 1998; 2(2): 77-86.

41 Roberfroid D, Leonard C, Stordeur S. Physician supply forecast: better than peering in a crystal ball? Human Resources for Health. 2009; 7: 10.

문제이며, 지역 간 격차를 줄이기 위한 다양한 정책을 실시해 오고 있다. 최근에는 일차의료의사보다 전문의를 선호하여 이것이 일차의료에 미치는 영향에 대한 논의도 이루어지고 있다. 이와 관련한 내용은 OECD 국가들의 의사인력수급 현황을 분석한 시모엔스(S. Simoens)와 허스트(J. Hurst)[42]의 OECD 의학연구보고서에서 볼 수 있다. 의료제도의 급속한 환경변화는 의료인력 교육제도의 변화를 요구하고 있다. 예컨대 환자중심 의료서비스의 강조로 인해 커뮤니케이션 교육과정이 확대되고 있으며 의료정보기술 및 근거중심 보건의료의 발달로 인해 관련 교과목이 필수 교육과정으로 채택되고 있다. 특히 의료인력들의 평생교육체계 정립에 대한 논의가 활발하다. 예컨대 의무적으로 이행해야 할 보수교육의 시간과 출석율을 높이는 것뿐만 아니라 교육과정의 표준화, 개인별 수행평가제도 도입 등이다. 이와 관련된 내용은 뒤부아 등이 유럽연합 회원국들의 의료인력의 주요 이슈와 관련 정책들을 분석한 보고서에서 볼 수 있다.[43] 의사 관련 특성과 환자의 건강 간 연관성은 많이 알려져 있으나 간호사의 근무조건 등 특성과의 연관성은 상대적으로 덜 알려져 있다. 에이킨(L. H. Aiken) 등은 미국 의료체계 내에서 간호사의 충원 수준과 교육 및 훈련 정도가 환자의 건강과 연관성이 있음을 보여 주었고,[44] 웨스트 등 역시 의료기관 간 치료성과율 차이가 의료인력의 근무환경이나 조건으로 설명될 수 있다고 주장하였다.[45] 전체적으로 간호사 등 의료인력의 충원 수준, 교육 및 훈련 정도, 자율성, 권한위임 등이 의료기관의 최종적인 성과인 환자의 건강에 영향을 미칠 수 있다는 연구 결과들이 많아지고 있다. 우리나라의 경

42 Simoens S, Hurst J. The supply of physicain services in OECD countries. OECD health working papers 21. OECD, 2005.

43 Dubois CA, McKee M. Cross-national comparisons of human resources for health: what can we learn? Health Economics, Policy and Law. 2006; 1(1): 59-78.

44 Aiken LH et al. Hospital nurse staffing and patient mortality, nurse burnout and job satisfaction. Journal of American Medical Association. 2002; 288: 1987-1993; Aiken LH et al. Educational levels of hospital nurses and surgical patient mortality. Journal of the American Medical Association. 2003; 290(12): 1617-1623.

45 West MA, Borrill C, Dawson J. The link between the management of employees and patient mortality in acute hospitals. International Journal of Human Resources Management. 2002; 13(8): 1299-1310.

우 2015년 12월에 국회를 통과한 전공의의 수련환경 개선 및 지위 향상을 위한 법률(전공의법) 당초 원안보다 후퇴되었다. 예컨대 한 병원이 법에서 정한 전공의수련시간을 초과하여 운영하다 적발될 경우 당초 벌칙은 2년 이하의 징역 혹은 1천 만 원이하의 벌금이었으나 수정된 제정안은 '위반 시 500만 원 이하의 과태료'로 대폭 완화되면서 실효성 논란을 일으키고 있다. 그러나 전공의 수련에 정부예산 지원과 독립된 수련환경평가기구 설치 근거가 마련됐다는 점에서 법이 발효되는 2017년 이후 경과를 지켜볼 필요가 있다.

유럽 선진국들은 1970-80년대에 의사인력을 추계한 결과 과잉공급될 것을 우려해 의과대학 학생들의 입학정원을 줄였다. 결국 이 정책은 1990년대에 들어와 의사인력의 부족을 초래하여 개발도상국가의 의사인력들을 채용함에 따라 해당 국가들의 의사인력 부족 악화를 불러일으켰다. 이러한 의사들의 국제적 이동은 유엔과 세계보건기구가 추진하고 있는 새천년개발계획(Millenium Development Goal)을 달성하기 위한 개발도상국의 인력확보에 장애가 되고 있다. 이와 관련된 내용을 2006년도 세계보건기구가 발행한 보고서[46]에서 볼 수 있으며, 회원국들이 참조하도록 국가 단위의 의료인력개발을 위한 전략도 제시하고 있다. 선진국에서도 개발도상국의 의사유출을 막기 위해 다양한 정책적 노력들을 하고 있으며 이러한 시도를 뒤부아 등의 연구[47]에서 다루고 있다.

46 WHO. The world health report 2006: working together for health. 2006.

47 Dubois CA, McKee M. Cross-national comparisons of human resources for health: what can we learn? Health Economics, Policy and Law. 2006; 1(1): 59-78.

참고문헌

- 교육과학기술부. Available from: URL: http://cesi.kedi.re.kr/index.jsp(교육통계서비스 홈페이지).
- 김새롬, 김승섭, 김자영. 한국 전공의들의 근무환경, 건강, 인식된 환자안전: 2014 전공의 근무환경조사. 보건사회연구. 2015; 35(2): 584-607.
- 대한병원협회. 병원신임평가결과보고서. 각 연도.
- 대한의사협회. 전국회원실태조사보고서. 각 연도.
- 덴포라인. '전공의 책정 조사업무' 복지부 반납 추진. 2012. 1. Available from: URL: http://www.denfoline.co.kr/news/articleView.html?idxno=6834.
- 메디파나뉴스. 전문간호사 교육기관, 정원 55%만 충족 교육 위기다. 2011. 5. Available from: URL: http://v.daum.net/link/16314540.
- 박형근. 병원인력확충과 조직변화를 통한 병원서비스 질 향상 방안. 추미애, 곽정숙 의원 주최 보건의료인력법 발의를 위한 워크샵. 2011. 12.
- 보건복지부. 보건복지통계연보. 각 연도.
- 시사메디IN. 간호대학 4년제 일원화… 오는 2017년 마무리될 듯. 2016. 1.
- 오영호. 보건의료개발 기본계획: 정책방향과 과제. 보건복지부와 한국보건사회연구원 주최 보건의료인력개발 기본계획에 대한 공청회. 2006. 5.
- 오영호. 우리나라 전공의 제도의 문제점과 개선방안. 대한산부회지. 2007; 50(12): 1595-1606.
- 오영호 등. 보건의료인력 중장기수급 추계 연구. 한국보건사회연구원, 2010.
- OECD 한국정책센터. 한눈에 보는 OECD 보건지표 2009. 보건복지부, 2009.
- 의협신문. 의계열 부실대학 막아야, 평가인증 법제화 '압박'. 2011. 11.
- 임서영. 병원인력 부족이 환자와 노동자에 미치는 영향 설문 조사 결과. 추미애, 곽정숙 의원 주최 보건의료인력법 발의를 위한 워크샵. 2011. 12.
- 청년의사신문. 의사면허제, 선진국과 차이는 면허갱신 유무. 2010. 3. Available from: URL: http://www.docdocdoc.co.kr/news/newsview.php?newscd=2010032700007.
- 청년의사신문. 한의사 전문의 수련 기회 확대 '모자병원' 도입. 2010. 12. Available from: URL: http://www.docdocdoc.co.kr/news/newsview.php?newscd=2010122400018.
- Aiken LH et al. Hospital nurse staffing and patient mortality, nurse burnout and job satisfaction. Journal of American Medical Association. 2002; 288: 1987-1993.
- Aiken LH et al. Educational levels of hospital nurses and surgical patient mortality. Journal of the American Medical Association. 2003; 290(12): 1617-1623.
- Barger LK, Ayas NT, Cade BE, Cronin JW, Rosner B, Speizer FE et al. Impact of extended-duration shifts on medical errors, adverse events, and attentional failures. PLoS Med. 2006; 3(12): e487.
- Dubois CA, Dussault G. Human resources for health policies: a critical component in health policies. Human Resources for Health, 2003.
- Dubois CA, McKee M. Cross-national comparisons of human resources for health: what can we learn? Health Economics, Policy and Law. 2006; 1(1): 59-78.
- Fülöp T, Roemer MI. International development of health manpower management. WHO, 1982.
- Hall TL. Why plan human resources for health. Human Resources for Health Development Journal. 1998; 2(2): 77-86.
- Hall TL, Mejia A. Health manpower planning: principles, methods, issues. WHO, 1978.
- Lee RI, Jones LW. The fundamentals of good medical care. University of Chicago Press, 1933.
- OECD. Health at a glance 2011: OECD indicators. Available from: URL: http://dx.doi.org/10.1787

/health_glance-2011-en.

- OECD. Health at a glance 2015: OECD Indicators. Available from: URL: http://www.oecd.org/health/health-systems/health-at-a-glance-19991312.htm.
- Roberfroid D, Leonard C, Stordeur S. Physician supply forecast: better than peering in a crystal ball? Human Resources for Health. 2009; 7: 10.
- Simoens S, Hurst J. The supply of physician services in OECD countries. OECD health working papers 21. OECD, 2005.
- West MA, Borrill C, Dawson J. The link between the management of employees and patient mortality in acute hospitals. International Journal of Human Resources Management. 2002; 13(8): 1299-1310.
- WHO. The world health report 2006: working together for health. 2006.
- WHO. Health system performance website. Available from: URL: http://www.who.int/health-systems-performance/sprg/hspa03_resource.pdf.
- Zurn P, Poz MRD, Stilwell B, Adams O. Imbalance in the health workforce. Human Resources for Health. 2004; 2: 13.

3 보건의료지식과 기술

이상일(울산대학교 의과대학 예방의학교실 교수)

학습 목표

☑ 보건의료자원으로서 지식과 기술의 의의를 이해한다.

☑ 보건의료기술의 확산에 영향을 미치는 요인을 이해한다.

☑ 보건의료기술평가의 과정과 활용 분야를 이해한다.

보건의료지식과 기술은 보건의료인력, 시설, 장비 등과 함께 국민의 건강 수준을 향상시키는 데 사용되는 중요한 보건의료자원의 하나이다. 보건의료지식과 기술의 발전은 보건의료체계의 다른 구성 요소들(보건의료자원의 개발, 보건의료자원의 조직화, 보건의료의 제공, 보건의료정책 및 관리, 재정적 지원)과 영향을 서로 주고받고 있다.

보건의료기술의 적절한 이용을 위해서는 어떠한 요인이 이러한 기술의 확산에 영향을 미치는지에 대한 이해가 필요하다. 보건의료기술의 이용에 따른 사회적 편익을 극대화하기 위해서는 보건의료지식과 기술에 대한 적절한 관리가 필요하다. 또한 보건의료기술은 미래 사회의 잠재적인 성장 동력으로서 보건의료 산업의 발전과 밀접한 관련이 있다.

1. 보건의료지식과 기술의 개념

1) 보건의료지식

보건의료지식에는 건강-질병 현상 자체에 관한 지식, 질병의 자연사를 변화시키는 다양한 중재 조치에 관한 지식(질병의 예방, 치료 및 재활에 관한 지식) 등이 있다. 보건의료지식은 인류의 발전 과정에서 경험 또는 과학적 연구를 통하여 축적되어 왔으며, 최근 근거의 중요성이 강조되면서 후자의 비중이 더 크게 부각되고 있다.

보건의료 분야의 연구들을 생의학 연구(biomedical research), 사회의학 연구(socio-medical research)와 보건의료체계 연구(health systems research)로 분류하기도 한다.[1] 사회의학 연구와 보건의료체계 연구를 하나의 범주로 묶어서 보건의료서비스 연구(health services research)라고 부르기도 한다. 개인 또는

1 Kleczkowski BM, Roemer MI, van Der Werff A. National health systems and their reorientation towards health for all. Public health papers, No. 77. WHO, 1984, pp17-19.

집단의 건강 수준을 향상시킬 수 있는 효과적이며 효율적인 방법을 발견하기 위해서는 생의학 연구뿐 아니라 보건의료서비스 연구를 통한 지식의 축적 및 활용이 필수적이다.

2) 보건의료기술

지식을 특정한 목적에 적용하는 것을 기술이라고 한다.[2] 개인 또는 집단의 건강 수준 향상을 위하여 정리된 지식을 실제로 적용한 것(technology in health)을 뜻하는 용어로는 생의학기술(biomedical technology), 의료기술(medical technology), 보건의료기술(healthcare technology), 건강기술(health technology) 등이 있다.

미국 기술평가실(Office of Technology Assessment)은 의료기술을 "의료에서 사용되는 의약품, 의료기기, 내과 및 외과적 의료행위, 그리고 그러한 진료를 제공하는 지원체계"라고 정의하였다.[3] 보건의료기술평가 기관 국제 네트워크(International Network of Agencies for Health Technology Assessment, INAHTA)에서는 보건의료기술을 "건강증진 또는 급성/만성질환을 예방, 진단, 치료하고 재활을 위해 사용하는 중재로서, 보건의료에서 사용하는 의약품과 의료기기, 의료행위, 조직적 체계를 포함하는 것"으로 정의한 바 있다.[4] 세계보건기구는 건강기술을 "건강문제의 해결과 삶의 질 향상을 위해 개발된 의료기기, 의약품, 백신, 의료행위 및 체계의 형태로, 조직화된 지식과 기능을 적용하는 것"이라고 정의하였다.[5]

---

2 Rogers EM. Diffusion of innovations, 4th ed. Free Press, 1995.

3 Office of Technology Assessment. Assessing the efficacy and safety of medical technologies. National Academies Press, 1978.

4 INAHTA. INAHTA health technology assessment glossary. Available from: URL: http://www.inahta.org/HTA/Glossary/#_G.

5 WHO. What is a health technology? Available from: URL: http://www.who.int/health-technology-assessment/about/healthtechnology/en/.

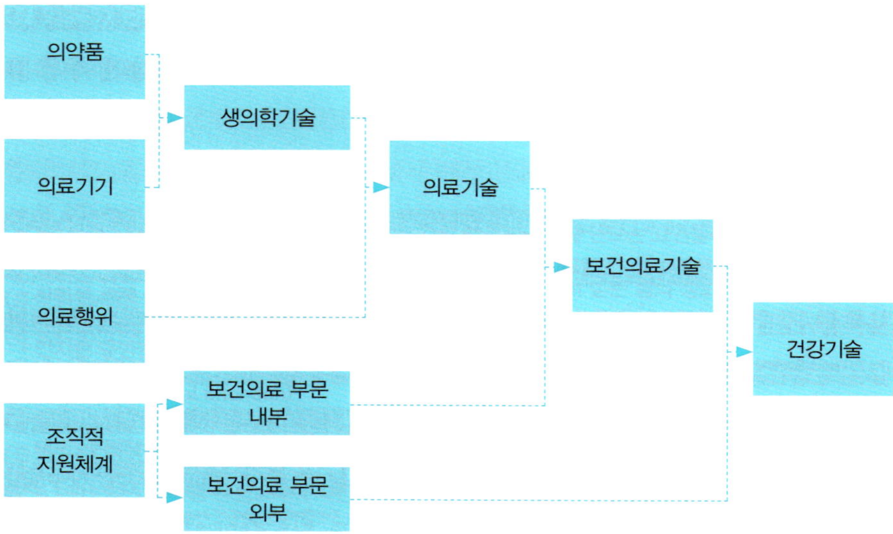

〈그림 2.3-1〉 보건의료분야 관련 기술의 유형과 그 범위

리아로풀루스(L. Liaropoulos)는 기술이 포괄하는 범위를 약품, 기기, 행위와 조직적 지원체계(보건의료 부문 내부 및 외부)로 나누어 유사한 용어들을 따라 〈그림 2.3-1〉과 같이 정리하였다.[6]

한편 우리나라의 보건의료기술 진흥법 제2조 제1항에서는 '보건의료기술'을 "가. 의과학, 치의학, 한의학, 의료공학 및 의료정보학 등에 관련되는 기술, 나. 의약품, 의료기기, 식품, 화장품, 한약 등의 개발 및 성능 향상에 관련되는 기술, 다. 그 밖에 인체의 건강과 생명의 유지, 증진에 필요한 상품 및 서비스와 관련되는 보건의료 관련 기술"로 정의하고 있다. 이러한 정의는 식품, 화장품 등 비의료 부문의 기술까지 포함하고 있어, 리아로풀루스의 분류에 따르면 건강기술과 유사한 것으로 볼 수 있다.

6 Liaropoulos L. Do we need 'care' in technology assessment in health care? Int J Technol Assess Health Care. 1997; 13(1): 125-127.

3) 보건의료기술의 종류

보건의료기술은 기술의 성질, 목적, 성숙 단계와 기술 수준에 따라 아래와 같이 분류할 수 있다.[7,8]

가) 기술의 성질

① 의약품: 항생제, 아스피린, 베타차단제, 스타틴 등
② 생물학적 제제: 백신, 혈액제제, 세포 치료 및 유전자 치료 등
③ 기기, 장비 및 치료 재료: 심장박동조절장치, 전산화단층촬영기, 진단검사키트 등
④ 내과 및 외과적 시술: 정신요법, 영양 상담, 관상동맥성형술, 담낭절제술 등
⑤ 지원 시스템: 전자의무기록, 원격진료 시스템, 의약품 목록, 혈액은행, 임상검사실 등
⑥ 조직 및 관리 시스템: 진료비 지불 제도, 환자의뢰체계, 사례관리사업, 총체적 질 관리 등

단일 범주에 속하지 않고 여러 범주의 성질을 가진 기술을 '다범주 기술(boundary-crossing technology)' 또는 '혼성 기술(hybrid technology)'이라고 한다. 보건의료기술의 성질에 따라, 국가, 지역, 또는 보건의료기관 차원에서의 관리 방법이 달라질 수 있다.

---

7 Goodman CS. HTA 101: introduction to health technology assessment. Available from: URL: http://www.nlm.nih.gov/nichsr/hta101/ta101_c1.html.

8 Cohen AB, Hanft, RS, Encinosa, WE, Spernak, S. Technology in American health care: policy directions for effective evaluation and management. University of Michigan Press, 2004.

나) 기술의 목적

① 예방기술: 질병의 예방
② 조기검진기술: 무증상기에 질병의 조기발견
③ 진단기술: 증상 또는 증후가 있을 때 질병의 진단
④ 치료기술: 질병의 관리
⑤ 재활기술: 질병으로 인한 장애에서의 회복

다) 기술의 성숙 단계

① 미래 기술(future technology): 개념적인 수준에서 앞으로 개발될 것으로 예상되거나 초기 개발 단계에 있는 기술
② 실험적 기술(experimental technology): 시험관실험, 동물실험 또는 다른 모델을 이용한 실험을 하고 있는 기술
③ 조사 중인 기술(investigational technology): 특정한 상태 또는 적응증에 대하여 초기의 임상적 평가를 수행하고 있는 기술
④ 확립된 기술(established technology): 보건의료제공자들이 특정한 상태 또는 적응증의 표준적인 접근법으로 간주하여, 일반적으로 사용하고 있는 기술
⑤ 쇠퇴한 기술(obsolete, outmoded, abandoned technology): 새롭게 개발된 기술에 의하여 대체되는 기술 또는 효과가 없거나 유해한 것으로 밝혀진 기술

의약품 개발을 예로 들면, 의약품 후보 물질 탐색 및 동물실험 단계를 ① 또는 ②로, 제1상 및 제2상 임상시험을 ③으로, 제3상 임상시험 결과에 따라 ③에서 ④로 진입하는 것으로 볼 수 있을 것이다. 신약 개발에 의하여 기존 약품을 사용하지 않게 되거나 제4상 임상시험(시판 후 조사, post-marketing surveillance) 결과에 따라 의약품의 시판 허가를 취소하는 경우가 ⑤에 해당한다.

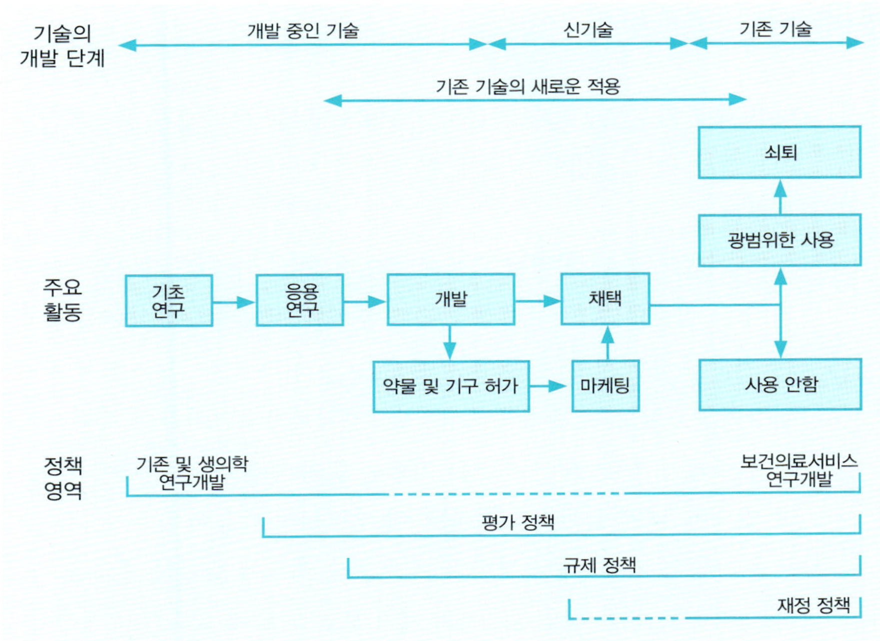

〈그림 2.3-2〉 보건의료기술의 전개 과정

기술의 개발 단계와 이의 채택 여부에 따라, ① 개발 중인 기술(emerging technology), ② 신기술(new technology), ③ 기존 기술(existing technology), ④ 기존 기술의 새로운 적용(new application of an existing technology)으로 구분할 수도 있다. 채택 단계 이전의 기술을 개발 중인 기술, 채택 단계에 있는 기술을 신기술, 일반적으로 사용되는 기술을 기존 기술이라고 한다. 보건의료기술의 개발 단계, 관련 활동 및 정책 영역을 그림으로 표현하면 〈그림 2.3-2〉와 같다.[9]

라) 기술 수준

토머스(L. Thomas)는 보건의료기술을 그 수준에 따라 낮은 수준의 기술(non-technology), 중간 수준의 기술(half-way technology)과 높은 수준의 기술(high

9 Office of Technology Assessment. Strategies for medical technology assessment. Congress of the United States Office of Technology Assessment, 1982, p8.

technology)로 구분하였다.[10]

① 낮은 수준의 기술: 말기 암환자나 임종을 앞둔 환자에게 적용되는 지지요법과 같이 질병의 경과에 별 영향을 미치지 못하는 기술이 이에 속한다.

② 중간 수준의 기술: 질병의 경과에 개입을 하는 기술로, 사망을 지연시킬 수는 있으나 원래 가지고 있었던 문제를 치료하거나 제거할 수 없는 기술로 추가적 기술(add-on technology)이라고도 한다. 혈액 투석, 심장박동조절장치, 관상동맥성형술, 엉덩이관절전치환술 등이 이러한 범주에 속한다. 중간 수준의 기술은 고가의 장비 및 인력에 의존하고 있으며, 대개 입원 진료를 통하여 제공되어 비용이 많이 든다.

③ 높은 수준의 기술: 해당 질병의 예방 또는 치료에 명확한 편익을 제공하는 기술로, 많은 감염성질환의 예방 또는 치료에 효과적인 백신이나 항생제 등을 예로 들 수 있다. 높은 수준의 기술은 질병을 예방하거나 치료함으로써 이러한 질병들로 인하여 미래에 발생할 가능성이 있는 보건의료비를 줄일 수 있다. 높은 수준의 기술을 개발하기 위해서는 집중적인 기초연구가 필요하다. 이러한 연구들을 통하여 높은 수준의 기술을 성공적으로 개발하면 보건의료제공에서 중간 수준의 기술에 대한 의존을 줄일 수 있게 되어 보건의료비를 절감할 수도 있다.

기술의 성숙도에 따른 질병 치료 비용과 상대적 유병 기간과의 관계를 그림으로 표현하면 〈그림 2.3-3〉과 같다.[11] 낮은 수준의 기술은 질병의 치료 비용이 증가하지만 상대적 유병 기간에는 변화가 없고, 중간 수준의 기술은 치료 비용이 증가하면서 상대적 유병 기간이 동시에 증가하지만, 기술이 성

10 Thomas L. The youngest science: notes of a medicine-watcher. Penguin Books, 1983.

11 Pardes H, Manton KG, Lander ES, Tolley HD, Ullian AD, Palmer H. Effects of medical research on health care and the economy. Science. 1999; 283(5398): 36-37.

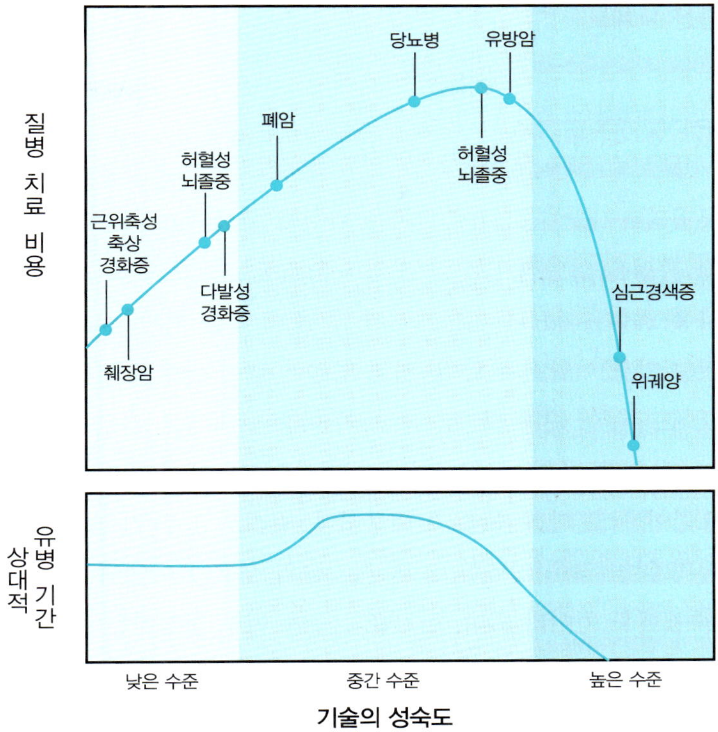

〈그림 2.3-3〉 보건의료기술의 성숙과 질병 치료 비용 및 상대적 유병 기간

숙도가 높아져 높은 수준의 기술로 발전하게 되면 비용이 감소하면서 상대적 유병 기간도 감소하게 된다고 한다. 보건의료제공에 사용되는 대부분의 기술이 낮은 수준 또는 중간 수준의 단계에 머무르고 있어 보건의료비 증가 요인으로 작용하고 있다.

2. 보건의료기술의 확산

보건의료기술은 〈그림 2.3-4〉에 제시한 바와 같이 기초연구, 응용연구와 목표 지향형 개발의 단계를 거쳐서 기술의 혁신성이 있다고 판단되면 개발 단

계에서 확산 단계로 진입하게 된다.[12]

1) 보건의료기술의 확산 과정

개발된 보건의료기술이 사회에 퍼지는 과정을 확산(diffusion)이라고 한다. 기술의 확산 과정은 일반적으로 ① 도입(introduction), ② 수용(adoption), ③ 광범위한 사용(widespread use, maturation), ④ 소멸 혹은 쇠퇴(obsolescence)의 단계를 거치는 것으로 알려져 있다. 시험 또는 실험이 완료된 이후의 과정을 크게 두 단계로 나누어 수용 단계(①과 ②)와 이용 단계(③과 ④)로 구분하기도 한다. 이렇게 수용과 이용을 구분하는 이유는 신기술의 수용과 이용에 영향을 미치는 요인이 서로 다를 수 있기 때문이다. 일례로 일부 기술은 수용된 이후에 이용되지 않는 경우도 있다. 또한 신기술의 수용과 이용에 대한 의사결정의 판단 주체에도 차이가 있다. 신기술의 수용 여부 결정에는 여러 집단이 관여하지만, 이용에 대한 의사결정은 대부분 의사에 의존하고 있다.

혁신의 확산 곡선은 일반적으로 〈그림 2.3-5〉와 같은 S자 모양으로 나타난다.[13] 우리나라에서도 신약 이용, CT 도입 등에서 이와 비슷한 현상이 관찰된 바 있다.[14,15] 혁신의 확산 과정에서 혁신의 수용 시점에 따라 신기술의 수용자들을 혁신적 수용자(innovator), 조기 수용자(early adopter), 전기 다수 수용자(early majority), 후기 다수 수용자(late majority)와 지각 수용자(laggard)로 구분하기도 한다.

---

12 Office of Technology Assessment. Development of medical technology: opportunities for assessment. US Government Printing Office, 1976.

13 Luce BR. Medical technology and its assessment. In: SJ Williams, PR Torrens (ed.). Introduction to health services, 4th ed. Delmar Publisher Inc, 1993, pp245-268.

14 최상은. 신약 이용의 확산에 대한 연구. 서울대학교 박사 학위 논문. 2004.

15 윤석준, 김선민, 강철환, 김창엽, 신영수. 우리나라 전산화단층촬영기의 도입에 영향을 미치는 요인에 관한 연구. 예방의학회지. 1997; 30(1): 195-207.

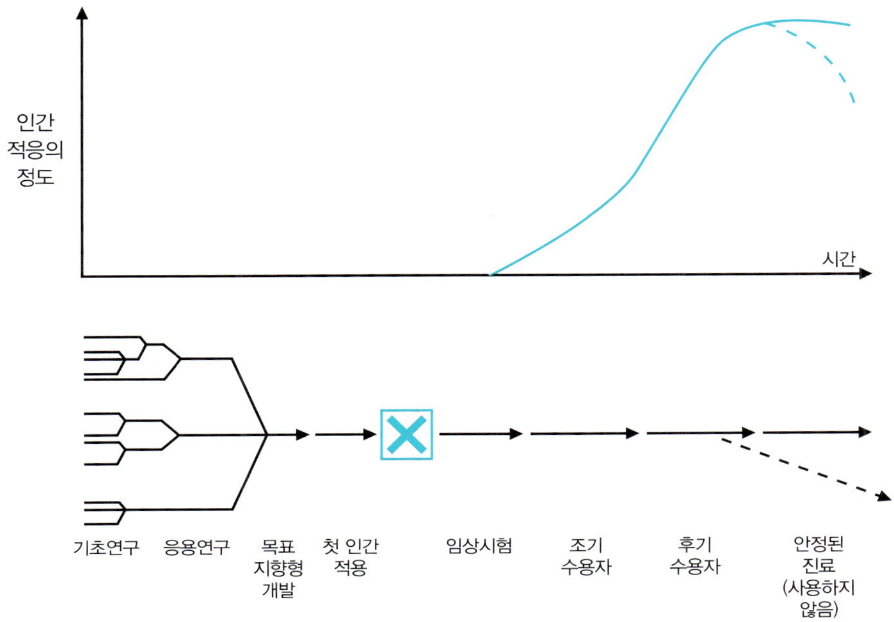

〈그림 2.3-4〉 보건의료기술의 개발 및 확산 과정

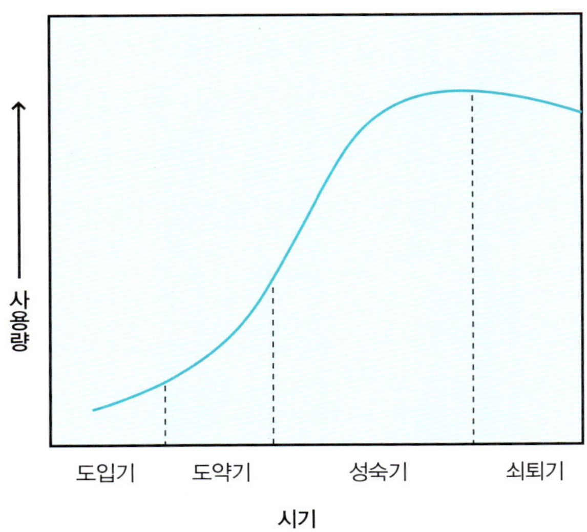

〈그림 2.3-5〉 혁신의 확산 곡선

2) 보건의료기술의 수용

반타(H. D. Banta)와 루스(B. R. Luce)는 보건의료기술의 수용에 영향을 미치는 요인들을 보건의료기술 요인, 수용자요인 및 환경요인으로 구분하였다.[16]

가) 보건의료기술 요인

보건의료기술의 수용에 영향을 미치는 가장 기본적인 기술적 특성으로 기술의 효능과 안전성을 들 수 있다. 이 외에도 기존 방법에 대한 상대적인 이점, 수용자 가치와의 양립 가능성, 이해 및 사용의 복잡성, 검증 가능성, 결과의 가시성 등이 수용 속도에 영향을 미치는 것으로 알려져 있다.

나) 수용자요인

보건의료기술의 수용자는 의료제공자 개인 또는 기관으로 구분할 수 있다. 보건의료기술의 수용에 영향을 미치는 의사의 개인적 특성과 관련하여 높은 수준의 수련을 받은 의사, 고위 수준에서 의료계에 참여하는 의사, 병원에 근무하는 의사 등이 새로운 기술을 쉽게 받아들이는 것으로 알려져 있다. 기관 특성으로는 대형 의료기관이나 전문가들이 많이 근무하는 대학병원이 다른 기관에 비하여 새로운 기술 도입에 더 적극적인 것으로 알려져 있다. 대형 의료기관들은 기관 내부에 위원회를 설치하여 새로운 기술의 도입 여부를 심의하기도 한다.

다) 환경요인

보건의료기술의 수용에 영향을 미치는 외부 환경요인으로는 시장 진입의 허가에 대한 규제, 진료비 지불 제도, 특허 정책, 연구개발 투자에 대한 조세 정책, 의료제공자 사이의 경쟁 등이 있다. 대부분의 국가에서 보건의료기술의

16 Banta HD, Luce BR. Health care technology and its assessment: an international perspective. Oxford University Press, 1993.

시장 진입 조건으로 효능과 안전성을 요구하고 있으며, 최근에는 비용-효과를 추가로 고려하는 나라들이 증가하는 추세이다. 또한 일부 국가에서는 재정적 영향이 클 것으로 예상되는 신기술의 도입에 대해서는 사전 심의를 거쳐 허가를 받도록 규제하기도 한다. 행위별 수가제와 같이 의료제공자가 재정적 위험을 공유하지 않는 진료비 지불 제도는 다른 진료비 지불 제도에 비하여 신기술의 수용을 촉진하는 경향이 있으며, 진료비의 본인부담률이 낮을수록 새로운 의료기술의 도입에 대한 환자의 요구가 큰 것으로 알려져 있다.

3) 보건의료기술의 이용

보건의료기술의 이용의 목적은 개인의 건강증진 및 회복이며, 이상적으로는 이 과정에서 환자의 선택을 존중하여야 한다. 그러나 이러한 가치가 사회적 수준에서의 자원의 합리적 배분이라는 가치와 상충될 수도 있다.

보건의료기술의 이용에서 나타나는 또 다른 문제로 기술 이용의 지역 간 변이가 있다. 입원율, 수술률, 검사 시행률 등과 같은 기술 이용률이, 성과 연령을 보정한 이후에도 국가 간 또는 지역 간에 크게 차이가 나타나고 있다.[17] 이러한 현상은 보건의료기술이 적절하게 이용되지 못하고 있음을 시사한다. 보건의료기술의 이용에 영향을 미치는 몇 가지 요인을 간략하게 살펴보면 다음과 같다.

가) 의료인력의 교육 및 수련

보건의료기술의 발달에 따라 의료인력의 전문화(specialization)가 촉진되고 있으며, 의료인력의 전문화는 보건의료기술의 이용을 증가시키는 요인으로 작용하고 있다. 의사인력의 경우 전문의, 분과 전문의 등으로 세부 전문화(sub-specialization)가 빠르게 진행되고 있으며, 이러한 전문화 경향은 간호사, 의료

17 Eisenberg JM. Doctors' decisions and the cost of medical care. Health Administration Press, 1986.

기사 등에서도 나타나고 있다.

의사는 의료인력 중 보건의료기술의 사용에 가장 큰 영향력을 미치고 있다. 임상적 불확실성이라는 환자진료의 특성 때문에 의사들이 보건의료기술에 의존하는 경향이 나타나게 된다. 의사들은 병원에서 수련을 받을 때 사용했던 의료기술을, 환자에게 필요하다면 비용과 편익을 고려하지 않고 사용하려고 하는 경향이 있다. 이를 기술 강박증(technological imperatives)이라고 하며,[18] 이러한 요인도 첨단 의료기술의 급속한 확산에 상당한 영향을 미치고 있다.

나) 보건의료제공 기관의 조직화

보건의료기술의 발달로 인하여 보건의료제공 기관의 규모가 커지고 복잡성이 증가하게 되었다. 대규모 자본 투자가 필요한 보건의료기술의 경우, 국가 주도형 보건의료체계하에서는 지역별로 배치하게 되며, 민간 주도형 보건의료체계에서는 구매 능력을 가진 일정 규모 이상의 의료기관에 국한된다.

병원은 의원급 의료기관에 비하여 상대적으로 더 중한 환자의 진료를 담당하게 되며, 보건의료기술의 확산에 중심적 역할을 하고 있다. 또한 전술한 바와 같이 대형 의료기관들이 의료인력의 교육 및 전문 인력의 수련 과정에 차지하는 비중이 크다는 점도 보건의료기술의 이용을 증가시키는 요인으로 작용하고 있다.

다) 의료 분쟁의 증가

진료 과정 중에 발생할 수 있는 의료사고에 대한 법적인 책임을 둘러싼 의료 분쟁이 증가하고 있으며, 이에 따라 의료제공자들의 방어진료(defensive medicine) 경향이 나타나고 있다. 방어진료는 '환자의 건강을 보장하기 위한 것이 아니라 의료과오(malpractice)의 책임에 대비한 안전판으로서 수행하는 진단 또는 치료 조치'를 뜻한다.[19]

---

18 Fuchs VR. Who shall live? Health, economics and social choice. Basic Books, 1974.

19 Wikipedia. Defensive medicine. Available from: URL: http://en.wikipedia.org/wiki/Defensive_

방어진료는 보증 행위(assurance behavior) 또는 회피 행위(avoidance behavior)로 분류할 수 있다. 보증 행위는 위해사건을 줄이기 위하여, 환자의 의료과오 소송 제기를 억제하기 위하여, 또는 표준적 진료를 수행하였다는 기록을 남기기 위하여 불요불급한 추가적 서비스를 제공하는 것을 말한다. 회피 행위는 의료제공자들이 고위험 시술 또는 환경에 참여하지 않는 것을 말한다. 이 중 보증 행위가 보건의료기술의 이용 증가와 관련이 있다.

라) 진료비 지불 제도

진료비 지불 제도는 의료제공자와 환자의 행태를 통하여 보건의료기술의 이용에 큰 영향을 미치고 있다. 진료비 보상 수준이 원가 이상이면서 행위별 수가제와 같이 의료제공자에게 기술 이용에 대한 유인을 제공하는 경우 기술 이용을 촉진하게 되며, 반대의 경우에는 기술 이용을 억제하게 된다.

마) 업계의 판촉 활동

의사들이 최신의 전문적 정보를 접할 시간이 부족하고, 전문적 문헌들을 비판적으로 검토하는 훈련을 받을 기회가 적은 까닭에 제약회사 판촉 사원이 제공하는 정보가 처방에 영향을 미치는 것으로 알려져 있다. 우리나라에서 최근 수행된 조사에서도, 의사들의 처방 행태에 영향을 미치는 주요 요인이 제약회사 직원의 판촉 활동, 학회의 학술대회, 세미나, 환자의 요구 등인 것으로 나타났다.[20]

제약회사의 판촉 활동은 무료 샘플 제공, 선물 증정, 학술 행사의 재정적 지원, 학술 행사장 전시, 학술지 광고 등이 있으며, 임상시험 연구비 지원을 통하여 자사 제품의 효능 및 안전성에 대한 근거를 확보하기 위한 노력을 하기도 한다. 의료기기의 경우 개별 의료제공자보다는 기관을 중심으로 판촉 활

medicine.

20 김동숙, 김수경, 장선미, 박춘선, 장성재, 이병란 등. 약제급여 적정성평가 개선방안 연구-처방지표를 중심으로. 건강보험심사평가원, 2009.

동이 이루어지는 경향이 있다.

판촉 활동의 결과는 의료제공자가 환자의 대리인으로서 환자의 최선의 이익을 위하여 행동하여야 한다는 전문직의 윤리와 마찰을 빚을 가능성이 있으므로 신중한 대처가 필요하다.

보건의료 분야가 미래 성장이 유망한 분야의 하나로 인식됨에 따라, 보건의료 산업의 중요성이 부각되고 있으며 보건의료 산업계의 사회적 영향력이 과거에 비하여 증가하고 있다.

바) 국민들의 보건의료기술에 대한 태도

일반 국민들 사이에 최신 기술의 적용과 양질의 진료를 동일시하는 경향이 있다. 효능, 효과, 안전성 등이 아직 검증되지 않은 새로운 보건의료기술이 언론을 통하여 국민에게 알려짐으로써 새로운 기술에 대한 일반인들의 비현실적인 기대를 조장하기도 한다. 이러한 현상의 영향으로 신기술에 대한 환자의 요구가 증가하게 되어, 특정한 기술의 확산 속도가 가속화될 수도 있다. 소비자에 대한 직접 광고도 이와 비슷한 영향을 미칠 것으로 보인다.

일반 국민에 대한 보건의료기술 정보의 제공은 정보에 바탕을 둔 선택(informed choice)의 활성화라는 긍정적인 측면이 있으나, 정보에 대한 정확한 이해의 어려움, 생산자에게 유리한 정보의 선별적 제공 등의 부작용이 있을 수 있다는 점을 반드시 고려하여야 한다. 이에 따라 일부 보건의료기술에 대한 소비자 직접 광고를 법적으로 제한하는 경우도 있다.

사) 보건의료기술 관련 정책

보건의료기술의 허가, 급여 등재, 가격 결정 등의 보건의료기술 관련 정책도 보건의료기술의 이용에 큰 영향을 미칠 수 있다. 일례로 우리나라의 신약을 대상으로 한 최상은의 연구 결과에 따르면, 의약분업으로 신약의 도입이 빨라졌으며 건강보험요양급여 기준이 신약의 확산을 억제하는 규제 도구로 강력

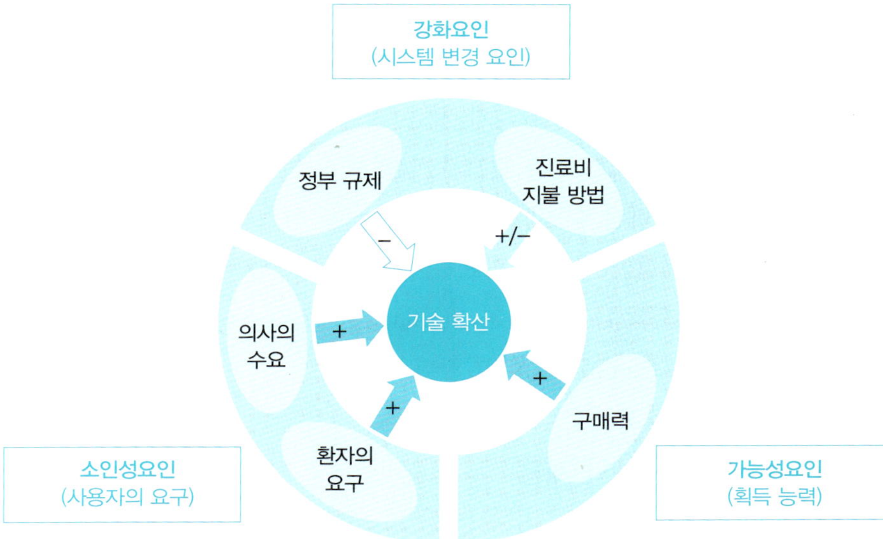

〈그림 2.3-6〉 보건의료기술 확산의 결정요인

하게 작용하는 것으로 나타났다.[21]

앞에서 논의한 보건의료기술의 수용 및 이용에 영향을 미치는 요인들을 오(E. H. Oh) 등은 소인성요인, 가능성요인과 강화요인으로 분류하였다(그림 2.3-6).[22] 소인성요인에 속하는 의사의 수요와 환자의 요구, 가능성요인인 구매력은 보건의료기술의 확산을 촉진하고, 강화요인 중 정부 규제는 확산을 억제하며, 진료비 지불 방법이 확산에 미치는 영향은 상황에 따라 다르게 나타난다고 하였다.

21 최상은. 신약 이용의 확산에 대한 연구. 서울대학교 박사 학위 논문. 2004.

22 Oh EH, Imanaka Y, Evans E. Determinants of the diffusion of computed tomography and magnetic resonance imaging. Int J Technol Assess Health Care. 2005; 21(1): 73-80.

3. 보건의료기술에 대한 평가 및 관리

보건의료기술의 이용에 있어 효과가 없는 기술이나 해로운 기술이 널리 이용되기도 하고, 비용-효과적인 것으로 알려져 있는 기술이 충분히 이용되지 못하는 문제가 나타날 수 있다. 이러한 문제를 최소화하기 위해서는 보건의료기술에 대한 적절한 관리가 필요하다. 이러한 활동을 보건의료기술평가(health technology assessment, healthcare technology assessment) 또는 의료기술평가(medical technology assessment)라고 한다.

1) 보건의료기술평가의 개념

반타와 루스는 기술평가(technology assessment)를 "기술 적용으로 인한 단기적 및 장기적인 사회적 결과(예: 사회적·경제적·윤리적·법적 측면)를 검토하는 정책 연구의 한 형태"로 정의하였다.[23] INAHTA는 "보건의료기술의 성질, 효과 및 영향을 체계적으로 평가하는 것"으로 정의하였고, 기술이 의도한 직접적인 결과뿐 아니라 의도하지 않았던 간접적인 결과도 평가의 대상에 포함시켜야 한다고 하였다.[24]

보건의료기술평가의 주 목적은 보건의료 분야에서 기술과 관련된 의사결정에 정보를 제공하는 것이다. 보건의료기술평가는 다양한 분야에서 나온 명시적인 분석 틀을 사용하며, 여러 학문 분야가 참여하여 평가를 수행한다.

보건의료기술평가는 보건의료정책 결정과 불가분의 관계이다. 정책적인 질문이 보건의료기술평가의 질문 형태로 구체화되고, 이에 대한 평가를 수행하여 결과를 도출하면, 이에 근거하여 정책 결정을 할 수 있다(그림 2.3-7).[25]

---

23 Banta HD, Luce BR. Health care technology and its assessment: an international perspective. Oxford University Press, 1993.

24 INAHTA. INAHTA health technology assessment glossary. Available from: URL: http://www.inahta.org/HTA/Glossary/#_G.

25 Garrido MV, Kristensen FB, Nielsen CP, Busse R. Health technology assessment and health policy-making in Europe: current status, challenges, and potential. WHO Regional Office for

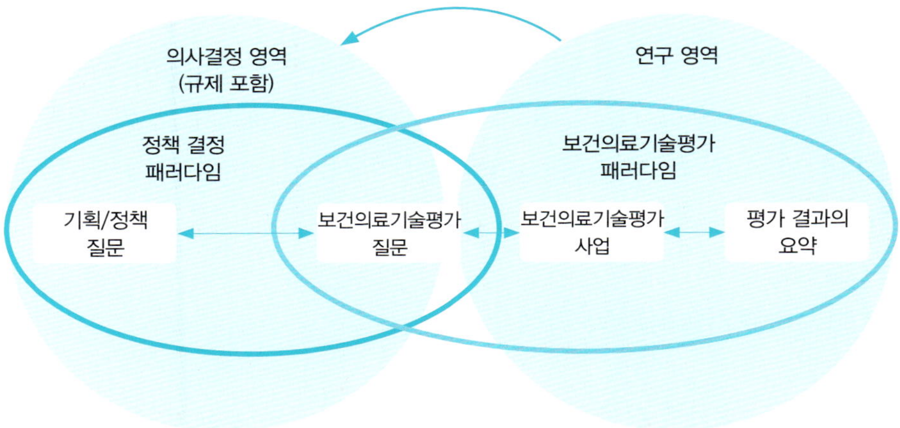

〈그림 2.3-7〉 보건의료기술평가와 정책 결정의 관계

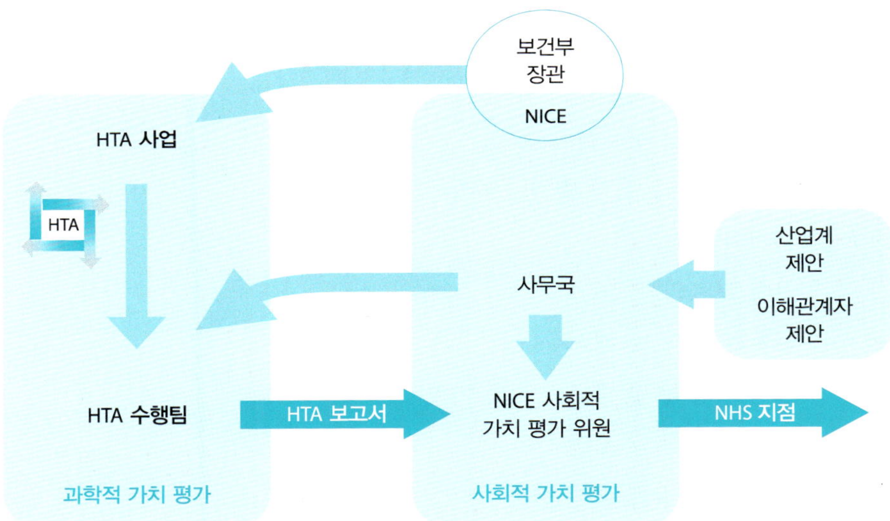

〈그림 2.3-8〉 과학적 가치 평가와 사회적 가치 평가의 관계(영국)

보건의료기술평가에서 의사결정에 필요한 근거를 생성하는 단계와 근거를 이용하여 의사결정을 하는 단계를 '과학적 가치 평가(assessment)'와 '사

Europe, 2008. p33.

회적 가치 평가(appraisal)'로 구분하기도 한다. 영국의 예를 들면, 대학교 또는 연구소, 관련 회사 등이 과학적 가치 평가를 수행하여 보고서를 NICE(National Institute for Health and Clinical Excellence)에 제출하면, NICE가 그 보고서를 바탕으로 NHS(National Health Service)에 해당 기술을 권고할지 여부를 판단하는 사회적 가치 평가를 하고 있다(그림 2.3-8).[26]

2) 보건의료기술평가의 과정

보건의료기술평가의 범위, 방법의 선택, 상세함의 수준 등에 따라 차이가 있지만, 대부분의 보건의료기술평가 활동에는 다음과 같은 기본적인 과정이 포함되어 있다.[27]

① 평가 주제의 발견
② 평가 문제의 구체화
③ 평가 대상(locus)의 결정
④ 근거의 검색
⑤ 일차 자료의 수집
⑥ 근거의 평가 및 해석
⑦ 근거의 통합 및 종합
⑧ 평가 결과 및 권고안 만들기
⑨ 평가 결과 및 권고안 전파
⑩ 영향의 모니터링

반타와 루스는 이를 발견(identification), 검증(testing), 종합(synthesis) 및

26 Walley T. Health technology assessment in England: assessment and appraisal. MJA. 2007; 187(5): 283-285.

27 Goodman CS. HTA 101: introduction to health technology assessment. Available from: URL: https://www.nlm.nih.gov/nichsr/hta101/ta10104.html.

전파(dissemination)의 네 단계로 요약하였다.[28]

3) 보건의료기술평가의 유형

보건의료기술평가를 대상이 되는 기술에 따라 몇 가지 유형으로 분류할 수 있다.

가) 전향적 평가

기술 개발 이전 단계에 있는 미래 기술 또는 실험 단계에 있는 실험적 기술을 평가하는 것을 전향적 평가(prospective assessment)라고 한다. 특정 기술의 개발에 대한 투자 가치를 평가하는 것이나, 향후 안전성, 비용 등의 측면에서 큰 영향을 미칠 것으로 예상되는 보건의료기술을 도입하기 이전에 평가하여 기획 담당자 또는 정책 결정자에게 주의를 환기시키는 수평선 검색(horizon scanning) 또는 조기경보 시스템(early warning system) 등이 이에 속한다.

나) 효능 및 안전성 평가

일반적으로 기술의 초기 단계에서 효능 및 안전성에 대한 평가가 이루어지고 있다. 우리나라에서는 의약품과 치료 재료에 대해서는 식품의약품안전처가, 보건의료기술의 효능 및 안전성의 인정에 대해서는 신의료기술평가위원회가 공식적인 판단을 하고 있다.

다) 비용-효과성 평가

최근 보건의료비용이 급속하게 증가함에 따라 비용-효과성 평가에 대한 사회적 요구가 증가하고 있다. 비용-효과성 평가는 기술 이용의 효율성을 평가하는 것으로 경제성 평가(economic evaluation)라고도 한다. 이러한 비용-효과성

---

28 Banta HD, Luce BR. Health care technology and its assessment: an international perspective. Oxford University Press, 1993.

〈표 2.3-1〉 보건의료기술의 허가 및 보험급여 결정에 관련된 조직

결정 사항 (주요 고려 요소)	의약품	치료 재료	의료행위
허가 (효능, 안전성 등)	식품의약품안전처	식품의약품안전처	신의료기술평가위원회
보험급여 (비용-효과 등)	건강보험심사평가원 약제급여평가위원회	건강보험심사평가원 치료재료전문평가위원회	건강보험심사평가원 행위전문평가위원회
	건강보험정책심의위원회 → 보건복지부장관		

평가는 기술이 광범위하게 확산되기 이전에 수행하는 것이 바람직하다.

최근 전 세계적으로 정부 또는 보험자가 보건의료기술의 시장 진입 또는 보험급여에서 비용-효과성을 입증하는 자료를 요구하는 경향이 증가하고 있다. 산업계에서는 이를 효능, 안전성, 품질이라는 진입 장벽에 추가된 또 하나의 장벽이라는 의미에서 '네 번째 장애물(4th hurdle)'이라고 부르고 있다.[29]

과거에 우리나라의 건강보험에서는 허가된 모든 의약품에 대하여 급여와 비급여 여부를 결정하는 자동 등재 방식(negative listing)을 사용해 왔으나, 2006년 12월부터는 의약품 등재 방식을 변경하여 등재를 신청한 의약품만을 대상으로 급여 여부를 결정하고, 그 외 모든 의약품은 비급여로 하는 선별 등재(positive listing) 방식으로 변경하였다. 건강보험심사평가원의 약제급여평가위원회가 이 역할을 담당하고 있으며, 제약회사로 하여금 급여 여부의 판단 및 가격 결정에 해당 약제의 비용-효과성을 입증하는 자료를 제출하도록 하고 있다.

라) 확산 이후의 평가

보건의료기술이 확산되어 광범위하게 이용되는 이후에도 평가가 필요할 수

29 Paul JE, Trueman P. "Fourth hurdle reviews", NICE, and database applications. Pharmacoepidemiology Drug Safety. 2001; 10: 429-438.

있다. 일부 기술의 경우 개발 및 수용 단계에서는 부작용이 알려지지 않았으나, 시판 후에 부작용이 발견되는 경우도 있다. 생산 기술의 발전 또는 생산량의 증가에 따라 기술의 비용이 감소하는 경향이 나타나기도 한다. 의약품의 부작용 모니터링을 위한 시판 후 조사나 우리나라의 기등재 의약품 목록 정비 사업은 이러한 유형의 평가로 볼 수 있다.

우리나라 보건의료기술의 허가 및 보험급여 결정에 관련된 조직들을 간략하게 요약하면 〈표 2.3-1〉과 같다.

4) 보건의료기술평가 관련 용어의 비교

가) 비교효과연구

최근 미국에서 비교효과연구(Comparative Effectiveness Research, CER)라는 용어가 활발하게 사용되고 있다. 비교효과연구는 "어떠한 임상적 상태의 예방, 진단, 치료 및 모니터링 또는 의료제공의 개선을 위하여 다른 방법과 편익 및 위해를 비교하는 근거를 생성하거나 종합하는 것"으로 정의한다.[30] 비교효과연구의 목적은 소비자, 보건의료제공자 및 구매자, 정책 결정자들이 근거를 가지고 개인적 수준과 집단적 수준에서 보건의료를 개선하는 의사결정을 할 수 있도록 하는 것이다.

이러한 정의에 나타난 바와 같이 비교효과연구는 보건의료기술평가와 크게 다르지 않은 개념으로, 규제적 성격을 보이는 보건의료기술평가라는 용어를 기피하는 미국인들의 성향이 반영된 것으로 볼 수 있다. 찰키두(K. Chalkidou) 등은 비교효과연구를 보건의료기술평가의 미국식 표현이라고 지적한 바 있다.[31]

---

30 Sox HC, Greenfield S. Comparative effectiveness research: a report from the Institute of Medicine. Ann Intern Med. 2009; 151(3): 203-205.

31 Chalkidou K, Tunis S, Lopert R, Rochaix L, Sawicki PT, Nasser M et al. Comparative effectiveness research and evidence-based health policy: experience from four countries. Milbank Q. 2009; 87(2): 339-367.

나) 근거중심의학

보건의료기술평가는 근거에 입각한 접근법(evidence-based approach)을 사용하고 있다는 점에서 근거중심의학(evidence-based medicine)과 유사한 점이 있다. 그러나 근거중심의학에서는 환자와 의사의 개별적 의사결정에 관한 문제를 다루고 있으며, 보건의료기술평가에서는 급여 여부의 결정, 상환 가격의 결정 등과 같은 집단적인 의사결정의 문제를 다루고 있다는 점에서 차이가 있다.

다) 임상진료지침

최근 근거에 입각한 임상진료지침 개발의 중요성이 강조되고 있다. 근거에 입각한 접근법을 주로 사용한다는 점에서 보건의료기술평가와 근거에 입각한 임상진료지침은 공통점을 가지고 있다. 보건의료기술평가는 특정한 기술 또는 시술을 다루고 있으며, 급여 여부의 결정을 주요 목적으로 하고 있다. 반면에 임상진료지침도 그러한 기술 또는 시술을 다룰 수 있으나, 임상진료지침은 기술 자체보다는 임상적 상태나 질병의 관리에 초점을 맞추고 있으며 환자 또는 의료제공자의 의사결정에 도움을 주는 것을 목적으로 하고 있다는 점에서 차이가 있다.[32]

루스(B. R. Luce) 등은 근거중심의학, 보건의료기술평가와 비교효과연구의 개념을 근거의 생성, 근거의 통합 및 의사결정이라는 하나의 축과 효능, 효과 및 가치라는 다른 축을 이용하여 〈그림 2.3-9〉와 같이 정리하였다.[33]

---

32 Retting RA. Health care in transition: technology assessment in the private sector. RAND, 1997.

33 Luce BR, Drummond M, Jönsson B, Neumann PJ, Schwartz JS, Siebert U et al. EBM, HTA, and CER: clearing the confusion. Milbank Q. 2010; 88(2): 256-276.

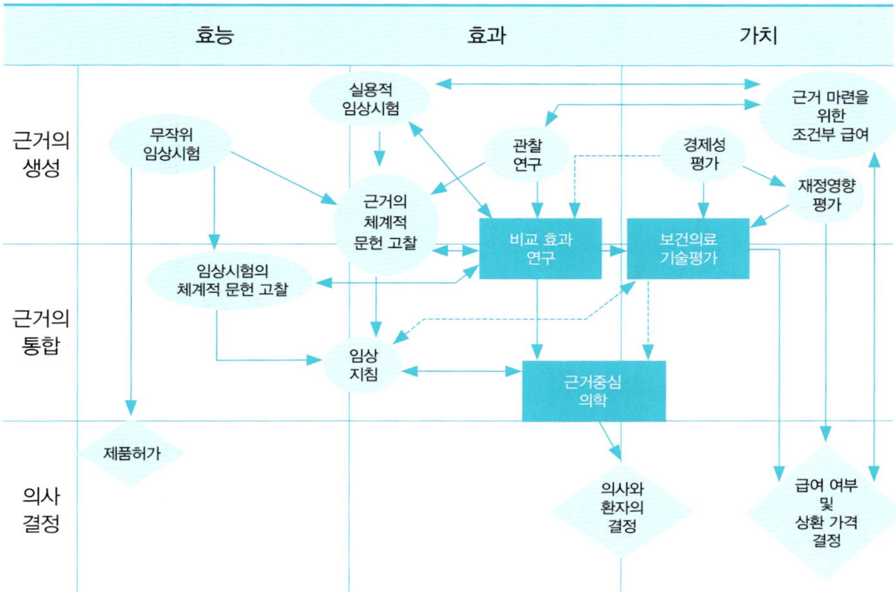

〈그림 2.3-9〉 보건의료기술평가, 근거중심의학과 비교효과연구의 관계

참고문헌

- 김동숙, 김수경, 장선미, 박춘선, 장성재, 이병란 등. 약제급여 적정성평가 개선방안 연구–처방지표를 중심으로. 건강보험심사평가원, 2009.
- 윤석준, 김선민, 강철환, 김창엽, 신영수. 우리나라 전산화단층촬영기의 도입에 영향을 미치는 요인에 관한 연구. 예방의학회지. 1997; 30(1): 195–207.
- 최상은. 신약 이용의 확산에 대한 연구. 서울대학교 박사 학위 논문. 2004.
- Banta HD, Luce BR. Health care technology and its assessment: an international perspective. Oxford University Press, 1993.
- Chalkidou K, Tunis S, Lopert R, Rochaix L, Sawicki PT, Nasser M et al. Comparative effectiveness research and evidence–based health policy: experience from four countries. Milbank Q. 2009; 87(2): 339–367.
- Cohen AB, Hanft RS, Encinosa WE, Spernak S. Technology in American health care: policy directions for effective evaluation and management. University of Michigan Press, 2004.
- Eisenberg JM. Doctors' decisions and the cost of medical care. Health Administration Press, 1986.
- Fuchs VR. Who shall live? Health, economics and social choice. Basic Books, 1974.
- Garrido MV, Kristensen FB, Nielsen CP, Busse R. Health technology assessment and health policy–making in Europe: current status, challenges, and potential. WHO Regional Office for Europe, 2008, p33.
- Goodman CS. HTA 101: introduction to health technology assessment. Available from: URL: http://www.nlm.nih.gov/nichsr/hta101/ta101_c1.html.
- INAHTA. INAHTA health technology assessment glossary. Available from: URL: http://www.inahta.org/HTA/Glossary/#_G.
- Kleczkowski BM, Roemer MI, van der Werff A. National health systems and their reorientation towards health for all. Public health papers, No. 77. WHO, 1984, pp17–19.
- Liaropoulos L. Do we need 'care' in technology assessment in health care? Int J Technol Assess Health Care. 1997; 13(1): 125–127.
- Luce BR. Medical technology and its assessment. In: SJ Williams, PR Torrens (ed.). Introduction to health services, 4th ed. Delmar Publisher Inc, 1993, pp245–268.
- Luce BR, Drummond M, Jönsson B, Neumann PJ, Schwartz JS, Siebert U et al. EBM, HTA, and CER: clearing the confusion. Milbank Q. 2010; 88(2): 256–276.
- Office of Technology Assessment. Development of medical technology: opportunities for assessment. US Government Printing Office, 1976.
- Office of Technology Assessment. Assessing the efficacy and safety of medical technologies. National Academy Press, 1978.
- Office of Technology Assessment. Strategies for medical technology assessment. Congress of the United States Office of Technology Assessment, 1982, p8.
- Oh EH, Imanaka Y, Evans E. Determinants of the diffusion of computed tomography and magnetic resonance imaging. Int J Technol Assess Health Care. 2005; 21(1): 73–80.
- Pardes H, Manton KG, Lander ES, Tolley HD, Ullian AD, Palmer H. Effects of medical research on health care and the economy. Science. 1999; 283(5398): 36–37.
- Paul JE, Trueman P. "Fourth hurdle reviews", NICE, and database applications. Pharmaco–epidemiology Drug Safety. 2001; 10: 429–438.
- Retting RA. Health care in transition: technology assessment in the private sector. RAND, 1997.

• Rogers EM. Diffusion of innovations. 4th ed. Free Press. 1995.
• Sox HC, Greenfield S. Comparative effectiveness research: a report from the Institute of Medicine. Ann Intern Med. 2009; 151(3): 203–205.
• Thomas L. The youngest science: notes of a medicine–watcher. Penguin Books. 1983.
• Walley T. Health technology assessment in England: Assessment and appraisal. MJA 2007; 187(5): 283–285.
• Wikipedia. Defensive medicine. Available from: URL: http://en.wikipedia.org/wiki/Defensive_medicine.
• WHO. What is a health technology? Available from: URL: http://www.who.int/health–technology–assessment/about/healthtechnology/en/.

추천문헌

• 박실비아. 박은자. 채수미. 이예슬. 신의료기술의 도입과 확산에 관한 정책 분석. 한국보건사회연구원. 2014.
• Banta D. History of HTA: introduction. International Journal of Technology Assessment in Health Care. 2009; 25(suppl.1): 1–6.
• Banta D. What is technology assessment. International Journal of Technology Assessment in Health Care. 2009; 25(suppl.1): 7–9.
• Dennett L, Chatterley T. Health technology assessment on the net: a guide to internet sources of information. 10th ed. Institute of Health Economics. 2008.
• García–Altés A, Ondategui–Parra S, Neumann PJ. Cross–national comparison of technology assessment processes. International Journal of Technology Assessment in Health Care 2004; 20(3): 300–310.
• Neumann PJ. Lessons for health technology assessment: it is not only about the evidence. Value Health. 2009; 12(suppl.2): S45–48.
• O'Donnell JC, Pham SV, Pashos CL, Miller DW, Smith MD. Health technology assessment: lessons learned from around the world–an overview. Value Health. 2009; 12(suppl.2): S1–5.
• Teutsch SM, Berger ML. Evidence synthesis and evidence–based decision making: related but distinct processes. Med Decis Making. 2005; 25: 487–489.

4 보건의료정보

이영성(충북대학교 의과대학 의료정보및관리학교실 교수)

학습 목표

- ☑ 보건의료자원으로서 보건의료정보와 정보 시스템의 중요성을 설명할 수 있다.
- ☑ 보건의료정보의 주요 분야에 대한 개념, 유용성 및 전망을 설명할 수 있다.
- ☑ 보건의료정보가 보건의료서비스 전달체계에서 가지는 의미를 설명할 수 있다.

보건의료정보학은 보건학과 의학을 이루는 기초학문으로서 좀 더 발전된 지식의 사용과 궁극적으로 보다 나은 보건의료를 위한 방법을 제공하는 분야이다. 보건의료 각 분야에서 데이터베이스, 정보처리, 의사결정 등에 대한 개념은 효율적인 보건의료활동을 위해 꼭 필요하다.[1] 보건의료정보학의 개념은 생물정보학(bioinformatics), 전자 의무기록, 의학 용어 체계와 분류 체계, 정보의 표준화와 공동 활용, 디지털 영상처리, 의사결정 방법론과 지원 시스템의 개발, 데이터마이닝, 원격진료와 통신 네트워크, 효율적인 병원경영, 국가적 질병등록 사업이나 예방접종 사업의 전자 등록 체계, 질병통계 및 역학, 전자 질병감시 체계 등에서 광범위하게 활용되고 있다.

보건의료체계에서 보건의료정보는 보건의료서비스의 생산과 전달에서 필요한 일체의 정보를 의미한다. 보건의료정보를 의료서비스 생산을 위해 투입되는 보건의료자원의 하나로 볼 수 있다. 보건의료정보의 이해에는 컴퓨터와 정보기술에 대한 개념을 포함하는 정보 시스템에 대한 이해도 반드시 필요하다. 의료정보는 협의로는 보건의료서비스의 투입 요소 측면에서 의료자원의 하나로 지식과 기술을 의미하며, 넓은 의미로는 보건의료체계의 제반 요소를 관리하고 경영하는 것을 지원하는 활동을 의미한다. 협의의 의학은 곧 정보과학을 의미하는 것으로 이해할 수 있다. 의학자들은 항상 환자로부터 얻은 자료를 분석하여 의미 있는 정보를 만들어 환자의 진단과 치료에 활용하기 때문이다. 원시 자료(data)는 하나둘 모여 의미 있는 정보(information)로 발전하고, 이러한 정보가 더욱더 견고한 과학적 방법론을 거쳐 검증된 정보, 곧 의학지식(knowledge)이 된다.

보건의료체계에는 환자진료, 의학 연구, 교육과 훈련, 의료관리 등의 보건의료활동이 있는데, 이를 얼마나 효과적·효율적으로 수행하는지는 매우 중요하다. 따라서 보건의료서비스의 생산과 전달의 전 과정에서 정보 시스템과 연계되는 영역에 대한 검토가 필요하다. 여기에는 보건의료자원의 하나로서 정보를 다룰 때와는 달리, 투입된 의료자원의 결과로서 생산된 의료서비스의

1 이런 의미에서 보건의료정보관리학으로 부르기도 한다.

전달 과정(예: 응급의료정보 체계, 국가 암관리 정보 체계 등)에서 의료정보가 가지는 유용성(예: 정보 체계의 비용과 편익, 정보 체계에서 환자의 안전과 윤리 등)이 중요하다. 보건의료정보를 광의로 해석하고 이에 따른 주요 응용 분야[2]를 보건의료정보에서 다루는 이유는 분야별 특수성(예: 응급의료, 암, 전염병 등)에 정보기술이 추가되어 구현되는 영역별 정보 체계(예: 응급의료관리 체계, 암관리 체계, 전염병관리 체계)를 의료관리학적으로 이해하기 위한 것이다. 정보기술이 발달하고 점점 다원화되어가는 사회에서 보건의료체계는 계속해서 진화해 왔다. 인터넷 기술의 발달로 소비자는 보건의료를 소비만 하는 것이 아니라 생산 과정에 의견을 더할 수 있는 전문가로서 프로슈머(professional consumer)의 역할을 한다. 이 장에서는 보건의료정보가 이러한 복잡한 사회에서 어떻게 기여해 왔고, 현재의 한계는 무엇인지, 그리고 앞으로의 전망은 어떠한지를 다룬다.

1. 보건의료정보(학)의 개념

보건의료정보학(Health Informatics)은 의료 영역에서 정보를 관리하고 활용하는 데 관한 학문이기에 정보의 획득기술, 저장기술, 최적의 활용기술 등은 보건의료정보를 이해하는 데 필수적이다. 보건의료정보학은 이러한 기술의 융합을 통해 의료적인 문제를 해결하고 의사결정을 적절하게 하는 데 필요한 제 방법론에 관한 것이다. 의료정보학은 지난 4반세기 동안 진화해 오면서 나름대로 학문의 한 영역으로 인정을 받았다. 컴퓨터기술은 1890년 미국에서 인구통계 조사때 사용하였던 카드 천공 시스템(Punched-card Data Processing system)을 시작으로 1950년대에서 1980년대 초까지는 연구실 수준에서 사용되었다. 컴퓨터기술이 본격적으로 대중화되기 시작한 1980년대 후반기부터 보건의료정보학이라는 개념이 등장했으며, 그 이전에는 보건의료정보학을 컴

2 임상의료정보학(clinical informatics), 생물정보학(bioinformatics), 공공의료정보학(public health informatics), 소비자의료정보학(comsumer informatics) 등이 있다.

퓨터과학의 틀에서 보건의료정보 시스템(Health Information Systems)으로 불렸다.[3] 보건의료정보의 개념은 정보기술의 발전과 함께 지금도 진화하고 있으며 그 정의와 범위에 있어서 학자들 간의 논란이 있지만 보건의료정보학이 다양한 학문이 융합한 형태인 점에는 이견이 없다. 보건의료정보학은 의학과 간호학, 보건학을 포함하여 인지과학, 교육학, 의사결정 이론, 컴퓨터과학, 정보과학, 통계학 등이 복합적으로 결합된 학문으로 정보학의 발전 역사 또한 개별 학문의 발전과 맥을 같이하고 있다.

2. 보건의료정보(학)의 영역

보건의료 영역에서 정보(학)는 보건의료의 범주화에 정보학의 범주가 결합된 형식이다.[4] 가장 일반적인 범주화는 〈그림 2.4-1〉과 같이 대상 개체의 특성에 따라 세포와 분자 수준을 연구하는 생물정보학(Bio-Informatics), 조직과 장기 수준을 연구하는 이미징정보학(Imaging Informatics), 사람 개인 단위를 연구하는 임상의료정보학(Clinical Informatics), 사람 집단을 단위로 연구하는 공공의료정보학(Public Health Informatics)으로 구분할 수 있다. 의료서비스 전달체계를 중요시하는 의료관리학에서는 임상의료정보학과 공공의료정보학을 주요 대상 영역으로 다룬다.

생물정보학은 분자 수준의 분석기술과 대용량 정보를 처리할 수 있는 슈퍼컴퓨팅 기술의 발전, 대용량 정보를 초고속 네트워킹으로 연결하는 기술(Grid, Clouding Computing) 등의 발달로 매우 빠르게 발전하고 있다. 컴퓨터과

3 보건의료정보학에 대한 역사는 Blum BI et al. A history of medical informatics. Addison-Wesley Publishing Co., 1990 참조.

4 보건의료정보학의 주요 영역에 대해서는 Greenes RA, Shortliffe EH. Medical informatics. An emerging academic discipline and institutional priority. JAMA. 1990; 263(8): 1114-1120; Hersh WR. Medical informatics: improving health care through information. JAMA. 2002; 288(16): 1955-1958; Bemmel JV. Medical informatics, art or science? Methods Inf Med. 1996; 35(3): 157-172; Discussion 173-201; Moehr J. Evaluation: salvation or nemesis of medical informatics? Comput Biol Med. 2002; 32(3): 113-125에 잘 소개되어 있다.

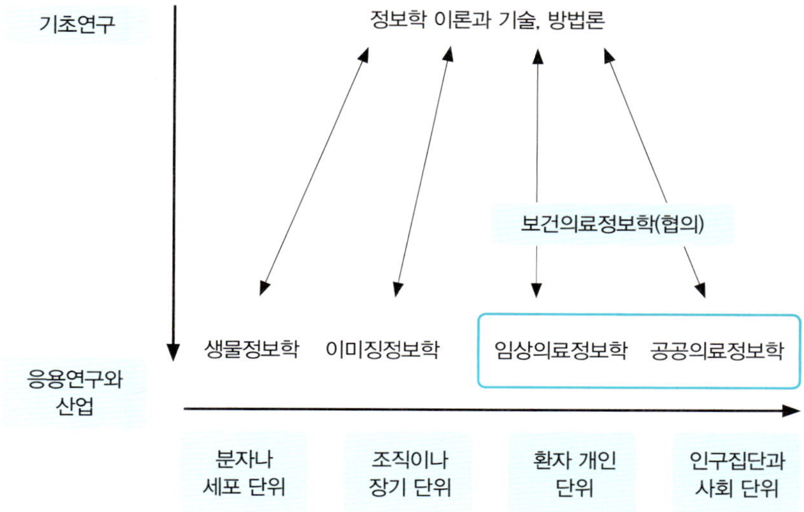

〈그림 2.4-1〉 보건의료정보학의 개념

학의 발달로 유전체 분석이 보편화되면서 유전정보학, 유전역학 등의 기술이 생물정보학과 공공의료정보학 모두에서 중요한 연구 영역이 되고 있다.

조직과 장기 수준을 연구하는 이미징정보학은 이미징 기술의 발달로 조직과 장기를 가시화할 수 있게 되면서 각종 질병의 진단기술의 발전을 불러왔다. 영상의학 영역이나 핵의학 영역, 최근 세포치료제 등의 개발과 함께 조직이나 장기 단위의 약리작용 기전을 가시화할 수 있게 되면서 이 분야는 매우 발전하고 있다.

임상의료정보학은 병원 단위에서 가장 활발한 영역이다. 병원 단위에서 이루어지는 모든 정보 관련 활동을 총칭하여 임상의료정보학으로 볼 경우 병원정보 시스템의 발전은 곧바로 임상의료정보학의 발전으로 연결될 수 있다. 병원정보 시스템의 태동기에는 의사의 처방전을 디지털화하여 원격 부서로 전송하는 처방정보 시스템(Order Communication System, OCS)이 핵심이었다. 이러한 정보 시스템은 그 이후 영상정보 시스템(Picture Archiving and Communication System, PACS)의 발전, 진단검사정보 시스템(Laboratory Information System, LIS), 간호정보 시스템의 발전 등과 함께 이제는 병원의 활동 기록들이 단순 디지털화 수준을 넘어 정보가 상호 연계되는 전자 의무기록 시스템(Electronic Medical Record, EMR)으로 진화하고 있다. 임상의료정보학은 환자의 진료에 필요한 의사결정을 지원하는 것은 물론 의학 연구, 의학 교육을 포함한 병원의 전 영역으로 활성화되고 있다. 미국, 영국, 호주 등 정보화에 앞선 나라들의 경우 국가 단위에서 의료기관 간 연계를 추구하는 국가 보건의료정보 시스템(National Health Information Infrastructure)을 구축하고 이에 필요한 정책을 추진하고 있다.[5] 보건의료서비스의 전달체계에서 임상의료정보학과 공공의료정보학을 협의의 보건의료정보학이라고 본다.

보건의료정보를 경영관리적 관점에서 구분할 수 있는데,[6] 국가, 지역, 병원, 개별 부서 단위로 보건의료정보를 기술하는 경우이다. 이러한 구분에서는 완성된 학문으로서보다는 도구적 개념의 정보기술로 정보 체계(시스템)라고 부른다. 한 나라 단위에서는 국가 보건의료 정보체계(Natioanl Healthcare Information System), 특정 지역의 개념에서는 지역사회 보건의료 정보체계(Community Healthcare Information System), 의료기관 단위에서는 병원(경영관리) 정보 체계(Hospital Information System, HIS), 병원의 각 부서 단위로, 예를 들어 검사실의 경우 검사실정보 체계(Laboratory Information System, LIS) 등 병원 조직의 단위에 따라 그에 적합한 정보 체계를 구축할 수 있다.

3. 보건의료정보 시스템에 대한 이해

보건의료정보 시스템은 보건의료정보를 컴퓨터과학의 틀에서 본 경우이다. 컴퓨터기술의 발달과 시스템 이론의 발달이 결합한 보건의료정보 시스템은

5 국가 보건의료정보 인프라 구조 개념에서 EMR(Electronic Medical Record), EHR(Electronic Health Record), PHR(Personal Health Record)의 관계는 Stead WW, Kelly BJ, Kolodner RM. Achievable steps toward building a national health information infrastructure in the United States. J Am Med Inform Assoc. 2005; 12(2): 113-120에 잘 소개되어 있다.

6 보건의료체계에서 의료관리적 관점을 강조할 때 흔히 보건의료정보관리학으로 부르기도 한다.

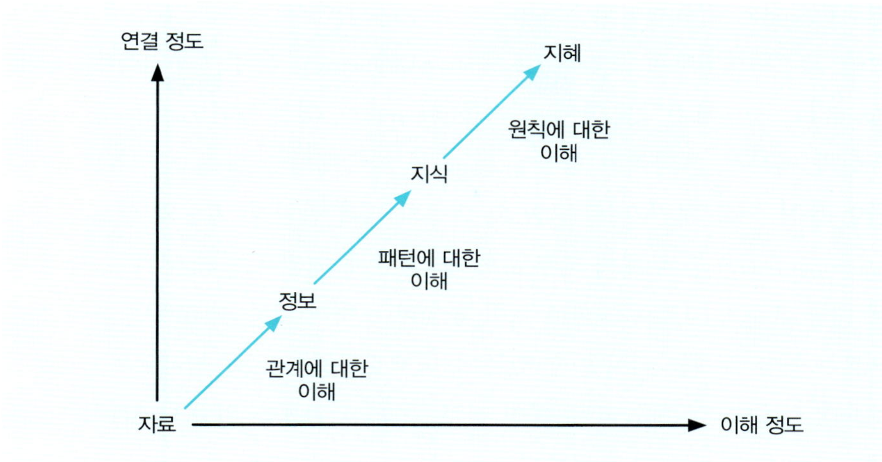

〈그림 2.4-2〉 자료로부터 정보, 지식, 지혜까지의 흐름

다음 요소들에 대한 이해가 필요하다.

환자 또는 생물학적 과정은 자료를 만들어 내며, 자료는 임상의사나 의과학 연구자에 의해 수집된다. 정보는 자료로부터 분석에 의해 만들어지며 자료와 정보는 상호 환류 과정을 거치며 더욱더 정교해진다. 이러한 과정이 반복되면서 정보는 귀납적 추론, 인간의 통찰력 등에 의해 지식으로 만들어진다. 생성된 지식은 다시 또 다른 자료를 해석하는 데 이용된다. 시대를 달리하며 진화된 지식은 지혜를 형성하게 된다. 자료와 정보, 지식, 지혜의 관계는 〈그림 2.4-2〉와 같다.

4. 보건의료정보 표준

자료와 정보의 재해석을 통해 생성된 의과학 지식은 상호 환류를 통해 형성된다. 정보 시스템에서 이러한 환류 과정은 전달되는 메시지의 표준화를 통해 가능하다. 즉, 전자적 자료의 교환은 네트워크 정보망의 공통적인 표준에 적합해야 한다는 것이다. 보건의료정보 영역에서 표준은 국제표준화기구 유럽표준화협회 기술위원회 251(ISO/CEN/TC 251)에서 다루고 있는데, 이곳에서는 보건의료정보의 모형화(information modeling), 전자 의무기록(Electronic Health Record), 보건의료 용어, 의미론(semantics), 지식 기반(knowledge bases), 통신과 메시지, 과학적인 영상(imaging)과 다중매체(multimedia), 의료기기에 관한 통신, 의료 보안, 사생활 보호, 의료의 질과 안전성, 기술의 상호 운용성(interoperability) 등에 대해 다루고 있다.[7] 표준에 대해서는 크게 자료, 즉 용어에 대한 표준과 자료의 교환에 대한 표준화 노력이 있다. 대표적인 용어 표준으로는 분류 체계를 예시할 수 있는데, 국제질병분류(ICD), 국제일차진료분류(ICPC), Read 임상분류 코드, 의학 논문 등 문헌 검색을 위한 MeSH 코드, 체계화된 의학 및 수의학용 명명법인 SNOMED, 서로 다른 광범위한 생의학 정보원에서 지능형 정보를 색출하기 위한 UMLS, 질병의 진단명 그룹을 중심으로 포괄적인 분류를 하고 있는 DRG 등을 들 수 있다. 정보의 교환에 관한 표준으로 HL7이 있다. 이 표준은 다양한 의료정보 시스템 간의 정보 교환을 위하여 전 세계가 사용하고 있는 의료정보 교환 표준규약을 말한다.[8] 의학 영상(PACS) 및 멀티미디어와 관련한 표준으로 DICOM 등이 있다.

가) 의학 추론 및 의사결정 지원 시스템

임상의사결정 지원 시스템(Clinical Decision Support System)은 임상적 의사결정을 하는 보건의료전문가를 도와주기 위한 프로그램이다. 이를 위해 이 시스템은 주어진 환자의 특정 문제에 대한 의학지식을 적용해 최상의 해결 방안을 도출하고 이를 사용자에게 편리한 형태로 제공한다. 여기에는 환자로부터 입력되는 정보, 교과서를 통해 이미 알고 있는 최신 의학지식과 컴퓨터의 프로그램이 지원하는 환자 특이적(case-specific)인 조언이 포함된다. 최근 정보기술, 특히 컴퓨팅 능력이 개선되고 네트워크 속도가 빨라지면서 환자로부터 획

---

7 보건의료 표준화에 관해서는 위키피디아의 설명(http://en.wikipedia.org/wiki/CEN/TC_251)을 참조하면 최신 상황을 알 수 있다.

8 HL7(http://www.HL7.org/) 홈페이지 참조.

득되는 방대한 의학 정보에 대한 처리가 신속해지고, 임상의사결정 지원 시스템은 점차 정교해지고 있다. 수학적 추론 기술[9]의 발달과 함께 환자의 질병 경과나 생존시간에 관한 예측 모형, 약물 사용에서 합병증과 부작용 발생 기회의 예측 모형 등 임상의사결정의 모든 과정에서 점차 정확도가 높은 의사결정 지원 시스템이 생산되고 있다.

나) 국가 보건의료 정보체계

국가 단위에서 관리 가능한 진료정보의 공유를 위해 국가 보건의료 정보체계를 구축할 필요가 있다. 병원 단위의 전자 의무기록에 대비해 국가 단위에서는 전자 보건기록(Electronic Health Record, EHR) 개념이 사용된다. 국가 단위 보건의료 정보체계 구축에서 중요한 3대 영역(domain)으로 개인 건강(Personal Health) 영역과 공중보건(Population Health) 영역, 그리고 의료서비스 공급자(Healthcare Provider) 영역이 있다. 개인 건강 영역에서는 개인의 복지와 보건의료와 관련한 의사결정을 지원하고 개인적 보건의료 사항이나 비임상적 정보에 대한 지원을 목표로 한다. 공중보건 영역에서는 인구집단의 건강 영향 요소와 위해 요소, 건강 평가, 보건교육, 관리 체계 연구 등이 주요 목표 사업이다. 의료서비스 공급자 영역에는 환자의 진료정보 제공, 임상 연구, 전문가 의사결정 지원, 근거 기반 지침 등을 제공하는 것을 핵심으로 하고 있다.

다) 공공의료정보학[10]

인구집단 중심의 공공의료정보학은 의료체계 전체에 대한 문제를 해결하는 데 일차적인 관심을 가진다. 국가 전체 보건의료비의 증가에 대해 어떻게 효율적인 의료체계를 유지할지, 진료의 적정성을 보장하기 위한 프로그램은 무엇인지, 환자들의 의료기관 이동과 진료 의사의 선택 과정에서 어떻게 의료서

9 대표적인 예측 시스템은 베이즈(Bayes) 이론과 로지스틱 회귀분석 등의 통계적 방법 및 신경회로망, 패턴인식 방법 등을 통하여 개발되고 있다.

10 공공의료정보학은 Patrick W et al. Public health informatics and information systems. Springer, 2003에 잘 소개되어 있다.

비스의 연속성을 보장할지, 나날이 증가하고 있는 환자들의 의학 정보에 대한 요구를 어떻게 적절하게 대처할지에 관한 것이나, 의료과오나 불가항력적인 의료사고에 따른 의료소송의 증가, 의료행위에 대한 근거중심의학의 중요성 등이 모두 공공의료정보학에서 주로 다루는 과제들이다. 따라서 공공의료정보학에서는 개인에 비해 집단의 건강을 증진시키는 정보기술의 적용을 우선으로 한다. 또한 집단의 건강에 대한 위해 요인이나 환경을 변화시켜 질환(disease)과 상해(injury)를 예방하는 데 초점을 두며, 질환이나 상해 또는 장애(disability) 상태에서는 이들 인과 관계 속에서 모든 취약한 측면을 파악해서 더 이상의 진행을 막도록 하는 데 필요한 정보기술을 적용한다.

공공의료정보학에서는 국가 단위 정보 자원에 대한 관리와 이들 정보 자원들을 어떻게 연계시킬지에 대한 공공의료정보 자원망(Health Information Resources Network)도 중요하다. 일반 행정 시스템과의 연계는 필수적인데 각종 공중보건사업들이 일반 행정 시스템과 결합될 때 효과적이기 때문이다.[11] 주요한 공공의료자원망으로 환자 등록 시스템(Registry Information System)과 감시 체계(Surveillance Information System)를 들 수 있다. 이들 정보망은 인구집단을 대상으로 지역사회와 국가를 범위로 하면서 대용량의 자료를[12] 처리할 수 있어야 하고, 보건사업의 목적에 따라 매우 다양한 시스템을 가져야 한다. 사용자 또한 전문의료인과 환자를 포함하여 정책 결정자, 연구자, 언론인, 일반 국민까지 매우 다양하므로 개발 시 사용자 인터페이스에 대한 고려가 중요하다.[13] 공공의료정보망은 국가 전체의 보건사업과 연계되어야 하고, 때에 따라서는 행정 전산망(예: 통계청 정보 활용 등)과도 연계되어야 하기에 정보 체계를 구축할 경우 일반병원 단위의 개별적인 정보 시스템에 비해 정보화의 전략과 사전 기획이 특히 중요하다.

11 통계청의 국가통계포털(KOSIS)은 일반 행정정보와 개별 전문정보를 연계하여 분야별로 국가 승인 통계를 원스톱으로 볼 수 있도록 한 대표적인 공공정보망의 하나로 볼 수 있다.

12 최근 컴퓨팅기술의 발달로 대용량 데이터(big data) 처리 능력이 매우 향상되고 있어 대용량 정보 분석 응용 사례가 늘어나고 있다.

13 대표적인 공공의료정보망으로 전염병감시정보 시스템, 예방접종 전자 등록 시스템, 암 혹은 만성 질환의 전자 등록 시스템, 생정통계 시스템, 생물테러감시 시스템 등이 있다.

라) 소비자 보건의료정보

국민의 알 권리 신장과 정보에 대한 접근성이 향상되면서 소비자를 위한 정보가 중요해지고 있다. 소비자를 위한 보건의료정보에서는 특히 의학 정보에 대한 환자들의 욕구를 분석하고, 다양한 의학 정보를 어떻게 효과적으로 소비자들에게 전달할지, 그리고 정보의 전달체계를 어떻게 효율적으로 구축할지를 고민한다. 잘 만들어진 소비자 의료정보 체계를 통해 스스로 돌보기(self care)에 대한 의료서비스 소비자들의 역량이 커지게 되고, 이를 통해 건강증진과 질병의 조기 예방, 즉 일차예방이 가능할 때 국가의 보건의료비 지출은 크게 감소할 것이다. 최근 인터넷의 발달로 근거가 없고 오히려 사람에게 해가 되는 정보가 범람하여 부적절한 의료서비스 소비 행태가 조장되고, 불필요한 의료 및 건강 관련 비용이 늘어나고 있다. 이러한 현상은 소비자 보건의료정보가 국가 보건의료정책에서 중요한 한 영역이 되어야 함을 의미하며, 공공기관에서 소비자를 위한 정보를 직접 제공하는 사례가 늘어나고 있는 이유이기도 하다. 미국의 메드라인플러스(MedlinePlus), 영국의 NHS 다이렉트(NHS Direct), 우리나라의 국가건강정보포털, 질병정보 서비스(건강In), 건강 길라잡이 서비스, 국가암정보센터, 건강지킴이 서비스 등이 공공기관에서 직접 소비자 의료정보를 제공하는 사례들이다.

최근에는 환자의 질병정보와 연계한 평생전자건강기록(Lifetime EHR) 혹은 개인건강기록(Personal Health Record)이 소비자 건강관리 역량 강화 차원에서 높은 관심을 받고 있다.[14]

마) 원격의료[15]

원격의료는 의료서비스를 원격으로 전달하기 위한 기법이며 정보통신기술을

14 의료기관에서 입력하는 환자의 임상정보와 국가가 관리하는 암 등록 자료(Cancer Registry), 전염병 정보망 관련 자료, 예방접종 등록 시스템(National Immunization Program) 중 공유가 가능한 정보를 서로 연결하여 환자의 질병관리, 국가의 질병감시, 소비자 개인의 건강관리 등을 지원하는 정보 체계를 말한다.

15 원격의료는 Telehealth, Telemedicine, Telecare, Remote medicine 등으로 부르고 있다.

활용하여 보건의료서비스를 원격으로 제공하는 것이다. 정보기술, 특히 네트워크 통신기술[16]의 발달로 원격의료의 서비스 영역은 원격진단, 원격교육과 훈련, 원격수술과 처치, 원격연구로까지 범위가 확대되고 있다. 최근에는 디지털 형태로 전환이 가능한 거의 모든 보건의료서비스 영역에서 융합이 이루어지면서 보건의료서비스가 하나로 연결되는 시스템까지 발전하고 있다. 스마트폰 기술을 응용한 모바일 의료기기를 활용한 원격의료체계가 병원 단위 혹은 광역 지역사회 단위에서 구축되고 있다.[17] 우리나라의 경우 의료법에 별도의 원격의료에 관한 항목을 넣어 원격의료에 대한 제반사항을 규정하고 있다.[18] 개인건강기록이 보편화되고, 평생전자건강기록이 확립된다면 원격의료는 매우 다양한 형태로 진화할 것이다.

바) 정보의 보호와 윤리

의료정보화[19]에는 정보의 보호(protection) 문제가 필연적으로 따르게 된다. 보호란 자료의 무리한 조작이나 손실, 도난 등을 통해 자료를 잘못 사용하거나 아예 사용하지 못하게 되는 일이 없도록 안전하게 관리하는 정보의 안전성(safety) 측면과, 의도적이든 의도적이지 않든, 자료의 잘못된 사용을 막아 주는 자료의 보안성(Data Security)이라는 두 가지 측면이 있다. 의료정보는 언제든지 유효하고 접근이 가능한 자료의 완전성(Integrity)을 가져야 하고, 환자의 이익에 위배되는 의도적이거나 비의도적인 자료의 접근, 불법적인 유출이나 수정, 파괴를 막기 위해 기술적이고 행정적인 절차와 조치가 필요하다. 국가와 공공기관에서는 자료 수집에 관한 사항, 자료의 질 관리에 관한 사항, 자

---

16 차세대 인터넷망의 하나인 광대역연구교육망(Advanced Network for research and education)의 구축으로 세계가 실시간으로 연결되어 원격의료가 매우 활성화되고 있으며, "Ubiquitous health or connected health care"의 개념으로 확장되고 있다.

17 대학병원과 지역사회 종합병원, 보건소와 의원 등 일차의료기관이 환자의 정보를 주고받으며 모바일 원격의료를 구현하고 있다.

18 의료법 34조에서 원격의료에 대한 규정으로 컴퓨터·화상통신 등 정보통신기술을 활용하여 먼 곳에 있는 의료인에게 의료지식이나 기술을 지원하는 원격의료를 할 수 있다고 하였고, 원격의료를 행하거나 받으려는 자는 보건복지부령으로 정하는 시설과 장비를 갖추도록 하고 있다.

19 정보보호를 정보 시스템의 보호 측면에서 검토한다.

료 활용의 명확성 등 자료 사용에 관한 사항, 보안 정책에 관한 사항 등에 대해 명시적 지침이나 법규(예: 개인정보보호법[20])를 수립하여야 한다. 또한 국가는 자료 암호화와 같은 기술의 연구 개발도 함께 육성하여야 한다. 정보 시스템의 보호는 통신과 네트워크 등을 통한 하드웨어적 장비 보호(마그네틱 카드 리더 등)와 로그 기록 보호나 백업 혹은 복구 소프트웨어 등의 소프트웨어적 보호가 가능하다. 운영 지침서, 승인 관리 등을 통한 규칙과 규정 등의 조직적인 접근 방법도 있을 수 있다.

사) 정보 시스템의 기획 및 관리

의료정보는 의학기술의 발전과 정보기술의 발전에 따라 지속적으로 진화하는 영역이다. 정보기술의 발전 주기는 타 기술에 비해 매우 빠르게 이루어지기 때문에 시행착오를 줄이고 변화하는 기술경향을 반영하기 위해서는 시스템의 기획과 관리가 매우 중요하다. 정보화 전략기획(Information Strategic Planning, ISP)은 정보화를 추진하기 이전에 정보화가 목표로 하는 대상(집단)에 대한 모든 과정(사업 현황; As-Is)을 분석하고 시스템의 바람직한 방향(비전과 미래 목표; To Be)을 설정한 다음 현재의 상태에서 미래 목표를 달성하기 위해 정보화를 어떻게 추진할지, 재원은 어떻게 조달하고 얼마를 투입할지, 관리를 어떻게 할지 등에 대한 전 과정을 전략적으로 기획하는 것이다. 현존하는 정보화 자원(Information Resources)을 파악하고, 변화하는 의학기술과 정보기술을 반영하며, 정치·제도·환경적 요인들을 모두 고려하여 최적의 대안을 찾는 것이 전략기획인 만큼, 기획과 관리 과정에는 많은 전문가들이 참여하여야 한다. 국가 단위에서는 국가 전체의 정보화에 대한 전략(예: 국가 정보화 전략)을 우선 수립하고 이들 기반을 활용한 개별 프로그램(예: 보건의료정보화 전략)에 대한 전략을 추진한다. 정보 시스템의 평가는 비용과 편익 분석을 통해 이루어진다. 정보 체계의 비용은 하드웨어, 소모품, 소프트웨어, 인력, 건물, 관리

---

20 개인정보보호법은 살아 있는 개인에 관한 정보를 보호하기 위한 법이다. 개인정보보호법에 대한 자세한 내용은 개인정보보호 종합포털(http://www.privacy.go.kr/nns/ntc/inf/personalInfo.do)에 잘 소개되어 있다.

비 등을 포함하여 분석한다. 정보 체계의 편익은 정량화할 수 있는 편익과, 정량화가 곤란한 경우 화폐가치로 환산하는 편익으로 구분하여 분석한다.

아) 보건의료정보학 교육과정[21]

보건의료정보를 보건의료교육이라는 측면에서 다루는 학습 목표와 내용을 통해 보다 더 구체적으로 이해할 수 있을 것이다. 대한의료정보학회에서 추천하고 있는 보건의료정보학에서 다룰 내용과 학습 목표를 예시하면 다음 〈표 2.4-1, 2.4-2〉와 같다.

〈표 2.4-1〉 보건의료정보학의 학습 목표

학습 주제	학습 목표
의료정보학의 역사와 개념	• 의료정보학을 정의한다. • 의료정보학의 역사를 시대적 특성별로 구분하여 설명한다. • 의료정보학이 의료 분야에 활용되는 6수준을 설명하고 각각의 예를 나열한다. • 정보시대와 그 이전 시대의 차이를 사회경제적 차원에서 설명한다. • 정보시대 의료의 특성을 그 이전 시대와 비교하여 설명한다.
의학 용어 및 분류 체계	• 의학 용어 및 분류 체계의 필요성을 설명한다. • 의학 용어 및 분류 체계의 발전 역사를 지식의 활용도에 따라 3세대로 구분하여 설명한다. • 의학 용어 및 분류 체계가 의료정보학의 다음과 같은 분야에 어떻게 사용되는지 설명한다. –문헌검색 –컴퓨터 기반 의무기록 –의사결정 지원 체계 • 대표적인 의학 용어 및 분류 체계의 종류를 나열한다. • 다음과 같은 의학 용어 및 분류 체계의 주요 목적, 특징, 활용과 제한점을 예를 들어가며 설명한다. –ICD –ICPC –Read Code –MeSH –SNOMED –UMLS –GALEN • 지식 표현의 의미와 활용도를 토론한다. • 지식 표현 방법을 나열하고 각각의 한계점을 설명한다. • 온톨로지의 의미와 활용을 토론한다.

21 보건의료 질 향상을 위한 핵심역량기반 보건의료정보학 교과과정 및 교수-학습 방법 개발. 한국학술진흥재단 용역과제 보고서. 대한의료정보학회, 2002.

학습 주제	학습 목표
의료정보의 표준화	• 의료정보의 표준화가 필요한 이유를 구체적으로 설명한다. • 의료정보 표준화에서 필요한 조건들을 나열한다. • HL7의 의미와 활용도를 설명한다. • HL7 주요 요소의 구성과 그 구성 요소가 필요한 이유를 설명한다. • 국제 의료정보 표준화 동향에 따른 발전 방향을 설명한다.
바이오 인포마틱스	• 바이오인포마틱스를 정의한다. • 바이오인포마틱스의 발달 배경과 발전 방향을 토론한다. • 바이오인포마틱스에서 활용하는 주요 유전자 데이터베이스의 종류를 나열한다. • 바이오인포마틱스에서 사용되는 주요 용어를 설명할 수 있다. –sequence –phylogenetic tree –protein molecular dynamics –optimization method –genetic algorithm –dynamic programming • 유전자 데이터베이스에 접근하여 검색한다.
컴퓨터 보조 교육	• CAL과 이러닝(e–learning)을 정의하고, 이전 교육과의 차이를 설명한다. • 이러닝(e–learning)의 형태를 나열하고, 각각의 특성을 설명한다. • 의학 분야의 주요 CAL 사례를 찾아서 분석하고 활용에 대하여 토론한다. –ADAM –Visible Human Project –SANS–V –Computer–Based Examination • CAL의 장단점에 근거해서 바람직한 발전 방향을 토론한다.
의학 추론 및 의사결정 방법론	• 의학 자료의 변이성 요인을 설명한다. • 의학 자료의 관찰에서 '평균으로의 회귀'가 발생하는 이유를 설명한다. • 정상과 비정상의 기준 여섯 가지를 설명한다. • 민감도, 특이도, 양성예측도, 우도비를 계산하고 그 의미를 설명한다. • 의학 진단의 확률 과정을 베이즈 정리로 설명할 수 있다. • 베이즈 정리를 이용하여 양성예측도를 계산하고 그 의미를 설명한다. • 베이즈 정리의 제한점을 설명할 수 있다. • ROC 곡선을 설명하고 활용할 수 있다. • 연역법, 귀납법, 상정논법을 비교하여 설명할 수 있다. • 일반적인 의사결정 단계를 순서대로 나열한다. • 의학 결정에서 존재하는 불확실성을 브런즈윅 렌즈 모형으로 설명한다. • 의사결정 분석법의 목적과 장단점을 설명한다. • 의사결정 분석법의 한계를 설명한다. • 의사결정 분석법을 이용하여 간단한 임상사례에 대한 의사결정을 할 수 있다. • 의사결정 분석법을 이용한 논문을 읽고 평가한다. • 의사결정 분석법에서 민감도 분석의 중요성과 활용법을 설명한다. • 의사결정 분석법을 위한 소프트웨어를 활용한다.
의료 의사결정 지원 시스템	• 의료 의사결정 지원 시스템을 정의한다. • 의료 의사결정 지원 시스템의 발전 역사를 설명한다. • MYCIN의 장단점을 설명한다. • 의료 의사결정 지원 시스템과 일반 프로그램과의 차이를 설명한다. • 의료 의사결정 지원 시스템의 구성을 설명한다. • 의료 의사결정 지원 시스템의 활용과 한계를 구체적으로 설명한다. • 의료 의사결정 지원 시스템에서 사용되는 다음의 지식관리 방법의 장단점을 설명한다. –규칙 기반 추론 –사례 기반 추론 –신경망 기법

학습 주제	학습 목표
의료 의사결정 지원 시스템	• 지식 획득과 지식 표현 과정이 어려운 이유를 설명한다. • 데이터마이닝의 개념을 설명한다. • 다음의 예측 방법을 이용하여 간단한 문제를 예측할 수 있다. –통계적 예측(로지스틱 회귀분석, 판별분석) –데이터마이닝(의사결정나무 분석, 신경망분석) • 의료 의사결정 시스템을 이용하여 의사결정 지원을 연습한다. • 각 의료 영역별로 공개된 의료 의사결정 시스템을 이용한다.
근거중심의학과 정보 탐색	• 의학지식의 자료원과 보급 체계를 설명한다. • 문헌 관리 시스템과 의학 정보 데이터베이스의 종류를 나열한다. • 의료 분야의 지식 베이스와 지식 획득 정보원의 종류를 나열하고 특징을 설명한다. • 근거중심의학이 이전의 의학과 다른 점을 설명한다. • 근거중심의학의 발달 배경을 설명한다. • 의학적 근거의 6수준을 설명한다. • 다음의 용어와 개념을 설명한다. –임상진료지침(Clinical Practice Guideline) –메타분석과 체계적 종설(Systemic Review) • 근거중심의학의 실행 4단계를 설명하고 수행한다. • 임상에서 의사결정이 필요할 때 찾아야 하는 근거를 요약한다. • 찾아야 하는 근거를 의학주제표목어(MeSH)를 이용하여 메드라인 데이터베이스 등에서 효율적으로 검색할 수 있다. • 검색한 근거를 근거중심의학의 방법론에 따라 평가할 수 있다. • 평가한 근거를 임상 문제를 해결하는 데 적용할 수 있다.
병원정보 시스템	• 병원정보 시스템의 개념과 역사를 설명한다. • 병원의 자료와 정보의 흐름을 체계적으로 분석한다. • 병원정보 시스템의 필요성과 장단점을 설명한다. • 병원정보 시스템 구축 시 의료인의 역할을 토론한다. • 병원정보 시스템 구축 시 고려해야 할 요소를 정리한다. • 병원정보 시스템의 유형을 다섯 가지로 분류한다. • 병원정보 시스템에서 자료 접근성과 자료 보호의 중요성을 설명한다. • Point of Care의 개념과 중요성을 설명한다. • 임상역학 연구에서 병원정보 시스템의 역할을 설명한다. • 병원정보 시스템에 접근하여 실습하고 개선할 점을 토론한다. • OCS의 기능을 나열한다.
컴퓨터 기반 의무기록	• 의무기록의 발전역사를 중요한 변화에 따라 설명한다. • 시간지향식, 정보수집원 지향식, 문제지향식 의무기록의 차이를 설명한다. • 컴퓨터 기반 의무기록의 장단점을 설명한다. • 컴퓨터 기반 의무기록의 자료 입력과 인터페이스 종류를 나열하고 각 방법의 장단점을 설명한다. • 전자 의무기록에서 의학 용어 및 어휘의 표준화가 필요한 이유를 설명한다. • 전자 의무기록에서 의료정보의 모델링이 필요한 이유를 설명한다. • 현재 사용되는 전자 의무기록을 이용해 보고 장단점을 비교한다. • 컴퓨터 기반 의무기록이 의료의 질에 미치는 영향을 설명한다.

학습 주제	학습 목표
임상정보 시스템	다음과 같은 임상정보 시스템에 대하여 목적, 구성 요소, 정보의 흐름, 장단점을 설명한다. –의원급 종합 의료정보 시스템 –임상병리정보 시스템 –약국정보 시스템 –간호정보 시스템 –방사선정보 시스템 –병원경영 시스템
의학 영상 및 멀티미디어	• 의학에서 사용하는 주요 영상과 멀티미디어의 종류를 나열하고 목적을 설명한다. • 아날로그–디지털, 또는 디지털–아날로그 변환의 필요성과 조건을 설명한다. • PACS를 정의한다. • PACS의 발전 과정을 설명한다. • PACS의 주요 구성 요소를 설명한다. • PACS의 기대효과와 활용을 설명한다. • DICOM의 필요성을 설명한다. • 병원의 PACS를 이용·실습하고 개선점을 토론한다.
원격의료	• 원격의료, 재택진료를 정의한다. • 원격의료의 장단점을 나열한다. • 원격의료 시스템의 구성 요소를 설명한다. • 원격의료의 법적·제도적 문제를 나열한다. • 원격의료 시스템을 이용하여 실습하고 개선점을 토론한다.
의공학	• 생체신호의 처리 방법론을 토론한다. • 주파수 스펙트럼과 푸리에 변환, 필터링을 설명한다. • 의료 계측의 구성 요소를 설명한다. • 다음 주요 의료 계측 기기의 특성을 설명한다. –심전도 –환자 감시 장치 –혈압 측정 장치 –호흡 계측 장치 –근전도

〈표 2.4–2〉 의과대학 의료정보학의 학습 목표

학습 주제	학습 목표
소비자 보건정보학	• 소비자보건정보학의 개념과 배경을 설명한다. • 정보시대 의료소비자의 특성을 설명한다. • 정보시대 환자–의사 관계의 특징을 설명한다. • 환자개인의무기록(PHR)이 대두된 배경과 발전 방향을 토론한다. • 정보시대 의료소비자의 정보 수요와 정보 수집 과정의 특징을 설명한다. • 인터넷, 기타 사이버 공간에서 의사–환자 만남의 법적·윤리적 특성을 설명한다. • 소비자보건정보학에 대한 의료인의 역할과 책임을 설명한다.

학습 주제	학습 목표
공중보건 정보학	• 공중보건정보학을 정의한다. • 공중보건정보학과 임상의료정보학의 차이점을 설명한다. • 공중보건정보학의 4대 원칙과 요소를 설명한다. • 공중보건정보학의 필요성과 중요성을 설명한다. • 민간 병 · 의원과 공공기관의 의료 자료 교환 시 고려해야 할 요소를 설명한다. • 다음과 같은 공중보건정보 시스템의 목적과 활용을 설명한다. –전염병 감시 정보 시스템(생물 테러 감시 시스템) –예방접종 전자 등록 시스템 –지리정보 시스템의 공중보건 활용 –암, 만성질환의 전자 등록 시스템 –생정통계 시스템 • 공중보건정보 시스템 자료의 보안의 중요성을 설명한다. • 공중보건정보 시스템 자료의 표준화의 필요성을 설명한다.
자료의 보안과 기밀	• security, privacy, confidentiality를 비교하여 정의할 수 있다. • 사생활 보장에서 의료정보 기밀유지의 어려운 점을 설명할 수 있다. • 의료 자료 처리에 따른 위험성을 나열할 수 있다. • 자료 보호를 위한 주요 법규에 대해 설명할 수 있다. • 자료 보호를 위한 기술적 방법을 나열할 수 있다. • 환자 정보를 진료기관 사이에서 공유할 때 고려해야 할 사항을 설명할 수 있다. • 의료정보의 전송에서 보안인증센터의 역할을 설명할 수 있다.
의료정보학의 윤리적 · 사회적 영향	• 의료정보의 적절한 사용, 적절한 사용자와 기준의 문제를 설명할 수 있다. • 임상 프로그램의 적절한 사용과 적절한 사용자에 대해 설명할 수 있다. • 전자 형태의 임상 자료, 연구 자료가 가지는 윤리 문제를 설명할 수 있다. • 유전자 정보의 이용에 따른 윤리 문제를 설명할 수 있다. • 보건의료정보와 관련된 법적 문제를 나열할 수 있다. • 보건의료정보화를 모니터하고 규제하는 법, 규칙, 관습을 나열할 수 있다. • HIPAA의 주요 특성을 설명할 수 있다.

자) 보건의료정보의 미래

정보기술의 발달로 사회 전반의 정보화는 매우 빠르게 진행되고 있다. 이러한 현상은 보건의료 영역에서도 유사하게 진행되고 있다. 미래는 현재의 의료서비스의 디지털화(흔히 Electronic Health, E-health)를 넘어 언제 어디서나 의료서비스를 접할 수 있는 유비쿼터스 의료(Ubiquitous Health, U-health), 인공지능(artificial inteligence)기술이 의료에도 적용될 융합의학의 시대가 예측된다. 유비쿼터스 의료가 현실화되기 위해서는 정보의 획득과 전달 과정에서 각종 센서기술 및 획득한 정보의 안전한 전달 및 공유를 위한 통신(네트워크)기술 발달이 요구되며, 이러한 정보의 분석을 위한 인공지능적 시스템, 정보 표준, 정보 보안 측면 등에서 모두 안전성이 보장되어야 한다. 미래 의료정보는 지금의 지역사회병원과 같은 물리적 기관 중심에서 점차 온라인병원이나 가상병원(virtual hospital)과의 결합 형태, 혹은 완전한 가상병원 시스템에서 이루어질 가능성이 클 것으로 예측된다. 통신기술과 컴퓨터과학, 인공지능의 발달로 점차 지능화되는 보건의료정보 시스템은 물리적 현상과 가상현실이 결합하는 시스템(Cyber-physical System, CPS)을 만들게 된다. 의료 로봇의 발달로 손 떨림이 교정되고 사물을 확대해 보면서 정밀한 수술을 더 안정적으로 할 수 있다든지, 원격진료가 이루어지는 것은 미래 의료정보가 벌써 현실화되고 있음을 의미한다. 컴퓨터과학의 발달로 인간의 전장유전체 연구가 활성화되고 분자 수준의 임상 연구, 조직이나 장기의 재생기술이 결합되면서 미래는 개인을 위한 맞춤형 의료가 구현될 것이다. 미래의 의료기술(Health Technology, HT)은 의학기술(Medical Technology, MT)을 기반으로 정보기술, 생물학기술, 나노기술, 환경기술, 문화기술 등이 융합된 형태로 전개될 것이다.

참고문헌

- 보건의료 질 향상을 위한 핵심역량기반 보건의료정보학 교과과정 및 교수-학습 방법 개발. 한국학술진흥재단 용역과제 보고서. 대한의료정보학회, 2002.

5 근거중심 보건의료

안형식(고려대학교 의과대학 예방의학교실 교수)

학습 목표

- ☑ 근거중심 보건의료의 등장 배경을 이해한다.
- ☑ 근거중심 보건의료의 접근 방법으로서 핵심 질문을 작성한다.
- ☑ 보건의료 분야 문헌의 주요 데이터베이스를 활용하여 필요한 문헌을 검색한다.
- ☑ 검색된 문헌을 일정 기준을 활용하여 평가할 수 있다.
- ☑ 체계적 문헌 고찰, 임상진료지침과 공중보건 분야의 근거중심적 접근 방법을 이해한다.
- ☑ 근거중심 보건의료의 한계와 우리나라에서의 발전 방향을 설명한다.

보건의료 분야의 의사결정에 있어서 과학적인 근거에 기초하여 적절한 방법을 선택하는 '근거중심 보건의료(evidence-based health care)'는 보건의료가 갖추어야 할 조건이며, 보건의료인이 지녀야 하는 지식과 기술로 인식되어 필요성에 대한 공감대가 확대되어 왔다.[1] 근거중심 보건의료는 데이터를 체계적으로 사용하고, 효과적인 프로그램이나 정책을 개발, 실행, 평가하는 것으로서 체계적 문헌 고찰(systematic review) 기법 개발, 체계적 문헌 검색 기법과 전자 데이터베이스 발전, 이차문헌 잡지의 발행 등에 힘입어 방법론적인 면에서 급속히 발전했다.[2]

근거중심 보건의료는 근거중심의학(evidence-based medicine)에서 시작되었다고 할 수 있다. 최근에는 의학만이 아니라 근거중심 보건의료, 근거중심 간호(evidence-based nursing), 근거중심 정신보건(evidence-based mental health) 등으로 적용 분야가 확대되었다. 이 장에서는 근거중심 보건의료를 중심으로 근거중심 보건의료의 내용과 발전 과정과 내용을 기술한다.

1. 근거중심 보건의료의 발전 과정

1992년 캐나다 맥매스터(McMaster) 대학의 데이비드 새킷(David L. Sackett), 고든 기얏(Gordon Guyatt) 등의 연구진이 근거중심의학이라고 명명하면서 학문적 체계의 기초를 다지게 되었고,[3] 그 이후 근거중심 보건의료 관련 문헌의 수는 기하급수적으로 증가하고 있다. 근거중심 보건의료에 대한 국제적인 관심이 높아지고 있으며, 진료와 관련된 연구 결과를 요약한 여러 근거중심 저널

---

1 Rosenberg W, Donald A. Evidence based medicine: an approach to clinical problem-solving. BMJ. 1995; 310: 1122-1126.

2 Gray JAM. Evidence-based healthcare, 3rd ed. Churchill Livingstone, 2009, pp11-22; 122; 125; 128.

3 Sackett DL et al. Evidence-based medicine: how to practice and teach EBM. Churchill Livingstone, 2000(데이비드 새킷 외. 안형식, 배희준, 이영미, 박형근 옮김. 근거중심의학. 도서출판 아카데미아, 2004).

이 출판되고, 그 발행 부수가 수만 부를 넘어서고 있다.

새킷 등은 근거중심 보건의료를 '가장 좋은 최신의 근거를 공정하고, 명백하고 현명하게 사용하여 개개의 환자에 대한 의사결정을 하는 것'으로 정의한다.[4] 최근 의학의 지속적인 발전으로 기존의 의료정보나 치료 방법은 곧 새로운 것의 등장으로 쇠퇴하기에 의료인은 이러한 변화에 대처할 수 있어야 한다. 공정하고 명백하며 현명한 방법론의 개발 및 습득을 요하고, 의료인 자신이 진료하는 각 환자의 문제 해결에 필요한 특정한 정보를 수집하여 평가하고 실제 의료서비스에 적용할 수 있어야 한다는 것 등이 근거중심 보건의료가 필요한 까닭으로 꼽힌다.

근거중심 보건의료란 최고의 연구 근거를 의사의 숙련도와 환자의 가치에 접목시킨 것으로 요약할 수 있다. 최고의 연구 근거란 다양한 임상 관련 연구에서 얻어지는 결과를 뜻한다. 기초의학 분야의 연구에서부터 환자 대상 임상 연구, 진단검사의 정밀성과 정확성을 평가하는 연구, 예후인자의 검정력을 평가하는 연구 그리고 치료, 재활, 예방서비스의 효능을 평가한 연구들이 포함된다. 임상 연구를 통해 새로운 근거가 제시되면 기존에 활용되던 진단 및 치료법이 폐기되고, 보다 정확하고 효과적이면서도 안전한 새로운 방법이 도입된다.

의사의 숙련도란 환자의 건강상태를 평가하여 진단을 내리고, 환자에게 적용하게 될 치료로 인한 환자의 편익과 위험을 예측하며, 환자의 선호도와 기대를 파악하고, 여기에 임상 경험과 기술을 적절하게 조화시킬 수 있는 능력을 의미한다.

환자의 가치란 치료 과정에서 환자가 갖게 되는 선호도, 관심, 기대치를 의미한다. 이 세 가지 요소가 통합될 때 의사와 환자는 치료 결과와 삶의 질을 최적화하기 위하여 진료 과정에서 협력 관계를 형성할 수 있다.

---

4 Sackett DL et al. Evidence-based medicine: how to practice and teach EBM. Churchill Livingstone, 2000(데이비드 새킷 외. 안형식, 배희준, 이영미, 박형근 옮김. 근거중심의학. 도서출판 아카데미아, 2004).

근거중심 보건의료의 등장 배경

가) 의학지식의 발전 속도

환자진료를 위해서는 진단, 예후, 치료 및 예방에 관한 적절한 정보가 필요하다. 그러나 전통적인 정보원은 부적절하다. 특히 교과서는 시대에 뒤처져 있으며, 전문가들도 종종 잘못을 저지르고 있고, 일방적인 주입식 교육은 비효율적이며, 저널에서 유용한 정보를 얻기에는 그 양이 너무나 방대하고, 임상 적용의 타당성에 영향을 미칠 수 있는 변수가 많다.

세계적으로 연간 2만 종의 의학학술지가 발간되고 메드라인(Medline)에 등재되는 논문은 40만여 개에 이른다. 국내에서 발간되는 의학 잡지도 200여 종이 있으며, 연간 2만여 개의 논문이 생성되고 있다. 이는 한 개인의 노력으로는 의학지식의 발전 속도를 따라잡기가 매우 어렵다는 것을 의미한다.

나) 의학의 발전과 의사의 지식 수준

의사들이 갖고 있는 의학지식의 수준은 교육을 받은 기간이 지날수록 떨어지는 것이 일반적이다. 이 점은 복잡한 질환은 물론 흔하게 보는 대표적인 질병인 고혈압 등에 대해서도 마찬가지이다. 최신 의학지식의 정도는 의과대학을 졸업한 연도와 반비례하고 있다. 경험이 쌓여감에 따라 진단기술과 임상적 판단 능력은 향상되지만 최신 지식을 좇아가지 못하고 진료 성과는 떨어지는 불일치 현상이 나타난다.

다) 진료 행위의 과학적인 근거

의료의 내용에 과학적인 근거가 뚜렷하지 않다는 논란은 비교적 오래전부터 제기되어 왔다. 스미스(R. Smith) 등[5]의 논자들은 현재의 진료 행위 중 15%만이 객관적인 근거가 있다고 하였고 미국 의회의 기술평가국(Office of Technology Assessment)에서도 10-20% 정도만 임상시험에 의하여 입증된 증

5 Smith R. Where is the wisdom…? BMJ. 1991; 303(6806): 798.

거가 있다고 추정하였다. 이러한 추정은 너무 비관적이라는 것이 최근의 연구 결과이지만 의료서비스의 과학적인 근거에 대한 논의는 근거중심 보건의료의 필요성을 강화해 왔다.

다음과 같은 몇 가지 발전을 통해 과학적 근거 확보 문제에 대처할 수 있는 계기를 찾게 되었다.

① 근거를 효과적으로 수집하고 근거의 타당성과 관련성을 평가하는 기술의 발전
② 의료서비스 효과에 관한 체계적 검토 및 요약 기술의 발전(코크런 연합의 활동 등)
③ 근거중심 보건의료의 활용을 위한 이차문헌의 증가(타당성이 높고 임상에 적용할 수 있는 임상저널 중 2%가 이차문헌으로 출판된다)
④ 연구 결과를 단시간 내에 찾아볼 수 있는 최신 정보기술 발전
⑤ 평생교육과 임상 수행 능력 향상에 필요한 효과적 방법의 발전

2. 근거중심 보건의료의 실행 방법론

근거중심 보건의료의 실행은 다음과 같이 다섯 단계로 구성된다.

1) 1단계: 궁금한 사항을 답변 가능한 질문으로 전환함

근거중심 보건의료의 출발에서는 임상 문제에 대한 핵심 질문을 명확히 정의하고 구체화할 필요가 있다. 이는 네 가지 요소로 구성되며, 첫째, 관심 환자 집단을 어떻게 정의할 것인가(patient), 둘째, 어떠한 중재법(intervention)에 대한 결과를 평가하고자 하는가, 셋째, 무엇을 기준으로 평가할 것인가, 즉 무엇과 비교하여 결론을 내릴 것인가(comparator), 넷째, 결과(outcome) 측정 방법은 어떻게 정할 것인가 등이다. 이와 같이 관심 질문을 구체적으로 정의하는

것을 'PICO'의 설정이라고도 한다. PICO의 선정을 통해 임상 질문을 구체화하고, 다시 각 요소에서의 주요 개념어를 선정하여 검색을 수행한다.

예) 쌍둥이를 임신한 35세의 여성이 제왕절개 수술을 하면 자연분만에 비해 신생아 사망률이 높을 것인가?

Patient: Term twin pregnancy

Intervention: Planned cesarean section

Comparison: Planned vaginal delivery

Outcome: Infant mortality

---

2) 2단계: 질문에 대한 답을 찾기 위해 최신의 근거를 수집함

가) 검색원의 검색과 활용

문헌 검색의 목적은 임상 질문에 대한 답을 구할 수 있는 적절한 근거를 찾아내는 데 있다. 적절한 근거를 찾아내는 방법은 해답을 구하고자 하는 임상 질문에 대한 최신의 근거를 담고 있는 검색원을 선택하고 평가하는 일련의 과정이다. 문제 해결에 필요한 근거를 찾는 데 유용한 검색원은 교과서, 최신의 임상 연구 결과를 제공하는 일차문헌, 일차문헌에 대한 평가 및 근거가 종합된 이차문헌 등 다양한 형태로 존재한다.[6]

문헌 검색에 있어서 검색원의 선정은 평가 주제에 따라 달라질 수 있는데, 일반적으로 보건의료 영역을 광범위하게 포함하는 검색엔진과 특수 주제나 목적에 맞게 개발된 검색원으로 나눌 수 있다. 또한 문헌 검색은 검색 목적에 따라 체계적 문헌 고찰 등을 위한 포괄적 접근 방법과 빠른 시간 내에 가장 좋은 근거를 찾아내어 환자에게 신속히 적용하기 위한 일반적인 접근 방법으로 구분할 수 있다.

---

6 McKibbon A, Wyer P, Jaeschke R, Hunt D. Finding the evidence. In: G Guyatt, D Rennie, MO Meade, DJ Cook (eds.). User's guide to the medical literature: a manual for evidence-based clinical practice, 2nd ed. McGraw-Hill, 2008, pp31-42.

나) 검색원의 종류 및 특징

① 일반 검색원

메드라인(Medline)은 세계에서 가장 규모가 큰 생의학 분야의 일반적 데이터베이스로서 기초에서 응용 분야까지 망라되어 있다. 메드라인은 미국과 전 세계 80여 개국에서 출판된 약 5,200여 종의 저널이 37개의 언어로 색인되어 있고, 약 1,600만 개에 이르는 참고문헌 등 거대한 규모와 광범위한 분야를 망라하고 있기 때문에 원하는 정보를 정확히 찾기 위해서는 숙련이 필요하기도 하다. 메드라인과 유사한 데이터베이스인 엠베이스(EMBASE)는 네덜란드 엘스비어(Elsevier) 사에서 제작한 검색엔진으로, 생물의학 및 약학 관련 정보를 제공한다. 약 4,800여 종의 저널이 30개의 언어로 색인되어 있으며, 이 중 메드라인에 색인되어 있지 않은 저널은 1,800종인 것으로 보고된다. 유럽 지역 및 비영어권 논문이 많은 것이 특징이다. 이 외에도 논문인용지수(Science Citation Index), 논문서지검색(Current Contents Connect) 등이 있다.

② 특정 주제별 검색원

임상의 여러 분야 중 특정 주제에 적합한 근거를 위주로 제공하는 검색원이나 혹은 검색엔진이 있으며 이들 중 사이인포(PsyINFO)는 미국심리학회에서 개발된 검색엔진으로 전 세계 심리학, 정신의학 및 관련 문헌에 대한 초록을 제공하고 있다. 이와 같이 특정 분야에 대한 전반적인 자료를 수록한 검색엔진은 CINAHL, NHS Economic Evaluation Database(NHS EED), MIDIRS, SLGIE 등이 있다(표 2.5-1).

③ 이차자료 검색원 및 기타 검색원

ACP Journal Club과 같이 기존 저널에 수록된 논문을 요약하여 보다 양질의 근거를 제공하는 것을 목적으로 한 근거 중심의 정기 간행물 등이 있으며, 이들 잡지에서는 명백한 기준에 따라 선정된 수록 논문에 대하여 구조화된 형태의 초록을 제공하고, 논문의 맥락과 임상적인 적용 가능성에 대하여 관

<표 2.5-1> 검색원의 목록 및 특성

검색원	검색엔진	주요 특성
MEDLINE	http://www.pubmed.com http://gateway.ovid.com	1,600만 개 이상의 참고문헌을 수록하고, 전 세계 5,200여 종의 저널을 37개 언어로 색인
EMBASE	http://www.embase.com	1,900만 개 이상의 자료를 보유하며, 4,800여 종의 저널을 30개 언어로 색인
Citation Indexes	http://scientific.thomson.com/products/sci	6,000여 개의 주요 과학, 기술, 의학 저널들로부터 출판된 문헌을 목록화하고, 그것들이 인용된 문헌에 링크하는 기능 제공
Scopus	http://info.scopus.com/overview/what	1만 5,000여 종의 저널과 500개의 학회 발표 논문 수록, 세계 최대의 초록, 색인 데이터베이스
Current Contents Connect	http://scientific.thomsonreuters.com/products/ccc	8,000개 이상의 유수 학술지와 2,000개 이상의 서적에 등재된 다학제적인 서지정보 제공
PsyINFO	http://www.apa.org/psycinfo	미국심리학회의 검색엔진으로 전 세계 심리학, 정신의학 및 관련 분야의 문헌 수록
The Cochrane Central Register of Controlled Trails	http://www.interscience.wiley.com	비교임상실험 연구들의 서지사항에 대한 광범위한 정보원
Cumulative Index to Nursing & Allied Health Literature (CINAHL)	http://www.cinahl.com	보건학, 간호학, 건강관리, 응급처치 및 임상의학 분야 등 전반의 자료를 수록한 검색엔진
NHS Economic Evaluation Database (NHS EED)	http://www.interscience.wiley.com	보건의료 중재와 관련한 근거중심 의사결정을 내릴 때 필요한 비용, 효과에 대한 연구 결과를 제시하는 검색엔진

련 분야 전문가의 평론을 싣고 있다. 이와 같은 형태의 저널로는 Evidence-Based Medicine, Evidence-Based Mental Health, Evidence-Based Nursing, Evidence-Based Health Care Policy and Practice, Evidence-Based Cardiovascular Medicine 등이 있다.

코크런 라이브러리(Cochrane Library)는 치료나 중재 방법의 효과에 대한 체계적 분석 논문을 수록하고 있으며, 이와 같은 체계적 문헌 고찰이나 메타 분석과 같은 문헌에 대한 자료를 검색할 수 있는 검색엔진은 트립(TRIP, http://www.tripdatabase.com), 섬서치(Sumsearch, http://sumsearch.uthscsa.edu) 등이 있다.

④ 국내 데이터베이스

국내의 주요 검색 데이터베이스는 코리아메드(KoreaMed), 국립중앙도서관, 국회도서관, 한국교육학술정보원, KISTI 과학기술학회마을, 국내 의학학술지 초록 검색(Kmbase), KSI 한국학술정보가 있다. 그러나 국내 검색의 경우 검색 범위가 서로 중복되어 있고 검색어가 아직 개념화되어 있지 않아 원활한 검색을 위한 노력이 요구되고 있다.

⑤ 검색 전략 수립

핵심 질문을 선정하였다면 연구 목적에 적합한 민감도(sensitivity)와 특이도(specificity)를 가지는 검색 전략을 수립하여야 한다. 민감도란 검색 전략의 포괄성을 의미하며 정확도란 부적절한 문헌을 배제하는 검색 능력을 의미한다. 만약 체계적 문헌 고찰을 수행하기 위해서라면 검색은 잠재적으로 관련 있는 모든 문헌을 포함하기 위한 포괄적인 검색 전략을 수립하여야 한다. 그러나 이러한 방법은 민감도를 높이는 대신 정확도가 낮아져 핵심 질문과 연관성이 낮은 문헌들을 많이 포함하게 되기에 어떠한 전략을 사용할지를 정해야 한다. 검색어 선정에 있어서 또 한 가지 고려할 문제는 의학주제용어(MeSH)의 사용 여부이다. 의학주제용어를 이용하면 저자마다 다양하게 표현하는 각기 다른 형태의 언어를 동일한 개념어로 전환하여 사용함으로써 포괄적이고 체계적인 검색이 가능하다.

주제 영역에 대한 주요 개념어의 선정이 이루어졌다면, 각 PICO 요소 검색어를 적절한 조합할 필요가 있으며 각 개념어들 간에 연산자를 이용하여 정확한 질문을 만드는 과정을 통해 검색을 수행하게 된다.

3) 3단계: 수집된 근거의 타당성, 효과의 정도, 임상 적용 가능성을 평가함

가) 논문의 비판적 검토

검색된 논문을 적절히 평가하는 과정은 필요한 임상적 판단을 위한 중요한 과정이다. 발표되고 있는 수많은 연구 결과 중 상당수가 자신의 임상적 상황과 관련이 없거나 일부 연구는 방법론적인 엄격성이 결여되어 있는 경우가 있어서 자신이 찾고자 하는 질문에 대해 해당 논문이 적절한 해답을 주는지에 대한 비판적 검토(critical appraisal)가 필요하다.[7]

나) 문헌의 질 평가 주요 영역

문헌의 질 평가를 위한 주요 영역은 문헌의 타당도, 임상적 중요성, 적용 가능성 등 세 가지로 구분할 수 있다.

① 타당도 평가

타당도란 외적 타당도와 내적 타당도로 구분될 수 있다. 연구 설계, 수행, 분석상의 오류로 인해 연구 내에서 실제로 발생한 사실을 제대로 추론하지 못 하지 못하게 되어 발생한 타당도의 문제를 내적 타당도라 부른다. 연구에서 문헌의 질을 평가한다는 것은 연구의 내적 타당도를 측정한다는 말과 거의 유사한 개념으로 사용되기도 한다. 좀 더 정교하게 설계된 연구들은 진리에 가까운 결과를 내릴 가능성이 크기 때문에 연구 설계의 질을 평가하는 것은 문헌 평가의 핵심적인 과정이다. 외적 타당도는 연구자가 표본과 변수를 선정하는 과정에서 의도된 표본과 변수가 연구 대상 모집단을 반영하지 못해 일반 세계의 진실에 대한 추론의 타당성을 위협하는 경우 발생한 타당도의 문제이다.

---

7 Higgins JPT, Green S. Cochrane handbook for systematic reviews of interventions. Version 5.1.0[updated March 2011]. The Cochrane Collaboration, 2011. Available from: URL: http://handbook.cochrane.org/.

② 임상적 중요성

연구에서 논의된 치료 및 진단 등의 잠재적 이득이나 위험이 임상적으로 얼마나 의미가 있는지를 평가해야 한다. 각 연구 목적에 부합하는 연구 디자인에 따라 각각 효과의 크기를 측정할 수 있는 개념들이 존재하며 이 측정값의 비교를 통한 임상적 중요성을 평가할 수 있다.

③ 적용 가능성

실제 임상 환경에서 특정 중재 방법을 시행하는 것이 재현성, 용이성, 경제성의 측면에서 가능한지 여부를 판단해야 하며 이 경우의 잠재적 편익과 손실은 무엇인지 고려해야 한다. 또한 개별 환자의 기호와 선호도를 고려할 때 이러한 중재가 시행 가능한지 여부에 대한 판단도 필요하다.

다) 연구 목적에 따른 문헌 평가

연구 목적에 따라 각 문헌은 치료, 진단, 예후, 위해, 진료지침, 경제성 평가 등으로 구분할 수 있다. 각 연구마다 가장 적합한 연구의 형태가 있으나 해당 목적에 따른 유용한 증거를 찾기 위해서는 체계적 문헌 고찰 논문(systematic reviews)을 찾는 것이 가장 효과적일 수 있다. 왜냐하면 개별 논문들에서 제시된 근거가 모두 최선의 근거가 될 수는 없기 때문이다. 예를 들어 치료 논문인 경우 무작위 임상실험이 여러 개가 있다면 이들의 결과를 종합하여 검토한 논문이 단독 연구에 의한 결과보다 더 좋은 해답이 될 수 있다. 그러나 모든 체계적 문헌 고찰 논문도 각각의 문헌들을 개별적으로 평가하는 것에서 시작된다. 연구 목적에 따라 분류된 개별적인 문헌을 평가하기 위한 세부적인 평가 기준을 〈표 2.5-2〉에 제시한다.[8]

---

8 Sackett DL et al. Evidence-based medicine: how to practice and teach EBM. Churchill Livingstone, 2000(데이비드 새킷 외. 안형식, 배희준, 이영미, 박형근 옮김. 근거중심의학. 도서출판 아카데미아, 2004).

〈표 2.5-2〉 연구 결과 타당성 평가 기준의 예

진단 연구 검토 기준
1. 진단의 평가 기준 및 독립적이고 맹검법을 이용한 비교 결과가 있는가?
2. 적절한 환자들을 대상으로 진단검사가 평가되었는가?
3. 진단검사 결과와 관계없이 진단의 평가 기준이 적용되었는가?
예후 연구 검토 기준
1. 질병의 경과 중 초기에 모집된 표본이 대표성 있으며, 규정된 표본인가?
2. 환자에 대한 추적 관찰이 충분한 시간 동안 완전하게 이루어졌는가?
3. 객관적인 결과평가 기준이 맹검적 방식으로 진행되었는가?
4. 세부 집단 간 예후의 차이가 확인되었다면, *주요한 예후인자에 대하여 보정이 이루어졌는가? *자료에 포함된 독립적 환자군에 대한 타당성이 있는가?
임상시험 연구 검토 기준
1. 환자의 할당이 치료군들에 무작위로 이루어졌는가? 그리고, 무작위 할당 명단은 노출되지 않았는가?
2. 시험에 참가한 모든 환자들이 종료시점까지 추적되었는가? 그리고, 환자들이 무작위 할당된 집단으로 분석이 이루어졌는가?
3. 환자와 의사에 대하여 이중 맹검이 준수되었는가?
4. 실험적 치료 이외에 동일한 치료가 적용되었는가?
5. 집단들은 실험 초기에 서로 유사하였는가?

4) 4단계: 비판적 분석 결과를 의사의 경험 및 환자의 신체적 조건, 가치, 상황에 접목함

해당 연구가 타당성이 있으며 임상적인 중요성도 충분하다면 이를 환자에게 적용할 수 있는가?

이제까지 비평한 근거가 타당성이 있고 임상적으로도 중요하다면 다음 단계는 이를 실제 환자에게 적용하는 것이 가능한지 살펴보는 것이다. 적용을 위해 의사 자신의 임상적인 경험이나 전문적 지식에 발견한 근거를 견주어 보아야 하며, 환자의 가치관이나 선호도에 대한 고려도 필요하다. 이에 필

요한 지침은 다음과 같다.[9]

① 해당 연구 결과를 적용할 수 있도록 실제 환자와 연구 대상 환자 사이의 차이 파악

먼저 해당 연구 결과를 적용하지 못할 정도의 차이가 연구 대상 환자군과 실제 환자 사이에 존재하는지를 고려해야 한다.

② 현재 상황에서 시행 가능한 치료법 여부 파악

다음으로 해당 치료법이 현재 상황에서 시행 가능한 것인지 생각해 보아야 한다. 여기에는 환자나 현재의 보건의료제도가 해당 치료법의 시행과 감독, 그리고 추적 관찰에 들어가는 비용을 감당할 수 있는지에 대한 고려가 포함된다.

③ 실제 환자에게서 기대되는 잠재적 편익과 손실 검토

검토한 연구 결과가 실제 환자에게 적용 가능하고 해당 치료법이 현실적으로 시행 가능하다고 판단된다면, 다음은 특정 환자에게 해당 치료법을 시행했을 때의 득과 실을 따지는 것이다. 여기에는 두 가지 접근 방법이 있다. 첫 번째는 다소 시간이 걸리는 방법으로, 치료하지 않았을 때 특정 환자에게 일어날 것으로 예상되는 손실, 즉 특정 환자의 개별적인 대조군의 사건발생률이나 환자의 예상사건발생률(Patient's Expected Event Rate, PEER)을 구하는 것으로 시작하는 것이다. 두 번째는 첫 번째에 비해 시간이 덜 걸리는 방법으로, 환자의 예상사건발생률을 구하는 과정을 건너뛰고 치료를 필요로 하는 환자 수와 부작용이 나타날 수 있는 환자 수를 구하는 것이다.

④ 질병 치료 결과가 실제 환자에게 가지는 가치와 기대편익

특정 환자에 있어 치료에 의한 이득과 위험을 개별화하는 데 성공했을지라도

9 Sackett DL et al. Evidence-based medicine: how to practice and teach EBM. Churchill Livingstone, 2000(데이비드 새킷 외. 안형식, 배희준, 이영미, 박형근 옮김. 근거중심의학. 도서출판 아카데미아, 2004).

여전히 여기에는 환자 자신의 가치관과 기호에 대한 고려가 부족하다. 그렇다면 이러한 것들을 어떻게 치료에 대한 권고에 통합시킬 수 있을 것인지, 더 나아가 이러한 것들을 어떻게 환자 스스로 치료 계획을 결정할 수 있는 방법으로 발전시킬 수 있을 것인지 등을 고려한다.

- 이 방법을 수행하는 데 있어 가장 우선적이고 중요한 과정은 환자의 기호를 알아내는 것이다.
- 득실 가능성을 산출하기 위해서는 질병 결과에 대해 환자가 느끼는 가치와 질병 결과의 발생 가능성을 통합하는 과정이 필요하다.

5) 5단계: 단계를 실행하는 과정의 효과와 효율을 평가하고, 이를 향상시키기 위한 방법을 모색함

근거중심 보건의료를 수행하는 다섯 번째 단계는 자기평가이다. 자기평가는 자신이 고안하고 수행하였던 것을 평가하는 것으로서 그 종류는 다음과 같다.

① 답변 가능한 질문을 만드는 것에 대한 평가
② 검색에 대한 평가
③ 근거와 환자의 가치를 통합하는 것에 대한 평가
④ 근거중심 보건의료를 교육하는 교수 자신에 대한 평가
⑤ 평생 자기개발에 대한 평가

3. 근거중심 보건의료의 확산

1) 공중보건 분야

근거중심의학은 의학 분야의 성취와 더불어 공중보건 등 다른 분야로 확산되

어 왔다. 그러나 근거중심 보건의료는 근거중심의학과 다른 접근을 요하며, 그 한계와 특성은 다음과 같다.[10,11]

첫째, 공중보건의료에 대한 연구 성과는 의학 분야에 비하여 충분히 축적되어 있지 않다. 실행에 필요한 근거의 제한으로 근거중심적인 접근이 어려운 경우가 많다.

둘째, 공중보건 중재는 중재 시작부터 결과가 나오기까지 오랜 시간이 소요되는 경우가 일반적이다. 이에 따라 다른 요인이 관여하거나 시간적 경과 등으로 인해 그 효과를 명백히 파악하기 어려운 경우가 많다.

셋째, 공중보건은 근거 수준이 높은 무작위 임상시험을 수행하기 어려워서 관찰 연구에 머무르곤 하며 따라서 근거의 수준이 떨어지곤 한다.

넷째, 의학 분야에 비하여 공중보건의 효과 연구는 간접적인 근거를 사용하여야 할 경우가 많다. 예를 들어 건강 수준의 변화나 사망률의 감소 같은 직접적 결과지표보다는 환자 발견 같은 간접지표를 사용한 근거만이 제시되어 이를 활용하여야 하는 상황에 처하곤 한다.

이러한 까닭에 공중보건 분야는 근거중심적으로 접근하기에 한계가 있다. 이 분야 종사자들은 이러한 특성을 충분히 숙지하고 근거를 이해·평가하여야 한다. 아울러 공중보건에 필요한 방법들을 보다 정교하게 적용해야 한다.

또 근거중심의학과 근거중심 보건의료의 차이점은 다음과 같다.

첫째, 연구 설계에 있어 근거중심의학이 주로 실험적 연구인 데 반하여 근거중심 보건의료는 관찰 연구 및 유사 실험 연구이다.

둘째, 근거중심의학의 대상은 개인이고 근거중심 보건의료의 대상은 집단이다.

셋째, 중재에서 결과까지의 시간이 근거중심의학은 짧은 편이지만, 근거중심 보건의료는 더 오래 걸린다.

---

10 Perkins ER, Simnett I, Wright L (eds.). Evidence-based health promotion, 1st ed. John Wiley & Sons Ltd., 1999, p161.

11 Gray JAM. Evidence-based healthcare, 3rd ed. Churchill Livingstone, 2009, pp11-22; 122; 125; 128.

〈표 2.5-3〉 근거중심의학과 근거중심 보건의료의 차이점

구분	근거중심의학	근거중심 보건의료
연구 설계	주로 실험적 연구	관찰 연구 및 유사 실험 연구
대상	개인	집단
중재에서 결과까지의 시간	짧다	길다
서비스 제공자	의사 등 전문가	다양한 배경과 자격

넷째, 근거중심의학의 서비스 제공자는 의사 등 전문가이지만, 근거중심 보건의료서비스 제공자는 다양한 배경과 지식을 갖춘 사람이다(표 2.5-3).

근거중심 보건의료활동 중 대표적인 것은 코크런 그룹의 건강증진 및 공중보건이다. 미국에는 CDC(Centers for Disease Control and Prevention)의 지역사회 예방서비스 특별위원회(Task Force on Community Preventive Services), 지역사회 사업지침(Community Guide) 등이 있다. 미국의 지역사회 사업지침은 지역사회 건강을 촉진하고 질병을 예방하기 위한 여러 가지 중재에 대한 효과, 경제성, 실행 가능성 등을 제시하였다.

2) 체계적 문헌 고찰

실제로 근거중심 보건의료를 실천하기 위해 필요한 정보는 의료인 개인이 다루기에는 불가능할 정도로 방대하며, 유사하거나 동일한 주제임에도 불구하고 연구에 따라 상반되는 결론을 제공하는 등 어느 것이 올바른 의사결정인지에 대한 판단이 힘든 경우가 발생한다. 체계적 문헌 고찰(systematic review)은 이러한 개인이 다루기 어려운 많은 정보 속에서 명시적인 방법을 통해 일차연구의 근거를 통합하여 신뢰할 수 있는 객관적 근거를 제공하는 종합적인 문헌 분석방법이다. 이는 특정한 주제에 대하여 문헌을 객관적으로 평가하고 엄격한 방법론을 사용하여 종합된 추정치 등을 제시하는 등 정확하고 객관적인 방법으로 개별 연구 결론보다 신뢰성 있는 결론을 제시할 수 있다.

체계적 문헌 고찰은 근거중심 보건의료적인 접근에서 매우 중요하다. 구

체화된 동일한 주제에 대해 여러 일차연구가 기존에 수행되어 왔고 그 결과 문헌들이 존재할 때, 존재하는 모든 일차연구들을 모아서 체계적으로 수립된 선정 제외 기준에 의해 근거 문헌을 선별하고, 각각의 정보의 질을 평가하며, 최종 자료를 정리하여 분석한 결과를 통해 정의된 질문에 대하여 비뚤림을 최소화한 종합적인 결론을 이끌어 냄으로써 임상적인 결정이나 의료정책 수립 등의 의사결정에 이용하는 것이다.[12]

체계적 문헌 고찰을 통해 방대한 기존 문헌 정보를 과학적으로 정리하고, 제시된 일차연구들의 결과들이 상호 간에 결론의 일관성을 보이는지 확인할 수 있으며, 현존하는 모든 상황을 객관적으로 고려한 결과를 통해 비뚤림이 최소화된 정보를 제공할 수 있고, 메타 분석을 사용함으로써 개별적인 일차연구 분석 결과가 확보하지 못한 검정력을 얻을 수 있다는 것이 장점이다.[13]

기존에 존재하는 문헌의 연구 결과들을 다시 검토하여 재정리한다는 의미에서 문헌 고찰이라고 할 수 있으나, 체계적 문헌 고찰은 서술적 문헌 고찰(narrative review)인 종설과는 다르게 분류되어야 한다. 종설과 같은 서술적 문헌 고찰은 특정 분야의 전문가로서의 식견을 바탕으로 기존의 문헌들을 고찰하고 저자의 주관적인 관점에서 종합하여 이야기를 전달하는 형태로 기술됨으로써 저자의 관점을 대표하게 되며, 누구에 의해 쓰였는지에 따라 다른 결론이 내려질 수 있는 반면, 체계적 문헌 고찰은 기존에 이루어진 연구에서 보고된 자료를 사용하되, 구체적인 아이디어를 바탕으로 과학적이고 객관적인 방법에 따라서 수행되는 것이다. 체계적 문헌 고찰의 과정은 ① 질문 선택, ② 그룹 구성 및 주제 등록, ③ 계획 수립, ④ 분석방법 선정, ⑤ 비뚤림 위험의 평가, ⑥ 자료 추출, ⑦ 메타 분석 등 결과 분석, ⑧ 결과 해석 및 고찰, ⑨ 리뷰 향상 및 업데이트이다.

---

12 Higgins JPT, Green S. Cochrane handbook for systematic reviews of interventions. Version 5.1.0[updated March 2011]. The Cochrane Collaboration, 2011. Available from: URL: http://handbook.cochrane.org/.

13 Oxman A. GRADE Working Group. Grading quality of evidence and strength of recommendations. BMJ. 2004; 328(19): 1490-1494. Available from: URL: http://www.gradeworkinggroup.org/index.htm.

코크런 연합은 체계적 문헌 고찰을 주도적으로 수행하는 대표적인 기구로서 1993년에 구성된 이래, 의학의 각 분야에서 최신의 체계적 문헌 고찰 논문을 생산하고, 이를 보급하고자 하는 기구이다. 코크런 연합은 전 세계적인 조직으로 구성되어 있으며 26개국에 센터와 지부가 활동 중이고 우리나라에도 지부가 있다. 코크런 연합의 경우 그 주요 산물인 체계적 문헌 고찰은 코크런 라이브러리라는 데이터베이스에 수록되어 있고, 여기에는 코크런 리뷰 이외에도 여러 체계적 문헌 고찰에 관한 데이터베이스인 DARE와 임상시험 자료를 모은 CCTR 등이 있다. 이미 대다수 국내 의과대학에서 이 코크런 라이브러리에 접근할 수 있다.

체계적 문헌 고찰이나 메타 분석 등의 연구는 전 세계적으로 급증하고 있는 추세이며 우리나라에서도 최근 들어 체계적 문헌 고찰에 관한 활동과 여건이 근래에 많이 증가하고 개선되었다. 그러나 우리나라에 중요한 의료문제에 대한 체계적 문헌 고찰은 아직 그 수가 적으며 따라서 활용할 수 있는 근거의 수준도 미약하다. 대부분의 체계적 문헌 고찰이 외국의 건강문제를 다룬 것이기에 우리나라의 실정에 필요한 질문에 대한 해답을 주기 어려울 수 있으며 이를 극복하기 위해서는 국내에 실제 적용할 수 있는 체계적 문헌 고찰을 시행하고 활용할 필요가 있다. 또 최근 들어 개선되었다고는 하나 국내의 제반 임상의료 영역에서 체계적 문헌 고찰 연구가 활발하거나 널리 활용되고 있다고 할 수 없다. 따라서 의료 분야에서 체계적 문헌 고찰을 통한 연구를 활성화하고 그 결과가 현장에서 적극적으로 활용되어야 한다. 이를 위해 교육 기회를 늘리고 국내외 고찰 결과를 보다 가독성 높게 전환하는 등 체계적 문헌 고찰의 생성과 활용에 힘쓸 필요가 있다. 아울러 체계적 문헌 고찰을 돕고 그 결과를 활용하기 위해서는 코크런 라이브러리와 같이 국내에서 생산된 체계적 문헌 고찰을 수집·정리하고, 체계적 문헌 고찰을 위한 임상시험 등 국내의 관련 자료를 데이터베이스로 구축할 필요가 있으며 의료인을 대상으로 체계적 문헌 고찰 방법론을 교육하고 확산할 수 있는 기회의 확대가 필요하다.

3) 임상진료지침

가) 임상진료지침의 정의

임상진료지침은 "특정한 상황에서 의사와 환자의 의사결정을 돕기 위해 체계적으로 개발된 진술"로 정의할 수 있으며, 진료의 지속성을 유지하고 의사의 진료와 과학적 근거의 간격을 줄이는 데 효과적인 도구로 간주되고 있다. 또한 진료지침은 의사들의 졸업 후 교육에 활용될 수 있다. 이미 많은 선진국에서는 진료지침을 의사들의 교육에 활용하고 있다.[14]

임상진료지침은 다음과 같은 면에서 의료에 도움을 줄 수 있다. 첫째, 임상진료지침은 의사들이 내리는 결정의 질을 향상하는 데 도움을 준다. 임상진료지침은 의사들에게 명백한 권장 사항을 제공함으로써 낡은 관습적 치료에 익숙한 의사의 신념을 교정하고, 진료의 일관성을 향상시키며, 자신이 행하고 있는 치료 전략의 적절성에 대한 확신을 줄 수 있는 권위 있는 권장 사항들을 제공한다. 둘째, 임상진료지침은 과학적 근거에 대한 비판적 평가에 근거하고 있으며 어떤 중재가 편익이 있는지 명확히 하고, 이를 지지하는 자료를 문서화한다. 셋째, 환자 측면에서 임상진료지침은 효과가 입증된 치료를 증진하고, 효과가 없는 것은 지양하게 하며, 치료의 일관성을 유지하게 함으로써 변이를 줄여 건강결과를 향상시킬 수 있다. 임상진료지침은 환자에게 더욱 많은 권한을 주어 정보에 입각한 선택을 하게 한다. 그리고 효과적이고 표준화된 치료를 통해 의료체계 전반의 효율성도 개선할 수 있다.

나) 임상진료지침의 영향

기존의 연구들에 의하면, 임상진료지침은 보건의료서비스의 과정을 바꾸는 효과적인 수단이며 건강결과를 향상하는 데 기여하고 있다. 진료지침은 양질의 진료를 제공하려는 노력을 현실화하고 보건의료서비스의 과다/과소 제공

---

14 Field MJ, Lohr KN (eds.). Institute of Medicine Committee to advise the public health service on clinical practice guideline. Clinical practice guidelines: directions for an new program. National Academy Press, 1990. Available from: URL: http://www.iom.edu/.

여부를 알아내기 위한 기반을 제공할 수 있으며, 진료의 기술적인 측면을 향상시킬 수 있다. 또한 진료지침이 치료 결과의 위험, 이득 등에 대한 평가를 제공할 경우, 환자와 보건의료제공자 간 의사소통 및 의사결정에 도움을 줄 수 있다.[15]

다) 임상진료지침의 개발 방법

임상진료지침을 개발하는 방법으로는 합의 유도 접근법과 근거중심적인 접근법으로 구분할 수 있다. 1980년대까지만 해도 합의 유도 접근법은 전문가들의 집단 역학에 쉽게 좌우되는 까닭에 자의적인 권고안이 만들어질 수 있으며, 전파하기가 어렵고, 합의된 의견의 타당성 자체에 대한 논란을 야기할 수 있다는 단점을 가지고 있었다. 근거중심의 접근법은 합의 유도 접근법의 문제점인 명시적인 기준과 방법의 부재라는 약점을 보완하기 위하여 개발된 접근법으로서, 객관적인 문헌 수집, 평가, 권고안 도출을 할 수 있다는 장점을 지녀 근래에 많이 사용되고 있다. 임상진료지침의 개발 과정은 ① 임상진료지침 주제 선택, ② 개발 그룹 구성 및 교육, ③ 임상진료지침의 범위 설정, ④ 핵심 질문 도출, ⑤ 문헌 검색 및 선택, ⑥ 문헌에 대한 비판적 평가, ⑦ 근거의 종합, ⑧ 근거 등급 결정, ⑨ 권고안 도출로 요약된다.

라) 임상진료지침의 보급

개발된 임상진료지침이 진료 현장에서 사용되지 않는다면 의미가 없기 때문에 임상진료지침의 보급은 중요한 과제이다. 최근까지 이루어진 주요 보급 전략으로는 교육 자료 배부, 교육 집담회 개최, 합의 도출, 교육자 방문, 여론 지도자(opinion leader)의 언급, 환자 매개 전략, 감사와 피드백, 상기 도구(reminder), 마케팅 등이 있다. 주요 전략 중 효과적인 것은 교육자 방문이나 컴퓨터, 포스터 등을 이용한 상기 도구 또는 두 개 이상의 중재 방법 조합 등

---

15 Field MJ, Lohr KN (eds.). Institute of Medicine Committee to advise the public health service on clinical practice guideline. Clinical practice guidelines: directions for an new program. National Academy Press, 1990. Available from: URL: http://www.iom.edu/.

이며, 단순한 교육 자료의 배부나 강의식 모임 등은 효과가 없는 것으로 평가되고 있다.

마) 주요국의 임상진료지침 활동

유럽과 북미 지역 등에서는 임상진료지침 개발과 실행이 비교적 활발히 이루어지고 있으며, 이들 나라의 진료지침에 대한 정책과 접근 방법에서 공통적으로 나타나는 주요한 흐름은 다음과 같다.[16]

첫째, 많은 국가에서 진료지침을 질 향상을 위한 운동과 연결하는 정책을 취하고 있다.

둘째, 대부분의 진료지침 개발 프로그램이 과학적으로 엄격한 방법을 사용하려는 시도가 증가하여 근거중심적 방법론으로 수렴되고 있다.

셋째, 진료지침 개발은 확산 및 실행 전략과 긴밀히 연결되어 있다.

바) 임상진료지침의 과제

우리나라 의료계에서는 그동안 일부 학회를 중심으로 진료지침을 개발하였을 뿐 활용 및 보급에 있어서는 소극적이었다. 이는 진료지침이 의사의 창의성과 진료의 다양성을 해칠 수 있으며, 궁극적으로 평가 및 심사 기준으로 활용될 것이라는 우려 때문이다. 최근 들어 임상진료지침이 의료서비스의 질 향상에 필수적인 도구로 인식되면서 그 필요성이 대두되고 있다. 우리나라에서도 임상진료지침을 질 향상을 위한 정책의 수단으로 삼을 필요가 있는데, 이는 임상진료지침 개발 시 과학적으로 엄격한 근거중심적 방법을 사용하고 임상진료지침의 확산 및 실행 전략을 체계적으로 수립하고 보급하는 것이다. 즉, 진료지침 개발에 필요한 과학적인 근거자료들을 체계적으로 정리, 보급하며, 또한 정부, 전문가 단체, 소비자단체, 보험사 등이 협력하여 임상진료지침

16 Alonso-Coello P, Irfan A, Sola I, Gich I, Delgado-Noguera M, Rigau D, Tort S, Bonfill X, Burgers J, Schunemann H. The quality of clinical practice guidelines over the last two decades: a systematic review of guideline appraisal studies. Qual Saf Health Care. 2010; 19: e58.

을 개발하고 활용할 필요가 있다. 그리고 양질의 진료지침을 개발하고 보급하기 위하여 필요한 전문 인력과 충분한 예산이 뒷받침하는 조직화된 임상진료지침 프로그램이 수립될 필요가 있다.[17,18]

4. 근거중심 보건의료의 한계와 우리나라에서의 발전 방향

1) 근거중심 보건의료의 실행

학자들은 근거중심 보건의료에 대하여 다음과 같은 한계점을 지적하고 있다. 첫째, 다수의 과학적 근거들이 있으나 근거 간의 일관성과 일치성이 결여되는 경우가 많으며, 둘째, 개별 환자를 치료하는 데 있어 근거를 적용하기가 어려울 수 있고, 셋째, 근거에 기반한 양질의 의료서비스를 제공하기에 실제 현실과 적용 과정에서 어려운 점이 있다는 점이다.

또 근거중심 보건의료를 실행하는 데 있어서는 첫째, 과중한 업무에 시달리는 의사들이 검색 및 비평적 분석 등 근거중심 보건의료에 필요한 기술을 습득하고 적용하는 데 시간적 제약이 있으며, 둘째, 근거에 빠르게 접근해야 할 검색원의 경우 진료 현장에서 접근이 어려운 경우가 많고, 셋째, 근거중심 보건의료의 토대가 되는 근거는 뒤늦게 출현한다는 점 등이 지적되었다.[19]

이러한 한계점에 대한 보완이 끊임없이 이루어져야 할 것이다. 근거중심 보건의료가 의사의 임상 경험을 무시하고, 임상 연구에 제한되어 있으며, 환자의 가치와 선호를 무시하거나 요리책 보듯이(cookbook medicine) 접근하

17 Sackett DL et al. Evidence-based medicine: how to practice and teach EBM. Churchill Livingstone, 2000(데이비드 새킷 외. 안형식, 배희준, 이영미, 박형근 옮김. 근거중심의학. 도서출판 아카데미아, 2004).

18 안형식. 임상진료지침의 개념과 활성화 방안. 대한소화기학회지. 2007: 49(4).

19 박병주. 근거중심 보건의료. 고려의학. 2009, pp3; 10-11; 108.

는 것 아니냐는 비판으로부터 벗어나기 위해서는 근거중심 보건의료의 정의와 각 단계에 대한 검토에 보다 많은 노력을 기울여야 한다. 또한 근거중심 보건의료의 목적이 비용절감이 아니라는 점도 명확하게 인식할 필요가 있다. 왜냐하면 환자의 삶의 질을 극대화하려는 데 초점을 맞춘 근거중심 보건의료의 제공은 의료비용을 증가시킬 수도 있기 때문이다. 또한 근거중심 보건의료이 단지 상아탑에서 비롯된 개념이 아니며 의료서비스 실행에 필요한 도구라는 점이 입증되어야 한다.

2) 근거중심 보건의료 관련 정보 생성과 접근도 향상

국내에서 의료정보에 접근할 기회가 과거에 비해 향상된 것은 사실이지만 각 의료인이 이런 성과를 환자진료에 활용할 수 있는 기회는 제한되어 있다. 인터넷의 보급과 활성화로 접근 여건은 향상되었지만 아직은 대부분 각 의료인의 노력에 접근 가능성이 달려 있다. 의사들이 변화하는 지식을 판단, 습득하고 환자진료에 활용할 수 있도록 쉽게 접근할 수 있는 여건이 필요하다.

근거중심 보건의료의 한 가지 중요한 축은 의학 교육 방향의 변화이다. 의학 교육을 통해 학생 및 의사 스스로 정보를 구하고 처리하는 방법을 터득할 수 있도록 해야 한다. 즉, 계속하여 발전하고 변하는 의학지식과 항상 변화하는 의료환경에 적응하는 능력을 배양하는 쪽으로 나아가야 할 것이다.

3) 우리나라 고유의 근거중심 보건의료접근의 필요성

현재 우리나라 의학의 내용은 외국의 것을 표준으로 하고 있다. 그러나 외국의 연구는 주로 유럽이나 미국 중심 연구자가 서구에서 주로 문제가 되는 주제를 중요한 분야로 다루기 때문에 우리나라에서 흔한 문제나 시급히 해결하여야 할 부분에 대해 해답을 주지 못하는 경우가 발생한다. 또한 외국에서의 연구나 체계적 문헌 고찰은 유럽이나 미국의 논문들을 중심으로 이루어진 반면, 국내 연구는 반영되지 않아 국내에 축적된 자료를 적용하지 못하는 한계를 가진다. 그리고 근거중심 공중보건 등에서는 외국의 경험을 그대로 도입하고 있어서 문화적·제도적으로 차이가 있는 국내에 실제적으로 적용하는 데는 한계를 가진다.

이러한 이유로 근거중심 보건의료에 있어 한국적 상황에 적합한 접근이 요구되며, 방법론을 정립하고 이를 실제 영역에 적용할 필요가 있다.

4) 우리나라의 고유한 근거 생성

의학 연구가 근래에 이르러 양적인 면에서 증가하고 있지만, 무작위 임상시험 등 진료에 영향을 주는(practice changing) 중요한 임상적 연구는 드문 형편이다. 근거중심 보건의료의 관점에서 연구 설계, 특히 무작위 임상시험의 중요성은 더욱 뚜렷이 부각된다. 유병률, 진료비, 사회적 가치가 상이하고 다양한 대체의학이 범람하는 우리나라에서 양질의 개별적 임상의학 연구의 활성화가 우리 실정에 필요한 근거의 초석이 됨은 당연한 사실이다.

우리나라에서도 근거중심 보건의료의 영향력이 커지고는 있으나, 의료현장에서 활성화되기에는 아직 많은 과제가 놓여 있으며 현장에서도 여러 제약 요건이 있다. 의료인들은 근거중심 보건의료를 실현할 수 있는 지식과 기술을 습득하고, 의료현장에서는 그 산물을 충분히 이해하고 적용할 수 있는 여건을 마련할 필요가 있다.

참고문헌

- 박병주. 근거중심 보건의료. 고려의학. 2009. pp3; 10–11; 108.
- 안형식. 임상진료지침의 개념과 활성화 방안. 대한소화기학회지; 2007: 49(4).
- Alonso–Coello P, Irfan A, Sola I, Gich I, Delgado–Noguera M, Rigau D, Tort S, Bonfill X, Burgers J, Schunemann H. The quality of clinical practice guidelines over the last two decades: a systematic review of guideline appraisal studies. Qual Saf Health Care. 2010; 19: e58.
- Field MJ, Lohr KN (eds.). Institute of Medicine Committee to advise the public health service on clinical practice guideline. Clinical practice guidelines: directions for an new program. National Academy Press, 1990. Available from: URL: http://www.iom.edu/.
- Gray JAM. Evidence–based healthcare, 3rd ed. Churchill Livingstone, 2009, pp11–22; 122; 125; 128.
- Higgins JPT, Green S. Cochrane handbook for systematic reviews of interventions. Version 5.1.0 [updated March 2011]. The Cochrane Collaboration, 2011. Available from: URL: http://handbook.cochrane.org/.
- McKibbon A, Wyer P, Jaeschke R, Hunt D. Finding the evidence. In: G Guyatt, D Rennie, MO Meade, DJ Cook (eds.). User's guide to the medical literature: a manual for evidence–based clinical practice, 2nd ed. McGraw–Hill, 2008, pp31–42.
- Oxman A. GRADE Working Group. Grading quality of evidence and strength of recommendations. BMJ. 2004; 328(19): 1490–1494. Available from: URL: http://www.gradeworking–group.org/index.htm.
- Perkins ER. Simnett I, Wright L (eds.). Evidence–based health promotion, 1st ed. John Wiley & Sons Ltd., 1999, p161.
- Rosenberg W, Donald A. Evidence based medicine: an approach to clinical problem–solving. BMJ. 1995; 310: 1122–1126.
- Sackett DL et al. Evidence–based medicine: how to practise and teach EBM. Churchill Livingstone, 2000 (새킷, 데이비드 외. 안형식, 배희준, 이영미, 박형근 옮김. 근거중심의학. 도서출판 아카데미아, 2004).
- Smith R. Where is the wisdom…? BMJ. 1991; 303(6806): 798.

제3부

보건의료의 제공 및 관리

1 보건의료의 제공 및 관리

이진석(서울대학교 의과대학 의료관리학교실 교수)

학습 목표

☑ 보건의료의 필요와 보건의료서비스 생산 체계의 관련성을 설명할 수 있다.

☑ 보건의료제공의 단계화 및 지역화의 개념과 필요성을 설명할 수 있다.

☑ 보건의료제공을 위한 전달체계의 단계별 기능과 기관 간의 연계 필요성을 설명할 수 있다.

☑ 우리나라 보건의료 전달체계의 현황과 문제점을 진단하고, 개선 방안을 도출할 수 있다.

보건의료체계는 보건의료서비스를 생산하는 공급 체계와 서비스 생산 비용을 조달하고 이를 배분하는 재정 체계로 구성된다. 공급 체계와 재정 체계는 각각의 고유한 기능을 담당하면서 전체 보건의료체계의 성과를 좌우한다. 이와 동시에 공급 체계와 재정 체계는 상호작용하면서 각각의 성과에 긍정적·부정적 영향을 미친다. 재정 체계가 합리적으로 구성되어 있어도 공급 체계가 비합리적이면 재정 체계의 성과는 반감될 수밖에 없다. 물론 그 반대의 경우도 존재한다. 우리나라의 현행 보건의료서비스 공급 체계는 공공성과 효율성이 모두 미흡한 것으로 지적받고 있다. 특히 공급 체계에 대한 정부의 책임성 부재로 인해 합리적인 의료전달체계가 사실상 존재하지 않는 상황에 이르렀다. 이는 재정 체계의 성과뿐 아니라 전체 보건의료체계의 성과를 하락시키는 주요 원인으로 작용하고 있다. 이 장에서는 보건의료서비스 공급 체계의 개념과 구성을 이해하고, 국내 현황과 문제점을 진단한다. 이를 통해 우리나라 보건의료서비스 공급 체계의 바람직한 발전 방향을 모색하고자 한다.

1. 보건의료의 필요와 보건의료서비스의 제공

1) 보건의료의 필요

보건의료서비스 이용에서 필요(needs)는 개인의 의료이용에 가장 직접적인 영향을 미치는 요인이다. 필요는 제2차 세계대전 이전까지는 일반적으로 사용되지 않던 용어로 1972년 브래드쇼(J. Bradshaw)의 논문에 제시된 이후부터 본격적으로 사용되었다.[1] 브래드쇼는 그의 논문에서 80세 이상 인구집단의 사회적 필요를 설명하기 위한 목적으로 네 가지 유형의 필요를 제시했다.

- 규범적 필요(normative needs): 전문가, 의사, 정책 결정자 등에 의해 정의

1 Bradshaw J. A taxonomy of social need. New Society. 1972: 640-643.

된 필요. 현실의 상황과 비교해서 바람직한 기준(desirable standard)을 의미한다. 전문가 집단에 따라 판단이 달라질 수 있으며, 온정주의와 연결될 수 있다.

- 인지된 필요(felt needs): 수요자가 주관적으로 느끼는 욕구(want). 인지된 필요는 실제로 표출될 수도 있고, 표출되지 않을 수도 있다.
- 표출된 필요, 수요(expressed needs, demand): 인지된 필요가 실제로 표출된 것을 의미한다.
- 비교적 필요(comparative needs): 이 개념에 대해서는 브래드쇼도 명확하게 기술하지 않았지만, 주로 형평성과 관련해서 활용 가능한 개념으로 이해된다.

이후 브래드쇼는 자신의 필요 개념이 세밀하지 못하고, 정책을 수립하는 데 활용하기에는 너무 복잡하며, 역학적 지표로 활용하거나 정책 성과를 평가하기에는 한계가 있다는 점을 스스로 지적하였다. 그러나 브래드쇼가 제시한 필요의 개념과 유형 구분은 지금까지 제시된 개념과 유형 구분 중에서는 가장 실용적인 것으로 평가받고 있다.[2]

세계보건기구는 건강증진, 진단, 치료, 재활을 위해 요구되는 보건의료서비스 중에서 객관적으로 확인된 부족분을 보건의료필요로 정의하면서, '인지된 필요(perceived need)'와 '전문가가 정의한 필요(professionally defined need)', 그리고 '과학적으로 확인된 필요(scientifically confirmed need)'로 세부 유형을 구분하고 있다.[3] 도열(L. Doyal)과 고프(I. Gough)는 필요를 '수단적 필요(instrumental need)'와 '무조건적 필요(categorical need)'로 구분할 수 있으며, 인간으로 존재하기 위해 필요한 것, 이를테면 건강, 영양, 주거 등은 무조건

2 Asadi-Lari M, Packham C, Gray D. Need for redefining needs. Health and Quality of Life Outcome. 2003; 34: 1-5.

3 Expert Committee on Health Statistics. Technical report series, No. 472: fourteenth report. WHO, 1971.

적 필요에 해당한다고 제시했다.[4] 그러나 이 같은 필요 개념을 채택하더라도 무조건적 필요로 충족되어야 할 건강, 영양, 주거의 수준에 대한 질문은 여전히 남게 된다. 이에 반해 경제학자들은 필요보다는 우선순위(priority)라는 용어를 보다 선호하고, 필요를 선택 혹은 교환(trade off) 문제로 바라보는 경향이 있다. 경제학자들은 흔히 필요를 '보건의료제공을 통해 편익을 얻을 수 있는 가능성(ability of people to benefit from health care provision)'으로 정의하는데, 이런 개념 정의에 따르면 특정한 보건의료서비스를 통해 어떤 편익이 발생할 가능성이 있을 때에 한해 필요라는 개념이 존재하게 된다.[5,6,7]

한편, 필요의 개념에 대한 비판적 문제 제기도 계속되었다. 이런 지적은 필요 혹은 필요 평가(need assessment)에 대한 최근의 관심이 '보건의료에 대한 수요 증가와 보건의료자원의 한계 간의 긴장'에서 기인했다는 인식에 근거한다. 이 같은 인식에 따르면, 필요에 대한 강조는 사용 가능한 수준보다 자원을 적게 투입하고 있으며, 필요의 개념은 특정한 필요를 가진 잔여 인구집단에게만 자원을 투입하고 있다는 사실을 숨기는 데 악용될 수 있다. 실제로 브래드쇼도 "필요라는 용어는 정책의 실제 목적을 숨기고, 불평등을 증가시키는 정책들을 위장하는 가림막이 될 수 있다"고 경계하였다.[8]

2) 보건의료필요와 보건의료서비스 제공의 단계

건강과 불건강상태는 이분법적이 아니라 연속적인 현상으로 나타난다.[9] 즉, 건강과 불건강상태는 가장 건강한 상태와 가장 불건강한 상태 사이의 연

---

4 Doyal L, Gough I. A theory of human needs. Critical Social Policy. 1991; 4(10): 6-38.

5 NHSME: assessing health care needs. National Health Service Management Executive, 1991.

6 Stevens A, Gillam S. Needs assessment: from theory to practice. BMJ. 1998; 316: 1448-1452.

7 Culyer AJ. Equity: some theory and its policy implications. J Med Ethics. 2001; 27: 275-283.

8 Bradshaw J. The contextualisation and measurement of need: a social policy perspective. In: J Popay and G Williams (eds.). Researching the people's health. Routledge, 1994.

9 Cochrane AL. Efficiency and effectiveness: random reflections on the health service. Nuffield Hospitals Trust. Oxford University Press, 1972.

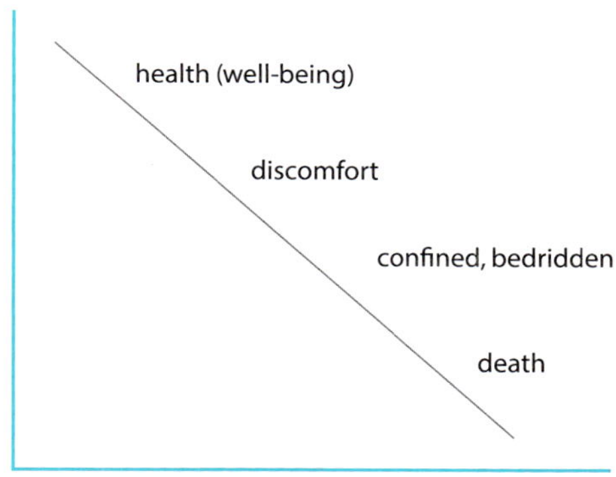

〈그림 3.1-1〉 건강과 불건강의 연속선

속선 위의 한 점에 위치한다(그림 3.1-1). 이것을 '질병의 스펙트럼(spectrum of disease)'이라고 한다.[10] 팬셸은 건강상태의 정도를 'health(well-being)', 'discomfort', 'confined', 'bedridden', 'death' 등으로 분류하기도 하였다.[11]

필요 개념에 대한 이론적 논쟁에도 불구하고, 보건의료 분야에서 필요는 보건의료서비스 제공을 위한 보건의료자원의 효율적 구성과 배치의 근거가 된다. 건강보험 통계에 따르면, 단순 상기도 감염으로 인한 연간 진료 실인원은 2,100만 명에 달하는 반면, 다발성 경화증으로 인한 연간 진료 실인원은 2,000여 명에 불과하다. 이처럼 단순한 보건의료의 필요는 양적으로 많은 반면, 복잡한 보건의료의 필요는 양적으로 적다. 단순한 보건의료의 필요는 비교적 간단한 인력, 시설, 장비, 기술을 통해 충족할 수 있는 반면, 필요의 크기가 크기 때문에 공급량이 충분하고 지역적으로도 촘촘하게 분포되어야 한다(그림 3.1-2 참조). 그러나 복잡한 보건의료의 필요는 고도의 인력, 시설, 장비, 기술을 통해 충족될 수 있으며, 이 같은 고도화된 보건의료자원은 일부 기관에 집적될 수밖에 없다. 따라서 필요의 크기와 복잡성에 따라 보건의료서비스 제

10 Lilienfeld AM, Lilienfeld DE. Foundations of epidemiology, 2nd ed. Oxford University Press, 1980.

11 Fanshel S. A meaningful measure of health for epidemiology. International Journal of Epidemiology. 1972: 319-337.

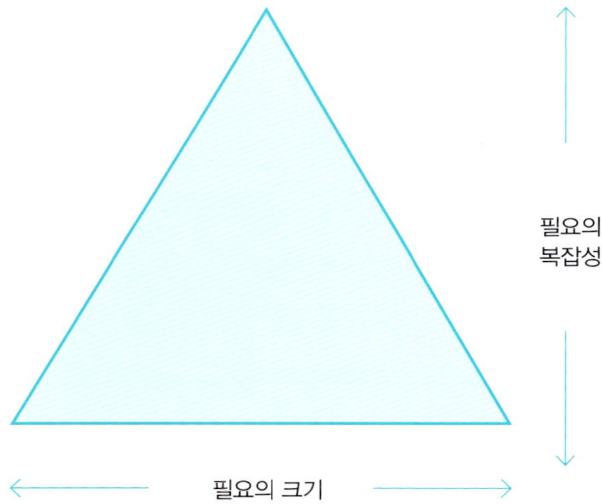

〈그림 3.1-2〉 필요의 크기와 복잡성과의 관계

공을 위한 보건의료자원의 구성과 배치를 단계화하고, 단계별로 기능을 적절하게 분화하는 것이 바람직하다. 필요의 크기와 복잡성의 반비례 관계는 보건의료서비스 제공에 있어 단계화의 필요성을 뒷받침하는 강력한 근거가 된다.

어떤 증상이 있다고 해서 모두 전문적인 의료인력에 의해 치료되어야 하는 것은 아니다. 대부분의 증상은 아주 간단한 것이라 아무런 조치 없이 자연 치유되거나, 의사의 관여가 없이도 간단히 치료할 수 있다. 의사의 치료와 같이 고도의 의학기술을 필요로 하는 것은 전체 의료의 매우 적은 부분에 불과하다. 의사에게 갈 필요가 있는 질환도 대부분은 그리 복잡한 것이 아니다.

외국에서 이루어진 한 연구에 따르면, 지역사회에 거주하는 1,000명의 성인 중 1개월 간 약 750명이 아프거나 다치지만, 이 중 의사를 찾는 인구는 1/3인 250명에 지나지 않고, 병원에 입원할 정도로 아픈 사람은 9명, 삼차병원에 입원해야 할 사람은 1명 정도에 불과한 것으로 나타났다.[12] 이 연구와 동

12 White KL, Williams TF, Greenberg BG. The ecology of medical care. New England Journal of Medicine. 1961; 265: 885-892.

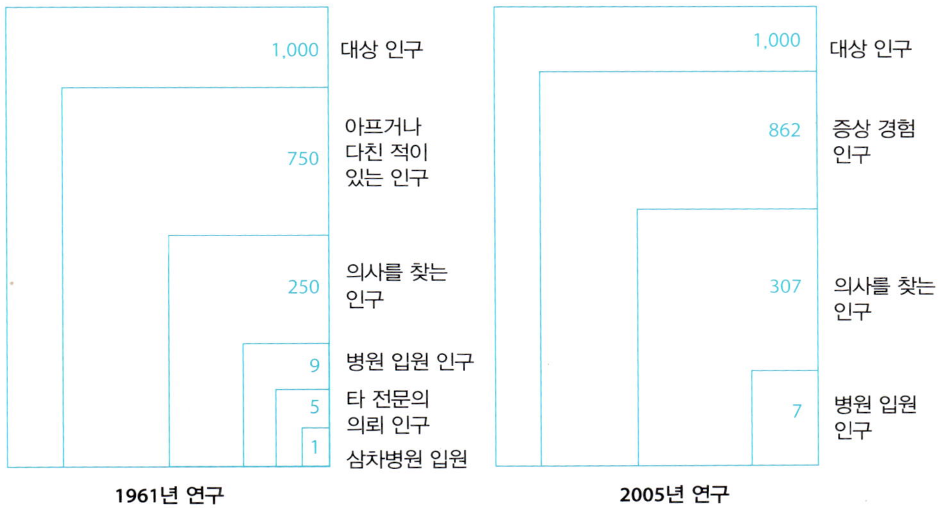

〈그림 3.1–3〉 중증도에 따른 보건의료서비스 필요량

일한 방법으로 일본에서 이루어진 연구에서도 비슷한 결과가 산출되었다(그림 3.1-3 참조).[13]

3) 보건의료필요의 내용과 보건의료서비스 분화와 통합

건강·불건강 현상은 그 내용에 있어 다양한 측면을 가지고 있다. 이와 관련하여 세계보건기구는 건강은 '신체적·정신적 및 사회적 안녕'이라고 축약하여 표현하고 있다. 완전한 건강상태가 이러한 측면을 완벽하게 갖추어야 하듯이 그것으로부터 벗어나는 현상인 질병 또한 어떤 것이라도 이 세 가지 측면의 손상이 거의 모두 동시에 나타난다. 보건의료서비스 필요의 이러한 다면성은 보건의료서비스의 제공 또한 신체적·정신적·사회적 서비스가 포괄적(comprehensive)으로 구성되어야 함을 의미한다. 그러나 한 사람 또는 한 의료

13 Fukui T, Rhaman M, Takahashi O et al. The ecology of medical care in Japan. JMAJ. 2005; 48(4): 163-167.

기관이 건강·불건강 현상의 이러한 여러 측면을 모두 다룰 수는 없는 것 또한 현실이기 때문에 보건의료서비스는 불가피하게 여러 전문 영역으로 분화하게 된다.

이러한 분화의 가장 기본적인 예는 신체적 의료(physical/somatic care)와 정신적 의료(psychiatric/mental care)의 분리이다. 이 둘은 신체와 정신이라는 매우 다른 주제를 다루기 때문에 학문적 배경에도 적지 않은 차이가 있고, 보건의료서비스도 별도의 인력, 시설, 체계를 통해 제공되는 일이 많다. 일반 종합병원에는 물론 정신과가 있지만 신체 질환을 다루는 다른 각 과와의 교류와 협조가 활발하다고는 할 수 없으며, 정신질환자만을 진료하는 특수병원으로서 정신병원을 별도로 두는 일이 많다. 기본 의료 수준에서 정신적 의료를 누가, 어떻게 다루어야 하는가에 대하여는 특히 이론이 많다. 지역사회 정신보건센터를 두고 정신과 의사와 같은 정신의학 전문가, 임상심리사 등 비의료인 출신의 심리학자 등을 쓰기도 하고(미국), 일반의에게 정신과 수련을 시키거나(스웨덴), 일반적인 보건 요원을 훈련시켜(태국) 신체적인 의료와 정신적인 의료를 겸하게 하는 접근 방법도 있다.

건강의 사회적 측면을 다루는 사회서비스(social service)는 한층 더 분화되어 있다. 통상 사회서비스는 의료의 영역에서 벗어나 사회복지 등의 완전히 다른 체계를 통해 제공되며, 많은 나라에서 의료 분야보다는 발전이 더디다. 사회서비스가 발전되어 있는 나라에서도 보건의료서비스와 사회서비스는 연결성 없이 제공되어 문제가 되는 일이 많다.

신체적 보건의료서비스는 상대적으로 매우 발전되어 있고, 질병의 종류와 치료법의 차이에 따라 복잡하게 '전문화(specialization)'되어 있다. 그중 어느 한 측면이라도 세분하면 더욱 복잡한 세부 측면을 가지고 있어 '초전문화(subspecialization/super-specialization)' 현상이 나타난다.[14]

분화의 단계가 올라가더라도 좋은 보건의료서비스가 되기 위해서는 포

14 예를 들어 내과는 순환기 내과, 내분비 내과, 호흡기 내과, 소화기 내과, 종양학 등으로 나뉘어 있고, 그 이상의 수준에서는 더욱 세분화되어 있다.

괄성이 유지되어야 한다. 따라서 보건의료서비스 제공 체계의 구성에서는 분화와 통합의 추구가 항상 주요 과제이다. 앞서 밝혔듯이 한 사람 또는 한 의료기관이 건강·불건강 현상의 이러한 여러 측면을 모두 다룰 수는 없기 때문에 팀 접근법(team approach)은 필수적이다. 이러한 협조 관계는 기관 간(예: 의원과 보건소 등), 같은 기관 내에서도 직종 간(예: 의사, 간호사 및 사회복지사 등), 부서 간(예: 수술실, 급식과 등)에서 다양하게 이루어져야 한다.

4) 보건의료서비스 제공의 단계화와 지역화

단계화와 지역화의 개념을 적용한 보건의료서비스 제공 체계는 1920년 영국의 도슨 보고서를 통해 최초로 제시되었다.[15] 도슨 보고서에서는 보건의료서비스 제공 체계를 '인구집단의 다양한 수준의 의료서비스 필요를 충족시킬 수 있도록 구성된 서비스의 조직화(organization of services designed to respond to the various levels of need for medical services in the population)'로 정의하면서, 보건의료서비스가 지역을 기반으로 하여 '일차의료센터-이차의료센터-교육병원'으로 단계적으로 구성되어야 한다고 제안하였다.

- 일차의료센터(primary health center): 다양한 예방과 치료서비스를 제공하며, 가정방문 서비스를 제공한다. 주로 작은 규모의 마을을 대상으로 서비스를 제공한다.
- 이차의료센터(secondary health center): 일차의료센터보다 전문적인 서비스를 제공한다. 주로 큰 규모의 도회지에 설치되고, 일차의료센터와의 연계 체계(환자의뢰체계)를 갖추어 운영된다.
- 교육병원(teaching hospital): 의과대학을 보유한 병원으로서 이차의료센터에서 의뢰된 환자를 대상으로 고도화된 서비스를 제공한다. 교육병

15 Dawson B. Interim report on the future provision of medical and allied services 1920. Ministry of Health, UK, 1920.

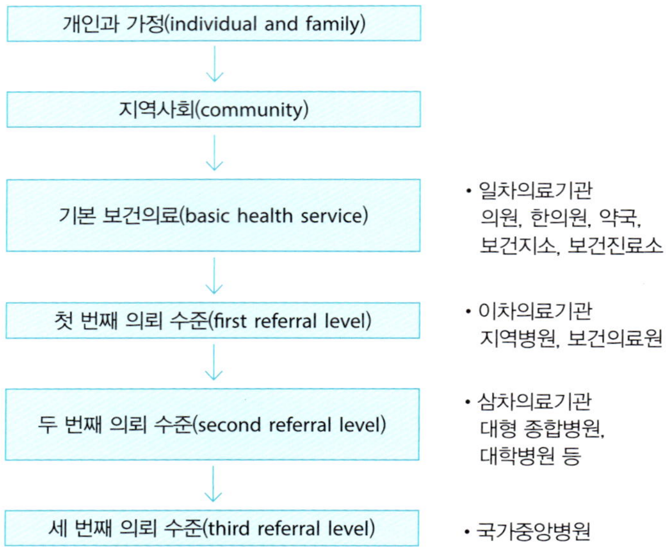

〈그림 3.1-4〉 WHO의 보건의료서비스 제공의 단계

원이 있는 지역에서는 해당 병원이 이차의료센터의 기능까지 겸한다.

- 부가적 서비스(supplementary service): 결핵, 정신질환, 간질, 특수 감염성 질환 등을 다루는 서비스 제공 기관으로 일차, 이차의료센터와의 연계 체계를 갖추어 운영된다.

도슨 보고서에서 제시한 보건의료서비스 제공 체계의 개념은 세계보건기구를 통해 한층 구체화되었다. 세계보건기구는 보건의료서비스의 제공 체계를 '개인과 가정-지역사회-기본 보건의료-첫 번째/두 번째/세 번째 의뢰 수준'으로 단계화하여 제시하였다(그림 3.1-4).[16]

보건의료서비스는 서비스의 특성상 생산, 유통 및 소비가 분리되지 않는다. 보건의료서비스는 보건의료시설이 있는 곳에서 이용될 수밖에 없고 이 때

16 Kleczkowski BM et al. Health system support for primary health care. WHO public health paper. 1984: 80.

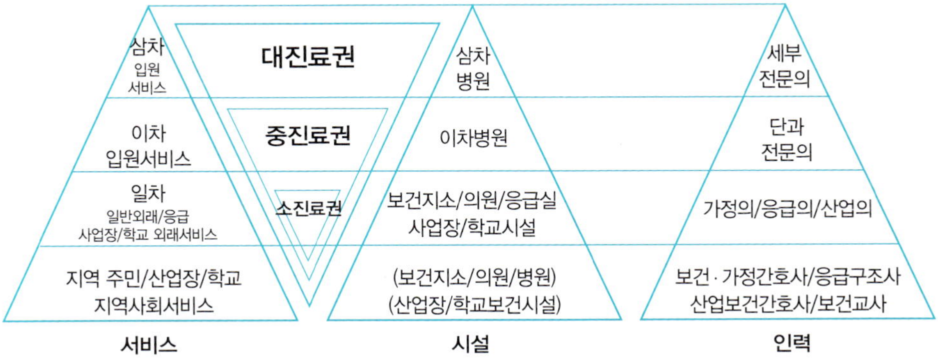

〈그림 3.1-5〉 단계화와 지역화에 따른 보건의료서비스와 시설, 인력 배치

문에 자원을 지역적으로 균형 있게 분포시키는 것은 보건의료서비스 제공의 형평성(equity)을 확보하기 위한 관건이다. 단계화는 지역화 개념과 동시에 연결될 때에만 제구실을 할 수 있다. 즉, 보건의료서비스의 단계화는 지역적으로 고르게 분포된 단계별 자원의 존재가 없으면 성립할 수가 없다. 접근 방법상 진료권은 크게 두 가지 방식으로 형성될 수 있다.

① 계획적으로 형성된 진료권(catchment area): 정부가 보건의료시설을 배치하고, 해당 지역에 보건의료서비스를 제공하는 책임을 부여한 것이다. 기관이 책임을 지는 지역적 범위가 비교적 명확하다.
② 자연적으로 형성된 진료권(service area): 자유방임적인 방식으로 설립된 기관들이 상호 경쟁에 의해 보건의료서비스의 시장을 점유(market share)하는 지역적 범위를 지칭한다.

낮은 단계의 보건의료서비스는 비교적 작은 진료권을 가지며 단계가 높아질수록 넓은 진료권을 포괄하도록 순차적으로 연계되어야 한다. 진료권은 흔히 소진료권, 중진료권, 대진료권으로 구분되는데, 이런 구분에 따라 보건의료시설과 인력을 적절하게 분포시켜 해당 진료권의 의료필요를 해결할 수 있는 보건의료서비스를 제공해야 한다(그림 3.1-5 참조).

2. 보건의료서비스 제공 체계의 구성

1) 개인과 가정

세계보건기구의 일차보건의료 전략에서 의미하는 보건의료체계는 보건의료서비스의 주체를 단지 보건의료시설에만 국한한 것이 아니라 지역사회와 가족까지 확장한 개념이다. 이런 개념에 따라 보건의료서비스의 가장 기본적인 단위를 가족과 개인으로 설정하고 있다. 특히, 건강증진과 질병 예방의 영역에서는 가족과 개인의 중요성이 매우 크다. 일부 국가 혹은 농어촌 지역에서는 가족과 개인이 직접적인 서비스 제공의 주체로 기능하기도 한다.

질병 구조가 급성 감염병 질환에서 만성질환으로 바뀌고, 건강에 대한 국민의 관심과 권리 의식이 커지면서, 개인과 가정의 중요성이 더욱 증대하고 있다. 조기사망에 영향을 미친 요인을 분석한 선행 연구 결과에 따르면, 건강 관련 행태요인이 조기사망의 약 절반 정도를 좌우하는 것으로 보고되고 있다.[17] 어려서부터의 양육 환경과 가정 내의 문화가 개인의 건강 관련 행태에 결정적인 영향을 미친다는 점은 이미 잘 알려진 사실이다. 건강한 생활 습관과 건강인식의 형성뿐 아니라 질병관리 측면에서도 개인과 가정의 중요성은 매우 크다. 만성질환자가 보건의료전문가와 직접 접촉하는 시간은 전체 질병관리에서 극히 일부에 불과하다. 정기적인 진료와 투약, 생활 습관 개선 등 대부분의 질병관리는 개인과 가정의 책임 영역에서 이루어진다. 최근 건강증진과 질병관리 영역에서 개인의 건강 잠재력 향상이 강조되는 이유도 바로 이 때문이다.

그러나 개인과 가정의 역할에 대한 강조가 '건강은 개인의 책임'이라는 논리로 연결되는 것은 아니다. 건강한 생활 습관을 유지하고, 합리적으로 의료를 이용하며, 자신의 질병을 체계적으로 잘 관리하는 것은 많은 시간과 비

17 McGinnis JM et al. The case for more active policy attention to health promotion. Health Affairs. 2002; 21: 78-93.

용을 들여야 하는 일이기 때문이다. 현대 사회에서는 불건강한 선택(unhealthy choice)이 쉬운 선택(easy choice)인 경우가 대부분이다. 개인의 건강 관련 행태는 개인의 선택(life choice)인 동시에 한 개인이 처한 환경과 조건에 의해 부여된 것(life chance)이기도 하다. 따라서 개인과 가정이 자신이 처한 취약성을 극복하고, 수월하게 건강과 질병을 관리할 수 있도록 뒷받침하는 지원이 필수적이다. 이런 인식이 잘 반영된 건강증진 활동 분야의 모토가 바로 '건강한 선택이 쉬운 선택이 되도록 하자(Making the healthy choice the easy choice)'이다.

건강문제를 가진 개인과 가정이 스스로 문제를 해결하는 것이 '스스로 돌보기(self care)'이다. 이 단계에서는 보건의료전문가의 도움 없이 본인 스스로 건강문제를 해결하기 위한 노력과 비전문적 의뢰가 활발하게 이루어진다. 전통적인 견해는 이 단계가 불필요하게 지체되면 적절한 조기치료를 받을 수 없게 되고, 일반인들의 건강문제 해결 능력에는 한계가 있을 수밖에 없다는 측면에서 부정적이다.

그러나 이런 주장에 반해 스스로 돌보기를 오히려 적극 권장하고 활용해야 한다는 주장도 제기되고 있다. 그 근거는 다음과 같다. 첫째, 의료이용 첫 단계 또는 경미한 증상의 질병인 경우에는 스스로 돌보기가 어차피 일어날 수밖에 없으므로 이 과정에서 적절한 의사결정을 할 수 있도록 교육하고 도와주는 것이 더 낫다. 둘째, 경미한 의료필요를 환자들이 스스로 해결할 수 있다면, 의료이용량을 줄이고 국민의료비를 줄일 수 있다. 셋째, 적극적으로는 의료전문직에 의해 의료 과정에서 소외된 일반인들의 주체성을 회복할 수 있다. 이런 모든 논지에서 핵심은 일반인의 질병 행위를 '과학화'하는 것이다. 일반인이 스스로 질병의 내용과 심각성을 판단할 수 있고, 자신이 할 수 있는 치료 또는 증상 완화 방법을 시행할 수 있으며, 보건의료전문가를 찾아가야 하는 상태를 구분해 낼 수 있다면, 스스로 돌보기는 조기치료를 지체할 위험성을 줄이면서 매우 유용한 수단이 될 수 있다. 이를 위해 프라이(J. Fry)와 프라이어스(G. Fryers)는 일반인의 정확하고 신속한 의사결정을 위한 '의사결정의 표준화'를 제시하였다.[18] 의사결정의 표준화는 일차의료에서 비의사 의료

18 Fry J, Fryers G. The health care manual. A family guide to self-care and home medicine.

인의 의료행위를 돕거나 심지어는 의사들의 의사결정 과정을 과학화하는 데도 활용되고 있다. 또, 스스로 돌보기는 보건의료전문가를 찾아가기 전의 단계뿐 아니라 보건의료전문가의 진료를 받고 있는 중(예: 당뇨병, 만성 근골격계 질환 등 의사와 환자의 협조가 필요한 경우)에도 있을 수 있다.

2) 지역사회

보건의료서비스 제공의 두 번째 단계는 지역사회이다. 지역 주민 중에서 선발된 마을건강원(village health worker), 방문 보건 요원에 의한 방문 건강관리 서비스 등이 여기에 해당한다. 최근 활발하게 이루어지고 있는 건강도시 사업, 건강한 마을 만들기 사업도 지역사회 단계에서 지역 주민의 건강을 향상하기 위한 활동의 일환으로 이해할 수 있다.

지역사회의 전통적인 정의는 '일정한 지역 안에 사는 주민들이 서로 밀접한 관계를 갖고 일상생활을 영위하는 사회적 단위'이다. 그러나 최근에는 지역사회의 범위가 지리적 경계를 넘어서고 있다. 학교, 직장, 종교 단체, 문화 동아리 등 공통의 이해와 관심을 가진 공동체도 지역사회의 개념이 적용될 수 있다. 또한 인터넷의 확산으로 정보 교류와 확산이 전 세계적인 차원으로 이루어지면서, 사이버 공간상의 모임과 활동이 건강 인식과 행태에도 큰 영향을 미치고 있다.

최근 들어 마을건강원, 방문 보건 요원 등 지역사회 단계의 전통적인 보건의료서비스 제공 방식이 새롭게 조명되고 있다. 과거에는 무의촌을 해결하기 위한 수단 정도로 이해하는 경향이 강했지만, 최근에는 지역 건강문제를 포괄적으로 해결하기 위한 핵심 기반으로 인식되고 있다. 만성질환의 증가로 인해 건강문제의 양상과 구조가 복잡해지면서, 보건의료기관 내에서 제공되는 보건의료서비스만으로는 건강문제를 제대로 해결할 수 없기 때문이다.

지역사회 단계에서의 보건의료서비스가 마을건강원 혹은 방문 보건 요

MTP Press, 1983.

원을 통한 직접적인 대인 서비스 제공에만 국한되는 것은 아니다. 건강도시 사업, 건강한 마을 만들기 등과 같이 지역의 환경과 규범을 건강 친화적으로 변화시키는 것도 지역사회 단계에서 이루어져야 할 중요한 활동이다. 마을건강원과 방문 보건 요원의 역할도 이 같은 지역의 변화를 촉진하는 것으로 확장되어야 한다.

건강과 밀접한 관련이 있지만, 상대적으로 간과되거나, 매우 제한적인 활동만 이루어졌던 지역사회가 바로 학교와 직장이다. 학교는 학생들이 대부분의 시간을 보내는 장소이다. 또한 이 시기는 평생에 걸쳐 유지되는 가치관과 생활 습관이 형성되는 때이기도 하다. 이 시기에 바람직한 건강인식과 행태를 갖추는 것은 평생 건강을 유지하는 데 매우 중요하다. 직장의 경우에도 기존의 산업재해 중심의 보건체계로는 직장인의 건강과 질병관리를 제대로 감당할 수 없다.

건강 친화적인 지역 환경은 사회적 자본(social capital)의 개념과도 연결된다. 최근 사회역학 분야에서 많이 거론되는 사회적 자본은 '조화로운 행동을 촉진함으로써 사회의 효율성을 높일 수 있는 사회조직의 특성: 상호 간의 신뢰 수준, 호혜주의, 상부상조의 규범, 네트워크 등'으로 정의된다.[19] 미국 하버드 대학의 가와치(I. Kawachi)와 버크먼(L. F. Berkman)은 해당 지역 주민의 건강 수준이 사회적 자본의 정도에 유의한 영향을 받는다는 연구 결과를 보고했다. 사회적 자본이 건강에 영향을 미치는 기전은 다음과 같이 설명된다. 첫째, 사회적 자본의 수준이 높을수록 건강 관련 정보의 확산이 촉진된다. 둘째, 지역사회 구성원의 일탈적인 건강행동에 대한 사회적 지지와 규제가 이루어진다. 셋째, 사회심리적인 지지 체계가 형성되어 작동한다. 넷째, 사회적 자본의 수준이 높을수록 공공서비스에 대한 접근성이 향상된다. 다섯째, 사회적 자본의 수준은 정책의 우선순위에 영향을 미치면서 인적자원에 대한 재원 투입을 확대시킨다.

19 Kawachi I, Berkman LF. Social cohesion, social capital, and health. In: LF Berkman, I Kawachi (eds.). Social epidemiology. Oxford University Press, 2000, pp174-190.

3) 기본 보건의료 단계

기본 보건의료 단계는 환자가 최초로 보건의료전문인을 접촉하고, 의료필요의 기본적인 부분을 충족시켜 주는 '일차의료'가 제공되는 단계이다. 기본 보건의료 단계에서 다루는 질병은 비교적 단순한 것이지만, 양적으로는 불건강 상태의 대부분을 다루게 된다. 이 단계에서는 단순한 치료서비스뿐 아니라 건강증진, 상담, 교육, 예방, 치료, 재활 등의 제 측면이 포괄적으로 제공되어야 한다.

기본 보건의료 단계에서 제공되는 일차의료라는 용어는 영국의 도슨 보고서에서 공식적으로 처음 사용된 것으로 알려져 있다. 도슨 보고서는 영국의 의료체계를 일반의들의 네트워크와 전문의들이 근무하는 의료센터의 이원 체계로 구성할 것을 제안하면서 일차의료를 "그 지역 의사가 예방과 치료서비스를 지역 주민에게 제공하는 것"으로 정의하였다.[20]

1994년 미국 의학원은 일차의료를 "대부분의 건강 필요를 해결하고, 환자와의 지속적인 동반 관계를 이루면서 가족과 지역사회 맥락에서 활동하는 임상의사에 의해 통합적이고 접근 가능한 보건의료서비스를 제공하는 것"으로 정의하였다.[21]

기본 보건의료 단계에서 해결해야 할 비교적 간단한 의료필요는 상대적으로 많다. 의료필요를 제공받는 주민들도 간단한 서비스는 '이웃'에서 제공받기를 원한다. 제공자 측에서도 비교적 단순한 시설로 제공이 가능하기 때문에 적은 진료권 인구만으로도 경제적 타당성이 있어 광범위한 기본 보건의료 단계를 담당하는 시설의 분포가 가능하다. 우리나라에서는 대체로 읍·면·동과 같은 소진료권이 기본 보건의료 단계에 해당하는 지역적 범위이다. 기본 보건의료 단계를 담당하는 인력은 국가에 따라서 다양하다. 개발도상국에서

20 Dawson B. Interim report on the future provision of medical and allied services 1920. Ministry of Health, UK, 1920.

21 Institute of Medicine. Defining primary care: an interim report. National Academy Press, 1994.

는 의사가 부족하여 중급 의료인력(middle-level health manpower)을 활용하는 경우가 많다. 선진국에서도 의료서비스는 의사가 제공하지만, 다수의 간호사와 팀을 이루어 팀 접근법을 쓰도록 하는 것이 일반적이다. 기본 보건의료 단계의 시설에도 몇 가지 유형이 있다. 첫째는 공공기관이 기본 보건의료의 대부분을 제공하는 경우이다. 이 경우에는 기본 보건의료시설의 대부분을 정부(주로 지방정부)가 설립한다. 개원의는 전체 의사 중의 일부이다. 기본 보건의료시설에는 일반의, 치과의, 학교보건, 아동보건, 모성보건, 상담실, 몇 가지 특수 진료(언어치료 등)의 기능이 같이 있어 포괄적인 의료를 제공한다. 이런 형태의 제도를 운영하는 국가의 예로는 스웨덴(primary health center) 등이 있다. 둘째는 민간기관이 일반 진료를, 공공기관이 보건사업을 제공하도록 기능이 분화되어 있는 경우이다. 많은 국가가 이런 유형을 따르고 있지만, 개원 의사의 자격과 시설 수준, 공공기관의 기능은 국가마다 차이가 있다. 예를 들어 영국은 일반의만 개원할 수 있는 반면, 미국, 한국, 일본, 독일 등은 일반의와 전문의 모두 개원이 가능하다. 한국은 개원의가 상당한 정도의 병상과 장비를 갖추고 있지만, 영국, 미국 등의 개원의는 거의 장비를 갖추고 있지 않다. 한국의 보건소와 같은 공공기관의 기능도 예방적인 보건사업에 국한되는가 하면, 치료서비스까지 제공하는 등 국가에 따라서 다양한 형태를 띠고 있다. 셋째는 일반 진료를 제공하는 민간기관과 포괄적 보건사업을 제공하는 공공기관이 혼재하는 경우이다. 싱가포르, 홍콩 등의 폴리클리닉(polyclinic)은 포괄적인 의료제공 기능을 가지고 있지만, 다수의 민간의료도 병존하고 있다.

기본 보건의료 단계의 의료기관 선택은 특별한 제한 없이 환자가 자유롭게 선택하는 방식과 환자가 사전에 선택한 의료기관에서 진료를 받는 등록제 방식으로 구분된다. 최근에는 등록제가 보다 보편적인 방식으로 확산되는 경향이다. 그 이유로는 첫째, 국민의료비 증가의 원인으로 병원진료와 전문의 진료의 과잉이 지적되면서, 상대적으로 저비용인 일차진료와 일반의 진료, 그리고 이들을 통한 문지기(gate-keeping) 역할이 강조된 점, 둘째, 고혈압, 당뇨병 등 만성질환의 효과적인 관리를 위해서는 지속적인 의사-환자 관계를 통한 질병관리가 중요하다는 점 등을 들 수 있다. 이런 이유 때문에 대다수 유럽 국가들이 주치의 제도를 채택하고 있으며, 미국에서도 자신이 구매한 민간의료보험과 연결된 의사를 통해 의료서비스를 이용하는 것이 일반적이다. 이에 반해 한국은 환자가 의료기관을 자유롭게 선택하는 방식을 채택하고 있다.

4) 병원 단계

첫 번째 의뢰 수준은 기본 보건의료 단계에서 해결되지 않은 건강문제를 다루는 지역병원을 일컫는다. 두 번째, 세 번째 의뢰 수준은 지역병원에서 해결되지 않는 건강문제를 다루는 대형병원을 의미한다.

첫 번째 의뢰 수준에 해당하는 지역병원은 해당 지역에서 발생하는 대부분의 입원진료 수요를 해결하고, 일차의료에서 의뢰된 환자의 외래진료를 담당한다. 이와 함께 교육, 연구, 지역사회 보건의료 지원 활동을 수행한다. 입원진료 수요의 대부분을 해결하기 위해서는 필수 진료과목을 빠짐없이 갖추고, 이를 위한 인력과 시설, 장비를 구비해야 한다. 당연히 병원의 규모도 일정 수준 이상이 되어야 한다. 선진국의 지역병원이 대부분 300병상 이상 규모인 이유가 바로 이 때문이다. 우리나라에서는 대체로 시·군·구와 같은 중진료권이 첫 번째 의뢰 수준에 해당하는 지역적 범위이다. 첫 번째 의뢰 수준의 인력은 내과, 외과, 산부인과 등 단과 전문의로 구성된다. 기본 보건의료 단계와 첫 번째 의뢰 수준 병원 간의 연결은 국가마다 다양하다. 미국은 개방형 병원(open hospital) 체계를 갖추면서 전문의 개원을 허용하고 있다. 개원의는 별도의 시설과 장비를 갖추지 않고, 인근의 병원시설과 장비를 이용할 수 있도록 허용되어 있다. 따라서 개원의는 외래, 병원은 입원진료를 하는 것으로 기능이 분화되어 있으며, 둘의 관계는 상호 보완적이다. 영국, 스웨덴 등은 우리나라와 같이 폐쇄형 병원(closed hospital) 체계를 갖추고 있지만, 전문의 개원은 허용되어 있지 않다. 개원의는 별도의 시설과 장비를 갖추지 않고 있기 때문에 검사나 입원이 필요한 경우에는 인근의 병원으로 환자를 의뢰한다. 이 경우도 개원의는 외래, 병원은 입원진료를 하는 것으로 기능이 분화되어 있으며, 둘의 관계는 상호 보완적이다. 이에 반해 한국은 폐쇄형 병원 체계를 갖추면서, 전문의 개원도 허용되어 있다. 개원 전문의는 인근의 병원시설을 이용할 수 없기 때문에 자신이 수련한 전문적인 진료를 하기 위해서는 별도의 시설과 장비를 갖추어야 한다. 개원의와 병원이 모두 외래와 입원진료를 수행하고 있기 때문에 둘의 관계는 상호 경쟁적이다.

두 번째 의뢰 수준에 해당하는 병원은 주로 대진료권을 포괄하는 대형 병원들이다. 우리나라에서는 대체로 광역시·도가 여기에 해당한다. 세부 전문의를 갖추고, 아주 특수한 문제가 아닌 한 거의 모든 질병을 해결할 수 있어야 한다. 세 번째 의뢰 수준인 국가중앙병원은 국가에 따라 존재하는 경우도 있고, 그렇지 않은 경우도 있다. 두 번째 의뢰 수준으로도 해결되지 않은 특수한 경우 혹은 특수 영역을 다루는 병원으로 이해할 수 있다.

기본 보건의료 단계에서 세 번째 의뢰 수준으로 이어지는 일련의 과정은 환자의뢰(referral) 관계를 통해 형성된다. 환자의뢰는 '환자진료를 위한 자원이 부족한 의료인력이 자신의 환자를 보건의료체계의 상위 단계 혹은 자원을 보유한 동일 단계의 다른 의료기관의 지원을 구하는 과정'으로 정의할 수 있다.[22] 환자의뢰를 하는 이유는 크게 세 가지로 구분할 수 있다. 첫째, 환자진료를 위한 전문가의 자문을 구하기 위해서이다. 둘째, 환자의 입원 치료를 위해서이다. 셋째, 진단 혹은 치료 장비를 이용하기 위해서이다. 의뢰 관계가 제대로 작동하기 위한 전제는 '단계별 의료기관의 기능 분화와 정립'이다. 의료기관의 기능이 단계적으로 분화되지 않은 채, 인력과 시설, 그리고 서비스 내용이 혼재되어 있다면 단계별 의료기관 간의 의뢰와 협력은 이루어질 수 없다.

---

22 WHO. Management of health services delivery: referral systems.Available from: URL: http://www.who.int/management/facility/referral/en/index.html.

3. 보건의료서비스 제공 체계의 현황과 개선 방향[23]

1) 일차의료

우리나라 의료체계에서 일차의료의 입지는 날로 위축되고 있다. 의료정책연구소의 조사 결과에 따르면, 일차의료기관인 동네의원을 운영하고 있는 개원의의 70.5%가 향후 의원 경영 여건이 더 악화될 것으로 전망하고 있다.[24] 실제로 전체 건강보험 급여비 지출에서 동네의원이 차지하는 비중이 지속적으로 하락하고 있으며, 기관당 건강보험 급여 수입 증가율 역시 병원급 의료기관에 한참 뒤처지는 일관된 추세를 보이고 있다.

양적인 측면뿐 아니라 질적인 측면에서도 우리나라 일차의료는 매우 취약하다. OECD 주요 국가들과 비교할 때, 우리나라 일차의료의 질적 수준은 최하위권에 속한 것으로 평가되고 있다.[25] 2012년 OECD 보고서도 우리나라의 취약한 일차의료로 인한 문제점을 다음과 같이 지적하고 있다.[26]

> 한국은 강력한 지역사회 기반의 일차의료체계를 갖고 있지 않다. 그 결과, 소비자들은 병원서비스를 더 선호하며 찾게 되고, 이러한 경향은 보건의료공급자들 사이의 치열한 경쟁으로 인해 더 심화된다. 그리고 보건의료공급자들은 장기적 관점에서 환자 건강에 적합한 의료를 제공하기보다는 공급자 자신이 할 수 있는 서비스를 제공하는 경우가 많다.

우리나라 동네의원은 접근성, 지속성, 상호작용, 포괄성, 조정성 등 일차의료가 갖추어야 할 속성을 충족하지 못하고 있다. 이것이 동네의원에서 제공

---

23 개인과 가정 단계, 지역사회 단계의 보건의료서비스 제공 현황과 개선 방향은 이 책 제8부 "2. 건강증진", "3. 질병관리", "4. 생애주기별 보건사업"의 내용을 참조.

24 박윤형 등. 의원 경영실태 조사. 의료정책연구소, 2012.

25 안상훈. 우리나라 일차의료 수준의 평가 및 선진국들과의 비교 분석. 가정의학회지. 2001; 22(4): 483-497.

26 OECD. OECD health care quality review. 2012.

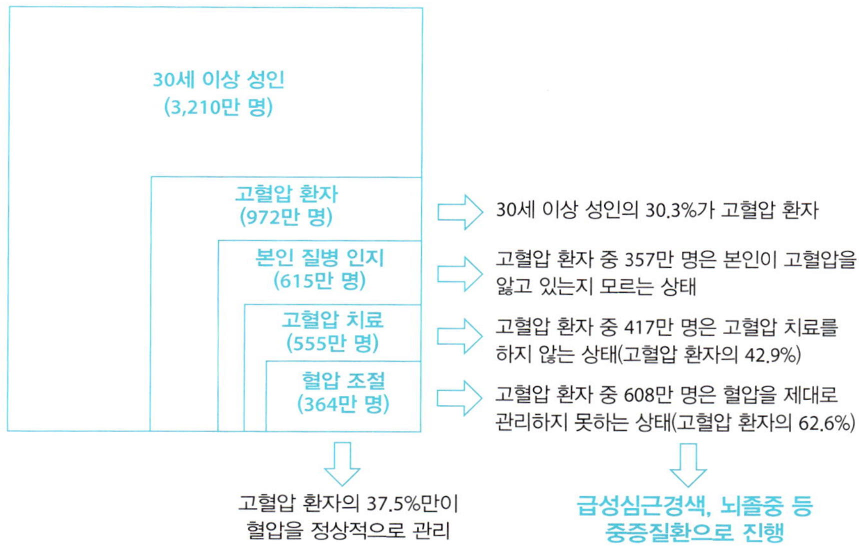

〈그림 3.1-6〉 우리나라의 만성질환 관리 현황

출처: 2008년 질병관리본부 국민건강영양조사 결과 재구성.

하는 의료서비스에 대한 국민의 불만과 불신 및 대형병원 선호 현상을 심화시키는 핵심적인 이유이다.

대표적 만성질환인 고혈압 관리 실태를 보면, 일차의료 강화의 필요성을 보다 명확하게 이해할 수 있다. 우리나라의 고혈압 환자는 30세 이상 성인의 약 30%, 1,000만 명에 이르는 것으로 추정된다. 그런데 이들 고혈압 환자 중 360만 명은 본인이 고혈압을 앓고 있는지조차 모르고 있다. 그리고 420만 명은 고혈압 환자임에도 불구하고 치료를 받지 않고 있다. 정기적인 투약과 생활 습관 관리를 통해 혈압을 정상 범위로 유지하고 있는 환자는 전체 고혈압 환자의 약 38%, 360만 명에 불과하다. 즉, 전체 고혈압 환자의 63%에 달하는 610만 명이 혈압을 제대로 관리하지 못하고 있는 상황이다. 이들은 급성심근경색, 뇌졸중 등으로 진행할 수 있는 고위험 집단이다. 부실한 만성질환 관리가 고액 중증질환자를 양산하고 있는 셈이다(그림 3.1-6 참조).

이러한 만성질환을 효과적으로 관리하기 위해서는 일차의료의 속성을 갖춘 동네의원이 활성화되어야 한다. 현재와 같이 분절적이고, 검사와 처방에 국한된 치료서비스만으로는 만성질환에 제대로 대처하는 것이 불가능하다. 의사-환자 간의 지속적인 관계를 토대로 일차예방에서 삼차예방까지 포괄하는 서비스를 제공해야 한다.

동네의원이 일차의료의 속성을 충족하는 것은 우리나라 의료 전반의 질 향상을 위해서도 중요한 과제이다. OECD는 우리나라 의료의 질 향상을 위해서는 일차의료를 강화해야 한다고 강조하고 있다.[27]

> 한국에서 의료의 질 향상을 위해서는 강력한 일차의료 영역의 발전에 중점을 둔 정책이 가장 우선되어야 한다. 이것은 환자들이 여러 가지 다양한 보건의료서비스를 계속적으로 필요로 할 때 스스로 이를 조정하여 자신들의 질환의 위험도를 감소시키는 행동을 취할 수 있도록 보건의료체계가 도와주는 기능을 하기 위해 필수적이다. 이를 위해서는 일차의료 영역을 확대시키기 위한 투자가 늘어나야 하는데, 예를 들어 성공적인 의료 모델의 확대를 지원하고, 환자 상담이나 생활양식 개선과 같이 비용-효과적인 환자 서비스에 대해서는 높게 보상해 주는 방법이다. 일차의료 영역이 강력해지기 위해서는 일차의료를 전문으로 하는 인력이 대규모로 형성되어야 한다. 이러한 투자는 장기적으로 일차의료시설 개발과 함께할 필요가 있다. 가장 먼저 OECD 국가들의 사례로 볼 때 집단개업(group practice)이 의료서비스들을 조정하고 질을 향상시키는 데 도움이 된다. 그리고 지역 조직들이 이러한 활동을 지원해야 한다. 구체적 자원들이 가장 필요로 하는 지역사회에 배치될 수 있도록 하는 수단을 보험자에게 제공할 수 있다. 이렇게 하기 위해 한국은 지역적 차원에서 의료의 질과 관련된 도구를 향상시킬 필요가 있을 것이다.

이 같은 일차의료의 중요성에도 불구하고, 우리나라 의료체계의 구조적 문제가 일차의료 활성화를 가로막고 있다. 첫 번째는 동네의원과 병원의 기능

27 OECD. OECD health care quality review. 2012.

정립 부재이다. 우리나라는 동네의원은 외래진료 중심, 병원은 입원진료 중심의 기능을 수행해야 한다는 교과서적인 원칙이 작동할 수 있는 토대를 갖추지 못하고 있다. 우리나라는 5-10병상을 가진 동네의원부터 2,500병상을 가진 대형병원이 단절 없이 하나의 선으로 연결되어 있다. 동네의원과 지역병원이 모두 병상을 보유하고 외래진료와 입원진료를 병행하고 있는 것이다. 지역사회에서 사실상 동일한 기능을 수행하고 있는 동네의원과 지역병원이 환자를 놓고 각축을 벌이면서, '의뢰'를 매개로 한 협력적 관계 정립이 불가능하게 되었다. 이런 상황에서 동네의원은 일차의료의 속성을 충족하는 것이 아니라, 시설과 장비를 늘려 병원화하는 방향의 발전 경로를 가지게 되었다. 동네의원과 병원의 기능 정립을 위해서는 동네의원과 병원의 시장이 분할되어야 하며, 여기에는 의료기관 규모의 분할이 전제되어야 한다. 즉, 병상이 없는 동네의원과 적정 병상 규모를 갖춘 병원으로 기관의 규모 자체가 명확하게 분할되어야 단계별 의료기관의 고유한 역할을 요구할 수 있게 된다.

두 번째 구조적 문제는 우리나라 동네의원의 단독 개업 방식이다. 우리나라 동네의원의 대부분은 의사 1명과 수 명의 보조 인력으로 구성되어 있다. 건강증진, 진단, 치료, 질병관리로 이어지는 포괄적 서비스를 제공하는 것이 불가능한 구조이다. OECD 보고서에서 제안한 바와 같이 일차의료의 속성을 충족하는 서비스 제공을 위해서는 집단 개업이 유력한 방안이지만, 우리나라 동네의원 중에서 4명 이상의 의사가 근무하는 곳은 전체 동네의원의 3%에도 미치지 못한다.

세 번째 구조적 문제는 일차의료에 대한 경제적 보상 체계에서 비롯된 것이다. 동네의원에 대한 현행 보상 체계는 일차의료의 속성을 뒷받침하는 것이 아니라 오히려 저해하는 방향으로 작동하고 있다. 의사-환자 간의 지속적인 관계 형성과 포괄적인 건강관리는 동네의원의 수입과는 무관하고, 오로지 검사와 처방 횟수에 따라 동네의원의 수입이 결정된다. 일부 만성질환에 대한 질병관리 성과 보상이 이루어지고는 있으나, 동네의원의 전체 수입에 미치는 영향은 극히 미미한 수준이다.

일차의료의 활성화는 우리나라 의료체계의 고질적인 구조적 문제를 해

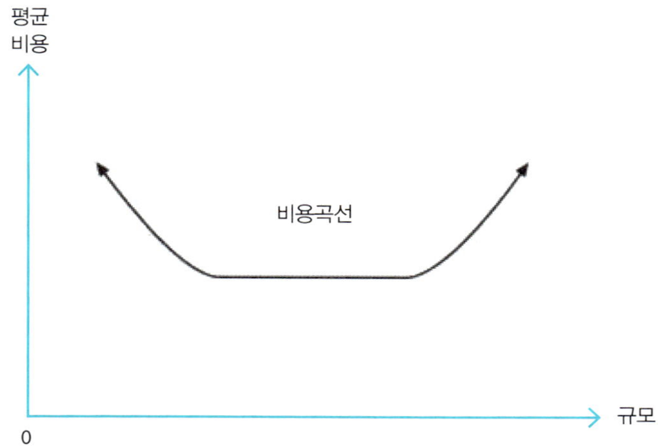

〈그림 3.1-7〉 병원의 규모와 생산 비용의 관계

소하면서 의료서비스의 질 향상과 국민 건강보장의 지속 가능성을 담보하기 위한 핵심적인 과제이다. 향후 일차의료의 속성을 충족하는 방향으로 동네의원이 발전할 수 있도록 제도적 기반과 재정적 유인 체계를 갖추어야 한다.

2) 병원

다른 산업 분야와 동일하게 보건의료 분야에서도 '규모의 경제'가 적용된다는 사실이 광범위한 선행 연구 결과를 통해 제시되었다.[28] 물론, 병원의 '규모의 경제' 충족 여부가 병상 규모만으로 결정되는 것은 아니다. 그러나 병상은 다른 시설과 장비, 인력을 끌어들이는 선제 자원에 해당하기 때문에 보건의료자원관리의 주된 대상이며, '규모의 경제' 충족 여부를 가늠하는 유용한 기준으로 인식되고 있다. 선행 연구 결과에 따르면, 요양병원이나 전문병원이 아닌 일반병원은 통상 300병상 내외의 규모를 갖출 때, 단위 서비스 생산 비용을

28 '규모의 경제' 개념은 이 책 제2부 "1. 보건의료시설"의 내용을 참조.

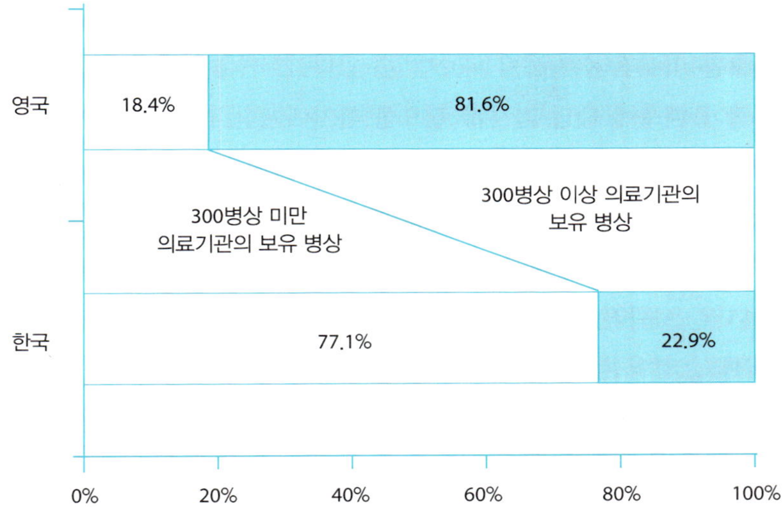

〈그림 3.1-8〉 한국과 영국의 의료기관 규모별 병상 점유 현황

출처: NHS Centre for Reviews and Dissemination and Nuffield Institute for Health. Hospital volume and health care outcomes, costs and patient access. Effective Health Care. 1996; 2(8):1-16; 한국 자료는 2008년 건강보험심사평가원 통계 자료를 재분석한 결과임.

최소화하는 것으로 알려져 있다(그림 3.1-7 참조).[29]

그러나 우리나라는 기관 수(병원 수) 기준으로는 병상을 가진 입원 의료기관의 98%, 병상 기준으로는 77%의 기관이 '규모의 경제'를 충족하지 못하는 300병상 미만의 의료기관이다. 의료법상 병원으로 구분된 의료기관이 우리나라 전체 급성기 병상의 약 57%를 차지하고 있는데, 이들 병원의 평균 병상이 120병상 내외에 불과하다. 우리나라와 영국을 비교해 보면, 의료기관 규모에 따른 병상 점유 현황이 정반대의 모습인 것을 알 수 있다(그림 3.1-8 참조).

구조적 비효율을 내재한 중소형 병·의원 중심의 병상 공급 체계는 여러 문제를 낳고 있다. 첫째는 '규모의 경제'를 충족하지 못한 데서 발생하는 재정적 손실을 메우기 위한 과잉진료 문제이다. 예컨대 고가의 검사 장비를 새로

29 Aletras V, Jones A, Sheldon T. Economies of scale and scope. In: B Ferguson, T Sheldon, J Posnett (eds.). Concentration and choice in healthcare. Royal Society of Medicine, 1997.

도입한 경우, 적정 규모를 충족한 병원은 의학적으로 해당 검사가 필요한 환자의 규모를 비교적 수월하게 확보할 수 있다. 그러나 중소형 병원은 환자의 규모가 작기 때문에 해당 검사가 필요한 환자에게만 검사를 시행할 경우, 재정 손실이 발생할 수밖에 없다. 이 같은 재정 손실을 메우기 위한 과잉진료가 불가피하다. 둘째, 비용 지출을 줄이기 위해 인력을 감축하거나 비숙련 인력 혹은 비정규직 인력을 활용하는 경향이 발생한다. 의료서비스의 특성상, 인력의 감소나 질 하락은 서비스의 질 하락과 의료사고 발생의 가능성을 높이게 된다. 셋째, 요양병원이나 전문병원이 아닌, 일반병원으로서의 지역병원의 역할은 해당 지역에서 발생하는 입원진료 수요의 대부분을 해결하는 것이다. 그리고 이 같은 역할을 수행하기 위해서는 필수 진료과목을 빠짐없이 갖추고, 이를 위한 인력과 시설, 장비를 구비해야 한다. 그러나 평균 120병상 내외, 의원급 의료기관까지 포함하면, 100병상 미만의 대다수 입원 의료기관은 이 같은 요건을 충족하기 힘들다. 병원은 많지만, 실제로 지역 주민의 건강문제를 포괄적으로 해결해 줄 수 있는 병원은 별로 없는 상황인 것이다. 넷째, 의료전달체계 측면에서는 단계별 의료기관의 기능 정립을 가로막는 핵심 원인으로 작용하고 있다. 입원 병상을 가진 동네의원과 중소형 병원이 지역사회에서 담당하고 있는 기능은 본질적으로 차이가 없다. 동네의원과 병원이 차별적 기능을 수행하면서 시장을 분할하기 위해서는 동네의원과 본질적으로 동일한 역할을 하고 있는 중소형 병원의 문제가 해결되어야 한다. 중소형 병원 문제의 해결은 동네의원 개원의사의 팽창 동기를 약화시킴으로써 우리나라 보건의료자원의 과잉을 완화하는 방안이기도 하다.

중소형 병·의원 중심의 병상 공급 체계를 '규모의 경제'를 충족하는 방향으로 개편하는 것은 의료체계 전반의 효율성과 서비스의 질을 향상하고, 보건의료자원의 과잉을 완화하며, 의료전달체계를 정립하기 위한 핵심 과제이다.

의료전달체계가 부재한 상황에서 대형병원 역시 하위 단계 의료기관과 '의뢰'를 매개로 한 협력적 관계를 형성하지 못하고 있다. 오히려 하위 단계 의료기관과 환자 유치 경쟁을 하고 있으며, 압도적인 비교우위를 바탕으로 하위 단계 의료기관의 기반을 잠식하고 있다.

의료전달체계에서 삼차병원은 진료 외에도 연구·개발과 교육·훈련 기능을 요구받는다. 그러나 우리나라 삼차병원의 우선순위는 '진료'에 집중되어 있다. 특히, 대형병원 전체 수입 중 외래 수입 비중이 2000년대 초반 20% 수준에서 불과 10여 년 사이에 30% 수준으로 급증한 점에서도 알 수 있듯, 삼차병원 진료가 필요한 중증질환자 입원진료보다는 수익 창출과 환자 확보를 위한 외래진료에 치중하는 경향을 보이고 있다. 현재 우리나라의 대형병원은 의료전달체계상의 삼차병원이 아니라, 단지 규모가 큰 병원의 역할을 담당하고 있다고 평가할 수 있다.

3) 공공의료

우리나라 공공의료가 처한 현실은 일차의료의 그것과 거의 일치한다. 우선 양적으로 매우 취약하다. 급성기 병상 기준으로 공공병상 비중은 8% 수준에 불과하다. 유럽 국가들은 공공병상이 전체 병상의 80%가 넘고, OECD 국가 중 공공의료 비중이 가장 낮은 편에 속하는 일본과 미국조차 30% 수준이다. 보건소는 인구 25만 명당 1개소 꼴로 전 국민을 대상으로 한 공공보건서비스를 제공하기에는 턱없이 부족한 수치이다.

질적인 측면에서는 더욱 취약하다. 국립대병원은 해당 권역 대표 병원으로서의 위상을 가지고 있지만, 민간 사립대병원과의 본질적인 차별성을 인정받지 못하고 있다. 지방의료원, 적십자병원 등 지방 공공병원은 낙후된 시설과 빈곤층 진료기관이라는 이미지를 탈피하지 못하고 있다.

공공의료의 정체성을 '빈곤층 진료'로 인식하는 것은 전국민의료보험 제도가 확립된 1989년 이전에나 적합한 것이다. 당시 건강보험 적용에서 제외된 국민의 의료접근성을 보장하는 것이 공공병원이 담당해야 할 중요한 역할 중 하나였다. 물론 전국민의료보험 제도가 확립된 이후에도 빈곤층의 접근성 문제가 완전히 해소된 것은 아니다. 그러나 현재의 접근성 문제는 건강보험의 보장성 강화를 통해 해결해야 할 사안이다. '빈곤층 진료'는 취약한 건강보험의 보장성으로 인해 유보적으로 인정되는 공공의료의 정체성이라고 할 수 있다. '빈곤층 진료'를 공공의료의 정체성으로 고수한다면, 향후 건강보험의 보장성이 강화되었을 때, 공공의료의 존립 근거 자체가 근본적으로 위협받을 수 있다.

공공의료의 질적 취약성을 해결하기 위해서는 공공의료의 역할에 대한 패러다임 전환이 필요하다. 공공의료의 본질적인 역할은 양질의 적정진료와 전 국민 평생 건강관리 서비스를 제공하는 것이다. 물론 이 같은 역할이 공공의료기관에만 국한되는 것은 아니며 민간의료기관에도 동일하게 요구되는 것이다. 그러나 공공의료기관이 '합리적 공급자'로서 양질의 적정진료와 평생 건강관리 서비스를 제공하고, 이를 확산시킴으로써 전체 보건의료가 공공성을 강화하는 방향으로 변화되도록 이끌어야 한다.

의료의 공공성에 대한 이 같은 접근은 최근 강조되고 있는 기업의 '사회적 책임' 개념과도 부합한다. 기업의 '사회적 책임'은 기존의 '사회적 공헌'과는 질적으로 다른 개념이다.[30] 기존의 '사회적 공헌'은 조직이 사회를 위해 할 수 있는 일, 즉 기업의 이익을 사회에 환원하는 활동을 일컫는 것이었다. 병원의 예를 들면, 무의촌 의료 봉사, 취약 계층 진료 등이 여기에 해당한다. 병원의 일상적인 활동에서 벗어난, 부차적인 활동으로 공공의료를 이해하는 경향과 맞닿아 있는 개념이다. 이에 반해 기업의 '사회적 책임'은 조직이 사회에 대해 하는 일 자체, 즉 기업 본연의 역할 수행이 사회적 공익에 부응하는지 여부를 일컫는 것이다. 일상적인 진료 활동에서 양질의 적정진료를 실현하지 못하고 있다면, 아무리 무의촌 의료 봉사 실적이 많더라도 그 병원은 '사회적 책임'을 충족한 것으로 평가할 수 없다. 반대로 무의촌 의료 봉사 실적이 없더라도, 일상적인 진료 활동에서 양질의 적정진료를 실현하고 있다면, 그 병원은 '사회적 책임'을 충족하고 '공공성'을 구현하고 있는 것으로 평가할 수 있다.

1990년대 후반 이후, 공공보건기관의 기능은 대폭 향상되었고, 국민의 만족도도 높은 수준을 유지하고 있다. 평생 건강관리 네트워크 구축을 위한

30 안윤기. 지속가능경쟁력과 사회적 책임: ISO 26000을 중심으로. 창조와 혁신. 2008; 1(1): 123-162.

공공보건기관의 양적 확충과 기능 강화에 대한 공감대도 높다. 그러나 현행의 공공병원은 적정진료 네트워크로 기능할 수 있는 역량을 갖추지 못하고 있다. 공공병원이 새로운 공공의료의 개념에 부합하는 역할을 수행하기 위해서는 공공병원의 기능 강화와 이를 위한 지원이 필요하다. 그러나 이와 함께 공공병원 자체의 혁신 노력 역시 필수적이다. 대다수 공공병원은 실제의 질적 수준보다 더 평가절하되는 경향이 있는데, 이는 공공병원의 구조적 비효율과 관료주의에서 기인한 바가 크다. 기관 운영에 대한 지역 주민의 참여도 사실상 부재하다. 이 같은 기존의 한계를 혁신하지 못한다면, 공공병원의 기능 강화와 양적 확충에 대한 공감대와 지지를 얻기 힘들다.

1977년 의료보험 제도를 도입한 이래, 재정적 측면에서 우리나라 보건의료체계의 공공성은 지속적으로 향상되었다. 그러나 1970년대 중반까지 전체 병상의 절반에 이르던 공공병상 비중은 지속적으로 감소하여 현재는 8% 남짓한 수준이다. 정부의 계획성과 책임성 부재는 공급 체계의 공공성과 효율성을 악화시키면서 우리나라 전체 보건의료체계의 성과에도 부정적 영향을 미치고 있다. 의료의 심각한 지역 불균형은 이런 문제가 단적으로 드러나고 있는 사례이다. 시장 방임적인 민간 중심 공급 체계로 인해 의료전달체계는 사실상 붕괴된 상태이며, 비수도권 지역에서는 기본적인 의료필요조차도 충족하지 못하는 상황이 빈발하고 있다.

현행 보건의료서비스 공급 체계로는 미래의 의료환경 변화에 효과적으로 대처할 수 없다. 보건의료제공을 단계화하고 지역화 개념을 한국적 상황에 맞게 적용하여 공급 체계의 공공성과 효율성을 강화하려는 노력이 필요하다. 이를 위해서는 공급 체계 자체에 대한 정책개입과 지원, 그리고 이를 뒷받침하는 재정 체계의 재구성이 필요하다.

참고문헌

- 박윤형 등. 의원 경영실태 조사. 의료정책연구소. 2012.
- 안상훈. 우리나라 일차의료 수준의 평가 및 선진국들과의 비교 분석. 가정의학회지. 2001; 22(4): 483-497.
- 안윤기. 지속가능경쟁력과 사회적 책임: ISO 26000을 중심으로. 창조와 혁신. 2008; 1(1): 123-162.
- Aletras V, Jones A, Sheldon T. Economies of scale and scope. In: B Ferguson, T Sheldon, J Posnett (eds.). Concentration and choice in healthcare. Royal Society of Medicine, 1997.
- Asadi-Lari M, Packham C, Gray D. Need for redefining needs. Health and Quality of Life Outcome. 2003; 34: 1-5.
- Bradshaw J. A taxonomy of social need. New Society. 1972; 640-643.
- Bradshaw J. The contextualisation and measurement of need: a social policy perspective. In: J Popay and G Williams (eds.). Researching the people's health. Routledge, 1994.
- Cochrane AL. Efficiency and effectiveness: random reflections on the health service. Nuffield Hospitals Trust. Oxford University Press, 1972.
- Culyer AJ. Equity: some theory and its policy implications. J Med Ethics. 2001; 27: 275-283.
- Dawson B. Interim report on the future provision of medical and allied services 1920. Ministry of Health, UK, 1920.
- Doyal L, Gough I. A theory of human needs. Critical Social Policy. 1991; 4(10): 6-38.
- Expert Committee on Health Statistics. Technical report series, No. 472: fourteenth report. WHO, 1971.
- Fanshel S. A meaningful measure of health for epidemiology. International Journal of Epidemiology. 1972: 319-337.
- Fry J, Fryers G. The health care manual. A family guide to self-care and home medicine. MTP Press, 1983.
- Fukui T, Rhaman M, Takahashi O et al. The ecology of medical care in Japan. JMAJ. 2005; 48(4): 163-167.
- Institute of Medicine. Defining primary care: an interim report. National Academy Press, 1994.
- Kawachi I, Berkman LF. Social cohesion, social capital, and health. In: LF Berkman, I Kawachi (eds.). Social epidemiology. Oxford University Press, 2000, pp174-190.
- Kleczkowski BM et al. Health system support for primary health care. WHO public health paper. 1984: 80.
- Lilienfeld AM, Lilienfeld DE. Foundations of epidemiology. 2nd ed. Oxford University Press, 1980.
- McGinnis JM et al. The case for more active policy attention to health promotion. Health Affairs. 2002; 21: 78-93.
- NHSME: assessing health care needs. National Health Service Management Executive, 1991.
- OECD. OECD health care quality review. 2012.
- Stevens A, Gillam S. Needs assessment: from theory to practice. BMJ. 1998; 316: 1448-1452.
- White KL, Williams TF, Greenberg BG. The ecology of medical care. New England Journal of Medicine. 1961; 265: 885-892.
- WHO. Management of health services delivery: referral systems. Available from: URL: http://www.who.int/management/facility/referral/en/index.html.

추천문헌

- Kleczkowski BM et al. Health system support for primary health care. WHO public health paper 1984; 80.
- OECD. OECD health care quality review: Korea. 2012.
- Starfield B. Primary care: balancing health needs, services, and technology. Oxford University Press, 1998.

2 공공의료

이진용(서울대학교병원 공공진료센터/서울의대 의료관리학교실 교수)

학습 목표

☑ 기존의 공공의료 개념과 새로운 공공의료 개념을 이해할 수 있다.

☑ 공공의료기관의 현황 및 문제점을 설명하고 향후 발전 방향을 제시할 수 있다.

'공공의료란 무엇인가?'라고 묻는다면 공공병원에서 빈곤층에게 제공하는 의료서비스라고 답할 수 있을 것이다. 만일 이 대답이 맞다면 민간병원에서 취약 계층에게 제공하는 의료는 공공의료가 아니고 민간의료일까? 이처럼 우리가 일상생활에서 많이 쓰는 공공의료란 용어는 명확하게 정의하기가 어렵고 시대의 변천과 더불어 그 의미가 변화하고 있다. 이 장에서는 공공의료에 대한 정의가 어떻게 변하고 있는지를 살펴보고, 공공의료기관의 현재 현황과 문제점, 향후 발전 방향에 대해 기술할 것이다. 공공의료와 공공보건의료를 구분하여 사용해야 한다는 주장이 있지만 실제로 이 두 용어는 거의 같은 의미로 사용되고 있기 때문에 이 장에서는 공공의료와 공공보건의료를 같은 의미로 해석하고 두 용어를 함께 사용할 것이다.

1. 공공의료의 정의

1) 기존의 공공의료 개념

기존에 널리 쓰이던 공공의료는 수행기관, 대상, 서비스에 따라 다음과 같이 정의할 수 있다. 공공병원 혹은 보건기관(보건소, 보건지소, 보건진료소)이 주로 취약 계층을 대상으로 의료서비스를 제공하거나, 민간병원에서는 수익성이 없어 기피하는 필수서비스를 제공하는 것이다. 하지만 이는 앞 장에서 언급한 바와 같이 공공의료의 정체성을 여전히 '빈곤층 진료'로 인식하고 있는 것으로, 전국민의료보험 제도가 완비되기 전인 1989년 이전에나 적합한 개념이다. 당시 건강보험이 없는 국민의 의료접근성을 보장하는 것이 공공병원이 담당해야 할 중요한 역할이었기 때문이다. 하지만 이 개념을 현재에 그대로 적용하기에는 무리가 있다. 첫째, '빈곤층 진료'를 공공의료의 정체성으로 고수한다면 향후 건강보험의 보장성이 강화되었을 때 공공의료의 존립 근거 자체가 근본적으로 위협받을 수 있다. '빈곤층 진료'는 취약한 건강보험의 보장성으로 인해 유보적으로 인정되는 공공의료의 정체성이기 때문이다. 물론 전국민의료보험 제도가 확립된 이후에도 여전히 빈곤층의 의료접근성 문제가 완전히 해소되지 않았지만 접근성 문제는 건강보험 보장성 강화를 통해 점진적으로나마 향상되고 있다. 향후 건강보험 보장성이 괄목할 정도로 향상될 경우 민간병원은 더 이상 취약 계층 진료를 기피하지 않고 진료량을 늘릴 가능성이 높다. 이 경우 공공병원과 민간병원이 수행하는 취약 계층 진료에 큰 차이가 발생하지 않을 수 있으며 따라서 공공병원에 더 많은 지원을 해야 한다는 주장은 설득력을 잃게 될 것이다. 둘째, 공공의료의 수행주체를 공공보건의료기관으로 제한하면 민간의료기관에서 수행하는 또는 수행할 수 있는 공익적 의료서비스는 공공의료활동으로 인정받을 수 없기 때문이다. 예를 들면, 기존의 공공의료 개념하에서는 민간의료기관은 의료취약지 거점의료기관이나 공공전문진료센터와 같은 공공의료활동의 주체가 될 수 없고 정부의 지원 또한 받을 수 없다는 현실적인 문제가 발생한다. 또한 우리나라 건강보험체계 내에서는 모든 의료기관이 건강보험수가에 의한 가격 통제를 받고 있고, 대부분의 의료서비스도 민간병원 위주로 이루어지기 때문에 민간병원도 실질적인 공공의료의 주체가 될 수 있으며 공공병원과 동일하게 지원을 받아야 한다는 주장도 일리가 있기 때문이다.

2) 새로운 공공의료 개념

최근 논의되고 있는 공공의료는 기존의 취약 계층과 공공기관 중심에서 벗어나 모든 국민을 대상으로 양질의 적정진료를 제공하며, 질병관리뿐만 아니라 건강증진까지 전 영역에 대한 서비스를 제공하며, 공공기관뿐만 아니라 민간의료기관을 포함한 모든 보건의료기관이 공공의료의 주체가 될 수 있다고 그 개념과 역할을 확장시키고 있다. 즉, 공공의료의 질적 취약성을 해결하기 위해 공공의료의 역할에 대한 패러다임을 전환하여 공공의료의 본질적인 역할을 양질의 적정진료와 전 국민 평생 건강관리 서비스 제공으로 확대하여 규정했다고 볼 수 있다(그림 3.2-1 참조).

공공의료의 제공주체가 민간의료기관까지 확대되었다고 하더라도 공공

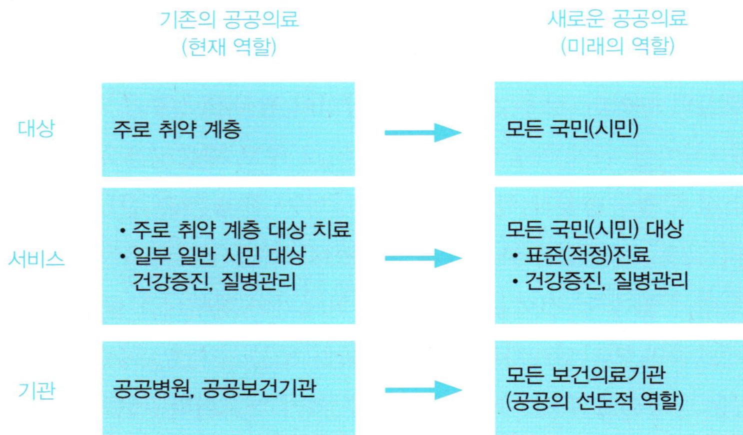

〈그림 3.2-1〉 공공의료의 신구(新舊) 개념 비교

부문은 여전히 중요한 역할을 담당할 필요가 있다. 특히 공공부문의 두 축인 공공의료기관(공공병원)과 공공보건기관(보건소, 보건지소, 보건진료소)이 각각의 역할을 합리적 의료공급자와 주요 질병의 관리자로 분담하여 그 역할을 강화해야 할 것이다(그림 3.2-2 참조).[1] 이를 위해 몇 가지 해결해야 할 문제들이 있다. 그간 보건소는 농어촌의료서비스개선사업 등 정부지원과 자체적인 향상 노력으로 서비스의 질적 수준이 많이 향상되었으나 공공병원의 경우 여전히 낙후된 시설에서 관료주의의 폐해를 가지고 저소득층만을 주로 진료하는 행태에서 벗어나지 못하는 곳도 여전히 존재하기 때문이다. 따라서 현대적 시설과 우수한 인력을 배치하고 자율성과 공공성을 가지고 전 국민에게 적정진료를 할 수 있도록 추가적인 지원을 제공함과 더불어 질적 수준 향상을 위한 자체적인 노력도 필요하다.

1 김용익. 공공의료의 현 주소와 미래. 보라매병원 포럼 발표자료. 2012.

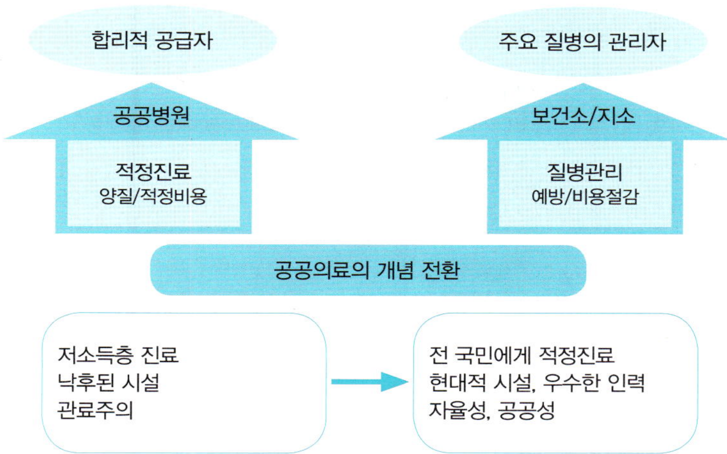

〈그림 3.2-2〉 공공의료가 담당해야 할 새로운 역할

3) 공공보건의료에 관한 법률에 반영된 새로운 공공의료의 개념과 역할

시대에 따라 변화하는 공공의료 개념을 반영하여 공공보건의료에 관한 법률이 개정되었다(2016. 2). 이 법에 수록된 내용이 현재까지 합의를 이룬 공공의료에 대한 정의, 범위, 역할이라고 볼 수 있으므로 주요 내용을 간략히 소개하도록 하겠다. 이 법률에서는 “공공보건의료”를 국가, 지방자치단체 및 보건의료기관이 지역·계층·분야에 관계없이 국민의 보편적인 의료이용을 보장하고 건강을 보호·증진하는 모든 활동이라고 정의하고 있다. “공공보건의료사업”을 (1) 보건의료공급이 원활하지 못한 지역 및 분야에 대한 의료공급에 관한 사업, (2) 보건의료보장이 취약한 계층에 대한 의료공급에 관한 사업, (3) 발생 규모, 전파 속도, 심각성 등을 고려할 때 국가와 지방자치단체의 대응이 필요한 질병의 예방과 건강증진에 관한 사업, (4) 그 밖에 국가가 관리할 필요가 있는 보건의료로서 보건복지부령으로 정하는 사업의 네 가지로 구분하였다. “공공보건의료기관”을 국가나 지방자치단체 또는 대통령령으로 정하는 공공단체가 공공보건의료의 제공을 주요한 목적으로 하여 설립·운영하는 보

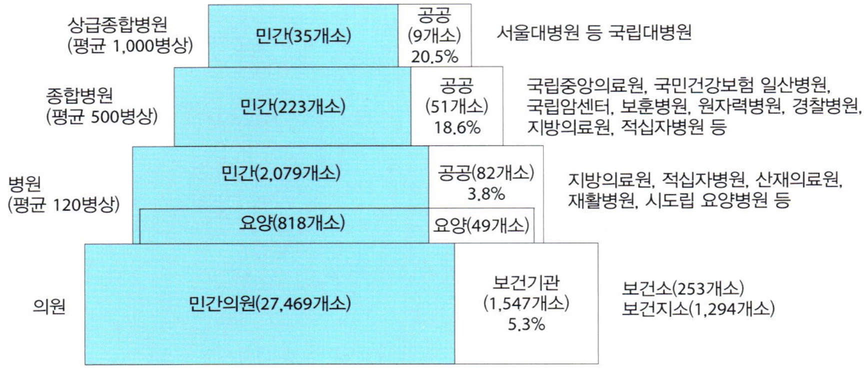

〈그림 3.2-3〉 의료전달체계에 따른 공공 및 민간의료기관 분포

출처: 건강보험심사평가원. 2010년 4/4분기 요양기관 현황자료; 2011년 보건복지부 주요 통계('10년 기준).

건의료기관으로 정의하였다. 이럴 경우 민간의료기관이 공공의료기관에 포함되지 못하는 문제점을 해결하기 위해 "공공보건의료 수행기관"이란 정의를 도입하였고 여기에는 (1) 공공보건의료기관, (2) 제13조에 따른 의료취약지 거점의료기관, (3) 제14조에 따른 공공전문진료센터, (4) 제16조 제2항에 따라 보건복지부장관, 특별시장·광역시장·도지사·특별자치도지사(이하 "시·도지사"라 한다) 또는 시장·군수·구청장(자치구의 구청장을 말한다. 이하 같다)과 협약을 체결한 의료기관이 포함되게 함으로써 민간의료기관도 의료취약지 거점의료기관이나 공공전문진료센터로 지정받거나 정부나 지방자치단체와 협약을 체결하면 공공의료의 역할을 수행할 수 있도록 하였다. 이러한 법률적 개념 변화는 향후 큰 변화를 유발할 가능성이 있다. 〈그림 3.2-3〉은 우리나라 의료전달체계에 따른 공공과 민간의료기관 수를 표시한 것으로 공공부문이 민간부문에 절대적인 열세를 보이고 있다. 하지만 법률 개정으로 민간의료기관이 공공보건의료 수행기관으로 지정을 받게 되면 형식상으로는 민간의료기관이지만 기능상으로는 공공의료기관이 될 수 있는 길이 열린 것이다. 따라서 이론적으로는 전체 민간의료기관이 공공보건의료 수행기관으로 지정될 수 있고 기능적으로는 모든 의료기관이 공공의료기관이 될 수 있다.

실제로 보건복지부가 조사한 2015년 12월 기준 공공보건의료 수행기관

〈표 3.2-1〉 전체 의료기관 중 공공보건의료 수행기관 현황

(단위: 개소)

구분		수	비고
공공	공공보건기관(A)	3,497	공공보건의료 수행기관 (A+B+C) 12,237(18.3%)
	공공의료기관(B)	212	
민간	공공보건의료 수행기관 (민간)(C)	8,528	
	민간의료기관(D)	54,648	
전체 의료기관 수	66,885		

주: 여러 사업에 참여하는 기관은 1개소로 산정(중복으로 산정하지 않음).
출처: 보건복지부, 국립중앙의료원. 국가승인통계 2015년 공공의료기관현황. 2016.

현황을 살펴보면 이와 같은 변화를 체감할 수 있다.[2] 먼저 설립 구분에 의한 공공보건의료기관은 총 3,709개로 다시 3,497개의 공공보건기관(보건소(보건의료원 포함), 보건지소, 보건진료소)과 212개의 공공의료기관(공공병원)으로 구성되어 있다. 하지만 63,176개의 민간의료기관 중 8,528개 의료기관이 다양한 형태로 공공보건의료수행기관으로 지정을 받았다. 따라서 전체 보건의료기관 중 공공의 역할을 수행하는 기관은 전체의 18.3%인 12,237개소로 증가하게 된다. 또한 향후 공공보건의료수행기관으로 지정받는 민간의료기관 수도 지속적으로 증가하게 될 것이다(표 3.2-1).

2. 공공의료 현황

1) 양적 분포

기본적으로 한국의 GDP 대비 보건의료비 지출은 2014년 기준으로 7.1%였고, 이 중 공공부문에 대한 지출은 55.5%였다. 2013년 의료기관 수 기준으로

2 보건복지부, 국립중앙의료원. 국가승인통계 2015년 공공의료기관현황. 2016.

〈표 3.2-2〉 의료기관 수 기준 공공병원 비중 국제 비교(2010-2014)

(단위: %)

구분	2010년	2012년	2013년	2014년
대한민국	6.7	6.1	5.8	-
일본	17.9	17.8	17.7	-
독일	25.8	25.8	25.9	-
멕시코	29.1	30.3	30.4	-
프랑스	35.2	34.9	43.6	-
이스라엘	44.2	43.0	44.2	44.7
스페인	45.1	45.8	45.4	-
뉴질랜드	52.7	52.2	51.9	52.5
오스트리아	57.5	55.6	55.4	-
포르투갈	55.8	53.3	52.7	-
칠레	55.7	54.9	56.3	-
체코	60.8	59.5	59.3	-
터키	64.1	62.6	63.3	-
에스토니아	63.2	64.3	64.5	-
라트비아	71.6	71.2	70.8	-
핀란드	76.1	73.0	71.8	-
슬로베니아	89.7	89.7	89.7	89.7
리투아니아	88.5	91.4	89.9	-
아이슬란드	100.0	100.0	100.0	100.0

출처: 보건복지부, 국립중앙의료원 공공보건의료지원센터. 2015년 공공보건의료 통계집. 2016.

5.8%, 병상 수 기준으로는 10.8%를 공공부문이 담당하고 있어 주요 OECD 국가와 비교해 볼 때 공공부문이 매우 취약하다(표 3.2-2, 3.2-3). 의료기관 수 기준 비중도 2010년 6.7%에서 2013년 5.8%로 감소하였고, 병상 수 기준 공공부문 비중도 2010년 13.0%에서 2013년 10.8%로 감소하였다. 대략적으로 우리나라 전체 60만 병상 중에 공공병원이 약 6만여 병상을 차지하고 있다고 보면 된다. 이는 민간의료기관은 증설이 이루어지고 있는 데 반해 공공병원은 확충이 이루어지지 않았기 때문이다. 유럽 국가들의 공공병상은 전체 병상의 80%가 넘고, OECD 국가 중 공공의료 비중이 가장 낮은 편에 속하는 일본과

〈표 3.2-3〉 병상 수 기준 공공병원 비중 국제 비교(2010-2014)

(단위: %)

구분	2010년	2012년	2013년	2014년
대한민국	13.0	11.7	10.8	-
일본	26.4	26.3	26.2	-
독일	40.6	40.4	40.7	-
멕시코	75.9	76.2	76.8	-
프랑스	62.5	62.3	62.2	-
이스라엘	71.9	71.0	70.6	70.8
스페인	68.7	69.1	68.7	-
뉴질랜드	83.2	83.9	83.7	84.6
오스트리아	70.9	69.7	69.5	-
포르투갈	73.1	72.0	70.5	-
칠레	80.6	76.2	75.4	-
체코	-	82.2	81.9	-
터키	83.5	80.6	79.6	-
에스토니아	90.0	88.0	91.5	-
라트비아	93.6	91.1	90.8	-
핀란드	95.6	95.4	95.8	-
슬로베니아	98.9	98.9	98.9	-
리투아니아	99.2	99.0	98.4	-
아이슬란드	100.0	100.0	100.0	100.0

출처: 보건복지부, 국립중앙의료원 공공보건의료지원센터. 2015년 공공보건의료 통계집. 2016.

미국조차 30% 수준임을 감안할 때 너무 적다. 또한 보건소는 인구 25만 명당 1개소꼴로, 전 국민을 대상으로 한 공공보건서비스를 제공하기에는 턱없이 부족하다. 1970년대 중반까지 전체 병상의 절반에 이르던 공공병상의 급격한 비중 감소는 큰 문제가 아닐 수 없다. 정부의 계획성과 책임성 부재는 공급 체계의 공공성과 효율성을 악화시키면서 우리나라 전체 보건의료체계의 성과에도 부정적 영향을 미치고 있다. 의료의 심각한 지역 불균형은 이런 문제가 단적으로 드러나고 있는 사례이다. 시장 방임적인 민간 중심 공급 체계로 인해 의료전달체계는 사실상 붕괴된 상태이며, 비수도권 지역에서는 기본적인

〈표 3.2-4〉 공공보건의료기관 현황

<table>
<tr><th colspan="2">설립 형태</th><th>근거법령</th><th>소관부처</th><th>의료기관</th></tr>
<tr><td rowspan="18">공공
의료기관
(212)[1]</td><td rowspan="5">국립(32)</td><td>보건복지부와 그 소속기관 직제</td><td>보건복지부</td><td>국립재활원(1)
국립정신병원(5)
국립결핵병원(2)
국립소록도병원(1)</td></tr>
<tr><td>경찰청과 그 소속기관 직제</td><td>행정안전부</td><td>국립경찰병원(1)</td></tr>
<tr><td>법무부와 그 소속기관 직제</td><td>법무부</td><td>국립법무병원(1)</td></tr>
<tr><td>국군의무사령부령</td><td>국방부</td><td>국군수도병원 등(20)</td></tr>
<tr><td>자동차손해배상 보장법</td><td>국토교통부</td><td>국립교통재활병원(1)</td></tr>
<tr><td rowspan="11">특수법인
(82)</td><td>지방의료원의 설립 및 운영에 관한 법률</td><td>보건복지부</td><td>지방의료원(34)
지방의료원 분원(2)</td></tr>
<tr><td>국립중앙의료원의 설립 및 운영에 관한 법률</td><td>보건복지부</td><td>국립중앙의료원(1)</td></tr>
<tr><td>암관리법</td><td>보건복지부</td><td>국립암센터(1)</td></tr>
<tr><td>대한적십자사조직법</td><td>보건복지부</td><td>적십자병원(5)</td></tr>
<tr><td>산업재해보상보험법</td><td>고용노동부</td><td>산재의료원(10)</td></tr>
<tr><td>한국보훈복지의료공단법</td><td>국가보훈처</td><td>보훈병원(5)</td></tr>
<tr><td>서울대학교(치과)병원 설치법
국립대학(치과)병원 설치법</td><td>교육부</td><td>서울대학교병원(2)
서울대학교치과병원(1)
국립대학병원(13)
국립대학치과병원(3)
국립대학한방병원(1)</td></tr>
<tr><td>방사선 및 방사성동위원소 이용 진흥법</td><td>과학기술
정보통신부</td><td>원자력병원(2)</td></tr>
<tr><td>국민건강보험법</td><td>보건복지부</td><td>국민건강보험 일산병원(1)</td></tr>
<tr><td>장애인복지법/
대한적십자조직법</td><td>보건복지부</td><td>경인의료재활센터병원(1)</td></tr>
<tr><td rowspan="2">시·도립
(98)</td><td>장애인복지법/시·도 조례</td><td>보건복지부</td><td>도립재활병원(3)[2]</td></tr>
<tr><td>시·도 조례</td><td>행정안전부</td><td>시도립병원(95)</td></tr>
<tr><td colspan="2" rowspan="2">공공보건기관
(3,497)[3]</td><td>지역보건법</td><td>행정안전부
(보건복지부)</td><td>보건소(254, 보건의료원 포함)
보건지소(1,339)</td></tr>
<tr><td>농어촌 등 보건의료를 위한 특별 조치법</td><td>행정안전부
(보건복지부)</td><td>보건진료소(1,904)</td></tr>
</table>

주 1) 괄호 안의 숫자는 기관 수
2) 6개 권역 재활병원 중 2개 기관(영남권·대전충청권)은 국립대병원 위탁(산하 전문질환센터)으로 제외
3) 공공보건기관은 보건소(보건의료원 포함)·보건지소·보건진료소 포함
(자료 출처: 보건복지부 건강정책과, 2014년 10월 기준).
출처: 보건복지부, 국립중앙의료원. 국가승인통계 2015년 공공의료기관현황. 2016.

〈표 3.2-5〉 기능 및 관할 지역에 따른 공공병원 분류

<table>
<tr><th>기능 구분</th><th>광역 이상</th><th colspan="2">단일 혹은 복수 기초자치단체</th></tr>
<tr><td>일반진료중심(59)</td><td>국립중앙의료원(1)
국립대학병원(10)
국립대학병원분원(5)
국민건강보험
일산병원(1)</td><td colspan="2">지방의료원(33)
지방의료원분원(2)
적십자병원(5)
시립일반병원(2)</td></tr>
<tr><td>특수대상중심(36)</td><td colspan="3">경찰병원(1)
근로복지공단병원(10)
보훈병원(5)
군병원(20)</td></tr>
<tr><td>특수질환중심(38)</td><td>국립결핵병원(2)
국립정신병원(5)
국립법무병원(1)
국립재활원(1)
국립교통재활병원(1)
도립재활병원(4)</td><td>국립암센터(1)
국립소록도병원(1)
국립대학치과병원(4)
원자력병원(2)
국립대학한방병원(1)</td><td>시립장애인치과병원(1)
시립서북병원(1)
시립어린이병원(1)
시도립정신병원(12)</td></tr>
<tr><td>노인병원(78)</td><td colspan="2">시도립노인병원(33)</td><td>시군구립노인병원(45)</td></tr>
</table>

주: 괄호 안의 숫자는 개소 수.
출처: 보건복지부, 국립중앙의료원 공공보건의료지원센터. 2015년 공공보건의료 통계집. 2016.

의료필요조차도 충족하지 못하는 상황이 빈발하고 있다. 공공보건의료에 관한 법률 개정으로 민간의료기관도 공공의료의 역할 수행이 가능해졌다고는 하지만 중추적인 역할은 공공병원이 담당해야 하고 따라서 공공병원의 양적 확충도 꾸준히 이루어져야 한다.

앞서 기술한 것처럼, 공공보건의료기관은 다시 공공의료기관과 공공보건기관으로 구분되는데, 공공의료기관이 흔히 말하는 공공병원이고 공공보건기관은 보건소(보건의료원 포함), 보건지소, 보건의료원을 의미한다. 현재 우리나라에는 3,709개의 공공보건의료기관이 있고 이 중 212개의 공공의료기관과 3,497개의 공공보건기관이 있다(표 3.2-4). 212개 공공병원을 중심으로 설명하면 설립주체에 따라 국립 32개, 특수법인 82개, 시도립병원 98개가 분포하고 있다. 기능 및 관할지역에 따른 공공병원 구분이 보다 널리 사용되는 분류 기준이며, 관할지역에 따라 광역 이상과 기초자치단체로 구분한 후 그 기능에 따라 일반진료중심병원(59개), 특수대상병원(36개), 특수질환중심병원(38

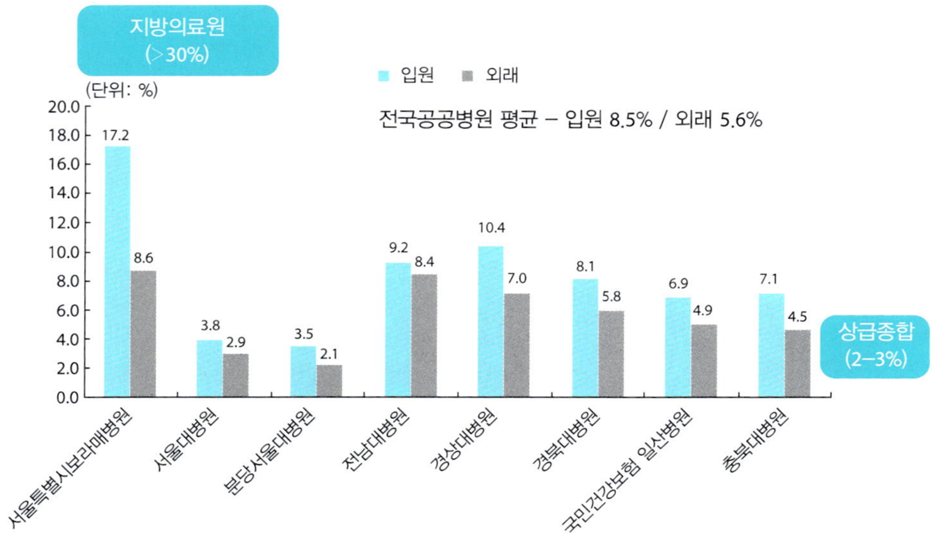

〈그림 3.2-4〉 전국 공공병원의 의료급여환자 진료 현황

출처: 보건복지부, 국립중앙의료원 공공보건의료지원센터. 2015년 공공보건의료 통계집. 2016.

개) 및 노인병원(78개)으로 구분하고 있다(표 3.2-5).

2) 질적 수준

전국 공공병원의 2015년 평균 의료급여환자비율은 입원의 8.5%, 외래의 5.6%였다. 하지만 이는 진료량이 절대적으로 많은 국립대병원과 몇몇 대형 공공병원의 의료급여환자 비율이 다른 공공병원에 비해 낮기 때문에 평균 비율이 떨어진 것이고, 지방의료원의 경우에는 대략 15-35%, 심지어 50%를 상회하는 병원도 다수 존재한다(그림 3.2-4 참조). 전국적으로 의료급여 대상자는 전 인구의 3-4% 정도인 150만에서 200만 명 사이에서 일정하게 유지되고 있음을 감안할 때 취약 계층을 위한 안전망 역할을 충실히 하고 있다는 데 이의를 제기하기는 힘들 것이다.[3]

3 김현주, 은상준, 이진용. 의료질평가지원금 평가기준 개선방안: 공공성 영역을 중심으로. 한국병원

하지만 최근에는 공공병원이 제공하는 의료서비스의 질적 수준에 대한 문제제기와 우려가 증가하고 있다. 즉, 아무리 의료급여 등 취약 계층 진료를 많이 하고 있더라도 제공하는 의료서비스의 수준이 낮다면 궁극적으로 취약 계층에게 수준 낮은 진료를 제공하고 있다고 평가할 수 있기 때문이다. 의료의 질적 수준에 대한 우려는 국립대병원과 일부 대형 공공병원(국립암센터, 서울특별시보라매병원, 국민건강보험 일산병원 등)을 제외한 모든 공공병원에서 제기되고 있다.

공공병원의 질적 수준과 관련하여 최근 건강보험심사평가원은 중요한 분석결과를 제시하고 있다.[4] 2009년에 비해 2013년 공공병원의 전반적인 질적 수준은 향상된 것으로 평가되었다. 특히, 국립대병원은 다른 민간대형병원에 비해 거의 차이가 없는 질적 수준을 유지하고 있었다. 하지만 이를 제외한 다른 공공병원은 2009년에 비해 질적 수준이 향상되기는 했지만 여전히 동일 규모의 민간병원에 비해 질적 수준이 미치지 못하는 것으로 분석되었다. 특히 급성심근경색이나 급성뇌졸중과 같이 환자의 생명과 직결되는 의료서비스에서의 질적 수준 향상이 시급하다고 평가되었다.

공공병원 중 국립대병원은 해당 권역 대표 병원으로서의 위상을 가지고 있지만, 민간 사립대병원과의 본질적인 차별성이나 우수성을 인정받지 못하고 있다는 점을 유념해야 할 것이다. 그리고 지방의료원, 적십자병원 등 지방 공공병원은 낙후된 시설과 빈곤층 진료기관이라는 이미지에서 탈피해야 한다. 특히 제공하는 의료서비스의 질적 수준을 획기적으로 향상시켜야 한다. 그렇지 않으면 빈곤층을 위한 병원, 지역사회의 외면을 받는 병원으로 전락할 것이다.

경영학회지. 2016; 21(4): 63-70.

4 박춘선. 공공병원의 의료의 질 현황. 포천의료원 발표자료. 2016.

3. 공공의료의 향후 방향

공공의료의 향후 방향은 ① 양질의 적정진료를 모든 국민에게 비차별적으로 제공하고, ② 질병치료와 더불어 평생 건강관리 서비스까지 제공해야 하며, ③ 공공보건의료기관뿐만 아니라 민간의료기관까지 함께 참여하는 것으로 확대하여 재설정해야 한다. 이를 위해서 공공보건의료기관은 '합리적 공급자'로서 양질의 적정진료와 평생 건강관리 서비스를 제공하고 이를 확산시킴으로써 공공성을 강화하는 방향으로 전체 보건의료를 견인하는 역할을 수행해야 할 것이다.

의료의 공공성에 대한 이 같은 접근은 최근 강조되고 있는 기업의 '사회적 책임' 개념과도 부합한다. 기업의 '사회적 책임'은 기존의 '사회적 공헌'과는 질적으로 다른 개념이다.[5] 기존의 '사회적 공헌'은 조직이 사회를 위해 할 수 있는 일, 즉 기업의 이익을 사회에 환원하는 활동을 일컫는 것이었다. 병원의 예를 들면, 무의촌 의료 봉사, 취약 계층 진료 등이 여기에 해당한다. 병원의 일상적인 활동에서 벗어난 부차적인 활동으로 공공의료를 이해하는 경향과 맞닿아 있는 개념이다. 이에 반해 기업의 '사회적 책임'은 조직이 사회에 대해 하는 일 자체, 즉 기업 본연의 역할 수행이 사회적 공익에 부응하는지 여부와 관련된 개념이다. 일상적인 진료 활동에서 양질의 적정진료를 실현하지 못하고 있다면, 아무리 무의촌 의료 봉사 실적이 많더라도 그 병원은 '사회적 책임'을 충족한 것으로 평가할 수 없다. 반대로 무의촌 의료 봉사 실적이 없더라도 일상적인 진료 활동에서 양질의 적정진료를 실현하고 있다면, 그 병원은 '사회적 책임'을 충족하고, '공공성'을 구현하고 있는 것으로 평가할 수 있다. 1990년대 후반 이후, 공공보건의료기관의 기능은 대폭 향상되었고, 국민의 만족도도 높은 수준을 유지하고 있다. 평생 건강관리 네트워크 구축을 위한 공공보건의료기관의 양적 확충과 기능 강화에 대한 공감대도 높다. 그러나 현행의 공공병원은 적정진료 네트워크로 기능할 수 있는 역량을 갖추지 못하

5 안윤기. 지속가능경쟁력과 사회적 책임: ISO 26000을 중심으로. 창조와 혁신. 2008; 1(1): 123-162.

고 있기 때문에 공공병원 자체의 혁신 노력 역시 필수적이다. 대다수 공공병원은 실제의 질적 수준보다 더 평가절하되는 경향이 있는데, 이는 공공병원의 구조적 비효율과 관료주의에서 기인한 바가 크다. 기관 운영에 대한 지역주민의 참여도 사실상 부재하다. 이 같은 기존의 한계를 혁신하지 못한다면, 공공병원의 기능 강화 및 양적 확충에 대한 공감대와 지지를 얻기 힘들 것이다. 향후 바람직한 공공의료를 견인하기 위해서 공공병원은 의료의 질적 수준 향상, 의료의 형평성 강화, 그리고 지역사회 연계 및 네트워크 역량을 강화해야 할 것이다.

1) 의료서비스의 질적 수준 향상

바람직한 공공병원은 의료의 질적 수준이 높은 병원이 되어야 한다. 구체적인 질적 수준 향상의 목표를 설정하고 그 목표 달성을 위해 자체적인 노력과 정부와 지방자치단체의 지원 역량을 집중해야 할 것이다.[6] 이를 위해 건강보험심사평가원의 요양급여 적정성평가는 공공병원의 질적 수준 향상을 위한 목표로 유용하게 사용할 수 있다. 현재 요양급여 적정성평가는 입원진료, 장기진료, 외래진료 영역으로 구분한 후 총 17개 평가지표를 사용하고 있다.

입원진료지표(11개 지표)에는 급성기 뇌졸중, 관상동맥우회술, 대장암, 유방암, 폐암, 수술의 예방적 항생제 사용을 평가하며 진료량 지표로서 고관절치환술, 췌장암수술, 식도암수술, 위암수술, 간암수술을 평가하고 있다. 장기입원지표(1개 지표)로는 혈액투석의 질적 수준을 평가하고 있으며 외래진료지표(5개 지표)는 약제급여지표로 주사제 처방률, 급성 상기도 감염 항생제 처방률, 약품목수를 평가하고 유소아 중이염 항생제 처방률과 외래처방 약품목수를 평가하고 있다(그림 3.2-5-10; 표 3.2-6 참조). 예를 들어, 국립대병원이나 대형 공공병원의 경우 건강보험심사평가원의 요양급여 적정성평가 17개 평가항목 전체에서 1등급을 받는 것을 목표로 설정해야 할 것이다. 또한 종합병원

6 이진석. 의료의 공공성과 공공병원. 부산의료원 발표자료. 2015.

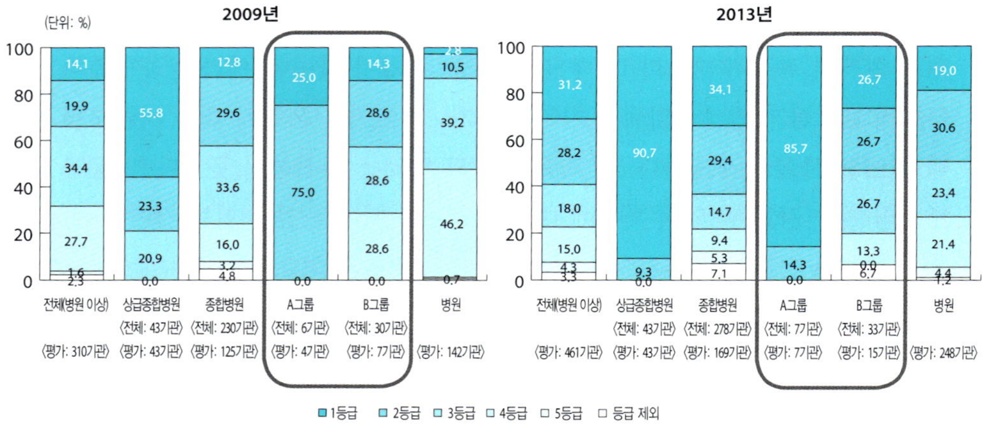

〈그림 3.2-5〉 공공의료기관의 요양급여 적정성평가 등급 분포(수술의 예방적 항생제 사용)

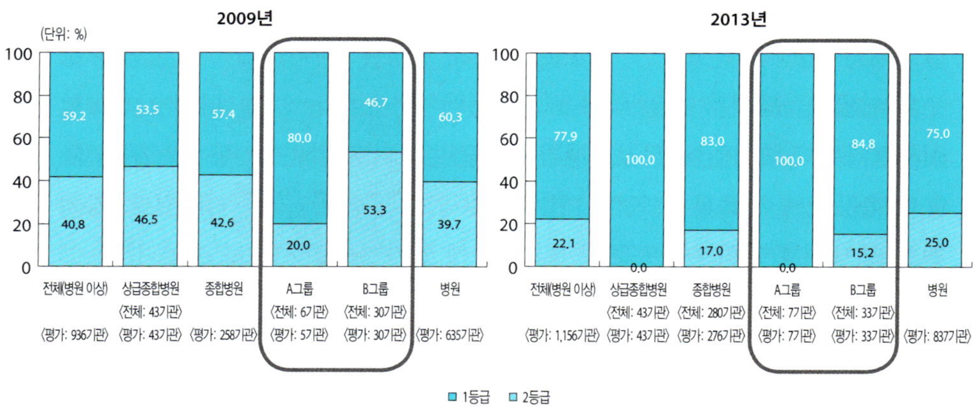

〈그림 3.2-6〉 공공의료기관의 요양급여 적정성평가 등급 분포
(급성상기도 감염 항생제 처방률)

주: 비교를 위해 1등급(1, 2, 3등급), 2등급(4, 5등급)으로 임의 분류함.

급 지방의료원의 경우에는 급성기 뇌졸중, 수술의 예방적 항생제, 고관절 치환술, 혈액투석 및 5개의 외래진료지표와 관련된 의료서비스를 가능한 반드시 제공해야 하며 이들 지표에서 1등급을 받는 것을 최종 목표로 삼아 의료의 질적 향상을 도모해야 할 것이다. 물론 지방의료원 중 일부는 그 규모가 작아 이들 서비스를 모두 제공할 수 없는 경우도 있을 것이다. 이 경우에도 수술의

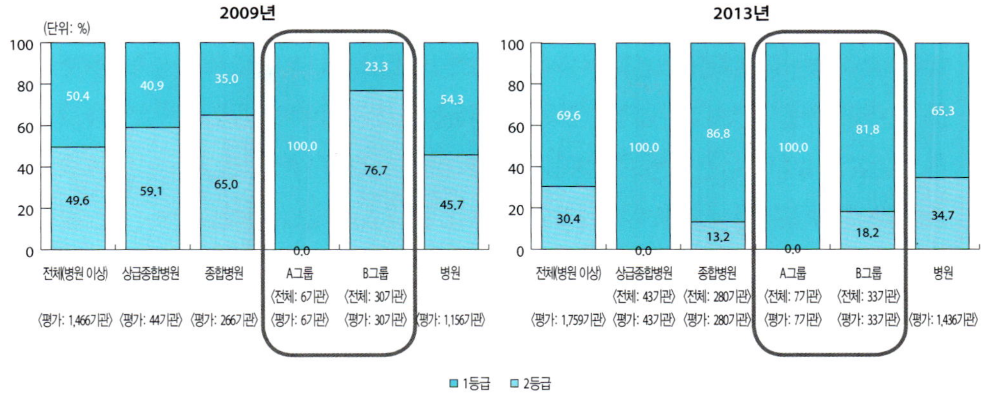

〈그림 3.2-7〉 공공의료기관의 요양급여 적정성평가 등급 분포(주사제 처방률)

주: 비교를 위해 1등급(1, 2, 3등급), 2등급(4, 5등급)으로 임의 분류함.

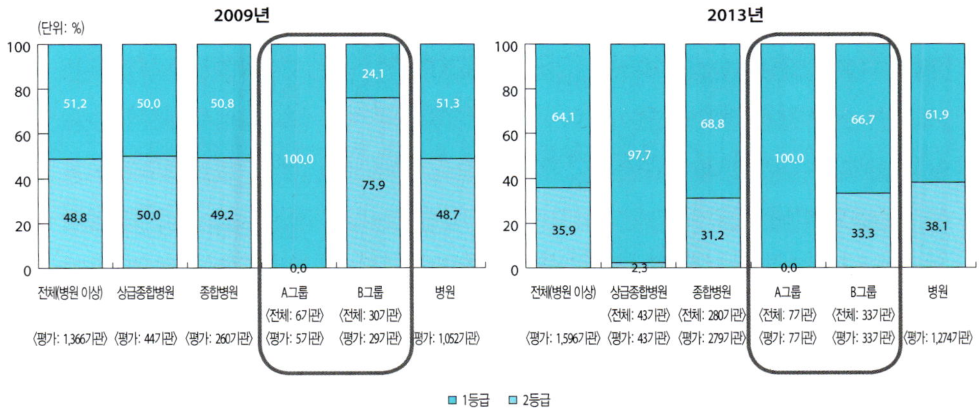

〈그림 3.2-8〉 공공의료기관의 요양급여 적정성평가 등급 분포(처방건당 약품목수)

주: 비교를 위해 1등급(1, 2, 3등급), 2등급(4, 5등급)으로 임의 분류함.

예방적 항생제, 고관절 치환술, 혈액투석과 5개의 외래진료지표에 대해서는 1등급을 획득할 수 있도록 노력해야 할 것이다. 이런 목표가 달성된다면 공공병원은 동급의 민간병원과 비교했을 때 대등하거나 우월한 의료의 질적 수준을 확보하게 될 것이다. 이와 같은 목표설정은 공공의료의 개념이 양질의 적정진료가 된 현 상황에서 선택이 아닌 필수가 되어야 한다.

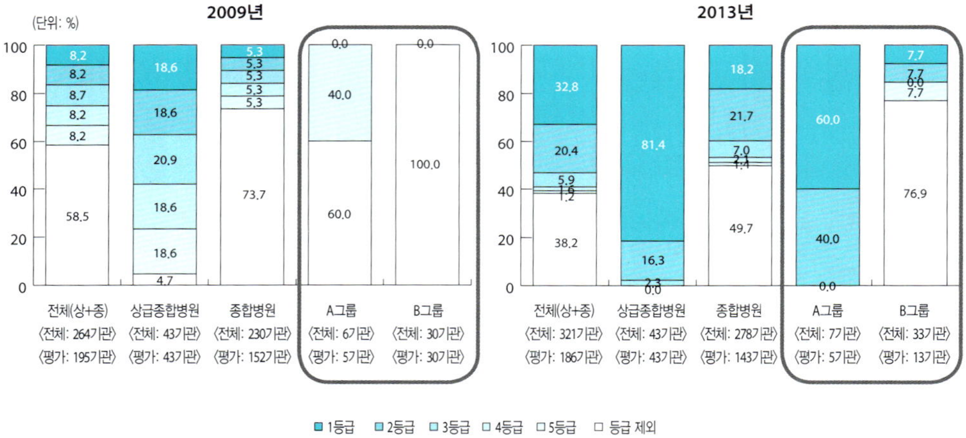

〈그림 3.2-9〉 공공의료기관의 요양급여 적정성평가 등급 분포(급성심근경색)

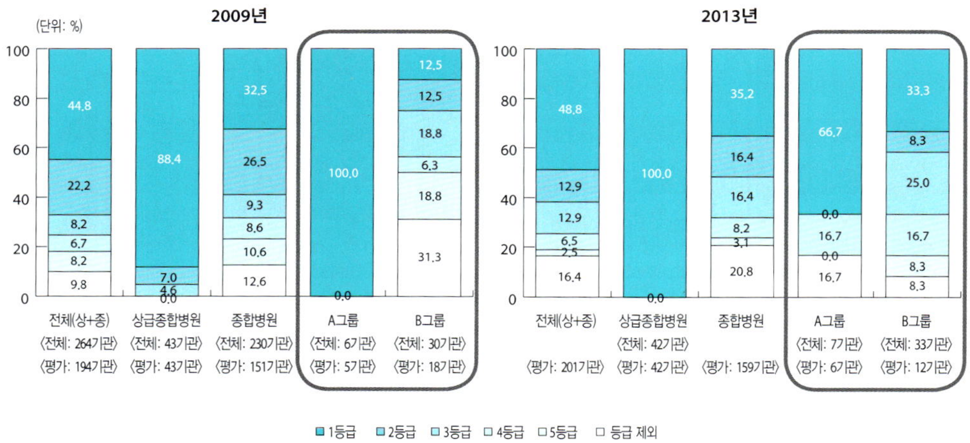

〈그림 3.2-10〉 공공의료기관의 요양급여 적정성평가 등급 분포(급성기 뇌졸중)

주 1) 공공종합병원 A: 국립대병원, 국립암센터
2) 공공종합병원 B: 지방의료원, 국립중앙의료원, 서울의료원, 시립병원, 적십자병원.
출처: 박춘선. 공공병원의 의료의 질 현황. 포천의료원 발표자료. 2016.

〈표 3.2-6〉 요양급여 적정성평가 항목과 공공병원 수준에 따른 질적 수준 향상 목표 설정 예시

요양급여 적정성평가 항목			국립대병원 및 대형 공공병원	지방의료원 (종합병원급)	소규모 공공병원
입원진료 (11개 지표)	급성기 뇌졸중		▣	▣	△
	관상동맥우회술		▣	△	X
	대장암		▣	△	X
	유방암		▣	△	X
	폐암		▣	△	X
	수술의 예방적 항생제 사용		▣	▣	▣
	진료량 (5개 지표)	고관절 치환술	▣	▣	▣
		췌장암 수술	▣	△	X
		식도암 수술	▣	△	X
		위암 수술	▣	△	X
		간암 수술	▣	△	X
장기진료 (1개 지표)	혈액투석		▣	▣	▣
외래진료 (5개 지표)	약제 급여 (3개 지표)	주사제 처방률	▣	▣	▣
		급성상기도 감염 항생제 처방률	▣	▣	▣
		약품목수	▣	▣	▣
	유소아 중이염 항생제		▣	▣	▣
	외래처방 약품비		▣	▣	▣

주 1) ▣: 반드시 제공해야 하고 건강보험심사평가원 평가 1등급 획득을 목표로 해야 하는 의료서비스
2) △: 해당 병원의 상황에 따라 선택할 수는 있으나 반드시 제공해야 하는 것은 아닌 의료서비스
3) X : 현재 수준에서 제공하지 않아도 되는 의료서비스.

2) 의료의 형평성 강화

공공의료를 제공하는 데 있어 의료의 형평성을 고려해야 한다. 의료의 형평성은 의료기관은 환자의 인종, 민족, 언어, 사회경제적 수준과 관계없이 동일한 의료서비스를 비차별적으로 제공해야 한다는 것을 의미한다.[7,8,9,10] 즉 공공병원은 환자의 사회경제적 수준과 상관없이 비차별적인 서비스를 제공함으로써 의료의 형평성을 강화하는 역할을 해야 한다. 국내 한 대형 공공병원의 사례를 기초로 최근 발표된 논문에 의하면,[11] 요양급여 적정성평가 중 급성심근경색증 치료에 있어 의료 형평성 개념을 활용하여 해당 병원이 비차별적인 의료서비스를 제공하고 있는지를 측정한 결과 해당 병원은 급성심근경색증 평가에서 1등급을 받고 있었으며 평가대상을 건강보험환자와 의료급여환자로 나누어 재분석했을 경우에도 두 그룹 모두 평가 1등급을 획득하였다. 또한 급성심근경색증으로 치료를 받은 의료급여환자비율도 17.9%로 해당 병원의 전체 입원환자 중 의료급여환자의 비율(15-20%)과 비슷한 수의 환자를 진료하고 있었다(그림 3.2-11 참조). 이 사례는 다른 공공병원에 시사하는 바가 크다. 공공병원은 의료의 질적 수준을 향상시켜 요양급여 적정성평가에서 전체 환자를 대상으로 1등급을 받아야 하고 다시 건강보험환자와 의료급여환자로 구분하여 평가했을 경우에도 동일하게 1등급을 받아야 양질의 적정진료를 비차별적으로 진료했다고 평가받을 수 있을 것이다. 또한, 공공이든 민간이든

---

7 Betancourt JR, Green AR, King RR, Tan-McGrory A, Cervantes M, Renfrew M. Improving quality and achieving equity: a guide for hospital leaders. The Disparities Solutions Center, Massachusetts General Hospital, 2008.

8 Institute of Medicine (US). Committee on understanding and eliminating racial and ethnic disparities in health care. In: Smedley BD, Stith AY, Nelson AR (eds.). Unequal treatment: confronting racial and ethnic disparities in health care. National Academies Press, 2003.

9 National Public Health and Hospital Institute. Assuring healthcare equity: a healthcare equity blueprint, 2008.

10 Weinick RM, Flaherty K, Bristol SJ. Creating equity reports: a guide for hospitals. The Disparities Solutions Center, Massachusetts General Hospital, 2008.

11 은상준, 김현주, 이상형, 박민현, 손환철, 김병관, 이진용. 의료의 형평성을 반영할 수 있는 심사평가원 요양급여적정성평가방안 제안. 한국의료질향상학회지. 2016; 22(2): 8-10.

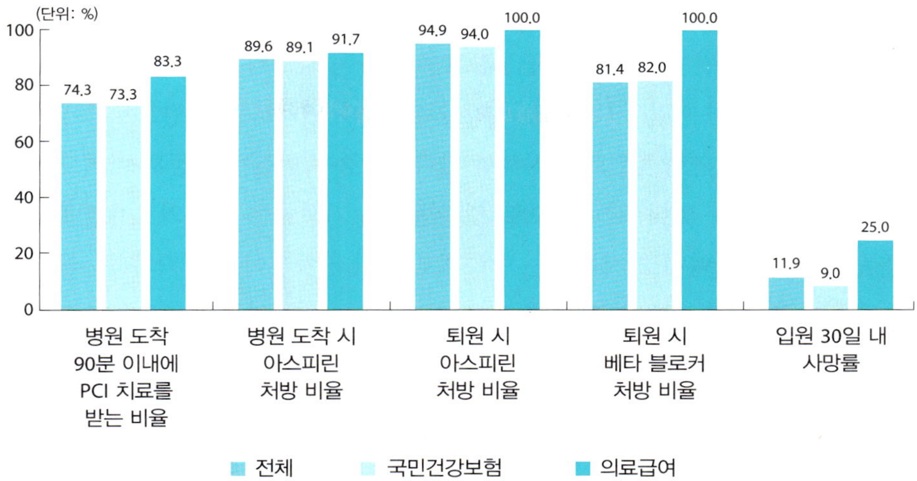

〈그림 3.2–11〉 건강보험유형(건강보험/의료급여)에 따른 급성심근경색증 요양급여 적정성평가결과(서울특별시보라매병원, 2012년 상반기)

이런 병원이 증가한다면 진정한 의미의 공공성이 실현되고 있다고 평가할 수 있을 것이다. 가장 우려스러운 상황은 어떤 공공병원의 적정성평가가 3등급인데 의료급여환자는 4등급이나 5등급을 받는 경우이다. 이럴 경우, 해당 병원은 아무리 의료급여환자나 취약 계층의 비율이 높다고 할지라도 제대로 된 공공병원이라고 할 수가 없다. 취약 계층 환자에게 위해를 가하는 병원이라는 의미이기 때문이다. 즉, 공공병원의 질적 수준향상은 의료의 형평성과 더불어 이루어져야 한다.

3) 지역사회 연계 및 네트워크 강화

공공의료를 제공하는 데 있어 지역사회 연계와 네트워크를 강화해야 한다. 하지만 현재 상황은 같은 공공보건의료기관에 속하는 보건소(공공보건기관)와 공공병원(공공의료기관) 간에도 상호 역할분담이나 연계가 활성화되지 못하고 각자의 사업을 분절적으로 시행하는 경우가 많다. 이런 상황에서 공공부문과 민간부문 간의 연계는 더더욱 어려울 수밖에 없다. 공공의료를 활성화하기 위해서는 부문 내 연계뿐만 아니라 부문 간 연계가 필수적임을 잊어서는 안 된다. 보건소와 공공병원이 공동으로 구상하고 시행하는 사업의 비율을 점진적으로 늘려 나가야 하며 이를 기반으로 지역사회자원과 연계하는 방향으로 사업의 내용을 확대하고 지속적으로 관리해야 한다. 이 경우 민간병원 등의 참여도 적극 유도할 필요가 있다. 궁극적으로 민간병원이 기획하는 공공의료사업에 공공부문이 함께 참여하고 지원하는 방향으로 확대되는 것이 바람직하다.

이러한 연계 및 네트워크 강화를 위해서는 핵심 지원조직이 필요하다. 공공보건의료에 관한 법률에서는 이를 위해 시도별 공공보건의료지원단을 설치할 수 있다고 규정하고 있다. 이 법에 의하면 시·도지사는 공공보건의료에 관한 업무 수행을 지원하도록 공공보건의료지원단을 설치·운영할 수 있고, 시·도지사는 공공보건의료지원단의 운영을 공공보건의료기관에 위탁할 수 있으며, 그 운영에 필요한 경비의 전부 또는 일부를 지원할 수 있다고 규정하고 있다. 또한 국가는 공공보건의료 지원단의 설치·운영에 필요한 재정적·행정적 지원을 할 수 있다고 규정하고 있다. 공공보건의료지원단을 설치한다고 해서 지역사회 연계와 네트워크 강화가 하루아침에 이루어지지는 않겠지만 이 지원단의 설치와 운영을 통해 그 초석을 마련할 수 있을 것이다. 현재 이 지원단은 서울, 인천, 부산 등의 지역에서 조례를 기반으로 설치되었으며 향후 타 지역으로 확대될 것으로 보인다. 특히 서울시는 지원단의 형태에서 재단의 형태로 개편하였고 주요 사업내용으로[12] ① 건강증진 및 공공보건의료정책 수립을 위한 자료개발 및 분석, 종합계획 수립의 지원, ② 서울특별시립병원 등 공공의료기관 운영 지원, 컨설팅 및 통계 구축, ③ 건강증진 및 공공보건의료 관련 사업 개발·보급, ④ 시립병원, 보건소 등 종사자 교육 훈련, ⑤ 생애주기별, 성별 공공보건의료서비스 발굴, ⑥ 국내·외 공공보건의료자원 연계·교류 및 민간보건의료자원과 협력체계 구축, ⑦ 시립병원, 보건소, 공공보건의료 수행기관의 공동사업 개발 및 운영, ⑧ 시장이 위탁하는 건강증진 및 공공보건의료 관련 사업을 제시하고 있다. 하지만 이 지원단 제도는 현

---

12 서울특별시 공공보건의료재단 설립 및 운영에 관한 조례. 2016. 9. 29 시행.

재 시행 초기이고 아직 설치되지 않은 지역도 많기 때문에 실질적인 역할을 하기 위해서는 정부와 지방자치단체의 협조와 전폭적인 재정 지원이 매우 절실하다.

참고문헌

- 건강보험심사평가원. 2010년 4/4분기 요양기관 현황자료.
- 김용익. 공공의료의 현 주소와 미래. 보라매병원 포럼 발표자료. 2012.
- 김현주, 은상준, 이진용. 의료질평가지원금 평가기준 개선방안: 공공성 영역을 중심으로. 한국병원경영학회지. 2016; 21(4): 63–70.
- 박춘선. 공공병원의 의료의 질 현황. 포천의료원 발표자료. 2016.
- 보건복지부. 2011년 보건복지부 주요 통계.
- 보건복지부, 국립중앙의료원. 국가승인통계 2015년 공공의료기관현황. 2016.
- 보건복지부, 국립중앙의료원 공공보건의료지원센터. 2015년 공공보건의료 통계집. 2016.
- 안윤기. 지속가능경쟁력과 사회적 책임: ISO 26000을 중심으로. 창조와 혁신. 2008; 1(1): 123–162.
- 은상준, 김현주, 이상형, 박민현, 손환철, 김병관, 이진용. 의료의 형평성을 반영할 수 있는 심사평가원 요양급여적정성평가방안 제안. 한국의료질향상학회지. 2016; 22(2): 8–10.
- 이진석. 의료의 공공성과 공공병원. 부산의료원 발표자료. 2015.
- Betancourt JR, Green AR, King RR, Tan–McGrory A, Cervantes M, Renfrew M. Improving quality and achieving equity: a guide for hospital leaders. The Disparities Solutions Center, Massachusetts General Hospital, 2008.
- Institute of Medicine (US). Committee on understanding and eliminating racial and ethnic disparities in health care. In: Smedley BD, Stith AY, Nelson AR (eds.). Unequal treatment: confronting racial and ethnic disparities in health care. National Academies Press, 2003.
- National Public Health and Hospital Institute. Assuring healthcare equity: a healthcare equity blueprint, 2008.
- Weinick RM, Flaherty K, Bristol SJ. Creating equity reports: a guide for hospitals. The Disparities Solutions Center, Massachusetts General Hospital, 2008.

3 일차의료

최용준(한림대학교 의과대학 사회의학교실 교수)

학습 목표

☑ 일차의료의 중요성을 설명할 수 있다.

☑ 한국 일차의료인력 및 조직의 특성을 설명할 수 있다.

☑ 일차의료 분야 의료관리학의 과제를 제시할 수 있다.

1. 서론

일차의료에 대한 관심이 커지고 있다. 가깝게는 2015년 중동 호흡기 증후군 유행으로 일차의료기관의 감염병 감시 기능이 재조명되면서, 또 2009년 정기 국회 국정감사를 통해 '동네의원의 위기와 몰락'이 거론되면서, 멀게는 1980년 대한가정의학회가 창립되면서 일차의료에 대한 관심이 본격화되었다. 최근에는 국가와 지방자치단체가 일차의료에 관심을 보이고 있다. 2014년에 시작된 지역사회 일차의료 시범사업이나 일부 지방자치단체가 추진하는 각종 주치의 사업이 대표적이다. 이러한 관심은 학문적 성과로 뒷받침되어야 한다.

의료관리, 의료관리학의 관점에서는 일차의료에 대한 학문적 논의가 부족하였다. 그간 한국의 의료정책은 의료보장, 의약 분업, 의료정보, 의료의 질, 병원 경영 등의 분야에 초점을 두어 왔다. 의료관리학자의 관심이 그에 쏠린 것은 당연하다. 의료관리학자의 상대적 무관심 속에서 일차의료정책과 연구를 맡은 이들은 가정의였다. 이들은 가정의학을 한국에 도입·정립하였을 뿐 아니라 의료현장에서 일차의료의 일익을 담당하였다. 오랫동안 일차의료 보건의료서비스 연구도 이끌어 왔다. 그러나 일차의료는 그 성격상 의학뿐 아니라 여러 분야의 참여와 협력이 필요하다. 간호와 사회복지, 영양, 운동 등도 각자의 역할이 있다. 이제 의료관리, 의료관리학도 자신의 역할을 찾아야 한다.

이 장은 의료관리학의 관점에서 일차의료에 관한 논의를 개관하는 것을 목적으로 삼는다. 개관의 초점은 학문적 논의에 있으나 한국 일차의료정책과 현실에 대한 논의도 일부 아우른다. 먼저 일차의료의 기초로서 중요성, 속성과 개념, 편익과 메커니즘을 다룬다. 또 인력과 조직, 의료의 질, 연구 등 주제에 따라 한국의 일차의료 현황을 개관한다. 통계를 중심으로 한국의 사정을 개관할 것이나 필요한 경우 외국 사례도 곁들인다. 그리고 최근 한국 일차의료정책 변화, 그리고 일차의료 연구와 교육, 정책에 대한 그 함의를 언급하는 것으로 글을 맺는다.

2. 일차의료의 기초

1) 일차의료의 중요성[1]

일차의료의 중요성은 가정의나 일차의료 연구자라면 누구나 받아들이는 명제다. 자신의 존재와 역할이 거기에 달려 있기 때문이다. 의료관리의 관점에서 일차의료의 중요성을 세 가지로 설명할 수 있다. 첫째, 일차의료는 가장 많은 사람이 가장 자주 이용하는 의료다. 화이트(K. L. White) 등[2]은 의료의 생태(ecology of medical care) 모형을 통하여 인구집단의 의료이용 양상을 개관하고 일차의료의 중요성과 대학병원 중심 의료인 교육·수련의 문제점을 지적하였다. 최근 한국에서도 의료의 생태가 기술된 바 있다.[3] 2012년 평균 한 달간 18세 이상 성인 1,000명당 939명이 건강문제를 경험하였고 333명이 의원을 한 차례 이상 방문하였다. 이에 비하여 병원 외래는 101명, 상급종합병원 외래는 35명, 응급실은 7명이 이용하였다(그림 3.3-1). 일차의료는 가장 많은 한국인이 가장 자주 이용하는 의료임이 분명하다.

둘째, 일차의료이용 경험은 의료시스템에 대한 사람들의 인식에 영향을 미칠 수 있다. 한 나라 의료시스템의 성과는 주로 전문가의 관점에서 평가되어 왔다. 그러나 전문가 평가는 의료를 이용하는 보통 사람들의 만족도와 괴리가 있고[4] 의료이용 경험이 의료시스템에 대한 만족도에 영향을 끼친다는[5] 지적이 있다. 의료시스템에 대한 만족도에는 건강결과나 의료시스템의 효율

---

1 최용준, 고병수, 조경희, 이재호. 일차의료의 개념과 가치, 그리고 한국의 현실과 과제. 대한의사협회지. Oct 2013; 56(10): 856-865.

2 White KL, Williams TF, Greenberg BG. The ecology of medical care. N Engl J of Med. Nov 2, 1961; 265(18): 885-892.

3 Kim YS, Choi YJ. The ecology of medical care in Korea. J Korean Med Sci. Nov 2016; 31(11): 1684-1688.

4 Blendon RJ, Kim M, Benson JM. The public versus the World Health Organization on health system performance. Health Aff (Millwood). May-Jun 2001; 20(3): 10-20.

5 Bleich SN, Ozaltin E, Murray CK. How does satisfaction with the health-care system relate to patient experience? Bull World Health Organ. Apr 2009; 87(4): 271-278.

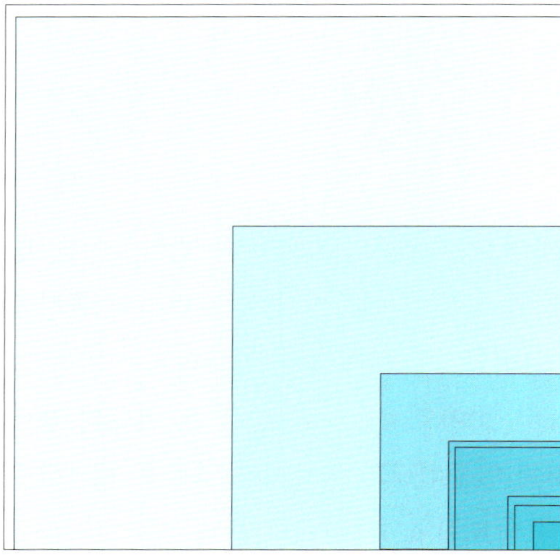
1,000명
건강문제가 있었던 939명
의원 외래를 이용한 333명
병원 외래를 이용한 101명
한방의료제공자를 이용한 38명
상급종합병원 외래를 이용한 35명
병원에 입원한 8명
응급실을 이용한 7명
상급종합병원에 입원한 3명
의원에 입원한 3명

〈그림 3.3-1〉 한국 의료의 생태

출처: Kim YS, Choi YJ. The ecology of medical care in Korea. J Korean Med Sci. Nov 2016; 31(11): 1684-1688.

및 형평에 대한 인식보다 환자의 경험 같은 요인이 더 큰 영향을 미친다는 연구도 있다.[6] 이러한 시각은 세계보건기구가 2000년 「세계건강보고서」에서 제시한 의료시스템 평가 틀에도 반영되어 있다.[7] 의료시스템의 목표 달성도를 평가하는 요소 중 하나로 반응성(responsiveness)을 포함한 것이다. 양적으로 압도적인 일차의료기관 이용 경험이 의료시스템에 대한 대중의 인식에 영향을 끼칠 개연성은 충분하다.

셋째, 일차의료가 좋은 의료시스템이 그렇지 않은 의료시스템보다 성과가 우수하다는 근거가 축적되고 있다. 1980년대 이후 여러 유럽 국가들은 의료시스템의 비효율에 대처하고 의료에 대한 대중의 기대에 부응하기 위하여 지속적으로 의료 개혁을 추진해 왔다. 일차의료 강화는 그 같은 개혁 노력의

6 Kotzian P. Determinants of satisfaction with health care system. Open Polit Sci J. 2009; 2: 47-58.

7 WHO. The world health report 2000-health systems: improving performance. 2000, pp31-35.

중요한 구성 요소로 간주되었다.[8] 미국 오바마 행정부도 환자 중심 주치 의원(Patient-Centered Medical Home, PCMH)을 의료보장 개혁의 주요 내용으로 삼은 바 있다.[9] 이들 정책이 모두 확고한 과학적 근거 위에서 추진된 것은 아니지만 일차의료의 편익에 대한 그간 연구 성과와 무관한 것도 아니다. 이들 연구 성과는 일차의료가 좋은 의료시스템이 그렇지 않은 의료시스템보다 효율성과 형평성, 만족도 면에서 우수하다는 점을 보여 준다.[10] 즉 의료이용의 양적 비중, 의료시스템에 대한 인식에 미치는 영향, 일차의료의 편익에 관한 근거 축적 등이 일차의료의 현재성을 되살리고 있는 것이다.

2) 일차의료의 속성과 개념

일차의료의 개념은 여러 측면에서 정의되어 왔다. 주요 일차의료제공자의 하나인 일차의료 의사의 범위를 전문 분야를 기준으로 정의하는 것이 대표적이다. 영국과 네덜란드 등 다수의 유럽 국가에서는 가정의(General Practitioner, GP)가 일차의료 의사(primary care physician)로 활동하는 반면, 미국에서는 가정의학과 전문의(family physician),[11] 일반 내과 및 소아청소년과 전문의,[12] 경우에 따라 산부인과 전문의를 일차의료 의사로 분류한다. 이 경우 일차의료는

8 Saltman RB, Figueras J. Delivering services efficiently. In: RB Saltman, J Figueras (eds.). European health care reform: analysis of current strategies. WHO Regional Office for Europe, 1997, pp231-239.

9 Rittenhouse DR, Shortell SM. The patient-centered medical home: will it stand the test of health reform? JAMA. May 20, 2009; 301(19): 2038-2040.

10 Starfield B, Shi L, Macinko J. Contribution of primary care to health systems and health. Milbank Q. 2005; 83(3): 457-502.

11 미국이나 한국에서는 가정의학과 전문의가 제도적으로 여러 전문의 중 하나로 취급된다. 반면 네덜란드 등 다수 유럽 국가에서는 전문의는 병원의료, 가정의는 일차의료팀의 일원이다. 그러나 유럽 가정의와 미국이나 한국의 가정의학과 전문의는 수련 내용이나 역량(competence) 면에서 큰 차이가 없다. 대한가정의학회와 네덜란드 가정의학회(Dutch College of General Practitioners) 모두 세계가정의학회(World Organization of National Colleges, Academies and Academic Associations of General Practitioners/Family Physicians, WONCA)의 회원 학회이고 대한가정의학회는 1984-1992년 발간된 학회지에 '가정의(Family Physician)'라는 명칭을 붙이기도 하였다.

12 American Academy of Family Physicians [Internet]. Leawood (KS): The Academy; c2016 [cited Dec 7, 2016]. Primary Care; [about 3 screens]. Available from: URL: http://www.aafp.org/about/policies/all/primary-care.html#3.

일차의료 의사가 참여하는 팀이 제공하는 의료서비스가 된다. 의료기관 종류를 기준으로 일차의료를 정의하는 경우도 있다. 한국에서 의료법상의 의원을 일차의료기관으로 보는 것이 대표적이다. 이렇게 보면 이른바 '동네의원, 동네병원'이 일차의료기관이 된다. 영국의 경우라면 'GP surgery'[13]가 일차의료기관이 되고 이들 GP surgery가 제공하는 의료서비스를 일차의료로 보는 식이다.

그러나 일차의료 의사의 범위나 의료기관의 종류를 기준으로 일차의료를 정의하는 것은 만족스럽지 않다. 각국 의료제도의 차이나 의료자원의 지역적 편차 때문에 보편적인 일차의료 의사 범위나 의료기관 종류를 정하는 것이 어렵기 때문이다. 그러나 일차의료 의사의 범위나 의료기관 종류를 기준으로 일차의료를 정의하는 이면에는 일차의료의 기능 또는 속성에 대한 암묵적 전제가 있다. 즉 좋은 일차의료란 최초 접촉과 지속성, 포괄성, 조정 기능 등의 속성을 갖춰야 하며 일차의료 의사 및 의원이 그러한 속성을 구현하는 데 가장 적합한 의료인력 및 의료기관이라는 것이다.

가) 일차의료의 속성

좋은 일차의료가 갖추어야 할 속성에 대해서는 여러 학자들이 논의한 바 있다. 예를 들어 앨퍼트(J. J. Alpert)와 채니(E. Charney)는 최초 접촉(first-contact)과 책무성(accountability), 포괄성(comprehensiveness), 조정 기능(coordination), 지속성(continuity)을 일차의료의 속성으로 꼽았다.[14] 또 미국 학술원 의료정책 분과(Institute of Medicine, IOM)[15]와 스타필드(B. Starfield)도 저마다 일차의료의 속성을 제시하였다(표 3.3-1).[16] 이처럼 다양한 일차의료의 속성 중에서도 공통

---

13 가정의를 비롯한 일차의료인력이 의료서비스를 제공하는 곳이다. 한국의 가정의학과 의원과 비슷하나 더 다양하고 더 많은 인력이 더 포괄적인 의료서비스를 제공한다.

14 Alpert JJ, Charney E. The education of physicians for primary care, No. (HRA) 74-3113. U.S. Department of Health, Education, and Welfare, 1973, pp1-5.

15 2015년 7월 1일 자로 미국 의학 한림원(National Academy of Medicine)으로 명칭이 바뀌었다.

16 최용준. 우리나라 어린이 청소년 환자에서 일차의료의 지속성에 관한 연구. 서울대학교 박사 학위논문. 2006.

〈표 3.3-1〉 일차의료의 속성

앨퍼트와 채니(1973)	미국 학술원 의료정책 분과(1978)	미국 학술원 의료정책 분과(1996)	스타필드(1998)
최초 접촉 책무성 포괄성 조정 기능 지속성	책무성 포괄성 조정 기능 지속성 접근성	통합 · 포괄성 · 조정 기능 · 지속성 접근성 책무성 · 질 · 환자 만족 · 효율성 · 윤리적 행동	접근성 지속성* 상호 작용 포괄성 조정 기능

주: 스타필드는 지속성을 표현할 때 'continuity'보다 'longitudinality'가 적절하다고 보았다. 그는 longitudinality가 환자와 의료진 사이에 오랫동안 형성된 대인 관계를 의미하는 것으로 일차의료의 핵심 성격을 continuity보다 더 잘 드러낸다고 보았다.

출처: Alpert JJ, Charney E. The education of physicians for primary care. No. (IIRA) 74-3113. U.S. Department of Health, Education, and Welfare, 1973; Institute of Medicine. A manpower policy for primary health care. National Academy Press, 1978; Institute of Medicine. Primary care: America's health in new era. National Academy Press, 1996; Starfield B. Primary care: balancing health needs, services, and technology. Oxford University Press, 1998, p143.

된 것이 있다. 최초 접촉과 지속성, 포괄성, 조정 기능이 그것이다.[17]

일차의료는 사람들이 건강문제가 있을 때 가장 먼저 찾는 공식 의료시스템의 첫 단계다. 최초 접촉은 이런 특성을 가리킨다. 일차의료의 건강문제는 처음에는 증상이나 징후 등 분화되지 않은 임상 표현(clinical presentation)[18]으로 나타나는 것이 보통이다. 이는 이차 및 삼차의료 등 병원의료의 건강문제가 일차의료를 통해 비교적 잘 확립된 진단명으로 나타나는 것과 대비된다. 일차의료의 건강문제는 그에 적합한 기록 및 분류 체계를 요구한다. 네덜란드 등 일부 국가들이 사용하는 국제 일차의료 분류(International Classification of Primary Care, ICPC)가 대표적이다.[19] 또 일차의료인력의 교육 및 훈련도 그에

17 Starfield B. Is primary care essential? Lancet. Oct 22, 1994; 344(8930): 1129-1133.

18 의료인이 환자를 처음 진료할 때 환자가 호소하는 건강문제로서 흔히 증상이나 징후의 형태로 나타난다. 가슴 통증(chest pain), 부종(edema) 등이 대표적 예다.

19 국제 일차의료 분류 제2판은 인체 장기 분류를 기준으로 17개 장으로 구성되어 있다. 또 각 장은 증상 또는 주소(chief complaint), 진단적 처치, 진단명 등 7개의 요소로 이루어졌다.

적합한 내용과 세팅으로 이루어지는 것이 중요하다.[20]

일차의료가 최초 접촉 기능을 발휘하려면 지속성이 바탕이 되어야 한다. 지속성은 다양한 측정 방법이 개발되어 많은 연구가 이루어진 일차의료의 속성으로,[21] 정보 지속성(informational continuity)과 관리 지속성(management continuity), 대인 지속성(interpersonal continuity)으로 분류할 수 있다.[22,23] 정보 지속성은 환자를 진료하는 여러 의료인 또는 의료기관이 환자 정보를 공유하는 것을, 관리 지속성은 환자진료 및 관리 계획을 공유하는 것을 말한다. 이것은 환자의 건강문제가 복잡하여 여러 종류의 의료인이나 의료기관이 협력할 필요가 있을 때 중요하다. 일차의료에서 중요한 것은 대인 지속성이다. 대인 지속성은 환자 개인과 의료인 개인이 지속적인 관계를 맺는 것을 가리킨다. 일차의료에서 팀 접근이 강화되면 상대적으로 대인 지속성이 약화되고 정보 및 관리 지속성의 중요성이 커지지만 대인 지속성은 전통적으로 일차의료의 가장 두드러진 특징으로 간주되어 왔다. 한편 주치의 제도는 일차의료의 최초 접촉과 지속성을 제도화한 것으로 볼 수 있다.[24]

일차의료의 포괄성은 여러 의미를 지닌다. 첫째, 일차의료가 대하는 인구집단의 포괄성이다. 즉 일차의료의 대상은 특정 성별이나 일부 연령이 아니라 남녀노소 모두가 된다. 일차의료가 발전한 일부 유럽 국가의 일차의료 의사가 미국처럼 일반 내과, 일반 소아청소년과 전문의 등 특정 과목 전문의가 아니라 가정의인 것은 이 점과 관계가 있다. 둘째, 일차의료가 다루는 건강과 질병 범위의 포괄성이다. 여러 장기 계통에 걸쳐 있는 다양하고 흔한 질병과

---

20 한국에서도 지역사회 수련의 필요성이 강조된 바 있다(조정진, 전태희, 김경우, 김도훈, 김철환, 박상민. 일차의료 활성화를 위한 NR(New Resident) 수련 제도 개선 방안. 대한가정의학회, 2013).

21 예컨대 Saultz JW, Lochner J. Interpersonal continuity of care and care outcomes: a critical review. Ann Fam Med. Mar-Apr 2005; 3(2): 159-166.

22 Reid R, Haggerty J, McKendry R. Defusing the confusion: concepts and measures of continuity of healthcare. Canadian Health Services Research Foundation, 2002, pp4-9.

23 Saultz JW. Defining and measuring interpersonal continuity of care. Ann Fam Med. Sep-Oct 2003; 1(3): 134-143.

24 최용준. 우리나라 어린이 청소년 환자에서 일차의료의 지속성에 관한 연구. 서울대학교 박사 학위 논문. 2006, pp7-9.

손상이 일차의료가 다루는 건강문제다. 이것은 일차의료이용자가 남녀노소를 포괄한다는 점과도 관계가 있다. 셋째, 일차의료가 제공하는 서비스의 포괄성이다. 일차의료는 지역사회에 흔한 질병이나 손상의 진단과 치료는 물론이고 금연 상담이나 예방접종 같은 예방적 의료서비스도 제공한다. 유지기 장애인을 위한 재활 의료서비스 등도 제공할 수 있다. 하지만 의사 한 명이 중심이 되는 단독 개원 의료기관(single-handed practice)이 폭넓은 의료서비스를 제공하는 데에는 한계가 있다. 이 때문에 간호사 등 여러 종류의 의료인이 참여하는 팀 접근의 중요성이 강조된다. 조정 기능이 일차의료의 중요한 속성이 되어야 하는 것도 이 점과 관계가 있다.

조정 기능이란, 일차의료기관이 단독으로 환자의 건강문제를 진단하고 해결할 수 없을 때 적절한 기관을 소개하는 것을 말한다. 일차의료의 포괄성에도 한계가 있으므로 조정 기능은 불가피하다. 환자를 의뢰받는 기관은 병원이나 다른 전문의 같은 의료기관일 수도 있고 영양사, 언어 치료 기관, 지역사회 체육시설 등 비의료기관일 수도 있다. 환자의뢰 기관이 무엇이든 그와 같은 조정이 일차의료기관이 속한 지역사회자원 사이에서 일어나는 것이면 수평적 조정, 지역사회 바깥 자원과의 연계를 의미한다면 수직적 조정으로 구분할 수 있다. 한국에서 일차의료의 조정은 주로 병원 같은 의료기관으로의 환자의뢰, 즉 수직적 조정을 가리킨다. 그러나 같은 지역사회 안에 있는 전문의나 비의료기관으로의 환자의뢰, 즉 수평적 조정도 중요하다. 환자의 편의 증진과 자원의 효율적 활용을 기할 수 있기 때문이다. 일차의료의 조정 기능을 정의하고 진료 과정을 설계할 때에는 환자의 관점과 의료기관의 관점을 균형 있게 취하는 것이 필요하다. 환자의 입장에서 의료서비스가 분절되지 않도록 하는 것이 중요하지만 의료기관을 포함한 여러 서비스 제공자 간 연계 구조가 의료제공자가 충분히 감당할 수 있는 것이어야 하기 때문이다.

나) 일차의료의 개념

스타필드의 연구에 따르면 일차의료의 영어 표현인 'primary care'는 1920년

출판된 영국의 「도슨 보고서」[25]에서 유래하였다.[26] 「도슨 보고서」는 의료시스템의 조직화 원리를 제안한 것으로 이는 훗날 영국의 국가보건서비스(National Health Service, NHS)의 골격을 제시한 것으로 평가받는다. 「도슨 보고서」는 의료시스템의 구성 요소로 지역사회서비스(domiciliary services), 일차보건센터(primary health centres), 이차보건센터(secondary health centres) 등을 나열하였는데, 일차보건센터에서 일차의료라는 용어가 유래하였다는 것이다.[27] 용어의 유래와는 별개로 '일차의료'가 과연 primary care의 적절한 한국어 번역어인지에 대하여는 논란의 여지가 있다. 즉 영어 단어인 care를 '의료'로 번역하는 것이 적절한지 의문이 제기될 수 있다는 것이다. 한국에서는 의료가 의사, 의학의 연관어로 이해되는 경향이 있다. 예컨대 '의료계'라는 말은 의료에 관여하는 여러 의료인 집단을 총칭하기보다 의사 집단을 뜻하는 것으로 이해된다. 이 때문에 간호사 등 일부 전문가 집단에서는 일차의료보다 '일차보건의료'라는 용어를 선호한다.

물론 일차보건의료는 세계보건기구의 목표인 '2000년까지 모든 사람에게 건강을(Health for All by 2000)'이라는 목표를 달성하기 위한 전략으로 1978년 알마아타 선언이 제창한 것이다. 일차보건의료는 그 자체의 고유 내용이 있다. 즉 "일차보건의료는 실용적이고 과학적으로 건전하며 사회적으로 수용 가능한 방법과 기술에 바탕을 둔 필수적 보건의료서비스다. 일차보건의료는 지역사회의 개인과 가정이 충분한 참여를 통해 보편적으로 접근할 수 있는 것이어야 하며 지역사회와 국가가 자조와 자결의 정신 아래 발전의 매 단계에서 비용을 감당할 수 있는 수준이어야 한다. 일차보건의료는 국가 보건의료시스템의 중심 기능이자 주요 초점인 필수 구성 요소다. 또 지역사회의 사회·경제적 발전 전반에 필수적인 구성 요소이기도 하다. 일차보건의료는 사

---

25 Ministry of Health Consultative Council on Medical and Allied Services. Interim report on the future provision of medical and allied services. His Majesty's Stationery Office, 1920.

26 Starfield B. Primary care: balancing health needs, services, and technology. Oxford University Press, 1998, p10.

27 스타필드가 주장하는 용어의 유래와 별개로 「도슨 보고서」가 제안한 일차보건센터는 수술실과 방사선실, 병동 등을 갖춘 큰 시설이었다. 보고서의 도면들은 센터가 3-4층짜리 시설임을 보여 준다.

람들이 생활하고 일하는 곳과 가장 가까운 데에서 보건의료를 제공한다. 개인과 가족, 지역사회가 국가 보건의료시스템과 접촉하는 첫 번째 수준이며 지속적인 보건의료 과정의 첫째 요소다."[28]

일차보건의료는 당시 세계보건기구가 전 지구적 안목에서, 특히 제2차 세계대전 이후 독립한 여러 개발도상국을 염두에 두고 제시한 전략의 성격이 강했다. 이 때문에 상이한 상황에 있는 모든 나라들에 보편적으로 적용될 수는 없었다. 즉 의료자원 자체를 새롭게 개발하고 조직해야 하는 개발도상국과 달리 의료시스템의 기반이 갖춰진 선진국들, 특히 유럽의 여러 나라들은 일차보건의료가 제시한 여러 목표들을 달성하였거나 일부 프로그램들을 이미 갖추고 있었다. 이런 맥락에서 부오리(H. V. Vuori)는 일부 국가의 전통적 '일차진료(primary medical care)'가 일차보건의료로 탈바꿈하는 데 요청되는 변화를 〈표 3.3-2〉와 같이 제시하였다.[29] 일차의료의 관리 면에서 자조적·지속적이고 포괄적인 진료를 위한 조직의 변화, 부문 간 협력과 기능적 통합, 팀 접근 등의 도입과 적용이 그것이다. 이러한 움직임을 촉진하기 위해서는 그에 맞는 보건의료인력의 개발 양성 과정도 변화되어야 한다.

이 점에서 일차의료를 일차보건의료의 목표를 달성하기 위하여 변화하는 전통적 일차진료로 보는 스타필드의 지적[30]은 적절하다. 실제로 일차의료에 대한 규범적인 정의들은 바람직한 이상으로서 일차보건의료에 대한 지향을 분명히 하는 면이 있다. 이 정의들에 전술한 일차의료의 속성이 구성 요소로 포함되어 있음은 물론이다. 예컨대 가장 널리 인용되는 미국 학술원 의료정책 분과의 정의는 다음과 같다. "일차의료는 대부분의 보건의료필요 해결을 책임지는 임상의사가 제공하는, 통합적이고 접근성이 높은 보건의료서비스를 말한다. 이 임상의사는 환자와 지속적인 관계를 발전시키고 가족과 지

28 WHO, UNICEF. Declaration of Alma-Ata. Alma-Ata: International Conference on Primary Care. 1978.

29 Vuori HV. The role of the schools of public health in the development of primary health care. Health Policy. 1985; 4(3): 221-230.

30 Starfield B. Primary care: balancing health needs, services, and technology. Oxford University Press, 1998, p11.

〈표 3.3-2〉 일차진료에서 일차보건의료로

초점	
질병	건강
치유	예방과 돌봄
내용	
치료	건강증진
일과성 진료	지속적 진료
특정 건강문제	포괄적 진료
조직	
전문의	가정의
의사	다른 의료인력
단독 개원 의원	팀
책임	
건강 부문만	부문 간 협력
전문가 지배	지역사회 참여
수동적 수용	자기 책임

출처: Vuori HV. The role of the schools of public health in the development of primary health care. Health Policy. 1985; 4(3): 221–230.

역사회 맥락에서 활동한다."[31] 한국에서도 일부 일차의료 연구자들이 델파이 기법을 적용하여 일차의료의 개념을 정의하였다. "일차의료란 건강을 위하여 가장 먼저 대하는 보건의료를 말한다. 환자의 가족과 지역사회를 잘 알고 있는 주치의가 환자-의사 관계를 지속하면서 보건의료자원을 알맞게 모으고 조정하여 주민에게 흔한 건강문제들을 해결하는 분야이다. 일차의료 기능을 효과적으로 수행하기 위해서는 여러 분야 보건의료인들의 협력과 주민의 참여가 필요하다."[32]

31 Donaldson JS, Yordy KD, Lohr KN, Vanselow NA (eds.). Primary care: America's health in a new era. National Academy Press, 1996, pp31-50.

32 이재호, 최용준, Robert J. Volk, 김수영, 김용식, 박훈기, 전태희, 홍승권, Stephen J. Spann. 델파이법을 이용한 일차의료 개념 정의: 이차 출판. 보건행정학회지. 2014; 24(1): 100-106(Lee JH, Choi YJ, Volk RJ, Kim SY, Kim YS, Park HK, Jeon TH, Hong SK, Spann SJ. Defining the concept of primary care in South Korea using a Delphi method. Fam Med. Jun 2007; 39(6): 425-431).

3) 일차의료 편익과 메커니즘

일차의료가 한 나라 의료시스템에서 중요한 지위를 차지해야 하는 것은 좋은 일차의료가 가져다 주는 편익이 크기 때문이다. 스타필드 등[33]은 주로 선진국을, 크러크(M. E. Kruk) 등[34]은 저소득 및 중간 소득 국가를 대상으로 수행된 연구 결과를 검토한 후 일차의료의 편익을 요약하였다.

- 사망과 질병 예방에 기여한다.
- 전문의료에 비하여 건강 형평성과 연관성이 더 크다.
- 적은 비용으로 의료접근성을 개선한다.
- 어린이 사망과 사회적 사망 불평등을 감소시킨다.

스타필드 등[35]은 일차의료의 편익 메커니즘에 관한 가설적 설명을 제시하였다. 첫째, 일차의료는 필수 의료에 대한 접근성을 개선한다. 일차의료는 공식 의료시스템의 관문이므로 의료이용의 촉매 노릇을 한다. 또 일차의료에 대한 접근성이 보장되면 미충족 의료필요가 작아지고 더 좋은 의료서비스를 이용할 개연성이 있다. 둘째, 진료결과 면에서 일차의료의 질이 전문의료의 질보다 더 좋다. 특정 질병의 진료결과만 놓고 보면 전문의료의 질이 나은 경우가 있다. 그러나 일차의료의 건강문제 대다수는 미분화된 임상 표현으로 나타나며 인구 및 질병 구조의 변화로 여러 질병이 함께 있는 경우(comorbidity)도 많아졌다. 특정 질병이 아니라 총체적인 건강결과를 본다면 일차의료의 질이 전문의료보다 좋을 확률이 크다. 셋째, 일차의료는 예방의료서비스를 더

33 Starfield B, Shi L, Macinko J. Contribution of primary care to health systems and health. Milbank Q. 2005; 83(3): 457-502.

34 Kruk ME, Porignon D, Rockers PC, van Lerberghe W. The contribution of primary care to health and health systems in low- and middle-income countries: a critical review of major primary care initiatives. Soc Sci Med. Mar 2010; 70(6): 904-911.

35 Starfield B, Shi L, Macinko J. Contribution of primary care to health systems and health. Milbank Q. 2005; 83(3): 457 -502.

잘 제공한다. 일차의료는 모유 수유, 금연, 안전띠 착용 등 일반적인 건강증진 및 예방서비스를 더 잘 제공한다. 질병 조기발견의 성적도 전문의료보다 좋다. 만성질환자의 예방서비스도 더 포괄적으로 제공하는 것으로 알려져 있다. 넷째, 일차의료는 평소에 건강문제를 관리하여 질병 악화에 따른 입원이나 응급실 이용을 예방한다. 이는 일차의료팀이 환자와 지속적인 관계를 맺으면서 건강문제, 특히 만성질환을 관리하여 합병증의 발생을 예방할 수 있기 때문이다. 진료 지속성 및 일차의료 상용 치료원 유무와, 입원 및 응급실 이용 위험 간의 관계에 대한 여러 연구 결과가 가설의 타당성을 뒷받침하고 있다. 다섯째, 불필요한 전문의료이용과, 그에 따른 부작용을 예방한다. 전문의는 고가의 의료기술 이용이 비교적 자유로운 세팅에서 훈련되어 흔한 건강문제에 대해서도 더 많은 진단적 검사 등 의료기술을 사용하는 경향이 있으며, 이것은 때때로 건강결과에 부정적으로 작용한다. 일차의료는 이런 경향이 덜하다.

3. 한국의 일차의료

1) 인력

의사는 전통적인 핵심 일차의료인력 중 하나다. 그러나 모든 의사가 일차의료에 적합한 역량을 지닌 것은 아니다. 한국의 의사인력 중 일차의료에 적합한 역량을 지닌 이들은 가정의학과 전문의로, 수련 내용이나 역량 면에서 외국의 가정의와 가까운 의사인력이다. 미국 일차의료 의사 범위를 준용하는 경우 내과 및 소아청소년과 전문의를 일차의료 의사에 포함할 수 있다. 외국의 가정의와 종종 혼동되는 한국의 일반의는 의사 면허는 있으되 전문의 자격이 없는 의사를 말한다. 의사 국가시험에 합격한 후 전문의 수련을 받지 않거나 중도에서 그만둔 의사가 여기에 속한다.

일차의료 의사인력을 의료기관의 종류를 기준으로 정의하는 경우도 있다. 의원급 의료기관에서 일하는 의사를 일차의료 의사로 보고 병원급 의료기

〈표 3.3-3〉 한국 의사인력 현황

(단위: 명(%))

구분		2005	2010	2015
의사				
	전체	65,534(100.0)	82,137(100.0)	95,076(100.0)
	의원급	32,026 (48.9)	35,823 (43.6)	39,595 (41.6)
전문의				
	전체	48,554 (74.1)	61,846 (75.3)	75,552 (79.5)
	의원급	27,868 (42.5)	31,438 (38.3)	35,949 (37.8)
일차의료 의사				
	전체	– –	25,595 (31.2)	29,674 (31.2)
	의원급		15,508 (18.9)	16,639 (17.5)
가정의학과 전문의				
	전체		4,364 (5.3)	5,729 (6.0)
	의원급		3,074 (3.7)	3,766 (4.0)

주 1) 의원급: 의원과 치과의원, 한의원, 보건의료원과 보건소, 보건지소, 보건진료소
2) 일차의료 의사: 가정의학과 및 내과 전문의, 소아청소년과 전문의, 일반의.
출처: 국가통계포털 건강보험통계. Available from: http://kosis.kr.

관에서 일하는 의사를 일차의료 의사가 아닌 것으로 보는 경우다. 이런 시각은 '동네의원 = 일차의료기관'이라는, 한국 의사 집단 안에서 암묵 공유되는 명제의 바탕이 된다. 그러나 의원에는 가정의학과 의원이나 내과 의원 외에도 성형외과 의원, 피부과 의원 등, 일차의료기관으로 분류하기 어려운 것도 포함되어 있다. 한국에서는 의사라면 누구나 의원을 개설할 수 있기 때문이다. 또 의료기관이 적은 시골의 병원은 일차의료기관의 역할을 하기도 한다. 이 때문에 의료법상 의료기관 종류를 기준으로 일차의료 의사를 정의하는 것은 현실을 정확히 반영하지 못한다.[36]

36 의원 및 의원 환자의 특성, 이들 환자의 의료이용 특성을 군집 분석하여 개원의 중 잠재적 일차의료제공자 군집을 확인한 한 연구는 분석 대상 의원 과반수(52.9%)를 잠재적 일차의료제공자로 분류하였다. Lee JY, Eun SJ, Kim HJ, Jo MW. Finding the primary care providers in the

한국의 일차의료 의사인력 구성을 OECD 건강 통계(OECD health statistics)로 외국과 비교하는 것은 주의를 요한다. OECD 회원국의 제너럴리스트(generalists) 및 전문의(specialists) 평균 비중은 전체 의사의 29% 및 62%, 한국의 제너럴리스트 및 전문의 비율은 27% 및 73%로 나타났다.[37] 그러나 OECD 통계상 한국의 제너럴리스트에는 가정의학과 전문의뿐 아니라 가정의학과 전공의와 일반의, 수련의(인턴), 전문의가 아닌 한의사, 한방 전공의 중 일반 수련의가 포함된다. 따라서 한의사를 제외한 의사인력을 놓고 일차의료 의사 인력의 현황을 논의할 때는 〈표 3.3-3〉의 일차의료 의사, 특히 의원급 의료기관의 일차의료 의사인력 수준을 살펴야 한다. 물론 여기에서 말하는 일차의료 의사의 범위에 대해서도 논란의 여지가 있을 것이다.

간호사도 핵심 일차의료인력이다. 그러나 일차의료에서 간호사의 역할은 잠재적이다. 매년 많은 수의 간호사가 배출되지만 그중 다수는 병원급 의료기관에서 일한다(표 3.3-4). 보건소 등 보건기관을 제외하면 간호사의 일차의료기관 진출은 부진한 편이다. 의원급 의료기관의 간호사도 진료 보조 등으로 역할이 제한되어 있어 간호조무사로 대체하기도 한다.[38] 그러나 간호사는 벽·오지 보건진료 전담공무원[39]으로 일차의료를 제공하는 등 일차의료인력으로서 잠재력이 크다. 특히 질병 구조가 이미 만성질환 중심으로 변화한 현실을 감안할 때 양질의 일차의료제공을 위한 간호사인력의 일차의료 진출은 중요한 과제 중 하나다.

한국 의원의 의료인력 구성은 예상 외로 다양하다(표 3.3-5). 동네의원에서 흔히 볼 수 있는 의사나 간호사, 간호조무사 외에도 물리치료사, 방사선사, 임상병리사 등이 의원에서 근무하고 있다. 또 소수이기는 하지만 영양사나 조리사, 사회복지사 등도 있다. 이는 의료법상의 의원이 다양한 의료기관을 포

---

specialist-dominant primary care setting of Korea: a cluster analysis. PLoS One. Aug 25, 2016; 11(8): e0161937.

37 OECD. Health at a glance 2015: OECD indicators. 2015, p83.

38 2015년 4/4분기 현재 의원당 간호사 및 간호조무사 수는 0.48명 및 2.13명이었다.

39 2012년 10월 22일 농어촌 등 보건의료에 관한 특별조치법 일부 개정으로 보건진료원의 명칭이 보건진료 전담공무원으로 바뀌었다.

〈표 3.3-4〉 한국 간호인력 현황

(단위: 명(%))

구분		2005	2010	2015
면허 간호사		213,644	270,274	338,629
활동 간호사				
	전체	91,373(100.0)	116,071(100.0)	158,247(100.0)
	의원급	19,634 (21.5)	20,884 (18.0)	21,063 (13.3)
활동 간호조무사				
	전체	93,412(100.0)	112,543(100.0)	144,886(100.0)
	의원급	74,869 (80.1)	82,867 (73.6)	94,087 (64.9)

주: 의원급: 의원과 치과의원, 한의원, 보건의료원과 보건소, 보건지소, 보건진료소.
출처: 국가통계포털 건강보험통계. Available from: http://kosis.kr; 2016 보건복지통계연보. Available from: http://mohw.go.kr.

〈표 3.3-5〉 한국 의원 인력 현황

(단위: 개소, 명)

구분	2005	2010	2015
의원	25,166	27,469	29,488
의원 인력			
간호사	12,882	13,930	14,950
간호조무사	51,327	55,743	62,737
물리치료사	11,400	12,793	14,950
방사선사	5,802	6,654	7,548
사회복지사	197	291	233
약사	42	35	31
영양사	215	329	318
의무기록사	494	436	456
의사	29,903	33,651	37,438
임상병리사	6,087	6,126	6,461
작업치료사	69	104	146
조리사	846	1,036	1,133
조산사	242	190	175

출처: 국가통계포털 건강보험통계. Available from: http://kosis.kr.

괄하고 있음을 시사하는 것이다. 예컨대 의료법상 의원은 30개 미만의 병상을 보유할 수 있으므로 어떤 의원들은 입원 환자를 다수 진료하기도 한다. 의료기관의 종류는 의원이지만 건강검진을 주로 하는 의료기관도 있다.

좋은 일차의료를 제공하는 데 필요한 인력의 범위를 일괄적으로 설정하기는 어렵다. 또 인력의 범위를 정한다 하더라도 그들이 모두 같은 의료기관이나 조직에서 일해야 하는 것은 아니다. 하지만 어떤 기준으로 보더라도 의사 한 사람이 일차의료기관의 유일한 서비스 제공자인 단독 개원 의원은 좋은 일차의료를 제공하는 데 한계가 있음이 분명하다.

2) 조직

한국의 일차의료기관을 명료하게 정의하기는 어렵다. 의료법상 의원은 다양한 전문과목을 표방하는 이질적인 의료기관으로 구성되어 있다. 또 국민건강보험법상 의료이용이 상급종합병원 외 의료기관 이용과 상급종합병원 이용, 두 단계로 정해져 있어 병원이나 종합병원을 일차의료기관으로 이용할 개연성을 배제할 수 없다. 이 때문에 한국에서 일차의료기관의 정의는 잠정적일 수밖에 없으나 의원 개설 의사의 전문과목을 고려하고 보건기관을 더하여 일차의료기관의 규모를 가늠할 수는 있다(표 3.3-6).

한국 의원의 다수는 여전히 단독 개원 의원이다. 2005년 의원당 의사 수가 1.19명, 2010년 1.23명, 2015년 1.27명으로 의원당 의사 수가 평균 2명에 미치지 못한다. 즉 집단 개원 의원이 소수에 불과하다. 의원 중 단독 개원 비중이 94.0%, 집단 개원 비중이 5.9%라는 보고도 있다.[40] 이것은 단독 개원 가정의 의원의 비중이 21%인 영국, 42%인 네덜란드, 46%인 프랑스, 62%인 독일과 비교할 때 차이가 있다.[41]

40 OECD. Strengthening social cohesion in Korea. 2010, p234.

41 Kringos DS, Boerma WGW, Hutchinson A, Saltman RB (eds.). Building primary care in a changing Europe. WHO Regional Office for Europe, 2015, pp85-88.

〈표 3.3-6〉 한국 의원과 일차의료기관 현황

(단위: 개소)

구분	2005	2010	2015
의원	25,166	27,469	29,488
일차의료기관	12,399	12,958	13,593
일차의료의원	8,977	9,489	10,116
가정의학과	749	741	783
내과	3,491	3,820	4,284
소아청소년과	2,212	2,157	2,202
일반의원	2,525	2,771	2,847
보건기관	3,422	3,469	3,477
보건소	234	240	243
보건의료원	17	17	15
보건지소	1,274	1,296	1,313
보건진료소	1,897	1,916	1,906

출처: 국가통계포털 건강보험통계. Available from: http://kosis.kr.

전통적으로 일차의료기관은 근무 의사 수에 따라 단독 개원과 집단 개원(group practice), 두 가지 종류로 구분된다. 또 집단 개원 일차의료기관을 둘 이상의 가정의가 근무하는 경우와, 가정의뿐 아니라 여러 종류의 전문의가 함께 근무하는 폴리클리닉(polyclinic)으로 구분하기도 한다. 그중 전자만을 일차의료기관의 집단 개원으로 칭하는 경우도 있다. 한국의 민간의원 중 집단 개원 의원이면서 소유 구조 면에서 협동조합 형태를 취하는 일차의료기관이 있다. 이를 '의료 복지 사회적 협동조합(의료사협)' 의원[42]이라고 한다. 또 보건소도 가정의학과 전문의 등 여러 명의 일차의료 의사가 근무한다는 점에서 집단 개원 의원과 비슷한 면이 있다. 의료의 질이라는 차원에서 단독 개원이 바

42 의료사협은 과거 의료생활협동조합(의료생협)이라고 불렸다. 의료사협에 관해서는 임종한 외. 참 좋은 의료 공동체를 소개합니다. 스토리플래너, 2015를 참조.

람직한가 아니면 집단 개원이 바람직한가에 대해서는 논란이 있다. 그러나 의료제공자가 평가하는 의료의 질이나 의료기관의 인프라 개발이라는 점에서는 집단 개원 의원의 우월성이 보고된 바 있다.[43]

일차의료조직은 특정 의료인력이 아니라 의료'팀'의 관점에서 보아야 한다. 일차의료는 미분화된 다양한 건강문제를 다루기 때문에 의사에만 의존해서는 안 된다. 주요 일차의료문제가 된 만성질환 예방과 관리를 위해서는 행태 건강(behavioral health) 등 자가 관리 지원이 필요한데, 이때 간호사 등 다른 의료전문가의 역할이 중요하다. 이들 인력의 급여 수준이 의사보다 낮다는 현실적 이유도 의사 외 여러 전문가의 일차의료 참여를 촉진하는 요인이다.[44] 그러나 한국에서는 일차의료팀 개발이 충분치 않다. 핵심 일차의료인력인 간호사의 참여가 미진하며 이를 유인할 마땅한 정책도 없다. 다만 만성질환자 교육 상담 등 포괄적 일차의료제공을 위하여 의원의 간호사 고용이 필요하며 이를 위하여 간호사 인건비를 충당할 만큼의 비용을 인당 월정액 수가로 지급해야 한다는 주장이 있다.[45]

3) 의료의 질

의료의 질은 오늘날 의료정책의 뚜렷한 의제다. 하지만 한국 일차의료에서 의료의 질은 부차적인 것으로 취급되고 있다. 건강보험심사평가원의 평가 사업 중 의원이 참여하는 사업은 있다. 고혈압 및 당뇨병 요양급여 적정성평가 대상 의료기관에 의원이 포함되어 있고 2012년부터 이들 질병을 대상으로 가감지급 사업이 시행 중이다. 또 2013년에 시작된 외래처방 적정성평가 가감 지

---

43 Van den Hombergh P, Engels Y, van den Hoogen H, van Doremalen J, van den Bosch W, Grol R. Saying 'goodbye' to single-handed practices; what do patients and staff lose or gain? Fam Pract. Feb 2005; 22(1): 20-27.

44 Bodenheimer T, Grumbach K. Improving primary care: strategies and tools for better practice. Lange Medical Books/McGraw-Hill, 2007, p155.

45 김윤, 최용준, 안아름, 곽미영, 이지혜. 포괄적 일차의료제공을 위한 제도적 지원 방안 연구. 서울대학교 산학협력단, 2016.

급 사업 대상에 의원이 포함되었다. 그러나 대표적인 의료의 질 관리 메커니즘인 의료기관 인증에서 의원 내지 일차의료기관은 제외되어 있다. 전체적으로 의료의 질 향상 정책에서 일차의료가 배제되어 있다고 보아야 한다.

일차의료의 질 연구는 질 향상 정책에 비하여 나은 편이다. 정재욱과 성낙진[46]이 2008년 10월 현재까지 발표된 한국 일차의료 질 평가 논문을 29편으로 보고한 데 이어, 이희영 등[47]은 2015년까지의 문헌 검색 결과 의료의 질에 관한 일차의료 보건의료서비스 연구 논문을 74편으로 집계하였다. 한국의 일차의료 질 연구에서 두드러진 경향은 두 가지다. 하나는 일차의료의 속성, 특히 진료 지속성 수준에 관한 연구가 축적되었다는 점이다. 일차의료의 지속성 연구는 김영열 등[48]이 처음 시도한 후 꾸준하게 이루어져 왔다. 예컨대 최용준 등[49]은 2002-2003년 국민건강보험 표본 자료를 이용하여 어린이 청소년 환자에서 일차의료의 지속성 수준이 높을수록 입원 및 통원 진료 민감 질환(Ambulatory Care Sensitive Conditions, ACSCs)[50] 위험이 감소함을 보고한 바 있다. 또 하나는 환자용 일차의료 평가 도구를 개발하고 이를 적용한 연구가 다수 출판되었다는 것이다. 이재호 등은 일차의료 개념을 정의하고[51] 이를 바탕으로 일차의료 평가 도구(Korean Primary Care Assessment Tool, KPCAT)를 개발

---

46 정재욱, 성낙진. 우리나라 일차의료 질 평가 연구의 현황 분석. 가정의학회지. 2009; 30(7): 525-532.

47 이희영, 박종헌, 최용준. 한국 일차의료 분야 보건의료서비스 연구의 현황. 대한의사협회지. Nov 2016; 59(11): 888-895.

48 김영열, 오미경, 이혜리, 윤방부. 일차의료기관 방문 환자의 지속성 지수에 관한 조사 연구: 서울 지역 의료보험 환자를 대상으로. 가정의. 1988; 9(6): 1-11.

49 최용준, 강성현, 김용익. 어린이와 청소년 환자에서 일차의료의 지속성과 입원 위험도의 관련성. 보건행정학회지. 2008; 18(1): 85-107.

50 통원 진료 민감 질환이란 통원 진료, 특히 일차의료에서 잘 관리하면 입원이나 응급실 이용을 예방할 수 있는 질환을 말한다. 이에 대해서는 Millman M (ed.). Access to health care in America. National Academy Press, 1996. 한국의 통원 진료 민감 질환 연구로는 정건작, 김진경, 강혜영, 신의철. 한국의 의료기관 외래 진료 민감 질환 입원율: 의료이용 효율성 지표로의 활용 가능성? 보건행정학회지. 2016; 26(1): 4-11을 참조.

51 이재호, 최용준, Robert J. Volk, 김수영, 김용식, 박훈기, 전태희, 홍승권, Stephen J. Spann. 델파이법을 이용한 일차의료 개념 정의: 이차 출판. 보건행정학회지. 2014; 24(1): 100-106(Lee JH, Choi YJ, Volk RJ, Kim SY, Kim YS, Park HK, Jeon TH, Hong SK, Spann SJ. Defining the concept of primary care in South Korea using a Delphi method. Fam Med. Jun 2007; 39(6): 425-431).

하였다.[52] 이후 KPCAT를 이용한 여러 편의 연구가 출판되었다. 예컨대 성낙진 등[53]은 KPCAT를 이용하여 다양한 유형의 일차의료기관의 질을 평가한 결과 의료의 질이 의료사협 의원, 대학병원 가정의학과, 가정의학과 의원, 보건소 순인 것으로 보고하였다.

한국 일차의료의 질에 대하여 의료이용자와 제공자가 서로 다른 시각을 지니고 있다는 점은 주목해야 한다. 옥민수 등[54]은 개원 내과 의사와 환자를 상대로 수행한 질적 연구에서 환자와 의사가 일차의료를 보는 시각이 대조적임을 보고하였다. 환자는 일차의료 의사가 병원 의사보다 실력이 부족하다고 생각한다. 여러 분야 의사가 환자를 진료하는 병원 시스템이 더 낫고 의원에서는 한 번에 여러 건강문제를 해결하기 어렵다고 본다. 반면 의원에 대하여 야간 및 주말 진료, 교육 상담을 바라고 추적 관리(follow-up)를 위한 리마인드 서비스가 필요하다고 생각한다. 오랫동안 한군데의 의원을 다닌 경우에는 의사가 환자를 잘 알기 때문에 적절한 진료를 한다는 장점을 언급하기도 한다. 반면 의사는 일차의료 의사가 병원 의사에 비하여 실력이 부족하지 않으며 다른 나라에 비해 수준이 높다고 본다. 또한 환자가 적절한 진료 과목을 선택하기 어렵다고 생각하며 이들이 일차의료기관과 병원의 역할을 오인하고 있다고 본다. 주말 및 야간 진료나 환자 교육, 추구 관리 등에 대한 적절한 보상 및 인프라가 부족하거나 결여되어 있다는 점과 다양한 환자의 요구를 충족하기 어렵다는 점도 언급한다.

일차의료의 질과 관련하여 또 하나 생각해야 할 점은 환자 안전 문제다. 환자 안전 이슈는 1999년 미국 학술원 의료정책 분과의 보고서 「사람은 누구

---

52 Lee JH, Choi YJ, Sung NJ, Kim SY, Chung SH, Kim J, Jeon TH, Park HK; Korean Primary Care Research Group. Development of the Korean primary care assessment tool-measuring user experience: tests of data quality and measurement performance. Int J Qual Health Care. Apr 2009; 21(2): 103-111. KPCAT는 미국 보건의료연구원(Agency for Healthcare Research and Quality, AHRQ)의 "Care Coordination Measures Atlas"에 수록되었다.

53 Sung NJ, Suh SY, Lee DW, Ahn HY, Choi YJ, Lee JH; Korean Primary Care Research Group. Patient's assessment of primary care of medical institutions in South Korea by structural type. Int J Qual Health Care. Dec 2010; 22(6): 493-499.

54 Ock M, Kim JE, Jo MW, Lee HJ, Kim HJ, Lee JY. Perceptions of primary care in Korea: a comparison of patient and physician focus group discussions. BMC Fam Pract. 2014; 15: 178.

나 잘못할 수 있다(To err is human: building a safer health system)」 출간 이후 의료의 질 관리 분야에서 주목받아 왔으나 어디까지나 병원의료의 이슈였다. 하지만 2015년과 2016년 한국의 일부 의원에서 주사기 재사용이 원인으로 추정되는 C형간염 집단 발병 사태가 일어나는 등 일차의료도 환자 안전을 더 이상 외면할 수 없게 되었다. 파네사르(S. S. Panesar) 등[55]이 체계적 문헌 고찰 연구를 통해 일차의료의 환자 안전 사건 빈도를 살펴본 결과 진료 100건당 환자 안전 사건이 2-3건 발생하였다. 그중 4%가 심각한 위해와 관련성이 있는 것으로 나타났는데 진단 및 처방과 관계된 환자 사건이 큰 비중을 차지하였다. 비록 심각한 위해사건의 빈도는 낮지만 일차의료의 막대한 이용량을 감안할 때 이제 환자 안전 문제에 관한 주의 환기가 필요하다.

일차의료의 중요성과 잠재력을 감안할 때 일차의료의 질 향상 정책은 시급한 과제다. 이와 관련하여 이재호 등[56]은 한국 일차의료 질 향상 정책 방향을 제시하였다. 이들은 일차의료 강화에 대하여 정부가 적극적 자세를 보여야 하고 이것을 전제로 전문가 단체들이 일차의료 개념과 일차의료 표준 모형에 대하여 합의를 이끌어 내야 한다고 주장하였다. 또 일차의료 질 향상 및 연구 지원, 인증을 담당하는 기구를 설립하고 여러 이해 당사자가 참여하여 일차의료 질 평가 체계를 개발해야 한다고 보았다. 나아가 성과 연동 지불제를 시행하여 일차의료기관이 서비스의 질과 성과에 대하여 적절한 보상을 받아야 함을 지적하였다.

4) 연구

스타필드는 일차의료 연구를 크게 두 종류로 구분하였다.[57] 첫째는 기초연구

---

55 Panesar SS, Silva D, Carson-Stevens A, Cresswell KM, Salvilla SA, Slight SP, Javad S, Netuveli G, Larizgoitia I, Donaldson LJ, Bates DW, Sheikh A. How safe is primary care? A systematic review. BMJ Qual Saf. Jul 2016; 25(7): 544-553.

56 이재호, 고병수, 임종한, 이상일. 일차의료 표준모형과 질 평가 체계. 대한의사협회지. Oct 2013; 56(10): 866-880.

57 Starfield B. Primary care: balancing health needs, services, and technology. Oxford University

(basic research)다. 기초연구는 측정에 필요한 방법론 개발 연구가 포함된다. 예를 들어 일차의료에서의 건강 수준 측정, 환례 구성(case-mix) 및 질병 경중도 측정 등이 기초연구에 속하는 것으로 보았다. 둘째는 정책 관련 연구(policy-related research)다. 이것은 의사결정을 뒷받침하는 근거를 생산하는 것을 목적으로 삼는다. 이는 임상 연구, 서비스 조직과 재정, 제공 연구, 일차의료 수련 연구로 세분화된다.[58] 스타필드는 그중 서비스 조직과 재정, 제공 연구를 보건의료서비스 연구(Health Services Research, HSR)로 보았다. 의료관리는 보건의료서비스 연구와 관계가 있다. 그가 일차의료 보건의료서비스 연구 주제로 열거한 것은 다음과 같다.

- 진료 지속성에 관한 연구
- 최초 접촉에 관한 연구
- 포괄성에 관한 연구
- 조정 기능에 관한 연구
- 일차의료 속성 간 관계에 관한 연구
- 환자의뢰에 관한 연구
- 일차의료 의사 및 전문의 역할에 관한 연구
- 일차의료팀워크에 관한 연구
- 일차의료서비스 조직과 재정에 관한 연구
- 일차의료기술 사용에 관한 연구

이희영 등[59]은 1946년부터 2015년까지 출판된 한국의 일차의료 보건의

Press, 1998, pp377-416.

58 스타필드는 보건의료시스템 연구 및 평가(health systems research and evaluation)를 네 번째 종류의 정책 관련 연구로 언급하였다. 이것은 보건의료시스템을 관찰 및 분석 단위로 삼는 연구로서, 세계보건기구의 용례를 전거로 보건의료서비스 연구와 비슷한 의미에서 '보건체계 연구'를 소개한 김창엽의 정의와 차이가 있다(김창엽. 보건체계 연구. In: 신영수, 안윤옥 편. 의학연구방법론. 서울대학교출판부, 1997, pp282-297).

59 이희영, 박종헌, 최용준. 한국 일차의료 분야 보건의료서비스 연구의 현황. 대한의사협회지. Nov 2016; 59(11): 888-895.

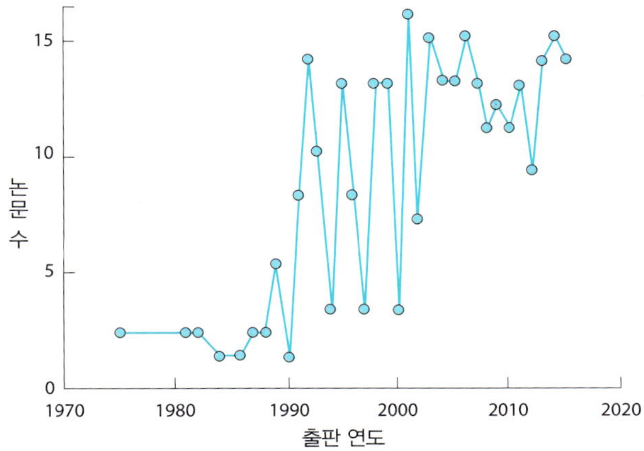

〈그림 3.3-2〉 연도별 일차의료 보건의료서비스 연구 논문 수

료서비스 연구를 297편으로 보고하였다(그림 3.3-2 참조). 이들은 보건의료서비스 연구에 스타필드의 기초연구 일부와 일차의료 수련 연구를 포함하여 현황을 분석하였다. 분석 결과 연구 주제 면에서 의료제공이 가장 많았고(25.3%), 의료의 질(25.0%), 의료인력(20.2%), 의료이용(9.8%), 의료재정(6.7%), 의료자원(4.7%) 등의 순으로 나타났다. 또 이들은 연구 현황을 총괄하면서 한국 일차의료 보건의료서비스 연구의 특징으로 연구 자료의 다변화, 연구비 부족, 일차의료 의사의 연구 참여 미흡 등을 언급하였다. 또 향후 연구 진흥을 위해서 연구 데이터베이스 구축과 주기적 업데이트, 연구 주제 우선순위 선정 등 연구 진흥 전략 수립 등을 제안하였다.

4. 결론

오랫동안 한국 일차의료는 정부와 의료계, 국민 등 여러 이해 당사자의 관심 영역 바깥에 있었다. 그러나 점차 일차의료에 대한 정책 투입이 증가하였다. 2006년 심뇌혈관질환 종합 대책, 2007년 대구 고혈압·당뇨병 등록 관리 시범사업, 2011년 의료기관 기능 재정립 기본 계획, 2012년 의원급 만성질환 관리제, 2014년 지역사회 일차의료 시범사업, 2015년 장애인 건강권 및 의료접근성 보장에 관한 법률 제정 등이 대표적이다. 그 외에도 서울, 성남 등 일부 지방자치단체가 '주치의 사업'을 계획한 바 있다. 이는 인구학적·역학적 변천 등 의료환경 변화를 반영한 것으로 의료관리도 일차의료에 주목할 필요가 있음을 시사한다. 일차의료는 한국 의료관리가 도전해야 할 새로운 영역이다.

의료관리의 일차의료접근은 기존 성과에 바탕을 두되 여러 분야의 협력을 통해 이루어져야 한다. 한국의 가정의학은 일차의료, 간호학과 보건학은 일차보건의료 도입과 발전에 기여하였다. 그러나 가정의학의 접근은 의료시스템의 맥락과 정책 결정 과정의 특성을 고려하는 데 미흡한 면이 있다. 또 간호학과 보건학의 접근은 일차보건의료를 현실의 일차의료와 분리함으로써 지역사회 간호, 지역보건에 집중하는 경향이 있었다. 의료관리학은 기존 분과학문의 한계를 보완하되 이들 분야와의 협력을 통하여 일차의료 연구와 교육, 정책의 발전에 기여할 수 있을 것이다. '여러 분야 보건의료인들의 협력'은 일차의료현장뿐 아니라 일차의료 연구와 교육, 정책에서도 필요하기 때문이다.

참고문헌

- 김영열, 오미경, 이혜리, 윤방부. 일차의료기관 방문 환자의 지속성 지수에 관한 조사 연구: 서울 지역 의료보험 환자를 대상으로. 가정의. 1988; 9(6): 1-11.
- 김윤, 최용준, 안아름, 곽미영, 이지혜. 포괄적 일차의료제공을 위한 제도적 지원 방안 연구. 서울대학교 산학협력단, 2016.
- 김창엽. 보건체계 연구. In: 신영수, 안윤옥 편. 의학연구방법론. 서울대학교출판부, 1997.
- 이재호, 고병수, 임종한, 이상일. 일차의료 표준모형과 질 평가 체계. 대한의사협회지. Oct 2013; 56(10): 866-880.
- 이재호, 최용준, Robert J. Volk, 김수영, 김용식, 박훈기, 전태희, 홍승권, Stephen J. Spann. 델파이법을 이용한 일차의료 개념 정의: 이차 출판. 보건행정학회지. 2014; 24(1): 100-106 (Lee JH, Choi YJ, Volk RJ, Kim SY, Kim YS, Park HK, Jeon TH, Hong SK, Spann SJ. Defining the concept of primary care in South Korea using a Delphi method. Fam Med. Jun 2007; 39(6): 425-431).
- 이희영, 박종헌, 최용준. 한국 일차의료 분야 보건의료서비스 연구의 현황. 대한의사협회지. Nov 2016; 59(11): 888-895.
- 임종한 외. 참 좋은 의료 공동체를 소개합니다. 스토리플래너, 2015.
- 정건작, 김진경, 강혜영, 신의철. 한국의 의료기관 외래 진료 민감 질환 입원율: 의료이용 효율성 지표로의 활용 가능성? 보건행정학회지. 2016; 26(1): 4-11.
- 정재욱, 성낙진. 우리나라 일차의료 질 평가 연구의 현황 분석. 가정의학회지. 2009; 30(7): 525-532.
- 조정진, 전태희, 김경우, 김도훈, 김철환, 박상민. 일차의료 활성화를 위한 NR(New Resident) 수련 제도 개선 방안. 대한가정의학회, 2013.
- 최용준. 우리나라 어린이 청소년 환자에서 일차의료의 지속성에 관한 연구. 서울대학교 박사 학위 논문. 2006.
- 최용준, 강성현, 김용익. 어린이와 청소년 환자에서 일차의료의 지속성과 입원 위험도의 관련성. 보건행정학회지. 2008; 18(1): 85-107.
- 최용준, 고병수, 조경희, 이재호. 일차의료의 개념과 가치, 그리고 한국의 현실과 과제. 대한의사협회지. Oct 2013; 56(10): 856-865.
- Alpert JJ, Charney E. The education of physicians for primary care, No. (IIRA) 74-3113. U.S. Department of Health, Education, and Welfare, 1973.
- American Academy of Family Physicians [Internet]. Leawood (KS): The Academy; c2016 [cited Dec 7, 2016]. Primary Care; [about 3 screens]. Available from: URL: http://www.aafp.org/about/policies/all/primary-care.html#3.
- Bleich SN, Ozaltin E, Murray CK. How does satisfaction with the health-care system relate to patient experience? Bull World Health Organ. Apr 2009; 87(4): 271-278.
- Blendon RJ, Kim M, Benson JM. The public versus the World Health Organization on health system performance. Health Aff (Millwood). May-Jun 2001; 20(3): 10-20.
- Bodenheimer T, Grumbach K. Improving primary care: strategies and tools for better practice. Lange Medical Books/McGraw-Hill, 2007.
- Donaldson JS, Yordy KD, Lohr KN, Vanselow NA (eds.). Primary care: America's health in a new era. National Academy Press, 1996.
- Kim YS, Choi YJ. The ecology of medical care in Korea. J Korean Med Sci. Nov 2016; 31(11): 1684-1688.
- Kotzian P. Determinants of satisfaction with health care system. Open Polit Sci J. 2009; 2: 47-58.
- Kringos DS, Boerma WGW, Hutchinson A, Saltman RB (eds.). Building primary care in a changing Europe. WHO Regional Office for Europe, 2015.

- Kruk ME, Porignon D, Rockers PC, van Lerberghe W. The contribution of primary care to health and health systems in low- and middle-income countries: a critical review of major primary care initiatives. Soc Sci Med. Mar 2010; 70(6): 904–911.
- Lee JH, Choi YJ, Sung NJ, Kim SY, Chung SH, Kim J, Jeon TH, Park HK; Korean Primary Care Research Group. Development of the Korean primary care assessment tool–measuring user experience: tests of data quality and measurement performance. Int J Qual Health Care. Apr 2009; 21(2): 103–111.
- Lee JY, Eun SJ, Kim HJ, Jo MW. Finding the primary care providers in the specialist-dominant primary care setting of Korea: a cluster analysis. PLoS One. Aug 25, 2016; 11(8): e0161937.
- Millman M (ed.). Access to health care in America. National Academy Press, 1996.
- Ministry of Health Consultative Council on Medical and Allied Services. Interim report on the future provision of medical and allied services. His Majesty's Stationery Office, 1920.
- Ock M, Kim JE, Jo MW, Lee HJ, Kim HJ, Lee JY. Perceptions of primary care in Korea: a comparison of patient and physician focus group discussions. BMC Fam Pract. 2014; 15: 178.
- OECD. Strengthening social cohesion in Korea. 2010.
- OECD. Health at a glance 2015: OECD indicators. 2015.
- Panesar SS, Silva D, Carson-Stevens A, Cresswell KM, Salvilla SA, Slight SP, Javad S, Netuveli G, Larizgoitia I, Donaldson LJ, Bates DW, Sheikh A. How safe is primary care? A systematic review. BMJ Qual Saf. Jul 2016; 25(7): 544–553.
- Reid R, Haggerty J, McKendry R. Defusing the confusion: concepts and measures of continuity of healthcare. Canadian Health Services Research Foundation, 2002.
- Rittenhouse DR, Shortell SM. The patient-centered medical home: will it stand the test of health reform? JAMA. May 20, 2009; 301(19): 2038–2040.
- Saltman RB, Figueras J. Delivering services efficiently. In: RB Saltman, J Figueras (eds.). European health care reform: analysis of current strategies. WHO Regional Office for Europe, 1997.
- Saultz JW. Defining and measuring interpersonal continuity of care. Ann Fam Med. Sep-Oct 2003; 1(3): 134–143.
- Saultz JW, Lochner J. Interpersonal continuity of care and care outcomes: a critical review. Ann Fam Med. Mar-Apr 2005; 3(2): 159–166.
- Starfield B. Is primary care essential? Lancet. Oct 22, 1994; 344(8930): 1129–1133.
- Starfield B. Primary care: balancing health needs, services, and technology. Oxford University Press, 1998.
- Starfield B, Shi L, Macinko J. Contribution of primary care to health systems and health. Milbank Q. 2005; 83(3): 457–502.
- Sung NJ, Suh SY, Lee DW, Ahn HY, Choi YJ, Lee JH; Korean Primary Care Research Group. Patient's assessment of primary care of medical institutions in South Korea by structural type. Int J Qual Health Care. Dec 2010; 22(6): 493–499.
- Van den Hombergh P, Engels Y, van den Hoogen H, van Doremalen J, van den Bosch W, Grol R. Saying 'goodbye' to single-handed practices; what do patients and staff lose or gain? Fam Pract. Feb 2005; 22(1): 20–27.
- Vuori HV. The role of the schools of public health in the development of primary health care. Health Policy. 1985; 4(3): 221–230.
- White KL, Williams TF, Greenberg BG. The ecology of medical care. N Engl J of Med. Nov 2, 1961; 265(18): 885–892.
- WHO. The world health report 2000-health systems: improving performance. 2000.
- WHO, UNICEF. Declaration of Alma-Ata. Alma-Ata: International Conference on Primary Care. 1978.

4 병원관리

권영대(가톨릭대학교 의과대학 인문사회의학과 교수)

학습 목표

☑ 관리의 개념과 정의, 병원관리의 중요한 영역과 기능이 무엇인지 설명할 수 있다.

☑ 병원 조직의 특성과 이로 인한 병원관리의 어려움 및 과제가 무엇인지 설명할 수 있다.

☑ 의료전문가로서 관리자의 역할과 기능을 수행해야 할 때 필요한 역량 및 유의해야 할 점이 무엇인지 설명할 수 있다.

병원은 다양한 보건의료조직(기관)을 대표하는 조직이다. 대부분의 의료행위는 조직 속에서 일어나므로 조직의 관리와 운영은 의료관리의 중요한 영역이라 할 수 있으며, 우리가 병원관리에 관심을 가져야 하는 이유이기도 하다. 병원은 첨단의학과 높은 기술 수준으로 현대의학을 대표하지만 빠르게 증가하는 보건의료비의 주 원인으로 지목받기도 한다. 의료자원의 효율적 이용과 의료서비스의 효과적 전달을 위해서도 합리적인 병원관리는 중요한 과제이다. 하지만 병원은 인간이 만든 조직 중 가장 복잡하다는 평가를 들을 정도로 내부 구성이 복잡하며 그 기능도 다양하기 때문에 병원의 관리 또한 복잡하고 어려울 수밖에 없다. 이 장에서는 병원관리의 개념과 주요 영역 및 기능을 간단히 소개하고, 병원관리 현장에서 자주 접하게 되는 주요 경영 분석 지표를 살펴보고자 한다. 또한 의료전문가가 병원 관리자의 역할을 겸하고 있는 현실을 감안하여 의료전문가와 관리자의 이중 역할 수행을 추가로 설명한다.

1. 병원관리의 개념과 특성

1) 병원관리의 정의

관리(경영)는 미리 설정한 목표를 달성하기 위해 인적·물적 자원을 활용하여 조직에서 수행하는 사회적·기술적 과정의 상호작용적 집합을 말한다. 따라서 병원관리는 병원의 여러 자원을 잘 활용하여 병원의 설립 목적과 운영 목표를 달성할 수 있도록 하는 여러 활동과 과정을 총체적으로 일컫는 말이다. 병원도 하나의 조직체로서 생존하고 발전해야 하므로 병원을 잘 운영하고 관리하는 것은 매우 중요한 일이다.

2) 병원관리의 특성

일반적인 조직의 관리와 병원관리는 여러 면에서 차이를 보이는데, 이는 병원

조직이 갖고 있는 여러 특성에서 기인한다.[1,2,3]

가) 조직 목적의 다양성과 상충

병원의 본질적인 목적은 양질의 의료서비스를 제공하여 국민의 건강한 삶에 기여한다는 공익적인 성격을 갖고 있다. 우리 사회에서는 민간부문의 의료제공자에 대해서도 이러한 기대가 높다. 그러나 병원도 하나의 조직으로서 재무적 성과 창출을 도모하여 조직을 원활하게 운영하고 확대, 발전시켜야 하는 목적을 가진다. 진료는 물론이고 연구, 교육, 지역사회 지원 등의 다양한 기능을 함께 수행하는 문제도 있다. 이와 같이 다양한 목적이나 목표를 함께 달성해야 하기 때문에 이들 목적이나 목표가 서로 상충하는 상황이 벌어지고, 관리자와 구성원이 어려움을 겪기가 쉽다.

여러 진료과, 부서 간의 협업과 연계를 통해 업무 진행이 필요함에도 불구하고 하위 조직 간의 목적이 상충하는 경우도 존재한다. 예를 들면, 병상회전율을 높여 자원 활용의 효율성 증가와 재무적 성과를 달성하고자 하는 원무팀과 최소한의 입원기간을 보장하고자 하는 진료과 간의 목적 상충이 발생하는 경우가 있다. 이러한 다양한 목적 간의 불일치와 동시 달성의 요구는 하부 조직과 인력 사이의 갈등을 유발하는 원인이 되기도 한다.

나) 많은 인력과 높은 전문 인력의 비중

'노동집약적'이라는 말이 나올 정도로 의료서비스는 사람의 기술과 노동력에 의존하는 정도가 높기 때문에 병원은 우선 많은 인력을 필요로 한다. 더구나 그 인력의 대부분이 면허나 자격을 가진 전문 인력으로 구성되며, 전문 인력의 종류 또한 매우 많다. 자율성을 중시하고 다양한 배경을 가진 많은 전문 인력을 하나의 조직 속에 조화롭게 통합하는 것은 매우 어려운 일이다. 여성인

---

1 Wolper LF. Health care administration: planning, implementing, and managing organized delivery systems. An Aspen Publication, 1999.

2 유승흠. 병원경영. 계축문화사, 2006.

3 Griffith JR, White KR. The well-managed healthcare organization. AUPHA, 2010.

력의 비율이 매우 높은 점도 중요한 특성이다. 직종별 특성의 차이는 이들이 섞여 있는 조직, 계층 차이를 심화시키고, 조직 내 갈등 유발과 커뮤니케이션 장애를 초래한다. 때문에 현재 병원에서는 조직 내 갈등관리가 중요한 이슈로 주목받고 있다. 또한 전문 인력의 직종 간에는(심지어는 동일 직종의 세부 업무나 기능 간에도) 기능 구분이 분명해서 업무나 기능의 대체가 어려운 경우가 많아 인력의 효율적 운용이 쉽지 않다.

다) 복잡한 조직 체계

병원의 조직 체계는 상당히 복잡하다. 대형병원의 조직도를 보면 병원의 조직 체계가 얼마나 복잡한지 쉽게 알 수 있다. 병원은 일차의료기관과 달리 입원 진료를 중심으로 한 높은 수준의 의료서비스를 제공함은 물론이고, 각종 보건 의료인력의 교육·훈련, 임상 연구를 중심으로 한 의학 연구, 지역사회 주민과 관련 기관의 지원 등 다양한 기능을 수행한다. 이러한 기능 수행을 위해 병원은 다양한 전문 인력, 장비와 시설을 보유하고, 복잡한 조직 체계를 갖추게 되었다. 병원의 기능과 조직 구성이 다양하고 복잡하기 때문에 병원의 관리 또한 복잡하고 어렵다.

라) 이원화된 권위 체계

병원의 인적 구성과 조직 체계가 복잡하지만 크게 의료 전문 부문과 이를 지원하는 관리 부문으로 나눌 수 있다. 의료 전문 부문은 직접 진료를 담당하는 의료 전문 인력들로 구성된 조직으로, 진료팀, 진료과, 진료센터, 간호조직, 의료기술조직 등이 핵심을 이룬다. 자율성과 전문가적 권위가 이 조직을 움직이는 중요한 원리다. 관리 부문은 인적자원관리, 재무와 회계관리, 구매와 물류관리, 시설과 장비관리, 기획과 전략, 홍보와 마케팅, 원무와 고객만족 관리, 정보관리 등 의료 전문 부문의 기능 수행이 원활히 이루어질 수 있도록 지원하는 기능을 주된 업무로 한다. 여기서는 규정, 공식적인 책임과 권한 같은 일반적인 조직의 운영 원리가 중요하다. 두 부문은 서로 다른 권위에 의해 조직이 통제되고 운영되는 특성을 가지고 있으며, 서로를 잘 이해하지 못해 갈등과 불화가 일어나기 쉽다. 병원 조직 전체 차원에서는 상이한 권위 체계를 하나의 통합된 시스템으로 원활하게 운영하는 것이 중요한 과제이다.

마) 24시간 운영 체계

병원 조직은 24시간 운영되는 시스템이다. 외래진료와 주요 관리 기능은 주간에만 운영하지만, 입원진료, 특수 집중진료시설, 응급실, 수술실과 이를 지원하는 일부 진료 지원 부서(진단검사, 영상의학, 약국 등)는 휴일 없이 매일 24시간 운영해야 한다. 따라서 병원의 구성원 중 상당수는 3교대 근무 또는 야간(휴일) 당직 근무를 해야 하며, 응급 상황을 항상 준비하고 있어야 한다. 병원 전체로 보면 특정 시간대에만 운영하는 기능과 24시간 운영하는 기능이 혼재되어 있으므로 인력, 시설과 장비의 효율적 운용이 쉽지 않다. 평소 활용도가 낮음에도 응급 상황을 대비한 시스템을 갖추고 운영하는 것도 일상적인 병원관리에 있어서는 큰 부담이 된다.

2. 병원관리의 주요 영역

1) 기획과 전략

가) 기획

미래에 원하는 결과를 달성하기 위해 가장 기본적이며 최우선적으로 이루어져야 하는 작업이 '기획(Planning)'이다. 기획이란 최종 목표 달성을 위한 경영관리 과정의 청사진을 그리는 작업으로 조직의 상황을 고려하여 적합한 목적을 설정하고, 그 목적을 달성하기 위한 수단을 선택하여 구체적인 실행계획을 수립하는 것을 포함한다.

기획은 조직이 당면한 과제나 문제점을 파악하고 변화의 필요성을 인식하여 목표를 설정하고, 이를 달성하기 위해 실행하기까지의 단계를 포함하며,

일반적으로 다음과 같은 세부 과정으로 이루어진다.[4]

① 변화의 필요성 인식: 조직 내에 존재하고 있는 문제점(과제)과 변화의 필요성을 인식한다.

② 명확한 목표의 설정: 목표를 구체적으로 명확하게 설정한다.

③ 제약 요건 분석과 계획의 전제 설정: 조직이 설정한 목표와 관련된 자료 및 정보를 수집하여 제약 요건을 분석하고, 계획이 실행되는 과정에 대한 예측을 포함하는 전제 및 가정을 설정한다.

④ 다양한 대안 개발: 제약 요건과 전제를 기반으로 목표를 달성하기 위해 가능한 모든 대안을 개발한다.

⑤ 조직에 적합한 대안 선정: 개발된 대안을 비교하고, 조직의 자원 현황과 실현 가능성을 고려하여 가장 적합한 대안을 최종적으로 선택한다.

⑥ 세부 계획 도출: 대안을 실행하기에 앞서 추진을 위한 구체적인 순서와 시간, 그리고 자원을 배분하기 위한 세부 계획을 도출한다.

⑦ 실행: 세부 계획에 따라 해당 부서와 인력이 실행한다.

⑧ 정기적 점검과 평가를 통한 피드백: 계획대로 진행되는지를 정기적으로 점검하고 평가하며, 문제가 발생할 경우에는 해당 부서(인력)에 피드백을 제공하고, 필요 시 계획을 수정한다.

나) (경영)전략

전략(Strategy)은 일반적으로 조직의 목표를 달성하기 위한 중장기 계획의 수립과 이를 실행하기 위한 의사결정 및 행위의 집합으로 정의할 수 있다. 즉, 경영 전략은 조직의 미래 방향을 결정하고, 조직의 중장기 목표를 달성하기 위해 내려진 의사결정을 실천하는 것이라고 할 수 있다.

전략의 체계적인 수립은 일반적으로 다음과 같은 단계로 이루어진다.

---

4 권영대, 박성진. 의료경영전략. Wise in Healthcare, 2011.

① 조직의 전체 목적과 목표 설정: 병원 전체의 목적과 목표(경영철학, 미션(사명), 비전, 핵심 가치 등)는 병원이 존재하는 이유와 무엇을 해야 하는지에 대한 근거를 제시한다. 이러한 목적과 목표에 근거하여 전략을 수립하고, 실행하고, 평가한다.

② 외부 환경 분석: 외부 환경의 분석은 병원이 당면하고 있는 전략적 기회와 위협을 도출하기 위함이다. 분석 대상은 정치, 경제, 사회, 문화 등 거시적 환경요인뿐 아니라 병원이 속해 있는 의료서비스 분야 전체의 경제적 구조, 경쟁자 분석, 신규 진입자 추이 등을 포함한다.

③ 내부 자원과 역량 파악: 내부 분석은 병원의 강점과 약점을 파악하기 위함이다. 병원이 보유하고 있는 자원의 양과 질적 수준을 평가하고, 경쟁우위를 가져다주는 핵심 역량을 파악한다. 이러한 내·외부 환경 분석은 외부의 기회와 위협 요소, 내부의 강점과 약점을 함께 파악하여 전략적 방향성을 설정하고, 이를 통해 병원이 선택하고 집중해야 할 부분과 수정, 보완할 부분을 정의할 수 있게 한다.

④ 전략적 대안 도출과 가장 적합한 전략 선택: 설정된 병원 전체의 목적과 목표, 외부 환경의 기회와 위협 요인, 내부 환경의 강점과 약점을 종합적으로 고려하여 대안 중 최적의 전략을 선택한다. 함께 고려해야 할 사항은 수립된 전략의 실행 가능 여부이다. 아무리 훌륭하고, 잘 수립되었다고 생각되는 전략이라도 실행력을 갖추지 못하면 무용지물이 된다.

⑤ 선택한 전략을 실행하기 위해 조직 내부 정비: 어떠한 전략을 선택하고 실행하는지에 따라 조직의 운영과 통제 방법이 달라진다. 그러므로 선택한 전략의 실행에 적합하도록 조직 구조와 시스템을 정비해야 한다.

⑥ 전략 실행의 결과평가와 미래 의사결정의 기초로 활용: 선택한 전략을 실행하면 그 결과가 병원 전체 목적(목표)의 달성에 어느 정도 기여했는지를 평가하고, 그 결과를 다시 다음 단계의 전략 수립과 실행에 반영해야 한다.

수립된 전략은 병원 전체 직원이 공유하도록 적극적으로 전파해서 모두가 그 의미를 이해하고, 일상 업무에서도 항상 전략적 사고와 행동을 하도록 유도해야 한다. 수립된 전략의 실행 여부와 그 정도를 객관적으로 측정할 수 있는 핵심성과 지표(Key Performance Index, KPI)를 설정하여 전략의 실행 정도를 관리하는 일도 중요하다. 수립된 전략을 효율적으로 실행하기 위한 세부 실행 계획을 도출함으로써 병원 전체의 목표를 달성하기 위해 구성원 각자가 실제로 어떤 업무를 수행해야 하는지 구체적인 방향을 제시해 주어야 한다.

2) 인적자원관리

가) 인적자원관리의 중요성과 기능

병원뿐 아니라 모든 조직의 자원은 한정되어 있다. 한정된 자원을 어떻게 효율적으로 잘 활용하는지가 조직의 성과를 좌우한다. 조직이 활용할 수 있는 다양한 자원 중 가장 중요한 것이 바로 사람이다. 사람, 즉 인적자원은 조직의 근간이며 조직의 각종 업무를 수행하는 실체이다.

인적자원관리는 조직 전체의 전략적 목표 달성과 중장기 발전 계획에 따라 필요 인력의 수를 예측하고, 이에 따른 채용 계획을 세우는 것을 중시한다. 채용을 통해 뛰어난 인재를 확보하는 구체적 방안을 수립하는 것도 포함한다. 채용 이후 개별 인력의 특성과 장점을 파악하여 가장 적합한 직무에 투입시키는 인사관리와 이들의 직무 능력 향상을 위한 교육·훈련도 인적자원관리의 중요한 기능이다. 이직 방지, 공정한 성과평가, 동기부여를 위한 보상 시스템 설계, 합리적인 직급 체계와 연봉 수준 결정에 이르기까지 매우 다양한 활동이 인적자원관리의 영역에 포함된다. 우수한 인적자원을 획득하고 적재적소에 배치하며 지속적으로 그들의 역량을 향상시키고 동기를 부여하는 인적자원관리야말로 조직의 성공적 운영을 뒷받침하는 가장 중요한 동력이다.

병원은 사람에 대한 의존도가 매우 높은 조직이다. 업무의 높은 전문성과 난도, 교대 근무 같은 업무 형태 등의 특성을 갖고 있기 때문에 인력의 채용과 관리가 쉽지 않다. 다양한 배경과 특성을 가진 여러 직종이 서로 협력하여 업무를 수행해야 하기 때문에 직종 간의 조화로운 융합도 병원의 인적자원관리에 있어 매우 중요한 포인트이다.

인적자원관리는 단기적인 관점이나 임기응변식의 대처로는 기대하는 성과를 거두기 어렵다. 인적자원관리도 중장기적 목표와 전략적 접근이 필요하다. 인적자원관리의 전략 수립과 실행에서 중요한 점은 다음과 같다.

① 인적자원관리의 중장기 전략 수립

인적자원관리를 효과적으로 실행하기 위해서는 조직 전체의 전략적 방향성을 염두에 두고 이 부문의 전략을 수립해야 한다. 인적자원관리에는 조직 구성원의 핵심 역량을 향상시키는 교육·훈련 과정이 수반되어야 한다. 이는 특히 단기간에 가시적인 성과를 거두기 어렵다. 필요한 인력을 찾고 채용하는 일도 필요에 맞추어 즉각적으로 이루어지기 어렵다. 그러므로 병원에 필요한 인재상이 무엇인지를 조직의 전략적 방향성에 기초하여 개발하고, 이런 인재를 확보하고 유지하기 위한 계획을 지속적으로 실행해야 한다.

② 업무 프로세스의 개선

인적자원의 역량을 충분히 발휘할 수 있으려면 업무 프로세스가 효율적으로 구성되어야 한다. 업무 프로세스가 가지는 비합리성과 비효율성은 인적자원관리의 효과와 효율성을 저해하는 장애요인이 된다. 업무를 수행하는 데 있어 보고 체계, 의사결정 과정, 동선, 진료 시스템 등에 비효율적인 부분이 없는지, 구성원과 고객에게 불만 요소는 없는지 등을 면밀히 검토하고, 이를 토대로 업무 프로세스를 합리적이고 효율적인 방향으로 개선해야 한다. 이와 함께 업무 수행에 있어서 어떤 역량이 필요하고, 각 수행 과정에서 어떤 경력과 숙련도를 가진 인적자원이 필요한지를 객관적으로 분석해야 한다. 이 분석 결과는 직원의 선발과 배치, 교육·훈련 과정 개발 시에 가장 중요한 참고 자료로 활용될 것이다.

③ 직무 능력 향상을 위한 교육 · 훈련 과정 개발

조직 구성원의 핵심 역량 향상을 위해 단계별, 경력별, 직종별로 체계적인 교육 시스템을 구축해야 한다. 조직 구성원의 학습 욕구를 충족시키고, 나아가 경력 개발에도 도움이 될 수 있는 교육·훈련 과정을 개발하여 제공해야 한다. 조직 구성원 각자가 교육·훈련의 필요성을 절감하고 자신의 역량 향상을 위해 스스로 학습하고자 노력할 때 비로소 핵심 역량 향상은 완성된다. 이를 위해서는 무엇보다 조직 구성원의 이해와 조직 문화의 변화가 필요하다. 조직 전체를 학습 조직으로 탈바꿈시켜야 하는 것이다.

④ 합리적인 보상 시스템 개발

사람은 무언가 보상이 주어질 때 더욱 노력한다. 조직 구성원이 노력한 만큼 합리적인 보상이 따른다면 조직 구성원은 충분히 동기가 부여되어 더욱 높은 성과를 창출할 수 있도록 노력할 것이다. 이는 조직 구성원의 직무만족도를 높이는 주요 요인으로 작용할 것이다. 보상 시스템의 개발에 있어서 조직의 전략적 목표와 조직 문화도 중요하게 고려할 요소이다. 예를 들어, 협진과 팀 접근을 중시한다면 보상 시스템의 설계에서도 관련 성과지표가 충분히 반영되어야 한다.

나) 갈등관리

① 갈등의 정의와 갈등관리의 중요성

갈등은 상대방에게 원하지 않는 결과를 관철하려는 심리적 대립이나 표면적이고 물리적인 충돌을 말한다. 조직의 구성원은 목표, 가치관과 행동 방식이 다르기 때문에 구성원 개인 간, 부서 간, 또는 부서와 개인 간 갈등이 발생할 수 있다. 특히 병원은 갈등의 요인이 많은 조직이기 때문에 병원관리에서 갈등관리는 중요한 과제이다.

갈등은 조직에 혼란과 무질서를 초래할 수 있으며, 구성원의 사기를 저하시킨다. 조직과 개인의 통합과 조화를 깨뜨릴 수 있으며, 불안과 긴장을 야기하기도 한다. 구성원의 동기를 약화시키고, 구성원의 창의성과 혁신을 저해하기도 한다. 반면, 갈등은 집단 활동을 유지하는 본질적인 요소일 뿐만 아니라 적응과 변화의 원동력으로 작용하는 순기능적인 측면도 있다.[5] 따라서 갈등관리는 조직에 유해한 갈등의 발생을 최소화하고 갈등을 조정하는 노력 외에 조직에 유익한 갈등을 용인하거나 조장하는 적극적인 활동까지 포함한다.

② 병원 조직의 특성과 갈등의 원인

병원에는 다양한 배경을 가진 여러 직종의 인력이 모여 있으며, 이들은 함께 일하고 접촉하는 경우가 많다. 특정 인력이나 부서의 독립적인 기능 수행만으로는 병원의 목적을 달성하기 어렵고, 여러 부서와 인력의 공동 참여와 협력을 필요로 하기 때문이다. 이처럼 다양한 직종의 구성원이 자주 접촉하여 상호작용을 하기 때문에 갈등이 발생할 가능성이 높다. 이밖에도 간호, 진료 지원, 관리 부문의 구성원은 의사의 지시(order)를 받으면서 자기 부서(직종) 상급자의 지시를 동시에 받는 경우가 많은 점, 역할과 권한이 중복되거나 구분이 모호한 경우가 많은 점, 강한 위계질서와 경직화된 조직 구조 같은 여러 이유로 인해 갈등이 발생하기 쉽다.

③ 갈등의 해결 방안

조직관리 차원에서 갈등을 조절하는 전략과 기법에는 다음과 같은 것들이 있다.[6] 첫째, 구성원이 공동으로 추구할 상위의 목표를 도입하고 이를 강조한다. 하위 목표가 지향하는 방향이 서로 달라 갈등이 발생한다면 공동의 상위 조직 목표를 제시함으로써 갈등을 해소할 수 있다. 둘째, 갈등을 조정하는 기구를 설치할 수 있다. 셋째, 갈등의 발생을 구조적으로 사전에 예방하도록 한다. 갈등을 유발하는 업무 과정을 변경하거나 부서 간 의사소통을 원활하게 하기 위해 부서장들의 상호작용을 촉진하는 시스템을 만드는 것이 그 예이다. 넷

5 스티븐 로빈스. 김광점, 박노윤, 설현도 옮김. 조직행동론. 시그마프레스, 2008.

6 대한예방의학회. 예방의학과 공중보건학. 계축문화사, 2015.

째, 갈등 당사자가 얼굴을 맞대고 상호 수용 가능한 대안을 찾을 수 있는 기회를 만든다. 다섯째, 갈등의 대상이 되는 희소자원을 증대시켜 갈등 발생 소지를 줄인다. 여섯째, 갈등을 야기할 수 있는 의사결정을 보류하거나 피하도록 한다. 일곱째, 동호회 활동, 문화 행사 등 병원 내의 비공식조직 활동을 통해 구성원 사이에 의사소통을 활성화하고 좋은 인간관계를 형성하게 하는 것도 갈등관리에 도움이 된다.

다) 교육·훈련

병원 종사자의 업무에서 전문성과 숙련도의 중요성은 매우 크다. 병원 종사자는 전문 직종에 근무한다는 자부심이 매우 강하며 경력 개발과 학습의 욕구도 높으므로 체계적인 교육의 제공은 이들에게 동기를 부여할 수 있는 효과적인 방법이다. 빠른 기술 발전 속도에 맞추어 새롭고 변화된 과업을 제대로 수행하기 위해서는 병원 구성원이 지속적으로 교육·훈련을 받아야 한다. 나날이 높아져 가는 고객의 기대 수준에 부응하고 고객을 만족시키기 위해서도 지속적인 교육·훈련은 필요하다. 병원 구성원의 교육·훈련은 병원의 단기·장기 필요를 충족하기 위해 필요한 행동 양식의 변화를 만들어 낼 수 있는 기본적인 수단이다.

병원 구성원의 교육·훈련 내용으로는 크게 세 가지를 들 수 있다. 첫째, 능력 개발을 위한 교육·훈련으로 구성원의 지식과 기술 수준을 높이는 데 초점을 맞춘다. 둘째, 구성원의 동기부여를 위한 것으로 성취감 제고에 초점을 맞춘다. 셋째, 조직 적응 기술로 인간관계 개발, 의사소통 등에 중점을 둔다.

병원에서 효과적으로 운영할 수 있는 교육·훈련 방법에는 다음과 같은 것들이 있다.

① 강사 초청 교육

강사와 직접 만나서 생생한 강의를 들을 수 있고 직접 질문을 할 수 있다는 장점이 있다. 그러나 교대근무가 많은 병원의 업무 특성상 다수의 구성원이 동일한 시간을 교육·훈련에 할애하기가 쉽지 않고, 많은 교육 정보가 강사로부터 수강생에게 한 방향으로만 전달되어 형식적인 교육이 되기 쉬우며, 일회성 교육으로 그칠 수 있다는 단점이 있다.

② 인터넷(온라인) 강의

시간에 구애를 받지 않으며 동일한 과정을 다수의 사람이 수강 가능하다는 점, 일정 부분 학습한 후 나중에 시간이 있을 때 이어서 교육을 받을 수 있다는 점이 장점으로 꼽힌다. 그러나 병원 구성원의 업무 특성상 한자리에 오래 앉아 강의를 듣기가 쉽지 않으며 병원 내에서는 사실상 진행하기가 어렵다. 자율적인 교육 방법이므로 스스로 주도적인 학습이 가능하도록 진도관리와 평가의 체계적인 시스템이 갖춰져 있어야 학습 효과를 향상시킬 수 있다.

③ 우편 원격 교육

도서를 이용하여 진행하는 교육 방법으로 선택한 교육과정의 해당 교재를 이용하여 학습한다. 근무 시간 내에 교육을 받기 힘든 병원 종사자의 업무 특성을 고려할 때 합리적인 교육 방법이다. 그러나 이 방법도 스스로 계획을 세워서 진행해야 하므로 스스로 주도적인 학습을 할 수 있도록 철저한 진도관리가 수반되어야 한다.

④ 세미나 또는 워크숍

직원 교육과 동시에 조직의 단결력을 향상시킬 수 있는 좋은 교육 방법 중의 하나이다. 전문 강사 또는 내부 강사가 강의를 진행할 수도 있으며 서로의 정보를 교환할 수 있는 효율적인 방법이다. 그러나 다수의 사람이 같은 장소에 모여 일정 시간을 할애해야 한다는 어려움이 있다.

⑤ 외부의 교육 연수 프로그램

타 기관(단체)에서 일정 기간 동안 실습과 교육을 받는 방법이다. 선진화된 의료시스템의 공유, 실무 교육을 통한 전문적인 직무 능력 향상과 역량 있는 의료인력양성에 그 목적이 있다.

⑥ 학술대회 참석

학술대회는 신의료기술의 소개와 시연, 최첨단 의료장비의 소개, 다양한 관련 정보 등을 공유할 수 있는 자리이다. 업무 수행에 있어 직무 전문성과 숙련도가 타 산업의 종사자보다 특히 더 중요한 의료 전문 인력에게는 매우 효과적인 교육 방법이다.

⑦ 사내 강사 제도

병원 내부 인력이 강사가 되어 조직 구성원을 교육하는 방법이다. 내부 인력의 활용 측면에서 매우 효율적인 교육 방법이며, 조직 구성원이 강사가 되어 봄으로써 주제를 더욱 깊이 있게 이해하고 학습할 수 있는 역교육 방법이다. 사회 공헌 활동의 일환으로 노인건강교실, 운동과 영양 교육 프로그램 등 지역사회 주민을 대상으로 실시하는 교육으로도 활용 가능하다.

⑧ 멘토링 제도

특정 분야의 경험이 많은 사람이 해당 분야의 전문적 지식이나 노하우를 신입 직원이나 업무 능력을 쌓고자 하는 사람에게 지도·조언해 줌으로써 잠재 능력을 개발하고 업무 능력을 향상시키는 데 도움을 준다. 멘토(mentor)의 조언이나 노하우 전수는 멘티(mentee)의 발전에 영향을 미치며, 이러한 일련의 과정을 멘토링(mentoring)이라고 한다. 멘토링 제도는 조직 내 실무 정보와 노하우의 공유, 인적자원의 역량 개발, 조직 핵심 가치 강화 등의 긍정적 효과를 창출한다.

⑨ 학위 과정이나 전문 교육과정 이수

대학이나 대학원의 학위 과정을 이수하는 것도 효과적인 교육 방법이다. 이는 일회성 교육이 아닌 일정 기간 동안 전문적이고 체계적인 교육과정을 이수하여 해당 분야의 전문성을 확보하고 핵심 역량을 함양할 수 있는 교육 방법이다. 학위 과정을 이수할 여건이 되지 않는다면 병원 자체적으로 이와 유사한 교육과정을 개설하거나 비학위 전문 교육과정을 이수하게 하는 것도 좋은 방법이다.

다양한 직원 교육·훈련 방법 중 병원에 적합한 교육 형태나 방법이 무엇인지 파악하는 것과 구성원의 어떤 역량을 키워야 하는지에 대한 객관적인 분석이 중요하다. 이를 바탕으로 중장기적인 관점에서 교육·훈련 체계를 수립하는 것이 필요하다. 교육·훈련 체계의 수립 과정은 교육·훈련 필요의 확인, 교육·훈련 목적(목표)의 설정, 적합한 교육·훈련 방법과 기술의 선정, 교육·훈련 프로그램의 실행, 교육·훈련 결과의 측정과 평가의 순으로 이루어지는 것이 일반적이다.

3) 재무관리

가) 재무관리의 기본 개념

재무적 자원(돈)을 효율적으로 활용하여 병원이 원하는 목표를 달성하는 것을 재무관리라고 한다. 즉, 병원이 필요로 하는 자금을 효율적으로 조달하고 운용하도록 관리하는 것을 말한다. 기업의 경우에는 이윤의 창출과 극대화가 조직의 궁극적인 목표이기 때문에 재무관리가 조직의 관리 활동에서 가장 중요한 부분의 하나로 간주된다. 병원의 경우에는 병원이 추구하는 다양한 목표를 달성하기 위한 부수적인 관리 영역으로 간주되는 경향이 있으나 재무적인 어려움이 있을 때에는 병원의 생존이나 발전이 어려우므로 병원관리에서 재무관리는 역시 중요한 영역이다.

나) 재무관리의 주요 영역과 활동

① 자금 조달

병원이 필요로 하는 자금을 효율적으로 확보하고 조달하는 활동이다. 필요한 자금을 조달하는 방법은 자본금, 부채와 잉여금의 세 가지이다. 우리나라에서는 개인 또는 비영리법인 형태로만 자본금을 조달할 수 있고, 채권 발행이 제한되어 있으며, 많은 이익(잉여금)을 창출하여 자금으로 활용하기도 쉽지 않으므로 병원이 필요로 하는 자금을 확보할 수 있는 원천은 매우 제한적이다. 자금을 조달하면 그에 대한 대가(자본 비용)를 지급해야 하는데, 자금의 종류에 따라 자본 비용이 달라지므로 자금의 원천과 내용을 잘 고려해야 한다.

② 자금 활용

확보한 자금을 병원 운영에 필요한 여러 가지 자산(현금, 장비, 시설, 토지, 약품, 재료 등)으로 전환하는 활동이다. 이러한 자산을 언제, 얼마나 구입하고 운영하며, 자산을 어떻게 구성하는 것이 효율적인지를 검토하고 결정하는 것이 중요하다. 특히 유동자산(다른 자산으로 쉽게 변화하는 유동성이 강한 자산)과 고정자산(장기간 같은 형태로 남아 있는 자산) 비율의 적절한 균형점을 찾는 것이 중요하다.

③ 이윤 창출

적정 수준의 이윤 창출은 병원의 생존과 발전에 중요한 역할을 한다. 이윤에 영향을 주는 요소를 이해하고, 이들 요소를 관리하여 이윤을 효율적으로 창출하는 방법을 찾는 것이 중요하다. 비용을 감소시키거나 적정 수준으로 유지하는 원가관리와 수익을 증가시키는 수익 증대 활동을 통해 이윤을 증가시킬 수 있다.

④ 예산 편성

예산은 장래 일정 기간 동안 병원 전체 또는 각 부문의 관리 목표와 이를 달성하기 위한 계획, 방침 등을 재무적 수치로 표현한 종합적인 계획을 말한다. 구체적으로는 자금 조달, 자금 활용(투자), 이윤 창출 활동을 사전에 예측하고 계획을 세우는 것이다. 예산 편성만 하고 끝내는 것이 아니라 병원 운영이 예측(계획)대로 이루어지는지 지속적으로 검토하고 평가하는 과정이 중요하다.

⑤ 재무 분석

예산에 의한 재무 계획과 이를 기초로 한 재무 활동이 일정 기간 이루어진 다음 그 재무 활동이 적절히 수행되었는지를 분석하고, 타당성과 개선 가능성 등을 검토하는 것을 재무 분석이라고 한다. 재무제표의 각 항목 간 비율을 구하는 재무비율분석을 많이 수행한다(이 장 3절 "병원관리의 주요 지표" 내용을 참고).

4) 마케팅

가) 마케팅의 기본 개념

미국 마케팅협회(American Marketing Association)는 마케팅을 '고객, 협력자, 사회 전반에 가치 있는 것을 만들고, 알리고, 전달하고, 교환하기 위한 활동, 일련의 제도와 과정'이라고 정의하고 있다.[7] 모든 조직(개인)은 아이디어, 제품이나 서비스를 고객에게 제공하고 자신이 필요로 하는 반대급부를 얻는 교환을 통해 생존과 발전을 도모한다. 이 교환을 위해 고객이 필요로 하는 것을 개발하고, 적절한 가격을 책정하고, 판매를 촉진하고, 유통하는 일련의 활동을 마케팅으로 정의한다.

나) 병원 마케팅의 특성

의료제공자가 양적으로 부족하고 의료의 접근성이 낮았던 과거에는 많은 소비자가 병원을 이용하는 것만으로도 만족할 수 있었다. 이제는 병원 간 경쟁이 치열하고, 소비자의 의료에 대한 기대가 높아졌으며, 소비자의 성향이 고급화되고, 의료제공자의 성과와 질적 수준에 관한 정보가 많아짐에 따라 소비자는 능동적으로 병원을 선택하고 자신에게 맞는 의료서비스를 이용하고자 한다. 이러한 의료환경의 변화에 따라 병원에서도 고객의 욕구를 파악하고, 이를 충족시키기 위해 체계적인 활동을 수행하여 성과를 내려는 마케팅 관리를 도입하는 사례가 늘고 있다.

병원이 가진 특성과 제약조건 때문에 일반 기업의 마케팅 접근 방법을 병원에 그대로 적용하기는 어렵다. 병원의 비영리적 특성과 의료서비스의 강한 공공재적 성격, 의료 광고 규제 및 사회적인 규범과 윤리 강조, 의료수가가

---

7 미국 마케팅협회. Available from: URL: https://www.ama.org/AboutAMA/Pages/Definition-of-Marketing.aspx.

통제되어 자유로운 가격 책정이 어려운 점, 높은 위험이 따르는 서비스이며 고객 중심보다 제공자 우위의 개념이 아직도 강한 점 등이 병원 마케팅 관리에 영향을 미친다.

다) 마케팅 관리 과정

일반적으로 마케팅 관리는 고객 니즈 분석, 시장 세분화, 표적 시장 선정, 포지셔닝, 마케팅믹스(marketing mix), 실행과 마케팅 통제의 순으로 이루어진다.[8]

① STP 전략

마케팅 활동의 가장 핵심적인 내용인 시장 세분화(segmentation), 표적 시장 선정(targeting)과 포지셔닝(positioning)의 머리글자를 따서 STP 전략이라고 한다.

시장 세분화는 고객 니즈 분석 결과를 기초로 하나의 시장을 의료서비스에 대한 욕구나 의료이용 행태가 비슷한 부분 시장으로 나누는 것을 의미한다. 이는 마케팅 활동에 유용한 정보를 제공할 수 있는 요인을 나누는 기준으로 활용하면 좋다. 병원의 경우 고객의 인구·사회적 변수(연령, 성, 가구 구성, 교육, 소득, 생활방식 등), 지리적 변수(거주지, 진료권) 등 기본적인 요인 외에 건강관련 변수(건강상태, 중증도, 발병률, 유병률, 질병의 위험요인 등)를 사용하는 것이 좋다. 시장 세분화를 하게 되면 고객의 미충족 욕구와 새로운 시장 기회를 발견할 수 있으며 시장의 수요 변화에 신속하게 대응할 수 있다.

표적 시장 선정은 세분화된 시장 중에서 병원의 주요 대상 시장을 정하는 과정이다. 세분화된 시장을 평가하여 그 가운데 우리 병원의 서비스를 이용할 가능성이 많고, 높은 성과를 창출할 수 있는 시장을 선정하는 것이다. 시장별로 성장 가능성이 있는지, 그 시장을 집중적으로 공략하는 경쟁 조직이 있는지, 그리고 그 시장에서 경쟁우위를 차지하기 위해 요구되는 조직의 자원이 충분한지 등을 고려해야 한다.

8 이유재. 서비스마케팅. 학현사, 2008.

포지션(position)은 병원이나 병원이 제공하는 특정 의료서비스가 경쟁기관이나 의료서비스와 비교되어 고객의 마음속에서 차지하는 위치를 말한다. 포지셔닝은 표적 시장 내에서 우리 병원이나 서비스를 고객의 마음속 특정 위치에 자리 잡게 하려는 결정과 노력을 의미한다. 즉, 표적 시장 고객의 마음속에 특정 이미지를 가질 수 있는 전략적 위치를 계획하는 것이다. 먼저 포지셔닝을 하는 주요 속성(예: 고객이 병원이나 서비스를 선택하는 기준)을 정하고, 이 기준에 따라 기존 병원이나 서비스의 위치를 어떻게 인식하고 있는지 표적 시장의 특성을 포지션 맵(position map) 등으로 시각화해 본다. 마지막으로 병원이나 서비스가 현재 차지하고 있는 위치를 강화하여 유지하는 방안이나 새로운 포지션으로 이동하는 방안, 또는 시장의 틈새를 공략하는 방안 등의 전략을 모색하고 결정한다.

② 마케팅믹스

STP 전략 수립 후 어떤 서비스를 어떤 과정을 거쳐 어떤 이미지로 전달할 것인가를 결정하는 것을 마케팅믹스라고 한다. 제품(product), 가격(price), 경로(place), 판촉(promotion)의 4요소로 구성되므로 흔히 4P's mix라고 한다. 병원 마케팅에서 '제품'은 의료서비스이며 고객이 원하고 중요하게 생각하는 서비스를 기획, 개발, 제공하는 노력이 중요하다. '가격'은 병원의 경우 의료수가가 통제되는 상황이므로 가장 제한적인 요소이다. '경로'는 고객이 원하는 서비스를 어떠한 과정을 거쳐 제공할 것인가의 접근 경로를 의미한다. 물리적인 접근성, 시간적인 접근성(대기 시간 단축 등), 정보에 대한 접근성 등이 고려해야 할 중요 요소이다. '판촉'은 고객에게 서비스를 알리고 설득하여 병원을 이용할 수 있도록 하는 활동인데, 현실적으로 가장 쉽게, 자주 활용하는 요소이다. 광고, 홍보, 각종 이벤트 등의 구체적 방법이 있다.

라) 고객 관계 관리

동네 가게가 하던 형태의 단골 고객 관리를 가리켜 마케팅에서는 고객 관계 관리(Customer Relationship Management, CRM)라고 한다. 고객 관계 관리는 '고객에 대한 광범위하고 심층적인 정보와 지식을 바탕으로 고객 각자에게 적합한 차별화된 상품이나 서비스를 제공함으로써 고객과의 관계를 지속적으로 강화해 가는 경영 활동'이라고 할 수 있다.

병원에서는 CRM과 유사한 개념의 고객 대응 활동을 쉽게 찾아볼 수 있다. 의사가 진료를 할 때는 반드시 환자의 의무기록을 참조한다. 과거 병력, 치료력, 가족력, 기타 환자의 여러 정보를 바탕으로 환자의 필요와 특성에 적합한 치료를 결정하고 약물을 처방한다. 의무기록의 정보가 바로 '고객에 대한 광범위하고 심층적인 지식'에 해당하고, 환자의 특성과 필요에 적합한 처치나 처방이 바로 '고객 각자에게 적합한 차별적인 상품이나 서비스'에 해당한다. 만약 환자가 의사의 진료에 만족해서 계속 그 병원을 찾게 된다면 바로 '고객과의 관계를 지속적으로 강화'한 것에 해당한다. 그러나 의사는 수동적인 입장에서 환자에게 대응하기 때문에 진료를 진정한 의미의 CRM이라고 할 수는 없다.

CRM은 고객을 이해하는 데서 시작된다. 고객의 일반적인 정보를 기초로 고객이 어떤 서비스를 선호하는지, 개인적 성향은 어떤지 등 다양한 정보를 바탕으로 고객을 이해해야 한다. 이를 토대로 고객의 향후 방문(이용) 의사결정에 영향을 미치는 요인을 파악하여 긍정적인 요인은 강조하고, 부정적인 요인은 수정·제거하여 고객과의 좋은 관계를 지속적으로 유지해야 한다. 이렇게 파악된 고객 정보를 서비스 개발 과정에 반영하면 고객에게 더욱 매력적인 서비스를 개발할 수 있다.

마) 온라인 마케팅

온라인 마케팅은 인터넷의 발전과 함께 등장한 마케팅으로, 과거에는 볼 수 없었던 새로운 방식의 접근이다. 사이버 마케팅, 인터넷 마케팅 등으로도 불리며 최근에는 스마트폰을 이용한 모바일 마케팅 등 보다 다양한 형태로 진화해 가고 있다. 과거에는 병원을 선택할 때 지인의 추천이나 이용 경험자의 구전이 의사결정의 가장 중요한 근거였다. 이제는 그와 달라져서 병원을 방문하기 전에 일단 인터넷에서 관련 정보를 검색하는 경우가 많다. 병원과 의료

전문가에 대해 얻을 수 있는 정보의 범위가 매우 넓어졌으며, 정보를 얻을 수 있는 채널도 매우 다양해졌다. 서비스 제공자와 고객 모두 인터넷을 가장 중요한 마케팅 수단과 정보 획득의 채널로 인식하고 있다. 특히, 직접적인 광고가 쉽지 않은 병원의 입장에서 다양한 채널을 통해 고객 접근이 가능한 온라인 마케팅은 매우 매력적이라 할 수 있다.

온라인 마케팅의 구체적인 수단(방법)에는 키워드 검색 광고, 지역 검색 광고, 배너 광고, 홈페이지, SNS(Social Network Service), 이메일 마케팅, 모바일 마케팅 등이 있다. 다양한 온라인 마케팅 방법이 있지만 이들이 가지고 있는 공통적인 장점은 다음 세 가지로 요약할 수 있다. 첫째, 온라인 마케팅은 성과에 관한 통계적 수치를 제공해 준다. 온라인 마케팅은 어떤 채널을 통해 광고나 메시지가 노출되었으며, 해당 광고를 통해 몇 명이 사이트를 방문했는지, 그들이 어떤 서비스를 이용했는지, 이를 통해 발생한 매출이나 이익이 얼마인지 정확히 확인할 수 있다. 이와 같은 데이터를 기반으로 정보 전달에 적합한 채널을 선택할 수 있고, 효율이 높은 활동에 집중할 수 있게 된다. 둘째, 비용이 상대적으로 저렴하다. 셋째, 정확한 표적화(targeting)가 가능하다. 온라인 마케팅에서는 사용자가 입력한 정보를 기반으로 원하는 연령과 성별에 따라 정보나 메시지를 노출할 수 있다. 혹은 검색 광고와 같이 사용자의 의도에 맞는 결과를 정보로 노출할 수 있다.

온라인 매체가 과거의 다른 매체와 달리 수용자 간의 상호작용이 가능하다는 점에 유의해야 한다. 온라인 매체는 수용자 간의 상호 커뮤니케이션과 공동체의 형성을 통해 현실 세계를 대체하는 새로운 세계를 만들어 나가는, 가상생활의 창조도구라는 특성을 가지고 있다. 이러한 온라인 매체를 활용한 마케팅 활동은 단순히 정보의 전달로 그치지 않고, 다양한 상호작용과 커뮤니케이션을 통해 복잡하고 예상하지 않은 결과를 유발할 수도 있다. 온라인 마케팅은 일회성 활동이 아니고 계속 관심을 가지고 관리해야 하는 대상이다.

3. 병원관리의 주요 지표

기업과 마찬가지로 병원에서도 여러 분석지표를 활용하여 경영 분석을 시행한다. 병원의 경영 분석은 병원의 과거와 현재의 상황을 파악하고, 미래를 예측함으로써 병원관리의 주요 의사결정에 적합한 정보를 얻는 데 목적이 있다. 경영 분석은 성공적인 병원관리를 위해 중요한 기본 요소이다.

전통적인 경영 분석은 대차대조표, 손익계산서, 현금흐름표와 같은 재무제표를 주로 이용하여 정보를 생성하기 때문에 재무제표 분석이라고 한다. 현대적인 병원경영 분석은 회계 및 재무 자료 외에 경제 동향, 의료산업 동향, 병원 내 다양한 관련 자료(경영 전략, 환자 구성, 경영 자원 등)를 분석하여 의사결정에 필요한 정보를 얻는다. 다음은 병원관리 현장에서 활용하는 대표적인 경영 분석 지표들이다.[9]

1) 재무비율 분석

재무제표 각 항목 간에 비율을 산출하여 병원의 재무 상태나 경영 성과를 분석한다.

가) 안전성 지표

병원 자본 구조의 건실성, 지불 능력, 자금 운용의 적정성 여부 등을 판단하기 위한 지표이다. 유동비율, 부채비율, 자기자본비율, 고정비율 등을 사용한다.

① 유동비율: 단기 부채를 상환할 수 있는 유동성 자산이 몇 배인지 측정하는 비율로서 유동비율이 높을수록 단기 채무 지급 능력이 양호하다고 할 수 있다.

유동비율(%) = 유동부채/유동자산 × 100

9 양동현, 감형규. 병원경영분석의 이해. 청람, 2015.

② 부채비율: 부채를 자기자본으로 나눈 비율로서 이 비율이 높을수록 원금상환과 이자부담이 커진다.

부채비율(%) = 부채/자기자본 × 100

③ 자기자본비율: 총자본 중에서 자기자본이 차지하고 있는 비율이다. 자기자본은 금융 비용을 부담하지 않고 이용할 수 있는 자본이기 때문에 이 비율이 높을수록 재무건전성이 높다.

자기자본비율(%) = 자기자본/총자본 × 100

나) 수익성 지표

내·외부로부터 조달한 자본을 이용하여 어느 정도의 성과(이익)를 실현하였는지 측정하는 지표이다. 의료 수익에 비해 이익의 크기가 어떠한지 측정하는 의료수익의료이익률과 의료수익순이익률, 투입 자본에 비해 이익의 규모를 측정하는 총자산의료이익률, 총자산순이익률, 자기자본순이익률 등이 있다.

의료수익의료이익률: 의료 이익을 의료 수익으로 나눈 비율이다. 의료 이익은 의료활동에서 얻은 수익에서 소요된 의료비용을 차감한 금액이다.

의료수익의료이익률(%) = 의료 이익/의료 수익 × 100

다) 성장성 지표

일정 기간 병원의 수익 규모, 환자 수, 경영 성과 등이 그 전 기간에 비해 얼마나 증가하였는지를 나타내는 지표이다.

의료수익증가율: 일정 기간 의료 수익(입원, 외래)이 그 전에 비해 증가한 정도를 나타내는 지표로서 병원 외형의 성장 정도를 나타낸다.

의료수익증가율(%) =

(당기 의료 수익 - 전기 의료 수익)/전기 의료 수익 × 100

라) 활동성 지표

보유하고 있는 자산을 얼마나 효율적으로 활용하고 있는지를 측정하는 지표이다. 즉, 투입된 자본이 의료 수익의 증대에 얼마나 효과적으로 기여했는가를 평가한다. 총자산회전율, 재고자산회전율, 의료미수금회전율, 의료미수금 평균회수기간 등이 있다.

총자산회전율: 의료 수익을 총자산으로 나누어 측정하는데, 1년 동안 의료 수익을 창출하는 데 총자산을 몇 회 이용하였는가를 나타낸다.

총자산회전율(회) = 의료 수익/총자산

마) 생산성 지표

생산성이란 단위당 투입량에 대한 산출량의 관계를 의미한다. 생산성 지표는 병원 운영에 투입된 각 생산 요소(인력, 자본, 기타 자원)가 창출한 서비스의 양이나 부가가치를 분석하여 물적 생산성과 가치적 생산성을 측정한다.

노동생산성: 직원 1인당 부가가치를 의미하는데, 부가가치를 직원 수로 나누어 계산한다.

노동생산성 = 부가가치/직원 수

2) 진료 실적 지표

가) 진료량 지표

진료량이란 병원이 제공한 의료서비스를 받은 환자 수나 진료 건수를 말한다. 진료량 지표는 병원의 수익성이나 생산성과 밀접한 관련이 있으며, 진료의 질적 수준과도 관련이 있다.

① 100병상당 일(월)평균 외래환자 수: 하루(한 달) 평균 외래환자 수가 얼마나 되는지를 측정하는 지표이다.

100병상당 일평균 외래환자 수 =
(연 외래환자 수 ÷ 외래진료일수)/(병상 수 ÷ 100병상)

② 외래환자초진율: 일정 기간의 외래환자 중 초진환자가 차지하는 비율로서 병원의 신규 환자 비율을 나타낸다.

외래환자초진율(%) = 초진환자 수/연 외래환자 수 × 100

③ 외래환자입원율: 일정 기간의 외래환자 중 입원한 환자의 비율로서 내원환자의 중증도나 입원환자 증가 가능성을 간접적으로 나타낸다.

외래환자입원율(%) =
외래환자 중 실 입원환자 수/연 외래환자 수 × 100

④ 병상이용률(병상점유율): 일정 기간 병원의 가동 병상 중 입원환자가 차지하는 비율로서 입원자원(가동 병상)의 운영 효율성을 나타낸다.

병상이용률(%) = 연 입원환자 수/(가동 병상 수 × 365일) × 100

⑤ 병상회전율: 일정 기간 실제 입원환자(퇴원환자) 수를 가동 병상 수로 나눈 비율로서 병상당 입원환자를 몇 명 수용하였는가를 나타내는 병상 이용의 효율성 측정 지표이다.

병상회전율(%) = 실 입원환자 수/가동 병상 수

⑥ 평균재원일수: 입원환자의 총재원일수(연 입원환자 수)를 실제 입원(퇴원)한 환자 수로 나눈 비율로서 환자가 입원한 평균일수를 의미한다. 평균재원일수가 길면 병상이용률은 높아지나 병상회전율이 낮아지고 입원환자 1인당 일당 진료비가 감소하므로 병원에서는 수익 증대를 위해 평균재원일수를 단축하려고 한다.

평균재원일수(일) = 총재원일수/실 입원환자 수

나) 진료 수익 지표

입원·외래별, 진료과별, 환자종류별로 의료 수익을 구분하여 의료 수익의 규모, 구성비, 환자당 평균 진료비 등을 분석한다.

외래(입원)환자 1인당 일평균 진료비: 외래(입원)환자 1명의 일평균 진료비로서 외래(입원) 전체 수익을 연 외래(입원)환자 수로 나누어 구한다. 병원 간, 기간별로 진료비 수준을 비교할 수 있는 가장 기본적인 값이다.

외래(입원)환자 1인당 일평균 진료비 =
외래(입원)수익/연 외래(입원)환자 수

다) 진료권 분석 지표

병원의 진료권은 특정 병원을 이용하거나 이용할 사람들의 지역적인 분포 범위를 나타낸다. 병원의 의료 수요를 측정(추계)하는 기초자료가 되며, 지역사회에서 특정 병원이 차지하는 비중을 파악할 수 있게 해 준다. 진료권의 설정은 병원을 중심으로 생각하는 내원환자의 지역별 구성도(Commitment Index, CI)와 지역사회를 중심으로 생각하는 친화도(Relevance Index, RI)에 의해 접근이 가능하다.

① CI: 특정 병원을 이용한 환자의 총이용량 중에서 특정 지역에 거주하는 환자가 이용한 비율을 말한다. 병원이 담당하고 있는 진료 지역의 범위를 파악할 수 있게 해 준다.

CIij(%) = i 병원을 이용한 j 지역 환자의 의료이용량/
i 병원을 이용한 환자의 총의료이용량 × 100

② RI: 특정 지역에 거주하는 주민의 총의료이용량 중 특정 병원을 이용한 의료이용량의 비율을 나타낸다. 지역주민의 특정 병원 이용의 선호도를 보여 준다.

RIji(%) =

j 지역주민의 i 병원의료이용량/j 지역주민의 총의료이용량 × 100

4. 관리자로서의 의료전문가

1) 관리자의 역할과 기능

최고 경영자를 비롯하여 조직의 주요 관리자는 단순히 조직 전체나 소속 부서를 대표하는 상징성을 가지는 존재가 아니라, 실제 그 조직의 생존과 발전 여부를 결정짓는 핵심 요소이다. 관리자는 우선 조직의 리더로서 적절한 리더십을 발휘하여 구성원들이 자발적으로 조직 활동에 참여하고, 업무에 몰입하도록 동기를 부여하는 기능을 수행하여야 한다. 또한 전문적인 경영관리 지식과 기술을 활용하여 구체적인 관리 활동을 수행하고, 구성원의 활동을 지원, 조정, 평가하는 기능을 수행하여야 한다. 하지만 무엇보다도 중요한 기능은 조직이 나아가야 할 방향을 결정짓고, 구성원들이 그 방향으로 확신을 가지고 함께 갈 수 있도록 하는 것이다. 조직의 발전 방향은 내·외부 환경 변화의 분석과 조직의 사명을 기초로 미래의 비전을 설정하고, 이를 달성할 수 있는 효과적 전략을 수립함으로써 결정된다. 최고 경영자는 조직 전체 차원에서, 중간 관리자는 소속 부서의 차원에서 이러한 방향성을 결정짓는 의사결정의 주체이다.

오늘날 관리자는 과학(science)과 인문학(arts)을 겸비해야 한다. 관리자로서 필요한 지식과 기술을 잘 갖추어 과학적인 접근을 통해 관리 활동을 해야 하며, 이와 함께 인간적인 면에서도 자질 향상과 바람직한 품성 배양을 위해 노력해야 한다. 오늘날 바람직한 관리자나 리더의 조건으로 강조되는 도덕성, 솔선수범, 희생과 섬김, 이해와 포용, 지원과 협조, 원만하고 따뜻한 대인관계, 분석력과 통합력 같은 자질과 품성은 성공하는 관리자가 되기 위해 반드시 필요하다.

2) 의료전문가의 특성

병원 인력의 큰 부분을 구성하고 있는 의료 전문 인력은 전문가 집단의 특성을 가지고 있다. 다양한 직종의 많은 전문 인력을 병원이라는 하나의 조직 체계 속에 통합하기 위해서는 전문가 특성의 이해가 필수적이다. 또 이들 의료전문가는 병원에서 중요한 관리자의 역할을 수행하는 경우가 많기 때문에 이들의 특성에 대한 이해, 특히 관리 관점에서의 이해와 고려는 매우 중요하다. 의료전문가를 포함해서 전문가들이 갖고 있는 주요 특성은 다음과 같다.[10]

가) 자율성 중시

전문가는 자율성을 매우 중요하게 생각한다. 누구로부터도 간섭이나 통제를 받지 않고 자신의 판단과 기술로써 업무를 수행하고 의사결정을 하려는 성향이 강하며, 이러한 자율성이 최대한 보장되는 조직 환경을 선호한다. 의사는 의과대학(의학전문대학원) 교육과정과 졸업 후 수련 과정을 거쳐 전문의로서 활동할 수 있게 되면 각자가 자신의 책임하에 독립적인 진료 행위를 하는 것이 일반적이다. 물론 동료 의사와 협의하고 조언을 구하기도 하지만 최종적인 판단과 의사결정은 혼자 하는 것이 일반적이며, 이에 대해 동료나 타인의 간섭이나 규제를 받는 것을 매우 꺼린다. 의료법에도 의료인이 행하는 의료기술의 시행에 대해 누구도 간섭하지 못한다고 명시하여 의료인의 권리(자율권)를 보장하고 있다(의료법 제12조 '의료기술 등에 대한 보호'). 전문 인력이 만족하면서 신나게 일하도록 하기 위해서는 자율성을 최대한 보장해야 하지만, 특정 개인이나 직종의 자율성 보장이 조직 전체 차원에서 관리의 효율성을 저해하거나 이로 인해 이해관계가 충돌하는 경우도 발생한다. 따라서 병원 관리자는 전문 인력의 자율성을 보장하면서도 이들을 하나의 조직 체계 내에서 조화롭게 통합하는 중요한 과제를 해결해야 한다.

10 권영대, 김광점, 송상용, 오상현, 이현주. 글로벌시대의 병원경영. YOUNG, 2015.

나) 지식과 전문기술 중시

전문가 집단에서 권위(authority)와 권력(power)의 원천으로는, 우선 지식과 전문기술의 우위를 들 수 있다. 선배 의사가 후배 의사에 대해 가지는 권위나 권력은 물리적인 권력, 규범적인 권력(제도나 규정에서 명시한 권력), 보상적 권력(급여, 보너스, 휴가 등을 제공하는 힘), 인간적 측면(도덕성, 품성 등)보다는 전문적인 지식과 기술에서 앞서기 때문에 생긴다. 따라서 전문가는 부단히 새로운 지식과 기술을 습득하기 위해 노력하며 이러한 기회를 매우 중요시한다. 의사들은 진료 외에 공부하고 연구하는 데 많은 시간을 할애하며, 학술대회, 세미나와 연수 같은 지식과 기술의 습득 기회를 충분히 갖기를 원한다. 병원 관리자는 진료와 진료 관련 업무 외에 연구, 교육과 훈련에도 적절한 자원을 배분해야 하며, 이러한 투자는 의료 전문 인력의 직무 만족도를 높이고 나아가 진료의 질 향상을 비롯한 병원의 경쟁력을 높일 수 있다.

다) 엄격한 위계질서

의료전문가를 양성하는 교육·훈련 과정에는 아직도 도제식 교육의 특성이 많이 남아 있다. 도제식 교육이란 선배 전문가나 스승과 함께 일하면서 그들의 지식과 기술을 모방하며 습득하는 교육 방식이다. 과학적이고 체계적인 교육 시스템이 아닌, 개인의 경험과 능력에 주로 의존하는 불합리한 방식이라는 비판을 받지만, 교육 자료(매체)를 통해서는 얻기 어렵고 진료 과정에 직접 참여하여 관찰을 통해 습득할 수 있는 전문 지식과 기술을 훌륭한 선배 전문가로부터 효과적으로 체득할 수 있는 교육 방법이라는 장점이 있다. 이러한 도제식 교육 시스템은 의료전문가 집단에 엄격한 위계질서를 형성하는 기전이 된다. 엄격한 위계질서는 효율적인 조직 운영이 가능하다는 장점이 있으나 상향식(bottom-up) 의사소통이 원활하지 않아 조직의 통합과 결속에 장애물로 작용할 수 있다.

라) 전문가 집단에서의 평가 중시와 사회적 책임

전문가는 때로 자신이 속한 조직보다 자신과 같은 전문가 집단에서의 평가와 위상을 더 중요시한다. 자신이 일하고 있는 병원의 구성원들로부터 '열심히 일하고 병원에 많은 기여를 하는 구성원'이라고 평가받는 것보다 전문 학회에서 자신의 연구 성과나 전문성에 대해 좋은 평가를 받기를 더 원하는 것이다.

전문가는 또한 자신이 속한 조직에서의 역할과 기능 외에 사회적 책임과 역할을 요구받기도 한다. 지역사회 주민들을 위한 교육, 중앙 및 지방정부의 정책 수립과 집행 과정에서의 참여와 자문, 전문 학회 활동, 타 조직에 대한 지원과 공동 활동, 지역사회를 위한 전문적인 봉사 활동 등 의료기관 외부로부터 다양한 요구를 받는다. 이러한 외부 요구와 병원에서의 역할과 임무를 균형 있게 수행할 수 있도록 관리자의 배려와 관심이 필요하다.

전문가의 역할과 기능이 다양하면 성과의 평가와 보상도 이에 맞추어져야 한다. 직접적인 재무적 성과와 관련된 역할과 기능만을 평가하고, 보상도 금전적 보상으로만 이루어진다면 전문가들이 수행하는 다양한 기능의 활성화와 직업적 욕구를 충족시키기 어렵다. 공정하고 객관적인 성과평가와 이를 근거로 한 적절한 보상은 인적자원관리에 있어서 가장 기본이 되는 원칙이다. 평가와 보상 시스템에 문제를 가진 조직은 우수 인력의 채용과 유지, 구성원의 동기유발을 제대로 하기 어렵다.

3) 의료전문가와 관리자의 역할 함께 수행하기

병원에 근무하는 의료전문가는 관리자로서의 역할과 기능을 함께 요구받는 경우가 많다. 자신의 전문 분야에서 어느 정도 경력을 쌓게 되면 병원 내에서 관리자의 역할을 맡을 가능성이 높아진다. 진료과를 비롯한 여러 부서의 책임자나 최고 경영자의 역할을 요청받기도 하고, 새로운 프로그램의 개발이나 실행을 맡거나 새로운 부서나 조직의 설립에 참여하는 경우도 생긴다. 의료전문가가 되기 위해서는 체계적인 교육·훈련을 받은 반면, 관리자의 역할과 기능에 대해서는 그렇지 못한 경우가 대부분이라 전문가의 역할과 함께 병원 관리자의 역할도 잘 수행하기란 쉽지 않은 일이다. 두 가지 역할을 함께 잘 수행

하기 위해서는 다음과 같은 사항에 유의하여야 한다.[11,12]

가) 언제나 이중 지위의 입장을 분명히 인식하여야 한다

관리자의 역할을 수행하는 데는 개별 전공의 특성과 무관하게 조직 전체에 수평적으로 적용하는 과정인 일반적인 기술을 실행해야 한다. 따라서 두 가지 역할의 수행은 전문가(specialist)이자 만능인(generalist)에 대한 요구를 함께 충족시켜야 함을 의미한다. 그러나 준비되지 않은 채 관리자가 되는 의료전문가를 흔히 볼 수 있다. 의료전문가로서 관리자의 역할을 수행할 가능성이 있는 대상자에게 관리자 역할 수행을 준비할 수 있도록 체계적인 교육·훈련 프로그램을 병원에서 제공할 필요가 있다. 이들이 직접 관리자의 역할을 맡지 않는다 해도 관리 기능에 대한 이해 수준이 높아지고, 관리자와의 원활한 의사소통을 기대할 수 있다.

나) 두 가지 역할 사이에서 균형 유지를 위해 노력해야 한다

의료전문가는 전문직과 관리자의 역할 간에 균형을 맞추는 데 있어 비전문직 종사자보다 훨씬 더 어려움을 느낀다. 익숙한 전문가의 역할에 비해 관리자 역할이 편안하지 않으므로, 어려운 상황에 부딪히면 자신의 강점인 전문가 역할로만 돌아가고 관리자 역할은 무시하거나 소홀히 하기 쉽다. 기술 전문직 종사자로서 그리고 관리자로서도 유능하기 위해서는 이 두 역할의 흐름을 파악하려고 노력하는 것이 필수적이며, 각 역할의 중요성을 동등하게 인정하고 균형을 맞추도록 노력해야 한다.

다) 관리의 전문성을 인정하고 조직 전체를 보는 관점을 가져야 한다

의료전문가는 대부분 관리자의 중요성에 비해 자신이 속한 전문직의 중요성

---

11 조안 리블러, 찰스 맥코넬. 권영대, 윤석준, 정기택 옮김. 병원경영의 이론과 실무. 몸과마음, 2003.

12 Liebler JG, McConnell C. Management principles for health professionals. Jones and Bartlett Publishers, 2008.

을 과대평가하는 경향을 보인다. 자신의 전문 분야를 제외한 다른 특정 직업의 의미와 중요성에 대한 이해가 부족한데, 특히 관리의 전문성을 인정하지 않는 경우가 많다. 보편적인 원리와 이론을 조직 전체에 적용하는 것이 관리의 접근법이지만, 경영관리도 전문성 높은 지식과 기술에 기반을 둔 하나의 전문 분야임을 인정해야 한다. 의료전문가가 관리자의 역할을 수행할 때 조직 전체의 이해보다 자기 부서(분야)의 이해를 우선시하는 경향이 있다. 최고 경영자가 아니더라도 관리자의 역할을 수행할 때는 조직 전체를 바라보는 관점이 필요하며, 조직 속에서 해당 부서의 역할과 기능의 의미를 찾아야 한다.

의료전문가가 병원에서 관리자의 역할을 수행하는 경우나 그와 반대로 일반 관리자가 병원의 관리자 역할을 수행하는 경우 모두 의료의 전문성, 병원 조직의 특성과 경영관리의 전문성에 대한 이해와 해당 분야의 지식 및 기술이 필요하다. 특히 의료전문가가 관리자 역할을 함께 잘 수행하기 위해서는 관리자 역할의 중요성을 충분히 인식하고, 역할 수행에 필요한 다양한 역량을 갖추도록 노력해야 한다. 경영관리 지식과 기술의 습득은 물론이고, 리더와 관리자로서 필요한 인간적인 측면의 자질과 역량을 갖추기 위한 노력도 병행해야 한다. 두 역할을 함께 잘 수행하기 위해서는 두 역할 사이에서 균형 유지를 위해 노력해야 하고, 관리 기능에 대한 이해 수준을 높이며, 관리의 전문성을 인정하고, 병원 조직 전체를 보는 관점을 가져야 한다.

참고문헌

- 권영대, 박성진. 의료경영전략. Wise in Healthcare, 2011.
- 권영대, 김광점, 송상용, 오상현, 이현주. 글로벌시대의 병원경영. YOUNG, 2015.
- 로빈스, 스티븐. 김광점, 박노윤, 설현도 옮김. 조직행동론. 시그마프레스, 2008.
- 리블러, 조안, 맥코넬, 찰스. 권영대, 윤석준, 정기택 옮김. 병원경영의 이론과 실무. 몸과마음, 2003.
- 양동현, 감형규. 병원경영분석의 이해. 청람, 2015.
- 유승흠. 병원경영. 계축문화사, 2006.
- 이유재. 서비스마케팅. 학현사, 2008.
- Griffith JR, White KR. The well-managed healthcare organization. AUPHA, 2010.
- Liebler JG, McConnell C. Management principles for health professionals. Jones and Bartlett Publishers, 2008.
- Wolper LF. Health care administration: planning, implementing, and managing organized delivery systems. An Aspen Publication, 1999.

5 보건의료의 질 관리

이상일(울산대학교 의과대학 예방의학교실 교수)

학습 목표

☑ 보건의료의 질을 정의하고 구성 요소를 이해한다.

☑ 보건의료의 양, 비용과 질의 관계를 이해한다.

☑ 보건의료의 질 평가 방법을 이해한다.

☑ 보건의료의 질 향상을 위한 접근법을 이해한다.

건강보험 제도의 도입 및 확대, 의료자원의 공급 증가 등으로 보건의료에 대한 접근성이 향상됨에 따라 보건의료의 이용에 관련된 비용에 대한 관심과 함께 양질의 보건의료에 대한 국민들의 요구가 증가하고 있다.

미국에서 50% 이상의 사람들이 기본적인 의료에 대하여 권고하는 수준만큼 제공받지 못하며,[1] 병원에서 상당수의 환자가 안전하게 진료를 받지 못하고 있다는 사실이 널리 알려지는 등 현재 제공받고 있는 보건의료의 질에 문제가 있다는 점이 드러나면서 보건의료의 질적 수준에 대한 관심이 증가하고 있다.[2] 또한 소비자의 권리 의식 증가에 따라 정보에 바탕을 둔 선택(informed choice)을 위하여 의료제공자의 가격 및 품질 정보에 대한 요구가 커지고 있다. 정부 또는 보험자의 측면에서는 보건의료비 증가에 대처하기 위한 비용 대비 가치(value for money)의 중요성이 높아졌고, 이에 따라 보건의료의 질에 대한 관심이 증가하게 되었다.

렐먼(A. S. Relman)은 미국 보건의료의 주요 정책 과제가 확장기(era of expansion)를 지나 비용절감기(era of cost containment)를 거쳐 평가와 책임의 시기(era of assessment and accountability)로 이행할 것이라고 예측한 바 있다.[3] 우리나라의 보건의료도 이와 유사한 경로를 거쳐 변화하고 있는 것으로 생각된다.

국민들에게 양질의 보건의료를 제공하기 위해서는 보건의료 분야에서 질의 개념 및 평가 방법에 대한 적절한 이해가 필요하다. 양질의 보건의료에 대한 국민들의 요구를 충족시키기 위해서는 의료제공자 또는 관리자들이 보건의료의 질적 수준을 효과적으로 향상시킬 수 있는 접근법을 이해하고 활용할 수 있어야 할 것이다. 보건의료정책의 측면에서도 의료제공자들이 의료의 질적 수준을 유지 또는 향상시키기 위한 여러 정책 수단이 활용되고 있다.

---

1 McGlynn EA, Asch SM, Adams J, Keesey J, Hicks J, DeCristofaro A, Kerr EA. The quality of health care delivered to adults in the United States. N Engl J Med. 2003; 348: 2635-2645.

2 Kohn LT, Corrigan JM, Donaldson MS. (Institute of Medicine) To err is human: building a safer health system. National Academies Press, 2000.

3 Relman AS. Assessment and accountability: the third revolution in medical care. N Engl J Med. 1988; 319(18): 1220-1222.

1. 보건의료 질의 개념

1) 보건의료 질의 정의

미국 학술원 의료정책 분과(Institute of Medicine)는 보건의료의 질을 "개인 및 집단에 대한 보건의료가 건강에 있어 바람직한 결과를 나타낼 가능성을 증가시키며 현재의 전문적 지식에 부합하는 정도"로 정의하였다.[4]

도너베디언(A. Donabedian)은 보건의료의 질을 정의하는 시각에 따라 절대적 정의(absolutist definition), 개별적 정의(individualized definition)와 사회적 정의(social definition)로 구분하였다.[5] 절대적 정의에서는 의료제공자와 같은 전문가의 입장에서 건강상태가 의미하는 바를 규정하고, 건강에 대한 위험과 편익이 가장 적절하게 균형을 이룰 것으로 예상되는 진료 과정을 양질의 의료라고 정의한다. 주로 의학적인 기술을 제공하는 능력에 관심을 두며 비용을 고려하지 않는다. 개별적 정의는 이용자 시각에서 바라본 정의로, 환자 개개인의 요구, 기대, 가치 등에 따라 의료의 질을 판단하며, 환자가 느끼는 서비스에 대한 만족도나 이용 가능성에 관심을 둔다. 개인마다 사회적 편익과 위험에 대한 가치가 다르기 때문에 의료제공자들이 환자의 요구와 사회적 의무 사이에서 도덕적으로 갈등해야 하는 경우가 생길 수 있다. 사회적 정의는 집단 전체가 누리게 되는 편익의 사회적 분포를 집합적으로 파악하는 시각에서 내린 정의로, 보다 많은 사람에게 사회적 편익이 돌아가는 경우를 양질의 의료라고 정의한다. 사회적 정의의 시각에서는 집단 전체의 건강과 진료비용에 관심을 둔다.

---

4 Institute of Medicine. Medicare. A strategy for quality assurance, Vol. 1. The National Academy Press, 1990.

5 Donabedian A. Explorations in quality assessment and monitoring, Vol. 1. The definitions of quality and approaches to its assessment. Health Administration Press, 1980.

2) 보건의료 질의 구성 요소

보건의료의 질을 측정하거나 판단하기 위해서는 그 구성 요소에 대한 이해가 필요하다. 보건의료의 질은 단일한 요소가 아닌 여러 가지 요소로 구성되어 있다. 비교적 널리 알려진 구성 요소의 분류를 살펴보면 다음과 같다.

도너베디언(A. Donabedian)은 보건의료의 질을 기술적 영역(technical domain), 대인 관계 영역(interpersonal domain)과 편의 시설(amenities)로 구분하였다.[6] 기술적 진료는 위험을 증가시키지 않으면서 건강의 편익을 극대화하는 방식으로 의학적 지식과 기술을 적용하는 것을 의미한다. 대인 관계 과정은 일반적 상황 및 특정한 상황에서 개인들의 상호작용을 지배하고 있는 사회적으로 규정한 가치와 규범을 충족시키는 것을 말한다. 편의 시설은 보건의료의 부수적인 측면으로, 시설의 쾌적성 또는 편리성을 뜻한다. 일반적으로 의료제공자들은 기술적 영역에 중요성을 두는 반면, 의료이용자들은 기술적 영역에 대한 지식이 부족하지만 대인 관계 영역과 편의 시설에 대해서는 판단 능력을 갖추고 있으므로 의료제공자들에 비하여 이러한 영역들에 더 큰 비중을 두는 편이다.

부오리(H. V. Vuori)는 보건의료의 질을 효과성(effectiveness), 효율성(efficiency), 적합성(adequacy) 및 의학적·기술적 역량(medical/technical competence)이라는 네 가지 요소로 구성된 것으로 이해하였다.[7] 효과성은 이상적인 상황에서 서비스 또는 프로그램이 달성할 수 있는 최대한의 효과(full potential impact)와 비교했을 때 통상적인 상황에서 실제적으로 나타난 영향(actual impact)의 정도를, 효율성은 서비스 또는 프로그램의 단위 생산 비용당 실제적으로 나타난 영향의 정도를 의미한다. 적합성은 제공된 서비스 또는 프로그램이 집단의 필요에 부합한 정도를, 기술적 역량은 현재 이용 가능한 의학적 지

6 Donabedian A. Explorations in quality assessment and monitoring, Vol. 1. The definitions of quality and approaches to its assessment. Health Administration Press, 1980.

7 Vuori HV. Quality assurance of health services: concepts and methodology. WHO Regional Office for Europe, 1982.

〈표 3.5-1〉 관련 집단의 보건의료 질 구성 요소에 대한 상대적 관심도

구성 요소	관련 집단		
	소비자	의료제공자	정부/보험자
효과성	++	+	−
효율성	−	−	+++
적합성	+++	−	++
기술적 역량	+	+++	−

식과 기술을 환자진료에 적용한 정도를 뜻한다.

미국 의학 한림원은 이상적인 보건의료가 갖추어야 할 요건으로 안전성(safety), 효과성(effectiveness), 환자중심성(patient-centeredness), 적시성(timeliness), 효율성(efficiency)과 형평성(equity)이라는 여섯 가지 조건을 제시한 바 있다.[8] 미국에서는 이러한 개념 틀을 이용하여 AHRQ(Agency for Healthcare Research and Quality, 보건의료연구원)가 국민들이 받고 있는「의료의 질적 수준과 형평성에 대한 보고서(National healthcare quality and disparity report)」를 작성하여 매년 의회에 보고하고 있다.

OECD는 회원국들의 보건의료의 질을 측정하기 위한 개념 틀을 개발하는 과정에서 기존의 문헌들을 검토하여 보건의료 성과의 영역을 접근성, 비용/지출 및 질로 구분하였고, 그중 보건의료의 질을 구성하는 요소를 효과성(effectiveness), 안전성(safety)과 반응성/환자중심성(responsiveness/patient-centeredness)으로 구분하여 각 요소별로 질 지표를 개발하고 있다.[9]

연구자 또는 기관에 따라 사용하는 분류 틀에는 차이가 있지만 보건의료의 질이 여러 가지 속성으로 구성되어 있다는 점에서는 의견이 일치하고 있다. 그러나 보건의료를 바라보는 시각에 따라 이러한 구성 요소의 상대적

8 Committee on Quality of Health Care in America, Institute of Medicine. Crossing the quality chasm. National Academies Press, 2001.

9 Arah OA, Westert GP, Hurst J, Klazinga NS. A conceptual framework for the OECD health care quality indicators project. Int J Qual Health Care. 2006; 18(suppl.1): 5-13.

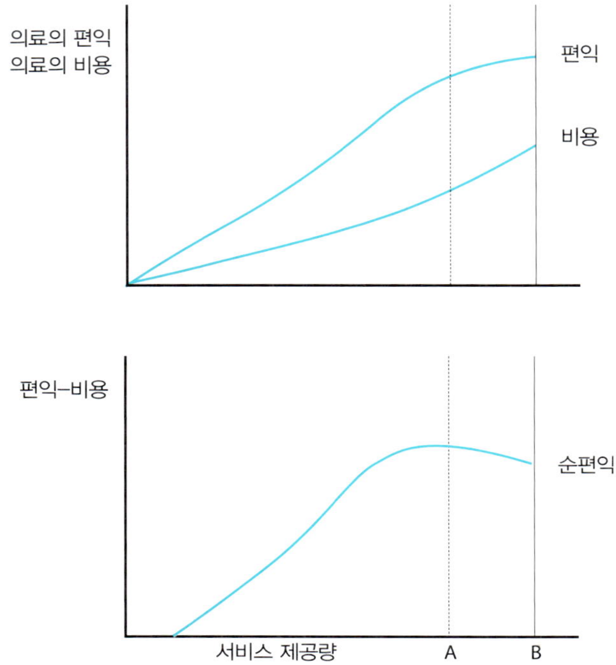

A: 적정 효과 수준의 진료, B: 최대 효과 수준의 진료

〈그림 3.5−1〉 서비스 제공량, 비용과 편익의 관계

중요성이 다를 수 있다. 부오리가 제시한 보건의료의 질 구성 요소별로 관련 집단의 가상적인 관심도를 정리하여 보면 〈표 3.5-1〉과 같다.[10] 이해관계자에 따라 주된 관심을 가지는 구성 요소에 차이가 있기 때문에 보건의료정책 결정 과정에서 갈등이 나타날 수도 있다.

3) 보건의료의 양, 질과 비용의 관계

일반적으로 의료제공량이 증가할수록 비용(cost)이 증가하며 이로 인한 편익

10 Vuori HV. Quality assurance of health services: concepts and methodology. WHO Regional Office for Europe, 1982.

(benefit)도 증가한다. 그러나 의료제공량이 최대 효과 수준(maximally effective care)을 넘어서게 되면 비용을 고려한 편익(순편익=편익-비용, net benefit)이나 총편익이 감소할 수 있다(그림 3.5-1). 따라서 경제학적인 관점에서 보면 순편익 또는 편익/비용이 극대화되는 수준까지 의료를 제공하는 것이 바람직하다. 이를 적정 효과 수준의 진료(optimally effective care)라고 한다.[11] 이러한 효과 수준들은 의학적·기술적 혁신에 따라 변화한다.

기업이 생산하는 모든 제품과 서비스에는 품질에 따른 비용이 발생하게 된다. 이를 품질비용(Cost of Quality, COQ)이라 한다. 고품질의 제품 및 서비스에는 고품질을 획득하기 위한 비용이, 저품질의 제품 및 서비스에는 저품질로 인한 비용이 발생한다. 품질비용에는 ① 최종 제품 또는 서비스가 규격 또는 고객의 기대를 만족시키지 못하여 유발되는 비용(과오비용, failure cost), ② 최종 제품 또는 서비스가 질적인 측면의 요구사항을 충족하는 정도를 평가하기 위한 비용(평가비용, appraisal cost), ③ 과오비용과 평가비용을 최소화하기 위하여 발생하는 비용(예방비용, prevention cost)이 있다.[12] 과오비용 중 제품이나 서비스가 고객에게 전달되기 전에 발견된 과오로 인한 비용을 내부적 과오비용(internal failure cost), 제품이나 서비스가 고객에게 전달되어 발생한 과오로 인한 비용을 외부적 과오비용(external failure cost)이라고 한다. 질 관리 활동은 예방비용을 투입하여 시스템 또는 프로세스를 개선하고, 그 결과로 과오비용과 평가비용을 감소시키려는 노력으로 이해할 수 있다(그림 3.5-2).

품질비용 가운데 낮은 품질과 관련이 있는 모든 비용(과오비용, 평가비용, 예방비용 포함)을 품질결함비용, 즉 COPQ(Cost of Poor Quality)라고 정의할 수 있다. 이러한 COPQ로는 ① 결함 및 불량비용, ② 고장 및 실패비용, ③ 낭비 및 로스비용, ④ 클레임비용, ⑤ 사람과 업무 그리고 제품 및 서비스를 생성하는 모든 단계에서 발생되는 비부가가치비용이 있으며, 기회상실비용 등 숨은 비용도 있다. 환자진료 과정 중의 문제로 나타나는 재검사, 재수술, 합병증 등

---

11 Donabedian A. An introduction to quality assurance in health care. Oxford University Press, 2003.

12 American Society for Quality. Quality glossary definition: cost of quality. Available from: URL: http://asq.org/learn-about-quality/cost-of-quality/overview/overview.html.

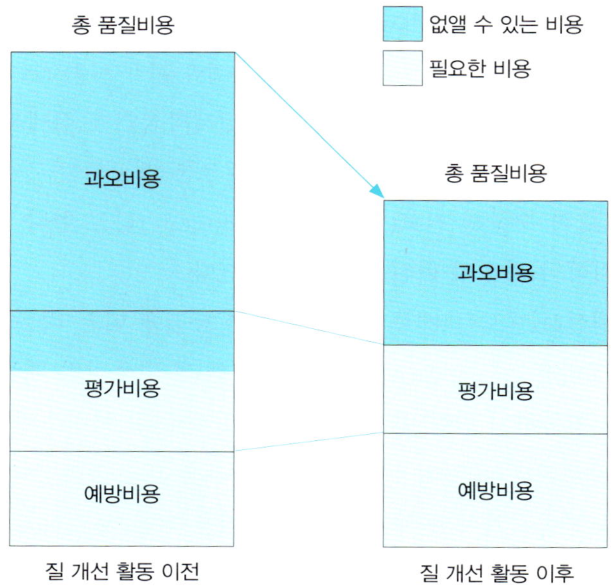

〈그림 3.5-2〉 질 개선 활동 전후의 품질비용 변화

으로 인한 비용이 COPQ에 해당하는 것으로 볼 수 있다. 보건의료 분야도 다른 산업 분야와 마찬가지로 이러한 COPQ의 규모가 상당히 큰 것으로 알려져 있다. 미국의 경우 낭비되는 의료비가 총 보건의료비의 21-47%를 차지하고 있는 것으로 추정하고 있다.[13]

4) 보건의료의 질 문제의 분류

보건의료의 질에 있어서 나타나는 문제는 과다진료(overuse), 과소진료(underuse)와 과오진료(misuse)로 구분할 수 있다.[14] 과다진료는 보건의료가 환자에게 편익을 줄 가능성보다 해를 줄 가능성이 더 큰 상황에서 제공되는 경

13 Berwick DM, Hackbarth AD. Eliminating waste in US health care. JAMA. 2012; 307(14): 1513-1516.

14 Chassin MR, Galvin RW. The urgent need to improve health care quality. Institute of Medicine National roundtable on health care quality. JAMA. 1998; 280(11): 1000-1005.

우를 말한다. 바이러스성 상기도 감염에서의 높은 항생제 및 주사제 사용률, 지나치게 높은 제왕절개 분만율 등은 과다진료의 예에 해당한다. 과다진료는 일반적으로 행위별 수가제와 같은 진료비 지불 제도에서 나타나기 쉬운 질 문제이다. 과소진료는 환자에게 바람직한 결과를 나타낼 수 있는 보건의료가 제공되지 않는 경우를 뜻한다. 임상진료지침에서 권고하고 있는 진료(예: 급성 심근경색증 환자에 대한 아스피린 투여)가 제공되지 않는 경우, 과소진료의 문제가 있는 것으로 볼 수 있다. DRG 지불 제도 또는 인두제와 같이 진료비 지불 단위가 포괄화되는 경우에 과소진료가 나타날 가능성이 높지만, 행위별 수가제 하에서도 별도의 수가를 지불하지 않는 행위(예: 환자에 대한 건강 상담)에 대해서는 과소진료의 문제가 나타날 수 있다. 과다진료는 불필요한 진료를 제공한 것으로, 과소진료는 필요한 진료를 제공하지 않은 것으로 볼 수 있다. 이에 비하여 과오진료는 환자에 대한 진료의 제공 여부 선택은 적절하였으나, 예방 가능한 합병증이 발생하여 환자가 보건의료제공으로 인한 편익을 충분하게 받지 못한 경우를 뜻한다. 2008년에 발표된 체계적 문헌 고찰에 따르면 병원 입원 환자의 9.2%가 위해사건(adverse event)을 경험하였으며, 이 중 7.4%가 사망하였고, 위해사건의 43.5%가 진료 오류에 의한 것으로 나타났다.[15] 이러한 이유 때문에 최근 세계보건기구를 중심으로 많은 나라들이 환자 안전을 위하여 과오진료를 줄이는 데 활발한 노력을 기울이고 있다.

미국의 지역 간 의료이용의 변이(small area variation) 연구 경험에서 도출한 세 가지 진료 유형별 보건의료의 질 문제에 영향을 미치는 요인과 이러한 문제를 감소시키기 위한 전략을 정리하면 〈표 3.5-2〉 및 〈표 3.5-3〉과 같다.[16] 효과적 진료(effective care)는 임상적 효능에 대한 의학적 이론과 근거가 확실하며, 환자의 선호나 자원 공급량의 영향을 거의 받지 않는 진료이다. 선호에

15 de Vries EN, Ramrattan MA, Smorenburg SM, Gouma DJ, Boermeester MA. The incidence and nature of in-hospital adverse events: a systematic review. Qual Saf Health Care. 2008; 17(3): 216-223.

16 도영경. 미국의 지역 간 의료이용의 변이 연구: 비판적 검토와 함의. 보건행정학회지. 2007; 17(1): 94-124.

〈표 3.5-2〉 의료서비스의 범주와 이용에 영향을 미치는 요인

진료 유형	이용에 영향을 미치는 요인				주요 질 문제	예
	의학적 이론	의학적 근거	1인당 자원 공급	환자 선호의 중요성		
효과적 진료	강함	강함	약함	약함	과소이용	당뇨 환자의 HbA1c 모니터링 유방조영술 스크리닝
선호에 민감한 진료	강함	가변적	가변적	강함	오용	관상동맥질환의 치료 요통의 치료
공급에 민감한 진료	약함	약함	강함	가변적	과다이용	반복적인 영상 진단 말기 환자의 중환자실 이용

주: "오용"에 대해서는 각주 17 참조.

〈표 3.5-3〉 의료 질 문제 유형별 개입 전략

영향을 미치는 요인		의학적 이론 및 근거	환자 선호의 중요성	1인당 자원 공급
관련된 질 문제		과다진료 과소진료 과오진료	과오진료 (과다진료)	과다진료 (과오진료)
문제 감소를 위한 개입 전략	초점	의사	환자	시스템 및 지역사회
	시각	임상적	임상적	집단적
	수준	미시적	미시적	거시적
	개입의 대상	불확실성	불확실성	이용 가능성(?) 공급자 유인 수요(?)
	유형	정보	정보	공급 능력 통제
	예	진료지침	환자 참여형 의사결정	자원 공급 허가제 전공의 교육 개혁

민감한 진료(preference-sensitive care)는 효능에 관한 의학적 이론은 있으나, 위험-편익이 다른 하나 이상의 치료법이 존재하고 위험-편익의 교환이 있는 경우이다. 주로 적극적 치료법과 보존적 치료법의 조합이 동시에 존재하며, 특정

치료법의 우월성에 대한 의학적 근거가 확립되어 있지 않은 경우가 많다.[17] 공급에 민감한 진료(supply-sensitive care)는 현재까지 의학적 이론이나 근거가 빈약하고 자원 공급량의 영향력이 매우 큰 경우를 말한다.

2. 보건의료의 질 평가

보건의료의 성과 또는 질을 평가하는 데 사용하는 측정 도구를 성과 측정치(performance measure), 질 측정치(quality measure) 또는 질 지표(quality indicator)라고 한다. 미국 의료기관인증평가기구(The Joint Commission on Accreditation of Healthcare Organization, 2007년 The Joint Commission으로 변경)는 환자의 결과에 영향을 미치는 중요한 거버넌스, 관리, 진료 및 지원 기능의 질을 모니터하고 평가하는 데 사용할 수 있는 계량적 측정치를 지표(indicator)라고 정의하였다.[18] 이러한 측정 도구들 중 진료의 임상적 측면에 초점을 맞춘 도구를 임상 성과 측정치(clinical performance measure) 또는 임상지표(clinical indicator)라고 한다.

1) 질 평가의 접근법

도너베디언이 의료의 질 평가의 접근법을 구조(structure), 과정(process) 및 결과(outcome)로 분류하기를 제안하였으며,[19] 이 개념은 현재까지도 의료의 질 평가 및 개선 방법을 분류하는 데 널리 사용되고 있다.

---

17 선호에 민감한 진료에서 나타나는 문제를 '오용(misuse)'으로 표현하고 있는데, 채신과 갤빈(Chassin and Galvin, 1998)의 질 문제 분류에서의 '과오진료'와는 다른 뜻의 개념이다. 전자는 의료제공자가 환자에게 충분한 정보를 제공하지 않고 의사결정을 주도함으로써 임상적 의사결정에 환자의 선호가 제대로 반영되지 못하여 발생하는 문제를 의미한다.

18 JCAHO. Characteristics of clinical indicators. Qual Rev Bull. 1989; 11: 330-339.

19 Donabedian A. The quality of care. How can it be assessed? J Am Med Assoc. 1988; 260: 1743-1748.

가) 구조

구조는 의료제공자가 가지고 있는 안정적인 특성을 뜻하며, 의료서비스가 제공되는 시설, 작업 여건, 환경, 소요 자원(인적·물적·재정적) 등이 이에 포함된다. 질 평가에 있어 비교적 측정 및 계량화가 용이하고, 질 향상 사업의 목표를 구체화할 수 있다는 장점이 있다. 구조는 양질의 의료서비스 제공을 위한 전제 조건의 하나이지만, 구조적 측면이 잘 갖추어져 있다고 해서 반드시 질적으로 우수한 서비스가 제공되는 것은 아니다. 의료인력 1인당 환자 수, 의사 중 전문의 비율 등이 구조 측면의 평가지표에 해당한다.

나) 과정

과정은 의료제공자와 이용자 간 또는 이들 내부에서 일어나는 행위에 관한 것으로 의료의 질 평가에 있어 주된 관심 영역이다. 과정에는 질병의 예방, 진단, 치료, 재활 등과 같은 기술적인 측면에서부터 환자들과의 친밀한 관계 형성 등 인간관계의 문제까지도 포함될 수 있다. 의료의 내용과 직접적인 관련이 있으며, 평가 결과를 질 개선 활동에 바로 적용할 수 있고, 결과평가에 비하여 비용과 시간이 상대적으로 적게 소요된다는 장점이 있다. 그러나 평가의 기준을 명확하게 설정하기가 어렵고, 과정과 결과가 반드시 일치하지 않을 수도 있다는 제한점을 가지고 있다. 과정평가지표의 예로는 병력 청취·신체검사의 완전성, 항생제 처방의 적절성, 제왕절개술의 적절성 등을 들 수 있다.

다) 결과

결과는 선행한 의료행위로 인한 의료이용자의 현재 또는 미래의 지식, 태도, 건강상태, 만족도 등의 변화를 의미한다. 결과는 신체적인 것뿐 아니라 심리적·사회적인 요소까지도 포함한다. 결과 측면의 접근법은 의료행위의 궁극적인 목적과 직접 관련이 있다는 장점을 가지고 있으나, 의료행위 외에도 다른 요소들(예: 질병의 중증도, 환자의 심리적 특성, 개인의 행태, 사회·경제적인 상태 등)이 결과에 영향을 미칠 수 있기 때문에 의료서비스 이용으로 인한 효과를 판단하기 어렵다는 단점이 있다. 이 때문에 결과를 비교하는 경우에는 결과에 영향을 미칠 수 있는 교란 요인에 대한 적절한 통제, 즉 위험도 보정(risk adjustment)이 필요하다. 관상동맥우회술 환자의 수술 사망률, 환자 만족도 평가 등은 결과 측면의 평가지표로 볼 수 있다.

2) 질 지표의 속성 및 활용 목적

가) 질 지표의 요건

마인츠(J. Mainz)가 제시한 바람직한 질 지표가 갖추어야 할 조건은 다음과 같다.[20]

① 지표의 정의에 대한 합의가 사전에 이루어져야 한다.
② 민감도와 특이도가 높아야 한다.
③ 타당도와 신뢰도가 있어야 한다.
④ 변별력이 높아야 한다.
⑤ 지표의 사용자가 명백하게 확인할 수 있는 사건과 관련이 있어야 한다.
⑥ 비교에 유용하게 사용할 수 있어야 한다.
⑦ 근거에 바탕을 두고 있어야 한다.

AHRQ는 질 지표가 갖추어야 할 바람직한 속성을 ① 측정치의 중요성, ② 과학적 건전성, ③ 실행 가능성이라는 세 가지 개념으로 정리하였다. 측정치의 중요성에는 이해관계자의 관련성, 건강상의 중요성, 건강 또는 보건의료의 공정한 분포 여부의 측정에 활용 가능성, 개선 가능성, 보건의료시스템에 의한 변화 가능성 등이 포함된다. 과학적 건전성이란 임상적 논리 측면에서 근거의 명시성과 강도, 측정치의 속성 측면에서 타당도, 신뢰도, 환자/소비자 요인에 대한 고려와 포괄성을 갖춘 것을 뜻한다. 실행 가능성은 분자와 분모

20 Mainz J. Defining and classifying clinical indicators for quality improvement. Int J Qual Health Care. 2003; 15(6): 523-530.

〈표 3.5-4〉 평가의 목적에 따른 질 지표의 특성

구분	판단용 지표	개선용 지표
지표의 해석	모호하지 않아야 함	여러 해석이 가능할 수 있음
인과성	모호하지 않아야 함	모호해도 수용 가능
질 평가	확정적 도구	선별 도구
자료의 질	좋아야 함	좋지 않아도 수용 가능
위험도 보정	좋아야 함	부분적 보정도 수용 가능
통계적 신뢰도	필요	있으면 좋음
시간 틀	단면적	종시적
평가 목적	보상 또는 징벌	학습 또는 진료 행태변화
평가 주체	외부	주로 내부
결과 공개	공개용 자료	내부용 자료
상황의 고려	독립적으로 사용	상황에 대한 고려 가능
원하지 않은 결과 초래	가능성 높음	가능성 낮음

를 명시적으로 구체화하였는지와 자료의 가용성에 따라 좌우된다.[21]

나) 질 지표의 활용 목적

질 지표의 활용 목적은 성과의 판단(judgement)과 개선(improvement)으로 크게 분류할 수 있는데, '판단'은 총괄 평가(summative assessment) 또는 징벌적 평가(punitive assessment)라고도 하며, '개선'은 형성 평가(formative assessment) 또는 지원적 평가(supportive assessment)라고도 한다. 평가 결과의 공개 또는 가감지급을 위한 평가는 전자에 속하는 것으로 볼 수 있고, 의료제공자의 자발적인 개선 활동을 위한 평가는 후자에 속하는 것으로 볼 수 있다. 평가의 목적에 따라 질 지표가 갖추어야 할 특성도 다른데, 이를 비교하면 〈표 3.5-4〉와 같다.[22]

21 National Quality Measures Clearinghouse. Desirable attributes of a quality measure. Available from: URL: http://www.qualitymeasures.ahrq.gov/tutorial/attributes.aspx.

22 Raleigh VS, Foot C. Getting the measure of quality opportunities and challenges. The King's Fund, 2010.

다) 질 지표의 개발

질 지표를 사용하려면 기존에 개발된 지표를 이용하거나 새롭게 지표를 개발하여야 한다. 기존에 개발된 지표를 이용하려고 하는 경우에는 'National Quality Measures Clearinghouse'와 같이 이러한 지표들을 잘 정리해 놓은 데이터베이스가 매우 유용하다.[23]

질 지표의 개발 방법은 합의에 바탕을 둔 방법과 근거에 바탕을 둔 방법으로 구분할 수 있다. 합의에 바탕을 둔 방법은 축적된 근거가 부족할 때 해당 분야 전문가들의 합의를 통하여 지표를 개발하는 방법이다. 일반적으로는 근거에 바탕을 둔 방법을 사용하여 질 지표를 개발하는 것을 권고하고 있다.

마인츠는 근거에 바탕을 둔 임상지표의 개발 과정을 기획 단계와 개발 단계로 구분하고, 이를 다시 상세하게 나누어 6단계로 설명하였다.[24] 기획 단계에서는 ① 평가 대상 진료 영역을 선정한 후에, ② 측정팀을 구성한다. 개발 단계에서는 ③ 현재의 근거와 진료를 개괄적으로 살피고, ④ 임상지표와 표준(목표치)을 선정하며, ⑤ 측정치의 세부 내용(지표 및 표준의 정의, 대상 집단, 포함 및 제외 기준, 위험도 보정 전략, 자료원, 자료 수집 방법 등)을 정의한 후에, ⑥ 예비조사(pilot test)를 시행하여 지표의 문제점을 수정·보완한다.

라) 질 지표의 유형

질을 측정하는 데 활용하는 자료의 수에 따라 질 지표는 적신호사건 지표(sentinel event indicator)와 집합적 자료 지표(aggregate data indicator)로 구분할 수 있다.[25] 적신호사건은 사건이 발생할 때마다 심층적인 조사가 필요할 정도로 중요한 개별 사건 또는 현상으로, 대부분 바람직하지 않으며 드물게 발생하는 사건을 뜻한다(예: 수술 환자가 뒤바뀐 경우). 이러한 사건은 빈도에 관계없이 사건 발생 자체가 보건의료의 질에 심각한 문제가 있음을 나타내는 신호

23 National Quality Measures Clearinghouse. Available from: URL: http://www.qualitymeasures.ahrq.gov/index.aspx.

24 Mainz J. Developing evidence-based clinical indicators: a state of the art methods primer. Int J Qual Health Care. 2003; 15(suppl.1): i5-i11.

25 JCAHO. Framework for improving performance: from principles to practice. 1994.

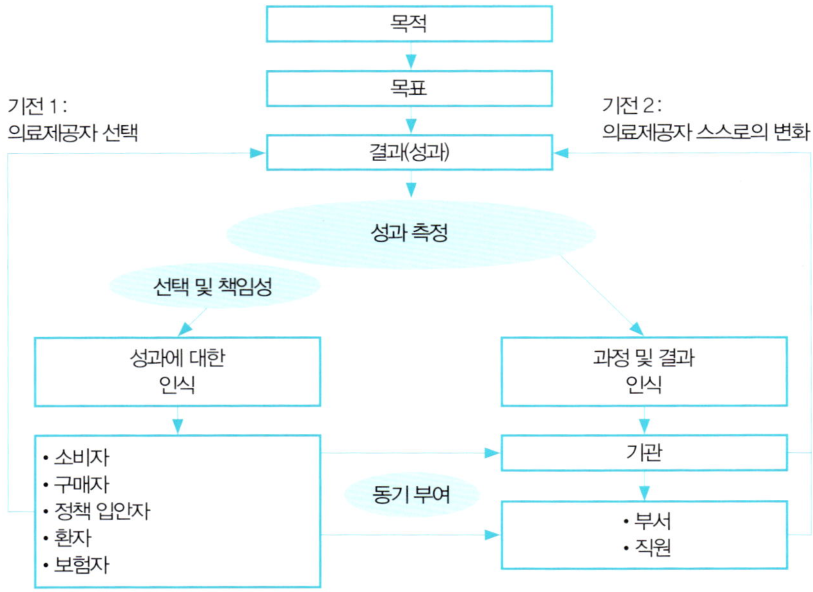

〈그림 3.5-3〉 질 측정을 통한 질 개선의 경로

라는 점에서 적신호사건 지표라고 부른다.[26] 집합적 자료 지표는 여러 사례들과 관련된 과정 또는 결과를 계량화한 지표이며, 자료의 속성(연속형 또는 이산형)에 따라 연속형 변수 지표(continuous variable indicator)와 분자 및 분모로 구성된 비율형 지표(rate-based indicator)로 구분할 수 있다.

마) 질 측정과 개선의 연결

보건의료의 질을 개선하기 위해서는 측정이 필요하지만, 질 측정만으로는 개선을 보장할 수 없다. 버윅(D. M. Berwick) 등은 질 측정이 개선으로 연결되려면, 의료제공자가 질 측정 결과를 이용하여 스스로 개선 노력을 하거나 구매자가 질 측정 결과를 활용하여 의료제공자를 선택하도록 하여야 한다고 주장

26 적신호사건을 '결코 일어나지 말아야 할 사건(never event)' 또는 '보고 의무가 있는 심각한 사건(serious reportable event)'이라고도 하며, 대부분의 선진국에서는 이러한 사건들을 보건당국에 의무적으로 보고하도록 하고 있다.

하였다.[27] 이러한 관계를 그림으로 표현하면, 〈그림 3.5-3〉과 같다.

롤리(V. S. Raleigh)와 풋(C. Foot)은 의료제공자가 소비자의 선택을 의식하여 개선하는 것을 선택 경로(selection pathway), 의료제공자가 측정 결과에 따라 자발적으로 개선하는 것을 변화 경로(change pathway), 의료제공자가 주위의 평판을 의식하여 개선하는 것을 평판 경로(reputation pathway)로 구분하여 설명하였다.[28]

3. 보건의료의 질 관리 방안

보건의료의 질 개선을 유도하는 방법은 다양하다. 힐리(J. Healy)와 브레이스웨이트(J. Braithwaite)는 이러한 방법들을 규제의 강도에 따라 직접 규제(command and control), 간접 규제(meta-regulation), 자율 규제(self-regulation), 시장기전(market mechanism)과 자발적 활동(voluntarism)으로 구분하였다.[29] 직접 규제에 해당하는 조치로는 형사 또는 민사상의 처벌 및 배상, 면허 취소 및 정지, 면허 갱신 등이 있다. 간접 규제는 규제자를 통하여 의료제공자를 간접적으로 규제하는 것으로, 자율 규제의 의무화, 지속적 개선의 의무화, 외부의 진료감사, 위해사건 보고의 의무화, 근본 원인 분석의 의무화, 내부 고발자의 보호, 성과지표의 공개, 소비자 민원 감독관 제도, 재정 지원 협약의 체결, 임상적 거버넌스 강화 등이 이에 속한다. 자율 규제 조치에는 삼원 학습(triple loop learning), 자발적 인증제도, 성과 목표치 설정, 벤치마킹, 동료 심사, 의료과오 공개(error disclosure) 등이 있다. 시장기전을 이용하는 방법으로는 경쟁의 활성화, 성과 연동 지불 제도, 성과 계약의 체결, 소비자에 대한 정

27 Berwick DM, James B, Coye MJ. Connections between quality measurement and improvement. Medical Care. 2003; 41(1): I-30-I-38.

28 Raleigh VS, Foot C. Getting the measure of quality opportunities and challenges. The King's Fund, 2010.

29 Healy J, Braithwaite J. Designing safer health care through responsive regulation. Med J Aust. 2006; 184(10): S56-59.

보 제공 강화 등이 있다. 자발적 활동으로는 임상진료지침, 개인적 모니터링, 보수교육, 신기술의 활용 등이 있다. 미국의 경우는 관련 법령(Patient Care and Affordable Care Act)에 따라 보건복지부를 대신하여 AHRQ가 2011년 3월부터 시작한 국가 차원의 의료의 질 개선 전략(National Quality Strategy)에서 아홉 가지 정책 수단을 사용하고 있다. 이 전략에서는 ① 지불 제도(양질의 환자 중심적 진료를 하는 공급자에게 유인 제공), ② 결과 공개(소비자에게 치료 결과, 비용 및 환자 경험 측정 비교 정보의 제공), ③ 학습과 기술적 지원(의료기관이 질 개선 목표를 달성하는 데 도움이 되는 훈련, 자원, 도구 및 지침의 제공을 통한 학습 환경 조성), ④ 자격 인정, 인증 및 규제(안전 및 질 기준을 충족시키기 위한 접근법의 채택과 준수), ⑤ 소비자 유인과 급여 설계(소비자의 건강한 행동 및 정보에 바탕을 둔 선택을 지원), ⑥ 측정과 피드백(보험자와 공급자의 개선 활동에 필요한 성과 정보의 제공), ⑦ 보건의료 정보기술(의료제공의 조정을 위한 소통, 투명성 및 효율성의 개선), ⑧ 인적자원 개발(보건의료인의 미래 준비와 평생학습 지원을 위한 인력에 대한 투자), ⑨ 혁신과 확산(보건의료 질 개선에서 혁신의 강화 및 신속한 채택 촉진)을 주요한 정책 도구로 활용하고 있다.[30]

이러한 여러 가지 질 개선 전략들 중 비교적 널리 사용되고 있는 몇 가지를 간략하게 살펴보면 다음과 같다.

1) 의료기관 인증

인증(accreditation)은 구조적인 측면의 접근법으로, '독립적인 외부 동료 심사자가 보건의료기관의 성과 수준을 표준과 비교하여 평가함으로써, 해당 보건의료기관이 인증 표준을 달성하고 있음을 공개적으로 인정하는 사업'으로 정의된다.[31] 통상적으로는 비정부 민간 기구가 운영하는 자발적인 사업이지만,

30 Agency for Healthcare Research and Quality. National quality strategy: using levers to achieve improved health and health care. Available from: URL: http://www.ahrq.gov/workingforquality/reports/nqsleverfactsheet.htm.

31 Shaw CD. Toolkit for accreditation programs. International Society for Quality in Health Care,

일부 국가에서는 인증 사업을 정부가 직접 운영하기도 하며 의무적으로 인증을 받도록 요구하는 경우도 있다.[32]

보건의료기관 인증은 그 평가 대상에 따라 진료 기능에 대한 인증과 교육 수련 기능에 대한 인증으로 구분할 수 있다. 미국을 예로 들면, 의료기관인증평가기구(The Joint Commission, TJC)는 보건의료기관의 진료 기능을 평가하고 있으며, 전공의수련인증위원회(Accreditation Council for Graduate Medical Education, ACGME)는 전공의 수련 기능을 평가하고 있고, 보험자를 인증하는 의료의 질 인증위원회(National Committee for Quality Assurance, NCQA)라는 기구도 있다. 여러 나라에서 정부 또는 보건의료의 구매자가 인증 결과를 의료기관 개설, 수련 병원 지정, 의료보장 프로그램의 계약 등에 참고 자료로 이용하고 있으며 일반인에게도 공표하고 있다.

전 세계적으로 보건의료 분야에서 의료의 질에 대한 관심이 증가하면서 1990년대 이후 여러 나라에서 전국적인 수준의 인증 사업이 빠른 속도로 늘어나고 있다. 전반적인 세계화 추세에 따라 일부 인증 기구는 사업 대상을 자국 내의 보건의료기관뿐만 아니라 외국의 보건의료기관으로 확대하는 경향이 나타나고 있다(예: TJC의 Joint Commission International, Accreditation Canada의 Accreditation Canada International, Australian Council on Healthcare Standards의 Australian Council on Healthcare Standards International 등). 인증 기구가 증가하며 인증 사업에 대한 질 관리 필요성이 대두됨에 따라 '의료기관 인증을 인증하는 사업'이 시작되었다. 국제학회(International Society for Quality in Health Care, ISQua)를 중심으로 보건의료기관의 진료 기능 인증 사업들의 인증 표준, 인증 기구 및 인증 조사자에 대한 인증 사업을 활발하게 진행하고 있다.[33]

2004.

32 Braithwaite J, Shaw CD, Moldovan M, Greenfield D, Hinchcliff R, Mumford V, Kristensen MB, Westbrook J, Nicklin W, Fortune T, Whittaker S. Comparison of health service accreditation programs in low- and middle-income countries with those in higher income countries: a cross-sectional study. Int J Qual Health Care. 2012; 24(6): 568-577.

33 International Society for Quality in Health Care. Accreditation. Available from: URL: http://www.isqua.org/accreditations.htm.

우리나라에서는 1981년부터 미국의 병원인증 제도를 모형으로 대한병원협회가 '병원 표준화 사업'을 시작하였으며, 현재는 전공의 수련 기관을 대상으로 병원 신임평가 사업을 시행하고 있다. 이 사업은 병원의 교육 수련 기능에 대한 인증에 속하는 것으로 볼 수 있다. 본격적인 의료기관의 진료 기능 인증 사업은 2004년부터 정부가 일정 규모 이상의 병원을 대상으로 시작한 '의료기관 평가'로 볼 수 있다. 그 후 2011년에 재단법인 의료기관평가인증원이 설립되어 의료기관의 진료 기능 인증 사업을 수행하고 있다.

2) 면허, 자격 인정 및 신임

면허(licensure), 자격 인정(certification) 및 신임(credentialing) 제도는 의료기관 또는 개인을 대상으로 한 구조적인 접근법이다. 면허 또는 자격 인정 제도는 정부 또는 전문가 단체가 사전에 설정한 일정한 능력을 개인이 갖추었음을 증명하면 특정한 직업 또는 업무에 종사할 수 있도록 허가 또는 인정을 해주는 것이다. 면허 제도의 경우 의료이용자를 보호할 목적으로 마련된 제도이기 때문에 흔히 최소한의 표준을 설정하여 운영하는 경우가 많다. 국가에 따라서는 면허의 유지를 위해 의료인들에게 일정한 시간의 보수교육(continuing education)을 의무화하기도 하며, 면허 취득 후 일정 기간이 경과하거나 심각한 문제가 발생한 경우에 면허의 유지 여부를 재심사하는 경우도 있다. 미국 같은 나라에서는 의료기관이 자체적으로 신임위원회(credentials committee)를 설치하여 동료 심사 결과 등의 자료를 이용하여 정기적으로 의료진의 진료 능력을 심사하고, 그 결과에 따라 임용 또는 계약, 환자에 대한 진료 권한(clinical privilege)의 부여 및 제한 등을 결정하기도 한다.

인증, 면허 및 자격의 특성을 비교하면 〈표 3.5-5〉와 같다.[34]

34 Roa DV, Rooney A. Improving health services delivery with accreditation, licensure and certification. QA Brief. 1999; 8(2): 4-10.

〈표 3.5-5〉 인증, 면허 및 자격 인정의 특성

과정	주관 기관	평가 대상	구성 요소/필수 요건	표준
인증 (자발적)	인정된 기관 (보통 비정부기구)	조직	공표된 표준의 준수 여부를 현장 평가(표준 준수를 법으로 강제하지는 않음)	시간 경과에 따라 개선을 자극하기 위하여 달성 가능한 범위에서 최고 수준으로 설정
면허 (의무적)	정부기구	개인	최소한의 표준을 확보하기 위한 규제, 시험, 교육, 역량의 입증	건강 및 안전에 대한 위험을 최소화하는 환경을 확보하기 위하여 최소한의 수준으로 설정
		조직	최소한의 표준을 확보하기 위한 규제와 현지 조사	
자격 인정 (자발적)	권위 있는 기구 (정부 또는 비정부기구)	개인	사전에 설정한 요건의 평가, 추가적인 교육훈련, 전문 분야의 역량 입증	전국적인 전문가 단체가 설정
		조직 또는 그 구성 요소	해당 기관의 추가적인 서비스, 기술 또는 능력 보유를 입증	업계 표준(예: ISO 9000)을 이용하여 설계상의 조건 충족 여부를 평가

3) 의료이용 심사

의료이용 심사(utilization review)는 과정 측면의 접근법으로, 의료인이 환자에게 권고하거나 제공한 의료서비스의 적절성을 환자 또는 의료인이 아닌 제3자가 판단하는 데 사용하는 기법을 통칭하는 용어이다.[35] 의료이용 심사에서는 의무기록 또는 기타 자료를 이용하여 특정한 의료서비스가 환자에게 의학적으로 필수적인지 여부와 적절한 수준, 강도 및 비용으로 제공되는지를 검토한다. 약물 사용을 대상으로 하는 의료이용 심사를 약물 사용 평가(Drug Utilization Review, DUR)라고 한다. 의료이용 심사는 심사의 주체에 따라 외부 심사(예: 보험자)와 내부 심사(예: 병원 내 심사 부서)로 나누어 볼 수 있다. 의료이용 심사 결과를 이용하여 의료제공자에 대한 심사 정보 제공 및 교육, 환자와 의료인 또는 병원에 대한 재정적인 불이익 부과 등과 같은 자원 활용 개선 활

35 Ermann D. Hospital utilization review: past experience, future directions. Journal of Politics, Policy and Law. 1988; 13(4): 683-704.

동을 하기도 하는데, 이를 의료이용 관리(utilization management)라고 한다.

의료이용 심사는 시행 시점에 따라 진료 전 심사(전향적 심사, prospective review), 진료 중 심사(동시 심사, concurrent review), 진료 후 심사(후향적 심사, retrospective review)로 구분된다. 진료 전 심사로는 비응급 수술 환자에 대한 제2의견 프로그램(second opinion program), 입원 또는 고비용 시술의 사전 승인 제도 등이 있다. 진료 중 심사의 예로는 환자의 재원일수를 관리하기 위하여 병원이 시행하는 사례관리(case management)가 있다. 병원이 환자를 진료한 후에 발생한 진료비를 보험자에게 청구하고, 보험자가 이의 적절성 여부를 심사하는 것은 진료 후 심사의 한 예로 볼 수 있다. 의료이용 심사는 일반적으로 비전문가가 사전에 설정된 명시적 기준(explicit criteria)을 이용하여 시행하는 사례 선별 과정과 전문가가 묵시적 기준(implicit criteria)을 이용하여 시행하는 정밀 검토의 두 단계를 거친다.

우리나라의 경우에는 건강보험심사평가원의 진료비 심사가 외부 심사 형태의 의료이용 심사 기능을 하고 있다. 이러한 진료비 심사 과정에서 불필요한 진료로 판단되는 경우 해당 진료비의 일부 또는 전부에 대한 지급이 거부될 수 있기 때문에, 이러한 불이익을 사전에 예방하기 위하여 의료기관들이 전담 인력을 배치하거나 부서를 설치하여 내부 의료이용 심사 활동을 하기도 한다. 건강보험심사평가원과 의사·약사들이 환자의 의약품 복용 정보를 공유하여 약물의 부작용을 예방하는 '의약품 안심 서비스(DUR)'는 약물 사용을 대상으로 하는 의료이용 심사로, 심사 주체와 시행 시점에 따라 분류하면 외부 심사이면서 진료 중 심사에 해당한다.

4) 진료감사

진료감사(clinical audit)는 '진료를 명시적 기준에 비추어 체계적으로 검토하고, 필요한 경우 변화를 실행함으로써 환자진료와 결과를 개선하려고 하는 질 향상 과정'으로 정의하고 있다.[36] 과거에는 '의료감사(medical audit)'라는 표현을

36 National Institute for Clinical Excellence. Principles of best practice in clinical audit. Radcliffe

사용하기도 하였다. 유사한 활동을 일컫는 용어로 동료 심사(peer review)가 있다. 동료 심사는 임상 진료를 개선하기 위하여 진료팀이 제공한 진료의 질을 평가하는 활동으로, 동료들이 개별 사례들에 대하여 토론을 하여 최선의 진료가 제공되었는지의 여부를 판단한다. 동료 심사는 표준을 이용한 감사, 위해 사건 선별 및 중요 사건 모니터링, 환자 조사 및 초점 집단과 함께 진료감사의 여러 유형 중 하나로 볼 수 있다.[37]

영국의 NHS에서 임상적 관리(clinical governance)의 일환으로 수행하는 진료감사는 ① 문제 또는 이슈의 확인, ② 기준 및 표준의 정의, ③ 자료 수집, ④ 기준 및 표준과 성과의 비교, ⑤ 변화의 실행으로 구성되어 있다.

5) 진료지침

진료지침(clinical practice guideline)은 일반적으로 '특정한 임상적 상황에서 제공되는 보건의료서비스에 대한 의료진 및 환자의 적절한 의사결정에 도움을 주기 위하여 체계적으로 개발한 진술'이라고 정의된다.[38] '지침'이라는 용어에 대한 의료전문가 집단의 심리적인 거부감을 피하기 위하여 진료 파라미터(practice parameter), 진료 프로토콜(practice protocol) 또는 선호 진료 양상(preferred practice pattern)이라는 용어를 사용하기도 한다.

진료지침의 개발 방법에 따라 근거에 바탕을 둔 접근법과 합의에 바탕을 둔 접근법으로 구분할 수 있다. 전자의 방법을 일반적으로 추천하고 있으나, 근거가 부족한 경우 후자의 방법을 사용하기도 한다. 또한 지침 개발에 있어서 지침 개발팀이 새롭게 지침을 개발(de novo development)할 수도 있으며, 이미 개발되어 있는 지침을 개작(adaptation)하여 지침을 만들기도 한다. 진료

Medical Press, 2002.

37 Wikipedia. Clinical audit. Available from: URL: http://en.wikipedia.org/wiki/Clinical_audit#cite_note-1.

38 Field MJ, Lohr KN. Clinical practice guidelines: directions for a new program. National Academy Press, 1990.

지침은 대부분의 경우 의료진을 주된 사용자로 설정하고 있지만, 소비자용 지침(consumer version)을 개발하여 활용하는 경우도 있다.

진료지침의 활용은 개발, 보급, 실행, 평가 및 개정의 단계를 거쳐야 한다. 신뢰할 수 있는 지침을 개발하기 위해서는 ① 개발 과정의 투명성 확보, ② 이해 상충에 대한 적절한 관리, ③ 지침 개발 그룹의 적절한 구성, ④ 체계적 문헌 고찰의 적절한 활용, ⑤ 지침 내의 권고에 대한 근거 제시 및 권고의 강도 평가, ⑥ 권고의 구체화, ⑦ 지침의 외부 평가, ⑧ 지침의 적절한 개정 등이 필요하다.[39]

외국에서는 새로운 의학기술의 도입 속도가 매우 빠르고, 환자진료에 있어서 상당한 변이가 나타나고 있으며, 의료비 증가로 인한 재정적 압력이 증가함에 따라 임상 이론의 타당성 확립에 대한 요구가 증가하게 되어 1980년대 중반 이후 진료지침이 활발하게 사용되고 있다.[40] 인터넷을 통하여 개발된 진료지침에 대한 정보를 제공하려는 노력이 국가 기관(예: 미국 AHRQ의 National Guideline Clearinghouse) 또는 학회(Guidelines International Network의 International Guideline Library)를 통하여 진행되고 있다. 우리나라에서도 대한의학회의 임상진료지침 정보센터(Korean Medical Guideline Information Center)가 인터넷을 통하여 진료지침에 대한 정보를 제공하고 있다.

우리나라의 진료지침들은 전반적으로 질적 수준이 낮은 편이며, 보급, 실행 및 평가 단계의 활동이 미약한 편이다.[41] 또한 앞으로 소비자용 지침을 개발하여 보급하는 활동에도 관심을 기울일 필요가 있다.

39 Institute of Medicine. Clinical practice guidelines we can trust. National Academies Press, 2011.

40 이상일. 임상진료지침: 외국의 경험과 교훈. 건강보장연구. 1998; 2: 119-138.

41 Ahn HS, Kim HJ. Development and implementation of clinical practice guidelines: current status in Korea. J Korean Med Sci. 2012; 27(suppl.): S55-S60.

6) 진료계획표

진료계획표(critical pathway)는 '환자진료 목표를 설정하고 이를 효율적으로 달성하기 위하여 진료 활동의 순서와 시점을 제시한 환자 관리 계획'으로 정의할 수 있으며, 특정한 진단명, 수술명 또는 환자 상태별로 환자에게 제공되어야 할 진료 내용을 시간적 순서에 따라 교차표(matrix)의 형태로 만든 것이다. 영어로는 critical path, clinical pathways, clinical practice guidelines, Care Maps™, collaboratory paths, care paths, care tracks, anticipated recovery paths, clinical protocols 등의 용어가 사용되고 있으며, 우리말로는 표준 진료지침, 주 임상 경로, 주 경로 등의 용어로도 번역하여 사용하고 있다. 진료계획표는 사례관리의 도구로 사용되기도 한다.

진료지침과 진료계획표는 다음 네 가지 점에서 차이가 있다. 첫째, 진료지침은 검사 및 치료의 적응증과 같이 진료의 적절성에 대한 의사결정에 초점을 맞추는 반면, 진료계획표는 특정한 진료 행위의 시행 여부에 대한 의사결정이 이루어진 이후에 진료의 질적 수준을 유지하고 효율성을 높이는 데 초점을 맞추고 있다. 둘째, 진료지침은 의료제공자 중 주로 의사가 개발하지만, 진료계획표는 환자진료와 관련이 있는 여러 분야의 의료제공자가 함께 참여하여 개발한다. 셋째, 진료지침에는 시간 개념이 없는 반면, 진료계획표는 특정한 행동에 대하여 시간 개념이 포함되어 있으며, 환자를 진료하면서 목표로 하는 진료결과를 제시한다. 넷째, 진료지침은 의무기록과는 관계가 없지만, 진료계획표는 의무기록의 일부로 이용하거나 경우에 따라서는 의무기록을 대체하기도 한다.[42]

진료계획표는 ① 대상 집단 및 진료계획표의 범위 설정, ② 진료계획표의 개발, ③ 진료계획표의 실행, ④ 결과의 측정, ⑤ 진료계획표 결과의 활용의 단계를 거쳐서 환자진료에 사용된다.[43] 진료계획표를 환자진료에 적절하게

42 이상일. 진료지침의 개념적 이해. 한국의료QA학회지. 2003; 10(2): 232-237.

43 이상일. Critical Pathway의 이해. 한국의료QA학회지. 1999; 6: 6-11.

적용할 경우 다음과 같은 효과를 기대할 수 있다. 첫째, 환자진료에 관련된 여러 직종이 진료계획표를 개발하는 과정에 함께 참여함으로써 직원들의 업무 만족도 제고와 협조적 분위기 조성에 도움이 될 수 있다. 이와 더불어 환자의 진료 계획을 사전에 파악할 수 있어 담당 진료팀 내의 의사소통을 촉진하는 역할을 할 수 있다. 둘째, 재원 기간의 단축, 진료 원가의 절감을 통하여 병원의 경영 성과를 개선할 수 있다. 진료계획표의 개발 및 실행 과정에서 병원 내 진료 지원 체계의 문제점을 구체적으로 파악하여 이를 개선함으로써 환자진료의 효율성을 제고할 수 있다. 셋째, 환자진료의 지연을 감소시키고 의료진들이 진료 과정 중 간혹 간과할 수도 있는 핵심적인 진료 내용에 초점을 맞추게 되어 환자진료의 질을 향상시킬 수 있으며, 진료계획표를 환자진료 과정을 검토하는 질 관리 도구로 사용할 수 있다. 넷째, 환자용 진료계획표를 이용하면 환자나 보호자가 자신의 치료 계획을 사전에 알 수 있어 의료진과 환자의 협조적 관계 형성 및 환자 만족도 증진에도 도움이 될 수 있다. 다섯째, 진료계획표의 개발 및 실행 과정에 전공의를 참여시킴으로써 비용-효과적인 진료에 대한 관심을 유발할 수 있으며, 학생, 전공의, 간호사 또는 환자진료에 참여하는 병원 직원들에 대한 교육 및 훈련 도구로도 이용할 수 있다. 앞으로 진료비 지불 단위가 포괄화되는 방향으로 지불 제도가 개편되면, 의료기관 내에서 진료계획표의 활용이 크게 증가할 것으로 예상된다.

7) 진료결과 측정

결과지표를 이용하여 의료제공자의 진료결과를 측정·분석하고, 이를 공개하거나 진료비 지불과 연계하는 경향이 증가하고 있다. 흔히 사용되는 결과지표로는 사망률, 재입원율, 재수술률, 환자경험 또는 만족도, 진료비, 재원 기간 등이 있다. 의료제공자들 사이의 결과 비교를 위해서는 판단용 지표로서의 속성(표 3.5-4 참조)을 갖추고 있어야 한다. 이 중 특히 환자 구성(case-mix) 또는 환자의 중증도 또는 위험도에 대한 적절한 보정이 필수적이다.

과정 및 결과지표를 포함한 성과지표를 활용한 공개 사례의 예로는 미국 보건복지부가 메디케어(Medicare) 환자를 진료하는 병원들에 대해 실시하는 병원 비교(Hospital Compare), 펜실베이니아 진료비관리위원회(Pennsylvania Cost Containment Council)의 병원 성과 보고서(Hospital Performance Report) 등이 있다. 성과지표를 진료비 지불과 연계하는 성과 연동 지불 제도(Pay for Performance, P4P)를 도입하는 나라가 증가하는 추세로, OECD 국가들을 대상으로 한 조사에서 조사 대상 29개국 중 19개국에서 P4P를 시행하고 있는 것으로 밝혀졌으며, 대상 공급자별로는 일차진료 의사, 전문의, 병원 대상 P4P가 각각 15, 10, 7개국에서 시행되고 있는 것으로 나타나 있다.[44] P4P의 대표적인 사례로는 영국에서 일차의료기관을 대상으로 시행되고 있는 의료의 질 결과 평가 체계(Quality and Outcomes Framework)를 들 수 있다. 우리나라의 건강보험심사평가원도 요양급여 적정성평가를 시행하여 그 결과를 공개하고, 일부 지표에 대해서는 평가 결과에 따라 진료비를 가감 지급하고 있다. 건강보험 보장성 강화 정책으로 선택진료비를 축소하면서 도입된 '의료 질 평가 지원금 제도'도 P4P의 일종으로 볼 수 있다.

성과지표 또는 인증 결과를 공개하거나 진료비 지불과 연계하는 경우 의료제공자가 바람직하지 않은 방식(예: 터널 시야 현상, 부분 최적화, 근시안적 반응, 수렴 현상, 경직화된 반응, 일시적 반응, 부실 고지 등)으로 대응할 수도 있으므로, 이러한 부작용을 줄이기 위하여 제도를 설계할 때 다각적인 측면에서 세심한 주의를 기울일 필요가 있다.[45]

---

44 Paris V, Devaux M, Wei L. Health systems institutional characteristics: a survey of 29 OECD countries. OECD health working paper, No. 50. 2010.

45 Marshall MN, Romano PS, Davies HTO. How do we maximize the impact of the public reporting of quality of care? Int J Qual Health Care. 2004; 16(suppl.1): i57-i63.

4. 의료기관의 질 관리 활동

1) 질 보증에서 질 개선으로

질 보증(Quality Assurance, QA)이라고 알려져 있는 의료기관들의 전통적인 질 관리 접근 방식에서는 질적 수준에 문제가 발생한 경우, 누가 잘못했는지를 찾아서 그 개인의 지식이나 기술에 문제가 있다면 교육 또는 훈련을, 태도에 문제가 있다면 문책을 하는 방식으로 질을 관리하였다. 이러한 접근법은 개인이 노력하면 완벽해질 수 있다는 완전무결 모형(perfectibility model)에 근거를 두고 있으며, 썩은 사과 이론(theory of bad apples) 또는 개인적 접근법(personal approach)이라고 한다. 그러나 성과의 대부분을 좌우하는 요인은 개인이 아니라 시스템이기 때문에 이와 같은 접근법으로는 큰 개선 효과를 거두지 못하고 있었다.

기존의 접근법에 대한 비판이 제기되면서 1980년대 후반부터 의료의 질 관리에 개인보다는 시스템에 초점을 맞추는 시스템적 접근법(systems approach)이 도입되기 시작하였다. 미국에서 전국적인 규모로 시행된 보건의료 질 개선 시범사업에서 일반 기업에서 사용되고 있는 총체적 질 관리(Total Quality Management, TQM)의 유용성이 입증되면서 새로운 접근법이 널리 확산되는 계기를 제공하였다.[46] 이러한 새로운 접근법들을 통칭하여 질 개선(Quality Improvement, QI)이라고 한다.

전통적인 접근법(QA)과 새로운 접근법(QI)을 비교하면 〈그림 3.5-4〉와 같다. QA에서는 기준선에 미치지 못하는 이상치(outlier)를 찾아내 제거하는 데 초점을 맞추어 개선 효과가 미약한 반면, QI에서는 변이의 원인을 찾고 이를 감소시킴으로써 전반적으로 큰 개선 효과를 거둘 수 있다.

질 관리 활동의 역사가 비교적 오래된 나라들에서 의료기관의 질 관리

---

46 Berwick DM, Godfrey AB, Roessner J. Curing health care: new strategies for quality improvement. Jossey-Bass Inc., 1990.

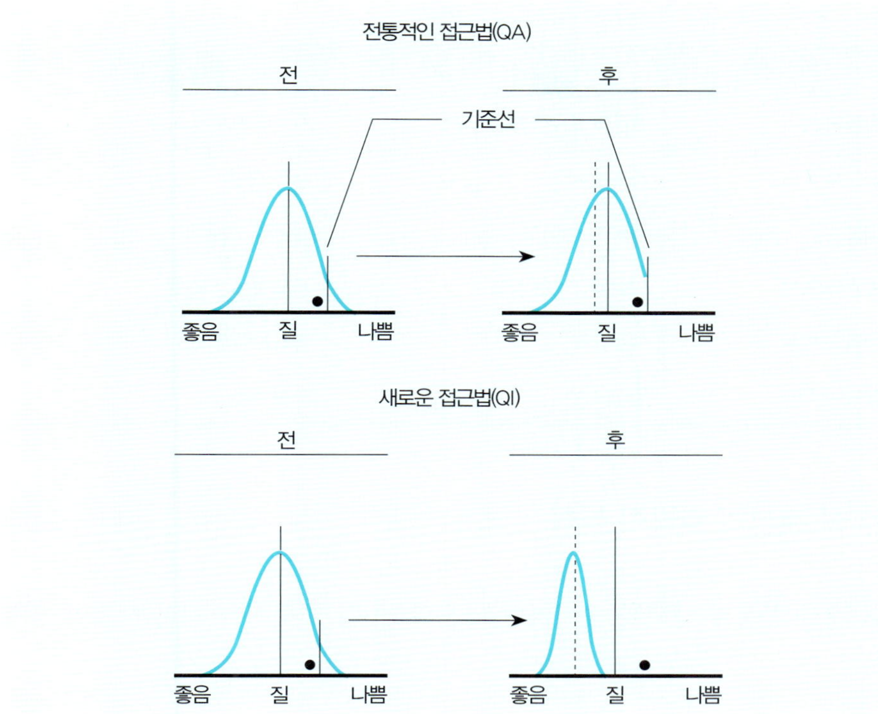

〈그림 3.5-4〉 QA와 QI의 비교

접근 방법은 ① 묵시적 사례 검토(implicit case review), ② 의료감사(medical audits), ③ 문제 지향적 조사(problem-oriented studies), ④ 부서별 지표의 지속적 모니터링(ongoing monitoring of departmental indicators), ⑤ 시스템적 접근(systems thinking), ⑥ 진료지침(practice guidelines), ⑦ 결과 관리(outcomes management), ⑧ 총체적 질 관리/지속적 질 개선(total quality management/continuous quality improvement), ⑨ 조직의 전반적인 성과 개선(organization-wide continuous improvement in performance) 과정을 거쳐 발전해 왔다.[47] 이러한 발전 과정에 QA에서 QI로의 전환이 잘 나타나고 있다. 두 접근법을 몇 가지 측면에서 비교하면 〈표 3.5-6〉과 같다.

---

47 JCAHO. Framework for improving performance: from principles to practice. 1994.

〈표 3.5-6〉 전통적인 접근과 새로운 접근의 비교

비교 항목	전통적 접근(QA)	새로운 접근(QI)
활동의 동기	표준의 준수 정도를 측정	지속적 프로세스 개선
활동의 수단	사후 조사	사전 예방
태도	수동적, 방어적	능동적, 적극적
활동의 초점	이상치, "썩은 사과"	프로세스, 시스템
활동의 범위	의료진	환자진료 전 분야
활동의 책임	일부 직원	모든 직원

2) 질 개선의 일반적 원칙

질 개선 활동의 성과를 높이려면 다음의 네 가지 원칙을 지키는 것이 중요하다.

가) 고객에 초점을 맞춘다

서비스, 제품, 정보 등의 거래에 있어 이를 주는 사람을 공급자(supplier), 받는 사람을 고객(customer)이라고 한다. 고객은 환자, 보호자, 내원객 등 조직의 밖에 있는 외부 고객(external customer)과 기관 내에 있는 내부 고객(internal customer)으로 구분할 수 있다. 질 개선 활동에서는 외부 고객뿐만 아니라 내부 고객에 초점을 맞추는 것이 매우 중요하다. 프로세스의 업무 단계별로 고객이 누구인지와 고객이 기대하는 것이 무엇인지를 파악하여 이를 충족시키기 위한 방법을 찾기 위하여 노력하여야 한다.

나) 업무를 프로세스와 시스템으로 이해한다

질 개선 활동에서는 모든 업무를 프로세스와 시스템으로 이해하도록 노력하여야 한다. 프로세스는 공급자로부터 투입 요소를 받아, 고객을 위하여 이를 산출로 전환하는 일련의 모든 단계를 의미한다. 시스템은 공통의 목표 또는 산출물을 생산하기 위하여 함께 상호작용을 하는 모든 요소(프로세스 포함)의 합으로 정의할 수 있다.

기존 연구들에 따르면, 프로세스 또는 시스템이 개인에 비하여 문제의 발생에 기여하는 정도가 더 큰 것으로 알려져 있다. 따라서 개선 활동의 효과를 높이려면 원인 분석 또는 개선안 마련에 있어 개인보다는 프로세스나 시스템에 초점을 맞추는 것이 중요하다.

다) 자료 사용과 변화의 검증을 강조한다

질 개선 활동에서 자료의 수집 및 분석의 필요성은 문제의 성격에 따라 달라진다. 질 개선 활동 중에 수집한 자료는 문제의 발견과 평가, 문제의 원인 입증, 정보에 입각한 의사결정의 지원, 변화의 도입에 따른 개선 여부 및 정도의 제시, 시간 경과에 따른 변화 및 개선의 모니터링에 사용할 수 있다.

측정 결과 변이가 나타날 때, 런차트(run chart)나 관리도를 이용하면 변이의 유형을 구분할 수 있다. 공통원인 변이(common cause variation)는 측정치가 예상 범위 내에 속하는 경우로, 시스템 내부의 요인에 의하여 변이가 나타난 것으로 간주한다. 특수원인 변이(special cause variation)는 측정치가 예상 범위 밖에 있는 경우로, 시스템 외부의 요인에 의하여 변이가 나타났을 가능성이 높다. 변이의 유형에 따라 대처 방법이 달라지는데, 이를 요약하면 〈그림 3.5-5〉와 같다.

개선 방안이 도출되면, 이 방안이 실제로 우리가 기대하고 있는 결과를 산출할 것인지를 파악하는 검증 과정이 필요하다. 이 과정은 ① 개선안의 시행을 기획하고(plan), ② 개선안을 일정 기간 또는 일부 소규모 집단을 대상으로 시행하며(do), ③ 개선안의 시행 결과를 점검하고(check, study), ④ 그 결과에 따라 개선안을 지속하거나 확대 적용할 것인지 아니면 개선안을 수정할 것인지를 결정(act)하는 4단계로 구성되며, 통상 이를 PDCA 사이클 또는 PDSA 사이클이라고 한다.

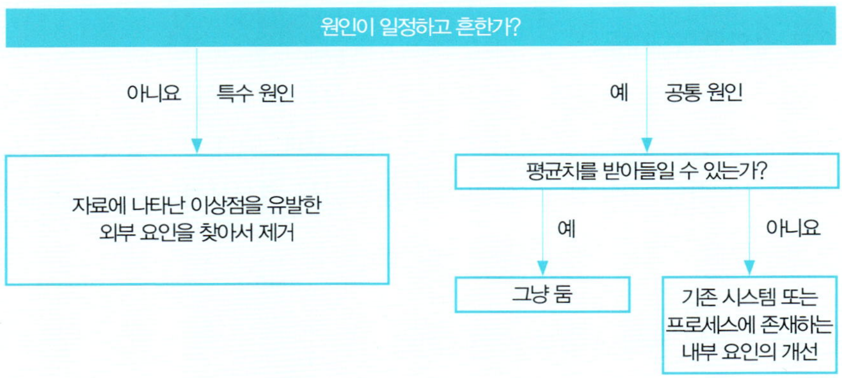

〈그림 3.5-5〉 변이의 유형별 대처 방법

라) 팀워크를 잘 활용한다

팀은 구성원들이 서로 의존하며 목표를 공유하여 업무를 잘 수행하는 집단이다. 질 개선 활동에서 팀을 적절하게 활용하면, 프로세스에 대한 이해, 문제점 파악, 개선 아이디어의 도출, 변화에 대한 저항 감소 등에 도움이 된다. 따라서 개선 활동을 할 때에는 의사결정권을 가지고 있는 관리자, 개선하려고 하는 프로세스의 핵심 직원, 전문가 및 고객과 같이 프로세스의 영향을 받는 사람들로 팀을 구성하여야 한다.

3) 질 개선 접근법의 분류

질 개선을 하려고 할 때, 우리가 당면하는 문제의 복잡성의 정도에 따라 팀의 구성, 자료의 필요성, 활동 기간 등이 달라질 수 있다. 이를 고려하여 질 개선 접근법을 분류하면, 개인적인 문제 해결, 팀을 통한 신속한 문제 해결, 팀을 통한 체계적 문제 해결과 프로세스 개선의 네 가지 유형으로 구분할 수 있다.[48] 이들 유형을 비교하면 〈표 3.5-7〉과 같다.

48 이상일 옮김. 의료의 질 관리 핸드북. 한학문화, 2004.

〈표 3.5-7〉 QAP 모형의 질 개선 접근법의 비교

구분	개인적인 문제 해결	팀을 통한 신속한 문제 해결	팀을 통한 체계적 문제 해결	프로세스 개선
적용 시기	문제가 오직 한 사람에 의해 좌우될 때	팀이 결과를 빨리 얻기를 원하며 직관적 아이디어를 많이 가지고 있을 때	문제가 복잡하거나 반복적으로 발생하며, 이에 대한 분석이 필요할 때	핵심 프로세스나 시스템에 대한 지속적인 모니터링과 개선이 필요할 때
팀	불필요	임시 팀	임시 팀	영구적인 팀
자료의 필요성	거의 없음	자료가 거의 없이 성공할 수 있음	문제의 원인을 이해하는 데 자료가 필요함	지속적인 모니터링에서 나온 자료, 추가 자료 수집이 필요할 수 있음
시간	적게 소요	적게 소요	시간에 제한을 둠	지속적

4) 질 개선 활동의 단계

질 개선 모형에 따라 질 개선 활동의 단계는 달리 나뉜다. 예를 들면 미국 의료기관인증평가기구의 성과 개선 모형에서는 4단계(설계, 측정, 평가, 개선), 미국 국제개발청(U.S. Agency for International Development)이 후원하고 있는 QAP(Quality Assurance Project) 모형에서는 4단계(문제 발견, 문제 분석, 가설 개발, 검증 및 실행), 보건의료개선연구소(Institute for Healthcare Improvement)의 개선 모형에서는 7단계(활동 목표 설정, 지표 선정, 개선안 도출, 개선 활동의 기획, 개선 활동의 시행, 개선 효과의 점검, 개선 활동 실행), 미국의 영리법인 병원(Hospital Corporation of America)이 제안한 FOCUS-PDCA 모형에서는 9단계(주제 선정, 팀 구성, 현황 파악, 원인 분석, 개선안의 선택, 개선안의 기획, 개선안의 시행, 개선안의 효과 점검, 개선 활동 실행)로 구분하고 있다. 이러한 의료의 질 개선 활동의 단계들을 개념적으로 이해하면 질을 평가하는 단계와 그 결과에 따라 문제 해결 활동을 수행하는 2단계로 크게 구분할 수 있다. 전자는 문제를 진단하는 단계에 해당하고, 후자는 문제의 해결을 도모하는 단계로 볼 수 있으며, 개별 환자를 진료하는 과정과 매우 유

〈표 3.5-8〉 질 개선 단계별로 사용 가능한 활동 도구

도구	1단계 문제 발견	2단계 문제 분석	3단계 가설 개발	4단계 검증 및 실행
자료수집	X	X	X	X
브레인스토밍	X	X	X	
친화도 분석	X	X	X	
창의적 사고 기법	X		X	
우선순위 도구				
투표				
우선순위 교차표	X	X	X	
전문가 의사결정	X	X	X	X
시스템 모델링	X	X		X
흐름도	X	X	X	X
원인-결과 분석		X		
역장 분석		X		X
통계 및 자료 제시 도구				
막대/원 그림표	X	X		X
런 도표	X	X		X
관리도	X	X	X	X
히스토그램		X		X
산점도		X		X
파레토 도표	X	X		X
고객 창	X		X	
벤치마킹	X		X	
갠트 차트		X		X
QA 스토리텔링	X	X	X	X

사하다.

질 개선 활동의 단계별로 적절한 도구를 활용하면 개선 활동에 도움이 된다. QAP 모형의 질 개선 4단계 활동에 따라 활용 가능한 도구를 정리하면 〈표 3.5-8〉과 같다.

참고문헌

- 도영경. 미국의 지역 간 의료이용의 변이 연구: 비판적 검토와 함의. 보건행정학회지. 2007; 17(1): 94–124.
- 이상일. 임상진료지침: 외국의 경험과 교훈. 건강보장연구. 1998; 2: 119–138.
- 이상일. Critical Pathway의 이해. 한국의료QA학회지. 1999; 6: 6–11.
- 이상일. 진료지침의 개념적 이해. 한국의료QA학회지. 2003; 10(2): 232–237.
- 이상일 옮김. 의료의 질 관리 핸드북. 한학문화. 2004.
- Agency for Healthcare Research and Quality. National quality strategy: using levers to achieve improved health and health care. Available from: URL: http://www.ahrq.gov/workingforquality/reports/nqsleverfactsheet.htm.
- Ahn HS, Kim HJ. Development and implementation of clinical practice guidelines: current status in Korea. J Korean Med Sci. 2012; 27(suppl.): S55–S60.
- American Society for Quality. Quality glossary definition: cost of quality. Available from: URL: http://asq.org/learn-about-quality/cost-of-quality/overview/overview.html.
- Arah OA, Westert GP, Hurst J, Klazinga NS. A conceptual framework for the OECD health care quality indicators project. Int J Qual Health Care. 2006; 18(suppl.1): 5–13.
- Berwick DM, Godfrey AB, Roessner J. Curing health care: new strategies for quality improvement. Jossey-Bass Inc., 1990.
- Berwick DM, James B, Coye MJ. Connections between quality measurement and improvement. Medical Care. 2003; 41(1): I–30–I–38.
- Berwick DM, Hackbarth AD. Eliminating waste in US health care. JAMA. 2012; 307(14): 1513–1516.
- Braithwaite J, Shaw CD, Moldovan M, Greenfield D, Hinchcliff R, Mumford V, Kristensen MB, Westbrook J, Nicklin W, Fortune T, Whittaker S. Comparison of health service accreditation programs in low- and middle-income countries with those in higher income countries: a cross-sectional study. Int J Qual Health Care. 2012; 24(6): 568–577.
- Chassin MR, Galvin RW. The urgent need to improve health care quality. Institute of Medicine National roundtable on health care quality. JAMA. 1998; 280(11): 1000–1005.
- Committee on Quality of Health Care in America, Institute of Medicine. Crossing the quality chasm. National Academies Press, 2001.
- Donabedian A. Explorations in quality assessment and monitoring, Vol. 1–The definitions of quality and approaches to its assessment. Health Administration Press, 1980.
- Donabedian A. The quality of care. How can it be assessed? J Am Med Assoc. 1988; 260: 1743–1748.
- Donabedian A. An introduction to quality assurance in health care. Oxford University Press, 2003.
- Ermann D. Hospital utilization review: past experience, future directions. Journal of Politics, Policy and Law. 1988; 13(4): 683–704.
- Field MJ, Lohr KN. Clinical practice guidelines: directions for a new program. National Academy Press, 1990.
- Healy J, Braithwaite J. Designing safer health care through responsive regulation. Med J Aust. 2006; 184(10): S56–59.
- Institute of Medicine. Medicare. A strategy for quality assurance, Vol. I. National Academy Press, 1990.

- Institute of Medicine. Clinical practice guidelines we can trust. National Academies Press, 2011.
- International Society for Quality in Health Care. Accreditation. Available from: URL: http://www.isqua.org/accreditations.htm.
- JCAHO. Characteristics of clinical indicators. Qual Rev Bull. 1989; 11: 330–339.
- JCAHO. Framework for improving performance: from principles to practice. 1994.
- Kohn LT, Corrigan JM, Donaldson MS. (Institute of Medicine) To err is human: building a safer health system. National Academies Press, 2000.
- Mainz J. Defining and classifying clinical indicators for quality improvement. Int J Qual Health Care. 2003; 15(6): 523–530.
- Mainz J. Developing evidence–based clinical indicators: a state of the art methods primer. Int J Qual Health Care. 2003; 15(suppl.1): i5–i11.
- Marshall MN, Romano PS, Davies HTO. How do we maximize the impact of the public reporting of quality of care? Int J Qual Health Care. 2004; 16(suppl.1): i57–i63.
- McGlynn EA, Asch SM, Adams J, Keesey J, Hicks J, DeCristofaro A, Kerr EA. The quality of health care delivered to adults in the United States. N Engl J Med. 2003; 348: 2635–2645.
- National Institute for Clinical Excellence. Principles of best practice in clinical audit. Radcliffe Medical Press, 2002.
- National Quality Measures Clearinghouse. Desirable attributes of a quality measure. Available from: URL: http://www.qualitymeasures.ahrq.gov/tutorial/attributes.aspx.
- Paris V, Devaux M, Wei L. Health systems institutional characteristics: a survey of 29 OECD countries. OECD health working paper, No. 50. 2010.
- Raleigh VS, Foot C. Getting the measure of quality opportunities and challenges. The King's Fund, 2010.
- Relman AS. Assessment and accountability: the third revolution in medical care. N Engl J Med. 1988; 319(18): 1220–1222.
- Roa DV, Rooney A. Improving health services delivery with accreditation, licensure and certi–fication. QA Brief. 1999; 8(2): 4–10.
- Shaw CD. Toolkit for accreditation programs. International Society for Quality in Health Care, 2004.
- De Vries EN, Ramrattan MA, Smorenburg SM, Gouma DJ, Boermeester MA. The incidence and nature of in–hospital adverse events: a systematic review. Qual Saf Health Care. 2008; 17(3): 216–223.
- Vuori HV. Quality assurance of health services: concepts and methodology.WHO Regional Office for Europe, 1982.
- Wikipedia. Clinical audit. Available from: URL: http://en.wikipedia.or.5g/wiki/Clinical_audit#cite_note–1.

추천문헌

- Berwick DM, Godfrey AB, Roessner J. Curing health care: new strategies for quality improve–ment. Jossey–Bass, Inc., 1990.
- Donabedian A. Explorations in quality assessment and monitoring, Vol. 1–The definitions of quality and approaches to its assessment. Health Administration Press, 1980.
- Donabedian, A. An introduction to quality assurance in helath care. Oxford University Press, 2003.

- Iezzoni LI (ed.). Risk adjustment for measuring health care outcomes. 4th ed. Health Administration Press, 2003.
- Kohn LT, Corrigan JM, Donaldson MS. (Institute of Medicine) To err is human: Building a safer health system. National Academies Press, 2000 (이상일 옮김. 사람은 누구나 잘못할 수 있다: 보다 안전한 의료시스템의 구축. 이퍼블릭, 2010).
- Langley GL, Nolan KM, Nolan TW, Norman CL, Provost LP. The improvement guide: a practical approach to enhancing organizational performance. 2nd ed. Jossey-Bass, 2009.
- McLaughlin CP, Kaluzny AD. Continuous quality improvement in health care: Theory, implementations, and applications. 3rd ed. Jones & Bartlett Learning, 2006.
- Wachter RM. Understanding patient safety. 2nd ed. McGraw-Hill, 2012 (김은경, 이순교, 정연이 옮김. 환자안전의 이해. 현문사, 2011).

제4부

건강보장

1 사회보장과 건강보장*

김창엽(서울대학교 보건대학원 교수)

학습 목표

☑ 사회보장의 정의, 범위와 구성, 원칙을 요약하여 기술할 수 있다.
☑ 건강보장체계의 구성과 분류를 설명할 수 있다.
☑ 건강권의 관점에서 건강보장의 의의를 설명할 수 있다.
☑ 건강보장 제도의 기능을 열거할 수 있다.

* 이 장의 주요 내용과 인용은 김창엽. 건강보장의 이론. 한울아카데미, 2009를 참고하였음.

건강보장은 크게 보아 사회보장에 속한다. 물론 사회보장의 범위가 넓고 구성이 이질적이기 때문에 명확하게 구분되는 경계를 짓기 어렵다. 또한 사회보장의 여러 특성을 건강보장이 모두 공유하는 것은 아니다. 그러나 건강보장이 사회보장의 한 영역이며, 사회보장의 원리에 적지 않은 영향을 받고 있는 것은 사실이다. 법률이나 행정적으로도 밀접하게 연관되어 있다. 따라서 사회보장의 기본 개념과 원리를 이해하는 것은 건강보장을 논의하는 데 도움이 될 것이다.

1. 사회보장

사회보장의 정의는 복잡하고 다양하다. 이는 사회보장이 학술적으로 먼저 정립된 것이 아니라 사회 현상과 정책으로 먼저 존재한 이후 개념화되었기 때문일 것이다. 따라서 학술적인 개념에 덧붙여서 역사적으로 형성되어 온 현실적 개념을 살펴보는 것이 중요하다.

1) 사회보장의 정의

사회보장(social security)이라는 말은 1935년 미국 사회보장법(Social Security Act) 제정이 시초라는 견해가 우세하지만, 1920년대부터 유럽에서 이미 사용되기 시작하였다고 한다. 세계적인 보편성을 가지게 된 때는 1940년대 이후로, 1941년 대서양헌장, 1945년 국제연합헌장, 1948년의 세계인권선언 등에서 보다 명확하게 정의되었다. 이후 용어와 개념이 전 세계적으로 확대되었지만 실제적인 내용은 역사적·사회적 배경과 이론에 따라 다양하다.

우선 현대 사회보장의 중요한 근거가 된 「베버리지(Beveridge) 보고서」에서 정의하는 사회보장을 살펴보자. 여기에서는 사회보장을 "실업, 질병 혹은 재해에 의하여 수입이 중단된 경우의 대처, 노령에 의한 퇴직이나 본인 이외의 사망에 의한 부양 상실의 대비, 그리고 출생, 사망, 결혼 등과 관련된 특별한 지출을 감당하기 위한 소득보장을 의미하는 것으로서 (……) 일정한 소득을 보장함으로써 국민 생활의 최저 수준을 보장하는 것"이라고 정의하였다. 한편, 국제노동기구(ILO)는 사회보장을 "사회적·경제적 어려움에 처한 사회 구성원을 보호하기 위한 일련의 공공적 장치(public measures)"로 정의하고, 소득보장, 의료보장, 아이가 있는 가정의 보조 등을 주요 영역으로 열거하였다. 이 중에서 가장 중요하게 다루고 있는 것이 소득보장으로, 소득의 중단 혹은 감소는 질병, 출산과 육아, 직업 재해, 실업, 폐질, 노령과 사망 등으로 인해 초래된다. 따라서 소득을 감소시키는 요인들로부터 보호하는 것을 사회보장의 중요한 목표로 한다. 한편, 일본의 사회보장심의회는 사회보장을 국민 생활의 안정이 훼손되는 경우, 국민의 건강과 안심할 만한 생활을 보장할 목적으로 사회적(공적) 책임하에 생활을 지원하는 급여를 지원하는 것으로 정의하고 있다.

한편, 한국에서는 사회보장기본법 제3조에서 사회보장을 "출산, 양육, 실업, 노령, 장애, 질병, 빈곤 및 사망 등의 사회적 위험으로부터 모든 국민을 보호하고 국민 삶의 질을 향상시키는 데 필요한 소득·서비스를 보장하는 사회보험, 공공부조, 사회서비스"로 정의하고 있다. 1963년 11월에 제정된 사회보장에 관한 법률 제2조에서 사회보장을 "사회보험에 의한 제 급여와 무상으로 행하는 공적 부조"로 정의한 것을 고려하면, 이러한 현재의 정의는 과거의 소극적인 정의에서 크게 확대된 것이다. 사회보장을 적극적으로 정의하게 된 것은 그동안의 제도 발전을 단순하게 반영한 결과일 수도 있으나, 보다 근본적으로는 사회보장의 개념이 크게 확대되었다는 것을 가리킨다.

사회보장의 개념과 정의는 이처럼 나라마다 또는 학자마다 조금씩 다르다. 그 가운데 공통적인 것은, 초기에는 주로 질병, 출산과 육아, 직업 재해, 실업, 노령과 사망 등으로 인한 소득 상실에 대하여 최저 생활을 보장한다는 소극적 개념이었다는 점이다. 특히 제2차 세계대전 이전에는 대부분 국가의 사회보장이 극빈층에게 최소한의 시혜를 제공하던 과거의 구제 사업과 크게 차이가 없었다. 그러나 사회보장은 최근에 올수록 초기의 소극적 입장을 벗어나 여러 관련 제도를 포괄하는 방향으로 외연을 확대하였다. 특히 복지국가의 위기가 거론되기 시작했던 1970년대와 1980년대에 걸쳐 비물질적 필요의 요구

(복지, 법률 구조, 의료 지원, 임대료 등)가 개인 서비스의 형태로 크게 늘어났다. 여러 가지 사회적 위험으로부터 국민을 보호하고 생활의 질을 향상시키기 위한 제도가 사회보장이라는 틀로 묶인 것이다.

2) 사회보장의 범위와 구성

사회보장은 다양한 구성 요소를 가진 복합적 실체라고 할 수 있고, 따라서 그 범위도 현실적인 구성 요소를 반영한다. 흔히 급여 형태나 대상, 재원 등을 기준으로 구성 요소를 나눌 수 있는데, 급여 형태를 기준으로 한 것이 가장 이해하기 쉽다. 여기에서 급여는 사회보장 제도에서 제도의 목적을 달성하기 위하여 가입자에게 제공하는 현금, 현물(혹은 서비스)을 뜻한다. 따라서 급여는 구체적으로 드러나는 사회보장 제도의 기능이자 궁극적인 목적을 달성하기 위한 수단으로 이해할 수 있다.

급여 형태를 기준으로 구성 요소를 나누는 대표적인 사례가 ILO의 사회보장 분류이다. ILO의 분류에 따르면 사회보장에는 다음과 같은 급여가 포함된다.

① 노령, 폐질, 사망으로 인한 소득의 상실을 보충함으로써 국가 최저 기준의 소득을 보장하기 위하여 지급하는 노령, 폐질, 유족급여(old age, invalidity, survivors' benefit)
② 질병이나 출산으로 인한 예외적인 지출이나 의료 수요에 대처하기 위한 질병, 모성급여(sickness, maternity benefit)
③ 노동과 관련하여 발생한 사고나 질병으로 인한 소득 중단이나 질병에 대처하기 위한 노동재해급여(injury benefit)
④ 실업급여(unemployment benefit)
⑤ 자녀가 있는 가족에게 일정 수준 이상의 생활을 보장하기 위한 가족급여(family benefit)

3) 사회보장의 원칙

전통적으로 사회보장은 인간다운 삶을 영위하는 데 필요한 최소한의 기초적 필요를 충족시키는 것이 목적이라는 데 크게 이의가 없었다. 그러나 최근에는 여기에서 나아가 기초적 필요를 충족시키는 것은 물론, 개인의 능력을 개발하고 개인적 성취를 이룰 수 있도록 사회적·경제적 기회를 보장하는 것을 목적으로 하는 적극적인 개념이 확대되고 있다.

가) 베버리지의 원칙

사회보장의 원칙을 논의할 때 가장 자주 인용되는 것이 베버리지의 사회보험 원칙이다. 현재도 적용되는 일반적 원칙으로는 볼 수 없지만 역사적으로 큰 영향을 미친 원칙이라는 것은 틀림없다. 베버리지는 1942년 보고서에서 다음과 같은 여섯 가지 사회보험 원칙을 제시했다.

① 균일한 생계급여(flat rate of subsistence benefit): 과거 소득이 많고 적음에 관계없이, 그리고 소득을 상실하게 된 이유와 무관하게 모든 국민에게 최저 수준의 급여를 동일하게 지급하여야 한다는 원칙이다. 실업, 장애, 퇴직 등은 같은 수준의 급여를 제공하지만 모성급여와 미망인급여는 더 높은 수준으로 할 수 있다.

② 균일한 기여(flat rate of contribution): 균일한 생계급여를 받기 위해서는 모든 가입자가 같은 수준으로 기여해야 한다는 것이다. 즉, 소득이나 자산의 많고 적음에 관계없이 동일한 기여를 하고 동일한 급여를 받는다는 것이다.

③ 행정 책임의 통일(unification of administrative responsibility): 효율과 경제 관점에서 행정 책임이 통일되어야 한다. 모든 기여가 하나의 기금으로 모아지고 급여가 그 기금으로부터 나와야 한다.

④ 적정한 급여 수준(adequacy of benefits): 급여의 수준은 국민이 최저 수준의 생활을 하는 데 충분한 정도의 금액과 기간만큼 보장되어야

한다.

⑤ 포괄성(comprehensiveness): 모든 인구와 모든 급여(필요)를 포함하여야 한다. 사회보험의 대상으로 타당하다고 인정되는 일반적이고 보편적인(uniform) 위험에 대해서는 공공부조나 민간보험에 맡겨 두어서는 안 된다.

⑥ 계층 구분(classification): 사회보험은 모든 국민을 대상으로 하지만 서로 다른 지역의 서로 다른 생활양식과 소득을 얻는 방법 등을 고려해야 한다. 여기서 계층이란 사회·경제적 계급이 아니라 보험 계층(insurance class)을 말하는 것이며, 사회보험은 서로 다른 계층의 다른 환경과 각 계층 안의 다양한 필요와 상황을 고려하여 조정되어야 한다.

베버리지의 원칙 중 특징적인 것은 균일한 급여와 균일한 기여를 강조했다는 점이다. 이는 최근 대부분의 국가에서 시행하고 있는 부담 능력에 따른 기여와 이에 상응하는 급여의 원칙과 크게 다르다. 당시 베버리지의 구상은 해당하는 모든 사람의 급여를 최소한의 수준으로 맞추고 이를 달성하기 위해 모든 사람이 동일한 기여를 하도록 했기 때문이다. 또한, 구빈법 이래로 가난한 사람들에게 공공부조를 시행하면서 대상자들에게 낙인이 되었기 때문에 사회보험에서는 이를 없애려는 것도 동기가 되었다.

나) ILO의 원칙

「베버리지 보고서」보다 사실상 현대 사회보장에 더 많은 영향을 미친 것이 ILO의 노력이다. 대표적인 것이 1952년 채택된 제102호 조약으로, 사회보장의 최저 기준에 관한 조약(Social Security (Minimum Standards) Convention)으로 불린다. 이 조약은 사회보장에 있어서 중요한 원칙들, 특히 급여의 최소 수준 원칙을 결의한 것으로, 조약의 이름 그대로 대상 인구, 급여의 최소 수준, 급여 기간과 자격 등을 규정하였다. ILO의 설명에 따르면, 이 조약에 포함된 원칙은 다음과 같다.

① 일정 수준의 급여 보장(guarantee of defined benefits)

② 고용주와 노동자의 제도 운영 참여(participation of employers and workers in the administration of the schemes)

③ 급여 제공과 적정한 제도 운영에 대한 정부의 일반적 책임(general responsibility of the state for the due provision of the benefits and the proper administration of the institutions)

④ 보험료나 조세를 통한 집합적 재원 조달(collective financing of the benefits by way of insurance contributions or taxation)

다) 사회보장의 원칙을 둘러싼 주요 논점

역사적으로 중요한 계기가 되는 사회보장의 원칙 표명이 있었지만, 현실적으로 이 같은 원칙은 여러 논란에서 자유롭지 못하다. 일차적으로 각 나라에서 사회보장이 다양한 모습으로 운영되고 있다는 사실 자체가 이러한 원칙이 다양하게 이해된다는 것을 보여 준다. 특히 1970년대 이후 선진국을 중심으로 사회보장 '개혁'이 추진되면서 이러한 논란은 더욱 복잡해졌다.

① 권리로서의 사회보장

권리, 특히 인권으로서 사회보장을 이해하는 것은 제2차 세계대전 이후 국제기구의 여러 선언과 조약을 통해 보편화된 인식이다. 예를 들어 1948년 세계인권선언 제22조는 모든 사람은 사회의 일원으로서 사회보장을 받을 권리를 가지며, 국가적 노력과 국제적 협력을 통하여, 그리고 각 국가의 조직과 자원에 따라서 자신의 존엄과 인격의 자유로운 발전에 불가결한 경제적·사회적 및 문화적 권리들을 실현할 권리를 가진다고 하였다. 그러나 이 조항은 사회보장 자체가 권리라기보다는 사회보장이 달성하고자 하는 바, 즉 기본적인 생활을 보장하는 도구로서 사회보장을 강조하는 것으로 이해되어야 할 것이다. 다시 말하면 기본적인 생활을 보장하는 것이야말로 인권이고, 이를 일본 학자들이 흔히 주장하듯 '생존권'으로 보아도 마찬가지이다.

직접적인 권리로 보든 수단으로 보든 사회보장의 권리는 각 나라에서 현실적인 영향력을 발휘하기 어려웠다. 이는 최소한의 기본적인 생활보장을 핵심으로 하는 사회보장의 목표가 한 국가의 경제 발전이나 개발, 경제적 역량과 밀접한 관련을 가지고 있기 때문이다. 즉 한 국가나 사회가 빈곤과 절대적 자원 부족 문제를 해결하지 못한 상태에서 사회보장을 기본적인 권리로 보는 것은 이념적·규범적 선언 이상의 역할을 하기 어렵다. 이 때문에 2000년 이전까지는 세계은행이나 국제통화기금과 같은 국제기구에서도 사회보장 개념이 중요한 고려 대상이 되지 못했다. 그러나 2000년 이후 전 세계적으로 인권 차원에서 빈곤 극복과 인권 보장이 중요한 과제가 되고, 이를 달성하기 위한 보편적 사회보장의 역할도 다시 관심을 받고 있다.

② 보장의 수준

사회보장 전체로 보면 보장의 수준을 둘러싼 가장 큰 논란은 급여 수준의 문제로, 이는 현금급여와 현물급여가 마찬가지이다. 보장 수준은 결국 사회보장의 본질적 목적과 밀접한 관련을 가지고 있다.

사회보장, 특히 소득보장이 최소한의 생활을 보장하는 것을 목적으로 한다고 할 때 문제는 이 '최소한'을 어떻게 정의할 것인가이다. 더 구체적으로는 소득 손실이 있기 이전의 생활 수준인지, 혹은 모든 사회 구성원에게 동일하게 적용되는 일정한 수준인지 문제가 된다. 여기에서 모두에게 동일하게 적용되는 기준을 정하려면 최저 생활의 필요(need)가 정의되어야 한다. 그러나 이 필요는 각 개인이나 가계에 따라 다를 수 있다. 현실적으로는 개별적 필요를 반영하거나 평균화된 필요를 반영할 수밖에 없다. 실제 사회보험 방식에서는 많은 국가에서 과거의 기여에 기초하여 급여 수준을 정한다. 임금노동자의 경우 기여는 임금에 기초하고 이는 과거의 생활 수준을 나타내므로 이 수준이 최소한이라고 간주하는 것이다. 그러나 기여자가 기여 수준을 임의로 정한다면(임금에 비례하는 강제 기여가 아니라) 과거의 기여에 비례해서 급여를 결정한다는 점에서 민간보험과 다를 바 없다.

소득보장 이외에 다른 급여도 보장 수준이 문제가 되기는 마찬가지다. 예를 들어 건강보장과 같은 현물급여의 경우에도 어느 정도의 급여가 최소한 혹은 적정 수준인지 쉽게 정할 수 없다. 어느 경우든 '보장'의 목적을 달성해야 한다는 데에는 이견이 없으나 어느 수준이 여기에 해당하는지를 정하기 어려운 것이다.

③ 개인의 책임

사회보장에 비례해서 개인의 책임을 강조하고 요구하는 것은 구빈법 이래 오랜 역사를 가지고 있다. 최소한의 보장을 위해 국가와 사회가 책임을 지는 경우에도 수혜자 각 개인 역시 책임을 다해야 한다는 주장은 광범위한 지지를 받고 있다. 물론 이러한 주장은 편차가 크다.

계몽주의 이후 서양의 인간관은 개인을 독립적이고 자율적이며 자기충족적인 존재로 보는 극단적 개인주의 전통을 가지고 있다. 이런 전통에서 스스로의 생활을 위해 타자에 의존하는 것은 도덕적 딜레마를 불러일으킨다. 이렇게 보면 사회보장이 각 개인이 능력을 가지고 있다는 것을 인정하지 않고 보호자주의(부권주의, paternalism)에 기초한다는 주장도 충분히 이해할 수 있다. 사회보장이 수혜자의 도덕적 해이를 불러일으키고 노동 의욕을 감소시킨다는 주장은 워낙 '보편적'인 것이라 새삼 다시 언급할 필요도 없다.

사회보장에서의 개인 책임 문제는 사회적 권리를 어떻게 볼 것인지 하는 문제와 연관되어 있다. 즉, 사회보장이 당연한 권리로 받아들여지면 수혜자가 존엄성이 훼손된다는 의식이 없거나 매우 약할 것이다. 반대로 사회보장이 권리로 인정되지 않고 사회 발전이나 경제 발전, 사회 불안 감소 등의 도구로 간주되면 사회보장은 '필요악'에 지나지 않는다. 이 경우 사회보장의 수혜자는 낙인이나 오명에서 벗어나기 어렵다.

④ 보편적 적용과 선택적 적용

보편적 적용(universalism)은 정부 재원을 바탕으로 각자의 소득에 관계없이 모든 사회 구성원에게 급여를 제공하는 것으로, 재분배를 위한 제도이자 사회보장을 시민적 권리로 보는 것이다. 이 원리에 따르면 모든 사회 구성원은 품위 있는 삶을 유지할 동등한 권리를 가졌고, 개인의 조건과 관계없이 이러한 권리를 누릴 수 있어야 한다. 이러한 주장의 논리는 사회보장의 대상이 되는 상태가 개인이 아닌 사회적인 이유로 초래되었다는 사회적 인과론(social theory of causality)에 근거를 두고 있다. 티트머스(R. M. Titmuss)에 따르면 사회적 불안은 빠르게 변하는 산업화·도시화된 사회의 산물로, 다른 사람의 진보를 위해 누군가 지고 있는 부담의 비용을 모두가 치러야 한다는 것이다. 다른 사람의 진보를 위해 부담을 졌다면 이는 개인 책임이 아니라 사회의 공동 책임이 된다. 동시에 이것은 각 개인이 누릴 수 있는 권리이다. 보편적 적용을 주장하는 이유 중에는 중간계급의 정치적·경제적 지지를 받을 수 있다는 실용적 이유도 있다.

선택적 적용(selectivism) 방식에서는 시장과 가족을 통해 개인적 필요를 해결할 수 있다고 간주한다. 따라서 경제적으로 능력이 되지 않는 개인이나 가계에 대해서만 일시적으로 급여를 제공하고, 사회·경제·정치적 질서 속에서 특정한 필요를 가진 사람이 대상이 된다. 티트머스의 표현으로는 잔여적 복지(residual welfare) 모형이다. 이 모형에서는 대상자를 선정해야 하므로 사회 구성원을 기준에 따라 나누는 것이 불가피하다. 따라서 수혜자가 이른바 오명(stigma)의 대상이 될 수밖에 없다. 또 다른 특징은 필요에 따라 급여가 제공되는 것이 아니라 쓸 수 있는 자원 범위 안에서 급여의 전체 규모가 결정된다는 점이다.

2. 건강보장체계의 구성과 분류

1) 국가 보건의료체계와 건강보장

국가 보건의료체계의 관점에서 보면 건강보장은 일차적으로 재원 조달 기전으로서 의의를 가진다. 사회보험 방식을 택하는 경우 재원 조달은 보험료에 의존하게 되며, 국가 공영의료체계는 조세를 주된 재원으로 하는 건강보장 방식이다.

물론 건강보장체계가 갖는 의미는 단순히 재원의 영역에만 머무르지 않는다. 국가 보건의료체계의 전체 틀에서 볼 때, 건강보장체계는 자원을 체계적으로 조직하는 동시에 서비스 제공의 다양한 측면을 결정하는 국가 보건의료체계의 핵심적인 요소이다. 따라서 건강보장체계는 직·간접적으로 자원의 개발과 서비스 제공, 체계의 조정과 관리 등에 광범위한 영향을 미친다. 예를 들어 건강보장체계에서 진료비 지불 단위를 어떻게 하는가에 따라, 혹은 급여범위를 어떻게 하는가에 따라 서비스의 제공은 물론 서비스 제공자와 이용자의 행동까지 영향을 미칠 수 있다. 또, 건강보장체계 내에서 의료서비스의 질 관리를 하는 경우, 일부 의료(미용 목적의 수술 등)가 건강보장의 영역 밖에 있더라도 전체 의료는 건강보장체계의 관리 방식에 따라 결정된다. 이처럼 건강보장체계가 전체 국가 보건의료체계의 특성과 운영 방식에 미치는 영향은 거의 절대적이다.

그러나 이러한 관련성은 일방적인 것이 아니라 서로 영향을 주고받는 상호적인 것이다. 보건의료체계의 요소들이 가진 특성이 건강보장의 내용을 규정하기도 하고, 반대로 건강보장의 내용이나 특성에 따라 보건의료체계의 다른 요소들이 영향을 받기도 한다. 예를 들어 대부분의 나라에서 역사적으로 형성된 진료 보상 지불 제도(보건의료체계)는 그 이후 형성되는 건강보장 제도의 보상(건강보장체계) 유형에 원형(prototype)으로서 역할을 할 수밖에 없다. 이는 이미 운영하던 지불 제도와 완전히 다른 제도를 건강보장체계에 도입할 수 있었던 나라가 거의 없었다는 점에서도 확인할 수 있다. 대부분의 사회에서 보건의료체계는 역사적, 따라서 자연발생적으로 형성·축적되어 온 것임을 고려하면, 이러한 관련성은 건강보장체계의 설계나 운영에 제약으로 작용하는 경우가 많다. 예를 들어 행위별 보상제의 경험이 강하고 다른 진료비 지불 제도의 역사가 전혀 없는 경우, 건강보장 제도를 새롭게 출발하면서 새로운 제도를 도입할 합리적인 이유가 충분히 있더라도 다른 제도를 채택할 가능성은 매우 좁아진다. 이른바 '경로의존성(path dependence)'을 무시할 수 없기 때문이다.

그러나 보건의료체계와 건강보장체계의 상호 규정성은 이에 그치지 않고 거꾸로 건강보장 제도가 보건의료체계의 변화를 불러오기도 한다. 다시 진료비 보상 제도의 예로 돌아가 보자. 성숙기에 들어선 건강보장 제도에서도 과다한 재정 지출을 줄이기 위하여 새로운 진료비 보상 제도를 도입하는 일은 드물지 않다. 그런데 이런 변화는 대부분 건강보장체계 내의 제도 변화에 그치지 않고, 전체 의료체계의 진료비 보상 제도를 변화시키는 경우가 많다. 미국의 예가 대표적이다. 메디케어에서 시작된 포괄 진료비 보상이 민간보험의 진료비 보상 제도로 확대되고, 결국 건강보장 유무에 관계없이 입원환자에 대한 보편적인 보상 방식으로 굳어지게 되었다. 이는 대부분의 보건의료체계에서, 특히 재정 측면에서 건강보장의 비중이 압도적으로 크기 때문에 일어나는 일이다.

건강보장체계와 보건의료체계의 관련성에서 나아가, 건강보장체계는 사회의 다른 영역과 상호 관련성 없이 생각하기 힘들다. 건강보장체계는 넓게는 건강 수준을 향상시키고 의료이용을 보장하기 위한 모든 사회적 영역과 관련된 하나의 시스템으로 볼 수 있기 때문이다. 이러한 상호 관련성은 개념적으로 그럴 뿐 아니라, 언뜻 건강보장체계와 별 다른 연관이 없어 보이는 영역도 내용적으로 밀접한 관련을 맺고 있다는 점에서 실제적이기도 하다. 예를 들어 대학의 입학 정원을 결정하는 것은 많은 나라에서 교육정책에 속한다. 그러나 이는 보건의료인력 양성과 뗄 수 없는 관련을 맺고 있다. 보건의료인력의 양적·질적 적절성은 교육 부문에서 이루어지는 투입(input)의 결과이지만, 이는 결국 건강보장 제도의 운영, 재정 지출, 또는 성과 등에 결정적인 영향을 미친다. 앞에서 이미 서술한 건강보장체계의 경제적 효과도 마찬가지이다.

2) 건강보장체계의 구성

건강보장체계의 목적은 일차적으로 최소한의 경제적 부담으로 보건의료에 대한 접근성을 보장하려는 것이다. 궁극적으로 경제적 불안정에 대비하는 보호 장치인가 혹은 건강 수준을 향상시키기 위한 것인가 하는 논란은 남지만, 직접적으로는 보건의료에 대한 접근성을 보장하기 위한 장치임에 틀림없다.

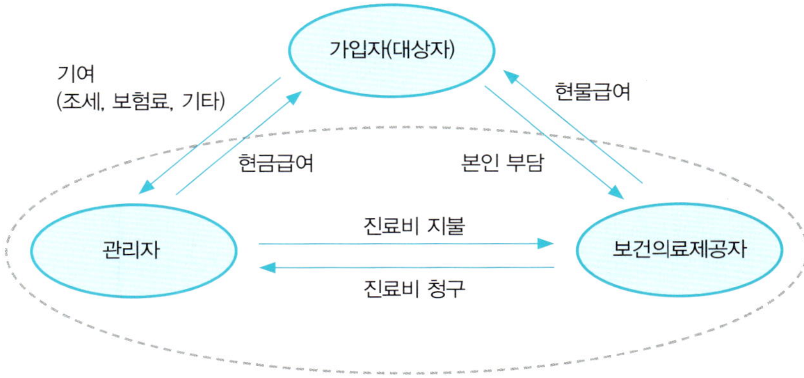

〈그림 4.1-1〉 건강보장체계의 구조와 기능(현물급여 위주)

주: 점선은 관리자와 보건의료제공자가 통합된 형태.

건강보장체계에는 이를 위한 필수적인 요소들이 당연히 포함되고, 이 요소들은 구조와 기능으로 나뉜다.

우선, 구조 측면에서 건강보장체계는 가입자(대상자), 관리자, 보건의료공급자로 나뉜다. 〈그림 4.1-1〉은 이러한 구조와 각각의 기능을 나타낸 것이다. 여기에서 가장 중요한 역할을 하면서도 국가별로 다양한 형태를 보이는 것이 '관리자'이다. 관리자는 가입자와 보건의료공급자를 매개하고 체계의 운영 전반을 책임지는 것이 보통의 역할이다. 꼭 하나의 관리자만 존재하는 것은 아니며, 주로 정부나 보험자가 그 역할을 하지만, 드물게는 민간보험(혹은 그 연합)이 담당하기도 한다. 실제로는 원론적 구분을 넘어 매우 다양한 형태로 존재한다.

3) 건강보장체계의 분류

공공부조도 분명 건강보장에 속하기는 하지만, 이는 하나의 유형이라고 할 수는 없고 완전한 국영 혹은 국가보건서비스 방식을 택하고 있지 않은 국가들에서 보완적으로 운영하고 있는 제도로 보는 것이 옳다. 따라서 여기에서는 공공부조를 제외한 나머지 일반 건강보장체계에 대해 논하는 것이 논리적으로 타당할 것이다.

가) 유형 분류의 기준

현재 흔히 사용되는 건강보장체계 분류 방식은 주로 재원 조달 방식에 따른 것이다. 예를 들어 뢰머(M. I. Roemer)는 재원 조달 방법을 개인 부담, 자선, 자발적 보험, 사회보험, 일반 예산 등으로 나누었다.[1] 〈그림 4.1-2〉와 같은 OECD의 유형 분류도 기본적으로 재원을 기준으로 했다는 점에서 비슷하다.

재원의 차이가 곧 국가보건서비스, 사회보험, 민간보험 등 건강보장체계의 유형으로 이어지는 것은 물론이다. 그러나 앞에서도 언급한 바와 같이 건강보장체계는 재원 조달을 위한 수단 이상의 의미를 가진다. 따라서 보건정책이나 공급 체계 측면에서도 이러한 재원 조달 방식의 연속선이 그대로 반영되어, 예컨대 시장 개입의 정도에 따라 기업형, 복지지향형, 보편/포괄형, 사회주의/중앙계획형 등으로 유형화될 수 있다. 그러나 이러한 유형 분류는 재원 조달을 중심으로 특히 보건의료 내부 시각으로 접근하여 정태적인 느낌이 없지 않다.

1990년대 후반부터 등장하기 시작한 것이 신제도주의적 접근으로, 보건의료정책이 배태되는 제도적 틀과 제도가 어떻게 정책이나 정치를 만들어 내는가에 따라 분류하는 것이다. 대표적으로 모런(M. Moran)은 보건의료서비스의 소비, 공급, 생산에 관련된 거버넌스를 기준으로 ① 확고한 지시 통제 유형(entrenched command and control health care states), ② 코포라티즘 유형(corporatist health care states), ③ 공급 유형(supply health care states) 등으로 나누었다.[2] 소비는 보건의료에 대한 공공의 접근 가능성과 총의료비 지출 중 공공의 비중으로, 공급은 병원의 공공성(소유 형태와 규제)과 의사의 공공 통제(공공부문 의사 비중과 전문가의 자기 규제 정도)로, 그리고 생산은 의학적 혁신을 통제

---

1 Roemer MI. National health systems of the world, Vol. I. Oxford University Press, 1991.

2 Moran M. Understanding the welfare state: the case of health care. British Journal of Politics and International Relations. 2000; 2(2): 135-160.

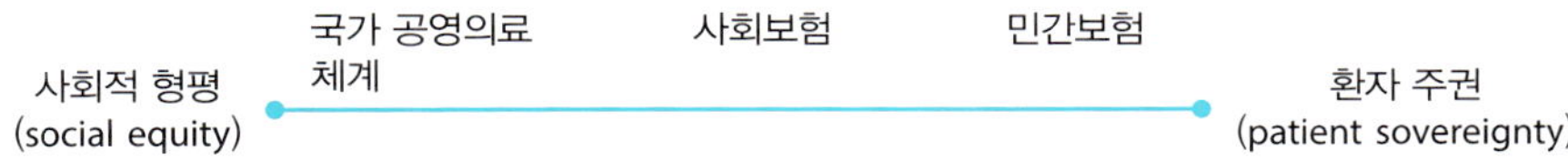

〈그림 4.1-2〉 OECD의 건강보장체계 분류

하는 정도로 평가할 수 있다. 이러한 유형 분류는 과거의 재정 중심 분류에서 진전된 것으로 현대 국가의 보건의료 특성을 이해하는 데 많은 도움을 준다. 그러나 보건의료체계 전반을 대상으로 한 것이어서 건강보장체계를 분류하는 데는 다소 정합성이 떨어질 수 있다. 건강보장체계가 주로 재원과 관련되어 있고 건강보장이 목표로 하는 것을 얼마나 달성하고 있는지가 중요한 관심사이기 때문이다. 이상과 같은 여러 유형 분류의 한계를 고려하면, 건강보장체계를 포함한 넓은 의미의 국가 체계를 구분한다는 의미에서 복지국가 유형 개념을 차용하는 것이 유용할 듯하다.

복지국가의 유형을 논의하는 데 최근 들어 가장 흔히 인용되고 있는 것은 에스핑-앤더슨(G. Esping-Andersen)의 유형론이다.[3] 그는 사회적 권리(social rights)와 계층화(stratification)의 국가 간 변이를 복지국가 유형을 구분하는 기준으로 삼았다. 여기에서 사회권은 탈상품화(de-commodification)와 같은 뜻으로 쓰이는데, 근대적 의미에서 사회적 권리가 도입되면 노동(나아가 인격)이 갖는 상품으로서의 성격이 완화되기 때문이다. 즉, 사회서비스가 권리(rights)로 인정되고 사회적으로 제공되면 그만큼 개인은 시장에 의존하지 않고도 살아갈 수 있으므로 인간과 노동의 탈상품화가 일어난다. 바꾸어 말하면 탈상품화는 개인 혹은 가족이 시장에 참여하는 것과 상관없이 사회적으로 받아들일 수 있는 생활 수준을 유지하는 정도(degree to which individuals, or families, can uphold a socially acceptable standard of living independently of market participation)를 뜻한다. 한편, 계층화(또는 계층 구분)란 복지국가 체계나 프로그램이 전체 구성원을 대상으로 하는 보편적인 것인가 혹은 계급이나 계층별로 달리하는

3 Esping-Anderson G. The three worlds of welfare capitalism. Princeton University Press, 1990.

것인가 하는 기준과 관련된 것이다. 그러나 이 개념은 단순히 사회정책이 보편적인가 아닌가 하는 차원을 말하는 것이라기보다는, 사회 계층화를 완화 혹은 심화시키는 복지 체계의 특성을 뜻한다. 예를 들어 에스핑-앤더슨이 계층화 정도를 나타내는 지표로 쓰고 있는 것이 자산조사(means-test)에 기초한 빈곤 프로그램의 비중, 민간연금과 민간의료보험의 비중 등이다.

이상의 기준에 따라 분류한 복지국가의 유형이 자유주의(liberalism), 보수적 혹은 코포라티즘(조합주의, corporatist), 그리고 사회민주주의(social democratic) 복지 체계(welfare-state regimes)이다. 이 분류는 이후 복지국가를 논의하는 데에 큰 영향을 미쳤으나, 비판도 적지 않게 제기되었다. 본질적으로는 여러 가지 사회정책이나 프로그램이 유형화를 할 수 있을 정도로 동질적이지 않기 때문에 모든 정책을 모두 담은 전체 체계의 유형화는 무리라는 주장이 상당히 설득력 있다. 그러나 여기에서 에스핑-앤더슨의 복지국가 유형론을 구체적으로 논의하는 것은—아주 연관이 없다고는 할 수 없으나—이 장의 범위를 벗어나는 것으로 판단한다. 다만 건강보장이 이러한 유형 분류의 중요 기준으로 사용되지 않았다는 점을 지적하고자 한다. 메랭(F. X. Merrien)이 주장하듯 에스핑-앤더슨은 유형화 과정에서 건강에 관한 한 질병에 걸렸을 때 이루어지는 보상만 고려하고 보건의료체계 자체는 거의 분석대상에 포함하지 않았다. 이 때문에 에스핑-앤더슨의 복지국가 유형과 건강보장체계의 성격이 잘 들어맞지 않는 경우가 많다. 예를 들어 그의 분류에서는 자유주의 체제로 포함된 미국, 캐나다, 일본, 영국 등의 의료체계 혹은 건강보장체계는 하나의 범주에 넣기에는 지나치게 편차가 크다. 아무리 큰 범위로 잡더라도 영국 건강보장체계를 자유주의 유형으로 분류할 수 없는 것도 복지국가 유형과 건강보장체계 유형의 간극을 반영하는 것이다. 결론적으로 보건의료체계 혹은 건강보장체계에 에스핑-앤더슨의 유형론을 그대로 적용하는 것은 무리라 할 것이다.

그러나 탈상품화와 계층화를 기준으로 삼은 그의 문제의식 자체가 가치 없다고 하기는 어렵다. 따라서 지나친 단순화의 가능성에도 불구하고 건강보장체계도 비슷한 기준을 적용해서 분류해 볼 수 있다. 건강보장에서 탈상품화 수준이란 보건의료가 시장에 의존하는 정도로, 뱀브라(C. Bambra)는 이를 국내총생산(GDP) 중 민간의료비 지출 비중, 전체 병원 병상 중 민간병상 비중, 그리고 건강보장체계의 적용을 받는 인구 비율 등 세 가지 지표를 기준으로 적용하였다. 이러한 시도는 보건의료를 전체 복지국가 유형에서 분리하여 그 특성을 좀 더 명확하게 하고자 한 시도로서 의의가 있으나, 이들 기준을 적용한 유형 분류가 얼마나 정확하게 현실을 반영하는가는 좀 더 많은 연구가 필요하다. 예를 들어 건강보장체계의 적용을 받는 인구 비율은 대부분 국가에서 큰 차이를 보이지 않기 때문에 지표의 민감도가 떨어진다.

이러한 방식으로 건강보장체계를 분류하면, 이미 앞에서 지적한 바와 같이 당초 에스핑-앤더슨의 복지국가 분류와 일치하지 않는다. 특히 자유주의 유형과 사회민주주의 유형에서 많은 차이가 나타난다. 그 결과 유형의 이름도 원래의 것을 쓰기가 어렵다. 특히 유형의 이름이 정치 체제와 불가분의 관계를 가지고 있는 사회민주주의 유형이 그렇다. 따라서 여기에서는 다른 유형의 이름은 그대로 따르고 사회민주주의 유형은 '보편주의(universalism)'라는 용어를 대신 사용한다.

나) 자유주의 유형

자유주의 유형은 국가 개입이 최소한에 머무르고 사회보장급여가 제한적이며 그나마 자격 조건을 엄격하게 따지고 자산조사를 거쳐 대상자로 편입하는 국가 유형을 뜻한다. 미국, 영국, 캐나다. 오스트레일리아, 아일랜드 등이 이 유형에 속한다.

그러나 건강보장체계에서는 어떤 기준을 적용하더라도 이들 국가를 같은 유형으로 묶기 어렵다. 일차적인 이유는 미국이 예외적인 위치를 차지하고 있기 때문이다. 미국은 주요 국가(물론 복지국가 유형 분류에 포함된 국가 전부를 포함해서) 중 유일하게 대부분 국민을 포함하는 건강보장체계가 없다. 이 때문에 어떤 기준을 적용하더라도 미국은 매우 독특하고 예외적인 특성을 보인다. 이에 비하면 나머지 국가들은 오히려 탈상품화 정도가 높은 건강보장체계이다. 따라서 한 나라만 해당하는 유형을 굳이 나눌 필요가 있는가 하는 질문을 논외로 한다면, 이 분류에 부합하는 국가는 미국 정도로 한정하는 것이 타당해 보인다.

여기에서 미국의 건강보장체계를 자세하게 논의할 필요는 없을 것이다. 그러나 미국 한 나라가 문제가 아니라, 이 유형이 가진(또는 가질 수 있는) 일반적인 특성은 신중하게 검토할 필요가 있다. 에스핑-앤더슨의 문제의식을 작용할 경우, 이 유형의 특성은 탈상품화 수준이 낮고 계층별로 건강보장의 적용이 차별적이라는 점이다. 국가가 관장하는 공보험이 없거나 미약하며 민간보험에 의존하는 정도가 높다. 어떤 민간보험을 가입했는가에 따라 보장성과 추가 부담 정도가 달라진다. 따라서 일반적으로 의료비 지출 중 개인 부담의 수준이 높고 가계 지출에서 의료비가 차지하는 비중이 상대적으로 높다. 빈곤층을 포함한 경제적 약자에게는 별도의 공공부조 체계를 통해 최소한의 의료서비스를 제공하는 경우가 많은데, 대부분 자산조사를 거쳐 대상자를 선별한다.

이 유형에서 서비스 공급은 대부분 민간부문이 담당한다. 민간부문 위주의 공급 체계가 반드시 민간 중심의 재원 조달 방식을 요구하는 것은 아니지만, 민간 중심의 재원 조달 방식이면서 공적인 공급 체계를 가지기는 사실상 어렵다. 실제 사회보험을 뼈대로 하는 많은 국가에서는 민간 위주의 공급 체계와 사회보험 방식의 재원 조달이 병존하는 경우가 많다. 그러나 재원이 민간 중심인 경우에는 공급을 공공부문이 담당해야 할 어떤 논리적·실제적 연결도 찾기 어렵다.

다) 보수적 혹은 코포라티즘 유형

에스핑-엔더슨이 제안한 분류에 의하면 이 유형에서는 급여(복지서비스)가 소득에 연계되어 있는 것이 보통이고 주로 고용주를 통한 관리 방식을 채택하고 있으며 상대적으로 가족의 역할이 크다. 따라서 계층에 따른 프로그램 구분이 명확한 편이고 재분배 효과는 적다. 독일, 프랑스, 네덜란드 등이 이 유형에 속하는 나라들이다. 코포라티즘이라고 하는 것은 이 유형에 속하는 국가들에서 형성된 복지국가체제가 국가, 노동, 자본이라는 삼자 간 타협의 산물(tripartism)이라는 점에서 그러하다. 국가, 시장, 시민사회, 가족 등 다양한 이

해당사자 사이에서 균형을 잡아야 했던 것은 비스마르크가 사회보험을 출범할 당시부터 당면했던 문제였다. 이후 복지국가의 성립과 확대 과정에서 자본과 노동은 상대적으로 자율성을 유지하고, 임금, 물가, 복지 등 각 계급의 관심사를 절충과 타협으로 결정하는 코포라티즘적 체계가 성립된 것이다.

건강보장체계에서 이 유형은 대부분 사회보험체계를 택한 국가들과 일치한다. 사회보험체계는 보험료를 기본 재원으로 하는 건강보장체계이다. 보험료는 주로 고용과 연계된 임금(payroll)에서 나오며 사용자와 근로자가 분담한다. 사용자와 근로자의 분담 비율은 국가에 따라 다르나, ILO의 권고는 근로자의 부담 정도가 전체의 50%를 넘지 않도록 하고 있다. 임금을 기초로 재원을 조달하는 것이 가장 쉬운 방법이므로, 노동 구조 측면에서 공식 부문의 비율이 높고 소득이 정확하게 파악되는 임금노동자의 비율이 높을수록 사회보험의 운영이 쉽다. 이러한 이유 때문에 사회보험 도입 초기에는 공식 부문 임금노동자를 대상으로 하고 이후 대상자를 확대해 나가는 경우가 많다.

초기에 공식 부문 임금노동자에서 출발했다 하더라도 비공식 부문과 비임금노동자를 어떻게 대상에 포함하고 관리하는가는 사회보험 방식을 채택한 국가에서 중요한 과제가 된다. 일반적으로 비공식적인 부문이 크면 클수록 전면적인 사회보험을 도입할 가능성은 적고, 공식 부문에 우선 사회보험을 도입하는 부분적인 건강보장체계를 가지게 될 가능성이 커진다. 이 점에서 사회보험 방식을 기초로 한 건강보장체계는 처음부터 일부 인구를 전체 체계에서 분리(계층화)할 가능성을 안고 있다. 비공식 부문에서 일하거나 임금노동자가 아닌 경우에는 주된 건강보장체계와는 별도로 공공부조나 민간보험을 통한 건강보장이 이루어질 수밖에 없다.

구체적으로 비공식 부문과 비임금노동자를 건강보장체계에서 어떻게 포함 혹은 배제하는가는 각 제도와 시기에 따라 다르다. 유럽 국가들이 오랜 사회보험 역사를 가졌으면서도 비임금노동자를 포함하지 않는 경우가 많은 반면, 상대적으로 늦게 사회보험을 도입한 국가(특히 일본, 한국, 대만 등의 동아시아 국가)들은 짧은 기간 안에 전 국민을 적용 대상으로 포함하였다. 이러한 차이가 나타난 역사적 배경에 대해서는 좀 더 자세한 분석이 이루어져야 하겠으나, 비임금노동자를 모두 포함하는 것이 계층화 정도는 덜한 것으로 해석될 수 있다.

국가가 개입하는 정도는 자유주의 유형보다는 강하지만 사회민주주의 유형에 비하면 약하고 한계가 뚜렷하다. 재정적으로는 국가 개입이 없거나 관리운영비(행정 비용)를 지원하는 정도로 최소한에 머문다. 급여비 지출에 쓰일 재정을 직접 지원하는 것은 예외적인 경우에 한정된다. 또, 보험료 징수를 비롯한 보험 업무는 대개 정부로부터 독립된 보험자가 수행한다. 그러나 이러한 보험자 기능은 엄격한 정부 규제를 받을 뿐 아니라 기능 자체가 국가기구를 필요로 하므로 보험자는 사실상 국가기구에 속하는 것으로 볼 수 있다. 보험 운영을 위한 훈련된 인력, 법체계, 보험료 징수를 위한 소득 파악과 징수 체계 등이 보험자가 기능하기 위해 필요한 동시에 국가가 개입할 수밖에 없는 이유가 된다.

사회보험 방식인 것은 마찬가지이나, 연금이나 고용보험과 달리 건강보장체계에서는 급여의 계층화가 두드러지게 나타나지 않는 것이 보통이다. 즉, 건강보장급여는 보험료 기여 기간이나 기여 수준(기여액)에 관계없이 급여가 동일한 경우가 많다. 이는 연금과 고용보험이 주로 현금급여인 데 반해 건강보장급여가 현물급여를 위주로 하는 것과 무관하지 않다.

라) 보편주의 유형

급여가 모든 인구에게 보편적으로 적용되고 급여 수준이 높으며 국가의 개입이 강한 유형이다. 복지국가 유형 분류에서 사회민주주의 유형에 속하는 국가들(스웨덴, 노르웨이, 핀란드, 덴마크 등) 이외에 영국, 아일랜드, 뉴질랜드 등도 이 유형에 해당한다. 재정 측면에서는 국가가 직접 재정을 조달하고 지원하는 형태다. 건강보장체계 유형 중 가장 많은 국가에서 채택하고 있어서, 한 조사에서는 세계보건기구에 속한 191개 국가 중 106개 국가가 이 유형에 속하는 것으로 나타났다.

보편주의 유형은 북한, 쿠바 등 국영의료체계를 택하고 있는 일부 국가를 제외하면 사실상 국가 공영의료체계(National Health Service)를 의미한다고 할 것이다. 유형 분류에서 국영의료체계는 특별히 언급할 필요가 없으므로 여기에서는 주로 국가 공영의료체계를 다룬다.

이 유형은 정도의 차이는 있지만 조세(일반 예산)를 주된 재원으로 하는 체계이다. 당연히 전 국민을 대상으로 하는 보편적인 제도이고, 재정 상태, 연령, 성, 직업, 거주지 등에 무관하게 의료에 대한 접근성에 제한을 두지 않는 것을 목표로 한다. 의료제공자와 접촉 시점에서 진료비는 원칙적으로 무료이다. 이러한 것이 가능하기 위해서 의료공급체계는 국가가 직접 운영하거나 사실상 국가의 관리하에 있는 것이 보통이다. 또, 서비스 공급 측면에서는 환자(소비자)의 필요를 환자 스스로 제기하는 것이 아니라 국가가 주도적으로 평가하고 판단하는 국가중심주의적 접근을 한다는 특성이 있다.

그러나 실제 이런 원칙이 완전히 지켜지기는 매우 어렵다. 예를 들어 제공 시점에 서비스가 무료라는 원칙은 외래든 입원이든 환자가 서비스를 받는 시점에서 진료비 부담을 하지 않는다는 것이다. 그러나 영국이나 스웨덴 같은 나라에서도 초기부터 이런 원칙이 제대로 지켜지지 않았다. 영국에서는 치과와 안과 진료, 약제비 등이 완전 무료의 원칙에서 벗어나 급여 범위에서 제외되어 있거나 일부 본인 부담이 있다. 포르투갈 등 국가 공영의료체계를 택하고 있는 다른 나라들도 실제로는 이런 원칙이 충분히 지켜지지 않고 있다. 또한 급여 범위가 제한되고 보장성이 낮아서 민간보험에 의존해야 하는 경우가 많은 것으로 알려져 있다.

3. 건강보장의 기능과 의의

1) 건강권과 건강보장

현실 제도로서 건강보장의 근거로 가장 자주 거론되는 것은 아마도 권리로서의 건강 혹은 건강권일 것이다. 그러나 건강권은 건강보장 영역에서 흔히 사용되는 빈도나 강조에 비하면 그 의미나 관계가 명확하지 않은 경우가 많다.

앞으로 체계적인 건강보장 논의를 위해서도 건강권 개념과 건강보장과의 관계가 좀 더 명료하게 정리될 필요가 있다.

가) 건강권의 개념

건강권(right to health)은 흔히 쓰는 말이지만 그 개념을 명확하게 하는 것은 쉽지 않다. 역사가 오래되었다고는 하나 사실은 지나치게 규범적이거나 모호하기 때문이다. 사람에 따라서도 같은 말로 표현하지만 실제로는 다른 의미를 담고 있는 경우가 흔하다. 따라서 건강권의 틀로 건강보장을 해석하기 위해서는 먼저 건강권의 개념을 명확하게 할 필요가 있다.

개념적으로 건강권을 논의하기 위해서는 이와 가장 밀접한 관련을 가진 개념이자 가치인 인권(human rights)에서 출발하는 것이 좋을 것 같다. 그러나 막상 인권의 정의도 건강권과 마찬가지로 다양하고 때로 혼란스럽다. 모두가 동의하는 개념 정의는 찾기 어렵다. 여기에서는 그나마 가장 보편성을 가졌다고 할 수 있는 1948년 국제연합(UN)의 세계인권선언에 나타난 인권 개념을 참고로 한다. 이 선언은 모두가 인정하듯 현대 인권 사상의 발전에 결정적인 영향을 미친 역사적인 것이라 할 수 있다.

세계인권선언에서 직접적인 정의는 없으나 인권이 "모든 인류 구성원의 천부의 존엄성과 동등하고 양도할 수 없는 권리(inherent dignity and of the equal and inalienable rights of all members of the human family)"임을 쉽게 알 수 있다. 물론 이것도 추상적이고 포괄적인 정의로서의 성격을 피하기는 어려우나 이러한 개념을 구체화하기 위하여 여러 조항에 인권에 해당하는 사항들을 명시하고 있다. 건강과 사회보장에 대한 권리도 이 중의 하나이다. 예를 들어 제22조에서는 "모든 사람은 사회의 일원으로서 사회보장을 받을 권리를" 가진다고 하였고, 제25조에서는 "모든 사람은 의식주, 의료 및 필요한 사회복지를 포함하여 자신과 가족의 건강과 안녕에 적합한 생활 수준을 누릴 권리와, 실업, 질병, 장애, 배우자 사망, 노령 또는 기타 불가항력의 상황으로 인한 생계 결핍의 경우에 보장을 받을 권리를 가진다"고 명시하였다.

이러한 인권선언의 내용은 돌출한 것이 아니다. 제2차 세계대전 이후 여러 국제기구를 중심으로 구체적인 정부의 행동과 책임으로 다양한 측면의 인권이 거론되기 시작한 것과 맥을 같이한다. 실제로 1946년 세계보건기구는 건강을 단순히 질병이나 불구가 없는 상태가 아니라, 신체적·정신적·사회적으로 완전한 안녕 상태라고 정의하였다. 이는 단순히 건강을 정의한 데서 그치지 않고, 건강과 다른 권리들의 불가분성과 상호의존성을 나타낸 것으로 평가받고 있다. 세계인권선언에서 나아가 국제연합은 1976년 경제·사회·문화적 권리에 관한 국제규약(사회권 규약, International Covenant on Economic, Social and Cultural Rights)과 시민정치적 권리에 관한 국제규약(자유권 규약, International Covenant on Civil and Political Rights)을 채택하여 인권에 대한 내용을 좀 더 구체화하였다. 이 중 사회권 규약 제12조에서는 "성취할 수 있는 최고 수준의 신체적·정신적 건강을 누릴 권리(right to the highest attainable standard of physical and mental health)"가 있음을 인정하고, 규약의 가맹국이 이 권리의 실현을 위해 취할 조치에는 "사산율과 영아사망률의 감소 및 어린이의 건강한 발육을 위한 대책, 환경 및 산업위생의 개선, 전염병, 풍토병, 직업병 및 기타 질병의 예방 치료 및 억제, 질병 발생 시 누구나 의료와 의학적 배려를 받을 수 있는 여건의 조성" 등이 포함된다고 규정하였다. 특히 이 중에서 성취할 수 있는 최고 수준의 건강을 누릴 권리를 줄여서 흔히 건강권이라고 부른다. 그러나 사회권 규약에서의 건강권 개념은 제2차 세계대전 이후 의학적 성취에 대한 낙관적 전망에 의존하여 건강권 개념을 개인이 보건의료서비스를 받을 권리, 그중에서도 현대의학적 조치를 받을 수 있는 기회로 좁게 해석했다는 비판도 있다.

세계인권선언이나 규약에서 볼 수 있는 건강과 관련된 조항을 살펴보았지만, 더 넓은 의미에서 건강과 인권은 몇 가지 서로 다른 측면에서 관련성을 가지고 있다. 우선 인권이 침해될 때 생기는 건강상의 피해가 있을 수 있는데, 전쟁이나 고문 때문에 생명을 잃거나 건강을 해치는 것이 대표적인 경우이다. 또 다른 측면에서 의료나 공중보건정책, 사업, 프로그램 등이 인권에 영향을 미칠 수 있다. 예를 들어, 건강증진사업을 어느 수준 이상의 지식이 있어야 참여할 수 있는 방식으로 시행한다고 하면, 이는 지식 수준이 낮은 사람을 차별

하는 결과를 초래한다. 또, 비록 사회 전체의 편익을 위한 것이라고는 하나 일부 집단에게 강제적으로 선별검사를 시행할 때 또는 공중보건 목적으로 어떤 집단을 격리할 때 벌어지는 논란도 이 범주에 들어간다. 인권과 건강의 관계에서 마지막으로 생각할 수 있는 것은 건강을 보호하고 증진하는 것이 곧 인권을 보호하고 증진한다는 점이다. 이러한 사고는 이미 세계인권선언이나 사회권 규약에 반영되어 있다. 즉, 건강을 보호하고 증진하는 것이 인권의 한 요소라고 보는 것이다.

건강권을 사회권 규약에서 정의한 것처럼 성취할 수 있는 최고 수준의 건강을 누릴 권리로 정의하게 되면, 이를 달성하는 것은 적어도 실제 상황에서는 결코 쉽지 않다. 아예 어떤 수준의 건강을 누릴(또는 성취할) 권리는 성립할 수 없는 것이 자명하다는 주장도 있다. 범위를 좁혀 건강권을 건강 자체가 아닌 보건의료에 대한 권리로 한정하더라도, 그러한 권리가 존재하지 않는다는 주장부터 보편적인 권리로 인정되어야 한다는 주장까지 편차가 크다. 또한 건강과 관련된 모든 측면이 권리의 대상인지, 어느 수준까지가 권리인지도 분명하지 않다.

이러한 건강권 개념의 한계는 건강권을 포함한 사회권에 모두 해당하는 공통적인 문제이다. 국가의 간섭 금지를 요구하는 소극적 권리인 자유권과 달리, 국가의 적극적 노력과 의무 이행을 요구하는 것이 사회권의 기본적 속성이다. 그러나 이러한 권리를 현실 상황에서 의무 당사자(예: 정부)에게 직접 요구하는 것이 가능한지는 분명하지 않다.[4] 더구나 사회권은 대부분 경제적 성격을 띠기 때문에 보장 수준이 한 국가의 경제적 능력에 좌우될 수밖에 없고 상황에 따라 상대적 수준의 보장을 면하기 어렵다. 이런 시각에서는 사회권은 선언적 의미 이상을 가지기 힘들다.

그러나 사회권 이념이 인간의 보편적이고 근원적 필요에 대한 존중이라는 점에서 정당화될 수 있다면, 같은 관점에서 건강권에 대한 존중도 정당화될 수 있다. 다만 그 보장 수준이 한 사회의 경제·사회적 능력에 좌우되고 점

4 장은주. 사회권의 이념과 인권의 정치. 사회와 철학. 2006; 12: 187-216.

진적으로 이루어지는 것이라고 할 때, 건강권 보장은 국가 주도의 프로그램 확대뿐 아니라 권리의 주체들이 권리 보장을 요구하는 과정을 통해 성취될 수 있다. 앞에서 필요의 정치적 성격에 대하여 언급하였지만, 사회권이나 건강권 역시 변하지 않는 기준이나 수준이 있는 것이 아니다. 사회 구성원 또는 서로 다른 당사자가 요구하고 그 요구가 조정되는 과정에서 범위와 수준이 결정될 수 있다.

나) 보건의료에 대한 접근성

건강보장 제도와 접근성(access, accessibility)에 대해 논의하기 이전에 접근성 개념을 먼저 살펴보자. 이론적으로 접근성은 건강상 필요가 있을 때 보건의료를 이용할 수 있는 기회(opportunity)를 가리킨다. 따라서 이는 보건의료이용과는 다를 수 있다. 생활 습관의 차이나 위험을 회피하는 성향 등에 따라 필요와 기회가 같더라도 이용은 달라질 수 있는 것이다. 그러나 실제 접근성과 이용을 구분할 수 있는 경우는 많지 않기 때문에 대부분 이용을 접근성으로 간주하게 된다.

건강보장 제도가 보건의료에 대한 접근성을 높이는 역할을 한다는 것은 의심의 여지가 없다. 건강보장 제도가 적용되지 않으면 실제 필요한 의료 수요가 제대로 충족되지 못하는 것이 당연하다. 여러 연구에 의하면, 의료보험 미가입자와 가입자 사이에는 비용으로 인한 접근성의 차이가 뚜렷하게 나타난다. 그러나 건강 수준의 측면에서는 보건의료에 대한 접근성이 크게 연관이 없다는 주장도 있다.

이처럼 건강보장 제도가 의료에 대한 접근성을 높이고 결과적으로 건강 수준 향상에 기여한다는(혹은 그럴 가능성이 높다는) 것은 대부분의 연구자가 동의한다. 그러나 보건의료에 대한 접근성을 강조하는 것은 건강 수준과의 연관성 때문만은 아니고, 다른 한편으로 보건의료에 대한 접근을 사회정의나 권리로 보는 시각이 반영된 결과이다. 즉, 보건의료에 대한 동등한 접근을 "보건의료에 대한 권리(right to health care)"로 이해하는 것이다.

그러나 건강권과 마찬가지로 보건의료에 대한 권리도 논란이 적지 않다.

앞에서도 언급한 것처럼 국가가 적극적으로 이런 권리를 보장해야 하는지, 또 그 범위는 어느 정도인지, 보건의료에 대한 접근성의 정확한 의미는 무엇인지에 대해 의견이 통일되어 있지 않다. 보건의료에 대한 권리를 가장 적극적으로 해석하는 것은 국가가 이를 보장해야 한다는 것이고, 반대편 해석은 자유권과 마찬가지로 국가가 보건의료에 접근하는 것을 방해해서는 안 된다는 것이다. 양 극단 사이에 있는 것이 "적정 수준의 최소한(decent minimum)"이라고 불리는 것으로, 기본(basic)이나 필수(essential) 보건의료와 비슷한 개념이다. 이러한 보건의료에 접근할 권리를 정당화하는 이론은 앞에서 설명한 보건의료의 가치에 연결된다. 즉, 보건의료의 가치를 인정하는 한 동등한 접근은 하나의 정의로서 정당화될 수 있고, 나아가 권리의 성격을 지니게 된다.

한편, 건강보장을 윤리적 관점에서도 볼 수 있는데, 이는 건강 자체를 어떻게 보는가와 밀접한 관련이 있다. 즉, 건강이 훼손되면 각 개인에게 취약함(vulnerability)과 불안정(insecurity)이 생기고, 이는 각 개인이 정상적인 기능(functioning)을 함으로써 능력(capability)을 발휘할 수 있어야 한다는 윤리적 원칙에 어긋난다는 것이다. 이런 관점에서 보면, 건강보장 제도는 보건의료에 대한 접근을 보장함으로써 각 개인이 정상적인 기능과 능력을 발휘하게 한다는 점에서 윤리 원칙에 부합한다. 물론 앞에서 반복해 설명한 바와 같이 이는 보건의료가 건강에 밀접한 관련을 가지고 있는 한에서 타당하다.

2) 건강보장 제도의 기능

건강보장 제도는 기본적으로 최소한의 경제적 부담으로 보건의료에 대한 접근성을 보장하려는 사회적 기구 또는 제도(institution)로 볼 수 있다. 이에 따른 일차적인 기능은 건강상의 위험과 이로 인한 경제적 위험으로부터 국민(혹은 가입자)을 보호하는 것이다. 따라서 이 제도는 개인과 사회의 건강 수준을 향상시키고 개인이나 가계를 경제적으로 보호하는 기능과 사명을 기본으로 한다.

가) 건강 수준의 향상

건강보장 제도의 가장 중요한 목적은 필요할 때 적절한 의료서비스에 쉽게 접근할 수 있게 하는 것이다. 물론 접근성의 수준과 의료서비스의 범위는 변이가 크지만, 건강보장 제도가 의료이용의 장애물을 줄이는 데 기여한다는 것은 의심할 수 없다. 그러나 건강보장 제도의 궁극적인 목적을 건강 수준 향상이라고 하면, 의료에 대한 접근성을 보장하는 것이 곧 건강 수준 향상으로 이어지지 않는다는 문제가 남는다. 이는 건강 수준 향상에 보건의료가 얼마나 기여하는가 하는 오래된 논쟁을 되풀이하는 것이다.

의료가 건강 수준에 기여하는 바에 대해서는 의료서비스보다 영양이나 공중보건의 중요성을 강조한 매큐언(T. McKeown)의 선구적인 업적이 잘 알려져 있다. 이후 영양 공급의 역할에 대해 광범위한 연구를 진행한 포겔(Robert W. Fogel)은 18세기 말부터 19세기 말까지 전체 사망률 감소와 그 이후 사망률 감소의 절반은 영양 개선 때문에 가능했다고 주장하였다. 한편 프레스턴(Samuel H. Preston)은 공중보건의 발전이 사망률을 줄이는 데 결정적으로 기여한 것으로 분석하고, 1930년대와 1960년대 사이에 늘어난 평균수명이 기여한 것은 15%에 지나지 않는다고 하였다.

최근, 특히 제2차 세계대전 이후에는 과학 발전과 의료기술의 진보 등이 건강 수준 향상에 중요한 역할을 했다는 주장이 제기되고 있다. 물론 분석의 범위와 지역이 다르기 때문에 평면적으로 비교할 수는 없다. 그러나 최근 관련 연구를 활발하게 수행하고 있는 커틀러(David Cutler) 등은 의료기술 발전이 생명 연장에 크게 기여하였다고 주장한다. 사망률의 저하나 수명의 연장을 설명할 수 있는 단 하나의 요인을 꼽는 것은 불가능하지만, 의학 발전과 기술적 진보가 사망률을 결정하는 유력한 요인이라는 것이다. 또 놀테(Ellen Nolte) 등은 피할 수 있는 사망 개념을 사용하여 유럽연합에 속하는 국가들에서 1980년대에 일어난 영아사망률 감소, 중년과 노년의 사망률 감소는 효과적인 보건의료서비스를 통한 것이라고 분석하였다. 1990년대에는 이러한 효과가 조금 감소하지만, 사망률 감소에 기여하는 비중은 여전히 중요해서 여성 사망률 감소의 20%를 차지한다.

보건의료가 아니라 건강보장이 직접 건강에 미친 영향을 검토한 연구들도 있는데, 이들 연구의 결과는 일관되지 않다. 여러 개별 연구를 포괄적으로 분석, 종합한 최근의 연구에 따르면, 건강보험이 건강에 미치는 영향은 일관되고 자명한 것으로 나타나지 않는다. 인과 관계를 확실하게 제시할 수 있는 연구는 일부 인구집단(어린이, 에이즈 감염자)이나 건강문제(고혈압)를 대상으로 한 소수에 지나지 않고, 나머지 대부분의 연구에서는 건강보험과 건강 수준 향상 사이에 인과 관계가 확실하지 않았다. 그러나 이러한 결과를 바탕으로 건강보장 제도가 건강 수준 향상에 기여하는 바가 없다는 결론을 내릴 수는 없다. 가장 가능성이 큰 것은 정책 평가의 이론적·경험적 한계로 인해 결론을 내릴 수 없는 것이다. 실제 사회정책의 효과를 명확하게 밝히는 것은 대단히 어렵다. 특히 건강 수준(health outcome)과 같이 매우 다양한 요인이 동시에 작용하고 효과가 나타나기까지 장기간이 소요되는 경우, 특정 요인과 결과 사이의 인과 관계를 확립하는 것은 쉽지 않다. 그러나 여기에서 어떤 건강보장도 곧 건강 수준의 향상을 보장하는 것이 아니라는 문제의식은 충분한 가치가 있다고 할 것이다. 즉, 건강보장급여의 대상자, 급여의 범위와 수준, 운영 방식 등에 따라 건강 수준에 미치는 영향은 달라질 수 있고, 이는 건강보장 제도가 목표를 달성할 수 있도록 명확한 근거를 가지고 설계되어야 한다는 것을 뜻한다. 아울러 앞에서 인용한 연구의 주장대로, 명확한 근거를 바탕으로 건강보장 정책을 결정하려면 사회실험(social experiment) 방식의 연구가 더 필요하다는 점도 유의할 필요가 있다.

나) 건강보장과 경제

경제적 요인이 건강보장에 미치는 영향에 대해서는 비교적 잘 알려져 있다. 한 사회의 경제 수준이 사회정책의 발전에 중요한 요인으로 작용한다는 논리가 대표적이다. 미시적으로도 경제 상황이 건강보장의 재원에 영향을 미친다는 것은 쉽게 짐작할 수 있다.

그러나 이런 정도 외에 일반적으로는 사회보험과 경제의 관계에 대해 잘 인식되어 있지 않다. 특히 경제가 건강보장 제도에 미치는 영향과 반대 방향(건강보장→경제), 즉 건강보장이 경제에 미치는 영향에 대해서는 논의가 더욱 불충분하다. 그 이유를 짐작하는 것은 그리 어렵지 않다. 우선, 경제에 영향을 미치는 요인이 극히 다양하기 때문에 단일한 요인(건강보장)의 효과를 분리해 내는 것은 매우 어렵다. 뿐만 아니라 건강보장 제도의 한두 가지 요소가 아니라 제도 전체가 미치는 영향을 종합적으로 평가하는 것도 결코 쉬운 일이 아니다. 이 때문에 건강보장 제도가 미치는 경제적 효과는 부분적·단편적으로 평가되는 것이 대부분이다.

① 빈곤

건강보장 제도가 경제에 미치는 영향 중 비교적 명확한 인과 관계를 알 수 있는 것이 빈곤에 미치는 영향이다. 빈곤이 반드시 경제적 의미만 있는 것은 아니나 소득보장이라는 측면에서 경제적으로 중요한 의미를 갖는 것은 부인하기 어렵다. 건강보장 제도가 빈곤 예방에 긍정적인 영향을 미치는 것은 두말할 것도 없다.

둘 사이의 연관 관계 측면에서는 건강보장이 빈곤 예방에 미치는 직접적인 영향보다는 보건의료비용이 빈곤화에 미치는 영향이 더 잘 알려져 있다. 물론 이로부터 건강보장이 빈곤을 예방하는 데 역할을 한다는 것을 유추할 수 있다. 보건의료비용이 빈곤을 초래한다는 경험적 근거는 적지 않다.

② 보건의료산업

보건의료이용은 다른 시각에서 보면 보건의료 산업의 기초가 된다. 보건의료이용은 인력, 시설, 장비, 약품, 재료 등과 연관되고, 이용이 늘어남에 따라 이와 관련된 생산과 소비가 증가한다. 따라서 보건의료이용이 증가한다는 것은 그 이유가 무엇이든, 보건의료 산업이 양적으로 성장한다는 것을 뜻한다. 이를 나타내는 핵심적 지표는 비용 지출로, 보건의료비 지출의 증가는 보건의료 산업의 확대를 직접적으로 반영한다.

건강보장 제도 시행은 경제적 장애를 없애거나 줄이기 때문에 보건의료이용을 촉진한다. 전 국민을 대상으로 한 건강보장 제도가 시행되지 않는 나라(예: 미국)에서 의료보험의 가입 여부에 따라 보건의료에 대한 접근성이나 보건의료이용에 차이가 나는 것은 구체적인 연구 결과를 제시할 필요도 없이 지극히 당연하다.

그러나 체계(시스템) 차원에서 건강보장 제도가 보건의료이용에 미치는 직접적인 영향을 관찰할 수 있는 경우는 드물다. 건강보장체계가 이용에 영향을 미치는 유일한 요인이 아니기 때문이다. 그러나 새로 건강보장 제도를 시행하는 경우에는 건강보장체계가 보건의료이용에 어떤 영향을 미치는지 관찰할 수 있다. 다른 요인이 어느 정도 통제된 상태에서 건강보장 제도 시행의 단독 효과를 볼 수 있기 때문이다. 이런 점에서 타이완의 건강보험 시행이 좋은 사례가 될 만하다. 타이완은 1995년 새로 전국민의료보험을 시작하였는데, 제도 시행 전후를 비교하면 의료이용량의 증가가 뚜렷하게 나타난다. 즉, 외래와 입원 모두에서 두 배 이상 의료이용량의 증가가 있다. 또한 의료비 지출도 전국민의료보험이 실시된 1995년에는 크게 늘어났다. 이와 같은 의료이용량과 의료비의 증가는 충족되지 못하던 의료 수요(demand)가 새로 충족된 것이거나, 의료 수요 자체가 커진 결과이다.

③ 인적 자본

건강보장 제도가 인적 자본(human capital)의 축적에 미치는 직접적인 영향은 평가하기 어렵다. 그러나 건강(높은 건강 수준)이 인적 자본의 축적에 긍정적인 영향을 미친다는 것에는 많은 연구자가 동의한다. 나아가 건강이 경제 발전에 기여한다는 이론적·경험적 근거가 적지 않다.

건강은 노동자의 생산성에 직접적인 영향을 미친다. 또한, 건강 수준이 간접적으로 노동시장에서의 성과에 간접적으로 미치는 영향도 있다. 건강 수준이 높을수록 교육과 노동 경험에 좌우되는 노동시장에서의 성과가 더 커지고, 건강할수록 교육과 노동 경험에 투자하는 정도도 커진다. 또한 건강할수록 기대 수명이 길어지고 이는 은퇴 이전 시기의 저축을 촉진하는 역할을 한다. 이렇게 생긴 저축은 투자 기금의 중요한 재원이 된다. 이러한 근거에서 보면, 건강보장 제도가 인적 자본의 형성과 축적, 나아가 경제 발전에 기여할 가능성이 적지 않다고 하겠다.

④ 기업 활동

건강보장 제도의 시행은 단기적으로 기업에 부담이 될 수 있다. 물론 이는 기업이 건강보장 제도의 시행에 필요한 조세나 보험료의 전부 혹은 일부를 부담하는 경우이다. 또한 미국과 같이 민간의료보험이 주로 고용주의 부담을 기초로 하는 경우, 건강보장의 수준에 따라 기업의 부담이 늘어나는 것은 불가피하다. 그러나 중장기적으로도 기업의 부담이 늘어난다고 보기는 어렵다. 일본에서 1995년에서 2001년 사이의 자료를 사용한 연구에 의하면, 기업의 보험료 부담은 임금을 감소시키는 방식으로 피고용인에게 전가되는 것으로 나타났다.

건강보장과 기업 활동의 관계를 잘 보여 주는 것은 역설적으로 공적 건강보장체계가 미비한 미국의 사례이다. 미국 사례가 특히 주목을 끈 것은 과다한 의료비 지출로 기업 경쟁력이 훼손된다는 주장이 기업으로부터 나온 이후이다. 2005년 6월 7일 세계 1위의 자동차 생산 업체인 GM이 채산성 악화를 이유로 약 25,000여 명의 직원을 해고하겠다고 발표하면서, 경쟁력 약화의 한 가지 원인으로 과도한 의료비 지출을 지목하였다. 미국 기업이 과다한 의료비 지출이라는 문제에 봉착한 것이 건강보장 제도가 미비하기 때문이라고 바로 해석하는 것은 무리일지도 모른다. 역사적으로 미국 민간보험이 고용 관계를 기초로 발달해 왔기 때문에 더욱 그렇다. 그러나 건강보장체계가 없는 상태, 혹은 민간보험 위주의 건강보장체계가 기업에 아무런 부담을 주지 않을 것으로 보는 것 역시 무리이다. 건강하고 우수한 노동력을 확보하려는 것은 모든 기업의 공통적인 요구이고, 이는 건강보장에 비용을 투자하지 않고서는 불가능하다. 이러한 목적을 달성하는 데에 기업별 건강보장보다 집합적 방식의 건강보장, 즉 공적 건강보장체계가 더 효율적임은 물론이다.

⑤ 소득재분배 효과

건강보장 제도를 통해 소득 하위 계층에 유리한 부(wealth)의 재분배가 일어날 것으로 기대할 수 있다. 그러나 이러한 효과는 상위 계층의 급여로 인한 지출이 이들이 기여하는 조세나 보험료보다 적다는 전제하에서 가능하다.

그러나 사회보험 자체가 소득재분배를 위한 수단이 아니라는 주장도 많다. 실제 미국 메디케어의 경우 중산층 이상의 상위 계층이 더 수명이 길고 이들이 이용하는 의료서비스가 하위 계층보다 더 많아 오히려 상위 계층에 유리한 재분배 효과를 나타낸다. 그러나 이는 사회보험이 본래부터 이러한 목표를 가지고 출발한다는 의미는 아니다. 소득재분배가 일차적인 목적이 아니라 하더라도 최소한 소득 역진적인 성격을 띠는 것은 곤란하다. 즉, 하위 계층의 기여가 상위 계층을 지원하는 것은 어떤 기준으로 보더라도 부당하다.

⑥ 저축

건강보장 제도는 미래에 있을 수 있는 경제적 불확실성을 줄이기 때문에 예비적 저축(precautionary saving)을 줄이는 방향으로 작동할 수 있다. 예를 들어 미국에서 메디케이드(Medicaid) 적용 인구를 대상으로 분석한 결과, 저축은 줄고 소비는 늘어났다. 또한 타이완에서의 연구에서는 전국민의료보험의 실시가 저축률을 8.6-13.7% 줄였고 본래 저축이 적던 집단에서 감소율이 가장 큰 것으로 나타났다.

그러나 이러한 영향은 실제 건강보장 제도가 미래에 재정 지출의 불확실성을 얼마나 줄일 수 있는가 하는 문제와 밀접한 관련이 있다. 건강보장 제도가 있지만 여전히 개인이 재정적인 부담을 많이 져야 하는 경우에는 저축의 동기가 줄어든다고 볼 수 없다. 이용자 일부 부담의 비중이 높은 경우나 건강보장 영역 밖에서 이루어지는 서비스가 많은 경우가 여기에 속한다. 이 때문에 여러 연구에서 건강보장 제도가 저축에 미치는 영향은 일관되지 않게 나타난다.

⑦ 노동시장

건강보장에 따라 노동시장이 영향을 받을 수 있는 것은 명확하다. 우선, 쉽게 예상할 수 있는 것은 노동력이 건강보장 제도의 범위에 포함되는 방향으로 이동할 것이라는 점이다. 건강보장 적용이 경제적 인센티브로 작용하기 때문에 이러한 이동은 당연하다.

노동의 상태와 종류에 따라 노동자들에 대한 건강보장의 차별이 있는 경우에는 노동 유연성(labor mobility)이 떨어진다. 즉, 어느 직장에서는 건강보장이 제공되지만 다른 직장에서는 그렇지 않은 경우나 직장에 따라 건강보장의 수준이 달라지는 경우, 노동자들의 직장 이동은 건강보장의 여부와 수준에 크게 영향을 받게 된다. 이는 의료보험이 특정한 고용 상태에 의존하는 미국과 같은 나라에서 흔히 볼 수 있는 현상이다. 미국에서의 한 연구에 의하면 의료보험 때문에 직장 이동이 25% 감소하였다고 한다.

건강보장 제도가 노동시장에 미치는 또 하나의 영향은 여성의 노동시장 참여 수준인데, 그 방향은 몇 가지 요인에 의하여 영향을 받는다. 우선 적용 대상을 정하는 방법에 영향을 받는다. 예를 들어 여성이 보험 가입자의 피부양자로 보험 적용 대상이 될 수 있으면 노동시장 참여의 동기가 낮아진다. 보험료 기여도 관계가 있는데, 소득이 있으면 모두 보험료를 기여해야 하는 경우에도 노동시장 참여의 동기가 떨어질 수 있다. 타이완의 경우 여성의 노동시장 참여가 감소한 것으로 나타났다. 기혼 여성의 노동시장 참여가 4% 감소하였고 저소득 가계에서 감소율이 더 두드러졌다.

참고문헌

- 김창엽. 건강보장의 이론. 한울아카데미, 2009.
- 장은주. 사회권의 이념과 인권의 정치. 사회와 철학. 2006; 12: 187–216.
- Esping–Anderson G. The three worlds of welfare capitalism. Princeton University Press, 1990.
- Moran M. Understanding the welfare state: the case of health care. British Journal of Politics and International Relations. 2000; 2(2): 135–160.
- Roemer MI. National health systems of the world, Vol. I. Oxford University Press, 1991.

추천문헌

- Mossialos E, Dixon A, Figueras J, Kutzin J (eds.). Funding health care: options for Europe. Open University Press, 2002.
- Saltman RB, Busse R, Figueras J (eds.). Social health insurance systems in Western Europe. Open University Press, 2004.

2 건강보험수가와 보수지불 제도

강길원(충북대학교 의과대학 의료정보및관리학교실 교수)

학습 목표

☑ 진료비 진료 방법을 분류하고 각 지불 방법의 유인 구조와 영향을 이해한다.

☑ 각 지불 방법의 이해에 필요한 기본적 개념과 현황을 학습한다.

☑ 건강보험수가 제도의 현황과 문제점을 이해한다.

☑ 건강보험수가 제도의 개선 방향과 그 주요 내용을 이해한다.

진료비 지불 제도는 건강보험과 같은 의료보장 제도의 도입과 밀접한 관련을 가지고 있다. 의료보장 제도가 도입되기 이전에는 의료서비스도 다른 서비스와 마찬가지로 제공자가 서비스를 제공하고, 소비자는 서비스를 제공받은 대가로 제공자에게 일정 금액의 보수를 지불하는 방식을 취하였다. 이러한 의료제공자와 소비자의 양자 관계에서 진료비 지불은 정형화된 방식을 취하기보다는 의료제공자에 따라, 심지어 동일한 의료제공자라고 하더라도 상황에 따라 다른 방식을 취하는 경우가 보통이었다. 하지만 의료보장 제도가 도입되면서 국가나 보험자 같은 제3의 관리자가 의료제공자와 소비자의 양자 관계에 개입하게 되었다. 이러한 삼자 관계에서 소비자는 의료제공자에게 대가를 직접 지불하는 대신 관리자에게 조세나 보험료를 납부하고, 관리자가 소비자를 대신해서 의료제공자에게 보수를 지불하게 되었다. 관리자는 여러 의료제공자를 상대해야 하기 때문에 일정한 방식으로 정형화된 지불 방법이 필요하게 되었으며 이에 따라 다양한 방식의 진료비 지불 제도가 고안되었다.

이러한 진료비 지불 제도는 제공자에 대한 보수 지불 방법으로서의 전통적 역할뿐만 아니라 최근에는 의료제공자의 진료 행태를 변경하기 위한 정책 수단으로 활용되고 있다. 지불 방법에 따라 의료제공자가 가지는 인센티브 구조가 달라지기 때문에, 지불 제도 개혁을 통해 보건의료정책 목표를 달성하려는 노력이 증가하고 있다. 예를 들어 급증하는 국민의료비를 억제하기 위해 진료비 지불 방식을 행위별 수가제에서 포괄수가제나 총액계약제로 변경하려는 시도가 이러한 노력의 한 예라고 할 수 있다. 또한 의료의 질 향상을 위해 성과에 따라 진료비를 차등 지불하는 새로운 시도가 생겨나고 있다.

이 장에서는 여러 가지 지불 방법을 지불 단위를 기준으로 구분하고 각 지불 방법의 원리와 현황을 살펴보고자 한다. 아울러 우리나라 건강보험수가 제도의 현황과 개선 방향을 소개하고자 한다.

1. 진료비 지불 방법 개요[1]

1) 진료비 지불 방법 분류

진료비 지불 방법은 통상적으로 지불 단위에 따라 행위별 수가제(fee for service), 포괄수가제(case payment), 인두제(capitation), 총액예산제 혹은 총액계약제(global budget)로 구분할 수 있다. 행위별 수가제는 서비스 항목별로 가격을 매겨서 보상하는 방식으로, 가장 오래되고 일반적인 지불 방식이다. 이에 반해 포괄수가제는 일정하게 정의한 환례(case)별로 지불이 이루어지는데, 이 경우 개별 서비스가 아니라 일종의 서비스의 '묶음'에 대해 지불이 이루어진다. 포괄수가제는 환례를 어떻게 정의하느냐에 따라 나뉘는데, 외래방문 건당으로 지불을 하는 외래포괄수가제, 입원 일당으로 지불하는 일당수가제, 입원 건당으로 지불을 하는 질병군별 포괄수가제(DRG 지불 제도) 등이 있다. 포괄수가제는 모든 환례에 정액을 지불하는 방식도 있지만, 최근에는 환례를 진단이나 시행된 수술 처치에 따라 분류하여 지불액을 달리하는 방식이 널리 도입되어 사용되고 있다.

인두제는 정해진 기간 동안 등록한 사람 수에 따라 일정액의 보수를 지불하는 방식이다. 등록자가 많을수록 보상액이 늘어나기 때문에 등록자 1인의 진료비가 지불 단위가 된다고 할 수 있다. 일정 지역의 주민들을 대상으로 일차의료서비스를 제공하고 등록 주민의 수에 따라 보상을 받는 영국식 주치의가 이러한 방식의 지불을 받는 전형적인 예라고 할 수 있다. 이처럼 인두제는 일차의료에서 주로 사용되는 지불 방법이지만, 최근에는 일차의료뿐 아니라 이·삼차의료서비스를 모두 포함하는 전체 의료서비스를 대상으로 가입자 1인당 일정 금액을 지불하는 포괄적 인두제가 도입되어 사용되기도 한다. 이러한 방식의 인두제는 일차, 이차, 삼차의료서비스를 모두 갖추고 있는 미국

---

1 이 절은 대한예방의학회. 예방의학과 공중보건학. 계축문화사, 2010의 제4편 제5장 "4. 진료비 지불방법"편에 필자가 저술한 부분을 재편집하였음.

의 HMO(Health Maintenance Organization)나 의료기관 네트워크를 대상으로 한 지불에서 그 예를 찾아볼 수 있다.

총액예산제는 일정 기간 의료서비스 제공에 필요한 모든 비용을 총액으로 의료기관에 보상하는 방식이다. 총액예산제는 공공병원을 대상으로 한 지불에서 주로 사용되는 방법으로, 다른 정부 예산과 마찬가지로 수요에 근거하여 예산을 편성하고 일괄 지불하기 때문에 예산(budget)이라는 명칭을 사용하고 있다. 하지만 의료기관에 지불하는 총액을 정부나 보험자가 일방적으로 결정하기보다는 통상적으로 정부 및 보험자와 의료기관 간의 계약을 통해 결정하는 경우가 대부분이기 때문에 총액계약제라는 용어를 사용하기도 한다. 총액계약제는 개별 의료기관뿐 아니라 국가 전체 혹은 지역의 의사 진료비나 병원진료비를 대상으로 이루어지기도 한다. 이 경우 의사나 병원을 대표하는 단체와 보험자가 총액을 계약하고, 이 단체가 총액을 개별 의사나 병원에 배분하는 구조를 가지고 있다. 총액예산제는 총액을 초과하는 진료비에 대해서는 지불을 하지 않는 강제적 상한선을 가지는 총액예산제(global budget with hard cap)와 총액을 초과하는 진료비에 대해 지불은 하지만 다음 연도 진료비 조정에 이를 반영하는 지출 목표 방식의 총액예산제(global budget with soft cap)로 크게 구분할 수 있다.

앞에서 열거한 네 가지 지불 방법은 지불 단위의 크기라는 측면에서 연속선상에 있다고 볼 수 있다. 행위별 수가제는 검사나 수술 처치 등 개별 서비스를 지불 단위로 하고 있고, 포괄수가제는 외래방문당, 일당, 입원 건당 등으로 정의된 환례를 지불 단위로 하고 있다. 인두제는 일정 기간 등록 환자 1인의 진료비를 지불 단위로 하고 총액계약제는 일정 기간 특정 기관의 총진료비 혹은 일정 기간 한 나라의 의사 진료비 총액을 지불 단위로 한다. 이처럼 행위별 수가제에서 총액계약제로 갈수록 지불 단위가 커진다고 볼 수 있다.

지불 단위가 커질수록 실제 발생한 서비스 제공량과는 무관하게 지불이 이루어질 수 있다. 행위별 수가제하에서 의료제공자는 제공한 모든 서비스에 대해 지불을 받지만, 총액예산제로 갈수록 보상 금액은 서비스 제공량과는 무관해진다. 포괄수가제에서는 환례별로 일정 금액을 받기 때문에 개별 환례 수

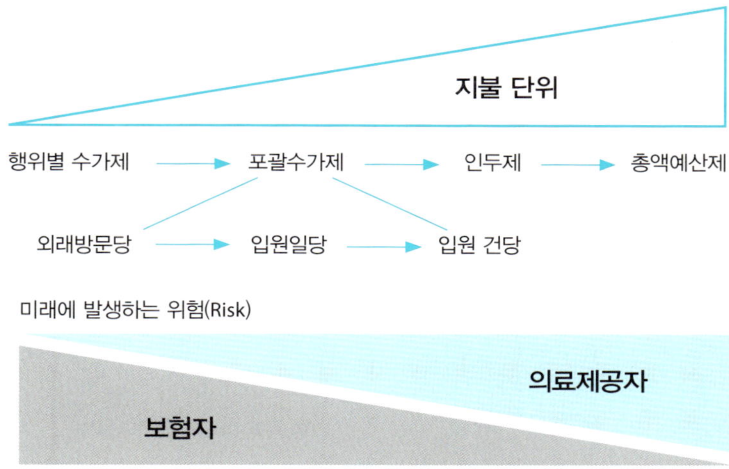

〈그림 4.2-1〉 지불 단위에 따른 지불 방법 분류와 미래에 발생하는 위험

준에서는 서비스 제공량과 보상 금액에 관련이 없다. 하지만 진료를 한 환례 수에 따라 보상 금액이 달라진다. 반면 인두제에서는 등록자별로 일정액이 보상되지만, 관리하는 등록자 수가 늘어나면 보상액이 증가한다. 하지만 총액예산제에서는 환례 수가 증가하거나, 등록 환자 수가 늘어나더라도 일정 금액 밖에 보상을 받지 못한다. 따라서 미래에 발생하는 위험(risk), 즉 향후 발생할 수 있는 환자 수의 증가나 진료 빈도의 증가에 대해 행위별 수가제하에서는 전적으로 보험자가 모든 위험을 떠안게 되지만, 반대로 총액예산제는 의료제공자가 모든 위험을 감수해야 한다(그림 4.2-1). 이처럼 위험 부담의 주체가 달라지기 때문에 의료제공자는 행위별 수가제를, 반대로 보험자는 총액예산제를 선호하게 된다.

진료비 지불은 보상하고자 하는 비용에 따라 의사에 대한 지불과 병원에 대한 지불로 구분할 수 있다. 의사에 대한 지불은 의료전문직의 무형의 기술에 대한 보상을, 병원에 대한 지불은 병원에서 사용되는 물자나 시설, 그리고 의사를 제외한 나머지 진료인력의 인건비에 대한 보상을 말한다. 우리나라에서는 의사에 대한 지불이나 병원에 대한 지불이 구분되어 있지 않지만, 대부분의 선진국에서는 두 비용을 구분하여 보상하고 있다. 의사에 대한 지불이나 병원에 대한 지불 모두 앞서 구분한 네 가지 지불 방법을 모두 적용할 수

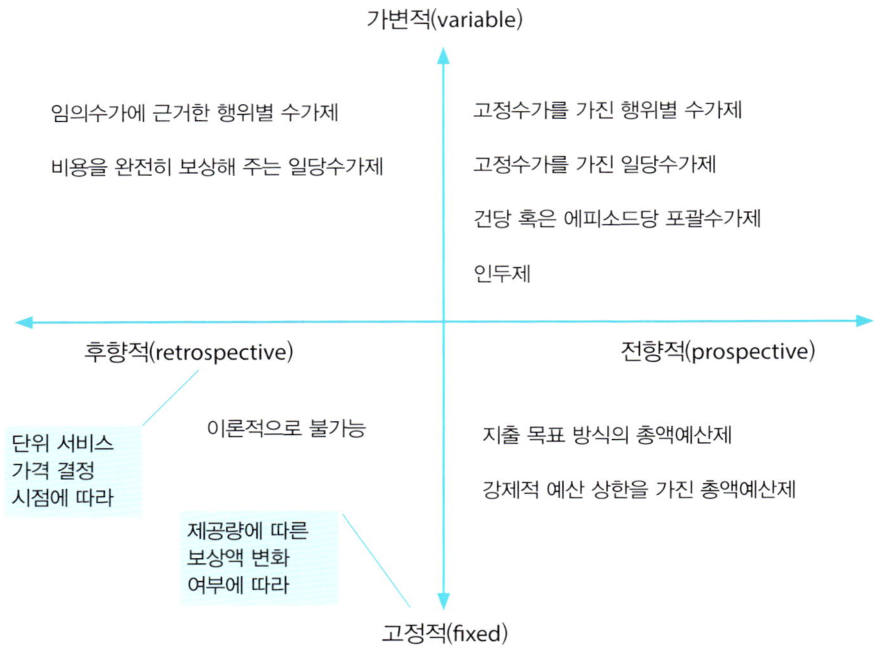

〈그림 4.2-2〉 가격 결정 시점과 보상액 변화 여부에 따른 지불 방법 분류

있다. 네 가지 지불 방법 이외에 의사에 대한 지불에서 봉급제(salary) 형태의 지불 방법이 사용되기도 한다. 봉급제는 의료기관을 대상으로 한 총액예산제와 마찬가지로 의사 개인을 대상으로 한 정액 보상 제도라고 할 수 있다.

지불 방법을 단위 서비스 가격 결정 시점이나 서비스 제공량에 따른 보상액 변화 여부에 따라 크게 후향적 지불 방법과 전향적 지불 방법, 가변적 지불 방법과 고정적 지불 방법으로 구분해 볼 수 있다. 두 가지 축을 기준으로 지불 방법을 구분해 보면 〈그림 4.2-2〉[2]와 같다. 후향적 지불 제도는 서비스 제공 후에 진료비가 결정되기 때문에 가변적 지불 제도일 수밖에 없으며, 후향적이면서 고정적인 지불 방법은 이론적으로 불가능하다.

2 Jergers M, Kesteloot K, De Graeve D, Gilles W. A typology for provider payment systems in health care. Health Policy. 2002; 60: 255-273.

〈표 4.2-1〉 지불 방법별 유인 구조

구분	지불 단위당 비용	환례(case)별 서비스 제공량	환례 수	위험 환자 회피 (risk selection)
총액예산제	−−	−−	−	0
행위별 수가제				
임의수가 방식	−	++	+	0
고정수가 방식	−−	++	+	+
인두제	−−	−−	−−	++
포괄수가제(DRG)	−−	−−	++	+

주: −−: 감소시키려는 강력한 유인을 가짐; −: 감소시키려는 유인을 가짐; 0: 증감과는 무관;
+: 증가시키려는 유인을 가짐; ++: 증가시키려는 강력한 유인을 가짐.

2) 지불 방법별 유인 구조 및 영향

지불 방법에 따라 의료제공자는 서로 다른 유인(incentive)을 가지게 된다. 지불 단위당 비용을 줄이려는 유인은 모든 지불 방법에 공통되지만, 후향적으로 지불 금액이 결정되는 임의수가 방식의 행위별 수가제하에서는 비용을 절감하려는 유인이 강하지 못하다. 환례(case)별 서비스 제공량은 포괄수가제나 인두제, 총액예산제 모두에서 줄이려는 유인이 강하지만, 반대로 행위별 수가제에서는 서비스 제공량이 증가할수록 수입이 증가하기 때문에 서비스 제공량을 늘리려는 강력한 유인이 존재하게 된다. 환례 수를 늘리려는 유인은 환례 수에 따라서 지불 금액이 달라지는 포괄수가제에서 가장 강력하고, 반대로 환례 수가 늘어나면 손실이 늘어나는 인두제에서 줄이려는 유인이 가장 강력하다. 중증질환자 등 위험 환자를 회피하려는 유인은 인두제에서 가장 강력하고 임의수가 방식의 행위별 수가제나 총액예산제하에서는 위험 환자 회피가 일어나지 않는다(표 4.2-1).[3]

3 Barnum H, Kutzin J, Saxenian H. Incentives and provider payment methods. Human Resources Development and Operations Policy (HRO) working papers. Mar 1995: 51.

〈표 4.2-2〉 지불 방법별 영향

지불 방법	비용 절감	과소 서비스로 인한 의료의 질 저하 가능성	고가 서비스에 대한 접근성	관리의 어려움
행위별 수가제	매우 낮음	없음	매우 좋음	매우 어려움
포괄수가제	좋음	있음	보통	어려움
인두제	매우 좋음	있음	낮음	쉬움
총액예산제	매우 좋음	있음	낮음	쉬움

위와 같은 유인 구조는 각 지불 방법의 장단점으로 그대로 이어진다. 지불 방법 성과(performance)를 비교해 보면 비용절감 측면에서는 인두제나 총액예산제가 유리하고, 과소 서비스로 인한 의료의 질 저하는 행위별 수가제에서 적다. 또한 행위별 수가제에서는 고가 기술의 개발이나 도입이 용이하고 이에 따라 고가 서비스에 대한 접근성이 매우 좋다. 반면 행정적 관리 측면에서는 수만 가지의 항목을 관리해야 하는 행위별 수가제가 가장 어렵고, 인두제나 총액예산제는 상대적으로 관리가 용이하다(표 4.2-2 참조).

3) 지불 제도 현황

글레이저(W. A. Glaser)는 바람직한 진료 보수의 원칙을 다음과 같이 네 가지로 정리하여 제시하였다.[4] 첫째, 가능한 한 자원 소모량을 정확하게 반영할 수 있어야 하고, 둘째, 불필요한 비용 지출의 가능성을 최소화할 수 있어야 하며, 셋째, 서비스의 질적 수준을 유지할 수 있어야 하고, 넷째, 기술 발전을 저해하지 않아야 한다는 것이다. 하지만 이러한 네 가지 원칙을 동시에 충족시킬 수 있는 지불 방법은 사실상 존재하지 않기 때문에 여러 상충되는 원칙을 상황에 맞게 조정하여 사용하는 것이 불가피하다. 이에 따라 각 나라들은 역사적 배경이나 국민들의 선호도에 따라 서로 다른 지불 방법을 채택하여 사용하고

4 Glaser WA. Paying the doctor. Johns Hopkins University Press, 1970.

〈표 4.2-3〉 일부 국가들의 진료비 지불 제도

구분	의사에 대한 지불	병원에 대한 지불
미국	행위별 수가(메디케어, 민간보험), 포괄적 인두제(HMO의 경우)	DRG를 이용한 선지불 제도(메디케어, 일부 민간보험), 포괄적 인두제(HMO), 행위별 수가(일부 민간보험)
영국	인두제(일차진료의), 행위별 수가(일차진료의, 민간병원 의사), 봉급제(공공병원 의사)	DRG를 이용한 선지불 제도 (공공 및 민간병원)
프랑스	행위별 수가(일차진료의, 민간병원 의사), 인두제(일차진료의 등록 환자의 경우), 봉급제(공공병원 의사)	DRG를 이용한 선지불 제도 (공공 및 민간병원)
독일	총액계약제하의 행위별 수가(일차진료의), 행위별 수가(민간병원 의사), 봉급제(공공병원 의사)	DRG를 이용한 선지불 제도 (공공 및 민간병원)
대만	총액계약제하의 행위별 수가(일차진료의)	총액계약제하의 행위별 수가(공공 및 민간 병원) → DRG를 이용한 선지불 제도 도입
태국	인두제(일차진료의), 봉급제(공공병원 의사), 행위별 수가(민간병원 의사)	DRG를 이용한 총액예산제(공공 및 민간병원 입원), 인두제(공공 및 민간병원 외래)
일본	행위별 수가	DPC를 이용한 포괄수가(공공 및 민간종합병원), 행위별 수가(민간병원)
브라질	행위별 수가(일차진료의, 민간병원 의사), 봉급제(공공병원 의사)	총액예산제, 포괄수가제, 행위별 수가제 혼용(공공병원), 행위별 수가제(민간병원)
칠레	인두제(일차진료의), 봉급제(공공병원 의사), 행위별 수가(민간병원 의사)	포괄수가제(공공병원, 다빈도 질환), 행위별 수가제(공공병원, 저빈도 질환)

있다.

각 나라의 진료비 지불 방식은 의사에 대한 지불이냐 아니면 병원에 대한 지불이냐에 따라서 다른 경우가 많고, 의사에 대한 지불도 일차진료의인지, 전문의인지, 병원 봉직의인지에 따라 서로 다른 지불 방식을 사용하기도 한다. 병원의 경우도 공공병원과 민간병원의 지불 방식이 다르기도 하다. 의사에 대한 지불은 인두제와 행위별 수가제가 보편적으로 사용되고 있고, 병원에 대한 지불은 DRG를 이용한 선지불 제도나 총액예산제가 보편적으로 사용되고 있다. 하지만 각 나라의 사정에 따라 여러 지불 제도를 혼용하여 사용하는 경우가 증가하고 있다. 이러한 혼합형 지불 제도는 각 지불 제도의 장점을 활용하여 보건의료체계의 효율성을 높이려는 시도의 일환으로 볼 수 있다(표 4.2-3 참조).

2. 지불 제도별 원리와 현황

1) 행위별 수가제

행위별 수가제(fee for service)의 기본 지불 단위는 개별 서비스이다. 이러한 서비스에는 의료인들이 시행하는 행위뿐 아니라, 넓게 보아서는 의료기관에서 사용한 약제와 치료 재료 등이 포함된다. 하지만 의료행위와는 달리 약제와 치료 재료는 의료기관에서 생산하는 것이 아니라, 별도의 제조업체에서 생산한 물품을 의료기관에서 소비하거나 전달하는 성격을 가지고 있다. 따라서 의료행위에 대한 지불과 약제나 치료 재료에 대한 지불이 다른 원리로 운영되는 경우가 많다.

행위에 대한 지불은 금액제와 점수제로 나뉜다. 금액제는 행위에 대한 지불 금액을 화폐단위로 바로 표현하는 것인 반면, 점수제는 행위의 상대적 가치를 점수 형태로 표현하고, 의료기관에 진료비를 지불할 때에는 점수를 금액으로 전환하는 환산 지수(Converting Factor, CF)를 곱하여 진료비를 산정하는 방식이다. 인건비나 물가 변화를 반영하여 매년 지불 금액을 바꾸어야 하는 금액제에 비해, 점수제는 환산 지수만 변경하면 되기 때문에 운영상 편리하고, 의료제공자와 보험자가 협상을 통해 환산 지수를 결정할 수 있기 때문에 보다 더 합리적으로 수가를 관리할 수 있다.

행위수가에는 의료서비스 생산에 소요된 의사들의 인건비나, 간호사, 의료기사 등 보조 인력의 인건비, 사용한 장비들의 감가상각비, 재료비에 대한 보상뿐 아니라, 각종 행정 비용이나 건물 감가상각비 등 간접 비용에 대한 보

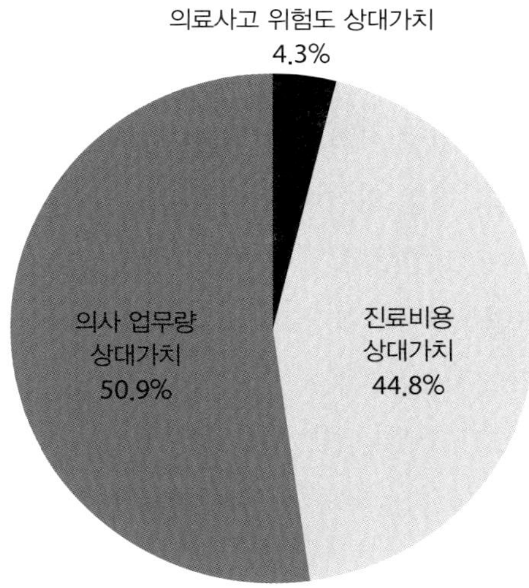

〈그림 4.2-3〉 미국 메디케어의 RBRVS 구성 요소

출처: American Medical Association. The RBRVS and the AMA/Specialty Society RVS Update Committee (RUC) Process 2014.

상이 포함되어 있다. 이처럼 포함되는 비용이 다양하고 복잡하기 때문에 이를 객관적으로 평가하여 수가를 책정하는 방법론들이 개발되었는데, 가장 널리 사용되는 방법이 미국에서 개발된 자원 기준 상대가치(Resource Based Relative Value Scale, RBRVS) 방법이다.

RBRVS는 점수제 형태의 행위별 수가제로, 상대가치 점수는 의사 업무량 상대가치, 진료비용 상대가치, 의료사고 위험도 상대가치로 이루어져 있다. 의사 업무량 상대가치는 의사들의 전문적 서비스에 대한 보상으로, 행위 시간과 강도를 고려하여 결정된다. 여기서 강도는 육체적 노력 및 의료적 기술, 정신적 노력 및 판단력, 스트레스 등을 고려하여 결정된다. 진료비용 상대가치는 의사들의 인건비를 제외한 나머지 임상 인력의 인건비나, 치료 재료, 장비, 기타 관리 비용에 대한 보상을 위한 것이다. 그리고 위험도 상대가치는 의료사고에 따른 비용을 수가로 보상하기 위한 것이다. 미국 메디케어의 경우 상대가치 점수에서 의사 업무량이 50.9%, 진료비용이 44.8%, 위험도가 4.3%

를 차지하고 있다.[5]

하버드 대학교 샤오(W. Hsiao) 교수팀이 '상대가치 추정법(magnitude estimation)'을 적용하여 미국에서의 의사 업무량 상대가치를 개발하였다.[6] 상대가치 추정법은 임의의 기준 의료행위를 선정하고 이에 100점을 부여한 후 측정하고자 하는 다른 의료행위의 상대적인 수치를 정하는 방법이다. 이렇게 개발된 상대가치는 5년 주기로 재검토되고 있다. 1992년 1월 1일 RBRVS에 근거한 메디케어 수가표(Medicare Fee Schedule)가 도입된 이후 1996년 말까지 일차 검토가 완료되었고, 2001년 말까지 이차 검토를 하였으며, 2007년에는 삼차 검토 결과가 도입되었다. 의사 업무량 상대가치 조정은 미국의사협회의 주도하에 진행이 되고 있고, 정부 기관인 CMS(Centers for Medicare & Medicaid Service)는 미국의사협회가 제안한 조정안을 대부분 수용하고 있다.

미국에서 RBRVS가 1992년에 도입되었지만, 의사 업무량과는 달리 진료비용은 '자원 기준 보상'으로 전환되지 못하고, 초기에는 의료기관에서 청구한 요금(charge)에 의해 결정되었다. 이후 진료비용에 대한 자원 기준 상대가치 책정 방법을 개발하여 1999년부터 2002년까지 자원 기준 진료비용 상대가치가 단계적으로 도입되었다. 자원 기준 진료비용 상대가치는 각 행위별로 실제 투입된 인건비, 재료비, 장비비 등 직접 비용 요소를 일일이 추정하여 계산되었는데, 이러한 직접 비용 자료 구축을 위해 15개의 임상 전문가 패널(Clinical Practice Expert Panels, CPEPs)을 운영하였다. 이렇게 구축된 직접 비용 자료는 초기에는 불안정하여 그대로 사용되지 못하고, 진료과별 총진료비용을 행위별로 배분하는 기준으로만 사용되었다. 이후 미국의사협회의 적극적으로 참여하에 지속적인 보완 과정을 거치면서 현재는 임상 전문가 패널에서 구축한 직접 비용을 진료비용으로 바로 사용하고 있다.

---

5 Government Accountability Office. Medicare physician fees geographic adjustment indices are valid in design, but data and methods need refinement. Mar 2005.

6 Hsiao WC, Braun P, Dunn DL, Becker ER, Yntema D, Verrilli DK et al. & Chen SP. An overview of the development and refinement of the Resource-Based Relative Value Scale: the foundation for reform of US physician payment. Medical Care. 1992: NS1-NS12.

의료사고 위험도 상대가치는 의료사고에 따른 비용을 수가로 보상하기 위해 개발되었다. 위험도 상대가치 역시 초기에는 진료비용 상대가치와 마찬가지로 청구하는 요금을 기준으로 책정되었지만, 1997년 재정균형법(Balanced Budget Act)에 따라 새로운 위험도 상대가치를 개발하여, 2000년 1월 1일부터 자원 기준 위험도 상대가치를 적용하고 있다. 자원 기준 위험도 상대가치 도출을 위해 미국에서는 진료과목별 의료사고 책임보험료 자료를 활용하였다. 먼저 진료과목별 보험료 자료를 이용해 진료과목별 위험도를 외과적 위험도(surgical risk factor)와 비외과적 위험도(non-surgical risk factor)로 나누어 산출하였다. 이렇게 구한 진료과목별 위험도와 진료과목별 시술 비율, 의사 업무량 상대가치값(서비스별 위험도의 차이를 설명하기 위해 포함시킴)을 곱하여 각 행위별 위험도 상대가치값을 산출하였다.

미국에서 RBRVS는 매년 개정되고 있고, 5년마다 전면적인 재검토 과정을 거치고 있다. 새로운 의료행위코드가 등장하거나 기존 의료행위의 상대가치를 재평가할 필요가 있을 경우 먼저 전문의학회자문가(Specialty Society Advisors)가 검토를 하여 각 학회의 관심 정도를 결정한다. 각 학회는 상대가치 결정을 위해서 서베이를 수행할 수도 있고, 관련이 없는 경우 특별한 행동을 취하지 않을 수도 있다. 서베이를 하는 경우 전문의학회 상대가치위원회(Specialty RVS Committees)에서 결과를 검토하여 상대가치개정위원회(RVS Update Committees, RUC)에 보고를 한다. RUC는 의사가 아닌 다양한 보건의료 전문가들로 구성된 위원회(Health Care Professionals Advisory Committee, HCPAC)와 진료비용 소위원회(Practice Expense Subcommittee), 의사책임보험작업반(Professional Liability Insurance (PLI) Workgroup) 등 다양한 조직의 도움을 받아서 상대가치를 최종 결정한다. RUC에서 결정된 상대가치는 CMS로 전달되어 메디케어 수가표에 반영된다.

행위별 수가제는 의사에 대한 지불에서 가장 널리 사용되고 있는 방법으로, 미국이나 호주, 프랑스, 독일 등에서 사용되고 있다. 하지만 의사에 대한 지불에서 행위별 수가제가 항상 사용된 것은 아니다. 오히려 18세기 또는 19세기 유럽에서는 인두제, 건당 진료비제, 봉급제와 같은 정액제 방식이 통상적이었다. 왜냐하면 의료서비스를 제공하도록 조직된 초기의 조직체들(길드, 우애조합, 노동조합, 동종 조합의 공제 조직)이 이러한 정액제 방식을 선호하였기 때문이다. 그러나 진료비를 자비 부담하는 사람들은 행위별 수가로 지불하였다고 한다. 사회보험 제도나 국가보건서비스(NHS) 제도가 도입된 이후에도 초기에는 과거의 전통에 따라 인두제나 봉급제를 주로 사용하였다. 하지만 의사들이 조직화되고 이들의 영향력이 커짐에 따라 독일, 프랑스 등 일부 국가에서 행위별 수가제를 도입하게 되었다. 반면 영국, 네덜란드, 스웨덴 등의 국가에서는 여전히 인두제나 봉급제를 기본적인 지불 방법으로 사용하고 있다.

우리나라나 일본과 같이 서양의학을 도입하여 새로이 의료체계를 구성한 아시아권의 국가들은 서양의 초기 자비 부담 환자에 대한 지불 방식인 행위별 수가제를 자연스럽게 도입하게 되었다. 이러한 방식을 채택하게 된 것은 서양과는 달리 길드 같은 조직화된 구매자가 존재하지 않았기 때문이다. 의사들은 조직화되지 못한 개별 환자들을 대상으로 관행수가라는 표준화되지 않은 행위별 수가로 지불을 받았고, 이러한 관행은 의료보험이 도입된 이후에도 지속되어 행위별 수가제가 의사는 물론 병원에 대한 지불 방식으로도 사용되었다.

2) 포괄수가제

포괄수가제(case payment)는 행위별 보상과는 달리 여러 행위를 일정한 방식으로 묶어서 보상하는 제도이다. 이러한 포괄수가제의 기본 철학은 병원의 '생산물(product)' 정의와 관련이 있다. DRG를 설계한 페터(R. B. Fetter)는 개별 검사나 수술 처치, 투약 등 병원에서 일어나는 행위들을 병원의 생산물로 보지 않고 질식분만, 충수절제술, 수정체수술 등 질병의 치료 결과를 최종 생산물로 규정하였다(그림 4.2-4).[7] 포괄수가제는 이러한 최종 생산물을 대상으로 보상하는 제도이며, 이러한 생산물을 만들기 위한 중간 산출물인 개별 행위들의 많고 적음은 고려하지 않는다. 행위별 수가제가 중간 산출물에 대해 일일

7 Fetter RB. DRGs their design and development. Health Administration Press, 1991.

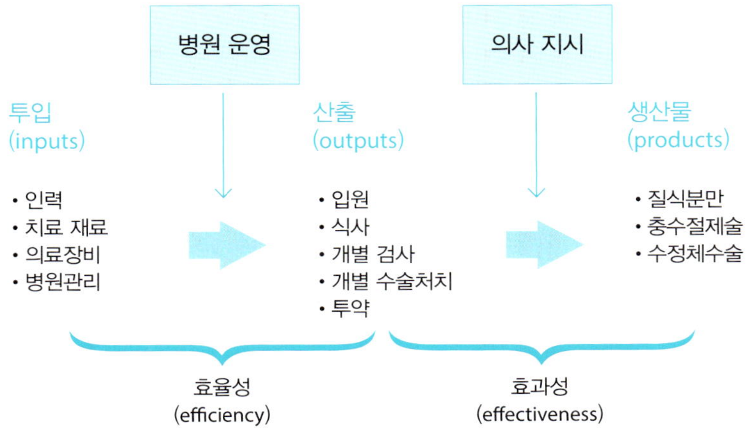

〈그림 4.2-4〉 병원 생산물에 대한 정의

이 보상하는 제도인 반면, 포괄수가제는 최종 생산물인 치료 결과를 대상으로 보상하는 제도인 것이다.

위와 같은 포괄수가제의 기본 개념은 의료기관에 효율성을 향상시킬 수 있는 동기를 부여할 수 있다는 점에서 매우 유용하다. 행위별 수가제하에서는 개별 행위들이 모두 다 보상되기 때문에 일정한 치료 결과를 얻기 위해 행위들을 적절히 조합하여 비용을 절감하려는 유인을 가지기 어렵다. 하지만 치료 결과에 대해 일정액을 보상하는 포괄수가제하에서는 일정 수준의 질을 유지하면서도 비용을 최소화할 수 있는 행위들의 조합을 찾게 된다. 사실 이러한 상황은 다른 산업에서는 일반화된 현상이다. 다른 산업에서 원가절감을 위해 노력하는 것은 가격이 최종 생산물을 대상으로 책정되기 때문이다. 의료서비스도 다른 산업과 마찬가지로 보상을 받아야 한다는 개념에서 포괄수가제가 출발하였다고 볼 수 있다.

포괄수가제의 한 형태인 일당수가제는 위와 같이 의료기관의 효율성 향상을 위해 고안된 제도라기보다는 병원에 대한 지불을 간편하게 하기 위해 자연발생적으로 생겨난 제도라고 할 수 있다. 18-19세기 유럽의 사회보험국가들은 병원에 대해 대부분 일당진료비 제도를 채택하였는데, 당시 병원들은 재워주고 격리하는 기능만 있었기 때문에 서비스 항목별로 보상하는 행위별

〈표 4.2-4〉 유럽 국가들의 DRG 도입 시기와 사용 목적

국가	도입 시기	초기 도입 목적	2010년 현재 사용 목적
오스트리아	1997	예산 배정	예산 배정 및 기획
영국	1992	환자 분류	진료비 지불
에스토니아	2003	진료비 지불	진료비 지불
핀란드	1995	병원 활동 측정 및 벤치마킹	기획, 관리, 벤치마킹, 병원 청구
프랑스	1991	병원 활동 측정	진료비 지불
독일	2003	진료비 지불	진료비 지불
아일랜드	1992	예산 배정	예산 배정
네덜란드	2005	진료비 지불	진료비 지불
폴란드	2008	진료비 지불	진료비 지불
포르투갈	1984	병원 산출물 측정	예산 배정
스페인	1996	진료비 지불	진료비 지불, 벤치마킹
스웨덴	1995	진료비 지불	벤치마킹, 성과 측정

출처: European Observatory on Health System and Policies. Diganosis-related groups in Europe. Open University Press, 2011.

수가제는 생각할 수도 없었다. 일당수가제는 환자들의 특성이 유사하거나, 약간의 차이가 있더라도 자원 소모량에 따른 환자 구성이 모든 병원에 확률적으로 골고루 분포하는 경우 잘 적용될 수 있다. 하지만 환자별로 자원 소모가 다르고, 병원별로도 환자 구성이 다른 경우, 환자 특성을 고려하지 않는 일당수가제는 지불 정확성에 문제가 발생할 가능성이 높다. 또한 일당수가제의 특성상 재원일수를 늘려 의료기관의 효율성을 떨어뜨리는 경향이 있어서 현재는 입원 건당 포괄수가제인 DRG 지불 제도로 대체되고 있다. 하지만 정신과 환자나 장기요양 환자의 경우에는 재원일수가 길고 치료 과정을 정형화하기 어려워서 현재도 일당수가제가 기본적인 지불 방식으로 사용되고 있다.

입원 건당 포괄수가제인 DRG 지불 제도는 1984년 미국 메디케어에서 급성기 입원환자에 대한 보상 방식으로 도입된 이후, DRG를 이용한 입원 건당 지불이나 혹은 예산 배정이 입원진료비 지불의 주된 방법으로 사용되고

있다.[8] DRG를 이용한 총액 예산 배분도 병원이 지불받는 진료비가 DRG에 의해 결정되기 때문에 넓은 의미에서 DRG 지불 제도와 유사한 제도라고 할 수 있다.[9] DRG를 이용한 입원 건당 지불이나 예산 배정은 DRG 지불 제도를 최초로 도입한 미국뿐 아니라, 유럽이나 호주에서도 일반화되고 있고(표 4.2-4 참조), 일본, 싱가포르, 대만 등 DRG 혹은 이와 유사한 방식의 지불 제도를 도입하는 나라가 증가하고 있다. 우리나라와 유사한 사회보험 방식을 채택하고 있는 독일에서도 DRG 지불 제도가 전격 도입된 바 있다.[10]

포괄수가제는 급성기 입원 부분에 한정되지 않고 통원수술, 장기요양서비스, 재활서비스, 병원외래 등으로 확대되었다. 미국 메디케어에서는 통원수술 활성화를 위해 1982년 통원수술센터를 대상으로 한 포괄수가제를 도입하였고, 1998년에는 장기요양시설(Skilled Nursing Facilities, SNFs)을 대상으로 장기요양시설 포괄수가제(Prospective Payment System, PPS)를 도입하였다. 2000년 8월에는 병원외래에 대해 APC(Ambulatory Payment Classification)를 이용한 외래 포괄수가제를 도입하였고, 같은 해 10월에는 재가서비스를 대상으로 Home Healthcare PPS(HH PPS)를 도입하였다. 2002년 1월부터는 입원재활기관(Inpatient Rehabilitation Facility, IRF)을 대상으로, 같은 해 10월에는 장기요양병원(Long Term Care Hospital, LTCH)을 대상으로 포괄수가 제도를 도입하였다. 이로서 미국 메디케어에서는 행위별 수가로 보상하는 의사 서비스를 제외한, 거의 모든 유형의 의료서비스가 포괄수가제의 적용을 받게 되었다(그림 4.2-5).

급성기 입원 이외 분야에 대한 포괄수가제 확대와 더불어 각 분야별로 이루어지는 단편적인 포괄수가제가 분야 간 환자 이동을 초래하여 전체적인 효율성 향상을 저해할 것이라는 비판이 제기되었다. 예를 들어 급성기 부문에 포괄수가제가 도입된 이후 장기요양시설, 장기요양병원, 재가서비스 등 급성기

---

8 한국보건사회연구원. 지불보상제도 개선방안. 건강보험공단, 2004.

9 최근에는 입원 건별 보상이나 총액예산제 등 지불 방식을 구분하지 않고, 진료한 환자의 구성에 따라 보상액이 결정되는 지불 제도를 '환자 구성 보상(casemix payment 혹은 casemix funding)'으로 함께 분류하기도 한다.

10 European Observatory on Health System and Policies. Diagnosis-related groups in Europe. 2012.

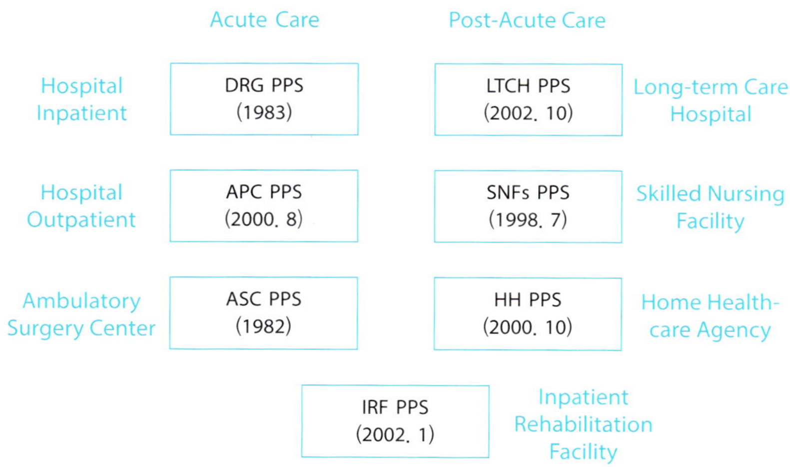

〈그림 4.2-5〉 미국의 포괄수가제 도입 현황(괄호 안은 도입 시기)

주 1) APC: Ambulatory Payment Classification
2) PPS: Prospective Payment System.

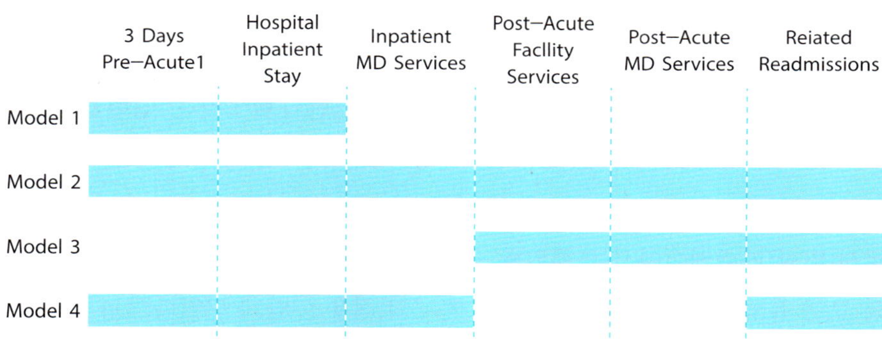

〈그림 4.2-6〉 미국 메디케어 묶음지불 모델

출처: Laerow R. A breakdown of the four BPCI bundling models. 2013. 2. 1. Avaliable from: URL: https://www.advisory.com/research/health-care-advisory-board/blogs/toward-accountable-payment/2013/01/a-breakdown-of-the-four-bundling-models(2016. 10. 10).

후 진료(post-acute care)가 증가하여 전체적인 의료비 절감을 달성하지 못했다는 비판이 있다. 또한 외래로의 비용 전이에 대한 지적도 있다. 이러한 문제들을 해결하기 위해 여러 분야의 진료를 합쳐서 함께 지불하는 묶음지불(bundled payment)에 대한 논의가 시작되었다.[11]

CMS 혁신센터는 2013년에 네 가지 모델의 묶음지불을 제안하고 현재 시범사업 진행 중에 있다. 모델 1은 입원 병원서비스를 대상으로 한 DRG 지불 제도에 입원 3일 전 서비스를 묶는 방식이고, 모델 4는 모델 1에 입원 의사 서비스를 묶는 방식이다. 모델 3은 급성기 후 서비스들과 재입원만 묶는 방식이고, 모델 2는 급성기 서비스뿐만 아니라 급성기 후 서비스, 재입원을 모두 묶어 보상하는 방식이다(그림 4.2-6). 모델 1은 전체 DRG를 대상으로 하지만, 모델 2-4는 48개의 에피스드만을 대상으로 하고, 의료제공자가 에피소드를 선택할 수 있다.

3) 인두제

인두제(capitation)는 일정 기간(주로 1년) 의료기관에 등록한 1인당 정액을 지불하는 제도이다. 따라서 인두제 정액에는 일정 기간 동안 가입자에게 제공하는 모든 서비스의 평균 비용이 포함되어 있다. 이것은 비용 발생의 위험이 가입자와 제공자 사이에서 분산되는 것을 전제한다. 즉 확률적으로 한 제공자가 담당하는 가입자의 일부만이 서비스를 이용하고, 서비스가 필요한 여러 가입자는 여러 제공자에게 골고루 분산되는 경우, 모든 제공자는 서비스를 제공할 확률이 평균 부근에 분포하게 된다.[12] 하지만 이러한 이상적인 상황은 발생하지 않기 때문에 등록자의 특성(나이, 성, 거주 지역 등)에 따라 다른 비용을 지불하는 방법이 일반적으로 사용되고 있다.

역사적으로 인두제는 의사를 보유하는 수많은 길드나 르네상스 이후의 근로자를 위하여 조직된 수많은 복지 조직에서 채택되었다고 한다. 이런 조직들은 회원들의 회비로 운영되었고, 의사에게 1인당 연간 비용으로 의료비를

---

11 Welch WP. Bundled Medicare payment for acute and postacute care. Health Affairs. 1998; 17(6): 69-81.

12 김창엽. 건강보장의 이론. 한울아카데미, 2009.

지불하는 대신 제공하는 서비스는 제한이 없도록 하였다. 참여 의사는 다른 지불 방법이 그다지 수익이 크지 않았기 때문에 인두제를 받아들이게 되었다.

19세기 후반 유럽의 도시 지역에서는 일반의 사이에 경쟁이 치열하여 의사가 복지 조직과 인두제로 계약을 맺는다는 것은 예측 가능한 최소 수입을 보장받는 길이었다. 그리고 인두제로 계약을 하더라도 대부분은 길드나 복지 조직에 속하지 않는 환자들을 진료하여 별도의 수입을 올릴 수 있었다. 이로 인해 일차진료를 담당하는 일반의들에게 인두제는 별다른 거부감이 없이 받아들여졌다. 이러한 역사적 배경으로 인해 국가보건서비스 제도(NHS)나 의료보험이 도입된 이후에도 일차진료의를 위한 지불보상 방식으로 인두제가 널리 채택되었다.

인두제 방식은 일차진료의뿐 아니라 병원이나 제공자들의 연합(네트워크)를 대상으로도 적용될 수 있다. 예를 들어 미국의 관리의료(managed care)에서는 민간보험 혹은 메디케어, 메디케이드가 병원 혹은 제공자 연합과 계약하여 일차진료뿐 아니라 병원서비스를 포함한 포괄적 서비스를 제공하고 인두제 방식으로 보상하는 방식이 널리 사용되고 있다. 이 경우 제공자 연합은 효율성 향상을 위해 일차, 이차, 삼차의료서비스를 적절히 배치하여 내부적 의뢰체계를 구축한다. 이 경우 일차진료의는 이차나 삼차의료에 대한 문지기(gate keeper) 역할을 하게 된다.

포괄적 의료서비스를 대상으로 인두제가 실시될 경우 환자들의 위험(risk)을 적절하게 보정해 주는 것이 매우 중요하다. 위험 보정이 부적절할 경우 의료서비스를 많이 이용할 것으로 예상되는 고위험 환자들의 등록이 거부되거나, 부적절한 보상으로 의료의 질이 하락할 가능성이 있다. 이 때문에 성, 연령, 거주 지역 등 전통적인 방식의 위험도 보정(risk adjustment)뿐 아니라, 진단 정보를 활용한 보다 체계적인 위험도 보정 방법이 개발되었는데, 미국 메디케어에서 사용되는 CMS-HCC(Hierarchical Condition Category)가 대표적인 예라고 할 수 있다.[13]

13 Gregory CP, John K, Randall PE, Arlene SA, John Z, Ayanian LI et al. Risk adjustment of

4) 총액예산제

총액예산제(global budget)는 일정 기간 제공된 서비스나 물적 자원의 비용을 모두 포함하는 전체 액수를 기관에 보상하는 방식이다. 이 제도는 주로 병원에 대한 보상 방식으로 사용되었지만, 독일에서와 같이 일차진료의에 대한 연간 총진료비를 일괄적으로 지불하는 '총액계약제' 형태도 있다. 그리고 미국의 지속 가능 성장률(Sustainable Growth Rate, SGR)을 이용한 진료비 목표 관리제와 같이 진료비 총액을 관리하는 기전으로도 사용이 되고 있다. 이처럼 총액예산제가 총진료비를 관리하는 제도로 사용될 경우에는 정해진 총액을 개별 제공자에게 배분하는 별도의 지불 제도가 필요한데, 행위별 수가제, 포괄수가제, 인두제 등 다양한 방식이 총액을 배분하는 기전으로 활용되고 있다.

총액예산제가 실행되기 위해서는 제공자의 투입이나 산출이 충분히 예측할 수 있을 정도로 안정되어 있어야 한다. 예를 들어 새로운 제공자가 다수 진입하거나 질적으로 완전히 새로운 수요가 급증하는 경우 예산제를 적용하기 어렵다. 하지만 이 제도는 행정적으로 간편할 뿐 아니라, 의료비를 절감하려는 강력한 인센티브를 부여할 수 있다는 점 때문에 많은 국가에서 관심을 보이고 있다.

예산 규모의 결정은 보통 투입이나 산출을 기초로 한다. 투입을 기초로 하는 경우 예산은 제공자의 경험적 비용이 근거가 되고, 여기에는 특정 시기의 실제 비용이나 비슷한 제공자들의 평균 비용 등이 활용된다. 한편 산출에 기초한 예산은 제공자의 업무를 근거로 한다. 이때 업무란 주로 치료한(혹은 치료할) 환자의 종류와 수를 말하는데, 최근에는 이를 합리적으로 평가하기 위해 DRG나 이와 유사한 환자 분류 체계를 이용하는 것이 보편적이다. DRG를 이용해서 산출물을 평가하고 이에 근거해서 예산을 책정하는 것은 이전의 성과를 근거로 진료비 총액이 사전에 결정된다는 점에서 진료한 입원환자 수에

---

medicare capitation payments using the CMS-HCC model. Health Care Financing Review. 2004; 25(4): 119-141.

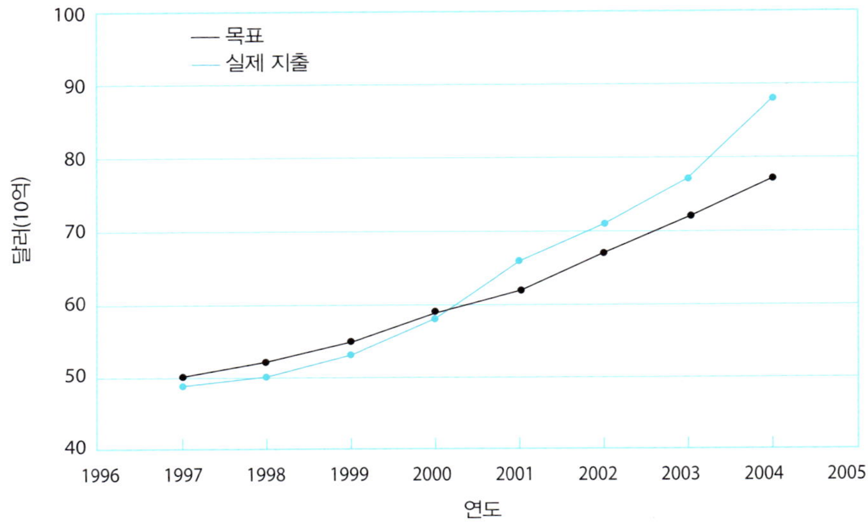

〈그림 4.2-7〉 미국 SGR 목표와 실제 지출의 연도별 변화

출처: MEDPAC. Medicare payments to physicians. Report for subcommittee on health on ways and means U.S. House of Representatives. Feb 10, 2005.

따라 진료비 총액이 변동될 수 있는 DRG 지불 제도와는 차이가 있다. 하지만 입원환자 수가 증가할 경우 당해 연도에는 손해를 볼 수 있지만 다음 연도의 예산이 증액되기 때문에, 시차의 차이는 있지만 입원 건별로 보상받는 진료비가 달라진다는 점에서는 유사한 측면이 있다.

미국 메디케어에서는 의사 진료비 보상 방식으로 RBRVS에 기반한 행위별 수가제를 도입하면서, 동시에 진료비 총액을 관리할 수 있는 진료비 목표 관리제를 도입하였다. 이 제도에서는 SGR을 이용해서 매년 목표 진료비가 설정되고, 실제 진료비가 목표 진료비를 초과할 경우 차년도 환산 지수를 조정하여 총액을 관리하게 되어 있다. 이처럼 서비스 제공량 증가와 연계하여 환산 지수를 조정하면 서비스 제공량의 과다한 증가를 막을 수 있다는 장점이 있다. 하지만 SGR을 통한 환산 지수의 산정은 전체 진료량의 증대를 가져올 수 있으며, 진료량의 증가는 다시 환산 지수의 인하를 가져오게 되는 악순환이 발생할 소지가 있다. 실제로 SGR 방식을 사용하는 미국의 경우, 2000년 이후부터 실제 지출이 SGR 목표치를 초과하였다. 이에 따라 SGR하에서 2006

년 환산 지수는 4.3% 감소해야 하는 것으로 나타났으며, 향후 5년간도 환산 지수가 낮아져야 하는 것으로 나타났다. 하지만 의회의 결정에 따라 환산 지수의 인하는 이루어지지 않았고 매년 0.2-1.7% 정도 증가한 수준에서 결정되었다(그림 4.2-7 참조).

이러한 같은 문제를 해결하기 위해 미국에서는 서비스 제공량에 대한 통제 기전을 검토하고 있다. 총액 억제가 바로 서비스 제공량 감소로 이어지지 않기 때문에, 총액 규제와 함께 서비스 제공량 감소를 위한 별도의 기전을 고민하고 있는 것이다. 부문별 총액 예산을 도입한 대만의 경우도 이러한 문제 때문에 포괄수가제나 인두제와 같이 서비스 제공량을 감소시킬 수 있는 별도의 기전 도입을 추진하고 있다.

5) 성과에 따른 지불

최근 의료의 질과 지출한 돈의 가치(value for money)에 대한 관심이 증가하면서, 성과에 따른 지불(Pay for Performance, P4P)이 의료제공자나 환자에 대한 새로운 지불 방식으로 각광을 받고 있다. 현재 P4P에 대한 국제적으로 합의된 정의는 없고, 〈표 4.2-5〉와 같이 다양하게 정의하고 있다.

P4P 프로그램의 기본 체계는 측정(질 측정, 효율성 측정), 보상의 근거, 보상으로 이루어져 있다. 질 측정은 일반적으로 구조, 과정, 결과의 패러다임에 따라 이루어지고, 효율성 측정은 비용에 초점을 맞추고 있다. 보상의 근거는 절대 수준, 수준의 변화, 상대적 순위 등이 있다. 절대 수준은 예방접종률 80% 달성 등 목표치에 도달하였는지가 보상의 근거가 되는 것이고, 수준의 변화는 시간 경과별로 어떻게 달라졌는지 시간 경과에 따른 측정치 변화에 근거하여 보상을 하는 것이다. 상대적 순위는 개별 제공자들의 상대적 순위가 보상의 근거가 되는 것으로, 모든 제공자에게 영향을 미치는 무작위 변위가 통제된다는 점에서 유용하다. 보상은 금전적 보상뿐 아니라, 비금전적 보상(제공자의 순위 공개 등)도 있고 두 가지를 함께 사용할 수도 있다(그림 4.2-8).

영국과 미국을 포함하여 P4P 프로그램은 OECD 19개 국가에서 실시 중

〈표 4.2-5〉 P4P의 정의

조직	P4P 정의
AHRQ[1)]	체계적인 질 평가에 근거해 좋은 성과에 더 많이 지불하는 것
CMS[2)]	질 향상과 환자 중심의 고품질 진료를 권장하기 위해 지불 방법이나 인센티브를 활용하는 것
RAND	의료의 질이나 효율성 측면에서 특정 성과 기대치에 부합하는 공급자(의사, 의원 혹은 병원)에게 보상함으로써 질 향상을 촉진하는 일반적 전략
World Bank	인센티브 지불을 통해 보건의료시스템의 성과를 향상시키려는 다양한 기전
USAID[3)]	긍정적 건강결과 달성을 보상하기 위해 인센티브(일반적으로 재정적인)를 도입하는 것
Center for Global Development	측정 가능한 행동을 하거나 사전에 결정된 성과 목표를 달성할 경우 금전적 혹은 물질적 보상을 하는 것

주 1) AHRQ: Agent for Healthcare Research and Quality
2) CMS: Center for Medicare and Medicaid Service
3) USAID: United States Agency for International Development.
출처: OECD. OECD health policy studies. Value for money in health spending. 2010.

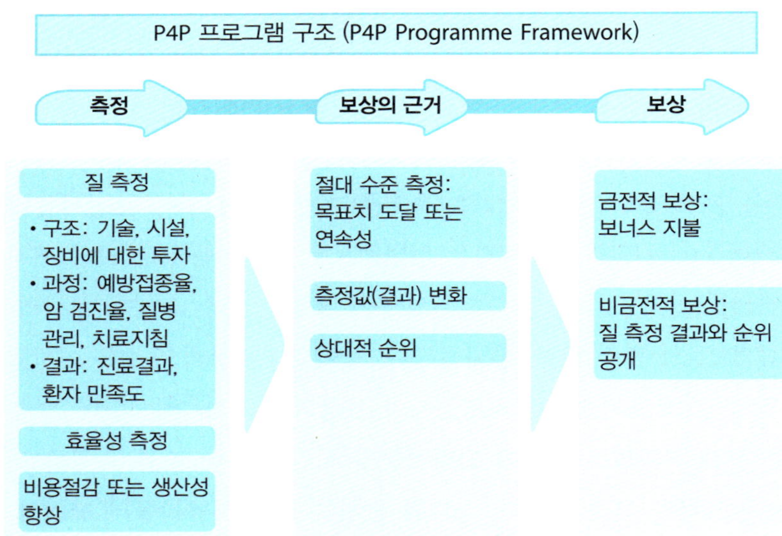

〈그림 4.2-8〉 P4P 프로그램의 구조

출처: Scheffler RM. Is there a doctor in the house? Market signals and tomorrow's supply of doctors. Stanford University Press. 2008.

〈사례 1〉 영국 QOF 사업[14]

세계 최대의 P4P 프로그램인 영국의 QOF(Quality and Outcomes Framework)는 2004년에 일반의(General Practitioner, GP)를 대상으로 한 자발적 인센티브 지불 프로그램으로 도입되었다. QOF는 임상, 조직, 환자경험, 부가서비스 등 네 가지 주요 영역(domains)을 구분하고 각 영역별로 일반의가 달성해야 할 과정 및 결과지표들을 규정한다. 2010년 현재 146개 지표가 정의되어 있고 이 지표에 의해 1,000점의 점수를 부여한다. 이 점수는 환산 지수를 이용해서 금전적 인센티브로 환산되는데, 1점이 126.77파운드로 계산된다. 예를 들어 천식에 대한 질 지표는 과거 15개월 동안 천식평가(asthma review)를 받은 천식환자의 분율로 정의되는데, 이 분율이 25% 미만이면, 점수를 부여하지 않고, 70% 이상이면 최대 점수인 20점을 부여한다. 25%(최저 기준)와 70%(최대 기준) 사이에서는 천식평가분율이 증가하면 부여되는 점수도 직선적으로 증가한다.

QOF 프로그램에는 거의 모든 일반의들이 참여하였고, 각 일반의들이 달성한 점수도 기대한 것보다 훨씬 더 높았다. 2004–2005년에 일반의들이 획득한 중간 점수는 1,003점이었는데 이는 이용 가능한 1,050점의 95.5%에 달하는 것이었다. QOF가 시작될 때 75% 정도를 기대하였는데 이보다는 훨씬 더 높은 수치를 보인 것이다. 이에 따라 일반의의 수입도 평균 23,000파운드 증가하였다. 이러한 재정 지출 증가로 인해 최저 기준이 모두 증가되었고, 일부에서는 최대 기준도 증가되었다고 한다.

대조군이 없었기 때문에 QOF로 인해 보건의료의 질이 향상되었는지는 판단하기 어렵다. 캠벨(S. M. Campbell) 등은 QOF 사업 전후를 비교하여, 천식이나 당뇨에서는 초기에 의료의 질이 증가하였지만, 심장질환에서는 그렇지 않았다고 분석하였다. 또한 초기와는 달리 2007년에는 개선율이 둔화되었다고 분석하였다.[15]

인 것으로 보고되었고,[16] 포함된 영역도 일차진료의, 전문의, 병원 등으로 다양하였다. 이처럼 P4P 프로그램이 광범위하게 도입되어 사용되고 있지만, 이

14 OECD/Korean Policy Centre, 건강보험심사평가원. OECD 보건정책 연구. 보건지출에서의 비용 대비 가치. 2011.

15 Campbell SM, Reeves D, Kontopantelis E, Sibbald B, Roland M. Effects of pay for performance on the quality of primary care in England. New England Journal of Medicine. 2009; 361: 368-378.

16 OECD. Achieving better value for money in health care. OECD health policy studies. 2009.

〈사례 2〉 미국 PGP 시범사업[17]

미국도 영국과 마찬가지로 여러 P4P 시범사업을 진행하고 있다. 이 중 CMS가 진행하고 있는 PGP(Physician Group Practice) 시범사업은 질 평가 척도뿐만 아니라 효율성 평가 척도를 포함하고 있다는 점에서 독특하다. 질 향상을 위해 시범사업에 참여하는 PGP는 영국과 마찬가지로 미리 정해진 목표를 달성하거나 초기 연도에 비해 10% 이상의 개선을 요구받았다. 또한 효율성 향상을 위해 대조군에 비해 2% 이상의 지출 절감을 달성한 PGP는 절감액의 80%를 인센티브로 받을 수 있도록 하였다. 절감액은 환자 구성을 보정한 상태에서 시범사업 참여 PGP와 대조군의 메디케어 지출 증가율의 차이를 이용하여 추정하였다.

이 사업에는 10개의 PGP가 참여하였고 초기 평가 결과 모든 그룹이 10개의 당뇨 질 지표 중 7개에서 성과 목표를 달성하는 등 긍정적인 결과를 보인 것으로 보고되고 있다. 대조군에 비해 2% 이상의 지출 절감을 달성한 그룹은 10개의 PGP 중 2개였다고 한다.

프로그램이 의료의 질이나 비용에 미치는 영향에 대해서는 불명확한 점이 여전히 남아 있다. 이는 P4P 프로그램이 다른 개혁 조치와 함께 시행되는 경우가 많아 이 프로그램의 효과를 분리하여 평가하기 어려웠기 때문이다. 또한 대조군을 설정하지 못했기 때문에 이 프로그램으로 인해 보건의료의 질이 증가하였는지에 대한 명확한 결론을 내리지 못하였다. P4P의 영향을 제한하고 있는 또 다른 요인은 인센티브의 규모가 너무 작다는 것이다. 지급하는 인센티브는 15%인 영국만 제외하면 대개 5% 이하로, 일차진료 부문에서 벨기에 2%, 폴란드 5%이고, 전문진료 부문에서 폴란드 5%, 병원 부문에서 벨기에 0.5%, 룩셈부르크 1.4%의 인센티브를 지불하고 있다. 하지만 이러한 제한점에도 불구하고 P4P가 의료의 질 향상을 유도하고, 가치 기반 구매(value-based purchasing)를 촉진한다는 점에서 OECD 국가들뿐 아니라 르완다 같은 저개발 국가에서도 P4P 프로그램의 도입이 시도되고 있다.[18]

---

17 OECD/Korean Policy Centre, 건강보험심사평가원. OECD 보건정책 연구. 보건지출에서의 비용 대비 가치. 2011.

18 OECD. OECD health policy studies, value for money in health spending. 2010.

P4P 프로그램에 대한 관심의 증가와 더불어 이로 인한 부작용에 대한 우려도 제기되고 있다. 예를 들어 성과 기반 지불 방식이 이미 성과가 높은 기관에 추가 보상을 제공함으로써 보건의료체계 내 불평등이 증가할 가능성이 높고, P4P로 인해 중증 환자 회피 현상이 발생할 수도 있다. 보다 근본적으로는 P4P 프로그램만으로는 의료제공의 효율성을 향상시키는 데 한계가 있다는 점이다. 예를 들어 행위별 수가제하에서 의사들은 여전히 고가의 치료서비스에 치중할 수밖에 없기 때문에, 예방적 진료를 하거나 환자를 포괄적으로 관리하려는 유인을 가지기 어렵기 때문이다. 고가의 치료서비스 제공에 따른 이익을 상쇄할 수 있을 정도의 인센티브를 지불하는 것은 사실상 불가능하다. 호주의 경우도 진료비 지불이 일회성 진료에 맞추어져 있기 때문에 P4P 프로그램 도입에도 불구하고 만성질환자의 지속적 관리에는 한계가 있다는 비판이 제기되고 있다. 이에 따라 과잉 상태의 인센티브 프로그램을 통합하여 영국식 의료의 질·결과 평가 체계(QOF)를 검토해야 한다는 주장이 제기되고 있다.[19]

P4P 프로그램의 효과가 제한적이라는 보고도 있다. 2003년에 266개 병원들을 대상으로 메디케어에서 시작한 병원 질 향상 시범사업(Premier Hospital Quality Incentive Demonstration)에서 초기 3년간은 시범사업에 참여한 병원들의 의료의 질이 유사한 다른 병원들에 비해 더 많이 상승하였으나 이후 3년 동안은 의료의 질 향상에 차이가 없는 것으로 보고되었다. 또한 두 번째 3년 기간 동안 성과가 낮은 병원들의 질 향상이 이루어지지 못하였다고 한다.[20]

하지만 P4P가 가지는 이러한 여러 가지 한계에도 불구하고 의료의 질을 향상시키기 위한 중요한 기전 중의 하나로 많은 나라들에서 채택되어 사용되고 있다. 특히 포괄수가제나 인두제 등 의료의 질 저하가 우려되는 지불 제도를 채택하는 나라들의 경우 P4P 프로그램은 의료제공자에게 의료의 질 향상

---

19 Harris MF, Zwar NA. Care of patients with chronic disease: the challenge for general practice. MJA. 2007; 187: 104-107.

20 Ryan AM et al. Medcare's flagship test of pay-for-performance did not spur more rapidly quality improvement among low-performing hospitals. Health Affair. 2012; 31: 797-805.

동기를 부여할 수 있다는 점에서 중요한 가치를 가지고 있다고 할 수 있다.

3. 우리나라 건강보험수가 제도의 현황과 문제점[21]

우리나라는 일부 입원환자를 대상으로 실시하고 있는 포괄수가제를 제외하면, 입원과 외래 모두 행위별 수가제에 의존하고 있다. 우리나라에서 사용하고 있는 행위별 수가의 뿌리는 1977년 의료보험수가 책정 당시로 거슬러 올라간다. 당시 수가 구조는 일본의 수가 구조를 가져오고, 수가 수준은 9개 병원 의사를 대상으로 실시한 설문조사와 관행수가를 참고하여 결정하였다. 의료보험을 급하게 도입하다 보니 수가 구조나 수가 수준에 대한 충분한 검토 없이 지불 제도가 설계되었던 것이다. 특히 수가 수준은 당시 관행 수가의 45(병원 측 주장)-75%(정부 공식 발표) 수준으로 보험수가를 결정하여 이후 저수가 논란이 지속되고 있고, 행위 간 상대가치도 불완전하여 이후 진료과 간 수입 불균형을 초래하였다.

의료보험 도입 초기에는 의료보험 환자가 소수여서 이러한 왜곡이 큰 문제가 되지 않았지만, 1988년 전국민의료보험 도입으로 이러한 왜곡된 구조가 의료기관의 수입과 진료 행태에 큰 영향을 미치게 되었다. 이에 따른 문제점을 해결하기 위해 자원 기준 상대가치 체계에 기반한 수가 개편안이 2001년에 도입되었지만, 도입 자체가 불완전하여 건강보험수가가 초기부터 안고 있던 구조적인 문제점들을 해결하지 못하였다. 수가 구조에 해당하는 행위분류 체계를 개편하지 못하였을 뿐 아니라, 진료과 간 수가 조정에도 실패한 것이다. 이후 2008년에 상대가치가 일차 개정되었지만, 여전히 진료과 간 수가 조정을 하지 못하였고 수가 구조도 개선하지 못하였다.

RBRVS 도입과 함께 수가계약제가 도입되면서 행위수가에 대해 매년 보

21 이하 이 장 3절과 4절은 신영전 외 11인. 보건의료 개혁의 새로운 모색. 한울, 2006에서 필자가 저술한 부분을 재편집하였음.

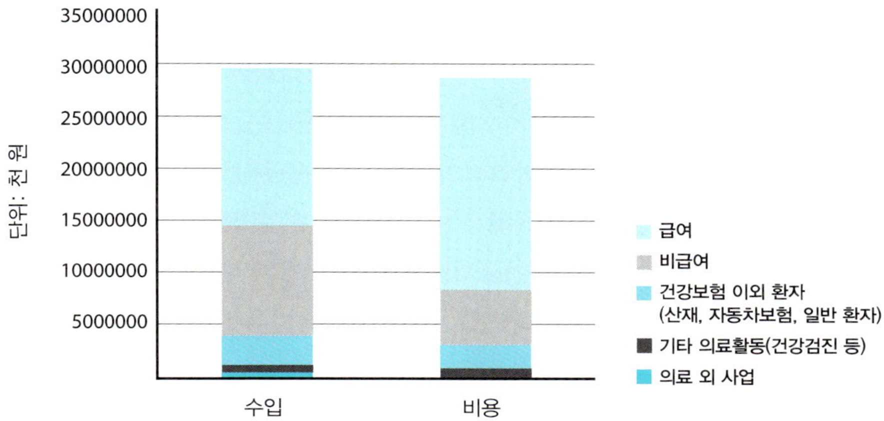

〈그림 4.2-9〉 우리나라 의료기관의 비용 및 수입 구조(의과의 경우)

출처: 2003년 기준 127개 의과의료기관 회계조사자료를 이용해서 작성(건강보험심사평가원 상대가치점수연구개발단 2006에서 인용).

험공단과 의료계가 수가 수준을 결정하는 환산 지수를 계약하게 되었다. 하지만 지금까지 한 해를 제외하면 매년 계약을 타결하지 못해 정부가 일방적으로 환산 지수를 결정하는 파행을 겪어야 했다. 수가 수준에 대한 논란의 중심에는 비급여 수입이 있다. 급여수가 인상률이 물가인상률을 상회하였던 것은 사실이지만, 처음부터 보험수가가 관행수가에 훨씬 못 미치는 수준에서 결정되었기 때문에 현재의 급여수가는 해당 서비스를 산출하기 위해 투입하는 비용, 즉 원가에 미치지 못하는 것으로 조사되었다.[22] 이에 따라 의료기관들은 급여 부분에서 보상받지 못하는 비용을 비급여 부분으로 이전하여 손해를 벌충하는 구조를 가지게 되었다(그림 4.2-9). 즉 급여와 비급여 수입을 모두 합치면 의료기관들은 전체적으로 손해를 보지 않는 상황인 것이다. 이에 따라 보험공단에서는 급여와 비급여의 수입 및 비용을 모두 합한, 소위 '경영수지 기준 환산 지수'를 주장하고 있고, 의료제공자는 급여 부분의 수입과 비용만을

22 건강보험심사평가원 상대가치점수연구개발단. 상대가치점수 개정연구 보고서. 건강보험심사평가원, 2006.

따지는, 소위 '원가 기준 환산 지수'를 주장하고 있다.[23] 급여 부분만을 따질 경우 환산 지수를 대폭 인상해야 한다는 결론에 도달하게 되지만, 전체 경영 수지를 따질 경우 반대로 환산 지수를 인하해야 한다는 결론이 도출되기 때문에 보험자와 의료제공자 간 합리적인 계약은 처음부터 기대할 수 없는 것이었다. 어떤 입장이 옳은가에 대해서는 논란이 있을 수 있지만, 문제는 비급여 영역이 특정 진료 영역 또는 진료과에 집중되어 있기 때문에 진료과 간 수입 불균형과 심각한 진료 행태 왜곡을 초래하고 있다는 것이다. 특히 급여 부분에는 대부분의 필수의료가 포함되어 있기 때문에 필수의료서비스 제공에 심각한 차질이 발생할 가능성도 제기되고 있다. 이에 따라 최근 흉부외과, 신경외과, 외과 등 일부 진료과에 대해 수가를 최대 100%까지 인상해 주는 특단의 조치가 취해졌지만, 이러한 조치는 급여-비급여의 수입 및 비용 불균형이라는 근본적인 문제가 해결되지 않은 이상 행위 상대가치의 구조적 왜곡을 더욱더 심화시키는 방향으로 작용할 수 있다.

의료행위뿐 아니라 약품이나 치료 재료에 대해서도 수만 가지 항목별로 별도 보상하고 있기 때문에 약품이나 치료 재료의 과다 사용과 고가화를 부추기고 있다. 특히 약품에 대해서는 사소한 약품에 이르기까지 항목별로 보상하고 있기 때문에, 약제비가 10조 원을 넘어서서 전체 건강보험 진료비의 30%에 육박하고 있다. 건강보험 치료 재료비는 약제비만큼 급격하게 증가하지는 않았지만, 임의 비급여되는 치료 재료가 많아서 환자가 직접 부담하는 치료 재료비를 합할 경우 상당한 금액에 이를 것으로 추정된다. 또한 1999년(약품)과 2001년(치료 재료)에 각각 도입된 실거래가 상환 제도는 저가 약품이나 치료 재료의 구매 동기를 없애서 약품이나 치료 재료의 고가화 경향을 가속화하고, 약이나 재료를 고가에 구입한 병원이나 의사에게 리베이트를 제공하는 음성적 관행을 조장하였다는 비판을 받고 있다. 이에 따라 2010년부터 약을 저가에 구입할 경우 저가 구입에 따른 차액 중 일부를 요양기관에 지불

23 서울대학교 경영연구소. 진료비용 상대가치점수 개발을 위한 회계조사 연구용역. 건강보험심사평가원, 2005.

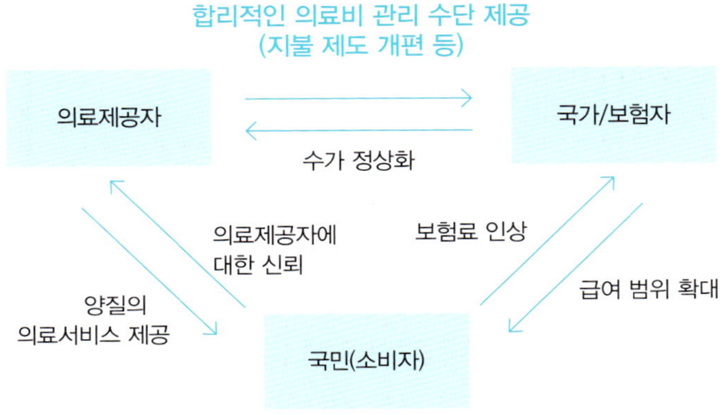

〈그림 4.2-10〉 지불 제도 개혁을 위한 사회적 합의 모형

하는 시장형 실거래가를 도입하였지만 제약협회 등의 반발로 인해 제도 정착에 어려움을 겪고 있다.

우리나라 건강보험수가 제도가 안고 있는 위와 같은 구조적인 문제점들은 상대가치나 환산 지수의 부분적인 조정을 통해서는 해결이 불가능하다. 의료계가 원하는 수준의 수가 조정도 현재와 같은 구조에서는 현실성이 떨어진다. 현재와 같은 수가 구조를 유지한 상태에서 수가 수준을 일괄 인상할 경우, 진료과 간 불균형이 더욱더 심화될 뿐만 아니라 통제할 수 없는 의료비 증가를 초래하여 건강보험의 지속 가능성을 위협할 가능성이 높다. 의료비 증가를 관리할 수 있는 범위 내로 통제하기 위해 수가 수준 조정과 지불 제도 개혁을 통한 지출 구조의 합리화를 동시에 추진할 필요가 있다. 현재 문제시되고 있는 불완전한 급여 범위도 개별 항목별로 범위를 넓히기보다는 지불 제도 개혁을 통해 급여 범위를 일괄적으로 확대하는 것이 훨씬 더 효율적이다. 이러한 일괄 해결이 가능하기 위해서는 의료제공자와 보험자, 국민(소비자)이 참여하는 사회적 합의가 이루어져야 한다. 보험자는 의료제공자에게 급여 수가 인상을 양보하고, 의료계는 보험자에게 의료비 관리가 가능한 지불 방식을 양보하는 대타협이 이루어질 필요가 있다. 수가 인상에 따른 재원 마련을 위해 보험료를 인상하는 대신, 급여 범위 확대를 통해 의료이용에 따른 소비자의 부담을 감소시킬 필요가 있다. 이러한 이해관계자들의 합의를 통해 의료제공자는 국민들에게 양질의 의료서비스를 제공하고, 국민들은 의료제공자를 신뢰할 수 있는 환경이 마련될 수 있을 것이다(그림 4.2-10).

4. 지불 제도 개편 방향

지불 제도 개편은 크게 보아 지불 방식의 변경과 지불 수준, 즉 수가 수준의 조정으로 나누어 볼 수 있다. 또한 지불 제도의 개편은 의료환경의 개선과 밀접한 관련이 있다. 이 절에서는 지불 제도 개편 방향을 세 가지로 나누어서 살펴보고자 한다.

1) 지불 방식의 변경

지불 방식 변경은 병원/의원, 입원/외래 등 각 영역별로 적합한 지불 방식을 고안하여 도입하는 진료 영역별 접근 방법과, 국가 혹은 개인의 총의료비에 상한을 두는 형태의 전체적인 접근 방법으로 나누어 볼 수 있다. 진료 영역별 접근 방법의 예로는 병원 입원 부문에 대한 DRG 지불 제도 도입이나, 의원 외래에 대한 인두제 도입 등이 그 예가 될 수 있다. 전체적인 접근 방법으로는 독일의 예와 같이 의사 서비스에 대한 총액계약제나 미국 HMO의 포괄적 인두제 등이 그 예라고 할 수 있다. 진료 영역별 접근 방법은 상대적으로 도입이 용이하지만 부문 간 이용 이전(cost shift)으로 인해 비용절감 효과가 제한적일 수 있다. 반면 전체적인 접근 방법은 부문 간 비용이전으로 인한 부작용은 적지만, 의료제공 체계의 변화 등 의료환경의 변화가 선행되어야 하고, 영역별 지불 방식 개편이 동반되지 않을 경우 내적 불균형을 초래할 수 있다. 예를 들어 미국의 SGR을 이용한 진료비 목표 관리제는 부문별로 서비스 제공량 증가가 다름에도 불구하고 획일적인 환산 지수 인하를 적용하여, 급증하는 진단 검사로 인해 주요 수술의 수가가 내려가는 등 불합리한 결과를 초래하였다.[24]

---

24 MEDPAC. Medicare payments to physicians. Report for subcommittee on health on ways and

따라서 전체적인 접근 방법은 우리나라에 단기적으로 적용하기 어려운 방안이라는 것이 필자의 생각이다.

우리나라에서 적용 가능한 지불 방식으로 병원 입원의 경우 포괄수가제를, 일차의료기관 외래의 경우에는 인두제를 우선적으로 검토해 볼 수 있다. 하지만 민간의료기관이 많고, 행위별 수가제에 익숙한 우리나라의 의료환경을 고려할 경우, 행위별 수가제도 일정 부분 자기 역할을 할 수밖에 없을 것이다. 특히 포괄수가제나 인두제가 도입되더라도 의료의 질과 밀접하게 관련이 되어 있는 일부 서비스들은 행위별 수가제를 유지하여 서비스 제공을 유도하는 것이 바람직할 수도 있다. 또한 환자별로 사용빈도의 차이가 큰 고가 서비스에 대해서는 행위별 수가제를 유지하여 지불 정확성을 제고하는 것도 포괄수가제나 인두제의 원활한 운영을 위한 절충 방안이 될 수 있을 것이다. 즉 현재는 행위별 수가제, 포괄수가제, 인두제를 적절하게 혼합하여 각 지불 제도의 장점을 활용하는 실용적인 접근을 할 필요가 있다.

이러한 접근 방법의 예로 현재 국민건강보험 일산병원을 대상으로 시범사업을 하고 있는 '신포괄수가제'를 들 수 있다. 신포괄수가제는 기존의 DRG 지불 제도와는 달리 재원일수에 따라 보상 금액이 달라지는 일당수가제 요소와 행위별 별도 보상 기전을 가지고 있다. 행위별 별도 보상을 받는 항목은 고가 서비스(단가 10만 원 이상)와 의사 행위의 성격이 강한 수술이나 내시경시술 등이다. 또한 정신과 약제와 같이 의료의 질에 민감하게 영향을 미치는 항목도 행위별로 별도 보상하고 있다. 이러한 행위별 보상은 지불 정확성 제고뿐 아니라 소비자의 선택권 보장이라는 측면에서 긍정적인 효과를 보일 것으로 기대된다. 하지만 고가 서비스가 행위별로 별도 보상될 경우 남용의 여지가 있고, 이들이 대체하는 서비스에 대한 이중 보상 문제가 발생할 가능성이 있기 때문에 고가 서비스에 대해 전액을 보상하지 않고 80%만 보상하고 나머지 20%는 포괄수가에 포함시켜 보상하는 방안을 채택하고 있다.

일차의료기관 외래에 적용되는 인두제도 덴마크처럼 등록 환자 1인당 정

---

means. U.S. House of Representatives, Feb 10, 2005.

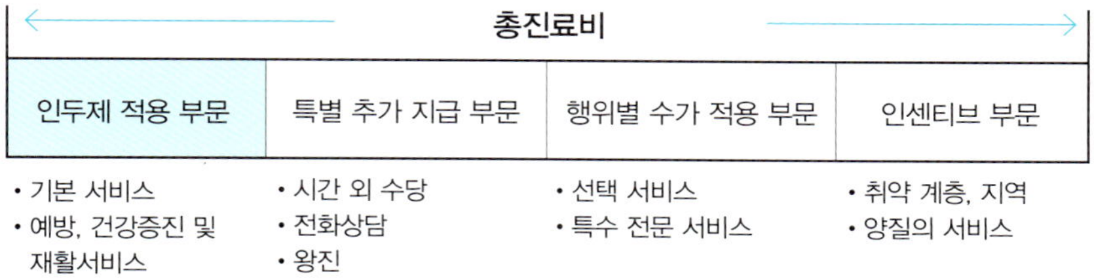

〈그림 4.2-11〉 덴마크 주치의 제도 총진료비 구성

액으로 보상되는 인두제 적용 부문뿐만 아니라 행위별 수가 적용 부문과 인센티브 부문, 특별 추가 지급 부문 등으로 나누어서 지불을 할 수 있을 것이다(그림 4.2-11). 이와 같은 혼합형 지불 방식은 진료의 지속성과 포괄성을 유지하면서도, 지불 정확성을 제고하고 양질의 서비스를 제공하는 유인이 될 수 있을 것이다.

일차의료기관 외래와는 달리 인두제 적용이 어려운 이·삼차병원의 외래에 대해서는 방문당 포괄수가제 도입을 검토할 수 있다. 의료전달체계의 개선을 통해 병원의 기능이 입원 중심으로 변화한다면 입원과 외래를 묶어서 보상하는 에피소드별 포괄수가제 도입도 검토할 수 있을 것이다.

2) 지불 수준의 조정

지불 제도 개편이 성공하기 위해서는 적정 수가 보상이 필수적이다. 하지만 적정 수가에 대한 관점이 다르기 때문에 이에 대한 사회적 합의가 필요하다. 의료계는 현재 병원에서 발생하는 '실제 원가'에 적정 이윤을 더하여 수가가 산출되기를 희망한다. 하지만 보험자는 현재 의료기관이 보이는 비효율성이 제거된 상태에서 산출된 '적정 원가' 보상을 주장하고 있고, 적정 이윤에 대해서도 부정적인 입장이다. 두 관점 모두 나름대로 타당성을 지니지만, 먼저 '실제 원가' 보상을 지향하고 이어서 '적정 원가' 보상을 추구하는 단계적 접근이 합리적이라고 판단된다. 현재 공급 과잉으로 인한 비효율성이 존재한다는 것을 인정하더라도, 실제 원가 미만의 수가 지불은 손해를 보충하기 위한 또 다른 왜곡을 초래하기 때문에 득보다는 실이 클 수 있다. 따라서 적정 원가에 근거한 수가가 도입되기 위해서는 적정 원가가 무리 없이 받아들여질 수 있는 환경의 조성이 선행되어야 한다. 적정 이윤에 대해서도 외국과는 달리 자본투자를 민간기관에서 담당하고 있기 때문에 '자본비용'에 해당하는 부분에 대해서는 이윤을 보장해 줄 필요가 있다. 자본비용이 보상되지 않을 경우, 시간경과에 따라 병원 자산이 실질적으로 줄어들게 되어서 재투자가 불가능해진다. 예를 들어 병원이 10년 전에 투자한 100억 원을 10년 후에 감가상각비 등으로 회수하더라도, 통화 가치 하락으로 10년 전과 동일한 투자를 하지는 못할 수 있기 때문이다.

원가 및 적정 이윤에 근거한 급여 수가 보상이 사회적으로 합의된다고 하더라도, 이것이 현실화되기 위해서는 비급여 부분에 대한 관리가 필요하다. 앞서 설명한 것처럼 낮은 급여 수가를 비급여에서 발생하는 초과 수익으로 보충하는 구조를 가지고 있는 상태에서 비급여 부분에 대한 관리 없이 급여 수가를 인상할 경우 의료기관이 과다한 이윤을 취할 가능성이 높다. 따라서 급여 수가 인상은 급여 확대를 통한 비급여 부분의 축소와 비급여 진료비에 대한 관리 기전의 마련과 연계되어 시행될 필요가 있다. 비급여 진료비에 대한 관리는 국가에 의한 직접적인 가격 통제보다는 시장기전을 이용한 가격경쟁을 이용하는 것이 바람직하다. 지금까지 비급여서비스는 표준화가 이루어지지 못하였고, 서비스의 질이나 진료결과(outcome)에 대한 정보가 부재하였던 것이 사실이다. 따라서 비급여서비스를 표준화하고, 가격과 결과에 대한 정보 공개를 통해 소비자가 비용-효과적인 서비스를 선택하도록 유도한다면 가격 적정화가 이루어질 수 있을 것으로 판단된다. 이러한 방식으로 비급여 부분을 관리한다면 급여 수가 인상에 따른 의료비 증가를 비급여 진료비 감소로 완충할 수 있을 것이다.

적정 수가를 책정하기 위해서는 객관적인 비용 자료의 확보가 필수적이다. 지금까지 환산 지수나 상대가치 연구를 위한 수차례의 의료기관 조사가 있었지만, 의사 인건비나 비급여와 관련된 객관적 자료 확보가 이루어지지 못하였고, 조사 자체도 일회성에 그쳐서 조사 때마다 결과에 큰 차이를 보였다. 이

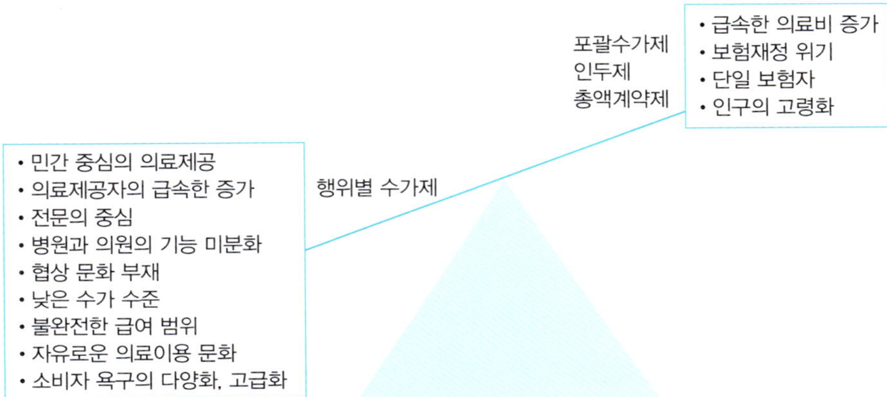

〈그림 4.2-12〉 의료환경과 지불 제도

런 상황을 개선하기 위해서는 대표성이 높은 의료기관을 연구 기관으로 선정하여 비용 자료를 지속적으로 수집할 필요가 있다. 이러한 지속적인 자료 수집을 통해 수가 수준에 대한 보험자와 의료계의 해묵은 논쟁을 종식시킬 필요가 있다.

3) 의료환경의 개선

우리나라의 의료환경은 행위별 수가제에 의존할 수밖에 없는 상황이지만, 최근의 보험 재정 위기나 급속한 의료비 증가, 단일 보험자 출현 등은 포괄수가제, 인두제, 총액계약제 등 비용절감형 지불 제도 도입에 무게를 싣고 있는 상황이다. 하지만 아직까지는 행위별 수가제에 유리한 환경이 조성되어 있다(그림 4.2-12 참조)

이처럼 행위별 수가제를 지속시키는 의료환경의 개선이 없이 지불 제도를 급격하게 변경할 경우, 의료에 대한 접근성과 의료의 질을 저하시키는 부작용이 초래될 수 있다. 이러한 부작용을 막기 위해서는 지불 제도 개편에 유리한 환경을 조성하고, 단계적으로 지불 제도를 개편해 가는 접근법을 취할 필요가 있다.

하지만 지불 제도 개편을 위해 의료환경의 개선이 반드시 선행되어야 하는 것은 아니다. 오히려 지불 제도 개편이 의료환경의 개선을 촉진할 수도 있기 때문에, 지불 제도 개편과 의료환경의 개선은 적절한 균형 관계를 유지하면서 동시에 추진할 사안이다. 예를 들어 급여 범위 확대와 지불 제도 개편을 동시에 추진하는 것이 부작용을 줄일 수 있는 방법이다. 현재와 같은 행위별 수가제하에서 급여 범위 확대는 의료제공자와 소비자의 도덕적 해이(moral hazard)에 의한 보험재정 지출 증가를 초래할 수 있고, 급여서비스의 상대적 손해를 비급여서비스에서 보충해 온 의료제공자의 저항에 부딪힐 가능성이 높다. 하지만 급여 범위 확대를 지불 제도 개편과 맞물려서 진행할 경우, 도덕적 해이로 인한 보험재정 증가를 막을 수 있고, 적정 수가 수준을 보장할 경우 의료제공자의 반대도 크지 않을 수 있다. 따라서 급여 범위 확대가 지불 제도 개편에 유리한 환경을 조성할 수 있지만, 반대로 지불 제도 개편이 급여 확대를 불가피하게 만드는 요인으로 작용할 수 있다. 지불 제도 개편을 어렵게 만드는 요인들에 대한 개선 방향을 간략하게 살펴보면 아래와 같다.

가) 보험자와 의료공급자 간의 신뢰 회복

상대가치 체계가 도입된 이후 한 번도 계약에 성공하지 못한 것에서도 나타났듯이, 서로 간 불신이 팽배한 상태에서는 어떠한 제도도 성공하기 어렵다. 신뢰 회복을 위해서는 관련 당사자들로 이루어진 협의기구를 상시화할 필요가 있다. 그리고 신뢰 회복의 관건은 정보의 공유에 있기 때문에, 보험자는 건강보험과 관련된 모든 정보를 의료제공자들에게 공개하고, 의료제공자도 의료기관의 자료를 있는 그대로 공개할 수 있는 제도나 환경을 만들 필요가 있다.

나) 급여 범위 확대 및 보험재정 확충

불완전한 보험급여 범위는 행위별 수가제를 지속시키는 요인으로 작용하고 있다. 행위별 수가제가 사용될 수밖에 없는 비급여 부분이 전체 진료비의 40%에 육박하는 현실에서, 급여 부분에 다른 방식의 지불 제도를 도입하는 것은 쉽지 않다. 즉, 비급여 부분에 대한 통제 없이 다른 방식의 지불 제도로 급여 부분을 통제할 경우, 비급여 부분의 비정상적인 팽창을 가져올 수 있다. 불완전한 보험급여 범위는 우리나라 진료 행태를 왜곡시키는 주된 기전으로 작용하고 있다. 급여 부분은 상대적으로 낮은 가격이 매겨진 고정 행위별 수가제(fixed fee for service)인 반면, 비급여는 제약이 없는 행위별 수가제(unconstrained fee for service) 방식을 취하고 있기 때문에 이미 비급여 부분이 비정상적으로 팽창되어 있는 상태이다. 따라서 포괄수가제나 인두제, 총액계약제 등 다른 방식의 지불 제도가 도입되기 위해서는 급여 범위를 확대해서 도입하거나, 적어도 비급여 부분을 통제할 수 있는 기전을 가지고 있어야 한다.

이처럼 지불 단위를 포괄화하는 방향으로 지불 제도 개편이 이루어지기 위해서는 급여 범위 확대가 필수적이다. 지불 제도 개편 측면에서 가장 시급한 급여 범위 확대는 기존의 급여서비스와 대체적인 관계에 있는 서비스에 대한 보험급여이다. 현재 보험재정 때문에 진료에 필수적인 서비스들이 상당수 비급여로 결정되고 있기 때문에, 급여 범위 확대의 일차 대상은 이러한 서비스가 되어야 한다.

급여 범위 확대는 보험재정 확충과 보험료 인상을 필요로 하기 때문에 현재의 저부담-저급여 구조를 적정 부담-적정 급여 구조로 전환하기 위한 사회적 합의가 필요하다. 우리나라는 다른 나라에 비해 보험료율이 낮아 급여 범위를 확대하는 데 한계가 있을 수밖에 없었다. 하지만 지불 제도 개편을 위해서는 급여 범위의 확대가 필수적으로 요구되고, 이는 보험료 조정을 통한 보험재정의 확충을 전제조건으로 한다.

다) 의료전달체계의 개선

우리나라는 병원과 의원의 기능이 미분화되어 있고, 의료전달체계가 정립되어 있지 않아서 병원과 의원이 상호 경쟁적인 관계이다. 이런 상황으로 인해 병원에 대한 지불 제도와 의원에 대한 지불 제도가 별도로 적용되는 다른 나라와 달리, 우리나라는 두 부문 모두에 적용 가능한 행위별 수가제가 선택될 수밖에 없었다. 병원과 의원의 기능 분화가 되어 있지 않은 우리나라 상황에서 특정 부문에 DRG 지불 제도, 총액예산제, 인두제 등 다른 방식의 지불 제도가 도입될 경우 부문 간 비용이전(cost shift)이 발생할 가능성이 매우 높다.

따라서 의원은 외래진료를, 병원은 입원진료를 담당하는 구조로 변경하여 병원과 의원의 기능을 분리할 필요가 있다. 이러한 기능 분리를 통해 의원-병원-종합병원이 수직적인 연계 관계를 가지고 효율적인 진료를 할 수 있도록 제도적 환경을 조성할 필요가 있다. 또한 장기요양서비스와 재가서비스 제공 기관을 늘릴 필요가 있다.

라) 의료기관의 공공성 강화

병원급 총진료비 중 국공립 병원이 차지하는 진료비는 3.72%에 불과하고(2002년 기준), 일차의료기관은 보건소를 제외하면 대부분 민간에서 운영하고 있다. 영리를 추구하는 민간기관은 이윤 창출이 용이한 행위별 수가제를 선호하므로, 지불 제도의 개편 시 고려되어야 할 부분이다. 또한 공공기관에 비해 민간기관은 지불이 부정확할 경우 진료거부나 의료의 질 저하 등을 보일 가능성이 높기 때문에, 보험자도 지불 정확성이 높은 행위별 수가제를 우선적으로 선택하게 된다.

위와 같은 문제점을 해결하기 위해서는 무엇보다도 공공의료기관을 확충할 필요가 있다. 하지만 국가 소유의 병원을 늘리는 데에는 한계가 있기 때문에 민간의료기관의 공공성을 강화하는 방안을 동시에 추진할 필요가 있다. 이를 위해 민간의료기관의 자본비용(시설이나 의료장비 비용)에 대해 국가가 지원하는 것도 하나의 방안이다.

마) 적정 수의 의료인력 유지 및 구조 개선

지난 20년간 의료제공자의 수가 급속히 증가하였고 향후에도 인구 증가에 비해 의료인력의 증가율이 더 높을 것으로 예상되기 때문에 시장 규모를 억제할 수 있는 지불 제도 도입에 대한 저항이 매우 클 것으로 예상된다. 2003년부터 향후 18년간 인구는 5.5% 증가할 것으로 예상되지만, 취업 의사 수는 45-48%, 취업 치과의사 수는 38%, 취업 한의사 수는 59%, 취업 간호사 수는 79%, 취업 약사 수는 24% 각각 증가할 것으로 예측되기 때문에, 적정 수의

의료제공자를 유지하여 제공자의 증가로 인한 유인 수요가 발생하지 않도록 할 필요가 있다.[25]

우리나라 일차의료는 가정의학과 등 일차진료에 적합한 의사들보다는 병원 전문의와 큰 차이가 없는 단과 전문의들이 차지하는 비중이 높다. 의사인력 중 전문의가 차지하는 비중이 71.3%로서 비용 상승의 주요 요인이 되고 있다. 전문의는 포괄적인 의료를 제공하기 어렵기 때문에 일차의료에서 적용 가능한 인두제 방식의 지불 제도를 도입하는 것이 쉽지 않은 상황이다. 따라서 단과 전문의 위주의 의사인력 구조를 일차진료의 중심으로 개편하여 효율적인 의료전달체계가 도입될 수 있는 여건을 마련할 필요가 있다.

25 한국보건사회연구원. 보건의료자원 수급현황 및 관리 정책 개선방안. 2003.

참고문헌

- 건강보험심사평가원 상대가치점수연구개발단. 상대가치점수 개정연구 보고서. 건강보험심사평가원, 2006.
- 김창엽. 건강보장의 이론. 한울아카데미, 2009.
- 대한예방의학회. 예방의학과 공중보건학. 계축문화사, 2010.
- 서울대학교 경영연구소. 진료비용 상대가치점수 개발을 위한 회계조사 연구용역. 건강보험심사평가원, 2005.
- 신영전 외 11인. 보건의료개혁의 새로운 모색. 한울아카데미, 2006.
- OECD/Korean Policy Centre, 건강보험심사평가원. OECD 보건정책 연구. 보건지출에서의 비용대비 가치. 2011.
- 한국보건사회연구원. 보건의료자원 수급현황 및 관리정책 개선방안, 2003.
- 한국보건사회연구원. 지불보상제도 개선방안. 건강보험공단, 2004.
- American Medical Association. The RBRVS and the AMA/Specialty Society RVS Update Committee (RUC) Process 2014.
- Barnum H, Kutzin J, Saxenian H. Incentives and provider payment methods. Human Resources Development and Operations Policy (HRO) working papers. Mar 1995: 51.
- Campbell SM, Reeves D, Kontopantelis E, Sibbald B, Roland M. Effects of pay for performance on the quality of primary care in England. New England Journal of Medicine. 2009; 361: 368–378.
- Center for Post–acute Studies. Bundling payment for post–acute care: building blocks and policy options. National Rehabilitation Hospital, 2009. Available from: URL: www.postacuteconference.org.
- European Observatory on Health System and Policies. Diganosis–related groups in Europe. Open University Press, 2011.
- Fetter RB. DRGs their design and development. Health Administration Press, 1991.
- Government Accountability Office. Medicare physician fees geographic adjustment indices are valid in design, but data and methods need refinement. Mar 2005.
- Glaser WA. Paying for the doctor. The John Hopkins Press, 1970.
- Gregory CP, John K, Randall PE, Arlene SA, John Z, Ayanian LI et al. Risk adjustment of medicare capitation payments using the CMS–HCC model. Health Care Financing Review. 2004; 25(4): 119–141.
- Harris MF, Zwar NA. Care of patients with chronic disease: the challenge for general practice. MJA. 2007; 187: 104–107.
- Hsiao WC, Braun P, Dunn DL, Becker ER, Yntema D, Verrilli DK et al. & Chen SP. An overview of the development and refinement of the Resource–Based Relative Value Scale: the foundation for reform of US physician payment. Medical Care. 1992: NS1–NS12.
- Jergers M, Kesteloot K, De Graeve D, Gilles W. A typology for provider payment systems in health care. Health Policy. 2002; 60: 255–273.
- Laerow R. A breakdown of the four BPCI bundling models. Feb 1, 2013. Avaliable from: URL: https://www.advisory.com/research/health–care–advisory–board/blogs/toward–accountable–payment/2013/01/a–breakdown–of–the–four–bundling–models(Oct 10, 2016).
- MEDPAC. Medicare payments to physicians. Report for subcommittee on health on ways and means. U.S. House of Representatives, Feb 10, 2005.
- OECD. Achieving better value for money in health care. OECD health policy studies. 2009.

- OECD. OECD health policy studies. value for money in health spending. 2010.
- Ryan AM et al. Medcare's flagship test of pay–for–performance did not spur more rapidly quality improvement among low–performing hospitals. Health Affair. 2012; 31: 797–805.
- Scheffler RM. Is there a doctor in the house? Market signals and tomorrow's supply of doctors. Stanford University Press. 2008.
- Welch WP. Bundled Medicare payment for acute and postacute care. Health Affairs. 1998; 17(6): 69–81.

추천문헌

- 김창엽. 건강보장의 이론. 한울아카데미. 2009.
- 서울대학교 보건대학원. 지불 제도의 장기적 개선방안. 건강보험공단. 2006.
- 한국보건사회연구원. 건강보험 급여비 지불 체계 개선방안. 건강보험공단. 2007.
- Jergers M, Kesteloot K, De Graeve D, Gilles W. A typology for provider payment systems in health care. Health Policy. 2002; 60: 255-273.
- OECD. OECD health policy studies, value for money in health spending. 2010.
- World Bank. Designing and implementing health care provider payment systems how to manuals, 2009.

3 취약 계층의 건강보장

정백근(경상대학교 의과대학 예방의학교실 교수)

학습 목표

☑ 취약 계층의 건강수준과 의료이용의 현황과 문제점을 이해한다.

☑ 취약 계층의 건강을 보장하기 위한 제도적 방안들의 현황과 문제점을 이해한다.

☑ 취약 계층을 위한 건강보장제도의 개선 방향과 과제를 이해한다.

취약 계층은 어떤 위험에 취약한지에 따라서 다양하게 정의될 수 있다. 이를 정의하는 데에는 개인적 속성이나 사회적 위치, 경제적 활동 과정에서 발생하게 되는 질병, 산업재해, 실업이나 실직 등의 사회적 위험의 경험 여부, 생애과정 등의 차원들이 복합적으로 적용된다.[1] 학문적 관점에서 보면 사회학은 아동, 여성, 노인, 장애인, 소수민족에 관심을 가지며, 경제학은 물적 자원이 결핍된 빈곤층에 관심을 두는 경향이 있다. 반면 사회복지학 영역에서는 아동, 노인, 저소득층, 장애인들을 취약 계층으로 규정한다.[2] 그러나 어떤 차원에서 이들을 정의하든 취약 계층들은 일반적으로 경제적·사회적 측면에서 배제된 약자를 지칭한다.[3]

엄밀히 이야기하면 사회적 취약 계층과 경제적 취약 계층은 다르다. 사회적 취약 계층들은 인종, 종교, 국적, 장애 여부 등에 따른 사회적 편견과 차등대우, 배제의 대상이 되고 있는 집단을 의미한다. 경제적 취약 계층은 사회적 지원체계나 제도적 보호가 없을 경우 스스로 공정한 경쟁을 통하여 기본적인 삶을 영위하기 어려운 개인이나 단체를 지칭하는 경우가 많다.[4] 하지만 개념적으로 이렇게 구분을 할 수는 있겠지만 많은 경우 이 두 집단은 겹치는 경우가 많다. 뿐만 아니라 사회적 취약 계층들은 사회적 배제라는 과정을 통하여 취업이나 경제적 활동 과정에서 불리한 위치에 처하게 되어 결과적으로 경제적 취약 계층이 될 확률이 높다. 경제적 취약 계층들은 사회적 경쟁에서 낙오한 패배자로 규정되어 다양한 사회적 배제를 경험할 확률이 높다. 이런 맥락에서 취약 계층은 다양한 사회경제적 위험에 노출되어 있거나 노출될 위험성이 높아서 빈곤한 상태에 있거나 빈곤층으로 전락할 위험이 높은 집단이라는 공통점을 가지고 있다. 그러므로 이들 집단들은 제도적 사회안전망의 지원이 절실히 필요하다. 만약 이들 집단들 중 제도적 사회안전망의 사각지대에

---

1 방하남, 강신욱. 취약 계층의 객관적 정의 및 고용과 복지를 위한 정책방안. 경제사회발전 노사정위원회 정책보고서. 2012.

2 윤희윤. 공공도서관의 지식정보 취약 계층서비스 전략. 한국도서관정보학회지. 2012; 43(2): 53-75.

3 김주경. 보건의료 취약 계층 건강보호 정책. 국회 입법조사처 현안보고서. 2012.

4 방하남, 강신욱. 취약 계층의 객관적 정의 및 고용과 복지를 위한 정책방안. 경제사회발전 노사정위원회 정책보고서. 2012.

속하는 경우에는 최소한의 인간다운 삶조차 영위하지 못하는 극단적인 상황에 놓이게 된다.

한편, 의료서비스 자원 이용에 제약이 있거나 질병에 걸릴 위험이 큰 인구집단들은 보건의료 취약 계층으로 분류할 수 있다. 여기에는 사회경제적으로 배제된 취약 계층뿐만 아니라 영유아 및 어린이, 노인, 임산부 등과 같이 생물학적으로 취약한 사람들이 포함될 수 있다.[5] 그러나 사회경제적인 측면에서 보면 생물학적으로 취약한 사람들이 모두 사회경제적 취약 계층은 아니다. 또한 사회경제적 취약 계층에 속하는 영유아, 어린이, 노인, 임산부는 보건의료의 측면에서는 더욱 취약한 계층들일 수밖에 없다. 이런 맥락에서 취약 계층의 건강보장에서 우선순위가 높은 집단은 경제적·사회적으로 배제된 사회경제적 취약 계층이라고 해도 무방할 것이다.

스틸(R. Steel)[6]은 취약하거나 주변화된 집단(vulnerable or marginalized group)이란 명칭으로 취약 계층을 분류하였는데 이 중 경제적·사회적 측면에서 취약한 집단들은 그 특성에 따라 재분류하면 장애인, 소수민족, 난민, 노숙인, 편부모, 빈곤한 사람들, 보건 및 사회서비스의 사각지대에 있는 사람들, 수감자들로 구분할 수 있다. 이런 분류는 우리나라의 상황에서도 크게 다르지 않을 것으로 판단된다.

건강보장의 측면에서 보면 이들이 겪는 어려움들은 크게 두 가지로 구분할 수 있다. 첫째, 자신의 건강증진 및 의료이용과 관련하여 활용할 수 있는 자원이 부족하거나 서비스 이용에 제약이 있다. 둘째, 이런 어려움으로 인하여 기본권이 위협받을 가능성이 있다. 이런 맥락에서 취약 계층의 건강보장은 취약 계층들이 겪고 있는 건강증진 및 의료이용과 관련된 자원이나 서비스 이용에서의 제약을 해결하고 이들의 기본권을 옹호하는 것을 주요한 목적으로 해야 한다.

---

5 김주경. 보건의료 취약 계층 건강보호 정책. 국회 입법조사처 현안보고서. 2012.

6 Steel R. Actively involving marginalized and vulnerable people in reseach. In: L Lowes, I Hullat (eds.). Involving service users in health and social care research. Routeledge, 2005, pp18-29.

하지만 이 집단들 내에서도 각 개인이 놓여 있는 경제적·문화적·사회적·심리적 상황에 따라서 개개인의 위치는 달라질 수 있다. 그럼에도 불구하고 빈곤은 사회경제적 취약 계층 여부를 결정하는 절대적 기준이 된다.[7]

이에 이 장에서는 빈곤하거나 빈곤한 상태에 놓일 확률이 높은 사람들, 그리고 건강보장의 사각지대에 있는 사람들을 중심으로 이들의 건강 및 의료서비스 이용 현황, 건강보장서비스 제공 현황 및 개선 방향을 논의하고자 한다. 이를 좀 더 구체적으로 다루기 위하여 기초생활보장수급자와 차상위자를 중심으로 기술하고자 한다.

1. 우리나라 저소득층 현황

우리나라의 저소득층은 기초생활보장수급자와 차상위자로 대표된다.

기초생활보장수급자는 국민기초생활 보장법상의 수급자를 의미하는 것으로서 선정기준은 부양의무자[8]가 없거나 부양의무자가 있어도 부양능력이 없거나 부양을 받을 수 없는 사람으로서 소득인정액이 급여종류별 선정기준 이하인 사람을 의미한다. 이때 소득인정액은 소득평가액[9]과 재산의 소득환산액[10]의 합이다. 급여종류별 선정기준을 정하기 위하여 기준 중위소득을 산정하는데, 이는 생계급여 지급액과 부양의무자의 부양능력을 판단하는 기준으로도 활용된다.

2015년 7월 이전에는 최저생계비를 산출하여 이를 기준으로 수급권자를 선정하였는데, 2015년 7월부터는 맞춤형 급여로 적용방식이 변경되면서 급여종류마다 선정기준이 달라지게 되었다. 2016년도 기준 중위소득은 4인

7 강순원, 김종인, 한승희, 정혜선. 취약 계층 인적자원 개발 방안 연구. 교육인적자원정책위원회 정책연구보고서. 2001.

8 수급권자의 1촌의 직계혈족 및 그 배우자(단, 사망한 1촌의 직계혈족의 배우자는 제외).

9 실제소득−가구특성별 지출비용−근로소득공제.

10 (재산−기본재산액−부채)×소득환산율.

〈표 4.3-1〉 2016년도 기준 중위소득 및 급여종류별 수급자 선정 기준

(단위: 원)

구분	1인 가구	2인 가구	3인 가구	4인 가구	5인 가구	6인 가구	7인 가구
기준 중위 소득	1,624,831	2,766,603	3,579,019	4,391,434	5,203,849	6,016,265	6,828,680
급여종류별 수급자 선정 기준							
생계 급여	471,201	802,315	1,037,916	1,273,516	1,509,116	1,744,717	1,980,317
의료 급여	649,932	1,106,642	1,431,608	1,756,574	1,081,540	2,406,506	2,731,473
주거 급여	698,677	1,189,640	1,538,978	1,888,317	2,237,656	2,586,994	2,936,333
교육 급여	812,415	1,383,302	1,789,509	2,195,717	2,601,925	3,008,132	3,414,340

출처: 보건복지부. 2016년 국민기초생활보장사업안내.

가구의 경우 4,391,434원이었는데 생계급여 수급권자는 기준중위소득 29% 이하인 1,273,516원 이하, 주거급여 수급권자는 기준중위소득 43% 이하인 1,888,317원 이하, 교육급여 수급권자는 기준중위소득 50% 이하인 2,195,717원 이하 가구가 해당된다. 이들을 대상으로 하는 건강보장제도인 의료급여의 수급권자는 기준중위소득 40% 이하인 1,756,574원 이하가 된다(표 4.3-1). 이때 8인 이상 가구의 급여별 선정기준은 1인 증가 시마다 7인 가구 기준과 6인 가구 기준의 차이를 7인 가구 기준에 더하여 산정하게 된다. 각 급여는 기본적으로 가구를 단위로 이루어지기 때문에 보장가구에 속하는 모든 가구원이 급여를 받을 수 있지만 필요성이 인정되는 경우에는 특정 가구원에 대해서도 급여가 이루어진다. 이 외에도 기초생활보장수급자는 사안에 따라서 해산급여, 장제급여, 자활급여를 받을 수 있다.

국민기초생활 보장법 제2조 10항에 의하면 차상위 계층이란 국민기초생활 보장법상의 수급권자에 해당하지 않는 계층으로서 소득인정액이 기준 중위소득의 100분의 50 이하인 사람을 말한다. 차상위자는 차상위 계층에 속하는 사람으로서 가구별 생활여건에 따라 예산 범위 내에서 주거급여, 의료급

여, 교육급여, 장제급여, 자활급여의 전부 또는 일부를 받을 수 있다. 그러나 이들의 경제적 상태는 기초생활보장수급자와 크게 차이가 나지 않는다. 실제 2016년을 기준으로 했을 때, 4인 가구 기준 중위소득의 50%는 2,195,717원인데, 의료급여를 받을 수 있는 선정 기준 중위소득과는 439,143원, 주거급여를 받을 수 있는 선정 기준 중위소득과는 불과 307,400원 차이가 난다. 이와 같이 차상위 계층은 언제라도 상황이 변하면 절대빈곤의 상태로 떨어져서 기초생활보장수급자가 될 가능성이 높다. 게다가 이들은 국민기초생활 보장법에 근거한 국가의 마지막 사회 안전망인 공공부조에서 소외된 경우가 적지 않은데 이는 절대빈곤으로의 추락 가능성을 더욱 높인다.

이러한 현실에서 제도적으로 정부의 지원을 제대로 받지 못하는 빈곤층은 여전히 많이 남아 있다. 2015년 한국보건사회연구원에서 수행한 한 연구[11]에 의하면 해당 연구에서 추계한 기준 중위소득의 50%를 기준으로 했을 때, 비수급 빈곤층은 전체 가구의 12.3%인 228만 가구, 전체 인구의 9.7%에 해당하는 456만 명으로 추계되었다. 상대적 빈곤선을 산출하는 또 하나의 기준인 중위소득 60%를 기준으로 한다면 비수급 빈곤층은 전체 가구의 17.9%, 전체 인구의 14.9%에 해당하는 331만 가구, 722만 명으로 늘어나게 된다.

2. 건강 및 의료이용 실태

일반적으로 빈곤한 사람들은 건강 수준이 낮다. 빈곤한 사람들은 생활 전반에 걸친 경제적 곤란 때문에 정신적·육체적으로 스트레스가 많으며 주거환경, 직장 내 환경이 건강에 해로울 확률이 높다. 뿐만 아니라 건강에 유해한 행태를 가질 확률이 높다. 이런 이유로 건강이 악화될 확률이 높지만 그렇다고 쉽게 의료이용을 할 수는 없다. 빈곤 그 자체는 경제활동을 포기하거나 의료비와 같은 추가지출을 하면서 의료이용을 쉽게 할 수 있는 환경을 보장하지 않

11 이태진 외. 2014년 복지욕구 실태조사. 한국보건사회연구원 정책보고서. 2015.

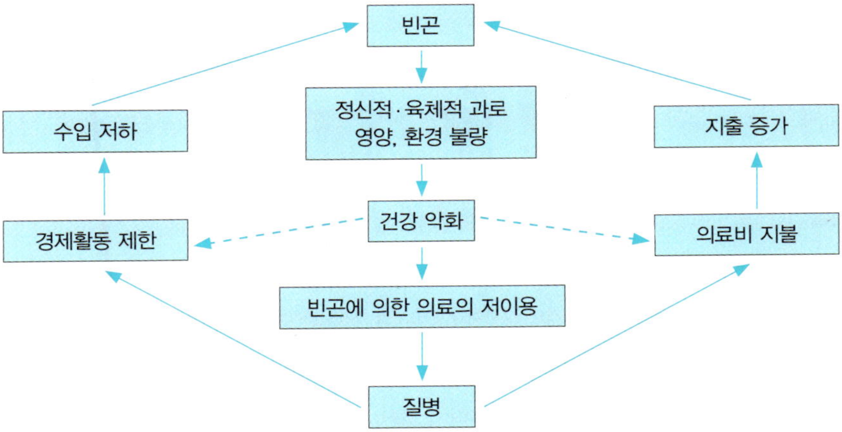

〈그림 4.3-1〉 빈곤과 불건강의 악순환

출처: 김창엽 외. 빈곤과 건강. 한울아카데미, 2003, p57.

는다. 국민들의 의료비 지출에 대한 부담은 해당 국가의 공적의료보장제도의 보장성 수준에 따라 다르다. 하지만, 우리나라의 경우 공적의료보장제도의 보장성 수준이 미국, 멕시코와 함께 OECD 회원국들 중 가장 낮은 국가에 해당하기 때문에 빈곤층의 의료비 부담은 높을 수밖에 없다. 이와 같은 적절한 의료이용 지연은 질병을 키우게 되는데 그 결과 노동력 상실로 인하여 경제활동은 제한될 수밖에 없고 의료비 지출은 불가피하게 된다. 이는 수입저하와 지출증가를 야기하면서 빈곤을 더욱 심화시킨다(그림 4.3-1 참조).

1) 건강행태 및 건강 수준[12]

2014 국민건강통계를 통해 저소득층들이 겪고 있는 빈곤과 불건강의 현황을 파악하게 해 주는 다양한 지표들을 살펴보자. 우선 저소득층들의 건강 관련 행태의 경우 월가구균등화소득[13]을 사분위로 분류한 상태에서 가장 낮은 소

12 여기에서 제시한 그림들은 보건복지부 질병관리본부. 2014 국민건강통계. 2015의 관련 통계지표(성, 연령 표준화)를 그래프로 재구성한 것임.

13 가구소득/$\sqrt{가구원\ 수}$.

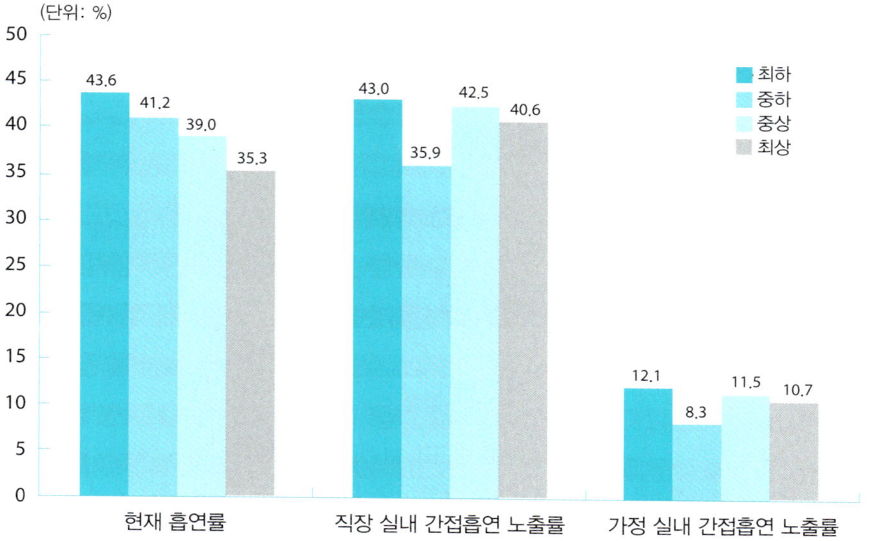

〈그림 4.3-2〉 소득계층별 흡연 관련 지표 분포

득계층인 최하 소득계층들의 건강 관련행태들은 전반적으로 다른 소득계층들에 비하여 건강에 유해하다.

성과 연령을 표준화한 상태에서 최하 소득계층들은 다른 소득계층들에 비하여 현재 흡연율이 높고, 비흡연자들의 경우에도 간접흡연 노출률이 높다(그림 4.3-2).

음주 관련 지표에서도 최하 소득계층은 다른 소득계층에 비해서 건강에 유해한 행태를 보이고 있다. 최하 소득계층은 주 4회 이상 음주자의 비율, 1회 10잔 이상 음주자의 비율이 가장 높다. 뿐만 아니라 남성 1회 평균 음주량이 7잔(여성 5잔) 이상이며 주 2회 이상 음주하는 고위험 음주자들의 비율도 최하 소득계층에서 가장 높다(그림 4.3-3).

최하 소득계층은 영양과 식생활, 신체활동의 측면에서도 문제가 많다. 최하 소득계층은 영양섭취 부족자[14]의 비율이 가장 높을 뿐만 아니라 건강 식

14 에너지 섭취량이 필요추정량의 75% 미만이면서 칼슘, 철, 비타민 A, 리보플라빈의 섭취량이 평균필요량 미만.

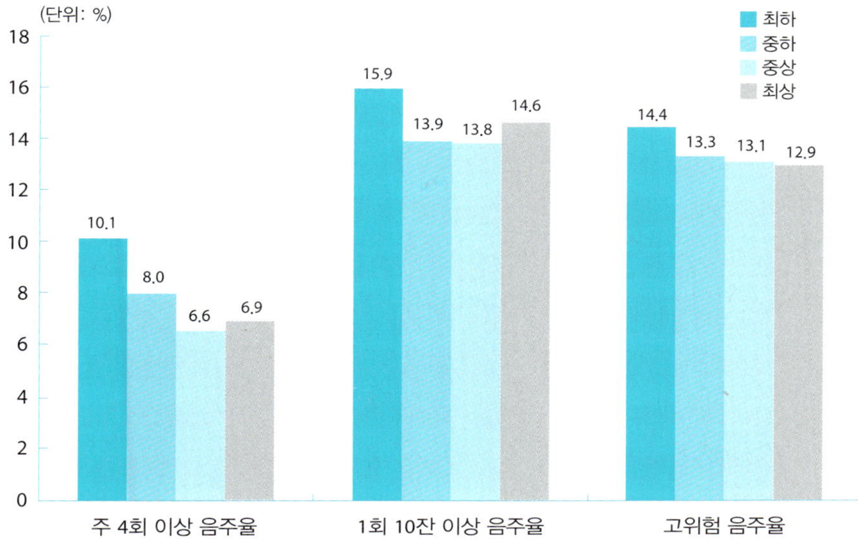

〈그림 4.3-3〉 소득계층별 음주 관련 지표 분포

생활 실천률[15]과 유산소 신체활동 실천율[16]은 가장 낮다(그림 4.3-4).

이런 경향들은 체중의 양극단에서 최하 소득계층의 비율을 높이는데, 이들 계층은 저체중자(체질량지수 18.5kg/m² 이상)와 고도비만(체질량지수 30kg/m² 이상)의 비율이 가장 높다. 또한 허리둘레를 이용한 비만유병률[17]은 가장 높다(그림 4.3-5).

이상과 같이 저소득층들은 다양한 건강행태 관련 지표에서 가장 열악한 모습을 보이고 있다. 건강에 해로운 행태는 건강 수준을 떨어뜨리고 다양한 질병 발생의 원인이 된다. 그러나 질병을 조기발견하고 조기에 치료하는 경우 질병의 위중도는 낮아지고 질병의 합병증 발생률은 낮아진다. 일부 질병의 경우에는 완치를 기대할 수 있다. 질병을 조기 진단해서 조기에 치료할 수 있는

15 ① 지방급원 에너지 섭취분율이 적정 수준(6-18세 15-30%, 19세 이상 15-25%) 내 해당, ② 나트륨 1일 섭취량이 2,000㎎ 미만, ③ 과일류와 채소류 섭취량 합계가 500g 이상, ④ 가공식품 선택 시 영양표시 참고. 이 네 가지 항목 중 두 가지 이상을 만족하는 경우.

16 일주일에 중강도 신체활동을 2시간 30분 이상 또는 고강도 신체활동을 1시간 15분 이상 또는 중강도와 고강도 신체활동을 섞어서(고강도 1분은 중강도 2분) 각 활동에 상당하는 시간을 실천한 분율.

17 허리둘레가 남자 90cm 이상, 여자 85cm 이상인 사람들의 비율.

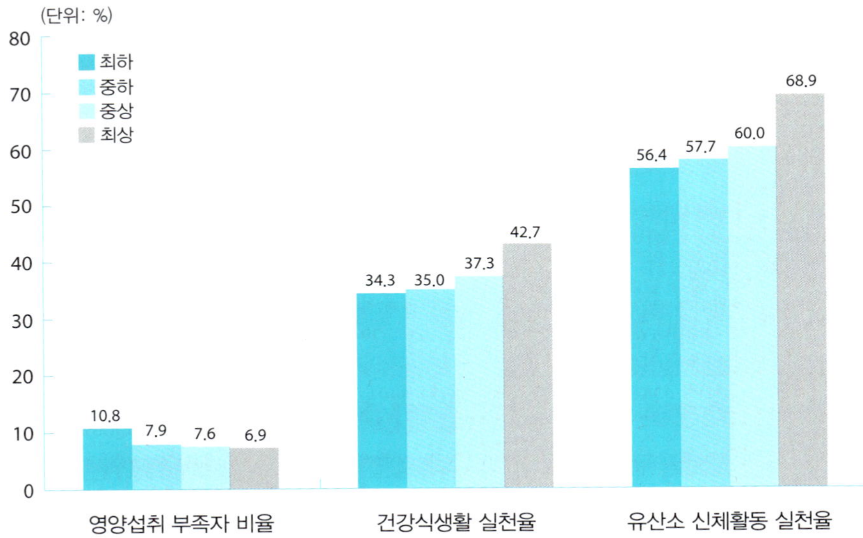

〈그림 4.3-4〉 소득계층별 영양 및 식생활, 신체활동 관련 지표 분포

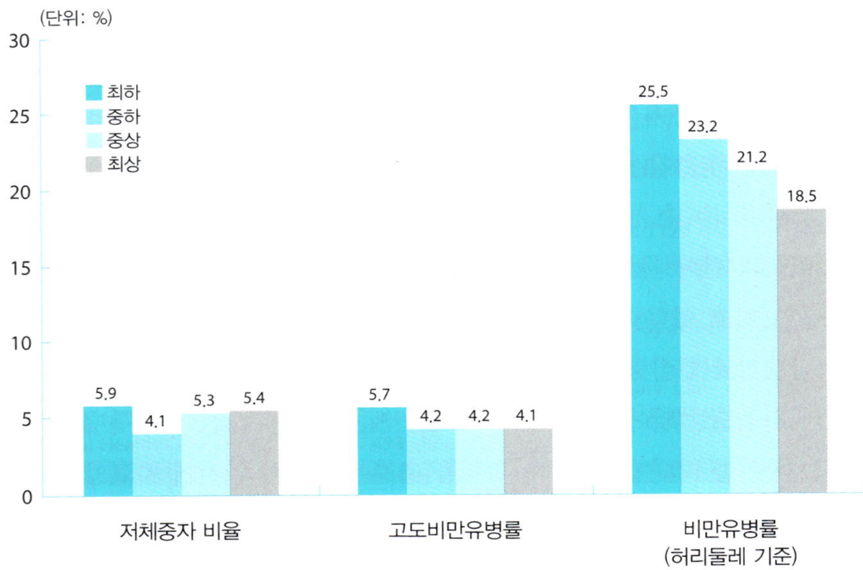

〈그림 4.3-5〉 소득계층별 저체중자 비율 및 비만유병률

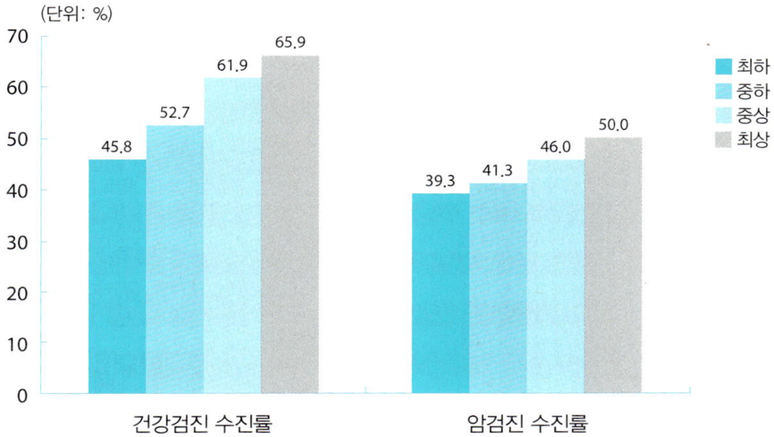

〈그림 4.3-6〉 소득계층별 건강검진 및 암검진 수진률

가장 효과적인 방법 중의 하나는 건강검진과 암검진이다. 그러나 최하 소득계층의 건강검진 및 암검진 수진률은 가장 낮은 양상을 보이고 있다(그림 4.3-6).

저소득층이 겪고 있는 사회경제적 곤란과 건강에 해로운 행태는 이들의 건강 수준에 직접적 영향을 미친다. 최하 소득계층은 2주간 이환율,[18] 활동제한율[19]과 월간 와병 경험률,[20] 월간 결근결석경험률[21] 주관적 건강인지율 모두에서 가장 낮은 양상을 보이고 있다(그림 4.3-7).

2) 의료이용 실태

저소득층은 건강행태가 좋지 않고 건강 수준도 상대적으로 나쁘기 때문에 의료서비스 이용의 가능성도 높다. 그러나 이들은 충분한 의료서비스를 이용하지 못한다. 만 19세 이상 성인들 중 최근 1년 동안 본인이 병·의원(치과 제외)에 가고 싶을 때 가지 못한 비율로 되는 정의되는 연간 미충족 의료율이 가장 높

18 최근 2주 동안 만성·급성질환 및 사고, 중독 등으로 몸이 아프거나 불편을 느꼈던 분율.
19 현재 건강상의 문제나 신체 혹은 정신적 장애로 일상생활 및 사회활동에 제한을 받은 분율.
20 최근 1달 동안 질병이나 손상으로 거의 하루 종일 누워서 보내야 했던 분율.
21 취업자 또는 재학생 중 최근 1달 동안 질병이나 손상으로 결근이나 결석을 한 적이 있는 분율.

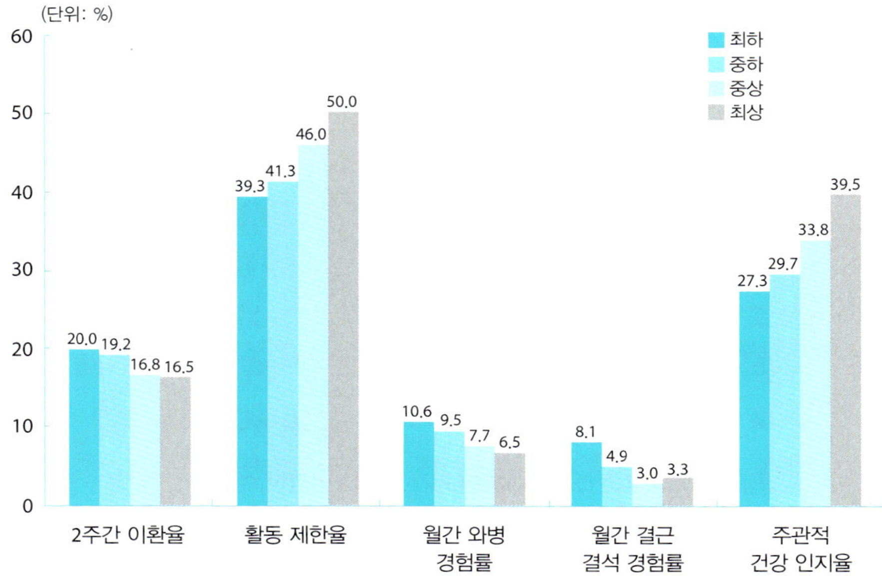

〈그림 4.3-7〉 소득계층별 질병 이환 및 건강 수준 관련 지표 분포

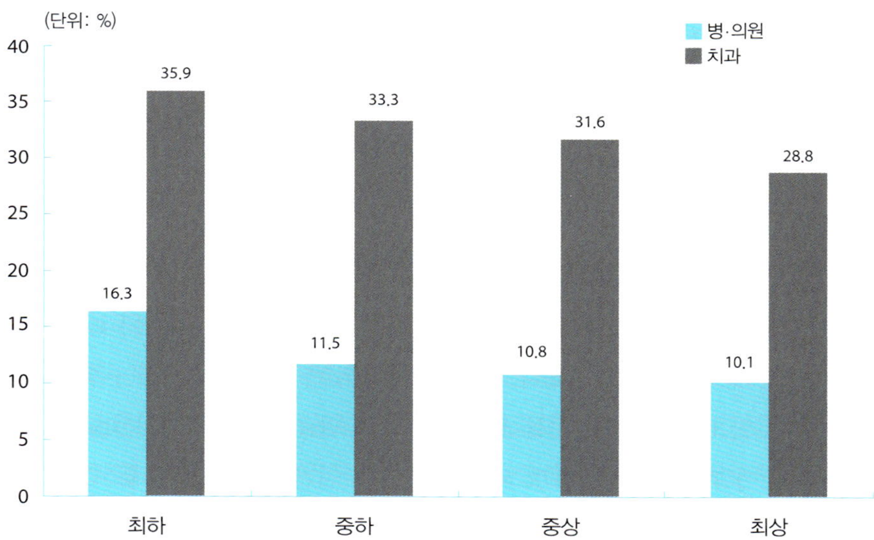

〈그림 4.3-8〉 만 19세 이상 성인의 연간 미충족 의료율

은 계층은 최하 소득계층이다(그림 4.3-8). 이는 치과의 경우에도 마찬가지다.

그러나 소득계층별로 미충족 의료의 원인은 다르다. 최하 소득계층의 미충족 의료의 원인 중 가장 많았던 것은 '경제적 이유'였는데, 이는 병·의원, 치과 모두에서 그러하였다. 반면, 다른 소득계층들의 경우에는 병·의원의 경우에는 '시간이 없어서'가, 치과[22]의 경우에는 '덜 중요해서'가 가장 많은 원인을 차지하였다.

이와 같이 빈곤한 사람들은 건강행태와 건강 수준이 좋지 않지만 경제적인 이유 때문에 의료서비스를 충분히 이용하지 못하는 경우가 많다.

3. 우리나라의 저소득 취약 계층을 위한 건강보장

건강보장의 일차적 목적이 보건의료에 대한 경제적 접근성을 높여주는 것이라 할 때 저소득층을 위한 건강보장의 일차적 목적 역시 이와 동일하다 할 것이다. 저소득층의 경우 경제적인 이유 때문에 필요 대비 충분한 의료서비스를 이용하지 못하는 상황에 처할 확률이 높기 때문에 건강보장의 필요성이 가장 높은 집단이라고 할 수 있다. 이와 관련하여 우리나라는 의료급여의 방식으로 공적 차원의 건강보장을 하고 있을 뿐만 아니라 다양한 영역에서 의료비를 지원하고 각종 보건의료서비스를 제공하고 있다. 하지만 해결해야 할 문제점도 많다.

22 치과의 경우에는 중하계층도 '경제적인 이유'가 미충족 의료의 가장 많은 원인이었다.

1) 의료급여

가) 자격기준

의료급여제도는 생활유지 능력이 없거나 생활이 어려운 저소득 국민의 의료문제를 국가가 보장하는 공공부조제도이다.

이 제도의 지원대상은 의료급여법 제3조에 근거하여 국민기초생활 보장법에 의한 수급권자, 재해구호법에 따른 이재민으로서 보건복지부장관이 의료급여가 필요하다고 인정한 사람, 의사상자 등 예우 및 지원에 관한 법률에 따라 의료급여를 받는 사람, 입양특례법에 따라 국내에 입양된 18세 미만의 아동, 독립유공자예우에 관한 법률, 국가유공자 등 예우 및 지원에 관한 법률 및 보훈보상대상자 지원에 관한 법률의 적용을 받고 있는 사람과 그 가족으로서 국가보훈처장이 의료급여가 필요하다고 추천한 사람 중에서 보건복지부장관이 의료급여가 필요하다고 인정한 사람, 무형문화재 보전 및 진흥에 관한 법률에 따라 지정된 국가무형문화재의 보유자(명예보유자 포함)와 그 가족으로서 문화재청장이 의료급여가 필요하다고 추천한 사람 중에서 보건복지부장관이 의료급여가 필요하다고 인정한 사람, 북한이탈주민의 보호 및 정착지원에 관한 법률의 적용을 받고 있는 사람과 그 가족으로서 보건복지부장관이 의료급여가 필요하다고 인정한 사람, 5·18민주화운동 관련자 보상 등에 관한 법률에 따라 보상금 등을 받은 사람과 그 가족으로서 보건복지부장관이 의료급여가 필요하다고 인정한 사람, 노숙인 등의 복지 및 자립지원에 관한 법률에 따른 노숙인 등으로서 보건복지부장관이 의료급여가 필요하다고 인정한 사람, 그 밖에 생활유지 능력이 없거나 생활이 어려운 사람으로서 대통령령으로 정하는 사람으로 규정되어 있다.

의료급여 수급권자는 1종 수급권자와 2종 수급권자로 구분되어 있다.

1종 수급권자는 국민기초생활 보장법에 의한 수급권자 중에서 18세 미만, 65세 이상인 자, 4급 이내 중증장애인, 근로 무능력자,[23] 임신 중에 있거

---

23 질병, 부상 또는 그 후유증으로 치료나 요양이 필요한 사람 중에서 근로능력평가를 통하여 시장,

나 분만 후 6개월 미만의 여자, 병역법에 의한 병역의무를 이행 중인 자, 보장시설에서 급여를 받고 있는 자, 보건복지부장관이 정하여 고시하는 결핵질환, 희귀난치성질환, 중증질환(암환자, 중증화상환자)을 가진 사람을 의미한다. 그 외타 법에 의한 이재민, 의사상자, 입양아동, 독립유공자, 국가유공자, 보훈보상대상자, 국가무형문화재, 북한이탈주민, 5·18민주화운동 관련자, 일정한 거소가 없는 무연고자, 장기요양 1-5등급 판정자 등도 1종 수급권자가 될 수 있다.

2종 수급권자는 국민기초생활보장 수급권자 중 의료급여 1종 수급권자 기준에 해당하지 않는 사람들을 의미한다.

2015년 11월 30일 현재 전체 의료급여 대상자 1,545,952명 중 의료급여 1종 수급권자는 1,077,177명으로 69.7%이며, 의료급여 2종 수급권자는 468,775명으로 30.3%에 해당한다.

나) 지원범위

의료급여 수급자의 질병, 부상, 출산 등에 대한 의료급여의 내용은 진찰·검사, 약제·치료재로의 지급, 처치·수술과 그 밖의 치료, 예방·재활, 입원, 간호, 이송과 그 밖의 의료목적의 달성을 위한 조치로 규정되어 있다. 의료급여의 범위는 국민건강보험 요양급여의 기준에 관한 규칙 제8조(요양급여대상의 고시)의 규정에 의하는데 비급여 대상은 국민건강보험과 거의 동일하게 적용된다. 결론적으로 국민건강보험과 의료급여의 지원범위는 거의 같다.

다) 본인부담

의료급여 1종 수급자의 경우 입원에 대해서는 법정급여 범위 내에서는 본인부담이 없다. 다만 외래의 경우에는 의원 1,000원, 병원 및 종합병원 1,500원, 삼차의료급여기관 2,000원, 약국 500원의 본인부담이 있다. 국민건강보험공단은 의료급여 1종 수급자가 본인부담금을 납부할 수 있도록 매월 1일에 수급자의 가상계좌에 건강생활 유지비로 6,000원씩 입금하고 있다. 건강생활 유지비

군수, 구청장이 근로능력이 없다고 판정한 사람.

〈표 4.3-2〉 의료급여 수급권자의 본인부담금

구분		일차 (의원)	이차 (병원, 종합병원)	삼차 (지정병원)	약국
1종	입원	없음	없음	없음	—
	외래	1,000원	1,500원	2,000원	500원
2종	입원	10%	10%	10%	—
	외래	1,000원	15%	15%	500원

출처: 보건복지부. 2016년 의료급여사업안내.

는 현금으로 입금되는 것이 아니라 의료급여 1종 수급자가 의료기관 및 약국에서 진료 또는 조제 후 본인부담금이 차감되는 방식이다. 건강생활 유지비는 본인부담 면제자[24]와 급여 제한자에게는 지원하지 않으며 건강생활 유지비 잔액이 없거나 모자란 경우에는 본인부담금을 전부 또는 일부를 현금으로 직접 현금으로 지급해야 한다. 이때 연간 의료급여 상한일수[25]인 365일을 초과하여 급여를 받고자 하는 수급자는 급여일수 연장승인을 받고 선택병·의원을 지정할 수 있는데, 선택병·의원을 이용한 경우에는 본인부담이 없다. 이에 반해서 의료급여 2종 수급자는 건강보험에 비해서는 낮지만 입원의 경우에는 10%, 병원, 종합병원, 삼차의료급여기관의 경우에는 15%의 본인부담금을 납부해야 한다. 의원급 의료기관 외래 이용과 약국 이용 시 본인부담금은 의료급여 1종 수급자와 동일하다(표 4.3-2). 하지만, 의료급여 수급자들은 국민건강보험 가입자들과 동일하게 비급여 본인부담금을 전액 납부하여야 한다.

의료급여 제도에서는 수급자들의 본인부담금 부담을 완화하기 위하여 본인부담 보상금 제도와 본인부담금 상한제를 시행하고 있다. 본인부담 보상

24 의료급여 1종 수급자 중 18세 미만인 자, 20세 이하이며 중고등학교에 재학 중인 자, 임산부, 무연고자, 노숙인 진료시설을 이용하는 노숙인, 장기이식환자, 가정간호를 받고 있는 자, 보건복지부 장관이 정하여 고시하는 희귀난치성질환 또는 중증질환을 가진 사람으로서 외래 진료를 받는 경우 본인부담금 전액을 면제받는 사람.

25 등록 희귀난치성질환 또는 등록 중증질환, 의료급여법 시행규칙 제8조의3 제1항 제2호에 따라 보건복지부장관이 고시하는 만성질환의 경우에는 각 질환별 상한일수이며, 나머지의 경우에는 모든 질병을 합산한 상한일수임.

〈표 4.3-3〉 의료급여기금의 재원 구성

구분	서울특별시		광역시		도		
	시	자치구	시	자치구	도	시	군
지방비	50%	없음	20%	없음	14-16%	6%	4%
국비	50%		80%		80%		
합계	100%		100%		100%		

출처: 보건복지부. 2016년 의료급여사업안내.

금 제도는 수급권자의 급여 대상 본인부담금이 대통령령에서 정하는 금액을 초과한 경우, 그 초과금액의 100분의 50에 해당하는 금액을 보상하는 것이며 본인부담금 상한제는 초과금액의 전액을 보상하는 것이다.

본인부담 보상금 제도는 1종 수급권자의 경우 매 30일간 2만 원, 2종 수급권자의 경우 매 30일간 20만 원을 초과한 경우 초과금액의 50%를 보상한다. 본인부담금 상한제는 1종 수급권자의 경우 매 30일간 5만 원, 2종 수급권자의 경우 매 6개월간 60만 원을 초과한 경우 초과금액 전액을 수급권자에게 지급한다. 그러나 타 사업에서 지원을 받은 금액은 제외되며 100/100 본인부담 진료비와 비급여 진료비는 이 제도의 적용을 받지 않는다.

라) 재원조달

의료급여비용을 조달하기 위하여 시도에 의료급여기금을 설치한다. 의료급여기금은 조세로 충당되는데 이는 국고와 지방비로 구성된다. 의료급여기금에 대한 국고보조비율은 80%인데, 서울특별시에 대해서는 50%만 보조한다. 서울특별시와 광역시의 경우에는 자치구의 부담이 없으나 나머지 시도의 경우에는 시군에 따라서 일부 지방비 부담이 있다. 2015년의 경우 전체 의료급여기금 중 국고는 4조 4,312억 원, 지방비는 1조 4,140억 원이었다(표 4.3-3 참조).

마) 진료비 지불 제도

의료급여 진료비 지불 제도는 행위별 수가제를 원칙으로 한다. 다만 정신질환

〈표 4.3-4〉 의료급여 및 건강보험 환자의 종별 가산율

의료급여		건강보험		건강보험 대비 의료급여 종별 가산율 비중
삼차	22%	상급종합병원	30%	73.3%
종합병원	18%	종합병원	25%	72.0%
병원	15%	병원	20%	75.0%
의원	11%	의원	15%	73.3%

및 혈액투석 수가는 정액수가를 지불한다. 의료수가의 경우 의료기관 규모에 따라서 수가에 가산율을 적용하고 있는데 의료급여환자의 가산율은 건강보험 환자 가산율의 73.3-75.0%에 불과하다(표 4.3-4). 이런 상황들은 의료급여환자의 비율이 높은 의료기관에 경영상의 문제를 야기할 수 있다. 공공병원들은 상대적으로 많은 비율의 의료급여환자들을 진료하는데 현재의 의료보장 종류별 종별 가산율의 차이는 공공병원의 수익성을 저하시키는 요인이 되기도 한다.

바) 관리운영체계

보건복지부는 의료급여와 관련된 지침을 지방자치단체에 시달하고 의료급여기금에 대한 국고지원을 시행하지만 집행 업무는 보장기관인 지방자치단체에 위임한다. 다만 의료수가 및 수급자 선정기준, 의료급여기관 지정기준 및 절차, 의료급여기관에 관한 현지조사 및 처분 업무는 직접 수행한다.

광역자치단체는 의료급여기금 특별회계를 관리 운영하며 기초자치단체의 의료급여 관련 업무를 지도하는 역할을 한다.

의료급여 수급자 선정 및 관리는 시군구가 담당한다. 시군구의 통합조사관리팀이 수급권 인정 신청자에 대한 자산조사를 통하여 수급자를 선정하는 경우도 있지만 타 법에서 지정하는 지원 대상자는 해당부처의 통보 또는 민원인의 신청을 받아서 수급자를 선정한다. 행려환자의 경우에는 행려환자를 진료하는 병·의원의 신청을 받아서 수급자를 선정하기도 한다. 시군구는 이런 과정을 통하여 선정된 의료급여 수급자의 자격정보를 국민건강보험공단

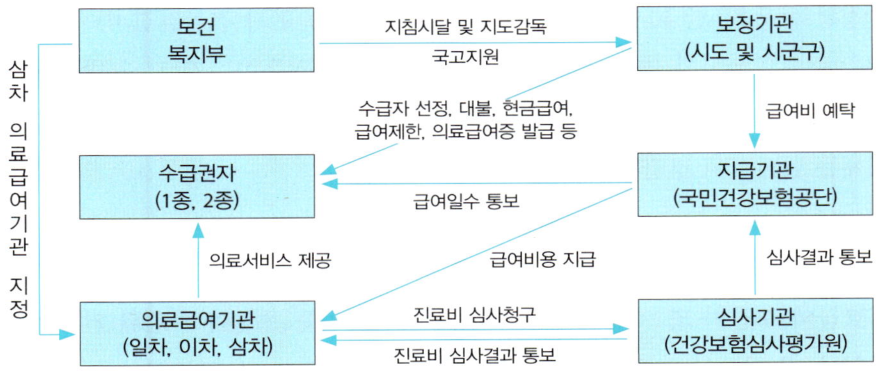

〈그림 4.3-9〉 의료급여 관리운영체계

으로 전송한다.

이후 의료급여 수급자가 의료급여기관에서 의료서비스를 이용하면 수급자가 의료급여기관에 지급한 본인부담금을 제외한 나머지 급여비용은 국민건강보험공단이 해당 의료급여기관에 지급한다. 이때 심사는 건강보험심사평가원이 담당하며 지급 재원은 지방자치단체가 예탁한 의료급여기금이다(그림 4.3-9).

2) 의료비 지원 및 보건의료서비스 제공

우리나라는 저소득층의 의료접근성을 향상시키기 위하여 의료급여라는 공적 부조 외에도 다양한 종류의 의료비를 지원하고 취약 계층들을 대상으로 하는 각종 보건의료서비스를 제공하고 있다.

가) 검진비용 지원

국가암검진사업의 차원에서 의료급여 수급권자와 건강보험 가입자 및 피부양자로서 당해연도 검진대상자 중 보험료 부과기준 하위 50%에 해당하는 사람들에 대해서는 암검진을 무료로 실시하고 있다. 또한 의료급여 수급권자들 중 만 19-39세의 세대주와 만 41-64세 세대주 및 세대원을 대상으로 일반건강검진 비용을, 만 40세 및 66세를 대상으로 생애전환기 건강검진 비용을, 만 6세 미만 영유아의 영유아검진 비용을 지원한다. 영유아검진 결과 발달지연이 의심되는 의료급여 수급권자 및 건강보험료 부과 하위 30% 이하인 영유아에게는 발달장애 정밀검사비용을 지원한다.

나) 암환자 의료비 지원사업

의료급여 수급자 및 차상위 계층, 국가암검진사업을 통하여 확인된 건강보험 가입자 및 피부양자 중 신규 암환자, 건강보험 가입자 중 등록신청을 기준으로 당해 연도 최근 3개월 건강보험료 부과액 평균금액이 지원기준에 적합한 성인 폐암 환자, 건강보험 가입자인 소아 암환자 중 환아가구의 소득재산조사에서 소득기준이 기준 중위소득 120% 이하, 재산기준이 지역별·가구 규모별 일반재산 중 최고재산의 300% 이하 기준을 모두 충족하는 자를 대상으로 의료비를 지원하고 있다.

다) 의료급여 대지급금 제도

의료급여 2종 수급자가 의료급여기관에 입원하여 발생한 급여비용 중 본인부담금이 20만 원을 초과한 경우에 시군구가 이를 대신 지급해 주는 제도이다. 20만 원을 초과한 금액 중 수급자 본인 또는 부양의무자가 전부 또는 일부를 시군구에 신청하면, 시군구는 이를 심사, 결정하여 승인한 금액을 의료급여기관에 대신 납부한다. 대지급을 받은 수급권자와 부양의무자는 상환기준에 따라서 3개월마다 균등분할하여 시장·군수·구청장에게 무이자로 상환하면 된다.

라) 차상위 본인부담 경감사업

2004년부터 차상위 계층 중 희귀난치성·중증질환자와 만성질환자[26]에 대해서, 2006년부터는 차상위 계층 중 18세 미만 아동에 대해서 의료급여를 실시

26 희귀난치성질환 또는 중증질환 외의 질환으로 6개월 이상 치료를 받고 있거나 6개월 이상 치료를 필요로 하는 자.

〈표 4.3-5〉 차상위 본인부담 경감 대상자의 요양급여비용 본인부담 경감

구분		요양급여비용 중 본인부담금	
		일반 건강보험 가입자	차상위 본인부담 경감 대상자
희귀난치성 및 중증질환자	입원 및 외래	요양급여비용의 5%(중증), 10%(희귀), 식대의 50%	요양급여비용 면제, 기본식대의 20%
	65세 이상 노인 틀니, 임플란트	요양급여비용의 50%	요양급여비용의 20%
만성질환자 및 18세 미만인 자	입원	요양급여비용의 20%, 식대의 50%	요양급여비용의 14%, 기본식대의 20%
	외래	요양급여비용의 30-60%	요양급여비용의 14% (정액 1,000원, 1,500원)
	65세 이상 노인 틀니, 임플란트	요양급여비용의 50%	요양급여비용의 30%
	심·뇌혈관 질환자	요양급여비용의 5%, 식대의 50%	요양급여비용 면제 (입원수술 시 30일), 기본식대의 20%

출처: 보건복지부. 2016년 차상위 본인부담 경감 대상자 지원사업 안내.

하였다. 그러나 2008년에는 희귀난치성·중증질환자를, 2009년에는 만성질환자 및 18세 미만 아동을 건강보험 가입자로 전환하였다. 그러나 이런 조치들은 차상위 계층의 의료접근성을 떨어뜨릴 수밖에 없다. 이에 기존 차상위 의료급여 수급자들의 건강보장을 위하여 이들의 요양급여비용 본인부담금 차액 및 건강보험료를 지원하는 사업이 차상위 본인부담 경감사업이다(표 4.3-5 참조). 2015년 10월 현재 총 317,974명이 이 사업의 혜택을 보고 있다.

요양급여 본인부담 경감의 대상자들은 의료급여 당시와 유사한 수준의 본인부담금만 부담하면 되는데, 이 경우 일반 건강보험 가입자 본인부담금과의 차액은 국고에서 지원하게 된다. 건강보험료 지원의 경우에는 대상자가 지역가입자 또는 피부양자인 경우 기존 세대에서 별도 세대로 분리한 후 보험료를 산정하여 보험료 전액을 국고에서 지원하게 된다.

마) 희귀난치성질환자 의료비 지원사업

2016년 현재 134종의 희귀난치성질환자에 대하여 요양급여비용 중 본인부담

금, 기침유발기 대여료, 간병비, 특수식이 구입비를 지원하는 희귀난치성질환자 의료비 지원사업은 의료보장 자격별로 지원 대상 질병과 지원 의료비 항목에 차이가 있다.

저소득층을 대상으로 하는 의료비 및 보건의료서비스 지원 사업은 이외에도 난임부부 시술비 지원, 미숙아 및 선천성 이상아 지원, 영양 플러스 사업, 난청조기진단사업, 산모·신생아 건강관리 지원사업, 맞춤형 방문건강관리사업, 노인 개안수술 지원 등을 진행하고 있다.

4. 개선 방향과 과제

1) 건강보장 사각지대 해소

저소득층의 건강보장에서 가장 중요한 것은 사각지대를 없애는 것이다. 저소득층에 있어서 건강보장 사각지대가 발생할 수 있는 가능성이 가장 높은 경우는 건강보험료 체납 때문에 저소득 건강보험 가입자의 급여가 정지되는 경우이다. 2014년 7월 기준 6개월 이상 건강보험료를 체납한 지역가입자는 약 150만 세대로, 그중 2/3 이상은 보험료가 월 5만 원 이하로 소득과 재산이 거의 없어 납부능력이 없을 것으로 추정된다.[27] 이는 차상위 계층 선정 기준인 기준 중위소득의 50%를 기준으로 한 경우 비수급 빈곤층이 228만 가구라는 기존 연구 결과[28]를 근거로 했을 때, 비수급 빈곤층의 절반 이상은 건강보장의 사각지대에 놓여 있는 것으로 해석할 수 있다. 취약 계층의 건강보장에서 가장 시급하게 해결해야 하는 과제는 건강보장 사각지대에 놓여서 국가로부터 어떠한 형태의 건강보장도 받지 못하는 사람들이 없도록 하는 것이다.

---

27 유원섭. 국민기초생활보장제도 맞춤형 급여체계 개편과 빈곤층 의료보장. 월간 복지동향. 2016; 208: 34-48.

28 이태진 외. 2014년 복지욕구 실태조사. 한국보건사회연구원 정책보고서. 2015.

2) 의료급여 수급권자의 확대

앞에서도 언급하였지만 의료급여를 포함한 다양한 지원을 저소득층을 대상으로 수행하고 있지만 여전히 많은 빈곤층이 제도적인 지원을 받지 못하고 있다. 상대적 빈곤선을 측정하는 기준 중 하나인 중위소득 60%를 기준으로 한다면 2014년 기준 비수급 빈곤층은 우리나라 전체 인구의 14.9% 정도로 추산된다. 특히 차상위 계층은 기초생활보장수급자들과 경제적으로 큰 차이가 없음에도 불구하고 제도적 지원의 사각지대에 놓여 있는 경우가 많다. 물론 이들 중에서 희귀난치성 및 중증질환자, 만성질환자 및 18세 미만인 자에 대해서는 요양급여비용 본인부담 경감을 하고 있고 일부 세대에 대해서는 건강보험료 지원을 하고 있다. 하지만 빈곤은 불건강의 중요한 원인이고 이들은 일상적으로 건강과 의료이용에서 어려움을 겪고 있다는 점을 감안한다면 이런 선별적인 접근으로는 문제가 해결되기 어렵다. 차상위 계층보다 소득이나 재산이 약간이라도 더 있는 경우에는 그나마 이런 혜택에서도 제외된다.

우리나라의 경우 소득 대비 보건의료 직접 부담금의 비율이 소득이 낮을수록 높아지는 경향이 있다.[29,30] 이런 경향은 상대적으로 소득이 낮은 가구가 의료비 때문에 빈곤이 심화될 가능성이 높을 수 있음을 시사하는데, 한 조사에 따르면 지출증가를 이유로 기초생활보장수급 신청을 한 가구들 중 가장 많은 비율을 차지한 지출증가 요인은 의료비 지출증가였다. 뿐만 아니라 현재 기초생활보장수급자들이 가장 필요로 하는 지원도 의료급여 및 의료비 지원이었다.[31] 이와 같이 저소득층에 대한 건강보장은 보건의료서비스에 대한 경제적 접근성을 높이는 것뿐만 아니라 그 자체로 빈곤 심화를 억제하는 조치이기도 한다. 그러므로 의료급여 수급권자를 획기적으로 확대하여 가난한 취약 계층들의 건강을 국가적 차원에서 보장할 수 있어야 한다.

---

29 엄선희, 문춘걸. 소득계층에 따른 보건의료의 형평성: 한국노동패널 자료를 중심으로. 보건경제와 정책연구. 2010; 16(1): 35-61.

30 김학주. 계층 간 진료비 본인부담의 형평성에 관한 연구. 한국사회복지학. 2004; 56(3): 113-133.

31 노대명 외. 맞춤형 급여체계 도입에 따른 빈곤층 기초생활보장 평가 모형 연구. 한국보건사회연구원 정책보고서. 2015.

3) 급여의 확대와 본인부담 경감

현재 의료급여의 급여범위는 건강보험과 거의 같다. 물론 의료급여 수급자들이 지불하는 건강보험 급여 범위 내에서의 본인부담금은 건강보험 가입자들에 비해서 적다. 그러나 우리나라는 전체 의료비 중 정부나 공적의료보장제도의 분담 비율이 OECD 회원국 안에서도 가장 낮은 것으로 평가받고 있는데 2015년 현재 그 비율은 55.6%로서 미국, 멕시코 다음으로 가장 낮다.[32] 결국 나머지 의료비는 의료서비스를 이용한 국민들이 직접 부담할 수 밖에 없는데 이 본인부담금 안에는 상당한 수준의 비급여 본인부담금도 존재한다. 국민건강보험공단이 2014년도에 실시한 건강보험환자 진료비 실태조사에 의하면 우리나라 국민건강보험의 보장률은 63.2%였으며 본인부담률은 36.8%였는데, 비급여 본인부담금은 전체 본인부담금의 46.5%였다. 의료급여 1종 수급자들의 경우 법정 본인부담금은 대부분의 경우 면제를 받지만 비급여 본인부담금은 건강보험 가입자들과 동일하게 전액 납부를 해야 한다. 뿐만 아니라 의료급여 수급자들의 본인부담금 부담을 완화하기 위하여 실시하고 있는 본인부담 보상금 제도와 본인부담금 상한제의 경우에도 비급여 본인부담금은 포함되지 않는다. 게다가 암환자 및 희귀난치성질환자 의료비 지원을 제외한 저소득층 대상의 의료비 지원사업에서도 비급여 본인부담금은 제외된 경우가 대부분이다. 이러한 상황들은 의료급여 수급자들이 충분한 의료서비스를 제공받지 못하게 하는 중요한 요인들이다. 그러므로 앞에서 언급한 의료급여 수급권자의 획기적 확대와 함께 의료급여 범위의 확대 및 본인부담의 실질적 경감을 위한 다각적인 조치가 필요하다.

4) 의료급여제도의 종별 구분 폐지

의료급여 2종 수급자는 비급여 본인부담금을 모두 부담해야 할 뿐만 아니라

---

32 OECD health data 2016.

의료기관의 입원 및 외래, 약국의 모든 영역에서 법정 본인부담금을 지불해야 한다. 의료급여 2종이 1종과 다른 점은 가구원 중에 근로능력이 있는 자가 있느냐 여부이다. 그러나 빈곤에 처한 사람들은 불건강할 확률이 높고 이들에게 있어서 본인부담금은 그 절대적 크기에 관계없이 적절한 의료이용을 저해하는 강력한 요인이다. 뿐만 아니라 저소득층을 대상으로 하는 건강보장은 빈곤의 심화를 예방할 수 있는 중요한 해결책 중의 하나이므로 의료급여 수급자들 내부에서의 종별 구분은 폐지해야 한다. 2015년 현재, 전체 의료급여 수급자 중 2종 수급자의 비율은 30.2%에 불과하므로[33] 종별 구분 폐지는 그리 어려운 과제가 아닐 것으로 판단된다.

5) 차별의 해소

의료급여환자의 의료기관 종별 가산율은 건강보험에 비하여 73.3-75.0% 정도에 불과한데 이는 의료기관이 의료급여환자를 꺼리는 요인이 된다. 특히 종합병원급 이상의 의료기관에서는 건강보험 가입자 대비 의료급여 수급자의 종별 가산율 비율이 상대적으로 더 낮기 때문에 의료급여환자에 대한 차별의 가능성이 더욱 높다. 우리나라와 같이 수익 극대화 논리를 추구하는 민간중심의 보건의료체계하에서 차별적 종별 가산율 적용은 구조적으로 의료급여환자들을 배제시키는 요인이 될 수 있기 때문에 이런 차별을 제거해야 한다.

의료급여환자의 정신과 입원 및 혈액 투석에 대해서는 정액 수가제가 적용되는데 이는 의료급여환자에 대한 또 다른 차별 요인이 된다. 특히 정액수가 인상이 적절하게 이루어지지 않는 경우 공급자들이 의료급여환자들에게 충분한 의료서비스를 제공하지 않거나 진료시간을 줄이는 등 차별 진료를 할 가능성이 크다.

33 보건복지부. 2016 보건복지통계연보.

6) 공공보건의료의 강화

공공보건의료에 관한 법률 제2조에서는 공공보건의료를 국가, 지방자치단체, 보건의료기관이 지역·계층·분야에 관계없이 국민의 보편적인 의료이용을 보장하고 건강을 보호증진하는 모든 활동이라고 정의하고 있다. 또한 구체적인 공공보건의료사업 중의 하나로서 보건의료보장이 취약한 계층에 대한 의료공급에 관한 사업이 명시되어 있다. 실제로 우리나라의 공공보건의료기관은 취약 계층을 대상으로 다양한 보건의료서비스를 제공하고 있다. 지방의료원을 예로 들면, 동급의 민간병원에 비하여 입원 진료비는 71%, 외래 진료비는 74%의 낮은 진료비를 받고 있고 상급병상 비율 역시 낮다. 또한 의료급여환자, 행려 환자 등 다양한 취약 계층들의 의료안전망 역할을 하고 있다.[34] 물론 공공보건의료기관들이 해야 할 역할이 취약 계층의 건강보장에 국한되는 것은 아니다. 우리나라와 같이 민간이 주도하는 보건의료체계를 가진 나라에서 공공보건의료기관들은 양질의 적정진료 및 보건의료공급이 원활하지 못한 다양한 영역에 대한 의료공급 등을 통하여 민간부문을 선도하고 민간부문이 수익성 때문에 참여하지 않는 필수 의료서비스를 제공함으로써 보건의료체계의 공공성을 강화해 나가야 한다. 이를 위해서는 공공보건의료가 더욱 강화되어야 한다. 보건의료체계의 공공성 확대와 의료안전망 역할을 하는 보건의료기관들의 양적 증가 및 역량 강화를 통하여 취약 계층들의 건강보장이 원활하게 이루어지도록 할 수 있다.

34 정백근. 진주의료원 사태로 본 지방의료원 재정문제와 해결방안. 월간 복지동향. 2013; 177: 22-27.

참고문헌

- 강순원, 김종인, 한승희, 정혜선. 취약 계층 인적자원 개발 방안 연구. 교육인적자원정책위원회 정책연구 보고서. 2001.
- 김주경. 보건의료 취약 계층 건강보호 정책. 국회 입법조사처 현안보고서. 2012.
- 김창엽 외. 빈곤과 건강. 한울아카데미, 2003.
- 김학주. 계층 간 진료비 본인부담의 형평성에 관한 연구. 한국사회복지학. 2004; 56(3): 113-133.
- 노대명 외. 맞춤형 급여체계 도입에 따른 빈곤층 기초생활보장 평가 모형 연구. 한국보건사회연구원 정책보고서. 2015.
- 방하남, 강신욱. 취약 계층의 객관적 정의 및 고용과 복지를 위한 정책방안. 경제사회발전 노사정위원회 정책보고서. 2012.
- 보건복지부. 2016년 국민기초생활보장사업안내.
- 보건복지부. 2016년 보건복지통계연보.
- 보건복지부. 2016년 의료급여사업안내.
- 보건복지부. 2016년 차상위 본인부담 경감 대상자 지원사업 안내.
- 보건복지부 질병관리본부. 2014 국민건강통계. 2015.
- 엄선희, 문춘걸. 소득계층에 따른 보건의료의 형평성: 한국노동패널 자료를 중심으로. 보건경제와 정책연구. 2010; 16(1): 35-61.
- 유원섭. 국민기초생활보장제도 맞춤형 급여체계 개편과 빈곤층 의료보장. 월간 복지동향. 2016; 208: 34-48.
- 윤희윤. 공공도서관의 지식정보 취약 계층서비스 전략. 한국도서관정보학회지. 2012; 43(2): 53-75.
- 이태진 외. 2014년 복지욕구 실태조사. 한국보건사회연구원 정책보고서. 2015.
- 정백근. 진주의료원 사태로 본 지방의료원 재정문제와 해결방안. 월간 복지동향. 2013; 177: 22-27.
- OECD. OECD health data 2016.
- Steel R. Actively involving marginalized and vulnerable people in reseach. In: L Lowes, I Hullat (eds.). Involving service users in health and social care research. Routeledge, 2005.

4 건강보험의 성과와 조망*

신영수(전 WHO 서태평양지역 사무처장)

학습 목표

☑ 건강보험 제도의 발전 과정과 이에 영향을 미친 요인을 이해한다.

☑ 건강보험 제도의 성과와 한계를 이해한다.

☑ 향후 건강보험 제도에 영향을 미칠 요인과 과제를 이해한다.

* 이 장은 2007년 한국건강보장 30주년기념 국제심포지엄 발표원고를 수정·보완하였음.

1. 서론

건강보험은 질병으로 인해 야기되는 경제적 위험을 사회 구성원의 공동 노력으로 해결하기 위한 재정 기전이다. 그러나 의료보장체계로 사회보험 방식을 채택하고 있는 국가에서 건강보험의 의미는 단순히 의료재원을 공동으로 마련하는 재정 기전으로 국한되지 않는다. 건강보험은 해당 국가의 국민이 삶을 영위하는 방식(way of life)인 동시에 삶을 유지하는 구성 요소(living entities)로 자리매김하고 있다.[1]

한국 건강보험 30년이 국민의 일상과 사회경제 전반에 미친 영향을 살펴보면 이런 사실을 어렵지 않게 확인할 수 있다. 건강보험 도입 이전까지만 하더라도, 숱한 건강문제가 비의료 영역에 머물러 있었으며, 건강문제의 일부만이 의료문제로 다루어졌다. 그러나 오늘날 한국 사회에서 건강문제는 곧 의료문제를 의미하는 것으로 변모하였으며, 일각에서 사회의 의료화(medicalization of society)를 우려하는 수준에 이르고 있다. 2016년 건강보험지출이 국내총생산(GDP)의 3.2%에 이른다는 점에서도 알 수 있듯이 건강보험은 개별 가계 및 국가경제와 불가분의 관계를 맺고 있다.

특히, 이 같은 일련의 과정을 세계에서 가장 단기간에 이룬 것은 한국 건강보험의 중요한 성과 중 하나이다. 한국은 1963년 의료보험법 제정을 기준으로 할 경우에는 26년, 1977년 직장의료보험 시행을 기준으로 할 경우에는 12년 만에 전국민의료보험을 달성했다. 그리고 근 20여 년에 걸친 건강보험 관리운영 체계에 대한 논란 끝에 2000년 건강보험 관리운영 체계를 통합하여 단일 보험자 체계를 확립하였다(표 4.4-1). 건강보험 통합 과정에서 불거진 사회적 갈등과 대립에도 불구하고, 단일 보험자 체계 확립은 건강보험의 기본개념인 사회적 연대의 제고와 위험 분산 극대화를 이룰 수 있는 기반을 마련했다는 점에서 그 의미가 매우 크다. 단일 보험자 체계 확립은 한국 건강보험

1 Saltman RB. Social health insurance in perspective: the challenge of sustaining stability. In: RB Saltman, R Busse, J Figueras (eds.). Social health insurance systems in Western Europe. Open University Press, 2004.

〈표 4.4-1〉 우리나라 건강보험의 형성 과정

1963년	의료보험법 제정
1977년	종업원 500인 이상 사업장 근로자 대상 직장의료보험 적용
1979년	공무원, 교직원 및 종업원 300인 이상 사업장 근로자 대상 직장의료보험 적용
1981년	종업원 100인 이상 사업장 근로자 대상 직장의료보험 적용
1988년	농어촌 지역 자영업자 지역의료보험 적용 및 종업원 5인 이상 사업장 근로자 대상 직장의료보험 적용
1989년	도시 지역 자영업자 지역의료보험 적용(전국민의료보험 달성)
2000년	의료보험 관리운영 체계 통합 일원화(국민건강보험공단, 건강보험심사평가원 설립)
2003년	건강보험재정 통합

이 초기 도입기와 확장기를 거쳐 제도적 성숙기에 진입했다는 사실을 의미하는 것으로, 한국 건강보험 30년의 가장 중요한 성과로 평가하기에 부족함이 없다.

1977년 직장의료보험 도입 이후 한국 건강보험의 양적 팽창 속도는 흡사 1960년대 이후 한국 경제의 압축 고도성장에 비견할 만하다. 그러나 경제의 압축 고도성장이 국민의 삶을 윤택하게 만든 동시에 한국 경제구조의 고질적 병폐를 잉태했던 것처럼, 건강보험의 성과 이면에 무시할 수 없는 건강보험의 내재적 한계점을 노정해 왔다. 그리고 현재에 이르러 이런 내재적 한계점들은 건강보험의 지속 가능한 발전을 저해하는 중요한 요인으로 작용하고 있다. 이뿐만 아니라 건강보험을 둘러싼 제반 환경의 급속한 변화도 한국 건강보험이 극복해야 할 큰 도전으로 다가오고 있다. 향후 30년 동안 한국 건강보험이 직면하게 될 경제적·정치적·사회적 상황은 지난 30년 동안 건강보험의 발전을 뒷받침했던 상황과는 정반대의 성격일 것으로 예상된다.

이렇듯 지난 건강보험의 성과를 자축하는 것으로 건강보험 30주년을 지나치기에는 건강보험 앞에 놓인 난관이 간단치 않다. 건강보험 30주년을 맞이하여 지난 건강보험의 성과와 한계를 평가하고, 건강보험이 직면하게 될 미래의 환경을 전망하며, 향후 건강보험의 발전 방향을 논의하는 이유는 바로 이 때문이다.

한국 건강보험의 기본 구조는 〈그림 4.4-1〉과 같다. 보건복지부는 법률에 근거해서 건강보험 제도 전반에 대한 관리감독 업무를 담당하고 있으며, 2015년 건강보험 수입의 14%에 이르는 재원을 정부 예산으로 지원하고 있다. 사회보험 방식에서는 보험자의 자율권(self-regulating)과 이해당사자에 의한 관리(managed by the participants themselves)가 일반적이다. 그러나 한국의 경우에는 건강보험 제도 운영 전반에 대한 보건복지부의 개입이 매우 광범위하게 이루어지고 있는 것이 특징이다. 건강보험 제도의 운영 체계는 국민건강보험공단과 건강보험심사평가원으로 이원화되어 있다. 법적으로 건강보험 제도의 보험자 위상을 가진 국민건강보험공단은 피보험자의 자격 관리, 보험료 부과징수, 의료공급자와의 수가 계약, 의료공급자에 대한 진료비 지급 업무를 담당하고 있다. 의료공급자에 의해 청구된 진료비 심사와 급여서비스 적정성

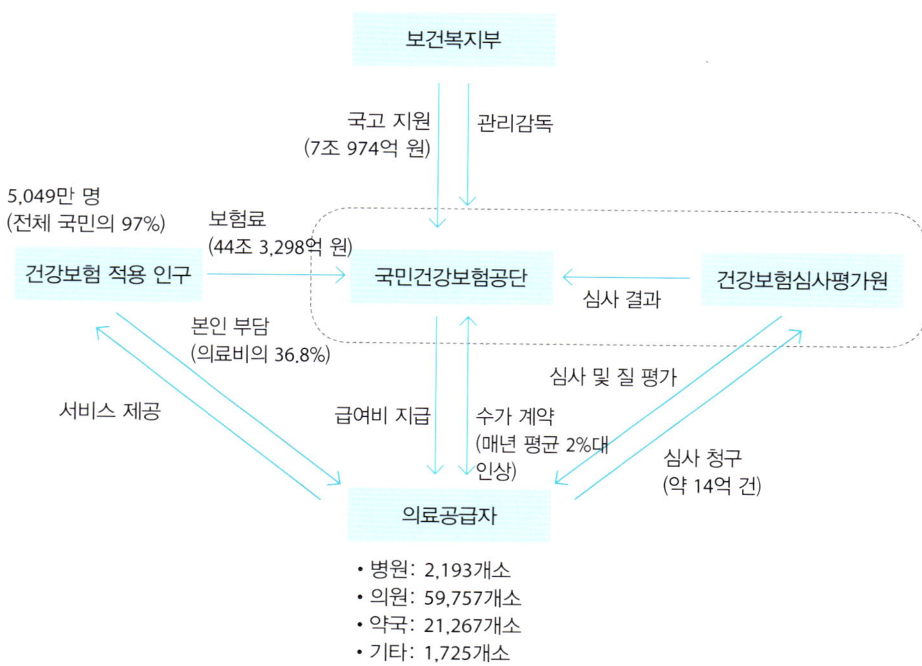

〈그림 4.4-1〉 우리나라 건강보험의 구조(2015)

에 대한 평가 업무는 건강보험심사평가원이 담당하고 있다. 2015년 한 해 동안 건강보험심사평가원이 심사한 진료비 청구 건수는 무려 14억 4,700만 건에 달하고 있다. 공공부조인 의료급여 수급권자를 제외한 전체 국민(97.0%)이 건강보험을 적용받고 있으며, 직장가입자를 기준으로 보험료 부과 표준 임금의 6.07%를 보험료로 납부하고 있다. 국제적으로 비교할 때, 보험료 부담은 상대적으로 저렴한 반면, 의료서비스 이용 시점의 본인 부담은 과중한 편이다. 2015년 기준 전체 의료비용의 36.8%를 환자 본인이 직접 부담하고 있다. 한국에서 의료기관과 약국은 설립과 동시에 건강보험 적용 대상 기관으로 지정되며, 건강보험 적용 여부에 대한 의료공급자의 선택권은 인정되지 않고 있다. 2015년 기준 총 63,675개소의 보건의료기관이 설립되어 있다. 1999년까지는 별도의 계약 절차 없이 보건복지부의 고시에 의해 건강보험수가가 결정되었으나, 2000년 이후부터는 보험자와 의료공급자 간의 계약을 통해 건강보험수가가 결정되고 있다.

2. 한국 건강보험의 성과와 한계

세계보건기구는 국가 보건의료체계의 궁극적인 목표를 국민 건강 수준의 향상으로 제시하고 있다.[2] 국가 보건의료체계의 구성 요소로서 건강보험은 이 같은 궁극적인 목표를 공유하며, 이를 달성하기 위한 수단으로서의 역할을 담당하고 있다. 물론 국민 건강 수준에는 건강보험 실시로 인한 의료접근성 증대 외에도 다양한 요인이 영향을 미친다. 선행 연구 결과에 따르면, 의료서비스가 국민의 건강 수준 향상에 영향을 미친 기여도는 10-25% 수준으로 알려져 있다.[3,4,5] 그러나 1977년 건강보험 실시 이전까지 질병 치료를 위한 기본적

2 WHO. The world health report 2000. Health systems: improving performance. 2004.

3 Corbin CB, Lindsey R. Concepts of fitness and wellness: a comprehensive lifestyle approach. McGraw-Hill, 1999.

4 Bunker JP, Frazier HS, Mosteller F. Improving health: measuring effects of medical care.

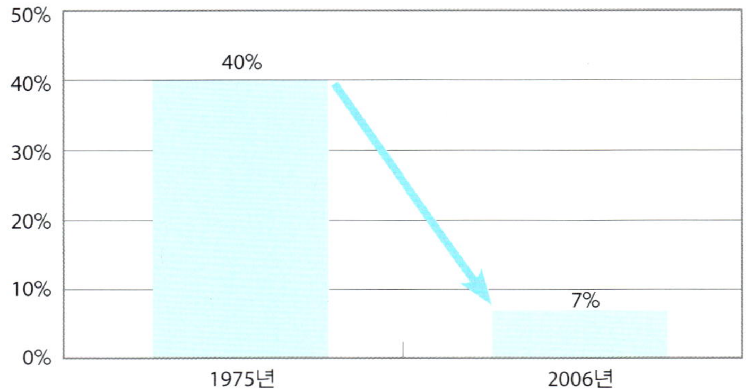

〈그림 4.4-2〉 질병이 있지만 치료를 받지 못한 환자의 비율

인 의료서비스 이용조차 여의치 않았던 한국의 상황을 감안하면, 국민 건강 수준 향상에 대한 건강보험의 기여는 적지 않은 것으로 추정된다. 실제로 1975년에 실시한 실태 조사에 따르면, 유질환자 중 어떤 의료서비스도 이용하지 않는 비율이 40%에 이르렀지만, 2006년 실태 조사에서는 그 비율이 7%로 크게 줄어들었다(그림 4.4-2)[6,7]

국가 보건의료체계의 목표 달성을 위해 건강보험은 지속 가능한 의료재원 마련과 의료재원의 적절한 활용, 그리고 의료서비스에 대한 모든 국민의 경제적 접근성 보장을 목표로 설정하고 있다. 이 같은 건강보험의 목표 성취는 재원 조달(revenue collection), 위험 분산(risk pooling), 구매(purchasing)로 구성되는 건강보험의 기본적인 기능 수행의 성과에 의해 좌우된다. 이 장에서는 세계보건기구에서 제시하고 있는 건강보험의 핵심성과 지표를 중심으로 지

Milbank Quarterly. 1994; 72(2): 225-258.

5 Saltman RB. Social health insurance in perspective: the challenge of sustaining stability. In: RB Saltman, R Busse, J Figueras (eds.). Social health insurance systems in Western Europe. Open University Press, 2004.

6 한국개발연구원. 제4차 경제개발 5개년 계획: 보건기획 및 정책 심포지엄. 한국개발연구원, 1975.

7 통계청. 사회통계: 2006년 보건 부문. 2006.

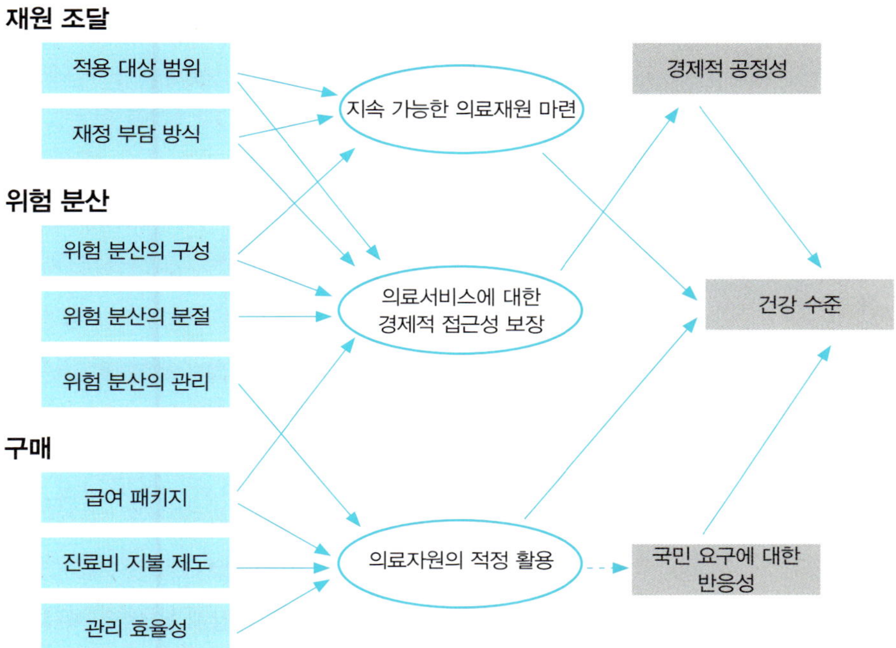

〈그림 4.4-3〉 국가 보건의료체계의 목표 달성을 위한 건강보험의 기능

난 건강보험 30년의 성과를 검토하고자 한다.[8,9]

1) 재원 조달

재원 조달은 건강보험 재정을 안정적으로 마련하고, 의료서비스에 대한 모든 국민의 재정적 접근성을 보장하기 위한 건강보험의 기능이다. 건강보험의 적용 대상 범위(population coverage)와 재정 부담 방식(method of finance)이 재원 조달 기능의 핵심적인 성과평가 영역에 해당한다.

앞서 언급한 바와 같이 한국은 1989년 전국민의료보험을 달성함으로써

8 Carrin G, James C. Reaching universal coverage via social insurance: key design features in the transition period. WHO, 2004.

9 Carrin G, James C. Key performance indicators for the implementation of social health insurance. Appl Econ Health Policy. 2005; 4(1): 15-22.

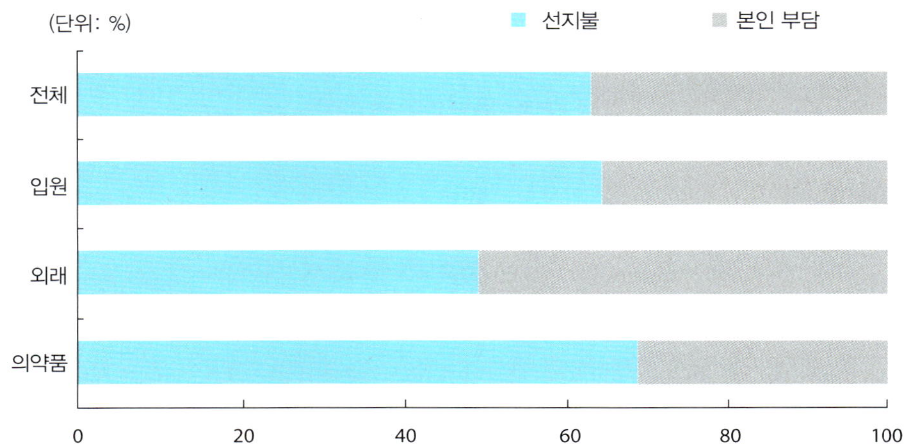

〈그림 4.4-4〉 선지불 의료비용의 비중

출처: 국민건강보험공단. 건강보험환자 진료비 실태조사. 2014.

공공부조인 의료급여 수급권자를 제외한 모든 국민을 건강보험 적용 대상으로 포괄하게 되었다. 다른 사회보험 국가와 비교할 때 전국민의료보험을 달성한 시기가 이른 편은 아니지만, 뒤늦게 시작한 건강보험의 역사를 감안한다면 적용 대상 범위 측면의 성과는 매우 양호한 것으로 평가할 수 있다.

그러나 재정 부담 방식 측면의 성과는 다른 사회보험 국가와 큰 격차를 보이는 것이 사실이다. 개인의 의료비용은 의료이용 시점에서의 환자 본인 부담이나 보험료 혹은 조세로 선지불된 재원으로 지불할 수 있다. 다른 조건들이 동일하다면, 선지불된 재원을 활용하는 경우가 본인 부담에 의존하는 경우에 비해 의료서비스에 대한 경제적 접근성 향상에 보다 긍정적으로 기여한다. 그러나 2014년 기준 개인 의료비용의 63.2%만이 선지불된 재원을 통해 충당되고 있다(그림 4.4-4).[10] 이에 반해 대다수 사회보험 국가들은 선지불된 재원의 비율이 의료비용의 70%를 상회하고 있다.

모든 국민의 보편적인 의료접근성을 보장하는 것과 함께 의료비용으로 인한 가계 파탄을 예방하는 것은 사회안전망으로서 건강보험이 갖추어야 할

10 국민건강보험공단. 건강보험환자 진료비 실태조사. 2014.

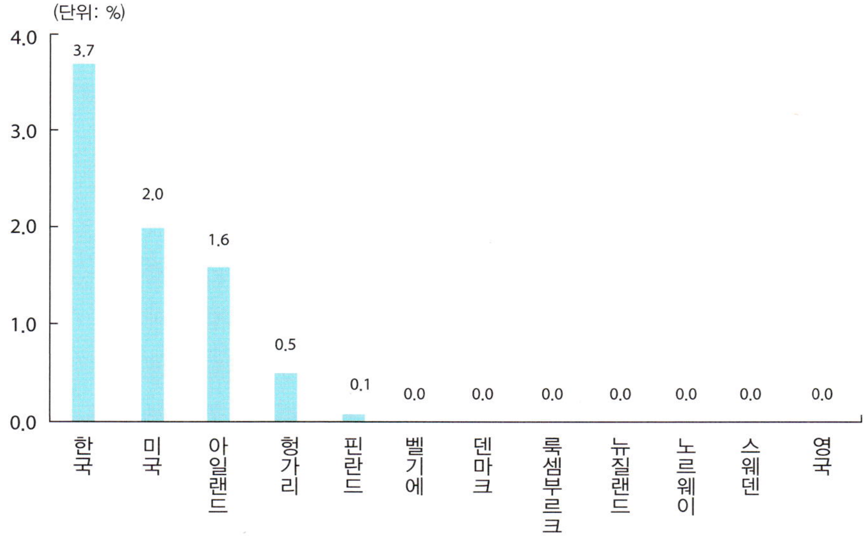

〈그림 4.4-5〉 재난적 의료비 경험가구 비중(2014)

출처: 오승연, 김미화. 재난적 의료비 지출의 국제 비교. 보험연구원, 2016.

기본 기능에 속한다. 이 때문에 평균적인 본인 부담률과 가계 파탄을 초래할 만한 '과부담 의료비 지출 가계비율(percentage of households with catastrophic spending)'을 재정 부담 방식 측면의 성과평가지표로 함께 활용하는 경향이 일반적이다. 세계보건기구의 분석에 따르면, 한국의 과부담 의료비 지출 가계비율은 3.7%로 OECD 국가 중에서 상대적으로 높은 수준인 것으로 나타났다(그림 4.4-5).[11] 우려되는 점은 2000년대 이후 이 같은 과부담 의료비 지출 가계비율이 증가할 뿐 아니라 소득 계층 간 격차도 커지고 있다는 사실이다(그림 4.4-6). 이 같은 경향은 건강보험의 제도적 결함으로 인한 것이라기보다는 2000년대 이후 심화되고 있는 사회양극화로 인한 것으로 평가된다.

11 Murray CJL, Xu K, Klavus J, Kawabata K, Hanvoravonchai P, Zeramdini R et al. Assessing the distribution of household financial contributions to the health system: concepts and empirical application. In: CJL Murray, DB Evans (eds.). Health systems performance assessment: debates, methods and empiricism. WHO, 2003.

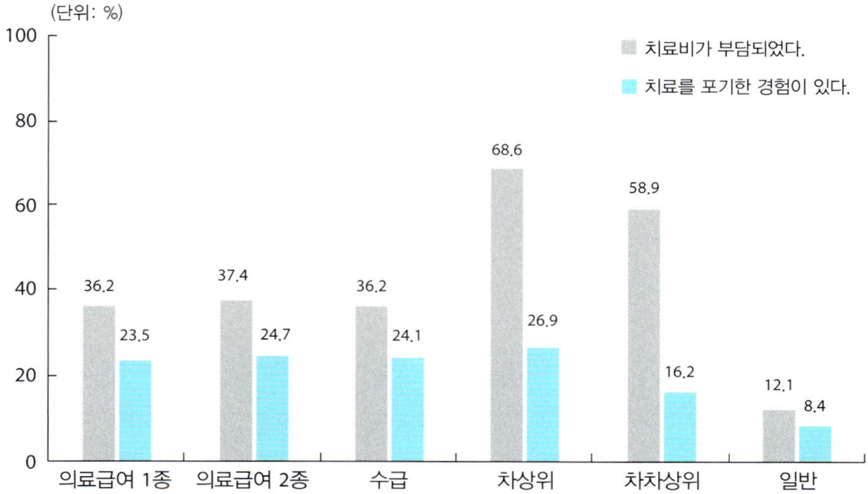

〈그림 4.4-6〉 의료비에 대한 가계부담 정도, 치료를 포기한 경험이 있는 가구 비율

출처: 신현웅 외. 의료비 과부담이 빈곤에 미치는 영향. 한국보건사회연구원, 2010.

2) 위험 분산

위험 분산은 의료서비스에 대한 개인의 부담을 제한하기 위해 건강보험 재정을 조성하고 관리하는 것을 의미한다. 위험 분산의 세부 기능은 위험 분산의 구성(composition of risk pools), 위험 분산의 분절(fragmentation of risk pooling), 그리고 위험 분산의 관리(management of risk pools)로 구성된다.

위험 분산의 구성은 건강보험 적용 대상 집단의 의무 가입 여부, 적용 대상 집단의 가입률, 그리고 피부양자의 건강보험 적용 여부로 평가할 수 있다. 한국 건강보험은 1977년 직장의료보험을 시작할 때부터 적용 대상 집단의 건강보험 가입을 법적으로 의무화했다. 이 같은 법적 규정은 건강보험 적용 대상 범위를 확대시키는 과정에도 일관되게 적용되었다. 이와 함께 1977년부터 피보험자의 배우자와 직계가족을 건강보험 적용 대상으로 포함하였다. 이후 건강보험 적용 대상 피부양자 범위는 배우자의 부모, 소득이 없는 동거 형제자매로 확대되었다. 한국에서 핵가족 비율이 1970년대 중반에 이미 70%를 넘어섰다는 점을 감안한다면, 건강보험 피부양자 범위는 실제 동거 가족을 넘어서 매우 광범위한 수준으로 인정되었다는 사실을 알 수 있다. 피부양자 제도는 추가적인 재원 투입 없이 건강보험 적용 대상을 확대하는 수단으로도 기능하였다.

한국 건강보험은 2000년 건강보험 관리운영 체계 통합을 통해 위험 분산의 분절이라는 문제를 해소하였다. 지나치게 소규모로 구성된 다수의 보험자 체계는 보험료 부담과 급여 혜택의 불형평을 야기할 수 있다. 그러나 다보험자 체계와 위험 분산의 분절이 반드시 일치하는 것은 아니다. 위험균등화 사업(risk equalization scheme)을 통해 보험자 간의 재정적 불균형과 위험 분산의 분절 문제를 완화할 수 있다. 한국의 경우에도 1991년부터 개별 보험자의 보험료 책정액의 5%를 위험균등화를 위한 공동기금으로 적립하여 활용하였으며, 1995년에는 그 비율을 25%로 상향 조정하였다. 건강보험 관리운영 체계가 통합된 2000년 이후부터는 이 같은 위험균등화 사업을 더 이상 유지할 필요가 없어졌다.

단일 보험자 체계이든 다보험자 체계이든 간에 보험자의 재정적 책임성은 건강보험 관리운영의 효율성에 큰 영향을 미친다. 위험 분산 기능의 원활한 수행을 위해서는 보험자 간의 효율성 경쟁을 촉진하는 인센티브 기전이 갖추어져야 한다. 단일 보험자 체계의 경우에는 지사·지부의 재정적 성과에 따른 인센티브가 여기에 해당한다. 그러나 한국 건강보험은 단일 보험자 체계 출범 이후, 지사·지부에 대한 재정적 책임성이 거의 부여되지 않고 있다.

다보험자 체계에서 보험자 간의 지나친 효율성 경쟁은 고위험군의 보험 가입을 제한하는 '단물빨기(cream-skimming)' 문제를 야기할 수 있다. 이와 같은 문제를 극복하기 위해서는 피보험자의 '개방 가입(open enrolment)'을 보장하고, 보험료와 본인 부담 수준에 대한 엄격한 규제가 필요하다. 다보험자 체계로 운영되던 1999년 이전까지 한국은 직장과 거주 지역을 기준으로 보험자를 구성하고, 이에 해당하는 인구집단을 의무적으로 가입시키는 규정을 적용해 왔다. 따라서 고위험군의 보험 가입을 거부하는 '단물빨기' 문제는 발생하지 않았다. 그러나 보험료는 정부가 보험료율의 상한선을 제시하고, 그 범위 내에서 보험자가 결정할 수 있도록 허용하였다. 이로 인해 피보험자가 속한 보험자의 재정 상태에 따라 보험료 부담의 차이가 비교적 큰 편이었다. 급여 혜택은 피보험자가 속한 보험자에 상관없이 동일하게 설정되었으나, 건강보험 기본 급여 항목으로 포함되지 않은 건강검진 등의 부가적인 서비스 제공은 보험자의 재정 상태에 따라 차이가 있었다. 2000년 관리운영 체계 통합과 2003년 건강보험 재정 체계 통합으로 급여 혜택의 차이는 완전히 해소되었지만, 직장가입자와 지역가입자로 이원화된 보험료 부과 체계로 인해 보험료 부담의 차이가 완전히 해소되지는 않은 상태이다.

3) 구매

1990년대 초반, 다수의 유럽 국가에서 인구집단의 건강 필요와 실제 서비스 이용 간의 간극을 메우기 위해 서비스 계약과 같은 기전을 활용하는 일련의 활동들이 이루어졌다. 그리고 이런 활동들이 '구매(purchasing)' 혹은 '전략적 구매(strategic purchasing)'로 불리면서 의료의 질 향상을 위해 의료공급자를 유도하는 중요한 수단으로 활용되고 있다.[12] 보건의료 부문에서 구매란 '구매해야 할 최선의 서비스, 최선의 서비스를 제공할 수 있는 최선의 의료공급자, 그리고 이에 대한 최선의 보상 체계를 찾기 위한 끊임없는 탐색 과정'으로 이해할 수 있다.[13] 그러나 건강보험을 포함한 한국의 보건의료체계는 구매 개념을 적용할 수 있는 기본 여건을 갖추지 못하고 있다.

보험자는 피보험자를 대리해서 의료공급자로부터 의료서비스를 구매한다. 이 과정에서 중요한 점은 적절한 비용으로 양적·질적으로 양호한 서비스를 구매하는 것이다. 건강보험 재정 한도 내에서 가능한 포괄적인 의료서비스 혜택을 피보험자에게 제공하기 위해서는 급여 항목 설정의 우선순위가 명확하게 확립되어야 한다. 그러나 한국의 경우에는 아직까지 효율성과 형평성

12 McKee M, Healy J. Investing in hospitals. In: M McKee, J Healy (eds.). Hospitals in a changing Europe. Open University Press, 2004.

13 WHO. The world health report 2000. Health systems: improving performance. 2004.

을 기준으로 한 급여 항목 설정의 명시적 기준과 절차가 충분히 확립되지는 못한 상태이다. 이로 인해 효율성이나 형평성과는 무관한 정치적 결정에 의해 급여 항목 설정이 빈번하게 이루어지곤 한다.

의료공급자에 대한 진료비 지불보상 제도는 의료재원의 적절한 활용을 도모하는 중요한 수단이다. 진료비 지불보상 제도 유형에 따라 의료공급자가 환자에게 제공하는 의료서비스의 비용과 질은 큰 차이를 보이게 된다. 각국이 다양한 형태로 채택하고 있는 진료비 지불보상 제도는 각각의 장단점이 있다. 따라서 이들 간의 절대적인 우열을 가리기는 힘들다. 그러나 해당 진료비 지불보상 제도의 고유한 단점을 보완하기 위한 노력은 이루어져야 한다. 한국 건강보험은 일부 진료 영역을 제외하고는 거의 전적으로 행위별 수가제에 의존하고 있다. 의료서비스의 적정 제공이라는 측면에서 행위별 수가제는 의료공급자로 하여금 서비스를 과잉 제공하도록 유도하는 단점을 가지고 있다. 따라서 이를 보완하기 위해서는 예산제의 개념을 혼합 적용하거나 일정량을 초과하여 제공되는 서비스 항목의 수가를 조정하는 등의 방안이 강구되어야 한다. 그러나 한국 건강보험은 이 같은 행위별 수가제의 단점을 보완하기 위한 수단을 갖추지 못하고 있다.

과다한 관리운영비 지출은 의료서비스 구매에 대한 건강보험의 재정 여력을 잠식한다. 한국 건강보험의 관리운영비 지출은 1977년 직장의료보험 출범 당시 건강보험 지출의 10.2%에 이르렀지만, 이후 지속적인 감소 추세를 보이면서 1980년대 중반에는 5%대로 하락하였다. 그러나 1980년대 후반, 관리운영 부담이 큰 지역의료보험이 도입되면서 관리운영비 지출 비율은 다시 큰 폭으로 증가하였다. 1990년대 중반 이후 관리운영비 지출 비율은 지속적으로 감소하여 2014년 기준 건강보험 지출의 4.2% 수준을 기록하고 있다. 전체 국민의료비 지출 중에서 보건행정 및 건강보험 관리운영비가 차지하는 비율의 경우에도 2014년 기준 3.6%로 사회보험을 채택하고 있는 다른 OECD 국가들의 평균인 4.0%보다 낮은 수치를 기록하고 있다.[14] 물론 관리운영비 지출이 적

14 OECD health data 2006.

다고 해서 반드시 건강보험 관리운영의 성과가 좋은 것으로 볼 수만은 없다. 건강보험 제도 운영을 위한 일정 수준의 관리운영비 지출은 필요하기 때문이다. 오히려 지나치게 낮은 관리운영비 지출과 부적절한 활용은 국민 불만을 야기하고 만족도를 하락시켜 건강보험 제도 운영의 걸림돌로 작용할 수 있다.

3. 한국 건강보험의 성과와 한계의 결정요인

건강보험은 단순히 의료재원을 공동으로 마련하는 재정 기전이라기보다는 해당 사회의 고유한 경제적·사회적·정치적·문화적 구조에 가깝다.[15] 따라서 건강보험의 성과와 한계에 영향을 미치는 요인 역시 매우 다양하다. 세계보건기구에서는 전국민의료보험 달성에 영향을 미치는 요인으로 소득 수준과 경제성장률, 경제구조, 인구 분포, 관리행정 역량, 사회적 연대의식의 수준, 그리고 정부의 지도력 등을 제시하고 있다.[16] 이들 요인은 전국민의료보험 달성에 관련된 것으로 제시되기는 했으나, 건강보험의 일반적인 성과와 한계를 분석하는 데에도 유용하게 활용될 수 있다. 따라서 이 절에서는 세계보건기구가 제시한 요인들을 참고하여 한국 건강보험의 성과와 한계의 결정요인을 분석하고자 한다.

1) 사회적 연대

'사회적 연대는 상호의존의 자식(child of interdependence)'이라는 비유에서도 알 수 있듯이 사회적 연대는 일방적인 시혜와는 엄연히 구분되는 개념이

15 Saltman RB. Social health insurance in perspective: the challenge of sustaining stability. In: RB Saltman, R Busse, J Figueras (eds.). Social health insurance systems in Western Europe. Open University Press, 2004.

16 Carrin G, James C. Reaching universal coverage via social insurance: key design features in the transition period. WHO, 2004.

다.[17] '사회 구성원이 공동의 대의를 위해 각자의 이해타산을 하지 않고 상호 협력하는 의식(sense of non-calculating co-operation based on identification with a common cause)'으로 정의되는 사회적 연대의식은 건강보험을 포함한 사회보험 일반의 핵심적인 가치와 원칙에 해당한다.[18] 또한 사회적 연대의식은 건강보험을 시작할 수 있게 하는 사회적 동력일 뿐 아니라 건강보험의 장기적인 안정성을 보장하는 안전판이기도 하다. 따라서 해당 사회가 공유하는 사회적 연대의식의 수준은 건강보험의 성격과 구조에 직접적인 영향을 미친다.

이런 점에서 볼 때, 한국은 건강보험을 도입하고, 발전시키는 데 상대적인 장점을 가졌던 것으로 평가할 수 있다. 한국은 부락을 단위로 한 농경사회의 전통이 매우 강했다.[19] 노동력이 절대적으로 부족했던 농경사회에서 부락의 구성원들은 서로의 노동력을 공유하지 않으면 기본적인 생계를 유지하기가 힘들었다. 이런 상황에서 각자의 농경지를 순차적으로 돌아가면서 부락 구성원들이 함께 경작했던 문화가 형성된 것은 필연적인 귀결이었다. 비록 국가적인 수준이 아니라 부락을 단위로 한 것이기는 했지만, 한국의 사회적 연대의식의 원형은 이 같은 농경사회의 전통에서 찾을 수 있다.

과거 농경사회에서 부락을 단위로 한 사회적 연대가 자신의 농경지를 자신의 노동력만으로는 경작할 수 없는 위험에서 비롯된 것이라면, 1960년대 이후 국가기구로 제도화된 사회적 연대는 급속한 산업화와 도시화로 인한 새로운 사회적 위험으로부터 비롯된 것이다. 1960년대 이후 부락을 단위로 한 농촌 공동체가 점차 해체되기 시작했다. 그러나 부락을 단위로 한 농경사회의 전통과 경험을 여전히 공유하고 있던 국민들에게 "개인의 능력으로는 해결할 수 없는 질병의 경제적 부담을 함께 나누어 해결하자"는 제안은 그리 낯설지 않은 것이었다.

---

17 Baldwin P. The politics of social solidarity. Cambridge University Press, 1990.

18 Saltman RB. Social health insurance in perspective: the challenge of sustaining stability. In: RB Saltman, R Busse, J Figueras (eds.). Social health insurance systems in Western Europe. Open University Press, 2004.

19 홍경준. 한국의 사회복지체제 연구: 국가·시장·공동체의 결합구조. 나남출판, 1999.

한국의 고유한 민족적·인종적 동일성 역시 사회적 연대의식을 유지하고, 이를 기반으로 건강보험을 확장하는 데 적지 않은 기여를 한 것으로 판단된다. 일부 남미 국가들에서 중심부 집단을 대상으로 출발한 사회보장제도가 주변부 집단으로 확산되지 못하고 정체된 경우를 발견할 수 있는데,[20] 이런 결과가 야기된 데에는 해당 사회의 중심부와 주변부 집단의 민족적·인종적 이질성도 한몫을 한 것으로 추정된다. 한국에서 흔히 '한핏줄'로 표현되는 강력한 민족적·인종적 동질성은 중심부 집단(500인 이상의 대기업 근로자, 공무원, 교직원)으로 시작한 건강보험을 주변부 집단(농민과 소규모 자영업자)으로 확장하는 데 우호적인 정서적 환경을 제공하였다.

2) 정부의 지도력과 정치적 의지

1883년 비스마르크에 의해 시작된 독일 건강보험의 역사에서도 확인할 수 있듯이 정부의 지도력과 정치적 의지는 건강보험을 도입하고, 발전시키는 데 관건이다. 이 같은 사실은 한국에서도 동일하게 확인할 수 있다. 한국에서 직장의료보험 도입과 전국민의료보험 달성은 모두 군인 출신의 권위주의 정부가 집권하던 시기에 이루어졌다. 1990년대 이후 민주화된 정부가 집권하여 오늘에 이르고 있지만, 과거 권위주의 정부 집권 시기에 마련된 건강보험의 기본 틀은 크게 변화되지 않은 채 유지되고 있다.

한국의 건강보험 도입과 확장을 사회주의 체계를 유지하고 있던 북한과의 경쟁과 권위주의 정부의 취약한 정당성을 보완하기 위한 것으로 해석하는 경향이 일반적이다.[21] 그러나 한국과 동일하게 권위주의 정부가 집권하고 있

20 Huber E. Options for social policy in Latin America: neoliberal versus social democratic models. In: G Esping-Andersen (ed.). Welfare states in transition. SAGE Publications Ltd., 1996.

21 Deutsche Gesellschaft für Technische Zusammenarbeit (GTZ) GmbH. Social health insurance: a contribution to the international development policy debate on universal systems of social protection. Federal Ministry for Economic Cooperation and Development, 2005.

던 많은 미개발국가와 개발도상국가의 사회보장제도 발전 궤적이 한국과는 전혀 딴판이었다는 점을 고려한다면, 앞의 해석은 한국에서 건강보험이 탄생하고 발전할 수 있었던 배경의 일면만을 설명하는 것이다.

건강보험에 대한 정부의 정치적 의지와 지도력은 집권 세력의 특성에 따라 다양하게 표출될 수 있다. 1977년 권위주의 정부는 강력한 국가 권력을 기반으로 의료공급자의 이견을 제압하면서 직장의료보험을 시작하였다. 당시 관행수가보다 낮게 책정되었던 수가 수준에 대한 의료공급자의 불만이 존재했지만, 권위주의 정부의 정책에 반하는 적극적인 문제제기는 사실상 불가능했다. 이후 한국 건강보험 발전의 중요한 기점이 되었던 1989년 건강보험 지역가입자에 대한 국고 지원, 2000년 건강보험 관리운영 체계 통합 등도 당시 집권 세력의 정치적 결단이 없었다면 이루어지기 힘든 사안들이었다.

민주화된 국가에서 정부의 지도력은 정책 결정 과정에 대한 다양한 이해당사자의 참여를 통해 형성된다.[22] 그러나 과거 권위주의 정부는 건강보험에 대한 정책 결정에서 이 같은 과정을 대거 생략하였다. 이런 정책 추진 방식은 건강보험 도입과 확장에 매우 효율적으로 작용하기는 했지만, 한국 건강보험의 고질적인 구조적 문제를 잉태하였다. 건강보험에 관련된 행위자들은 권위주의 정부의 정치적 의지로 시작된 건강보험 제도에 순응하고, 적응하는 자세를 견지했다. 그 과정에서 건강보험에 관련된 행위자들은 이미 주어진 제도적 환경 내에서 각자의 이익을 최대한 보장받을 수 있는 위치를 확보하는 데 주력하게 되었다. 정부가 제시한 저수가를 받아들이되, 이로 인한 경제적 불이익을 보충하기 위해 건강보험이 적용되지 않는 비급여 의료서비스를 늘려나간 의료공급자의 전략이 대표적인 예이다. 합리적이고 근본적인 해결책이 아니라 우회로에 의존하게 되면서 건강보험에 관련된 행위자 간의 이해관계가 복잡하게 얽혀 매우 단단한 관행으로 정착하게 되었다. 건강보험에 관련된 행위자들은 이익분배 방식의 작은 변화에도 매우 민감하게 반응하고, 상호 간 이

22 Saltman RB, Ferroussier-Davis O. The concept of stewardship in health policy. Bulletin of the WHO. 2000; 78(6): 732-739.

해갈등이 첨예화되었다. 한국 건강보험이 당면한 문제들을 합리적이고 근본적으로 해결하기 위해서는 막대한 사회적 비용이 필요하게 된 것이다.[23]

이런 상황을 타개하기 위해서는 정부의 보다 적극적인 정치적 의지와 지도력이 요구된다. 그러나 근본적인 해결에 소요되는 막대한 사회적 비용과 의약분업의 학습효과로 인해 정부는 현상 유지와 제도의 부분적 수정에만 의존하고 있다. 이런 과정을 거치면서 건강보험은 점차 '비결정의 정치(politics of non-decision)' 영역으로 자리를 옮겨 가고 있다.[24]

3) 경제 발전

건강보험은 미래의 건강 위험에 사회 구성원이 공동으로 대응하기 위해 비용을 선지불하는 재정 기전이다. 따라서 일반적인 소득 수준과 경제성장률은 건강보험 도입을 가능하게 하는 필요조건이다. 당장의 생계를 유지하기에도 벅찬 상황이라면, 불확실한 미래의 건강 위험을 위해 비용을 선지불하는 것은 불가능하기 때문이다.

독일, 오스트리아, 벨기에, 일본 등이 건강보험을 도입한 시기의 1인당 국민소득은 평균 2,000달러 내외 수준이었다. 한국에서 의료보험법이 제정된 1963년의 1인당 국민소득은 209달러에 불과했다. 그러나 직장의료보험이 도입된 1977년의 1인당 국민소득은 1,012달러로 증가했다. 그리고 전국민의료보험을 달성한 1989년의 1인당 국민소득은 4,994달러로 건강보험 시행 12년 만에 5배 가까이 증가했다. 이 기간의 1인당 국민소득 증가율은 1인당 의료비 지출 증가율을 크게 앞질렀다. 1977년 직장의료보험 도입 이후 연평균 10% 이상의 경제성장률을 기록한 한국의 고도 경제성장은 건강보험 확장의 중요한 기반을 제공하였다.

비공식적인 경제 영역이 줄어들고, 공식적 경제 영역이 늘어난 경제구조

23 송호근. 한국의 의료체제: 제도와 지배구조. 서울대학교출판부, 2006.

24 최장집. 위기의 노동: 한국 민주주의의 취약한 사회경제적 기반. 후마니타스, 2005.

의 변화도 건강보험의 확장에 영향을 미쳤다. 농업과 같은 전통적인 경제 영역이 많은 비중을 차지하는 경우에는 건강보험을 운영하는 데 소요되는 행정적 부담이 매우 크기 때문이다. 1960년대 경제활동인구 중에서 농업 인구가 차지하는 비중은 60%에 이르렀다. 그러나 직장의료보험을 시작한 1977년에는 그 비중이 42%로 줄어들었으며, 전국민의료보험을 달성한 1989년에는 20%로 줄어들었다.

이 같은 경제구조의 변화로 인해 인구집단의 분포 양상도 극적으로 변화했다. 1960년대 도시 지역에 거주하는 인구 비중은 30%대에 불과했다. 그러나 1970년대 중반에는 그 비중이 50%대에 육박했으며, 1980년대 초반에는 전체 인구의 60%가 도시 지역에 거주하게 되었다. 도시화로 인한 인구밀도의 증가 역시 건강보험 제도의 관리운영을 수월하게 한 요인으로 작용했다. 인구구조의 변화 역시 건강보험 확장에 유리한 경제적 조건을 제공하였다. 1960년대 전체 인구 중에서 생산가능인구(15-64세)가 차지하는 비중은 50%대였다. 그러나 이후 생산가능인구 비중은 지속적으로 늘어나 직장의료보험을 시작한 1977년에는 그 비중이 60%에 이르렀으며, 1990년대 이후에는 70%를 상회하고 있다.

4) 행정 능력

한국에는 근대국가 형성 이전부터 고도로 집권화되고, 잘 훈련된 관료 집단이 존재해 왔다.[25] 이들은 집권 세력으로부터 권한을 위임받아 국가 운영 전반을 실질적으로 담당해 왔으며, 이 같은 전통은 일제 식민 통치 시기를 거쳐 오늘에 이르기까지 유지되고 있다.[26] 군인 출신의 권위주의 정부 집권 시기에 시작되고 확장된 건강보험의 경우에도 핵심적인 사안은 집권 세력의 정치적 결단을 통해 의사결정이 이루어졌지만, 대부분의 제도 설계와 일상적인 운영은 이

25 홍경준. 한국의 사회복지체제 연구: 국가·시장·공동체의 결합구조. 나남출판, 1999.

26 정승건. 한국 관료제론. 부산대학교출판부, 2004.

들 관료 집단에 의해 이루어졌다.

일제 식민 통치 시기에 확립된 한국의 행정 체계는 주민 통제적 성격이 강했다. 이 같은 특성은 한국전쟁을 거치면서 한층 강화되어서 지역 말단에 이르는 매우 촘촘한 형태의 행정 체계가 구축되었다. 특히 1962년 주민등록법이 제정되고, 1968년부터는 주민등록증에 대한 지문 날인 제도를 시행하는 동시에 모든 국민에게 주민등록번호가 부여되기 시작했다. 사실상 모든 국민의 동태를 국가가 소상하게 파악할 수 있는 체계가 갖추어진 것이다. 1990년대 이후 사회민주화와 인권 의식 증진으로 이 같은 통제적 행정 체계는 적지 않은 비판을 받고 있다. 그러나 건강보험 초기 도입과 확장 단계에서 이 같은 행정 체계가 매우 효율적으로 기여한 것도 사실이다.

이와 함께 자발적 임의보험(voluntary finds)을 통해 1977년 이전에 이미 축적되기 시작한 제도 운영의 경험도 무시할 수 없는 요인이다.[27] 1963년 의료보험법 제정 이후 정부의 재정 지원을 받는 12개의 임의보험과 그 외 다수의 미인가 의료보험조합이 설립·운영되었다. 임의보험의 운영 경험은 보험자와 정부 관료 입장에서는 건강보험 제도 운영의 기술력을 확보하고, 국민에게는 의료보험에 대한 이해도를 높이는 데 기여한 것으로 평가할 수 있다.

최근 한국 건강보험이 직면한 상황은 집권 세력으로부터 제도 운영의 권한을 위임받은 관료의 조정과 관리 범위를 넘어서고 있다.[28] 또한 사회 전반의 민주화와 다양한 이해관계 표출로 인해 과거의 전통적인 관료제적 통제의 효율성이 소진되었다. 따라서 건강보험의 발전을 위한 새로운 거버넌스 체계의 확립이 필요하다. 그러나 앞서 지적한 바와 같이 집권 세력의 적극적인 정치적 의지와 지도력 부재, 정부 관료의 전문성 부족과 소극적 자세로 인해 새로운 거버넌스 체계의 확립이 이루어지지 못하고 있는 실정이다.

---

27 Moon OR. The Korean health insurance programme. In: S Nitayarumphong, A Mills (eds.). Achieving universal coverage of health care. Ministry of Public Health, 1998.

28 송호근. 한국의 의료체제: 제도와 지배구조. 서울대학교출판부, 2006.

5) 건강보험의 실행 과정

제1차 경제개발5개년계획이 시행된 1962년 이후 한국은 경제 발전을 위해 사회 모든 영역의 자원을 총동원하여 특정 영역에 집중하는 경제 체계를 유지해왔다. 이 같은 특성은 건강보험 도입과 확장 과정에도 동일하게 투영되었다.

한국 건강보험은 500인 이상의 대기업 근로자, 공무원, 교직원으로 구성되는 중심부 집단부터 시작해서 단계적으로 주변부 집단으로 건강보험 적용을 확대하는 과정을 거쳤다. 이 같은 건강보험 적용 과정은 자칫하면 건강보험의 기본 개념인 사회적 연대의식을 훼손하고, 건강보장의 사각지대를 구조화할 수 있는 단점을 안고 있다. 실제로 일부 사회복지학자들은 중심부 집단부터 시작했던 한국 건강보험을 건강보험의 기본 원칙을 어긴 것으로 비판하기도 한다. 그러나 한국의 경우 중심부 집단에서 시작한 건강보험을 주변부 집단으로 신속하게 확대함으로써 이 같은 비판을 일소하였다. 선지불 능력이 있던 중심부 집단에 건강보험을 우선 적용한 것은 1970년대 한국의 경제적 상황을 고려하면 불가피한 선택이었다. 오히려 초기 건강보험의 재정 건전성과 관리운영의 효율성을 제고하면서 향후 건강보험 확장에도 긍정적으로 기여한 것으로 평가할 수 있다. 또한 건강보험 적용이 일종의 사회적 특권처럼 인식되면서, 적용 대상을 주변부 집단으로 확대하는 데 우호적인 정서적 환경을 제공하였다.

결과론적인 해석이기는 하지만, 임금 소득자 중심의 다보험자 체계로 건강보험을 시작한 점도 건강보험 도입과 확장을 용이하게 했다. 정부의 재정 부담 없이 근로자와 사용자의 부담만으로 건강보험 재정을 조달할 수 있었기 때문에 정부의 정책 결정과 추진에 따르는 정치적 부담을 한결 덜 수 있었다. 또한 단일 보험자 체계는 정부의 재정적·관리적 책임성이 매우 크기 때문에 건강보험 도입에 대한 집권 세력의 정치적 의지를 반감시키는 요인으로 작용할 수 있었다.

낮은 보험료 부담, 높은 본인 부담 비율, 낮은 건강보험수가는 1977년 직장의료보험 시작 이후 일관되게 유지된 한국 건강보험의 구조적 특성이다. 건강보험에 대한 국민의 선지불 능력이 충분하지 못했던 건강보험 초기 단계에는 이런 구조를 갖추는 것이 불가피하기도 했다. 낮은 보험료 부담은 적용 대상을 확대하는 데에도 유리하게 작용했다. 의료공급자 입장에서는 전체 환자 중에서 건강보험 적용 대상 인구의 비율이 높지 않았을 뿐 아니라 건강보험 도입으로 의료기관을 방문하는 환자 수가 크게 늘었기 때문에 낮은 건강보험 수가로 인한 피해는 참을 만했다. 그러나 건강보험이 성숙기에 접어든 현재 시점에서는 이 같은 구조적 특성이 건강보험의 발전을 가로막는 큰 질곡으로 작용하고 있다. 높은 본인 부담비율에 대한 국민의 불만은 높지만, 낮은 보험료 부담에 이미 익숙해진 국민은 추가적인 보험료 부담에 인색한 태도를 보이고 있다. 낮은 건강보험수가는 의료공급자들로 하여금 건강보험이 적용되지 않는 비급여 의료서비스를 늘리도록 구조적으로 부추기고 있다. 앞서 언급한 바와 같이 이미 한국 건강보험의 단단한 구조와 관행으로 굳어진 이런 특성을 개선하는 데에는 막대한 사회적 비용과 행위자 간 고도의 타협이 필요하게 되었다.

4. 의료환경의 변화와 건강보험의 과제

1) 보건의료체계 외부의 환경 변화

지난 30년 동안의 한국의 경제적·정치적·사회적 환경은 건강보험 도입과 확장에 비교적 유리한 방향으로 형성되었다. 그러나 앞으로의 경제적·정치적·사회적 환경은 지난 30년 동안의 그것과는 매우 다른 양상일 것으로 예상된다.

첫째는 경제적 환경의 변화이다. 한국 경제는 1980년대 이전까지는 연 10% 이상의 경제성장률을 구가하였다. 그러나 2000년대 이후에는 경제성장률이 5%대에 머무르고 있으며, 이 같은 추세가 장기간 지속될 것으로 전망된다. 경제성장률의 둔화는 건강보험의 발전을 뒷받침할 수 있는 재정 여력의 한계를 드러내면서 비용 부담을 둘러싼 사회적 갈등을 야기할 것으로 예상된

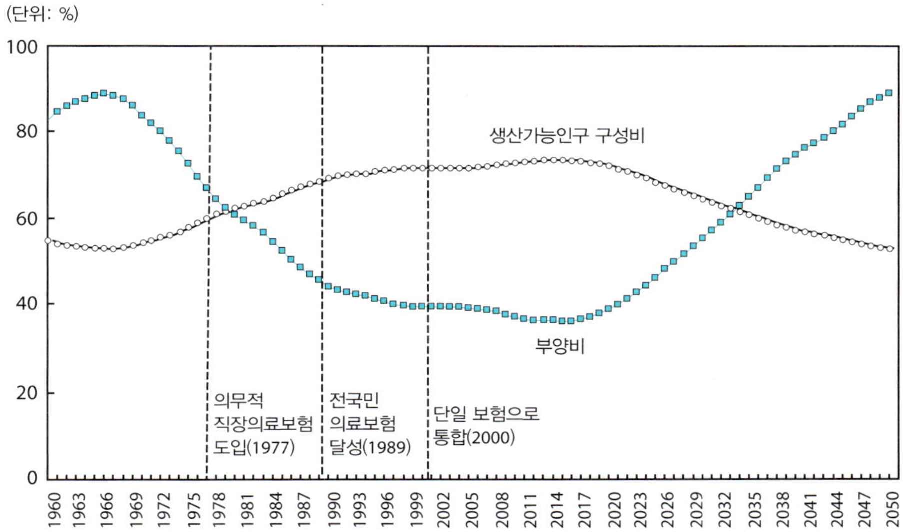

〈그림 4.4-7〉 한국의 부양비와 생산가능인구의 비율 변화(1960 - 2050)

출처: 통계청. 장래인구추계 통계. 2007.

다. 이와 함께 지식정보사회의 도래로 인해 경제구조와 노동 형태가 변화하고 있다는 점도 중요하게 고려해야 할 요소이다. 대규모 공장에서 협력적으로 이루어지는 집단 노동이 아니라 개별화된 개인 노동의 비중이 증대하면서 경제적 개인주의 성향이 강화될 것으로 예상된다. 다양한 고용 형태가 등장하고, 직장 이동이 빈번하게 이루어지게 된 것도 기존의 안정적인 정규직 근로자를 기본 단위로 설계된 건강보험 체계로는 효율적으로 대응하기가 쉽지 않은 요소이다. 건강보험의 근간을 구성하는 사회적 연대에 대한 전통적인 개념은 국가복지가 팽창하던 경제성장기에 형성되었다.[29] 그러나 경제성장이 둔화하고 경쟁과 효율을 중심하는 경제적 개인주의가 만연하게 되면, 건강보험의 재정 여력이 위축될 뿐 아니라 사회적 연대의식도 크게 약화될 것으로 예상된다.

둘째는 인구구조의 변화이다. 잘 알려진 것처럼 한국은 인구 고령화 속도가 세계에서 가장 빠른 국가로, 2000년에 이미 고령화사회(aging society)에

29 Saltman RB, Ferroussier-Davis O. The concept of stewardship in health policy. Bulletin of the WHO. 2000; 78(6): 732-739.

진입하였으며, 2010년대 후반에 고령사회(aged society), 2020년대 중반에 초고령사회(super-aged society)에 진입할 것으로 예상된다. 2005년 한국의 합계 출산율은 1.08명으로 세계 최저 수준을 기록하고 있다. 한국의 생산가능인구 비중은 2010년대 중반에 70%대에 도달한 이후 지속적으로 감소하여 2050년에는 50% 수준으로 줄어들고, 2015년 기준 36.2%인 총부양비는 2050년에는 88.8%에 이를 전망이다(그림 4.4-7). 이처럼 급격한 인구구조의 변화는 한국 경제 전반에 막대한 부담으로 작용하는 동시에 건강보험을 포함한 사회보장 체계의 새로운 역할 설정을 지속적으로 요구하게 될 것이다. 인적 자본에 대한 사회투자 개념으로 건강보험의 역할을 재해석하고자 하는 최근의 경향은 이 같은 일련의 상황을 반영한 것이다. 이미 발생한 질병의 치료 비용을 사후적으로 보전하는 기존의 건강보험 개념으로는 건강보험의 재정적 지속 가능성을 보장할 수 없을 뿐 아니라 미래 사회의 요구, 즉 노동력의 양과 질을 안정적으로 확충하는 데 취약할 수밖에 없다.

셋째는 정치적·사회적 환경 변화이다. 보건의료체계의 근본적인 개편 필요성에 대한 각국의 설문조사 결과를 비교해 보면, 보건의료체계에 대한 한국 국민의 불만 수준은 아직까지는 그리 높은 편이 아니라는 사실을 알 수 있다(그림 4.4-8).[30,31,32] 그리고 건강보험의 기본 개념인 사회적 연대의식도 비교적 높은 수준을 유지하고 있다. 그러나 앞서 언급한 경제적 환경과 인구구조의 변화는 복지 비용 부담을 둘러싼 사회적 갈등을 야기하고, 건강보험에 대한 사회적 규범과 가치(social norm and value)를 변화시킬 개연성이 매우 크다. 아울러 정부 관료의 조정과 관리 범위를 이미 넘어선 한국 건강보험의 구조적 모순, 그리고 이를 근본적으로 개혁하기 위한 새로운 정치적 의지와 지도력의 미형성은 건강보험의 정치적·사회적 안정성을 위협하는 중요한 요인

---

30 Eurobarometer. Public's satisfaction with health care system, EU countries 2002; 2003. Available from: URL: http://www.ecosante.org/OCDEENG/67.html.

31 Schoen C, Blendon RJ, DesRoches CM, Osborn R. Comparison of health care system views and experiences in five nations 2001. The Commonwealth Fund, 2002.

32 서남규. 우리나라 국민이 생각하는 건강보험 제도: 2006년도 국민건강보험 만족도 조사 결과. 건강보험포럼 2007; 6(1): 43-67.

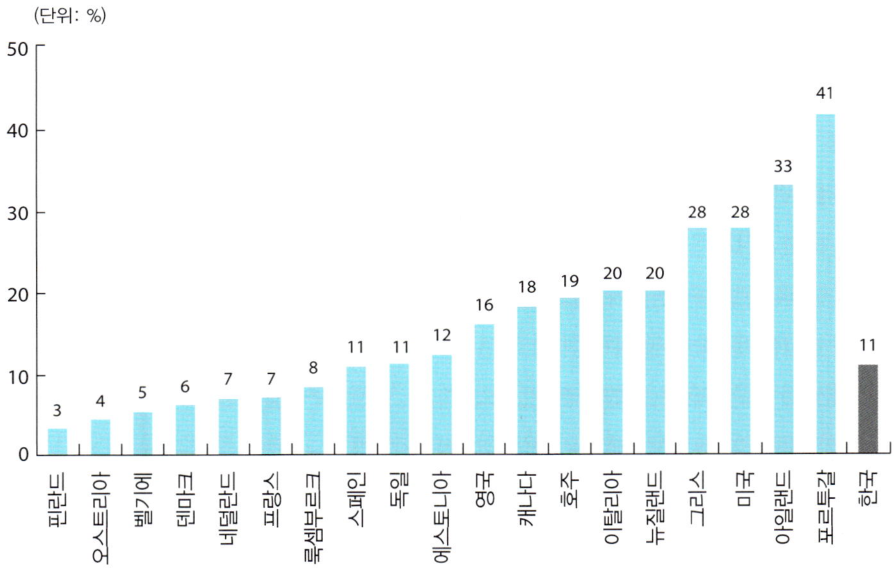

〈그림 4.4-8〉 보건의료체계가 근본적으로 개편되어야 한다고 응답한 국민의 비율

출처: Eurobarometer. Public's satisfaction with health care system. EU countries 2003; Schoen C, Blendon RJ, DesRoches CM, Osborn R. Comparison of health care system views and experiences in five nations 2001. The Commonwealth Fund, 2002; 서남규. 우리나라 국민이 생각하는 건강보험 제도: 2006년도 국민건강보험 만족도 조사 결과. 건강보험포럼. 2007; 6(1): 43-67.

으로 작용할 것이다. 분단국가라는 역사적 굴레를 짊어진 한국은 급격한 정치 변동의 가능성을 배제할 수 없는 독특한 상황에 처해 있다. 독일 통일과 동구 사회주의 국가의 붕괴 과정에서도 볼 수 있듯이, 건강보험을 비롯한 사회보장 체계 역시 급격한 정치변동의 여파에서 자유로울 수 없을 것이다. 건강보험의 정치적·사회적 지속 가능성을 검토하는 과정에서 이런 급격한 정치변동도 빠질 수 없는 요소이다.

2) 보건의료체계 내부의 환경 변화

경제적·정치적·사회적 환경 변화 못지않게 보건의료체계 내적인 환경 변화도 미래의 건강보험에 큰 도전으로 다가오고 있다.

첫째, 질병 양상의 변화이다. 생활 습관의 서구화와 인구 고령화로 인해 만성질환 발병이 지속적으로 증가하여 고혈압과 당뇨를 앓고 있는 국민이 성인 인구의 27.9%, 9.5%에 이르고 있다. 만성질환 유병률의 증가는 건강보험의 재정적 부담을 가중시키는 중요한 요인으로 작용할 전망이다. 더욱 우려되는 점은 한국의 보건의료체계가 만성질환에 대한 효과적인 대응 전략을 갖추지 못하고 있다는 사실이다. 일례로 OECD 국가의 최근 10년 동안 당뇨로 인한 표준화 사망률 증감 현황을 살펴보면 한국의 증가율이 독보적으로 두드러진다는 사실을 확인할 수 있다. 현행과 같이 부실한 질병관리 체계는 국민 건강 향상이라는 국가 보건의료체계의 목표 달성을 어렵게 할 뿐 아니라 건강보험의 지속 가능성도 크게 위협하게 될 것이다.

둘째, 의학기술의 급속한 발전과 비용-효과적인 활용은 한국을 포함하여 의료보장 제도를 갖추고 있는 대다수 국가에 해당하는 사안이다.[33] 21세기 과학기술 발전은 생명공학기술의 발전에 달려 있다고 봐도 과언이 아니다. 그런 만큼 의학기술의 비중과 중요성이 클 뿐 아니라 발전 속도 역시 눈부시다. 국민 건강 향상과 의료서비스의 질 향상을 위해서 의학기술 발전을 등한시할 수 없다. 그러나 새롭게 개발되는 의학기술의 대부분은 기존 의학기술을 대체하는 것이 아니라 보완하는 성격을 가지고 있으며, 치료기술보다는 진단기술에 치중하는 경향도 있다. 특히 비용-효과가 명확하게 규명되지 않은 의학기술의 활용은 국민의료비와 건강보험 재정 지출의 적정화에 부정적인 영향을 미칠 수도 있다. 의학기술 발전의 동기를 감퇴시키지 않으면서 재정 지출의 적정화를 도모하는 것은 한국을 비롯한 많은 국가의 의료보장 제도가 당면한 중요한 도전 중의 하나이다.

셋째, 국민소득의 증대, 건강에 대한 사회적 관심과 국민의 기대 수준 상승으로 인해 건강보험에 대한 국민의 요구가 하루가 다르게 늘고 있다. 건강보험에 대한 국민의 요구는 양질의 의료서비스에 대한 접근성 보장에 국한되지 않는다. 인간적 존엄성과 자율권 보장, 비밀 보호, 다양한 욕구와 선호

33 McKee M, Healy J, Edwards N, Harrison A. Pressures for change. In: M McKee, J Healy (eds.). Hospitals in a changing Europe. Open University Press, 2002.

에 따른 선택권 증진 등과 같은 질적인 측면으로 국민의 요구가 확장되고 있다. 그리고 권리 의식 향상으로 인해 알 권리와 참여할 권리에 대한 요구도 지속적으로 증대하고 있다. 이 같은 변화는 건강보험으로 하여금 국민의 요구에 대한 기존의 대응방식을 탈피하도록 요구하고 있다.

넷째, 의료공급자의 양적 증가가 매우 빠른 속도로 이루어지고 있으며, 의료공급자의 종류와 역할도 다양해지고 있다. 한국에서는 매년 3,500여 명의 의사와 각각 800여 명씩의 치과의사와 한의사가 신규로 배출되고 있다. 의료공급자의 양적 증가와 질적 다양화는 건강보험과 의료공급자가 맺는 관계의 복잡성을 더욱 증대시킬 것이다. 또한 건강보험의 재정 부담을 가중하는 요인으로도 작용할 수 있다. 한국 건강보험과 의료공급자 간의 갈등적 관계 형성도 큰 문제점이다. 그리고 앞서 언급한 바와 같이 한국 건강보험은 의료의 질 향상을 위해 의료공급자를 유도하는 구매 기전도 갖추지 못하고 있다. 건강보험이 국민에게 제공하는 혜택은 거의 전적으로 의료공급자에 의해 생산된다. 따라서 건강보험의 성과는 이들 의료공급자의 성과에 의해 좌우된다고 봐도 과언이 아니다. 의료공급자와 협력적인 관계를 형성하고, 이들의 성과 향상을 촉진하는 기전을 마련하는 것은 향후 건강보험의 성과 향상을 위해서도 매우 중요한 과제이다.

3) 향후 건강보험의 과제

지난 30년 동안 질병으로 인한 경제적 위험으로부터 국민을 보호하고, 국민 건강을 향상시키는 데 한국 건강보험이 기여한 바가 적지 않다. 건강보험으로 인해 한국은 '몸이 아파도 병원에 가지 못했던 사회'에서 '아프면 병원에 가서 치료를 받는 사회'로 극적으로 전환하였다. 지난 30년 사이 건강보험은 한국 국민이 삶을 영위하는 방식으로 굳게 뿌리내렸다. 건강보험 자체의 제도 발전 측면에서도 초기 도입과 확장 단계를 거쳐 성숙 단계로 이행하고 있다.

지난 30년 동안 한국 건강보험이 경험한 변화의 속도와 폭은 세계에서 유례를 찾아볼 수 없을 정도로 빠르고 광범위한 것이었다. 그러나 앞으로 한국 건강보험이 직면하게 될 보건의료체계 내외의 환경 변화는 과거보다 한층 빠르고 광범위할 것으로 전망된다. 이 같은 환경 변화의 여파 속에서 건강보험의 본질적인 가치를 유지하고, 미래의 환경에 대한 대응력을 갖추는 것이 한국 건강보험이 당면한 중요 과제이다.

가) 건강보험 본연의 역할을 충족하는 지속 가능한 발전

한국 건강보험은 '국민 건강 향상'이라는 건강보험 본연의 역할을 충실하게 수행하고 있는가? 그리고 앞으로도 이 같은 역할을 수행할 수 있는 지속 가능한 발전 체계를 갖추고 있는가?

지난 30년 동안 한국 건강보험이 성취한 적지 않은 성과에도 불구하고, 위의 질문에 선뜻 긍정적으로 대답하기 힘든 것이 사실이다. 한국 국민의 평균적인 건강 수준은 크게 향상되었지만, 계층과 집단 간의 건강 격차는 여전히 큰 폭으로 존재하고 있다. 질병으로 인한 경제적 파탄을 예방하는 사회안전망 역할도 아직 미흡한 것으로 평가되고 있다. 그리고 지난 30년 동안 구조화된 건강보험의 내재적 모순도 건강보험의 발전 가능성을 잠식하고 있다. 이렇듯 건강보험이 수행해야 할 본연의 역할과 건강보험의 현재 모습 간에는 작지 않은 간극이 존재하고 있다.

'국민 건강 향상'은 예전이나 지금이나 그리고 앞으로도 건강보험의 가장 기본적인 지향이며, 가치이다.[34] 이 같은 지향과 가치를 견지하는 가운데, 건강보험의 내재적 모순을 극복하고 건강보험의 지속 가능한 발전 체계를 갖추어 나가야 한다. 이를 위해서는 다음 세 가지 영역의 혁신이 필요하다.

첫째, 건강보험의 보장성을 지속적으로 향상시켜야 한다. 특히 고액 중증질환에 대한 국민의 부담을 경감시키기 위해 보장성 확대에 노력을 집중해야 한다. 한정된 재원으로 건강보험의 보장성을 향상시키기 위해서는 건강보험 급여 관리 체계의 획기적인 개선이 필수적이다. 효율성과 형평성을 기준으로 한 급여 항목 설정의 명시적 기준과 절차가 확립되어야 한다. 아울러 광범

34 건강보장 미래전략위원회. 건강보장 미래전략, 2007.

위하게 존재하는 건강보험 비급여 의료서비스에 대한 합리적인 관리 체계가 마련되어야 한다.

둘째, 건강보험이 본연의 역할을 안정적으로 수행하기 위해서는 재정적 지속 가능성이 보장되어야 한다. 이를 위해서는 경제구조와 인구구조 변화를 감안한 안정적인 재원 조달 기전을 마련해야 한다. 지출구조를 개선하는 것도 시급한 과제이다. 이미 선진국의 건강보험에서는 최선의 의료서비스를 최선의 의료공급자로부터 확보하기 위한 수단으로 '구매' 기능을 적극 활용하고 있다. 그러나 한국 건강보험에서는 이 같은 구매 기능이 전혀 작동하지 않고 있다. 건강보험 제도 운영의 거시적 효율성을 제고하기 위해서는 구매 기능이 작동할 수 있는 형태로 건강보험 지출구조가 개편되어야 한다.

셋째, 관리운영의 효율성을 제고해야 한다. 양적인 측면에서 한국 건강보험의 효율성 성과는 나쁘지 않은 편이다. 그러나 질적인 측면에서의 성과는 재론의 여지가 많다. 건강보험 운영 주체로 하여금 건강보험 재정을 보호하고, 국민의 건강 향상을 위해 전력을 다하도록 독려하는 체계를 갖추지 못하고 있기 때문이다. 현행 통합 건강보험 체계의 기본 틀과 운영원칙은 유지하되, 권역별로 건강보험 운영의 재정적 책임성을 부여하여 건강보험 운영 주체들의 긍정적 경쟁을 촉진시키는 방안을 강구할 필요가 있다.

나) 건강보험 미션의 재설정

이미 언급하였듯이 앞으로 한국 건강보험이 직면하게 될 미래의 경제적·정치적·사회적 환경은 지난 30년 동안의 그것과는 전혀 다른 양상일 것으로 예상된다. 건강보험을 둘러싼 일련의 환경 변화는 급성기 치료에 치중해 온 기존 건강보험의 역할을 확장하고, 정치적·사회적 지속 가능성을 보장하기 위한 새로운 거버넌스 체계 구축을 요구하고 있다. 이를 위한 한국 건강보험의 혁신 과제는 다음과 같다.

첫째, 건강보험이 보호해야 할 건강 개념의 확장이 필요하다. 특히, 인구 고령화가 급속하게 이루어지는 한국의 경우에는 이 같은 건강 개념의 확장이 더욱 적극적으로 이루어져야 한다. 기존의 건강보험 급여 체계로는 인구 고령화와 이로 인한 만성질환의 범람에 효과적으로 대응할 수 없기 때문이다. 전통적으로 공중보건의 영역에서 다루어지던 각종 예방서비스를 건강보험의 급여 체계로 포함하고 있는 서구 선진국의 최근 경향을 눈여겨볼 필요가 있다. 이와 함께 한국 보건의료체계의 취약점인 '국민의 요구에 대한 부응도(responsiveness)'를 향상시키는 것도 향후 건강보험의 중요한 과제로 확립되어야 한다.

둘째, 건강보험이 직면하게 될 난관을 극복하고, 건강보장의 미래 비전을 구축하기 위해서는 새로운 거버넌스 체계의 확립이 필요하다. 건강보험에 관련된 행위 주체들 간에 타협과 양보가 이루어지지 않는다면, 건강보험의 미래에 관련된 숱한 논의들은 공염불이 될 수밖에 없다. 그러나 이런 타협과 양보가 일방적으로 이루어질 수 있는 것은 아니다. 각 행위 주체는 자신이 발 딛고 있는 현실의 기반으로부터 완전히 자유로울 수는 없기 때문이다. 따라서 행위 주체들의 이해관계가 합리적으로 표출되고, 조정될 수 있는 사회적 기전을 마련하는 것이 중요하다. 이를 위해 정부는 건강보험의 미래 비전을 적극적으로 제시하고, 이를 책임지는 새로운 정치적 의지와 지도력을 보여 주어야 한다. 정부가 이런 모습을 솔선수범해서 보여 주지 않는다면, 다른 어떤 행위 주체들도 미래의 건강보험에 대한 책임을 나누어 지려고 하지 않을 것이다. 이와 함께 건강보험에 대한 국민 참여를 확대해야 한다. 앞서 언급한 바와 같이 건강보험에 대한 국민의 요구가 지속적으로 증대하는 한편, 비용 부담을 둘러싼 세대와 집단 간의 갈등이 불거질 가능성 역시 크다. 건강보험의 정치적·사회적 지속 가능성을 보장하기 위해서는 건강보험에 대한 사회 구성원의 공동 책임의식을 제고하는 국민 참여형 거버넌스 체계가 확립되어야 한다. 마지막으로 의료공급자와의 협력적 관계가 구축되어야 한다. 건강보험과 의료공급자의 관계는 현재와 같은 갈등적 관계가 아니라 국민 건강을 지키기 위한 서비스를 함께 생산하는 동반자 관계로 재정립되어야 한다. 건강보험과 의료공급자 간의 상호 존중과 신뢰는 한국 건강보험이 직면한 난제를 푸는 중요한 디딤돌이 될 것이다.

참고문헌

- 강신욱, 신영석, 이태진, 강은정, 김태완, 최현수, 임완섭. 사회양극화의 실태와 정책 과제. 한국보건사회연구원, 2006.
- 건강보장 미래전략위원회. 건강보장 미래전략, 2007.
- 국민건강보험공단. 건강보험환자 진료비 실태조사. 2014.
- 서남규. 우리나라 국민이 생각하는 건강보험 제도: 2006년도 국민건강보험 만족도 조사 결과. 건강보험포럼 2007; 6(1): 43–67.
- 송호근. 한국의 의료체제: 제도와 지배구조. 서울대학교출판부, 2006.
- 신현웅 외. 의료비 과부담이 빈곤에 미치는 영향. 한국보건사회연구원, 2010.
- 정승건. 한국 관료제론. 부산대학교출판부, 2004.
- 최장집. 위기의 노동: 한국 민주주의의 취약한 사회경제적 기반. 후마니타스, 2005.
- 통계청. 사회통계: 2006년 보건 부문. 2006.
- 통계청. 장래인구추계 통계. 2007.
- 한국개발연구원. 제4차 경제개발 5개년 계획: 보건기획 및 정책 심포지엄. 한국개발연구원, 1975.
- 홍경준. 한국의 사회복지체제 연구: 국가·시장·공동체의 결합구조. 나남출판, 1999.
- Baldwin P. The politics of social solidarity. Cambridge University Press, 1990.
- Bunker JP, Frazier HS, Mosteller F. Improving health: measuring effects of medical care. Milbank Quarterly. 1994; 72(2): 225–258.
- Carrin G, James C. Reaching universal coverage via social insurance: key design features in the transition period. WHO, 2004.
- Carrin G, James C. Key performance indicators for the implementation of social health insurance. Appl Econ Health Policy. 2005; 4(1): 15–22.
- Corbin CB, Lindsey R. Concepts of fitness and wellness: a comprehensive lifestyle approach. McGraw–Hill, 1999.
- Deutsche Gesellschaft für Technische Zusammenarbeit (GTZ) GmbH. Social health insurance: a contribution to the international development policy debate on universal systems of social protection. Federal Ministry for Economic Cooperation and Development, 2005.
- Eurobarometer. Public's satisfaction with health care system, EU countries 2002; 2003. Available from: URL: http://www.ecosante.org/OCDEENG/67.html.
- Huber E. Options for social policy in Latin America: neoliberal versus social democratic models. In: G Esping–Andersen (ed.). Welfare states in transition. SAGE Publications Ltd., 1996.
- McKee M, Healy J, Edwards N, Harrison A. Pressures for change. In: M McKee, J Healy (eds.). Hospitals in a changing Europe. Open University Press, 2002.
- McKee M, Healy J. Investing in hospitals. In: M McKee, J Healy (eds.). Hospitals in a changing Europe. Open University Press, 2004.
- Moon OR. The Korean health insurance programme. In: S Nitayarumphong, A Mills (eds.). Achieving universal coverage of health care. Ministry of Public Health, 1998.
- Murray CJL, Xu K, Klavus J, Kawabata K, Hanvoravonchai P, Zeramdini R et al. Assessing the distribution of household financial contributions to the health system: concepts and empirical application. In: CJL Murray, DB Evans (eds.). Health systems performance assessment: debates, methods and empiricism. WHO, 2003.
- OECD health data 2006.
- Saltman RB, Ferroussier–Davis O. The concept of stewardship in health policy. Bulletin of the

WHO. 2000; 78(6): 732–739.

- Saltman RB. Social health insurance in perspective: the challenge of sustaining stability. In: RB Saltman, R Busse, J Figueras (eds.). Social health insurance systems in Western Europe. Open University Press, 2004.
- Schoen C, Blendon RJ, DesRoches CM, Osborn R. Comparison of health care system views and experiences in five nations 2001. The Commonwealth Fund, 2002.
- WHO. The world health report 2000. Health systems: improving performance. 2004.

제5부

보건의료와 경제

1 의료관리학과 보건경제학

도영경(서울대학교 의과대학 의료관리학교실 교수)

학습 목표

☑ 보건경제학의 주요 연구 영역을 기술할 수 있다.

☑ 의료관리학에 적용되는 현재의 주류 보건경제학의 한계점을 제시할 수 있다.

☑ 의료관리학의 관점에서 보건경제학의 대안적 발전 방향을 논할 수 있다.

1. 서론

의료관리학의 연구 대상인 보건의료정책과 제도는 대부분 보건경제학 문제를 포함한다. 세 가지 정책을 예로 들어보자. 첫 번째 예로, 건강보험수가와 본인부담금은 본질적으로 경제학의 가격 문제이다. 특정 의료서비스에 대한 수가의 인상과 본인부담금의 변화는 가격을 변화시킴으로써 해당 의료서비스의 수요와 공급에 영향을 미친다. 본인부담금의 변화는 의료서비스의 수요량을 변화시킬 수 있는데, 여기서 가격의 변화에 따른 수요량의 변화는 경제학에서 말하는 수요의 가격탄력성으로 표현된다. 이 수요량의 변화는 의료접근성과 의료이용의 형평성, 환자가 부담하는 비용과 건강보험재정, 건강결과 등 중요한 효과를 지닌다. 또한 건강보험수가의 변화는 단기적으로는 의료공급자의 진료행태에 변화를 초래할 수 있으며, 장기적으로는 의사인력의 전문과목 분포가 변화하는 결과를 낳을 수 있다. 공급 부족이라고 평가되는 특정 의료서비스나 전문과목 의사인력에 대하여 각각 해당 의료서비스와 전문과목에 대한 건강보험수가의 인상을 고려하는 것이 그 이유이다. 이는 보건의료정책이 가격, 수요, 공급이라는 경제학적 시장기전을 적극 활용하는 예에 해당한다.

두 번째 예는 의료기관 질평가정보 공개와 인증에 관한 정책이다. 의료서비스는 경제학에서 말하는 정보의 비대칭 문제가 심각한 분야 중의 하나이다. 환자들은 의료기관이 제공하는 서비스의 질에 대해 알기가 쉽지 않으므로, 이러한 정보의 비대칭 문제를 완화하기 위하여 정부는 질평가정보를 대중에게 공개하는 정책을 도입한다. 이에 비해, 인증은 원칙적으로 의료기관이 자발적으로 시장에 자신의 우수한 질을 알리기 위한 노력으로서, 정보경제학에서 말하는 신호 발송 현상이다. 따라서 반드시 정부의 역할이 존재한다고 보기는 어렵다. 실제로도 민간기관이 인증을 수행하기도 한다. 만약 의료기관에 인증을 의무화하는 정부 정책이 있다면, 이는 의료기관 개설 요건 충족을 요구하는 허가와 같은 법적 규정과 구분이 모호해진다는 비판을 받을 수 있다. 이처럼 정책 수단의 배경 이론에 대한 명확한 이해는 불필요한 중복이나 잘못된 적용을 피하는 데 도움이 될 수 있다. 또한 이 두 번째 예는 보건의료정책이 종종 경제학적 시장 실패를 교정하기 위해 도입됨을 보여 준다.

세 번째 예는 공공재원을 통해 지원하는 건강검진이다. 여기에는 다수의 경제학적 논점이 제기될 수 있다. 왜 건강검진을 개개인의 의사에 맡겨 두지 않고 공공재원을 통해 지원해야 하는가(정부 개입의 경제학적 근거)? 어떤 인구집단을 대상으로 어떤 항목을 포함할 것인가(경제성 평가와 우선순위 설정)? 검진에 관한 어떤 정보를 어떤 방식으로 제공할 것이며, 어떤 방식이 수검률을 높일 수 있는가(행동경제학)? 검진의 효과를 평가할 때, 수검자와 비수검자를 비교하면 이 두 집단 간의 이질성이 충분히 통제되지 않을 수 있다는 문제점을 어떻게 해결할 것인가(선택 바이어스에 대처하기 위한 계량경제학적 방법론)? 이 예에서 보듯이, 의료관리학에서 다루는 공공보건사업은 사업의 당위성, 우선순위, 수행 방식, 평가 등 여러 차원의 경제학적 논점을 포함한다.

이처럼 보건경제학은 의료관리학이 다루는 정책에 깊숙이 녹아 있다. 따라서 의료관리학을 공부하고자 하는 학생에게 보건경제학에 대한 기본적 이해는 필수적이다. 이 장에서는 보건경제학 학습의 길잡이를 제시하고자 한다. 2절에서는 먼저 보건경제학의 연구 범위와 내용을 일별한다. 3절에서는 역사적 형성물로서의 주류 보건경제학을 다룬다. 4절에서는 의료관리학의 관점에서 본 주류 보건경제학의 문제점과 대안적 학습 방향을 모색한다. 마지막 5절에서는 전체 내용을 요약한다.

2. 보건경제학의 연구 범위와 내용

이 절은 보건경제학의 연구 범위와 내용을 개괄적으로 소개한다. 보건경제학의 전체 체계와 자세한 개별 내용을 공부하기 위해서는 교과서[1]를 참고하

1 Phelps CE. Health economics. Adisson-wasley, 1997; Folland S, Goodman AC, Stano M. The economics of health and health care, Vol. 6. Pearson Prentice Hall, 2007; Zweifel P, Breyer F, Kifmann M. Health economics. Springer Science & Business, 2009; Sloan FA, Hsieh CR. Health economics. MIT Press, 2012; Bhattacharya J, Hyde T, Tu P. Health economics.

면 된다. 이들 교과서는 전반적으로 주류 보건경제학의 시각에서 쓰였다. 라이스(T. Rice)는 보건의료 부문에서 사회적 자원 배분의 효율성을 달성하는 데 있어 시장의 역할을 비판적으로 검토하는 데 초점을 맞추고 있으므로 앞의 교과서들과는 다소 다른 시각을 보인다.[2] 무니(G. Mooney)는 더 나아가 주류 보건경제학의 여러 가지 기본 가정과 접근을 비판한다.[3] 펠드스타인(P. J. Feldstein)은 미국의 맥락에서 구체적 보건의료정책문제 중심으로 보건경제학을 설명한다.[4] 머스그로브(P. Musgrove)는 개발과 국제보건의 관점에서 보건경제학을 다룬다.[5] 여기에 더하여, 보건경제학의 주제별 연구 경향을 파악하기 위해서는 *Handbook of Health Economics 1*[6]과 *Handbook of Health Economics 2*[7]가 유용하다. 기존 연구를 심도 있게 종합하고 있으므로 특정 주제에 대한 연구 수행에 앞서 참고의 가치가 높다. 이들 보건경제학 교과서에서 다루는 내용은 크게 네 가지 영역(수요, 공급, 보건의료체계와 정책, 경제성 평가)으로 구분할 수 있다.

보건경제학 연구의 범위를 파악하기 위한 다른 한 가지 방법은 발간된 학술논문을 분석하는 것이다. 1969년 이후 40년 간의 보건경제학 논문을 서지학적으로 분석한 논문에서 웨그스태프(A. Wagstaff)와 컬리어(A. J. Culyer)가 사용한 보건경제학의 주제 분류는 〈표 5.1-1〉과 같다.[8] 대부분 의료관리학에서 직간접적으로 다루는 주제임을 알 수 있다. 이 주제 중에서 방법론에 해당하는 통계 및 계량경제학을 제외하고 남은 주제를 다시 크게 묶어 본다면, 수

Palgrave Macmillan, 2013.

2 Rice T. The economics of health reconsidered. Health Administration Press, 2009.

3 Mooney G. Challenging health economics. Oxford University Press, 2009.

4 Feldstein PJ. Health policy issues: an economic perspective. Health Administration Press, 2007.

5 Musgrove P (ed.). Health economics in development, Vol. 434. World Bank Publications, 2004.

6 Culyer AJ, Newhouse JP (eds.). Handbook of health economics, Vol. 1. North Holland, 2000.

7 Pauly MV, McGuire TG, Barros PP (eds.). Handbook of health economics, Vol. 2. North Holland, 2012.

8 Wagstaff A, Culyer AJ. Four decades of health economics through a bibliometric lens. Journal of Health Economics. 2012; 31(2): 406-439.

〈표 5.1-1〉 보건경제학의 주제 분류

1. 건강과 가치	7. 건강과 보건의료의 수요
2. 효율성과 형평성	8. 의료보험
3. 건강과 불건강의 결정요인	9. 의료서비스의 제공
4. 공중보건	10. 인적 자원
5. 건강과 경제	11. 보건의료시장
6. 보건통계학과 계량경제학	12. 경제성 평가

출처: Wagstaff A, Culyer AJ. Four decades of health economics through a bibliometric lens. Journal of Health Economics. 2012; 31(2): 406-439.

요, 공급, 시장 및 보건의료체계, 경제성 평가의 범주로 묶을 수 있다. 이 범주는 위에서 말한 교과서의 영역 구성과 대체로 겹친다. 다음에서는 보건경제학 교과서를 재료로 삼아 그 네 가지 영역별로 연구 내용을 간략하게 기술한다.

1) 수요

보건경제학에서 수요는 중심적인 지위를 차지한다. 이는 주류 보건경제학의 뿌리가 되는 신고전학파 경제학의 핵심적인 분석 영역이 가격을 매개로 한 시장 내 교환과 소비라는 사실을 반영하는 것이다. 수요와 관련하여 보건경제학 교과서에서 다루는 내용은 크게 세 가지이다.

첫째, 의료서비스 가격과 수요의 관계이다. 가격 상승에 따라 의료서비스 수요량이 감소하는 양상의 우하향하는 수요 곡선을 이론적으로 도출하고 다양한 실증 결과를 제시한다. 의료서비스 가격과 수요의 관계를 다룰 때 빠지지 않고 언급되는 연구가 있는데, 이는 미국에서 1970-80년대에 이루어진 랜드 의료보험실험(RAND Health Insurance Experiment)이다.[9] 이 연구는 대규모의 무작위 대조실험으로서, 본인부담률을 통한 이용 시점의 가격 차이가 의료서비스 이용과 건강결과에 미친 영향을 분석한 것이다. 이 연구는 이후 보건경제학에 여러 가지 중요한 이론적·방법론적 기여를 하였다고 평가된다. 의

9 Manning WG, Newhouse JP, Duan N, Keeler, EB, Leibowitz A. Health insurance and the demand for medical care: evidence from a randomized experiment. The American Economic Review. 1987: 251-277.

료서비스 종류를 구분해 보면, 응급의료, 입원의료는 각각 비응급의료, 외래 의료보다 가격 변화에 따른 수요량 변화 정도가 작으며, 따라서 수요의 가격 탄력성 크기가 상대적으로 작은 것으로 표현된다. 대부분의 의료서비스는 수요의 가격탄력성 크기가 0.2 내외로 1보다 작은, 비탄력적 서비스로 알려져 있다. 여기서 수요의 가격탄력성 0.2는 가격이 10% 상승하면 수요량이 2% 감소함을 나타낸다. 의료서비스 수요가 가격에 반응한다는 사실은 신고전학파 경제학 토대 위에 서 있는 보건경제학의 위상을 결정적으로 강화한다. 의료이용에 영향을 미칠 수 있는 중요한 수단을 확보하기 때문이다. 다소 무리하게 비교를 해 보자면 의학이나 보건학에서는 필요(need)가, 심리학이나 문화인류학에서는 욕구(want)가 일차적인 관심 대상이라면, 경제학에서는 그에 해당하는 것이 바로 수요가 되는 셈이다. 필요나 욕구에 비해 수요는 중요한 장점이 있다. 우선 자원의 소비와 직접적인 관련이 있다는 점이다. 의료서비스 수요는 재정에 영향을 미치고 공식적인 보건의료 계정에 기록되므로 정책 담당자의 관심사가 된다. 또 필요나 욕구는 따로 측정을 해야 하고 주관성 때문에 측정하기도 어렵지만, 수요는 객관적 결과로서 표현된다는 것이 또 다른 장점이다. 물론 이상적인 상황은 수요가 필요, 욕구와 완전히 일치하는 것이지만, 그렇지 않은 대부분의 상황에서도 수요가 필요와 욕구의 함수인 것은 분명하다. 따라서 수요를 대상으로 하는 재정적 유인과 같은 정책은 완전하지는 않을지라도 필요와 욕구에 대한 대처를 포괄할 수 있다.

둘째, 건강과 의료서비스에 대한 수요 모형이다. 이 모형은 그로스먼(Michael Grossman)이 1972년 발표한 「건강자본 개념과 건강에 대한 수요에 관하여(On the concept of health capital and the demand for health)」라는 논문에 기원하는데,[10] 흔히 '그로스먼 모형'으로 불린다. 이 모형은 보건경제학에서 가장 널리 알려진 모형에 속한다. 이 모형의 개요는 다음과 같다. 개인의 건강이 효용에 직접 영향을 미치기도 하지만 동시에 생산활동을 위한 투입요소인 인적

10 Grossman M. On the concept of health capital and the demand for health. Journal of Political Economy. 1972; 80(2): 223-255.

자본의 기능도 있다. 또한 건강은 그 성격이 자본인 이상 한 시기에서 다음 시기로 이어지고 시간(연령 증가)에 따라 감가상각(건강자본 감소)을 겪기도 한다. 목적함수는 생애 전체 효용인데, 미래의 여러 시기는 일정한 할인율에 따라 할인되어 해당 시점으로 현재화된다. 개인은 특정 시기에 가용 시간과 자원의 제약 속에서 의료서비스와 기타 투입 요소를 통해 건강 수준을 결정하는 선택을 한다. 즉, 이 모형에서는 개인이 물려받은 부존자원(endowment)으로서의 건강 위에서, 남은 생애 전체 효용을 극대화하기 위하여 건강 수준을 선택하는데, 이 과정에서 의료서비스 이용에 대한 선택이 포함된다. 따라서 이 모형은 건강에 대한 수요와 함께, 파생 수요로서 의료서비스에 대한 수요를 포함한다. 이 모형은 여러 요인을 포괄하고 있어 다양한 예측을 가능하게 한다. 예를 들어, 교육 수준이 높을수록 건강 생산의 효율성이 더 높기 때문에 (다른 모든 조건이 동일할 때) 건강 수준이 높다는 가설이 도출된다. 즉, 사회경제적 요인에 따른 건강불평등도 이 모형을 통해 경제학적으로 설명할 수 있다는 것이다. 이 모형은 신고전학파 경제학의 근간인 기대효용 극대화를 위한 합리적 선택 이론을 건강과 의료서비스에 적용한 전일적 모형으로서, 주류 보건경제학의 건강과 의료서비스에 대한 접근 틀을 잘 보여 준다.

셋째, 의료보험에 대한 수요이다. 소득의 한계효용이 체감하기 때문에, 위험회피 성향의 개인은 질병 발생의 불확실성에 따른 비용 충격을 완화하는 보험에 가입하는 편이 기대효용이 더 높은 선택이다. 전 국민을 대상으로 한 사회보험체계가 아닌 미국에서는 보험에 대한 수요가 중요한 주제로 많은 연구가 이루어졌다. 그런데, 질병 발생의 확률이 모든 사람에게 동일하지는 않다. 이는 의료보험 수요와 관련하여 매우 중요한 문제가 된다. 다른 모든 조건이 동일하다면, 보험을 통해 더 많은 혜택을 볼 가능성이 있는 사람(즉, 건강 수준이 더 나쁜 사람)이 보험에 가입하고자 할 성향이 높을 것이라는 문제가 제기된다. 그렇게 되면 보험에 잔류한 가입자와 보험료 수준 사이에 악순환의 고리가 발생하여 결국 보험시장이 존립할 수 없다는 이론적 예측이 가능하다. 잘 알려져 있는 중고차 시장 연구가 의료보험 시장에 적용되는 현상이다.[11] 이

11 Akerlof G. The market for lemons: quality uncertainty and the market mechanism. Quarterly

현상은 역선택(adverse selection)으로 불리는데, 특히 미국 보건경제학에서 정보경제학의 발전과 병행하여 많은 연구가 이루어진 주제이다.

2) 공급

공급 영역에서는 그로스먼 모형과 같은 포괄적이고 전일적인 이론적 모형이 존재하지 않고 각 공급 요인에 특이한 문제가 주를 이룬다. 보건의료서비스 공급 요인이 그만큼 다양하고 각기 다른 제도적 특성이 중요하다는 점이 그 한 가지 이유일 것이다. 또한 신고전학파 경제학의 초점이 공급보다는 상대적으로는 수요에 맞춰진다는 점도 기여할 것이다. 공급 영역의 내용으로는 인력, 병원, 제약 및 의료기술이 주요 범주를 차지하는데, 각각에 대하여 주요 연구 주제만 간략하게 열거하면 다음과 같다.

의사 관련해서는 주인-대리인 관계에서 환자의 대리인으로서의 의사에 대한 연구와 비의사인력과의 대체가 주로 다루어진다. 의사 유인 수요는 궁극적으로는 의료서비스 수요의 문제이나 그 기전이 환자와 의사 사이 정보의 비대칭으로 인한 문제이므로, 의사를 다루는 곳에서 기술된다. 지역 간 의료제공 행태의 변이 등도 의사와 관련하여 소개되는 연구 내용이다. 인구집단이나 소득 등 다른 조건은 비슷하고 공급 요인만이 다른 지역에서 의료 수요가 큰 차이를 보였다면 공급이 따라 유인 수요가 있으리라 의심해 볼 수 있으므로, 의사 유인 수요와 지역 간 변이는 밀접한 관련을 맺고 있다. 의사보조 인력과의 대체도 일부 소개되는 내용이다. 의료소송도 의사와 관련하여 중요한 주제이다. 입원전담의사 등에 대한 연구는 아직 보건경제학에서는 거의 다루어지지 않고 있다. 의사인력에 비해 간호사인력 공급은 상대적으로 더 많은 비중으로 다루어지고 있다. 또한 간호사인력이 진료의 질에 미치는 효과에 관해 논의 역시 소개되고 있다.

병원 등 의료기관 관련해서는 먼저 비영리병원에 대한 이론과 그 질에

Journal of Economics. 1970; 84(3): 488-500.

대한 실증적 분석이 있다. 또한 병원 간 경쟁이 비용 및 의료의 질에 미치는 영향도 소개되고 있다. 성과연동 지불 제도(pay for performance), 책임의료조직(accountable care organization)과 같은 지불 및 제공 체계에 대한 연구가 수행되었으나 아직 교과서 수준에서 반영되지는 못하였다. 근래에는 요양원 등 장기요양서비스에 대한 연구가 증가하고 있고, 특히 돌봄을 필요로 하는 노인인구의 증가에 따라 가족이나 이웃에 의한 비공식돌봄이 보건경제학에서 주목받고 있는 주제이다.

제약 및 의료기술은 신약 개발 및 기술 혁신에 수반되는 비용과 인센티브 기전으로서의 특허에 대한 연구가 큰 부분을 차지한다. 의약품 약가 산정과 비용 통제 기전에 관한 내용도 정책 사례를 통해 제시되고 있다. 기술 발전이 의료비 인상에 미친 영향이나 그 가치에 대한 연구도 보건경제학의 중요한 주제이다.

3) 보건의료체계와 정책

모든 보건경제학 교과서가 보건의료체계와 정책을 어느 정도 다루고는 있으나 대체로 그 비중은 작고 전체 구성에서 주변화되어 있다. 대부분 수요와 공급을 주축으로 대부분의 내용이 기술되고 난 후에야 영국, 독일, 일본 등 주요국가 보건의료체계를 간략하게 부가적으로 소개하는 수준을 넘지 못하고 있다. 이와 같은 방식으로 교과서 내용이 편성된 일차적 이유는 대부분의 교과서가 미국의 학자들에 의해, 주로 미국에서 생산된 연구에 기초하여, 미국의 독자를 주된 대상으로 삼아 만들어졌기 때문일 것이다. 그러나 더 근본적인 이유는 수요와 공급의 경제학 이론을 실재하는 보편적 법칙으로 전제하고 이러저러한 보건의료체계를 특수한 환경으로 부차화하기 때문이다.

다른 시장과 구별되는 보건의료의 특성이 주요 내용으로 포함되기도 한다. 불확실성과 보험의 존재, 비영리병원의 존재, 형평성의 강조, 윤리성, 진입장벽, 수요와 공급의 변화 지체 등이 그것이다. 보건의료시장의 실패 원인으로, 정보의 결여 또는 비대칭, 소비자의 비합리성, 외부효과, 공공재, 독점을 주로 다룬다. 이러한 시장의 실패는 정부 개입의 경제학적 근거를 제공한다. 시장 실패에 이어 정부 실패가 언급되기도 한다.

4) 경제성 평가

모든 교과서가 비용효과분석, 비용편익분석 등 경제성 평가에 일정한 비중을 할애하고 있다. 문제는 교과서 내에서 다른 주제와 잘 어울리지 못하며 그 위치가 명확하지 않다는 점이다. 일례로, 특히 비용효과분석을 어떤 교과서에서는 기술 혁신에서 다루지만,[12] 또 다른 곳에서는 경제적 효율성[13]이나 보건의료 부문의 성과에서 다루고 있다.[14] 이러한 불일치는 우연하고 사소한 문제라기보다는 경제성 평가가 보건경제학의 근간과 어떻게 이어지는지에 대한 이론적 혼란 또는 차이를 반영하는 것으로 보인다. 단적으로, 현재의 주류 보건경제학은 효용을 궁극적인 척도로 삼는데, 비용효과분석에서는 건강을 양과 질 두 차원에서 종합한 질보정수명(Quality Adjusted Life Years, QALY)을 척도로 채택한다. 사실 이 문제는 신고전학파 경제학의 근본 토대인 효용의 주관주의(subjectivism)를 보건의료 부문에서는 예외적으로 완화한 것이라고 볼 수 있다. 즉, 효용이 아닌 건강을 일부 승인한 것이다.[15] 그런데 건강을 승인하는 그 지점에서 조금만 더 나아가면 곧 필요로 이어진다. 효용이 아닌 건강과 필요라면, 신고전학파 경제학의 모형 일반의 핵심인 기대효용의 극대화가 적어도 보건의료에서는 그 토대가 약화되는 것이다.

앞의 네 가지 주요 영역에 속하지는 않지만 최근 발간된 보건경제학 교과서는 비교적 새롭게 등장한 주제를 민감하게 반영하고 있다. 의료의

---

12 Bhattacharya J, Hyde T, Tu P. Health economics. Palgrave Macmillan, 2013.

13 Folland S, Goodman AC, Stano M. The economics of health and health care, Vol. 6. Pearson Prentice Hall, 2007.

14 Sloan FA, Hsieh CR. Health economics. MIT Press, 2012.

15 자세한 내용은 Hurley J. An overview of the normative economics of the health sector. Handbook of health economics 1. 2000, pp55-118과 Mooney G. Challenging health economics. Oxford University Press, 2009, pp40-45 참조.

질,[16] 행동경제학, 비만, 항생제 내성, 장기이식의 경제학, 경제역학(economic epidemiology)[17] 등이 그 예이다.

이 절을 요약하면 다음과 같다. 교과서를 통해 본 보건경제학의 내용은 신고전학파 경제학의 접근을 충실하게 반영하고 있다. 전반적으로 수요 영역이 양과 질 공히 우세한 비중을 차지하고 있다. 의료서비스 수요에 미치는 가격의 영향이 보건경제학의 존재 근거에 대한 일차적이자 직관적인 근거로 제시되고 있다. 그로스먼 모형이 건강과 의료서비스 수요 모형으로 건재한데, 기대효용을 극대화하는 경제학적 인간의 합리성 가정을 유지하고 있음을 보여 준다. 교과서에 따라 보건의료체계와 정책은 후차적이고 주변적으로 다루어진다. 비용효과분석은 보건경제학 교과서 내에서 이질적 성격을 지니며 이론적 긴장을 내포한다.

3. 역사적 형성물로서의 주류 보건경제학

모든 사회과학이 그러하듯이, 현재의 주류 보건경제학 역시 역사적 형성물이다. 우리가 보건경제학이라고 부르는 것도 시대를 초월하여 보편타당한 보건경제의 법칙을 담고 있다기보다는 실상은 학문 발전의 역사적 궤적 속에서 관점, 범위, 성격을 축적하여 형성해 온 현재태로 봐야 한다. 역사 의식이 결핍되면 학문적 실천에서 현재의 주류 보건경제학이 그려 온 역사적 궤적에 의해 갇히기 쉽다.[18] 그 결과, 현재의 주류적인 관점을 무비판적으로 받아들이기 쉽고, 학계의 다수 동료나 영향력 있는 학술지에 의해 연구 범위가 제한될 수 있으며, 학문의 사회적 성격을 현존하는 그대로 수용하는 경향을 낳게 된다. 예컨대, 앞에서 기술한 바와 같이 주류 보건경제학은 흔히 정부 개입의 경

16 Sloan FA, Hsieh CR. Health economics. MIT Press, 2012.

17 Bhattacharya J, Hyde T, Tu P. Health economics. Palgrave Macmillan, 2013.

18 Forget EL. Contested histories of an applied field: the case of health economics. History of Political Economy. 2004; 36(4): 617-637.

제학적 근거로 정보의 비대칭이나 외부효과와 같은 보건의료 부문 시장의 실패를 들곤 한다. 그런데 이 주장에는 암묵적 전제가 있다. 보건의료 부문 역시 시장이 기본 바탕 또는 초기 조건(default)이며, 보건의료서비스는 시장의 상품과 본질적으로 다르지 않다는 것이다. 또한 시장의 실패가 존재하는 예외적인 단서조건하에서만 제한적으로 보건의료서비스의 사회적 제공이 고려될 수 있다는 것이다. 이러한 전제는 가치 판단에 기초한 규범성에 관한 주장이다. 그러나 위에서 기술한 암묵적 전제 속에서 수학 모형과 계량경제학 방법론을 활용하여 수행되는 실증적 연구는 대부분 기술된 전제의 규범적 성격을 문제삼지 않는다. 이는 쿤(Thomas Kuhn)이 『과학혁명의 구조』에서 밝힌, 당대의 주류적 사고 체계인 정상과학의 패러다임 아래에서 이루어진 연구로는 정상과학의 패러다임을 벗어나기 어렵다는 직관과도 비슷하다.[19]

보건의료의 기본 바탕을 시장으로, 보건의료서비스를 본질적으로 시장에서 교환되는 상품으로 보는 것은 사실은 특정한 하나의 관점이다. 심지어 보건경제학에서 보건의료서비스를 '상품'으로 서술하는 것 자체를 비판하는 논자도 있는데, 이는 언어가 근본적인 제도로서 구성원들의 성향이나 행동을 규정하는 기능을 갖는다고 보기 때문이다.[20] 그런데 주류 보건경제학이 위치하고 있는 역사적 궤적 위의 현재 지점에서 벗어나면 충분히 다른 관점도 있을 수 있다. 예를 들어, 공동체가 불건강이라는 문제에 대처하기 위한 유무형의 총체적 사회 제도를 보건의료의 기본 바탕으로 설정하고 그 기본 바탕 위에 보건의료서비스 제공의 특수한 형태로 시장이 배태된다는(embedded) 관점이다. 이는 시장을 기본 바탕으로 삼고 시장의 실패를 정책적 개입을 정당화하는 제한적 단서조건으로 인정하는 현재의 주류 보건경제학과는 다른 관점이다. 이러한 관점의 차이는 일차적으로는 가치의 차이를 반영하지만 단지 가치의 문제만으로 볼 수는 없다. 실제로 보건의료 부문에서는 공적 의료보험과

19 Kuhn TS. The structure of scientific revolutions, 2nd ed. University of Chicago Press, 1970.

20 McMaster R. Mainstream health economics and dignity: the commodity narrative as a debilitating solecism? American Journal of Economics and Sociology. 2013; 72(1): 1-31.

같은 집합적 재원조달과 공공 또는 비영리병원에 의한 의료서비스 제공이 광범위한 규모로 존재하여 일반 소비재 시장과는 매우 다르다는 점이 주류 보건경제학에서조차도 널리 인정되고 있다. 또한 건강과 돌봄은 인간 사회의 오래된 현상으로서, 동정심, 이타성, 전문가 규범, 문화, 가족의 역할과 같은 비시장적 제도가 큰 영향력을 발휘한다는 것도 잘 알려져 있다. 이처럼 비시장적 성격과 요소가 상당하고, 많은 나라에서는 심지어 주도적임에도 주류 보건경제학은 그 현실적 비중과 질적 성격을 정당하게 평가하기보다는 여전히 시장을 기본 바탕으로 삼는다.

이 문제를 다루기 위해서는 주류 보건경제학의 모태가 되는 경제학인 신고전학파 경제학을 살펴볼 필요가 있다. 경제학은 하나의 사조 내에서도 폭넓은 스펙트럼을 보이며 또 시대에 따라 변화하기 때문에 주류 경제학 사조의 핵심적 특성을 기술하는 것은 어려울 수밖에 없다. 현대의 주류 경제학 사조로 알려져 있는 신고전학파 경제학의 주요 특성(무제한적 합리성, 방법론적 개인주의 등)이 이미 20세기 말 전에 약화되었으므로 더 이상 신고전학파라는 용어가 현대의 주류 경제학을 가리키는 말로 적합하지 않다는 주장도 있다.[21] 그러나 신고전학파 경제학의 주요 특성이 약화되고 다양한 수정으로 그 스펙트럼이 더 넓어졌다고는 하나, 아직 신고전학파 경제학의 패러다임이 대체되었다고 보기는 어렵다. 보건경제학의 상황도 다르지 않다. 주요 보건경제학 학술지(*Journal of Health Economics*와 *Health Economics*), 교과서, 보건경제학 각 주제별 연구를 총망라한 방대한 *Handbook of Health Economics*[22]를 보더라도 기존 신고전학파 경제학의 패러다임이 바뀌었다고 볼 만한 뚜렷한 단서는 발견되지 않는다. 오히려 보건경제학 내에서 경제학 일반에 비해 신고전학파 경제학의 주요 특성에 대한 비판과 도전의 흐름이 더디고 스펙트럼이 더 넓어지지 못한 것으로 보인다. 여기에는 상호 밀접하게 연관된 몇 가지 이유를

---

21 Colander D. The death of neoclassical economics. Journal of the History of Economic Thought. 2000; 22(2): 127-143.

22 Culyer AJ, Newhouse JP (eds.). Handbook of health economics, Vol. 1. North Holland, 2000.

생각해 볼 수 있다. 첫째, 보건경제학은 보건의료 부문의 특수성을 고려하여 이미 신고전학파 경제학의 주요 특성으로부터 상당한 거리를 두고 출발하였기 때문에 신고전학파 경제학에 가해진 변화의 압력을 덜 받았을 수 있다. 둘째, 전문화된 주제 분야로서 경제학 일반의 변화 흐름을 자신의 분야에 맞게 아직 충분히 반영하지 못하고 있을, 일종의 지체의 가능성이다. 셋째, 연구자군이 상대적으로 넓지 못하므로 아직 내부에서 대안적인 경향이 뚜렷한 흐름을 형성하지 못하였을 가능성이다. 따라서 현재의 주류 보건경제학을 신고전학파 경제학의 기초 위에 서 있는 것으로 보고 그 성격을 개괄하는 것은 여전히 충분히 가능한 일이다.

이미 언급하였듯이, 주류 보건경제학의 모태인 신고전학파 경제학에서는 시장의 교환과 소비가 핵심적인 지위를 차지한다. 신고전학파 경제학의 출발점은 플라톤의 이데아적 의미에서 완전 경쟁 시장으로서, 소비를 위한 상품의 자유로운 교환을 통해 사회의 경제적 잉여가 극대화되는 이상적인 모형이다. 이 모형은 가정을 필요로 한다. 다수의 수요자와 공급자가 충분히 존재하며, 진입 장벽이 존재하지 않아야 하고, 교환되는 재화와 서비스가 균질적이어야 하며, 거래 주체는 완전한 정보를 갖고 있다는 가정이다. 위의 완전 경쟁 시장 모형에 대한 가정은 너무나 이상적이어서 보건의료만이 아니라 다른 재화나 서비스 시장에서도 대개 위배된다. 실제로는 특정 재화나 서비스 시장이 이 가정으로부터 얼마나 벗어나는가에 대한 판단이 중요해진다. 그러한 판단은 보건경제학의 존재 근거와도 직접적으로 관련된다.

일반적으로 보건경제학의 출발점을 애로(Kenneth Arrow)가 1963년 발표한 논문에서 찾는데,[23] 이 논문은 보건의료의 "특수한 경제적 문제"로서 질병 발생과 치료 효과의 불확실성에 주목하면서 일반적인 소비재 시장과 구별되는 보건의료시장의 특수성을 분석한 것이다. 이 논문은 경제학 이론으로 보건의료시장을 분석한 최초의 논문으로 평가되지만, 보건의료에 관련된 사회

23 Arrow KJ. Uncertainty and the welfare economics of medical-care. American Economic Review, 1963; 53(5): 941-973.

적 제도의 역할을 경시하지 않았으며, 보건의료에 대한 통상적인 경제학적 접근의 한계와 불완전성을 강조하고 있다. 특히 논문의 마지막 문장은 의미 심장하다.

> 불확실성하에서 이상적인 경쟁적 행태의 논리와 제한점은 비인격적인 가격 체계가 제시하는 현실의 기술이 불완전할 수밖에 없음을 인식하게 한다(The logic and limitations of ideal competitive behavior under uncertainty force us to recognize the incomplete description of reality supplied by the impersonal price system).[24]

대부분의 보건경제학 교과서 역시 보건의료서비스 시장이 완전 경쟁 시장 가정으로부터 얼마나 벗어나는가를 논하는 것으로부터 시작한다. 만약 그 가정에 무리가 없다면 보건경제학은 굳이 하나의 독자적인 연구 분야로 출발할 특별한 이유가 없을 것이다. 실제로는 그러한 가정에서 벗어나는 정도와 그 양상이 보건경제학의 특성과 연구 범위를 결정한다. 흥미로운 것은 정반대의 경우도 보건경제학의 존재 근거를 약화시킨다는 점이다. 즉, 보건의료에서는 그와 같은 시장의 가정이 대부분 타당하지 않고 오히려 다른 제도적 특성이 중요하다면, 신고전학파 경제학을 보건의료 부문에 적용하는 기획으로서의 보건경제학은 그 토대가 부실해질 수밖에 없다.[25] 따라서 신고전학파 경제학에 기초한 보건경제학이 독자적인 존재 가치를 갖기 위한 조건으로는, 시장의 가정에서 어느 정도 벗어나되 여전히 본질적으로는 시장을 통해 설명할 수 있는 현상으로서 보건의료를 필요로 한다. 즉, 신고전학파 경제학에 기초한 보건경제학은 보건의료의 특수성과 시장의 보편성의 통일로 이해할 수 있다. 이는 감각적으로 경험할 수 있고 변화하는 물질 세계(보건의료현상)는, 실

---

24 Arrow KJ. Uncertainty and the welfare economics of medical-care. American Economic Review, 1963; 53(5): 967.

25 Hodgson GM. An institutional and evolutionary perspective on health economics. Cambridge Journal of Economics, 2008; 32(2): 235-256.

재하고 변화하지 않는 이성의 세계인 이데아(시장 법칙)의 모사에 불과한 것이라는 플라톤의 이데아론과 일맥상통한다. 실제로 신고전학파 경제학 일반은 물론이고 보건경제학에서도 연역적 추론이나 수학적 접근을 강조하는 경향 역시 이와 관련이 있다. 보건의료현상 역시 물질 세계에서 일정한 불규칙성과 일탈을 보이는 것일 뿐, 여전히 이데아에 해당하는 경제학의 기본 공리와 법칙을 통해 설명하는 것이 가능하다고 보는 것이다. 주류 경제학 일반이 갖는 이론적·내적 일관성과 수학적 엄밀성에도 불구하고 현실의 인간과 세계를 설명하는 도구로서는 미흡하다는 폭넓은 비판이 존재하는 것은 우연이 아니다. 그 간극을 메우는 것은 제기되는 문제에 맞게 유연하게 적용된 다양한 모형이다.

보건의료현상에 대하여 경제학적 접근이 어떤 측면에서, 어느 정도로 적실한가라는 중요한 문제에 대하여 대부분의 보건경제학 교과서는 비교적 간단하게 언급한다. 예를 들어, 슬로언(F. A. Sloan)과 쉬이(C. R. Hsieh)는 보건의료서비스의 소비가 개인에 의해 이루어진다는 점, 대인적 의료서비스 이용 결정이 탈중앙화되어 있다는 점, 서비스 공급자에 대한 경제적·비경제적 유인이 작동한다는 점을 들어, 다른 시장을 분석하는 미시경제학적 방법을 보건의료에도 적용할 수 있다고 본다.[26] 폴런드(S. Folland) 등은 보건의료비용의 규모가 크다는 점과 함께 의료이용이 가격에 반응하는 점을 들고 있다.[27] 바타차리아(J. Bhattacharya) 등은 보건 재정의 규모, 공공 재정의 상당한 역할, 불확실성과 전염성을 보건경제학을 중요하게 다루어야 할 이유로 제시한다.[28] 이와 같은 언급은 이 주제에 보건경제학이 유용한 이유라고는 볼 수 있으나 신고전학파 경제학적 접근의 적실성을 뒷받침하기에는 미흡하다.

요약하면 다음과 같다. 현재의 주류 보건경제학은 역사적 형성물로서, 20세기 후반 신고전학파 경제학의 전일적 우위하에서 의료서비스 수요 모형

26 Sloan FA, Hsieh CR. Health economics. MIT Press, 2012, pp10-11.

27 Folland S, Goodman AC, Stano M. The economics of health and health care, Vol. 6. Pearson Prentice Hall, 2007, pp26-35.

28 Bhattacharya J, Hyde T, Tu P. Health economics. Palgrave Macmillan, 2013, pp1-4.

의 개발, 미국 민간의료보험 시장에 대한 정보경제학적 분석 등의 성과에 힘입어 성장하였다. 그 지식 체계는 모태가 된 신고전학파 경제학과 20세기 후반 미국 보건의료의 성격을 짙게 반영한다. 그러나 현재의 주류 보건경제학은 이와 같은 역사적 특수성을 무시한다. 이는 시장을 기본 바탕으로 설정하고 사회제도를 변이 조건으로 이해하는 관점으로 이어진다. 또한 보건의료 부문에 신고전학파 경제학적 접근법을 전제하고 보건경제학이 필요한 이유를 연역적으로 추론하게 된다. 그 결과 그러한 접근법이 갖는 약점에 충분한 관심을 기울이지 않는다.

4. 의료관리학 관점에서 본 보건경제학

현재의 주류 보건경제학이 20세기 후반 미국을 배경으로 한 역사적 형성물이라면 수학과 같은 자연계의 보편 법칙이라고 보기 어렵다. 그렇다면 의료관리학에 그대로 수입, 적용하기보다는 이 지적 도구를 균형 있게 평가하는 것이 필요하다. 이 지점에서 망치를 쥔 자는 모든 것이 못으로 보인다는 경구를 새겨볼 가치가 있다. 마찬가지로 주류 보건경제학이라는 도구를 쥐고 보건의료를 보게 되면 보건의료가 그 인식 틀에서 보이게 되는 법이다. 예를 들어 주류 보건경제학은 다음과 같은 관점의 채택과 연구 주제 설정을 촉진한다. 건강과 의료서비스는 상품으로서 교환과 소비의 대상이며, 개개인은 생애 전체 효용의 극대화를 위해 건강과 의료서비스 소비를 합리적으로 선택한다. 보험 시장은 역선택과 도덕적 해이 등 여러 정보 문제를 내재하며 사회적 낭비를 초래할 수 있다.

의료관리학의 관점에서 볼 때, 보건경제학의 가장 큰 약점은 그것이 의도적으로 무시하거나 비의도적으로 주목하고 있지 않은 곳에 있다. 현재의 주류 보건경제학은 보건의료에서 개인의 합리적 선택에 집중한 결과, 제도, 가치, 권력의 문제를 경시한다.[29] 따라서 보건의료체계의 기본 원칙을 중요하게

29 Mooney G. Challenging health economics. Oxford University Press, 2009; Gilson L. Trust

고려하지 못하며 그럴 필요를 인식하지도 못한다.[30] 저명한 보건경제학자인 푹스(V. R. Fuchs) 역시 보건경제학이 제도에 충분한 주의를 기울이지 않았다고 인정하였다.[31] 제도적 요소인 신뢰와 같은 문제를 고려하지 못하는 것은 물론이다.[32] 제도 구성의 이념이나 기업의 건강 영향에서 작동하는 가치와 권력 문제에 대해서도 눈을 감는다.[33] 대신 많은 연구가 건강행태나 보험 가입 등과 같은 개인의 선택 문제에 집중되어 있다. 이 점은 경제학이 효용 이론과 수학적 모형화에 기반한 특수한 형태의 행동과학으로 발전해 오면서, 제도, 가치, 권력의 문제는 사회학, 심리학, 정치학, 윤리학과 같은 다른 사회과학 분과로 넘긴 것과도 관련이 있다. 따라서 개인의 합리적 선택 이외의 요인은 아예 다루지 않거나 외생적 요인으로 통제해야 할 어떤 것으로 보게 된다.

여기서 기시감을 느끼게 하는 익숙한 사례가 있다. 20세기 말 미국에서 개인 수준 위험요인에 집중하였던 이른바 '현대 역학' 또는 위험요인 역학의 공중보건에 대한 접근이 그것이다. 전통 역학과 달리, 위험요인 역학은 사회적 맥락이 통제된 개인에 집중하였다.[34] 그 과정에서 사회적 요인은 관심 변수가 되지 못하고 연구 설계나 통계적 모형에서 통제되어야 할 어떤 것이 되어버린 것이다. 이와 같은 환원론적 인식체계에서는 인구집단의 건강에 영향을 미치는 사회적 요인은 연구 범위의 밖에 머물게 된다. 결과적으로 개인의 행태에서 책임성을 강화하는 개입 전략이 주를 이룬다. 이러한 '현대 역학'의 상

---

and the development of health care as a social institution. Social Science & Medicine. 2003; 56(7): 1453-1468; Hodgson GM. An institutional and evolutionary perspective on health economics. Cambridge Journal of Economics. 2008; 32(2): 235-256; Zimmerman FJ. Using marketing muscle to sell fat: the rise of obesity in the modern economy. Annual Review of Public Health. 2011: 32.

30 Mooney G. Challenging health economics. Oxford University Press, 2009, p54.

31 Fuchs VR. The future of health economics. Journal of Health Economics. 2000; 19(2): 141-157.

32 Gilson L. Trust and the development of health care as a social institution. Social Science & Medicine. 2003; 56(7): 1453-1468.

33 Vladeck BC, Rice T. Market failure and the failure of discourse: facing up to the power of sellers. Health Affairs. 2009; 28(5): 1305-1315; Zimmerman FJ. Habit, custom, and power: a multi-level theory of population health. Social Science & Medicine. 2013; 80: 47-56.

34 Pearce N. Traditional epidemiology, modern epidemiology, and public health. American Journal of Public Health. 1996; 86(5): 678-683.

〈표 5.1-2〉 고전 역학, 현대 역학, 신고전학파 경제학의 비교

구분	고전 역학	현대 역학	신고전학파 경제학
동기	공중보건	과학	과학
연구 수준	인구집단	개인/장기/조직/분자	개인/기업
연구 맥락	역사적·문화적	맥락 독립적	제도 독립적
패러다임	인구학/사회과학	임상시험	수학
인식론적 접근	현실주의	실증주의	연역/실증주의
인식론적 전략	하향식(구조적)	상향식(환원적)	상향식(환원적)
개입 수준	인구집단(상류)	개인(하류)	인구집단/개인

출처: Pearce N. Traditional epidemiology, modern epidemiology, and public health. American Journal of Public Health. 1996; 86(5): 679의 표에 필자가 오른쪽 마지막 열을 추가하였음.

황에 대해 피어스(N. Pearce)는 다음과 같이 개탄하였다.

> 질병의 주요 원인이 경시되는 이면에, 우리는 점점 더 발전된 기법을 써서 점점 더 사소한 문제를 연구하고 있는 것 같다(We seem to be using more and more advanced technology to study more and more trivial issues, while the major causes of disease are ignored).[35]

신고전학파 보건경제학을 피어스가 비판한 현대 역학의 문제에 빗대어 보는 것은 중요한 통찰을 제공해 줄 수 있다. 〈표 5.1-2〉는 신고전학파 보건경제학을 피어스가 제시한 고전 역학과 현대 역학의 비교에 나란히 놓아 본 것이다. 여기에 따르면 현대 역학과 신고전학파 보건경제학은 개인 수준의 환원론적 접근, 맥락과 제도에 대한 경시, 보편적 과학 지향의 특성을 공유하고 있다.

이러한 논의는 위험요인 접근법에 대한 로즈(G. Rose)의 비판과도 맥이

35 Pearce N. Traditional epidemiology, modern epidemiology, and public health. American Journal of Public Health. 1996; 86(5): 678.

낳는다.[36] 공중보건문제에 대한 예방의학 전략으로 위험요인을 가진 개인의 치료를 강조하는 접근법은, 그것이 행하고 있는 것(commission)이 아닌 행하고 있지 않은 것(omission) 때문에 문제가 된다는 것이다. 즉, 고위험요인을 가진 개인에 대한 치료로 인구집단 기반의 공중보건 접근을 대체해 버리는 것에 대한 비판이다. 보건경제학도 비슷한 문제를 안고 있다. 효용 극대화 기계로서의 개인의 합리성을 강조하다 보니 보건의료에서 중요하게 고려해야 할 사회 수준에서의 제도, 가치, 권력이 시야에서 배제된 것이다.

구체적인 예를 하나 들어 보자. 1963년 애로의 연구 이후 이후 미국에서는 정보경제학의 발전과 함께 많은 보건경제학 연구가 의료보험의 구조와 기능을 이해하기 위해 수행되었다.[37] 그중에서도 특히 두드러진 연구 주제는 이른바 '도덕적 해이(moral hazard)'이다. 보험에 가입되어 있는 사람은 신체 증상이 있거나 질병이 발생하였을 때, 보험에 가입되어 있지 않았다면 이용할 의료서비스보다 더 많이 이용한다. 직접 부담하는 비용이 낮아지기 때문인데, 이러한 행태변화를 보건경제학에서는 도덕적 해이로 부른다. 경제학 용어로 말하면, 보험은 의료서비스 이용의 한계 비용을 낮추어 한계 편익이 크지 않은 의료서비스일지라도 이용할 가능성을 높이는 사회적 비효율이 발생한다. 경제학적 효율성은 소비의 한계 편익이 한계 비용과 일치하는 수준에서 달성되는데, 보험에 가입되어 있다면 소비자의 비용 의식이 낮아져 추가적인 편익이 그리 높지 않은 의료서비스라도 더 이용하게 된다. 도덕적 해이는 학문적으로 흥미롭고 잠재적으로 정책적 함의가 큰 주제이므로 많은 보건경제학 연구가 이루어졌다. 문제는 이러한 도덕적 해이가 초래할 수 있는 비용 폭증에 대한 우려가 전국민의료보험 제도를 도입하려는 시도에 대한 반론의 근거로 흔히 사용되었다는 점이다. 그런데 미국의 보건경제학자들이 도덕적 해이에 대한 이론을 발전시켜 온 초기에도 도덕적 해이가 반드시 비효율을 낳는 것

36 Rose G. The strategy of preventive medicine. Oxford University Press, 1992.

37 Cutler DM, Zeckhauser RJ. The anatomy of health insurance. Handbook of health economics, 1. 2000, pp563-643.

은 아니라는 점이 인정되었다. 다만 도덕적 해이가 반드시 비효율적이지는 않다는 주장은 훨씬 뒤에야 본격적으로 제기되었다.[38] 물론 지금도 일부 보건경제학자들은 미국의 높은 의료비의 주범으로 도덕적 해이를 지목하고 있다. 이 예를 통해 보이고자 하는 것은 보건경제학의 대상과 범위 설정 자체가 제도에서 자유롭고, 권력과 가치로부터 중립적일 수 없다는 점이다. 로즈의 표현을 쓰자면, 도덕적 해이에 보건경제학 연구가 집중된 것은 그것 자체가 문제라기보다는, 보건경제학이 무보험자의 낮은 의료접근성과 재난적 의료비 발생을 초래하는 사회적 '제도'에 초점을 맞추는 노력을 게을리했기 때문에 문제가 된다. 또한, 언어가 근본적인 제도라는 점을 다시 상기하면,[39] 도덕적 해이라는 용어는 심각한 '가치' 문제를 포함한다. 원래 이 용어는 보험산업에서 기원하였다고 알려져 있으며, 환자에 대한 희생자 비난하기(victim blaming) 효과를 가져올 수밖에 없다. 신고전학파 경제학의 특성인 결과주의(consequentialism)는 과정에 수반된 가치를 무시하는 경향이 있다.[40] 또한 주류 경제학에서 보건의료의 사회적 의미를 인식하는 데서 발생하는 근본적인 윤리적 딜레마와도 관련된다.[41] 마지막으로, 미국의 보건의료정책에 작동하는 보험산업의 '권력'을 해부한 주류 보건경제학의 연구는 거의 없다.

주류 보건경제학에서 제도, 가치, 권력에 대한 관심이 마땅히 있어야 할 빈자리를 대신 차지하고 있는 것은 너무나 크게 설정된 '개인'이다. 그로스먼 모형에서 가정하는 개인은, 매 시기 제약조건하에서 최적의 건강 수준과 의료서비스 소비를 선택함으로써 생애 총효용을 극대화하는, 멀리 내다보면서도 계산 능력이 탁월한 존재이다. 건강은 물론이고, 중독이나 자살에 관한 모형에서도 개인은 남은 생애 총효용을 극대화하는 존재이다. 신고전학파 경제

38 Nyman JA. Is 'moral hazard' inefficient? The policy implications of a new theory. Health Affairs. 2004; 23(5): 194-199.

39 McMaster R. Mainstream health economics and dignity: the commodity narrative as a debilitating solecism? American Journal of Economics and Sociology. 2013; 72(1): 1-31.

40 Mooney G. Challenging health economics. Oxford University Press, 2009.

41 Davis JB, McMaster R. Situating care in mainstream health economics: an ethical dilemma? Journal of Institutional Economics. 2015; 11(4): 749-767.

학이 자신의 연구 범위를 경제 현상에 제한하지 않고 종교나 보건의료 현상까지 진출한 것을 두고 "경제학적 제국주의"[42]라고 한다. 이 경제학적 제국주의의 가장 큰 무기가 바로 기대효용을 극대화할 줄 아는, 탁월한 계산 능력을 소유한 합리적 개인이다. 이를 통해 경제학은 경제 현상을 연구하는 학문에서 의사결정의 보편 과학으로 변모하였다. 수학적 공식성과 모형 구축이 더욱 강조된 것도 이와 무관하지 않다. 그러나 이러한 경제학적 합리성 가정은 도처에서 비판을 받고 있다. 그 하나의 흐름인 행동경제학에서는 인간은 여러 인지 편향으로 점철되어 있어 규범적 합리성에서 벗어나는 경우가 많다고 지적한다. 심지어 행동경제학마저도 현실 세계에서는 불가능한 신고전학파 경제학의 합리성을 여전히 규범적인 표준으로 설정하고 있다는 점에서 위장된 신고전학파 경제학이라 비판하는 경향이 존재한다.[43]

건강과 관련한 개인의 의사결정은 신고전학파 경제학이 가정하는 단선적인 합리성보다 훨씬 더 복잡하게 상호작용하는 다수준의 요인을 포함한다.[44] 보건경제학자인 치머만(Frederick Zimmerman)이 제시하는 다수준 행태 모형은 생물학과 진화적·생태적 관점에 기반하여 인지, 습관, 관습, 권력을 포괄한다. 이 모형에서 신고전학파 경제학적 합리성에 해당하는 숙고의 과정은 여러 요소 중의 하나일 뿐이다(그림 5.1-1).

이 다수준 모형은 건강에 관한 역학의 다수준 모형 및 생애적 접근과 여러 면에서 유사하다. 다만 이 모형에서 상위 수준은 공간적인 학교나 지역이 아니고 비공간적인 관습(위에서 사용해 온 제도와 비슷한 의미)과 권력이다. 건강 행태에 관한 모형이나 의료이용 등 건강 관련 행태 일반으로 확장하더라도 무리가 없다.

이 모형은 주류 보건경제학에서 간과하고 있는 제도, 가치, 권력을 상위 수

42 Lazear EP. Economic imperialism, No. w7300. National Bureau of Economic Research, 1999.

43 Berg N, Gigerenzer G. As-if behavioral economics: neoclassical economics in disguise? History of Economic Ideas. 2010: 133-165.

44 Zimmerman FJ. Habit, custom, and power: a multi-level theory of population health. Social Science & Medicine. 2013; 80: 47-56.

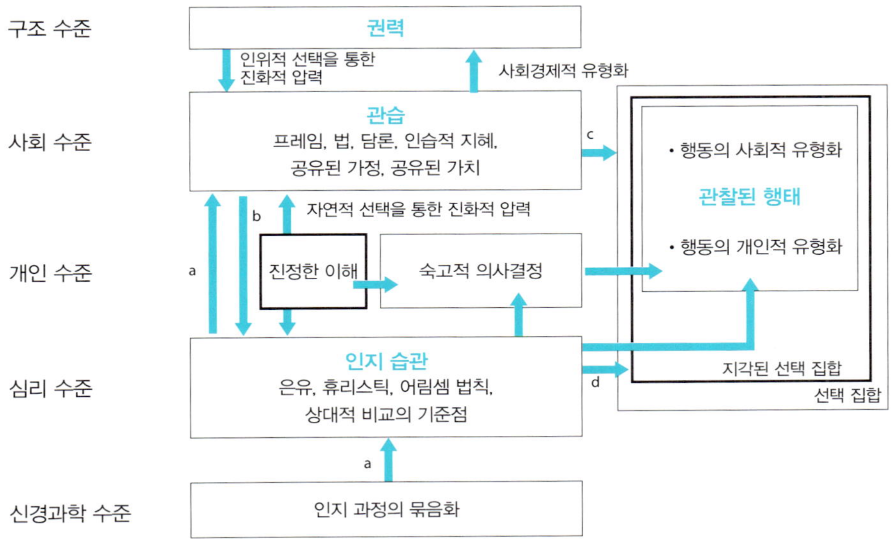

〈그림 5.1-1〉 다수준 행태 모형

주: 인과적 과정(a-d)
a. 출현(emergence)
b. 재구성적 하향적 인과성(사회 환경이 특정 인지 습관을 강화)
c. 법과 기타 측면의 관습이 선택 집합을 결정
d. 인지적 습관은 지각된 선택 집합에 영향을 미치는데, 이는 실제 선택 집합보다 더 제한적일 수 있음.

출처: Zimmerman FJ. Habit, custom, and power: a multi-level theory of population health. Social Science & Medicine. 2013; 80: 47-56.

준에서 명시적 요인으로 포함하는 장점이 있다. 동시에 개인의 무제한적 합리성을 가정하는 신고전학파 경제학과 달리, 숙고가 행동에 영향을 미치는 영향은 절대적이지 않고, 오히려 인지 습관이 중요함을 강조한다. 즉, 의사결정에 인지 편향 등 다양한 인지적 요인이 작용함을 고려하는 것이다. 그리고 이 하위 수준의 인지적 습관은 상위 수준에 있는 관습과 상호작용 관계에 놓인다.

이 모형은, 예를 들어 비만[45]이나 담배, 음주와 같은 건강행태를 설명할 때 유용한 대안적 틀을 제공한다. 개인의 기대 효용을 극대화하는 건강 수준와 투자를 결정한다는 그로스만 모형이나, 미래의 담배 소비가 주는 한계 효

45 Zimmerman FJ. Habit, custom, and power: a multi-level theory of population health. Social Science & Medicine. 2013; 80: 47-56.

용이 감소할 것을 이미 알고서도 담배 소비를 결정한다는 합리적 중독 모형 등, 신고전학파 경제학의 접근과는 전혀 다른 접근이다. 개인의 숙고 이외에도 개인의 습관, 사회적 관습, 기업의 권력이 명시적으로 고려될 수 있다. 환자의 의료이용이나 의사의 의료제공에 관련된 행태에도 적용 가능하다. 감기 항생제 처방의 예를 들어 보자. 주류 보건경제학에서는 항생제 처방에 따른 의사의 경제적 유인을 중요하게 고려할 것이다. 반면, 치머만의 모형에서는 의사 본인의 누적된 습관과 전문가 집단 내의 관습은 물론,[46] 이윤을 추구하는 제약기업, 심사평가를 담당하는 공공기관, 환자와 시민의 역량 등을 권력 수준에서 고려할 수 있다.

이 모형이 유일한 전일적인 모형이 될 필요는 없다. 그러나 이 모형은 앞으로 의료관리학이 활용해야 할 도구로서의 보건경제학이 현재의 주류 보건경제학보다 확장된 내용으로 구성되어야 할 것임을 시사한다. 현재의 주류 보건경제학은 이 모형 중에서 숙고와 행태의 연결에 집중되어 있다. 각기 다른 의사결정과 행태마다 이 다수준의 요인들은 다른 영향력을 지닐 것이라고 보는 것이 적절할 것이다. 따라서 어떤 행태에 따라서는 인지 습관, 관습, 권력의 영향력이 절대적으로 또는 상대적으로 작아지면서, 기대 효용 극대화를 추구하는 숙고의 영향력이 직접적일 수 있다. 이처럼 제한적 범위(scope)에서는 현재의 신고전학파 경제학적 접근이 여전히 유용할 수 있다.

주류 보건경제학이 현재 처해 있는 이론적 난점에도 불구하고, 지금까지 발전시켜 온 계량경제학적 방법론은 의료관리학 연구에 유용한 방법론적 도구를 제공한다.[47] 예를 들어 랜드 건강보험실험의 연구자들은 의료이용과 비용을 종속변수로 분석하는 과정에서 다수의 비이용자와 치우친 분포를 보이는 소수의 이용자들로 구성된 두 개의 집단을 종합하는 방법으로 2부분 모형(two-part model)을 적용하였다. 의료이용이나 비용은 전형적으로 오른쪽 꼬

46 Eggleston K. Prescribing institutions: explaining the evolution of physician dispensing. Journal of Institutional Economics. 2012; 8(2): 247.

47 Jones AM. Health econometrics. Handbook of health economics, 1. 2000, pp265-344.

리가 긴 분포를 보이는데 이 문제를 회귀분석에서 어떻게 다루는가 하는 점도 그 과정에서 연구되었다. 방문 일수와 같은 가산자료(count data), 3개 이상의 순위척도나 명목척도가 종속변수일 때 회귀모형을 추정하고 정책 시뮬레이션을 하는 방법 등도 의료관리학에서 중요하게 습득해야 할 방법론이다. 그리고 의료관리학에서는 회귀모형 추정 시 독립변수의 내생성(endogeneity)이 흔히 문제가 된다. 예를 들어 의료이용이 종속변수이고 민간의료보험 가입이 독립변수라면, 역선택의 이론에 따라 민간의료보험 가입의 내생성을 의심해야 한다. 보건경제학은 이와 같은 문제들을 응용 미시계량경제학 속에서 심도 있게 다루어 왔으므로 의료관리학에서도 유용하게 활용할 수 있다. 마지막으로 정책과 보건사업 효과 평가는 의료관리학에서는 필수적으로 학습해야 할 내용이다. 실험 설계를 채택하기 어려운 상황에서 계량경제학은 다양한 방법을 발전시켜 왔으며, 실제 많은 의료관리학 연구에 이미 적용되고 있다. 요컨대 의료관리학에 특별히 중요한 종속변수 유형, 내생성, 정책 및 보건사업 효과 평가의 세 가지 영역에서 계량경제학 방법론은 의료관리학에 유용한 도구를 제공한다. 이와 같은 방법론 학습은 역학이나 보건통계학 과정을 대체하는 것이 아니라, 그 위에서 부가적으로 수행되어야 한다.

5. 요약

이 장은 의료관리학에서 흔히 접하는 세 가지 정책의 예를 들며 보건경제학 이해의 유용성을 확인하는 것으로 출발하였다. 다음으로는 보건경제학 교과서를 재료로 현재 보건경제학의 연구 범위와 내용을 일별하였다. 대부분의 교과서에서는 수요와 공급이 먼저 주요하게 기술된 후 보건의료체계와 정책이 일부 다루어지는 구성을 취하고 있었으며, 비용효과분석이 전체 내용과 유기적으로 연결되지 못하였다. 수요가 특히 큰 비중을 차지하였는데, 가격과 수요의 관계, 건강과 의료서비스 수요 모형, 의료보험에 대한 수요 세 가지가 주요 내용을 구성하였다.

다음으로는 현재의 주류 보건경제학을 역사적 형성물이라는 관점에서 살펴보았다. 현재의 주류 보건경제학은 20세기 후반 신고전학파 경제학의 영향력 아래 미국 보건의료 맥락에서 형성되었다. 소비와 교환을 중시하며 신고전학파 경제학을 따라 건강과 의료서비스를 상품으로 파악하고, 보건의료에서도 시장을 사회의 일차적 질서로 간주하고 있다. 이어서 의료관리학의 관점에서 보건경제학을 어떻게 볼 것인가를 서술하였다. 주류 보건경제학이 제도, 가치, 권력을 경시함에 따라 의료관리학의 관점에서는 그 유용성이 심각하게 제한됨을 알 수 있었다. 위험요인 역학과 주류 보건경제학의 비교를 통해, 개인 수준, 환원적 접근, 모형의 강조 등 유사성이 있음을 발견하였다. 하나의 대안으로 숙고 외에도 인지 습관, 관습, 권력을 포함하는 치머만의 다수준 모형을 소개하였다. 앞으로 의료관리학이 필요로 하는 보건경제학은 현재의 주류 보건경제학 내용보다 더 확장되어야 함을 시사한다. 새로운 보건경제학은 보건의료 부문에서 인간행태를 종합적으로 이해하기 위해 제반 사회과학은 물론 자연과학 지식까지도 포괄하여, 미시 수준의 인지 습관과 거시 수준의 제도, 권력을 통합해 내야 할 것이다. 끝으로, 보건경제학이 발전시켜 온 계량경제학적 방법론은 의료관리학 연구에 유용한 도구를 제공함을 강조하였다.

참고문헌

- Akerlof G. The market for lemons: quality uncertainty and the market mechanism. Quarterly Journal of Economics. 1970; 84(3): 488–500.
- Arrow KJ. Uncertainty and the welfare economics of medical-care. American Economic Review. 1963; 53(5): 941–973.
- Berg N, Gigerenzer G. As-if behavioral economics: neoclassical economics in disguise? History of Economic Ideas. 2010: 133–165.
- Bhattacharya J, Hyde T, Tu P. Health economics. Palgrave Macmillan, 2013.
- Colander D. The death of neoclassical economics. Journal of the History of Economic Thought. 2000; 22(2): 127–143.
- Culyer AJ, Newhouse JP (eds.). Handbook of health economics, Vol. 1. North Holland, 2000.
- Cutler DM, Zeckhauser RJ. The anatomy of health insurance. Handbook of health economics, 1. 2000, pp563–643.
- Davis JB, McMaster R. Situating care in mainstream health economics: an ethical dilemma? Journal of Institutional Economics. 2015; 11(4): 749–767.
- Eggleston K. Prescribing institutions: explaining the evolution of physician dispensing. Journal of Institutional Economics. 2012; 8(2): 247.
- Feldstein PJ. Health policy issues: an economic perspective. Health Administration Press, 2007.
- Folland S, Goodman AC, Stano M. The economics of health and health care, Vol. 6. Pearson Prentice Hall, 2007.
- Forget EL. Contested histories of an applied field: the case of health economics. History of Political Economy. 2004; 36(4): 617–637.
- Fuchs VR. The future of health economics. Journal of Health Economics. 2000; 19(2): 141–157.
- Gilson L. Trust and the development of health care as a social institution. Social Science & Medicine. 2003; 56(7): 1453–1468.
- Grossman M. On the concept of health capital and the demand for health. Journal of Political Economy. 1972; 80(2): 223–255.
- Hodgson GM. An institutional and evolutionary perspective on health economics. Cambridge Journal of Economics. 2008; 32(2): 235–256.
- Hurley J. An overview of the normative economics of the health sector. Handbook of health economics 1. 2000, pp55–118.
- Jones AM. Health econometrics. Handbook of health economics, 1. 2000, pp265–344.
- Kuhn TS. The structure of scientific revolutions, 2nd ed. University of Chicago Press, 1970.
- Lazear EP. Economic imperialism, No. w7300. National Bureau of Economic Research, 1999.
- Manning WG, Newhouse JP, Duan N, Keeler, EB, Leibowitz A. Health insurance and the demand for medical care: evidence from a randomized experiment. The American Economic Review. 1987: 251–277.
- McMaster R. Mainstream health economics and dignity: the commodity narrative as a debilitating solecism? American Journal of Economics and Sociology. 2013; 72(1): 1–31.
- Mooney G. Challenging health economics. Oxford University Press, 2009.
- Musgrove P (ed.). Health economics in development, Vol. 434. World Bank Publications, 2004.
- Nyman JA. Is 'moral hazard' inefficient? The policy implications of a new theory. Health Affairs. 2004; 23(5): 194–199.

- Pauly MV, McGuire TG, Barros PP (eds.). Handbook of health economics, Vol. 2. North Holland, 2012.
- Pearce N. Traditional epidemiology, modern epidemiology, and public health. American Journal of Public Health. 1996; 86(5): 678–683.
- Phelps CE. Health economics. Adisson–wasley, 1997.
- Rice T. The economics of health reconsidered. Health Administration Press, 2009.
- Rose G. The strategy of preventive medicine. Oxford University Press, 1992.
- Sloan FA, Hsieh CR. Health economics. MIT Press, 2012.
- Vladeck BC, Rice T. Market failure and the failure of discourse: facing up to the power of sellers. Health Affairs. 2009; 28(5): 1305–1315.
- Wagstaff A, Culyer AJ. Four decades of health economics through a bibliometric lens. Journal of Health Economics. 2012; 31(2): 406–439.
- Zimmerman FJ. Using marketing muscle to sell fat: the rise of obesity in the modern economy. Annual Review of Public Health. 2011: 32.
- Zimmerman FJ. Habit, custom, and power: a multi–level theory of population health. Social Science & Medicine. 2013; 80: 47–56.
- Zweifel P, Breyer F, Kifmann M. Health economics. Springer Science & Business, 2009.

2 국민보건계정과 의료비

정형선(연세대학교 보건과학대학 보건행정학과 교수)

학습 목표

- ☑ 의료비 총량지표로서의 경상의료비 및 개인의료비의 개념과 상호관계를 이해한다.
- ☑ 경상의료비를 포함한 다양한 의료비 통계의 출처인 '보건계정(Health Account)'의 발전 과정을, '보건계정' 자체의 발전 과정과 국내 보건계정의 발전 과정으로 나누어 이해한다.
- ☑ 2014년 경상의료비의 재원별·기능별·공급자별 구조를 이해하고 지난 30년간의 추이를 확인한다.
- ☑ 한국의 의료비 수준이 국제적으로 어떠한 위치에 있는지를 OECD 국가와의 비교를 통해 확인한다.

(총)경상의료비는 한 나라의 의료비 총량치로, 그 변화는 국민이나 국가경제의 입장에서 볼 때 의료서비스를 향유하기 위한 부담의 변화를 의미하며 의료제공자의 입장에서 볼 때는 의료서비스에 대한 국민의 지불의사와 이를 통한 수입규모의 변화를 의미하기도 한다.

의료비 총량의 규모와 변화만이 아니라 그 구성 내용과 변화도 중요하다. 그러한 부담을 누가 하는지, 그러한 지출이 어떤 내용에 사용되고 있는지, 그리고 그러한 돈이 누구에게 지불되는지 각각이 보건의료정책에 중요한 의미를 지니게 된다. 이러한 총량규모와 구성요소에 대한 통계는 시계열적인 일관성을 유지하는 것도 중요하지만, 국가 간에 비교 가능성을 유지하는 것이 특히 중요하다. 이를 위해서는 국제적으로 공통의 기준을 설정하고 이를 따르는 절차가 필요한데, 현재는 보건계정체계(System of Health Accounts, SHA)라고 하는 국제적인 통일된 기준이 확립되어 있다.

경상의료비와 국민보건계정의 이해는 전체 보건의료제도의 투입요소를 확인하여 보건의료제도의 성과평가를 가능하게 한다.

1. (총)경상의료비와 국민보건계정의 개념

1) (총)경상의료비의 정의 및 구성

경상의료비(current health expenditure)란 '보건의료서비스와 재화의 소비를 위한 국민 전체의 1년간의 지출 총액'을 지칭한다. 이를 보다 자세히 살펴보면 다음과 같다.

첫째, 경상의료비는 '지출(expenditure)' 개념이다. 의료재화나 의료서비스의 생산 또는 그러한 생산을 위한 요소소득의 분배를 측정하는 것이 아니고 국민계정(System of National Accounts, SNA)에서 지칭하는 "판매자가 제공하는 재화나 서비스와 교환해서 구매자가 지불하는 것의 가치"를 화폐적으로 측정하는 것이다. 지출은 최종 소비 단계에서 지불되는 돈을 합하는 것이기 때문에 생산을 위한 중간 비용(자본, 노동 투입 등)이 이미 포함되어 있는 개념('all-in' value)이다. 비시장적 의료생산물에 대한 지출은 투입요소를 구입하기 위해 실제로 지출한 비용을 합하여 산출한다. 가계의 자가소비생산(own-account production)은 생산으로 간주되지 않지만, 재가의료서비스의 제공자에 대한 보상으로 민간 가계가 얻게 되는 현금의 이전소득은 의료의 가계생산으로 간주한다.

둘째, 경상의료비는 '거주민'의 의료비 총량규모를 지칭하는 것이다. 자연적인 지리적 경계(geographical boundary)가 아닌, 인적 경계로서의 내국인을 중심으로 한 개념이다. '거주민'의 개념은 국제수지(Balance of Payments)의 규정을 따르는데, '경제의 중심(center of economy)'이 1년 이상 해당국에 있는 경우를 해당국의 '거주민'으로 분류한다. 즉, 자국의 거주민이 임시로 외국에서 지출한 비용과 해외지사가 의료의 생산을 위한 투입요소에 지불한 비용은 경상의료비에 포함되며, 반면에 외국인이 국내에서 소비한 것은 의료의 '수출'로 처리되어 경상의료비에는 포함되지 않는다.

셋째, 경상의료비에 포함되는 '보건의료(health care)'는 기본적으로 '기능'에 따라 정의된다. '기능'이란 질병예방, 보건증진, 치료, 재활, 장기돌봄과 같이 보건의료가 수행되는 목적을 가리킨다. 즉, 수행되는 활동의 기능 유형에 따라 경상의료비에 포함할지 여부가 결정된다. 엄격히는 누가 공급하는가(who does it)보다는 무엇이 수행되는가(what is done)에 초점이 맞추어진다. 하지만 현실적으로는 여러 제반 사항을 동시에 고려하여 포함여부를 판단하게 된다. 보건의료는 OECD에 의하면 의료서비스 및 재화, 공중보건 및 예방프로그램, 그리고 행정을 위한 지출을 포함한다.[1] 다만 의료인의 교육훈련비용, 연구개발비용, 건강식품지출 등은 '보건 관련 지출(health-related expenditure)'이라고 하여 경상의료비에는 포함하지 않는 것으로 약속이 되어 있다.

---

1 OECD. A System of accounts for international data collection Version 1.0. 2000.

(기존의) 국민의료비 = 경상의료비 (개인의료비 + 집합보건의료비) + 자본형성

보건계정에는 'total health expenditure'라는 개념이 있다. 한국에서는 기존의 관행을 인정하여 이를 '국민의료비'[2]로 번역해서 사용해 왔다. 'total health expenditure'는 '보건의료재화와 서비스의 최종 소비'(즉, 경상의료비)와 '보건의료의 하부구조에 대한 자본투자'를 합한 것이다. 후술할 새로운 표준(SHA2011)은 총계치로서 'total health expenditure'을 더 이상 사용하지 않고 'current health expenditure'(경상의료비)를 사용하기로 했음을 주목할 필요가 있다. 국가에 따라 자본형성(capital formation)이 경상의료비와 중복 계상되는 경우가 생기기 때문이다. 자본형성이란 주로 시설 및 자본에 대한 신규투자를 지칭한다. 1년간의 보건의료 관련 신규건물(병원, 보건소 등)의 건설 또는 증축, 대형장비의 구입 등이 이에 해당된다.

경상의료비는 다시 개인의료비(personal health expenditure)와 집합보건의료비(collective health expenditure)로 나뉜다. 개인의료비는 개인에게 직접 주어지는 서비스 내지 재화에 대한 지출을 의미한다. 흔히 병·의원 등의 의료기관이나 약국 등에서 이루어지는 서비스 내지 재화에 대한 지출로, 보통의 의료비는 이러한 개인의료비를 지칭한다고 보면 된다. 집합보건의료비는 공중을 대상으로 하는 보건의료 관련 지출로 크게 예방 및 공중보건사업이나 보건행정관리비로 구분된다. 개인의료비와 집합보건의료비는 핵심기능(core function)으로, 앞에서 본 '자본형성'은 보건 관련 기능(health-related function)으로 분류하기도 한다.

2 국내에서는 그동안 'total health expenditure'를 '국민의료비'로 번역, 사용해 왔다. 국민의료비라는 용어의 유래인 일본에서는 1955년 이래 매년 『國民醫療費』라는 제목의 책자를 발간하고 있다. 동 '國民醫療費'는 엄밀히는 건강보험진료비에 해당하는 좁은 외연의 지표로, 일본 내에서 총보건의료지출로 번역되는 'total health expenditure'와는 전혀 다른 개념이다. 일본의 '國民醫療費'는 일본 국내의 의료보험 정책 수립을 위한 시계열 자료로서의 역할을 충분히 수행하고 있으나, 이러한 '國民醫療費'라는 기존의 개념과 통계가 국제비교를 위한 지표의 산출에 있어서는 오히려 장애가 되고 있는 양상을 보여 왔다. 이 장에서는 'total health expenditure'를 우리말로 옮기지 않고 그대로 사용한다.

'경상의료비'에 대한 정의를 내리고 지표를 산출하는 작업은 어떠한 실체가 존재하고 이를 규명해 내는 작업이라기보다는 국제적 비교 가능성 및 시계열적 일관성의 관점에서 판단하여 적절한 대상을 형성해 가는 작업이다. 즉, 경상의료비의 외연을 어디까지 할 것인지는 절대적인 기준이라기보다는 국제비교를 위한 국가 간의 약속이다. 이러한 약속을 정함에 있어서 기존에 사용되고 있는 상이한 지표의 존재, 분류를 위한 정보의 부재 등 다양한 이유로 국가 간에 의견이 통일되지 않는 경우가 발생한다. 그럼에도 개별적인 차이를 최소화한 상태에서의 공통의 기준을 마련하고 이에 따라 지표를 수집하는 것이 그동안의 국제지표 산출 과정이다.

2) 국민보건계정의 개념 및 발전 과정

국민보건계정(national health accounts)이란 '경상의료비의 재원, 기능, 공급자별 흐름을 일목요연하게 보여 주는 국가 단위 의료비 지출의 종합표'이다. 보건계정은 기능별, 재원별, 공급자별의 세 가지 축을 기본으로 해서 이를 기능별·공급자별, 공급자별·재원별, 재원별·기능별의 세 가지 2차원 매트릭스를 구성한 것을 기본테이블로 한다(그림 5.2-1).

이는 OECD에서 제시하고 있는 매뉴얼 「보건계정체계(System of health accounts)」(2007)를 중심으로 작성되고 있다. 각국은 국내의 시계열적 일관성은 물론 국가 간의 횡단면적 비교 가능성을 높이기 위해 OECD에서 제시한 보건계정체계를 중심으로 전체 의료비의 크기와 그 하위 부문의 데이터를 구축하는 작업을 진행하고 있다. 보건계정체계는 현재 OECD, WHO 및 유럽통계청(EUROSTAT)의 공동 작업을 통해 국제적 표준으로 확립되어 있다.

국가 단위의 의료비 규모를 나타내는 지표는 국가마다 다양하게 발전되어 왔지만, 국제비교를 위해서는 같은 내용, 같은 항목을 포괄하는 지표를 비교해야 정책적인 의미가 커지게 된다. 여기서 국제적으로 통일된 기준이 필요해진다. 결국 통일된 기준은 국내적 적절성과 국제적 비교 가능성 사이의 갈등(trade-off)을 조화하는 작업이다.

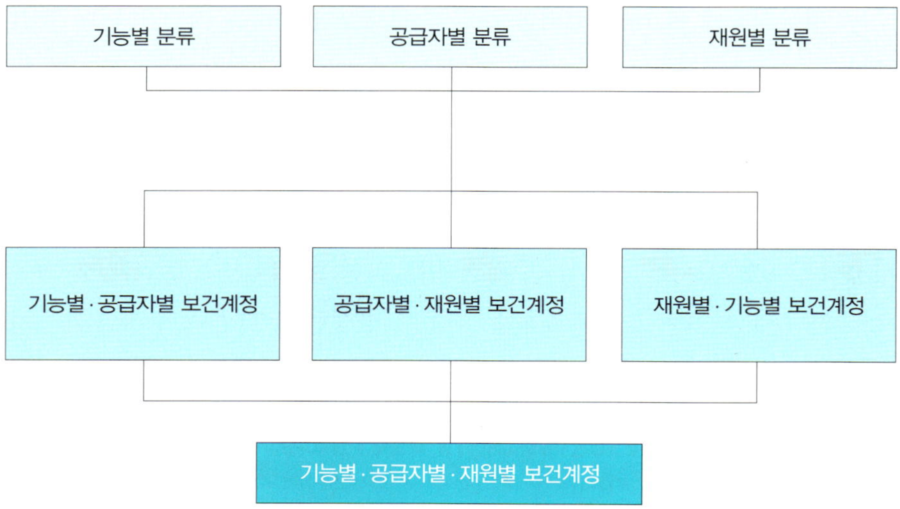

〈그림 5.2-1〉 국민보건계정 기본테이블

가) 국민보건계정의 발전 과정

OECD는 *Public Expenditure on Health*(1977),[3] *Measuring Health Care 1960-1983*(1985)[4] 등의 발간을 통해 보건의료데이터를 집대성하는 작업을 진행해 왔고, 1990년대에는 파일의 형태로 매년 보건의료자료를 발표해 왔다. 'total health expenditure'는 이를 대표하는 상징적인 항목으로 많은 지표들 중에서도 가장 비중 있게 다루어져 왔다.

1990년대 후반에 들어 OECD 국가들 중 자국 내의 보건계정체계를 재검토하는 국가들이 늘어가면서 국내의 시계열적인 일관성뿐 아니라 국제비교의 정합성을 유지하는 'total health expenditure' 데이터와 이를 위한 공통 기준에 대한 요구가 계속되었다. OECD는 이러한 요구를 반영하여 2000년 "System of Health Accounts"라는 제목의 매뉴얼을 발간하게 되었고, 그 뒤 WHO도 전체 회원국을 대상으로 하는 보건계정 가이드가 별도로 필

3 OECD. Public expenditure on health. 1977.
4 OECD. Measuring health care 1960-1983. 1985.

요하다고 보고 2003년 이를 위한 간행물 "NHA Producers Guide"[5]를 발간했다. OECD에서는 OECD 보건계정전문가회의(Meeting of Experts in Health Accounts)를 매년 개최하여 회원국의 보건계정 구축 작업을 모니터하며 서로의 경험을 공유하고 있다.

OECD, WHO 및 EUROSTAT는 상호 협력 또는 경쟁 관계 속에서 다양한 논의를 진행하던 중 2006년부터는 국제작업팀(International Health Accounts Team, IHAT)을 구성하고 공통의 양식에 의한 국민보건계정의 수집 작업을 수행하고 있다. 2007년부터는 그간의 경험을 바탕으로 시대의 변화를 반영한 새로운 매뉴얼 구축 작업이 진행되어 마침내 2011년 신규 매뉴얼 "SHA2011"을 발간하게 되었다.

나) 우리나라에서의 국민보건계정과 의료비

전체 의료비(당시의 '국민의료비')의 규모를 산출하기 위한 국내의 시도는 박종기·노인철(1976),[6] 박종기(1979),[7] 권순원(1986, 1988, 1993),[8] 이성규(1988),[9] 양봉민·이태진(1989),[10] 이태진(1990),[11] 명재일 등(1994),[12] 명재일·홍상진(1997, 1998),[13] 홍정기(1995)[14] 등에서 계속되어 왔으며, 이렇게 축적된 경험은 우리의 국민보건계정 구축에 밑거름이 되었다. 이러한 작업들은 대부분 국민의료비에 포함되어야 하리라는 항목을 정하고 이를 추계한 것이기 때문에 공통

5 WHO. NHA producers guide. 2003.
6 박종기, 노인철. 국민보건의료비추계: 1970-1974. 한국개발연구원, 1976.
7 박종기. 한국의 보건재정과 의료보험. 한국개발연구원. 1979.
8 권순원. 국민의료비 연구: 추계와 분석. 한림대학교, 1986; 권순원. 국민의료비의 추이와 의료비 안정화 대책. 한국개발연구원, 1988; 권순원. 국민의료비 증가추이와 안정화 방안. 한국개발연구원, 1993.
9 이성규. 우리나라 국민의료비 추계에 관한 연구(1975-1993). 서울대학교, 1988.
10 양봉민, 이태진. 국민의료비 억제방안에 관한 연구. 의료보험관리공단, 1989.
11 이태진. 국민의료비 추계 및 의료비증가요인 분석. 서울대학교, 1990.
12 명재일 등. 국민의료비의 구조와 동향: 1985-1991. 한국의료관리연구원, 1994.
13 명재일, 홍상진. 국민의료비의 지출동향: 1985-1994. 한국의료관리연구원, 1997; 명재일, 홍상진. 국민의료비의 지출동향: 1985-1995. 한국의료관리연구원, 1998.
14 홍정기. 국민의료비의 시계열 및 간접의료비용 추계. 한국보건사회연구원, 1995.

의 외연과 내포를 가지고 국제적으로 비교하는 것을 주 목적으로 하는 'total health expenditure'의 규모로서는 한계가 있었다. 하지만 이러한 추계작업들이 제약된 여건하에서 다양한 방식을 시도했다는 점, 그리고 이런 과정을 통해서 의료비와 관련된 자료들이 망라될 수 있었다는 점은 분명한 성과라 할 수 있다. 특히 명재일 등[15]의 연구는 이런 점에서 우리나라 'total health expenditure' 추계에 있어 분수령을 이루는 성과를 거둔 것으로 평가된다.

1996년 말 우리나라가 OECD에 가입한 이후, 신종각[16]은 OECD의 'total health expenditure' 논의를 주목하기 시작했고, 정영호 외[17] 및 장영식 외[18]의 연구들은 OECD의 논의 내용을 어느 정도 반영한 추계 결과를 보여 주었다. 하지만 이는 아직 기존의 방식에 따라 재원별·기능별 2차원 계정을 구축한 것으로 OECD SHA 기준이 본격적으로 적용된 것은 아니었다. 정형선과 이준협[19]은 처음으로 공급 부문을 포함한 3차원 보건계정을 구축했고 결과물로 세 가지 2차원 보건계정을 제시하였다. 동 연구의 중간결과는 2003년 10월의 'OECD 보건계정전문가회의'에서 발표되었고, OECD health data에는 2004년 3차 버전부터 수록되게 되었다. 이에 따라 과거 방식에 의한 한국의 수치가 전면적으로 개편되고 OECD SHA기준에 따른 국가 간의 비교 가능성에 있어 획기적 전환을 보게 되었다.

그 뒤 "국민의료비 및 국민보건계정통계"는 국가승인통계로 지정되었고 보건복지부의 정책통계담당관실이 주관부서가 되어 매년 업데이트되고 있으며, 이를 기반으로 산출되는 다양한 의료비통계들은 OECD health data에 수록되어 의료비, 의료제도 및 보건정책의 국제비교분석에 활용되고 있다. 2008년 3월에는 학계와 연구소의 전문가들이 참가하는 '국민보건계정포럼'이 결

15 명재일 등. 국민의료비의 구조와 동향: 1985-1991. 한국의료관리연구원, 1994.

16 신종각. 의료보험 급여범위와 본인부담 실태 분석. 보건복지포럼, 1997.

17 정영호, 이견직, 강성욱. 국민의료비 산출모형 개발 및 추계. 한국보건사회연구원, 2000.

18 장영식, 도세록, 고경환, 이래연. 국민의료비 산출체계 개발 및 추정. 한국보건사회연구원, 2002; 장영식, 도세록, 고경환, 이래연. 2001년 국민의료비 추계. 한국보건사회연구원, 2003.

19 정형선, 이준협. 재원, 기능 및 공급 부문별 국민보건계정을 위한 시계열데이터 구축. 보건복지부, 연세대학교, 2004.

성되어 우리나라 국민보건계정 및 'total health expenditure'의 산출 과정에 대한 검토 및 확산 작업이 진행되었고, 2011년에는 한국보건경제·정책학회에 '국민보건계정포럼'이 마련되어 학계의 의견을 수렴하기도 했다.

2. 국민보건계정의 구축[20]

이 절에서는 보건계정 구축 기준을 제시한 신규매뉴얼 SHA2011의 배경과 내용에 대해 기술하고, 경상의료비 및 재원별·기능별·공급자별 국민보건계정을 구축하기 위한 자료원 및 방법에 대해 기술한다.

1) SHA2011

현재 국민보건계정은 'SHA2011'에서 제시된 기준에 따라 구축되고 있다. SHA2011에 대한 논의는 2007년 OECD의 보건계정전문가회의에서 본격적으로 시작되었고, OECD, WHO 및 EUROSTAT가 공동으로 참여하는 국제작업팀이 실무 작업을 담당했다. 'SHA2011'의 발간 이후, 동 매뉴얼의 축약버전 발간, SHA2011 적용 확산을 위한 파일럿 연구의 시행, 하위 항목별 추계 방법론의 개발, WHO를 중심으로 한 OECD 비회원국에의 확산 등 일련의 작업이 진행되어 왔다. OECD 회원국 중에서 EU에 속한 국가는 EUROSTAT에, 나머지 OECD 회원국은 OECD에, 나머지 국가들은 WHO에 매년의 보건계정 산출 결과를 제출한다. 2014년 제출(Joint Health Accounts Questionnaire 2014, JHAQ 2014)부터는 기존 매뉴얼인 SHA1.0[21] 외에 신규의 SHA2011이 병용되기 시작하였으며, 2016년 제출(JHAQ 2016)부터는 SHA2011만을 제출하는 것

20 정형선, 신정우. 1970-2014년 경상의료비 및 국민보건계정: SHA2011의 적용. 보건행정학회지. 2016; 26(2): 95-106.

21 OECD(2000)를 지칭함.

을 원칙으로 하고 있다. 2016년 6월 현재 OECD 국가를 비롯한 주요 국가들 중에서 SHA2011에 따른 보건계정데이터를 제출하고 있는 국가는 38개 국가인 것으로 확인되고 있다.[22]

SHA2011은 SHA1.0과의 연속성을 갖지만 훨씬 포괄적이고, 아울러 다양한 발전적 변화를 담고 있다.

첫째, SHA2011은 기존의 세 가지 핵심 계정(기능별·공급자별·재원별)을 유지하면서도 그 하위분류 기준을 보다 정교화하고 있다. 기능별 분류 중에서 가장 큰 변화를 보인 예방서비스(HC.6)를 보면, SHA2011은 기존 버전의 문제점이었던 항목 간의 중복 문제 등을 정리하여 정보·교육·상담프로그램(HC.6.1), 면역프로그램(HC.6.2), 질병조기발견프로그램(HC.6.3), 건강모니터링프로그램(HC.6.4), 역학조사·위험·질병관리프로그램(HC.6.5), 재해·응급대응프로그램(HC.6.6)으로 구분하고 각각에 관한 상세한 개념 정의와 사례를 제시하고 있다.

재원별 분류에 있어서는 공사혼합(public-private mix)의 구분선으로 그동안 차용했던 SNA상의 '일반정부(general government)' 개념을 사용하지 않고, '의무가입(compulsoriness) 여부'를 사용하게 된 것이 가장 큰 변화다. 이에 따라, 재원별 분류는 정부(HF.1.1), 의무가입건강보험(HF.1.2), 임의가입건강보험(HF.2.1), 비영리단체(HF.2.2), 기업재원(HF.2.3)과 가계직접부담(HF.3)으로 구성된다. 이 중 '정부'와 '의무가입건강보험'은 같은 HF.1로 묶여 있기 때문에 이것이 '공공'재원으로 간주되고, 나머지인 HF.2 및 HF.3은 '민간'재원으로 해석될 가능성이 커졌다. 한국 보건계정상에서의 변화를 보면, SHA1.0에서는 민간재원(HF.2 Private Sector)으로 분류되던 '자동차보험 책임보험' 재원의 의료비가 SHA2011상에서는 의무가입건강보험(HF.1.2)에 속하게 되어 결국 '공공'재원으로 간주될 공산이 크다.[23]

---

22 OECD 및 EU 회원국을 비롯하여, 브라질, 중국(중화인민공화국), 콜롬비아, 코스타리카, 인도, 인도네시아, 라트비아, 리투아니아, 러시아, 남아프리카공화국이 여기 해당한다.

23 SHA2011은 소유자나 운영자가 '공공'인지 여부는 'public'의 경계가 유동적이기 때문에 이를 주된 분류 기준으로 하지 않고, 가입의 강제성(compulsoriness or mandatoriness) 여부를 주된 기준으로 하여 '의무민영보험(compulsory private insurance schemes)'을 HF.1로 분류하고 있다.

둘째, SHA2011은 보건계정의 외연을 확장하고 있다. 수급자 측면에서의 상병별·성별·연령별 계정과 공급자 측면에서의 공급요소(factors of provision) 계정을 공식화했다. SHA2011의 발간 이전에도 이들 계정을 구축하기 위한 시험적 시도는 있어 왔지만, SHA2011은 이것을 본격적인 작업 과제로 올려놓았다. OECD는 상병별·성별·연령별 계정이 보건의료정책의 설계에 있어서 활용도가 높다고 보고, 그 구축을 위한 준비를 2000년대 중반부터 한 바 있다. 한국은 네덜란드, 독일 등과 함께 2008년에 OECD의 시범연구에 참여하여 동 계정을 구축하였다. 최근에는 아시아태평양 지역과 남아프리카 지역 국가 등 개도국으로 동 계정의 구축 작업이 급속히 확산되고 있다.

2) 국민보건계정의 구축

공공재원 의료비는 건강보험통계 등 공식적인 행정통계가 있는 경우가 많은 반면, 민간재원 의료비는 행정통계에 의해 뒷받침되지 않는 경우가 많다. 공식적인 행정통계가 있는 경우는 이를 이용하나 그렇지 않은 경우는 경제총조사와 인구주택총조사를 기본으로 해서 가계(동향)조사, 한국의료패널, 국민건강·영양조사 등 다양한 서베이 데이터를 혼합적으로 활용한다. 다음에서는 SHA2011에 따라 산출된 1970-2014년의 국민보건계정과 경상의료비를 제시한다.

개인에게 제공되는 의료서비스와 재화에 대한 지출을 가리키는 '개인의료비' 중 '공공재원('HF.1.1 정부'와 'HF.1.2 의무가입건강보험')'은 건강보험통계, 의료급여통계 등 주로 공식 행정통계를 기초로 하여 구축한다. 자동차보험은 보건계정의 작성에 필요한 책임보험 의료비지출에 관한 공식 통계가 없는 바, 이를 위해 필요한 데이터를 보건복지부의 요청 공문에 근거하여 보험개발원으로부터 입수하여 사용한다.

민간재원 중에서 임의가입건강보험(HF.2.1)은 보험연구원이 민영보험회사들로부터 집계한 실손형보험 데이터를 제공받아 작성한다. 비영리단체(HF.2.2)는 국민계정(SNA)의 자료 등을 참조하고, 기업(HF.2.3) 재원은 기업체

노동비용조사보고서(노동부)의 '건강·보건에 관한 비용' 등을 이용하여 산출한다. 보건계정 구축의 최대 관건은 가계직접부담(HF.3)의 규모를 어떻게 잡아내는가이다. 이는 행정통계에 의해 뒷받침되지 않기 때문에 가능한 한 공신력 있는 데이터를 활용한 추정이 요구된다. 현재는 5년 주기의 센서스인 경제총조사와 인구주택총조사를 기본으로 하고, 다양한 서베이 정보를 결합해서 이를 보건의료의 하위 항목에 배분하는 방식을 사용하고 있다. 예를 들어, '경제총조사'(2010년 기준 조사, 2005년은 서비스업총조사)에서 확인된 공급자별 의료수익을 공급자별 총액치로 놓고, 가계(동향)조사의 변화율을 적용하여 중간 연도는 내삽(interpolation)하고, 5년 후의 센서스 데이터까지는 외삽(extrapolation)하여 산출하는 것이다. 기능별 배분과 재원별 배분을 위해서는 가계(동향)조사, 한국의료패널 및 국민건강·영양조사를 보충적으로 활용한다.

사회 구성원 다중을 대상으로 제공되는 '집합보건의료비'는 예방서비스(HC.6)와 거버넌스·보건체계·재정관리(HC.7)에 대한 지출을 포함한다. 이를 산출하기 위해서 정부결산자료를 보건계정의 하위분류에 맞추어 재배정하는 작업을 하게 된다. 지방정부의 보건의료지출은 대부분 보건소에서 이루어지게 되는데, 연구진이 작성한 일정한 양식에 따라 매년 전국 250여 개 보건소의 결산 내역이 수집된다. 고용노동부의 근로자건강검진, 건강보험공단의 건강검진, 가계의 종합검진 비용도 예방서비스 지출에 포함된다.

1970년부터 2014년까지의 45년에 걸친 보건계정을 구축하기 위해서는 방대한 자료를 바탕으로 3차원 보건계정의 입체(cubic)를 구성하는 다양한 작업이 뒷받침되어야 한다. 기본 데이터와 자료원은 〈표 5.2-1〉과 같다. 보다 구체적인 산출 과정은 지면상 보건복지부의 자료[24]를 참조하는 것으로 하고, 대신 여기서는 이를 도식화한 〈그림 5.2-2〉를 제시한다.

24 보건복지부. 2014 국민보건계정. 보건복지부, 연세대학교의료복지연구소, 보건사회연구원, 2016.

〈표 5.2-1〉 국민보건계정 구축을 위한 주요 자료원

기능별 구분	재원별 구분	자료원
개인의료	정부	의료급여통계연보(보건복지부) 보건복지백서 등 보충자료(보건복지부)
	사회(건강)보험	건강보험통계연보(국민건강보험공단) 산재보험사업연보(고용노동부) 장기요양보험통계연보(국민건강보험공단)
	의무가입민영(건강)보험	자동차보험 진료비(보험개발원 내부자료)
	임의가입건강보험	실손형 민영보험(보험연구원 내부자료)
	비영리단체	국민계정(한국은행)
	기업	기업체 노동비용조사보고서(고용노동부) 고용형태별근로실태조사보고서(고용노동부)
	가계직접부담	경제총조사(통계청) 가계(동향)조사(통계청) 국민건강 · 영양조사(보건복지부) 한국의료패널(한국보건사회연구원, 국민건강보험공단)
집합보건의료	정부	보건복지부 결산자료(보건복지부) 국민건강증진기금 결산자료(보건복지부) 응급의료기금 결산자료(보건복지부) 보건소집행내역조사(보건복지부)
	사회(건강)보험	건강보험통계연보(국민건강보험공단) 건강검진결과분석(국민건강보험공단) 고용노동부 세입세출 및 기금결산(고용노동부) 산재의료관리원 손익계산서(산재의료관리원)
	기업	근로자 건강진단 실시결과(고용노동부)

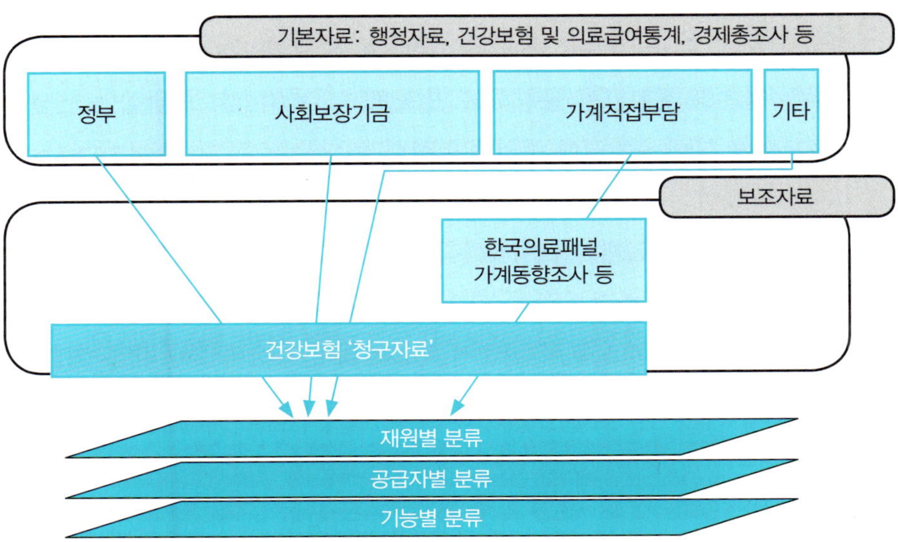

〈그림 5.2-2〉 국민보건계정 구축의 틀

3. 한국 경상의료비의 규모, 구성 및 추이[25]

이 절에서는 앞에서 기술한 추계방법에 따라 산출된 우리나라 1980-2014년 경상의료비 및 그 구성항목의 추계결과를 제시하고, 2014년 경상의료비 및 개인의료비 각각의 재원, 기능, 공급자 구성을 분석한 뒤 1970-2014년의 추이를 살펴본다.

1) 2014년 경상의료비의 규모 및 구성

우리나라의 2014년 경상의료비는 105.0조 원으로 GDP의 7.1%에 해당한다. 경상의료비에서 예방서비스와, 거버넌스·보건체계·재정관리 등의 집합보건의료비를 제외한 개념인 개인의료비는 97.5조 원으로 경상의료비의 92.8%에 해당한다(표 5.2-2).

경상의료비를 재원별로 보면 정부·의무가입제도의 비중(규모)은 56.5%(59.3조 원), 민간재원의 비중(규모)은 43.5%(45.7조 원)였다. 정부·의무가입제도는 의무가입(건강)보험재원인 46.3%(48.6조 원)와 정부재원 10.2%(10.8조 원)로 구성되며, 민간재원은 가계직접부담재원 36.8%(38.7조 원)와 임의가입제도 6.7%(7.0조 원)으로 구성된다. 앞에서 언급한 바와 같이 여기서의 '임의가입건강보험'은 실손형 보험금만 포함하고 있으므로 일반적으로 언급되는 민영보험의 규모와는 다른 수치임에 주의해야 한다(표 5.2-3).

경상의료비는 기능별로 입원서비스 33.2%(34.8조 원), 외래서비스 34.0%(35.7조 원), 의료재화 22.4%(23.5조 원), 거버넌스·보건체계·재정관리 3.6%(3.8조 원), 예방서비스 3.6%(3.8조 원) 등으로 구성된다.

〈그림 5.2-3〉에서 보듯이 한국의 'GDP 대비 경상의료비 비율' 7.1%는 OECD 회원국 및 가입준비국 35개 국가 중 28번 째에 해당한다. 터키, 멕시

25 정형선, 신정우. 1970-2014년 경상의료비 및 국민보건계정: SHA2011의 적용. 보건행정학회지. 2016; 26(2): 95-106.

〈표 5.2-2〉 2014년 경상의료비의 규모

구분	규모	비중
경상의료비	105.0조 원	100.0%
개인의료비	97.5조 원	92.8%
집합보건의료비	7.5조 원	7.2%
경상의료비/GDP	7.1%	
1인당 경상의료비	2,083천 원	

〈표 5.2-3〉 2014년 경상의료비의 재원별 구성

구분	규모	비중
정부 · 의무가입제도	59.3조 원	56.5%
정부재원	10.8조 원	10.2%
의무가입(건강)보험	48.6조 원	46.3%
민간재원	45.7조 원	43.5%
임의가입제도	7.0조 원	6.7%
임의가입건강보험	6.2조 원	5.9%
비영리단체	0.6조 원	0.6%
기업	0.1조 원	0.1%
가계직접부담	38.7조 원	36.8%
합계(경상의료비)	105.0조 원	100%

〈표 5.2-4〉 2014년 경상의료비의 기능별 구성

구분	규모	비중
입원서비스1)	34.8조 원	33.2%
외래서비스	35.7조 원	34.0%
기타서비스2)	3.4조 원	3.3%
의료재화	23.5조 원	22.4%
(의약품 등)	(21.7조 원)	(20.6%)
예방서비스	3.8조 원	3.6%
거버넌스·보건체계·재정관리	3.8조 원	3.6%
합계(경상의료비)	105.0조 원	100%

주 1) 입원환자의 원내처방과 보조의료서비스(임상병리검사, 진단영상, 환자수송/응급구조 등이 포함됨)는 입원의료비에 포함되어 있음.

2) 기타서비스에는 재가서비스, 당일입퇴원서비스와 보조의료서비스가 포함됨.

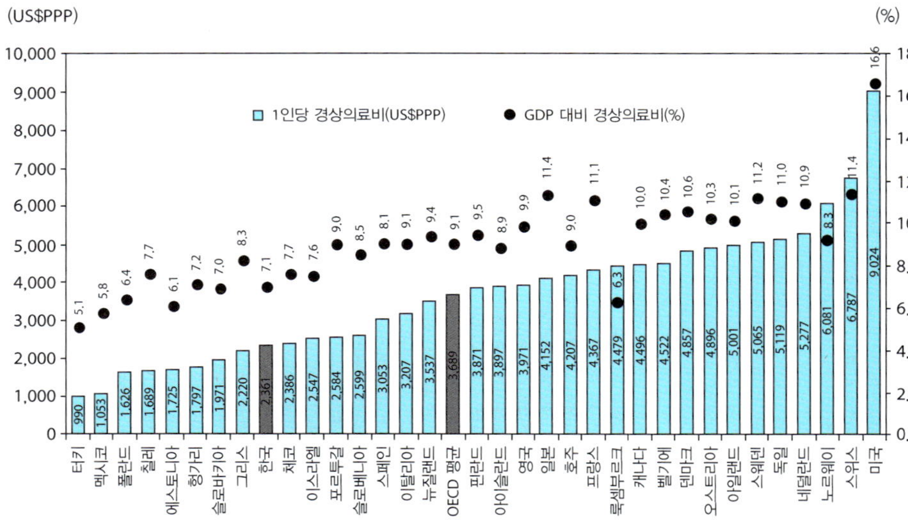

〈그림 5.2-3〉 OECD 국가의 '1인당 경상의료비' 및 'GDP 대비 경상의료비'(2014)

주: 증가율은 명목증가율임.

코, 에스토니아, 룩셈부르크, 폴란드와 슬로바키아가 각각 5.1%, 5.8%, 6.1%, 6.3%, 6.4%, 7.0%로 우리와 함께 낮은 비율의 국가군을 이루고 있다. 구매력 지수로 환산한 한국의 1인당 경상의료비는 2,361US$PPP로 34개 국가 중 26번 째이다. 전체 국가의 평균은 각각 9.1% 및 3,689US$PPP이었고, 미국은 각각 16.6%와 9,024US$PPP로 단연 선두를 이룬다. GDP 대비 경상의료비가 10% 이상인 국가는 미국 외에도 스위스(11.4%), 일본(11.4%), 스웨덴(11.2%), 프랑스(11.1%), 독일(11.0%), 네덜란드(10.9%), 덴마크(10.6%), 벨기에(10.4%), 오스트리아(10.3%), 아일랜드(10.1%), 캐나다(10.0%) 등 모두 12개 국가이다.

2) 1970-2014년 경상의료비 추이

우리나라의 경상의료비 규모(경상의료비의 對 GDP 비율)는 1970년 0.1조 원(2.7%)에서 1980년 1.4조 원(3.5%), 1990년 7.3조 원(3.7%), 2000년 25.4조 원(4.0%), 2010년 81.0조 원(6.4%), 2014년 105.0조 원(7.1%)으로 가히 기하급수적으로 증가해 왔다(그림 5.2-4). 시기별로 보면, 경상의료비의 연평균 증가율

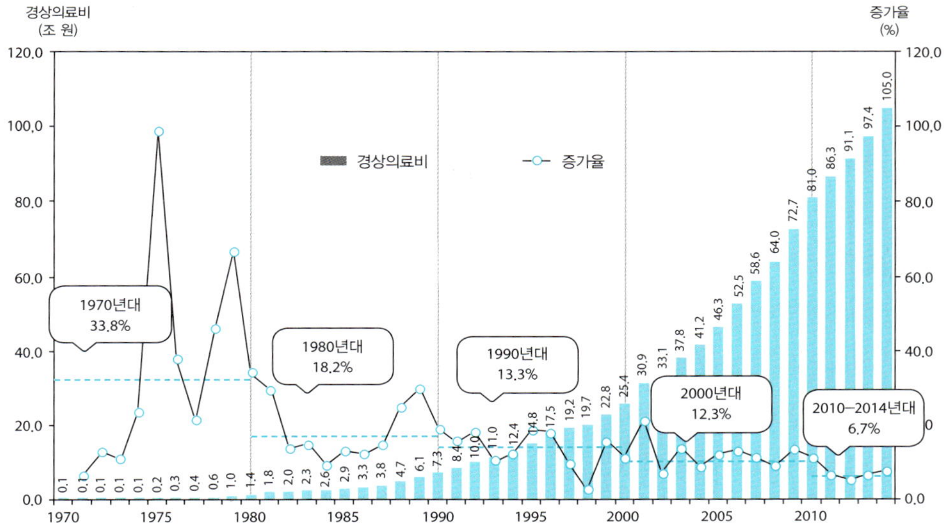

〈그림 5.2-4〉 경상의료비의 추이(1970–2014)

주: 증가율은 명목증가율임.

(명목) 자체는 1970년대 33.8% 1980년대 18.2%, 1990년대 13.3%, 2000년대 12.3%, 2011-2014년 6.7%로 둔화되어 왔다.

이러한 일반적인 증가율 둔화 과정 속에서도, 금융위기의 영향을 받아 2.7%의 낮은 증가율을 보인 1998년, 의약분업에 수반된 수가인상 등의 결과로 21.6%의 높은 증가율을 보인 2001년과 바로 뒤이은 보험진료비 억제책에 따라 7.2%로 증가율이 둔화된 2002년 등이 특기할 만한 시기로 기록된다. 그 외에도 보장성 강화대책이 강력히 추진되면서 2005년과 2006년에는 각각 12.3%와 13.4%의 높은 증가율을 기록했고, 2008년 말의 금융위기 이후에는 경상의료비도 증가하여 2009년 13.6%, 2010년 11.5%의 증가율을 보이면서 의료제도의 지속 가능성이 집중 논의되기도 했다. 2010년대 들어서서 증가율 둔화 경향이 뚜렷한데, 2014년에는 7.9%의 증가율을 기록하였다.

과거 개발시대에는 경제규모의 성장률도 두 자리 수를 기록하고 있었기 때문에 1990년대까지만 해도 '경상의료비의 對 GDP 비율'은 3%대에 머물렀다. 하지만 2000년대에 들어서면서 GDP의 증가율은 한 자리 수로 떨어졌

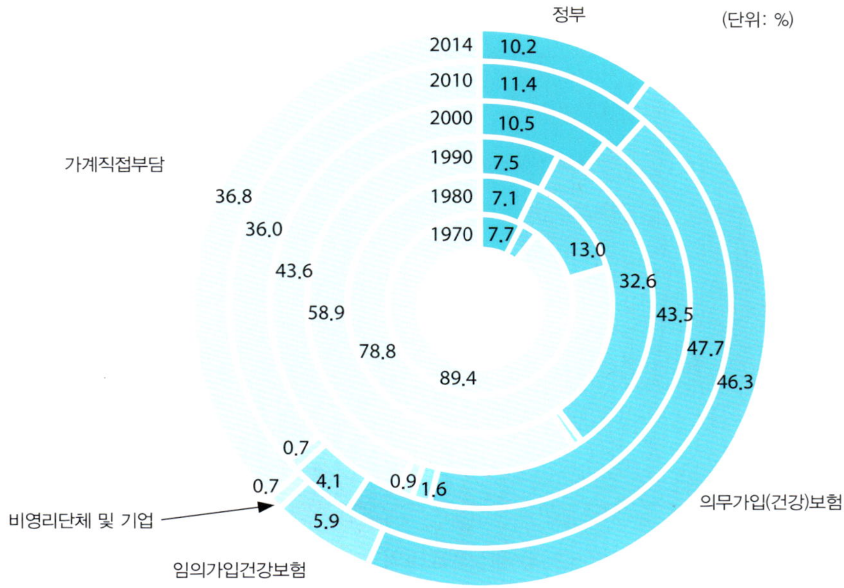

〈그림 5.2-5〉 경상의료비 재원 구성의 추이(1970-2014)

으나 경상의료비는 두 자리 수의 증가를 계속하면서, '경상의료비의 對 GDP 비율'은 2000년대 전반 4%대, 2000년대 후반 5%대를 거쳐 2009년에는 6%대에 들어서게 되었고 마침내 2014년에 7%를 넘어서서 OECD 국가 평균인 9.1%에 더 다가서게 되었다.

가) 재원 구성의 추이

2014년 경상의료비 중 공공재원에 해당하는 '정부·의무가입제도(HF.1)'는 56.5%(정부 10.2%, 의무가입건강보험 46.3%), '임의보건의료지불 제도(HF.2)'는 6.7%(임의가입건강보험 5.9%, 비영리단체 및 기업 0.7%), '가계직접부담(HF.3)'은 36.8%였다(그림 5.2-5).

경상의료비에서 차지하는 '정부·의무가입제도'의 비중은 1970년대 초만 해도 10%를 갓 넘는 수준이었으나 계속되는 보장인구의 증가와 급여의 확대로 1980년 20.2%, 1990년 40.2%, 2000년 54.0%, 2010년 59.1%까지 높아졌다. 다만 2010년대 들어 2011년 58.3%, 2012년 57.0%, 2013년 56.6%, 2014년 56.5%로 미미한 하향 추세를 보이고 있다.

'가계직접부담'의 비중은 1970년대의 89.4%에서 1980년 78.8%, 1990년 58.9%, 2000년 43.6%, 2010년 36.0%, 2014년 36.8%로 낮아져 왔다. 의료보장 확대의 성과라고 할 것이다.

나) 기능 구성의 추이

2014년 경상의료비 중 '입원서비스'의 비중은 33.2%, '외래서비스'의 비중은 36.3%, '의약품·기타 비내구재(소모품 포함)'의 비중은 20.6%였다(그림 5.2-6).

'입원서비스'의 비중은 1980년 21.2%, 1990년 26.8%, 1999년 33.4%까지 증가해 오다가, 2000년대 초 의약분업이 실시되면서 2001년 27.3%, 2002년 27.1%, 2003년 27.0%로 급감했다. 2003년 이후에는 입원수가의 상승, 요양병원 및 대형병원의 증가의 영향[6]으로 2010년 32.1%, 2014년 33.2%까지 급증했다.

'외래서비스'의 비중은 1977년 공보험이 시작된 초기에는 45% 수준이었는데 공보험이 확대됨에 따라 1980년 44.7%, 1990년 39.3%, 2000년 35.1%로 상대적인 축소 경향을 보였다. 의약분업 실시의 반대급부로 외래 수가가 크게 인상되면서 2001년 40.4%, 2002년 40.2%로 반등하기도 하였으나 2003년부터는 입원서비스의 증가추세에 따라 외래서비스의 상대적인 비중이 2010년 32.4%까지 계속 하향 추세를 보였다. 2012년 이후에는 건강보험 환산지수의 상대적 상승 등의 영향으로 다소 증가세를 보여 2013년 36.3%를 점하고 있다.

'의약품·기타 비내구재'의 비중은 1990년대까지는 20%대의 초반 수준을 유지했으나, 1999년 말의 실거래가상환제와 2000년 후반의 의약분업의 영향으로 2000년 24.3%, 2003년 25.6%로 증가했다. 하지만 2000년대 중반 이후로는 입원의료비의 급증에 비해 의약품비의 상대적인 비중이 지속적으로 감소하여 2014년 20.6%까지 낮아졌다.

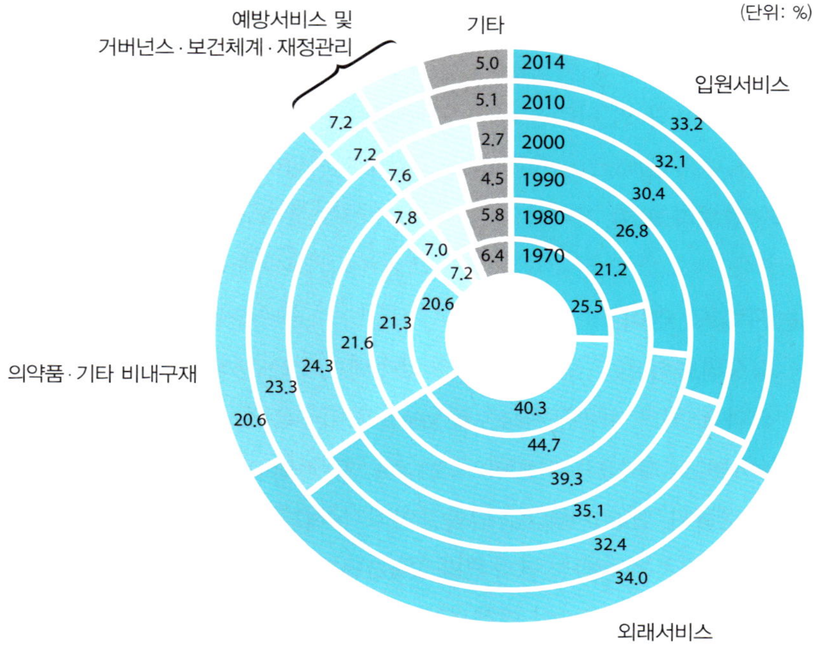

〈그림 5.2-6〉 경상의료비 기능 구성의 추이(1970-2014)

다) 공급자 구성의 추이

2014년 경상의료비 중 '병원의료비'의 비중은 43.1%, '의원[26]의료비'의 비중은 16.8%, '약국의료비'의 비중은 14.4%였다(그림 5.2-7).

'병원의료비'의 비중은 1980년대 말까지는 30%대 중후반 수준을 유지하다가 1990년 39.6%에 이른 뒤, 1990년대에는 40%대 전반을 유지하여 1999년에는 42.8%였다. 2000년 의약분업 실시 이후에는 이 비중이 급격히 감소하여 2001년 34.4%로 내려갔다가, 이에 대한 보전책으로 마련된 입원료 수가 인상의 영향, 요양병원을 중심으로 한 병상 수 폭증 등의 결과로 그 뒤로는 지금까지 증가 추세를 이어 오고 있다.

'의원의료비'의 비중은 공보험이 시작된 1977년 18.1%에 불과했으나 공

26 〈그림 5.2-7〉에서의 '통원보건의료제공자'에는 의원 외에도 한의원, 치과의원 등이 포함됨.

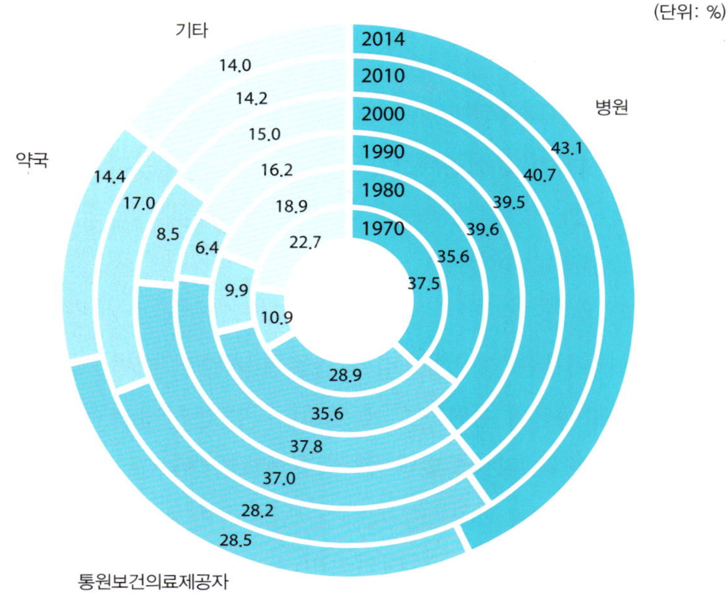

〈그림 5.2-7〉 경상의료비 공급자 구성의 추이(1970-2014)

보험의 확대에 따라 1980년 21.1%, 1990년 24.1%, 2000년 26.2%로 증가했다. 의약분업 실시 직후에는 일시적인 환산지수 인상으로 2001년 26.5%, 2002년 25.2%로 이전의 점유율을 유지했으나, 그 이후에는 의약분업의 영향에 따른 약국의료비의 증가, 요양병상의 증가와 대형병원의 성장에 따른 병원의료비의 증가에 따라 의원의료비의 상대적인 비중은 계속 낮아져서 2010년 17.1%, 2014년 16.8%에 머물고 있다.

'약국의료비'의 비중은 공보험이 시작된 1977년 10.7%였으나, 1980년 9.9%, 1990년 6.4%로 계속 낮아졌고 의약분업 직전인 1999년에는 5.9%까지 내려갔다. 하지만 실거래가상환제와 의약분업을 계기로 상황이 반전되어 2000년 8.5%, 2001년 16.7%로 급격히 증가하였고, 이후로 17-19%선을 유지해 왔다. 최근에는 2010년 17.0%, 2012년 15.6%, 2014년 14.4%로 하향 추세를 보이고 있다.

4. 국민보건계정 교차테이블[27]

이 절에서는 2014년도 재원별·기능별, 기능별·공급자별 및 재원별·공급자별 교차테이블을 예시하고 살펴본다.

1) 재원–기능 교차테이블

재원별·기능별 테이블은 경상의료비의 기능별 지출이 어떤 재원에서 나오는지, 역으로 각각의 재원이 어떤 기능에 쓰이는지를 동시에 보여 준다(표 5.2-5).

2014년 우리나라 경상의료비 중 입원의료비 34.8조 원은 정부·의무가입제도 64.4%(정부 11.4%, 의무가입건강보험 53.0%), 가계직접부담 25.1%, 임의보건의료지불 제도 10.6%를, 외래의료비 35.7조 원은 정부·의무가입제도 46.2%(정부 5.4%, 의무가입건강보험 40.7%), 가계직접부담 47.5%, 임의보건의료지불 제도 6.3%를, 의약품지출이 대부분인 의료재화 23.5조 원은 정부·의무가입제도 50.5%(정부 5.5%, 의무가입건강보험 45.0%), 가계직접부담 48.7%, 임의보건의료지불 제도 0.9%를 재원으로 한다.

역으로 정부재원 10.8조 원 중 71.9%는 개인의료비(입원 36.7%, 외래 18.0%, 의료재화 11.9% 등)에, 나머지 28.1%는 집합보건의료비(예방서비스 14.7%, 거버넌스·보건체계·재정관리 13.4%)에 쓰였고, 의무가입건강보험재원 48.6조 원 중 94.2%는 개인의료비(입원 38.0%, 외래 29.9%, 의료재화 21.8% 등)에, 나머지 5.8%는 집합보건의료비(예방서비스 2.8%, 거버넌스·보건체계·재정관리 3.1%)에 쓰였으며, 가계직접부담재원 38.7조 원의 대부분은 개인의료비(입원 22.6%, 외래 43.9%, 의료재화 29.6% 등)에 쓰였다.

27 정형선, 신정우. 1970-2014년 경상의료비 및 국민보건계정: SHA2011의 적용. 보건행정학회지. 2016; 26(2): 95-106.

〈표 5.2-5〉 경상의료비의 재원별 · 기능별 구성(2014)

(단위: 조 원, %)

구분		정부 의무가입 제도 (56.5)	정부 (10.2)	의무가입 (건강)보험 (46.3)	임의가입 제도 (6.7)	임의가입 건강보험 (5.9)	비영리단체 (0.6)	기업 (0.1)	가계직접부담 (36.8)	재원 전체
개인 의료비	입원서비스 (33.2)	22.4 (37.8) (64.4)	4.0 (36.7) (11.4)	18.5 (38.0) (53.0)	3.7 (52.3) (10.6)	3.7 (58.8) (10.6)	–	–	8.7 (22.6) (25.1)	34.8
	외래서비스 (34.0)	16.5 (27.8) (46.2)	1.9 (18.0) (5.4)	14.5 (29.9) (40.7)	2.3 (32.1) (6.3)	1.5 (24.6) (4.3)	0.6 (100.0) (1.8)	0.1 (57.9) (0.2)	17.0 (43.9) (47.5)	35.7
	기타서비스 (3.3)	2.7 (4.6) (78.9)	0.6 (5.3) (16.5)	2.1 (4.4) (62.4)	0.0 (0.0) (0.0)	0.0 (0.0) (0.0)	–	–	0.7 (1.9) (21.1)	3.4
	의료재화 (22.4)	11.9 (20.0) (50.5)	1.3 (11.9) (5.5)	10.6 (21.8) (45.0)	0.2 (2.9) (0.9)	0.2 (3.2) (0.9)	–	–	11.4 (29.6) (48.7	23.5
	의약품 · 기타 비내구재 (20.6)	11.8 (19.9) (54.6)	1.3 (11.9) (5.9)	10.5 (21.7) (48.7)	0.2 (2.9) (0.9)	0.2 (3.2) (0.9)	–	–	9.6 (24.9) (44.5)	21.7
	소계 (92.8)	53.5 (90.1) (54.9)	7.7 (71.9) (7.9)	45.7 (94.2) (46.9)	6.1 (87.3) (6.3)	5.4 (86.7) (5.6)	0.6 (100.0) (0.6)	0.1 (57.9) (0.1)	37.9 (97.9) (38.8)	97.5
집합 보건 의료비	예방서비스 (3.6)	2.9 (4.9) (77.3)	1.6 (14.7) (41.9)	1.3 (2.8) (35.4)	0.1 (0.9) (1.6)	–	–	0.1 (42.1) (1.6)	0.8 (2.1) (21.1)	3.8
	거버넌스 · 보건체계 · 재정관리(3.6)	2.9 (4.9) (77.9)	1.4 (13.4) (38.2)	1.5 (3.1) (39.6)	0.8 (11.9) (22.1)	0.8 (13.3) (22.1)	–	–	–	3.8
	소계 (7.2)	5.9 (9.9) (77.6)	3.0 (28.1) (40.0)	2.8 (5.8) (37.5)	0.9 (12.7) (11.9)	0.8 (13.3) (11.0)	–	0.1 (42.1) (0.8)	0.8 (2.1) (10.6)	7.5
기능 전체		59.3	10.8	48.6	7.0	6.2	0.6	0.1	38.7	105.0

2) 기능–공급자 교차테이블

기능별·공급자별 테이블은 각각의 기능별 지출이 어떤 공급자의 서비스에 대한 대가로 이루어지는지, 역으로 각각의 공급자별 지출이 어떤 기능 구성을 이루는지를 보여 준다(표 5.2-6).

입원의료비 34.8조 원은 85.8%가 병원에서, 6.7%가 의원에서 지출되었고, 외래의료비 35.7조 원은 36.0%가 의원, 31.9%가 병원에서 지출되었다. 역으로 병원의료비 45.3조 원은 개인의료비(입원 66.0%, 외래 25.2%, 의료재화 5.5% 등) 97.4%와 집합보건의료비(예방) 2.6%로 구성되고, 의원의료비(HP.3.1) 17.6조 원은 외래의료비 73.1%, 입원의료비 13.3%, 의료재화 6.9% 등으로 구성되었다.

3) 재원–공급자 교차테이블

재원별·공급자별 테이블은 각각의 공급자별 지출이 어떤 재원에서 나오는지, 역으로 각각의 재원이 어떤 공급자에게 지출되는지를 보여 준다(표 5.2-7).

정부재원 10.8조 원은 43.4%가 병원에, 8.5%가 통원서비스 제공자(의원 6.7%)에, 10.4%가 약국 등에 유입되거나 쓰였고, 의무가입건강보험재원 48.6조 원은 45.9%가 병원에, 25.5%가 통원서비스 제공자(의원 19.0%)에, 18.6%가 약국 등에 지출되었으며, 가계직접부담재원 38.7조 원은 36.6%가 병원에, 39.6%가 통원서비스 제공자(의원 16.5%)에, 12.8%가 약국 등에 쓰였다. 역으로, 병원의료비 45.3조 원은 정부·의무가입제도 59.5%(정부 10.3%, 의무가입건강보험 49.2%), 임의보건의료지불 제도 9.3%, 가계직접부담 31.2%로 구성되며, 의원의료비 17.6조 원은 정부·의무가입제도 56.6%(정부 4.1%, 의무가입건강보험 52.5%), 임의보건의료지불 제도 7.3%, 가계직접부담 36.2%로 구성된다.

〈표 5.2-6〉 경상의료비의 기능별 · 공급자별 구성(2014)

(단위: 조 원, %)

구분		병원 (43.1)	거주형 장기요양시설 (4.0)	통원보건의료 제공자 (28.5)	의원 (16.8)	의료재화 소매상, 기타 제공자 (17.3)	약국 (14.4)	예방서비스 제공자 (1.5)	보건의료체계 관리/재원제공자 (3.8)	기타 (1.9)	공급자 전체
개인 의료비	입원서비스 (33.2)	29.9 (66.0) (85.8)	2.4 (57.5) (6.9)	2.4 (7.9) (6.8)	2.3 (13.3) (6.7)	–	–	0.0 (0.7) (0.0)	–	0.2 (8.9) (0.5)	34.8
	외래서비스 (34.0)	11.4 (25.2) (31.9)	–	23.3 (77.8) (65.2)	12.9 (73.1) (36.0)	–	–	0.3 (18.4) (0.8)	0.0 (0.4) (0.0)	0.7 (36.2) (2.0)	35.7
	기타서비스 (3.3)	0.4 (0.8) (10.2)	1.8 (42.5) (51.3)	0.2 (0.8) (7.1)	0.2 (1.0) (5.4)	0.1 (0.6) (3.1)	–	0.0 (0.0) (0.0)	–	1.0 (49.4) (28.4)	3.4
	의료재화 (22.4)	2.5 (5.5) (10.5)	–	3.0 (10.0) (12.8)	1.2 (6.9) (5.1)	18.0 (99.4) (76.7)	15.1 (100.0) (64.2)	0.0 (0.5) (0.0)	–	0.0 (0.0) (0.0)	23.5
	의약품 · 기타 비내구재(20.6)	2.5 (5.5) (11.4)	–	3.0 (10.0) (13.8)	1.2 (6.9) (5.6)	16.2 (89.3) (74.7)	15.1 (100.0) (69.7)	0.0 (0.5) (0.0)	–	0.0 (0.0) (0.0)	21.7
	소계 (92.8)	44.1 (97.4) (45.3)	4.2 (100.0) (4.3)	28.9 (96.5) (29.6)	16.6 (94.3) (17.0)	18.1 (100.0) (18.6)	15.1 (100.0) (15.5)	0.3 (19.6) (0.3)	0.0 (0.4) (0.0)	1.9 (94.5) (1.9)	97.5
집합 보건 의료비	예방서비스 (3.6)	1.2 (2.6) (30.6)	–	1.0 (3.5) (27.4)	1.0 (5.7) (26.7)	–	–	1.2 (80.4) (32.4)	0.3 (6.3) (6.7)	0.1 (5.5) (2.9)	3.8
	거버넌스 · 보건체계 · 재정관리(3.6)	–	–	–	–	–	–	–	3.8 (93.4) (100.0)	–	3.8
	소계 (7.2)	1.2 (2.6) (15.3)	–	1.0 (3.5) (13.7)	1.0 (5.7) (13.4)	–	–	1.2 (80.4) (16.3)	4.0 (99.6) (53.2)	0.1 (5.5) (1.4)	7.5
기능 전체		45.3	4.2	29.9	17.6	18.1	15.1	1.5	4.0	2.0	105.0

〈표 5.2-7〉 경상의료비의 재원별·공급자별 구성(2014)

(단위: 조 원, %)

구분	정부의무가입 제도 (56.2)	정부 (10.2)	의무가입 (건강)보험 (46.3)	임의가입 제도 (6.7)	임의가입 건강보험 (5.9)	비영리단체 (0.6)	기업 (0.1)	가계직접부담 (36.8)	재원 전체
병원 (43.1)	26.9 (45.4) (59.5)	4.7 (43.4) (10.3)	22.3 (45.9) (49.2)	4.2 (59.7) (9.3)	4.2 (66.7) (9.2)	–	0.0 (20.4) (0.1)	14.1 (36.6) (31.2)	45.3
거주형장기요양시설 (4.0)	3.4 (5.7) (81.8)	0.8 (7.0) (18.2)	2.6 (5.4) (63.6)	–	–	–	–	0.8 (2.0) (18.2)	4.2
통원보건의료제공자 (28.5)	13.3 (22.4) (44.5)	0.9 (8.5) (3.1)	12.4 (25.5) (41.4)	1.3 (18.2) (4.3)	1.2 (20.0) (4.2)	–	0.0 (21.6) (0.1)	15.3 (39.6) (51.2)	29.9
의원 (16.8)	10.0 (16.8) (56.6)	0.7 (6.7) (4.1)	9.2 (19.0) (52.5)	1.3 (18.2) (7.3)	1.2 (20.0) (7.1)	–	0.0 (21.6) (0.2)	6.4 (16.5) (36.2)	17.6
의료재화소매상기타제공자 (17.3)	10.3 (17.4) (56.9)	1.1 (10.6) (6.3)	9.2 (18.9) (50.6)	–	–	–	–	7.8 (20.2) (43.1)	18.1
약국 (14.4)	10.2 (17.1) (67.3)	1.1 (10.4) (7.4)	9.1 (18.6) (60.0)	–	–	–	–	4.9 (12.8) (32.7)	15.1
예방서비스제공자 (1.5)	1.4 (2.3) (89.6)	1.2 (11.4) (80.6)	0.1 (0.3) (8.9)	–	–	–	0.0 (0.1) (0.0)	0.2 (0.4) (10.4)	1.5
보건의료체계관리/재원제공자 (3.8)	3.2 (5.4) (79.3)	1.7 (15.9) (42.3)	1.5 (3.1) (37.0)	0.8 (11.9) (20.7)	0.8 (13.3) (20.7)	–	–	–	4.0
기타 (1.9)	0.8 (1.3) (40.2)	0.4 (3.3) (17.7)	0.4 (0.9) (22.4)	0.7 (10.2) (36.2)	–	0.6 (100.0) (31.9)	0.1 (57.9) (4.3)	0.5 (1.2) (23.7)	2.0
공급자 전체	59.3	10.8	48.6	7.0	6.2	0.6	0.1	38.7	105.0

참고문헌

- 권순원. 국민의료비 연구: 추계와 분석. 한림대학교, 1986.
- 권순원. 국민의료비의 추이와 의료비 안정화 대책. 한국개발연구원, 1988.
- 권순원. 국민의료비 증가추이와 안정화 방안. 한국개발연구원, 1993.
- 명재일 등. 국민의료비의 구조와 동향: 1985–1991. 한국의료관리연구원, 1994.
- 명재일, 홍상진. 국민의료비의 지출동향: 1985–1994. 한국의료관리연구원, 1997.
- 명재일, 홍상진. 국민의료비의 지출동향: 1985–1995. 한국의료관리연구원, 1998.
- 박종기. 한국의 보건재정과 의료보험. 한국개발연구원. 1979.
- 박종기, 노인철. 국민보건의료비추계: 1970–1974. 한국개발연구원, 1976.
- 보건복지부. 2014 국민보건계정. 보건복지부, 연세대학교의료복지연구소, 보건사회연구원, 2016.
- 신종각. 의료보험 급여범위와 본인부담 실태 분석. 보건복지포럼, 1997.
- 양봉민, 이태진. 국민의료비 억제방안에 관한 연구. 의료보험관리공단, 1989.
- 이성규. 우리나라 국민의료비 추계에 관한 연구(1975–1993). 서울대학교, 1988.
- 이태진. 국민의료비 추계 및 의료비증가요인 분석. 서울대학교, 1990.
- 장영식, 도세록, 고경환, 이래연. 국민의료비 산출체계 개발 및 추정. 한국보건사회연구원, 2002.
- 장영식, 도세록, 고경환, 이래연. 2001년 국민의료비 추계. 한국보건사회연구원, 2003.
- 정영호, 이견직, 강성욱. 국민의료비 산출모형 개발 및 추계. 한국보건사회연구원, 2000.
- 정형선, 이준협. 재원, 기능 및 공급 부문별 국민보건계정을 위한 시계열데이터 구축. 보건복지부, 연세대학교, 2004.
- 정형선, 신정우. 1970–2014년 경상의료비 및 국민보건계정: SHA2011의 적용. 보건행정학회지. 2016; 26(2): 95–106.
- 홍정기. 국민의료비의 시계열 및 간접의료비용 추계. 한국보건사회연구원, 1995.
- OECD. Public expenditure on health. 1977.
- OECD. Measuring health care 1960–1983. 1985.
- OECD. A System of accounts for international data collection Version 1.0. 2000.
- WHO. NHA producers guide. 2003.

3 보건의료의 경제성 평가

이건세(건국대학교 의과대학 예방의학교실 교수)

학습 목표

☑ 경제성 평가의 정의, 유형, 설계에서 고려해야 하는 요인을 기술할 수 있다.

☑ 비용 분석을 위한 비용 범주와 비용 자료의 산출 방안과 결과의 유형에 따른 경제성 평가의 유형을 구분할 수 있다.

☑ 보건의료 의사결정의 한 기준으로 경제성 평가의 의미와 한계를 기술할 수 있다.

의료자원의 부족은 어느 나라를 막론하고 공통적으로 겪고 있는 문제이다. 따라서 부족한 자원을 효율적이고 형평성 있게 사용하는 것은 매우 중요한 과제가 되고 있다. 효율성은 자원 배분의 중요한 원칙 가운데 하나이면서, 동시에 보건의료 개혁의 중요한 목표 중 하나이다. 그럼에도 불구하고 그동안 우리나라에서는 의료체계의 목표로서 효율성을 현실적으로 적용하기 위한 방안과 세부적인 기준이 제시되지 못하였다. 물론 보건의료자원 배분에는 효율성뿐 아니라 다른 원칙과 기준이 사용될 수 있다. 일부 선진국에서는 자원 배분의 기준으로 '필요성(necessity)', '형평성(equity)', '효과(effectiveness)', '윤리적인 측면(ethics)' 등을 기준으로 제시하고 있으며, 지방정부에 대한 예산 배정, 보험급여 여부의 결정과 같은 분야에 구체적으로 적용하고 있다.[1,2,3,4]

우리나라의 의료제도는 매우 비효율적인 개방적 지출(open-ended budget) 구조이다. OECD는 우리나라의 의료비 지출이 장기적·거시적으로 더욱 증가할 것이며 이것이 경제적인 부담이 될 것임을 경고하고 있다.[5] 또한 한국 의료제도의 과제로 의약품의 재정 지출 감소, 합리적인 처방 및 의약품 사용을 제시하고 있다. 의약품을 포함한 의료기술의 발전은 의료비 지출에 많은 영향을 미치기 때문에 경제성 평가를 통한 효율적인 자원 배분이 향후 매우 중요한 정책 과제가 될 것임은 분명하다.

최근 우리나라에서 경제성 평가에 대한 관심이 증가하고 있다. 의약품을 포함한 신의료기술에 대한 경제성 평가는 '국민건강보험 요양급여의 기준에 관한 규칙' 제10조에 의해 요양급여 대상 또는 비급여 대상으로 결정되지 아

---

1 Drummond M, McGuire A (eds.). Economic evaluation in health care, merging theory with practice. Oxford University Press, 2001.

2 Ham C, Honigsbaum F. Priority setting and rationing health services. In: RB Saltman, J Figueras, S Sakellarides (eds.). Critical challenges for health care reform in Europe. Open University Press, 1998.

3 Kanavos P, Trueman P, Bosilevac A. Can economic evaluation guidelines improve efficiency in resourceallocation? The cases of Portugal, the Netherlands, Finland, and the United Kingdom. Int J Technol Assess. 2000; 16(4): 1179-1192.

4 Stolk EA, Brouwer WBF, Busschbach JJV. Rationalising rationing: economic and other considerations in the debate about funding of Viagra. Health Policy. 2002; 59(1): 53-63.

5 OECD. OECD review health care system Korea. 2003.

니한 새로운 행위 및 치료 재료에 대하여는 요양급여 대상 여부의 결정을 보건복지부장관에게 신청할 때 비용효과에 대한 자료를 포함하도록 하고 있다. 새로운 의약품의 경우 비용-효과 분석과 같은 경제성 평가를 의약품의 보험급여 여부와 가격 결정에 사용할 필요성이 제기되고 있으며,[6] 건강보험심사평가원은 이에 대한 지침을 개발하였다.[7,8]

이와 같이 경제성 평가에 대한 관심의 배경에는 부족한 자원에 대한 효율적 분배뿐 아니라, 비용절감이 중요한 동기인 것도 사실이다. 의약품이 전체 의료비 가운데 차지하고 있는 비중이 높아 그동안 정부는 의약품 비용을 절감, 통제하기 위한 다양한 정책을 시행해 왔으나 2000년의 건강보험 재정위기는 비용 통제에 대한 정부의 정책을 더욱 확고하게 하였다. 경제성 평가는 효율적인 자원 배분을 위한 중요한 원칙임에 분명하며, 의약품 분야뿐 아니라 다양한 다른 의료기술의 평가에도 활용될 수 있는 도구이다. 특히 우리나라의 고령화 속도는 매우 빠른 추세를 보이고 있어 향후 보건의료비가 매우 증가할 것으로 예측된다.[9] 이런 상황에서 효율적인 자원 배분을 위한 원칙의 정립과 방법론의 개발에 대한 필요성이 매우 높아질 것이다.

1. 기본 개념과 이론

1) 목적

경제성 평가는 제한된 자원하에서 최선의 선택을 하기 위한 수단이다. 보건의료 분야의 의사결정은 다양한 수준에서 이루어질 수 있다. 예를 들어 국가적

6 이태진. 약물경제성평가 현황과 제도 도입방향. 주요 외국의 '약물경제성평가 및 성과연구' 현황과 시사점. 한국보건사회연구원, 2003.

7 건강보험심사평가원. 의약품 경제성평가지침. 2006.

8 배은영. 의약품 경제성평가지침의 주요 내용. 예방의학회지. 2008; 41(2): 80-83.

9 OECD. OECD review health care system Korea. 2003.

인 차원에서 치료 영역과 예방 영역, 또는 병원 영역과 의원 영역 어디에 자원을 더 투입할 것인지 결정해야 한다. 예산이 한정된 병원(우리나라의 경우 공공병원) 및 의사의 차원에서 환자를 치료하기 위해 신장이식을 할 것인지, 항생제를 더 구입할 것인지 결정해야 한다. 환자의 경제적 사정을 고려하여 고혈압 약제를 선택할 경우 이뇨제를 선택할 것인지 Ca-blocker를 선택할 것인지 결정해야 한다.

2) 정의 및 유형

경제성 평가는 비용(costs)과 결과(consequences) 두 가지 관점에서 활동(치료, intervention)의 대안들을 비교 분석하는 것으로 정의할 수 있다(그림 5.3-1). 경제성 분석의 특징은 투입(inputs, costs)과 결과(outputs, consequences) 두 가지에 관심을 두고 있으며, 자원의 제약이 있는 상황에서 합리적인, 근거에 입각한 의사결정 기준(explicit criteria)을 제시한다. 기존의 중재 방법에 비하여 새롭게 소개된 중재(intervention)는 '소요되는 자원'과 중재 이후의 '성과'를 상호 비교한다. 기존의 중재에 비하여 새로운 중재에 필요한 추가적인 자원이 건강상태를 어느 정도 개선하는가를 검토하는 것이 경제성 평가라고 할 수 있다.

<table>
<tr><td colspan="2"></td><td colspan="3">비용과 결과 모두 포함?</td></tr>
<tr><td rowspan="6">두 개 이상의 비교?</td><td rowspan="4">아니요</td><td colspan="2">아니요</td><td rowspan="2">예</td></tr>
<tr><td>결과만 검토</td><td>비용만 검토</td></tr>
<tr><td colspan="2">부분적 평가</td><td rowspan="2">부분적 평가
비용–결과 기술</td></tr>
<tr><td>결과 기술</td><td>비용 기술</td></tr>
<tr><td rowspan="2">예</td><td colspan="2">부분적 평가</td><td rowspan="2">완전한 경제성 평가
비용–최소 분석
비용–효과 분석
비용–효용 분석
비용–편익 분석</td></tr>
<tr><td>효과 평가</td><td>비용 분석</td></tr>
</table>

〈그림 5.3–1〉 경제성 평가의 분류

출처: Drummond M, O'Brien BJ, Stoddart GL, Torrance GW. Methods of economic evaluation of health care programmes, 2nd ed. Oxford University Press, 1997.

경제성 평가의 정의와 분류는 드러먼트(M. Drummond) 등이 제시한 기준이 흔히 사용된다.[10,11] 경제성 평가는 비용과 결과를 둘 다 비교하였는지, 비교 대안(alternative)을 포함하고 있는지에 따라 비용 분석(cost analysis) 또는 질병부담 연구(cost of illness), 부분적(partial) 경제성 평가 연구(cost out-come description, cost comparison)와 완전한(complete) 경제성 평가 연구(cost effectiveness analysis, cost-benefit analysis, cost-utility analysis, cost minimization analysis)로 구분할 수 있다.

경제성 평가를 질병부담 연구, 임상시험(clinical trial)과 같은 두 가지 연구와 비교한다면 그 특성을 더욱 잘 이해할 수 있다.

질병부담, 질병비용에 대한 연구는 질병으로 인한 부담, 생명 손실, 경제적 손실을 측정하는 연구이다. 이런 연구는 해당 질병으로 인한 경제적 손실이 현재 어떤 수준인지 판단하고 질병의 부담 수준, 문제의 크기에 따라 새로운 연구나 자원 투입을 할 수 있도록 한다. 정부의 정책을 수립하거나 새로운 분야에 대한 연구의 주제 발굴에도 도움을 준다. 질병부담 연구는 질병비용 연구와 구별이 필요하다. 질병으로 인한 문제, 부담은 ① 역학적 지표인 사망률, 유병률로 제시하지만, ② 상병 상태와 사망을 종합하여 장애보정생존년(Disability Adjusted Life Year, DALY), 질보정수명(Quality Adjusted Life Years, QALY)으로 표현한다. 질병비용에 대한 연구는 ③ 상병으로 인한 경제적 부담의 측면에서 상병이나 위험요인의 크기를 측정하는 방법이다. 우리나라에서 질병부담에 대한 연구로는 위 세 가지 측면의 연구가 모두 시행되었다. 질병부담 연구는 특정 질병, 특정 문제의 크기를 알 수 있게 한다. 그러나 이 문제를 해결하기 위해 무엇을 해야 할지를 제시하지는 못한다. 예를 들어 암의 질병부담 연구를 통해 암으로 인한 사회적 부담, 암의 심각성을 알 수 있지만 항암치료에 어느 정도의 자원을 사용할 것인지는 제시하지 못한다.

---

10 Drummond M, O'Brien BJ, Stoddart GL, Torrance GW. Methods of economic evaluation of health care programmes, 2nd ed. Oxford University Press, 1997.

11 Drummond M, Jefferson TO. Guidelines for authors and peer reviewers of economic submissions to the BMJ. BMJ. 1996; 313(3): 275-283.

임상시험은 인체를 직접 대상으로 하여 약물과 같은 특정 방법의 치료 또는 예방효능을 평가하는 실험적 연구를 말한다. 보다 확장된 정의로 '특정 질병에 걸릴 위험이 큰 인구집단을 해당 질병으로부터 보호하고 특정 질병에 걸릴 환자를 조기에 발견하여 적절히 치료할 수 있는 가장 적절한 진단 치료 및 예방법을 찾기 위하여 수행하는 사전에 잘 계획된 실험적 연구'라 할 수 있다. 임상시험은 치료법의 효과를 비교하는 것으로, 새로운 치료법과 대조 치료법으로 구분하여 치료한 다음 그 결과를 비교하는 연구이다.

19세기 후반에는 더욱 진보한 과학적 방법이 임상시험에 도입되는데, 발전된 통계적 방법과 좀 더 정교화된 비교 시험 처리군 및 대조군 변경 할당 등이 그것이다. 20세기에 들어서 자연과학적 방법의 임상시험을 향한 추구에 더욱 박차가 가해져 무작위배정, 양측눈가림법, 반복측정법 등 환자 평가가 도입되었다.[12] 임상시험의 경우 치료의 효과를 알 수 있다. 그러나 치료에 소요되는 비용에 대해서는 아무런 언급을 하지 못한다. 또한 신장이식이 생명을 살릴 수 있다는 것을 보여 주지만 제한된 자원을 신장이식에 우선 사용할 것인가에 대하여 결론을 제시하지는 못한다.

경제성 평가의 종류로는 비용-최소화 분석(cost-minimization analysis), 비용-효과 분석(cost-effectiveness analysis), 비용-효용 분석(cost-utility analysis), 비용-편익 분석(cost-benefit analysis)이 있다. 비교하고자 하는 대안들의 임상적 효과가 동일하다면 비용의 비교만으로 충분한 평가가 가능하기 때문에 비용-최소화 분석을 실시하도록 한다. 그러나 비용-최소화 분석을 실시하기 위해서는 비교 대안들의 효과가 동일함을 입증할 수 있어야 한다.

비교하고자 하는 대안들의 효과가 서로 다른 경우라면 비용-효과 분석, 혹은 비용-효용 분석을 실시하도록 한다. 비용-효과 분석에서는 결과(outcome)가 혈압 감소율, 무증상일, 발생 건수의 감소, 생존연수의 증가와 같이 자연 단위(natural unit)로 측정된다는 점이 비용-효용 분석이나 비용-편익 분석과 다른 점이다. 비용-효과 분석을 위해서는 비교 대상이 되는 대안들의

12 박병주. 임상시험 관련자를 위한 기본교재. 식품의약품안전청, 2006, pp17-26.

효과가 동일한 종류의 것이고, 동일한 자연 단위로 표현될 수 있어야 한다. 임상적 효과가 여러 가지로 나타난다 하여 이들을 모두 반영할 수는 없고, 가장 중요한 임상적 효과만을 고려하게 된다.

비용-효용 분석에서는 QALY와 같이 삶의 양과 더불어 질을 함께 반영하는 결과지표를 사용한다. 삶의 질 개선효과가 뚜렷한 치료 방법이 있다면 비용-효과 분석에 비해 비용-효용 분석이 더 적절할 수 있으나 삶의 질을 평가하는 과정에서 불확실성이 많이 개입된다는 문제점이 있다.

비용-편익 분석은 비용뿐 아니라 결과도 화폐단위로 나타내어 비교하는 방법이다. 비용과 결과를 모두 화폐단위로 나타내므로 단독 대안에 대해서도 경제성 평가가 가능하다. 그러나 이 방법은 사람의 생명을 화폐단위로 표시하는 것에 대한 윤리적 우려, 그리고 소득 수준이 높은 사람의 생존년의 가치를 더 크게 두게 되는 형평성 측면의 문제와 더불어 결과를 화폐단위로 측정하는 방법론이 아직까지 취약하다는 제약이 있다.

3) 경제성 평가 설계의 단계

경제성 평가는 6단계로 나누어 구분할 수 있다. 첫 번째 단계는 연구 설계(design of the study)를 하는 단계이다. 이 단계에서 연구의 관점, 분석 모형 등이 결정되어야 한다. 두 번째는 비용을 측정하고 평가(measuring and valuing costs)하며, 세 번째는 성과를 측정하고 평가(measuring and valuing benefits)하는 단계이다. 경제성 평가는 시간이 범위를 다루고 있기 때문에 할인(discounting)을 통해 미래의 가치를 고려한다. 경제성 평가는 많은 가정을 통해 이루어진다. 이런 가정이 변경될 경우 결과에 미치는 영향을 분석하기 위해 민감도 분석(sensitivity analysis)을 하게 된다. 경제성 평가는 의사결정에 사용되는 도구이다. 따라서 최종적인 단계는 다른 기준과 함께 경제성 평가 결과를 고려하여 의사결정에 적용한다(applying a decision rule).

4) 경제성 평가 설계 시 고려해야 하는 요인

가) 제3자 관점(third party payer (insurer) perspective)

경제성 평가에서 관점은 매우 중요한 부분을 차지한다. 어떤 관점에 따라 경제성 평가를 수행하느냐에 따라 결과가 달라지기도 한다. 경제성 평가는 '사회적 관점(societal perspective)'에서 수행할 것을 권고한다. 사회적 관점은 누가 비용에 대한 부담을 하는지, 누구에서 효과가 있는지를 구분하지 않고 모든 영역에 걸친 비용과 편익을 고려한다. 따라서 매우 포괄적인 관점으로 수행된다. 때론 사회적 관점이 아니라, 보험자의 관점, 또는 특정 이해집단의 관점에서 경제성 평가가 이루어지기도 한다. 그러나 이 경우에는 실제 사회적인 비용과 편익을 무시하고 시행되는 문제점이 있다.

나) 비교 대상의 선택(choice of comparator)

경제성 평가에서 비교 대상은 가장 효과적인 대안이나, 표준적인 치료 방법을 선정하는 것이 바람직하다. 표준적 치료는 가장 보편적으로 시행되는 방법을 의미하며, 때로는 가장 많이 시행되는 치료법, 시장에서 가장 많이 선택되는 치료제를 의미하기도 한다. 경우에 따라서 아무런 치료를 하지 않은 것과 비교하여 새로운 중재, 치료 방법의 경제적 평가를 시행하기도 한다.

다) 연구 설계(design of the study)

연구의 설계에 있어서 실험적 연구를 할 것인지, 모델링을 이용한 연구를 할 것인지를 결정해야 한다. 실험적 연구는 임상시험과 같은 실험 연구도 가능하지만 경제성 평가는 실제 현실에서 이루어지는 것을 고려하기 때문에 엄밀한 통제에 의한 실험적 연구가 바람직한 것은 아니다. 그러나 경우에 따라서 임상시험에 추가적인 자료 수집을 통해 경제성 평가를 시행할 수도 있는데, 예를 들어 임상 효과를 검증하기 위한 프로토콜에 의료이용 및 비용에 관련된 자료를 추가적으로 수집하여 분석하여 경제성 평가를 시행할 수 있다. 완전히 자연적인 상황에서 경제성 평가를 실험적으로 시행하기는 매우 어렵다. 다양

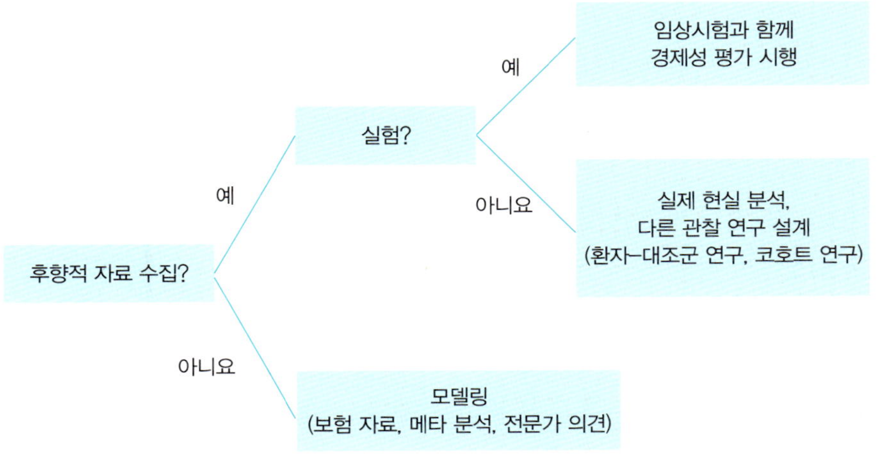

〈그림 5.3-2〉 연구 설계의 흐름

한 외적 조건에 따라 통제해야 할 변수들이 많기 때문이다. 그래서 완전히 실험적인 경제성 평가는 거의 불가능에 가깝다. 위험요인과 질병의 발생, 사망과 같은 결과를 얻기 위해 기존의 환자대조군 연구, 코호트 연구의 결과를 이용하는 경우가 적지 않다. 모델링을 통한 연구는 연구의 기본적인 중재 및 결과에 대한 모형을 설정하고 기존의 다양한 연구 결과를 활용하여 구체적인 자료를 수집하여 분석하는 형태로 이루어진다. 대부분의 경제성 평가는 이와 같은 모델링을 통해 이루어진다(그림 5.3-2).

라) 모델링(modelling)

일반적으로 임상시험 기간이 제한적이다 보니 임상시험 자료만으로는 최종 치료 결과를 알 수 없는 경우가 많다. 그리고 임상시험이 이루어진 환경과 실제 진료 환경이 다른 데서 오는 비용, 결과의 차이도 있을 수 있다. 모형은 이러한 문제들을 해결하기 위한 수단으로 사용된다. 각 치료 대안의 최종 결과를 직접 관찰할 수 없을 때, 모형을 구축하여 이를 추정하게 된다. 모형에는 모형이 적용되는 인구집단, 모형의 종류, 모형에 사용된 가정, 모형의 구조(질병 상태, 분석 기간, 주기), 이전확률 등 모형의 모수(parameter), 비용/결과 등이 포함되어야 한다.

다음은 모형구축이 필요한 경우의 예이다.[13] ① 임상시험에서 관찰된 것 이상으로 자료를 외삽할 필요가 있을 때, ② 중간 임상지표를 최종 결과에 연결하고자 할 때, ③ 다른 보건의료환경에서 수행된 연구 결과를 일반화하고자 할 때, ④ 비교 대상이 되는 약물(혹은 치료법)과 현재 평가하고자 하는 약물(혹은 치료법)을 직접 비교한 임상시험 결과가 없어, 제3의 약물(혹은 치료법)과 비교한 임상시험 결과들을 합성하고자 할 때이다.

경제성 평가에서 흔히 사용되는 모형은 결정수형(decision tree), 마르코프(Markov) 모형이다. 이들 모형에는 세부적으로 모형이 적용되는 인구집단과 실제 중재가 적용되는 집단의 특성 비교, 모형에 사용된 가정, 모형의 구조에서 정의한 건강 및 질병 상태의 특성, 모형의 주기 길이(cycle length), 모형이 적용되는 기간(분석 기간), 모형의 모수(parameter)로서 모형에 포함된 각 모수(이전확률, 특정 단계에서 자원 소요량, 개별 건강상태의 삶의 질 혹은 효용 등)값이 도출된 자료원, 모형에 포함되는 구체적 수치 등을 제시하여야 한다.

마) 시간 범위(time horizon)

보건의료의 중재는 단기간에 결과가 나타나기도 하지만, 치료의 효과는 합병증 감소, 사망 감소와 같이 오랜 기간이 경과된 후 알 수 있는 경우가 많다. 경제성 평가에서는 이런 결과를 포함하는 비용 및 효과에 관련된 시간 범위를 설정해야 하며, 해당되는 시간 범위 내에 발생하는 모든 비용과 결과를 고려해야 한다. 임상시험과 같은 연구의 경우 연구 기간이 짧은 경우가 많기 때문에 이런 연구가 몇 년 더 지속될 것을 가정한 모델링을 해야 하는 경우가 있다.

5) 비용 산출

경제성 평가에서 비용의 산출(costing)은 소요된 자원의 확인(identification), 측정(measurement), 가치부여(valuation)의 단계를 거친다. 비용을 산출하기 위해

13 박병주. 임상시험 관련자를 위한 기본교재. 식품의약품안전청, 2006, pp17-26.

서는 소요된 자원이 무엇인지 확인(identification)하는 것이 중요하다. 소요된 자원을 파악하는 데 있어서는 앞에서 언급한 '관점'이 중요한 역할을 한다. 이 관점에 따라 소요된 자원으로 포함하여 파악되기도 하며 그렇지 않을 수도 있다. 예를 들어 '간병'의 경우 그 경제적인 부담을 누가 했는가와 무관하게 사회적인 관점에서 본다면 소요된 자원에 해당된다. 그러나 보험자의 관점에서 보아 간병이 보험급여에 포함되어 있지 않다면 이것은 소요된 자원의 범주에 포함하지 않는다. 따라서 어떤 관점으로 연구가 수행되었는지를 고려하여 소요된 자원의 범주를 확인해야 한다.

비용 산출을 위해서는 사용된 모든 자원의 종류와 수량을 정확히 측정해야 한다. 사용된 자원을 정확히 측정하기 위해 다양한 방법이 사용될 수 있다. 예를 들어 연구 대상에 사용된 자원과 관련된 모든 것을 기록(diaries) 하여 자료를 수집할 수 있다. 후향적 조사나 전향적 조사를 통해 소요된 자원을 파악하는 방법도 있을 것이다. 기존의 통계 자료, 연구 자료가 있을 경우 많은 도움이 된다. 그러나 기존의 자료도 없고, 추가적인 조사를 하기에는 시간과 비용이 부족한 경우 전문가 의견(expert opinions)을 통하여 자원의 사용 수준을 측정하기도 한다.

소요된 자원은 비용으로 제시되어야 한다. 각각의 자원에 대하여 기준 비용을 산정하고, 이 기준 비용에 사용된 자원의 양을 곱하여 전체 비용을 산정할 수 있다(전체 비용(total cost)=자원 이용량 측정(resource uses measurement)×단위 비용 산정(unit cost valuation)). 대부분의 자원은 단위 비용이 존재하지만 어떤 자원의 경우 단위 비용이 명확하지 않을 수도 있다.

비용으로 포함하는 항목으로는 직접보건의료비용과 환자 및 가족(또는 간병인) 비용, 사회적 서비스 비용 등이 있다. 일부에서는 직접 비용과 간접 비용으로 비용항목을 구분하기도 하나, 직접과 간접으로의 분류가 연구자마다 차이가 있고, 그 자체가 논란이 있을 수 있는 사항인 만큼, 이 절에서는 직접-간접의 분류 대신 직접보건의료비용, 환자 및 가족 비용, 사회적 서비스 비용 등으로 비용항목을 구분하기로 한다.

직접보건의료비용은 의약품(치료약 및 부작용 치료), 진료서비스, 병원(입원)서비스, 진단 및 검사, 기타 보건의료비용 등을 포함하며, 환자 및 가족(또는 간병인) 비용에는 환자가 치료를 받기 위해 직접 지출하는 교통비뿐만 아니라 치료받는 데 필요한 시간, 즉 대기 및 교통 시간 비용도 포함된다. 환자 간병을 위해 소요된 가족이나 간병인의 시간 비용도 환자 및 가족 비용에 포함된다. 이 외에도 해당 의약품의 특성에 따라 다른 적절한 비용을 포함할 수 있는데, 이 경우에는 비용항목으로 적합한지를 밝혀야 한다.

비용을 산출할 경우에는 각 항목의 사용량을 어떤 단위로 측정할 것인지, 그리고 단위당 비용으로는 어떤 값을 사용할 것인지를 결정해야 한다. 일반적으로 경제학에서 자원의 비용이라 하면 기회비용을 의미하는데, 흔히 시장가격이 기회비용을 적절히 반영한다고 보아 시장가격을 단위 비용으로 사용한다.

입원 비용의 경우 측정 단위를 재원일당으로 할 수도 있고, 입원에 투여되는 인력(의사, 간호사 등)이나 서비스별로 측정할 수도 있다. 환자의 시간 비용의 경우도 의료기관을 왕복하는 데 걸린 소요 시간을 분 단위로 측정할 수도 있고 시간 단위로 측정할 수도 있다. 단위 비용의 경우에 있어서도 시간 비용을 측정하는 경우라면 생산인구 전체의 시간당 평균 임금을 이용할 수도 있고, 연령구간별 평균 임금을 이용할 수도 있다. 이처럼 동일한 항목의 비용을 측정한다 할지라도 측정 단위와 단위 비용이 다양할 수 있는 만큼 이를 자세하게 기술해야 한다.

시장 임금 자료가 없는 사람에 대한 시간 비용(가족이 환자를 간병하는 경우)의 처리 방법에는 크게 기회비용 방법(시간의 가치가 최소한 노동시장에서 벌어들일 수 있는 것과 동일하다고 봄)과 대체 비용 방법(제공하는 서비스의 시장가치에 근거)이 있다. 예를 들어 가정주부의 간병에 대한 시간 비용을 산정할 때 대체 비용 방법에 의하면 가사서비스의 시장가치를 가사도우미 임금을 이용하여 산정하게 되고, 기회비용 방법에서는 가정주부가 가사일 대신 노동시장에 투입되었더라면 받을 수 있을 것으로 기대되는 여성 평균 임금을 기준으로 사용하게 된다. 이 절에서는 기회비용 방법을 사용할 것을 제안한다. 비용을 산출할 때, 똑같은 항목에 같은 사용량이라고 해도 단위 비용을 어떤 값으로 사용하느냐에 따라서 비용 산출 값이 달라질 수 있다.

이환 및 사망으로 인한 생산성 손실 비용(productivity cost)은 개념상으로는 사회적 비용에 해당하나, 이중 계산의 문제, 정확한 규모를 측정하기 어렵다는 등의 문제 때문에 실제 분석에 포함시킬지 여부는 논란이 되는 항목이다. 여기서 생산성 손실 비용이라 함은 질병으로 인한 노동능력 손상, 혹은 상실, 여가활동에 관련된 비용, 그리고 사망으로 인한 생산성 손실분을 통칭하여 부르는 개념이다. 또한 생산성 손실 비용을 측정하는 방법이 불완전하다는 문제점이 있다. 전통적으로 인적 자본 접근법(human capital approach)을 통해 생산성 손실 비용을 측정하는 경우가 많다. 인적 자본 접근법에 의하면 한 개인이 질병으로 한 달간 결근하였다고 했을 때 이로 인한 생산성 손실은 그 개인의 월평균 임금×1개월에 해당한다. 비용을 과대 추계하는 문제도 있다. 이런 문제의 해결 대안으로 코프만스하프(M. A. Koopmanschap) 등은 마찰 비용(friction cost) 방법을 제안하였는데, 마찰 비용 방법에 의해 구한 생산성 손실 비용은 인적 자본 접근법에 의해 구한 생산성 손실 비용의 10-44%에 불과한 것으로 나타났다.[14]

6) 결과 산출

경제성 평가의 분류에서 지적했듯이 결과(outcome)에 따라 경제성 평가에는 비용-효과 분석, 비용-효용 분석, 비용-편익 분석이 있다.

가) 비용-효과 분석

비용-효과 분석은 비교 대안의 비용뿐 아니라 결과도 측정하여 상대적 크기를 비교하게 된다. 비용-효과 분석의 가장 큰 특징은 결과가 동일한 단위로 측정되어야 한다는 점이다. 즉, 무증상일의 증가, 질병 발생 건수의 감소, 수명 연장 효과 등 프로그램의 임상적 목적과 관련된 자연 단위로 결과가 측정

14 Koopmanschap MA, Rutten FF, van Ineveld BM, van Roijen L. The friction cost method for measuring indirect costs of disease. J Health Econ. 1995; 14(2): 171-189.

된다는 점이 다른 경제성 평가 방법과의 차이점이다. 그러나 결과 측정의 단위는 동일하지만 효과의 크기는 대안들 간에 서로 다를 수 있다.

나) 비용-효용 분석

비용-효용 분석에서는 결과로서 질보정수명(Quality Adjusted Life Years, QALY)과 같이 삶의 양과 더불어 질을 함께 반영하는 지표를 사용한다. 비용-효용 분석은 서로 다른 목적을 갖는 다양한 중재들의 비교, 즉, 다른 효과를 나타내는 다른 중재를 비교할 때 사용된다. 이 외에도 생명 연장과 같은 효과뿐 아니라 삶의 질적 수준의 변화, 중재로 인한 부작용과 같이 다양한 결과를 하나의 형태로 종합할 때, 환자 및 소비자의 선호를 반영할 때 사용된다. 특히 건강 관련 삶의 질이 결과에 중요한 영향을 미칠 때, 사망과 이환과 같은 중요한 두 개의 결과를 모두 포함하여 실제적으로 매우 중요한 결과를 산출할 수 있다. 서로 다른 형태의 결과를 '효용'을 통해 가중치를 부여하여 동일한 결과의 형태로 비교 가능하게 하는 방법이다.

QALY는 비용-효용 분석에서의 주된 결과지표이다. 이 QALY는 생존연수를 양적인 관점에서뿐만 아니라 질적인 관점에서 같이 반영한다는 장점이 있고, 또한 어떤 질병이나 환자에서도 공통 결과지표로 사용할 수 있다는 장점이 있다. QALY에서 질 가중치는 선호에 근거하여야 하며, 완전한 건강을 1.0, 죽음을 0.0으로 설정한 구간 척도로 측정되어야 한다. 죽음보다 더 나쁜 상태는 음의 값을 갖는 것으로 측정된다. 예를 들어 완전한 건강상태에서 10년간 산 다음, 질 가중치 0.5의 건강상태에서 5년을 더 산 사람은 10×1.0+5×0.5=12.5QALY를 얻었다고 할 수 있다.

'효용'에 해당하는 질 가중치를 측정하는 방법은 다양하다. 효용의 의미를 가지게 하기 위해서는 불확실성하에서 어떤 대안을 선택하는 표준 도박(Standard Gamble, SG)법을 이용하여 QALY 가중치를 산출해야 하는 것이 이론적인 원칙이나, 대안을 선택하는 과정이 있는 시간 교환(Time Trade-Off, TTO), 사람 교환(Person Trade-Off, PTO)법도 좋은 대안으로 알려져 있다.[15] 건강 관

15 조민우. 질보정 생존연수 측정을 위한 EQ-5D의 우리나라 가치평가 세트 구축. 울산대학교 박사

련 삶의 질을 측정하는 이런 장점으로 인해 비용-효용 분석은 경제성 평가뿐만 아니라 임상시험이나 실제 환자를 보는 임상 환경에서 결과지표로, 그리고 인구집단에서의 종합적인 건강 수준을 측정하는 지표(Summary Measure of Population Health, SMPH)로 활용되고 있다.[16,17]

건강 관련 삶의 질(Health Related Quality of Life, HRQoL)을 평가하는 도구는 다양하다. 일반적인 건강상태를 평가하는 도구로 'EuroQol instrument EQ-5D', 'Health Utility Index, Quality of Well-Being', 'SF-36', 'Nottingham Health Profile', 'Sickness Impact Profile' 등이 있으며 파킨슨씨 질병, 암 등과 같이 질병과 특정 상태를 고려해서 측정하는 도구들도 개발되어 있다.

표준 도박(SG)의 응답자는 대안 1과 2를 고려하게 된다. 대안 1로 치료하게 되는 경우에는 두 가지 가능한 결과가 있다. 한 가지는 정상적인 건강상태로 돌아가는 것이고, 추가적으로 t년을 더 살 수 있으며 이러한 확률은 p이다. 또 다른 경우는 즉시 사망하는 것이며, 이러한 확률이 (1-p)가 된다. 대안 2로 치료하였을 때는 i라는 어떤 만성적인 상태로 t년 동안 생존하게 된다. 여기서 응답자가 두 가지 대안을 구분하지 못하게 되는 때까지 확률 p를 변화시키게 되며, 이 구분하지 못하는 점(무차별점)에서의 확률 p가 상태 i에 대한 질 가중치가 된다(그림 5.3-3).[18]

시간 교환(TTO)은 응답자에게 두 대안 중 하나를 선택하도록 요청하는데, 두 경우, 즉 x년 동안 건강하게 사는 경우와 t년 동안 i라는 상태로 사는 것 모두 확실하게 일어나는 사건이다. 응답자는 직접적으로 건강 개선과 생애 길이를 교환할 것을 요청받게 된다. 건강상태 가치 평가는 주어진 건강상태에 1

학위 논문. 2005.

16 Gold MR, Muennig P. Measure-dependent variation in burden of disease estimates: implications for policy. Med Care. 2002; 40(3): 260-266.

17 Korevaar JC, Feith GW, Dekker FW, van Manen JG, Boeschoten EW, Bossuyt PM et al. Effect of starting with hemodialysis compared with peritoneal dialysis in patients new on dialysis treatment: a randomized controlled trial. Kidney Int. 2003; 64: 2222-2228.

18 Torrance GW. Measurement of health state utilities for economic appraisal: a review. J Health Econ. 1986; 5: 1-30.

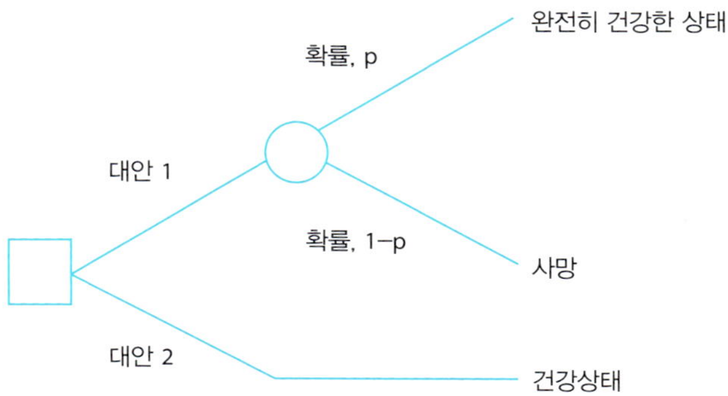

〈그림 5.3-3〉 표준 도박 수행의 개념도

년과 건강한 상태로 사는 상태 부분으로 나뉘며 x/t로 표기한다(그림 5.3-4).

다) 비용−편익 분석

비용과 결과를 함께 평가한다는 점에서는 비용-효과 분석 및 비용-효용 분석과 동일하지만, 결과가 비용과 마찬가지로 화폐단위로 측정된다는 것이 다른 분석방법과의 차이점이다. 그런데 이 분석방법은 건강에 관련된 결과를 어떻게 객관적으로 평가하여 화폐의 단위로 측정, 평가하느냐가 매우 중요하다.

시장에서 형성되는 가격으로 그 가치가 측정되는 사유재와는 달리 공공재와 준공공재의 경우 가격이 형성되는 시장이 없기 때문에 재화의 가치를 측정하기 위한 새로운 방법이 필요하다. 이런 비시장 재화의 가치평가 방법을 현시 선호법(revealed preference approach)과 진술 선호법(state preference approach)으로 나눈다. 진술 선호법은 '만약…… 한다면 당신은…… 하겠습니까?'와 같이 가상적 상황에 대해 직접 질문하여 응답자가 개인의 선호를 진술하게 함으로써 가치를 측정하는 방법이다. 몇 가지 단점에도 불구하고 현시된 재화의 가치뿐 아니라 현시되지 않은 재화의 가치를 측정할 수 있다는 장점을 가진다.[19] 진술 선호법 중 조건부 가치 측정법(contingent valuation method)은 가상적인 사업이나 재화에 대한 응답자의 지불 의사 금액을 설문조사로

19 이수영. 노인장기요양보험에 대한 지불의사금액 추정. 서울대학교 석사 학위 논문. 2003.

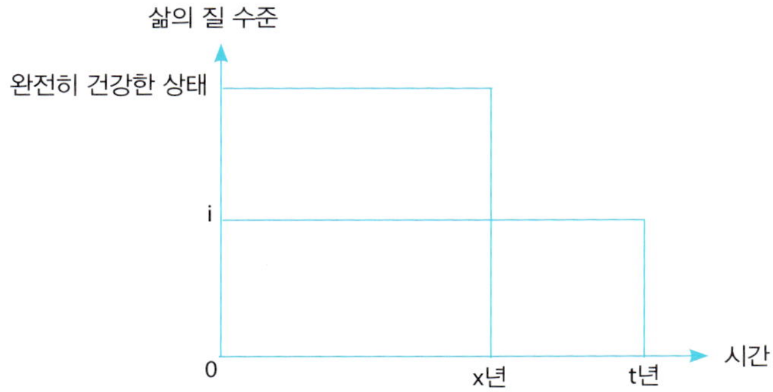

〈그림 5.4-4〉 시간 교환 수행의 개념도(죽는 것보다 나은 건강상태의 경우)

측정하여 추정하는 방법을 말한다.[20]

이런 방법을 이용하여 어떤 증상의 감소, 건강의 회복, 질병의 치료 효과, 생명 연장과 같은 건강의 변화, 건강 관련 삶의 질적인 변화를 화폐적 가치로 측정한다. 지불 의사 금액(willingness-to-pay)이란 어떤 정책의 도입으로 인해 직접 또는 간접적으로 영향을 받는 모든 개인들이 개선효과에 부여하는 화폐가치를 말한다.[21] 지불 의사 금액 연구는 환경경제학에서 주로 이루어져 왔으며, 최근 보건의료 분야에서도 많은 연구가 진행되고 있다.

국내 보건의료 분야에서 조건부 가치 측정법을 이용하여 지불 의사 금액을 조사한 연구로는 장기요양을 위한 공적 재원 조달 체계의 도입을 앞두고 일반인들을 대상으로 비용-편익 분석을 통해 제도 도입의 경제적 타당성을 평가하고자 했던 권순만 등의 것이 있다.[22] 미국에서 심각한 문제가 되고 있는 소아비만을 줄이기 위한 정책을 도입했을 때 진행한 지불 의사 금액에 관한 연구에 따르면 소아비만을 50% 줄이는 데 뉴욕 시민들은 한 해 약 6억 9,000

20 Mitchell RC, Carson RT. Using surveys to value public goods: the contingent valuation method. Resources for the future. Distributed worldwide by the Johns Hopkins University Press, 1989.

21 신영철. 조건부가치측정법에 의한 한강수질 개선편익 추정에 관한 연구. 서울대학교 박사 학위 논문. 1998.

22 권순만, 최병호, 이석원, 전영준, 양봉민, 김창엽 등. 공적 노인요양보장 제도 도입의 경제성 평가. 서울대학교 보건대학원 연구보고서. 2005.

만 달러를 추가적으로 세금으로 낼 용의가 있었으며 가구소득이 높고, 소아비만의 문제가 심각하다고 생각할수록 지불 의사 금액이 높아지는 것을 확인할 수 있었다.[23] 이 외에도 베트남에서 지방의 건강보험 도입에 따른 지불 의사 금액 연구 등 다양한 연구가 진행되었다.[24]

7) 할인

보건의료의 중재 결과는 동일한 시점에 발생하지 않는다. 특히 예방적 중재는 현재 그 비용이 소요되지만 그 효과는 먼 미래에 발생하게 된다. 또한 일반적으로 대부분의 사람은 현재의 비용을 미래의 비용보다 중요하게 생각한다. 현재 100만 원의 가치를 먼 미래의 100만 원보다 선호한다. 미래는 불확실하기 때문이다. 이와 같은 이유로 인해 경제성 평가는 할인(discounting)이 필요하다.

비교 대안들의 비용과 효과 혹은 편익이 발생하는 시점은 동일하지 않다. 동일한 대안 안에서도 비용과 편익의 발생 시점이 동일하지 않고, 대안들 간에도 비용-편익의 발생 시점이 동일하지 않다. 서로 다른 시점에 발생하는 비용과 편익은 현재 시점에서 평가하였을 때 서로 다른 가치를 가진다. 즉, 1년 후의 1원과 5년 후의 1원, 10년 후의 1원은 현재 시점에서 평가하였을 때 각각 서로 다른 가치를 가지는 것으로 평가한다. 이는 대부분의 사람이 1년 후의 1원보다 현재의 1원을 더 선호한다는 사실 때문이다. 따라서 서로 다른 시점에서 발생한 비용과 편익을 비교할 때에는 일정 시점을 기준으로 그 시점에서 각 비용과 편익들이 가지는 가치를 평가하여 이를 비교하여야 한다. 이것이 할인(discounting) 과정이다. 일반적으로 미래에 발생할 비용을 할인한다는 것에는 이의가 없지만, 미래에 발생하는 결과도 할인해야 한다는 데에는 이견이 존재한다.

---

23 Cawley J. Contingent valuation analysis of willingness to pay to reduce childhood obesity. Economics and Human Biology. 2008; 6: 281-292.

24 Lofgren C, Thanh NX, Chuc NT, Emmelin A, Lindholm L. People's willingness to pay for health insurance rural Vietnam. Cost effectiveness and resource allocation. 2008.

다만 할인율(discount rate)의 수준과 관련하여서는 국가별로 약간의 차이가 있는데, 이는 각국이 처한 경제 현실, 그리고 공공 투자 부문의 경제성 분석에 사용하는 공지된 할인율 값이 존재하는지, 그 값이 얼마인지에 따라 달라진다. 보건의료기술평가와 관련한 다수 가이드라인에서는 5%를 기본 할인율로 제시하고 있다 그리고 할인이 결과에 미치는 영향을 살펴보기 위해, 그리고 나중에 다른 할인율을 적용한 경우와 비교할 때를 대비하여 할인을 하지 않은 경우와 3%의 할인율을 적용한 경우에 대해 민감도 분석을 수행하도록 한다.

보건 분야의 경제성 평가를 실시할 때 적용하는 할인율이 5%, 3% 수준임을 감안하여, 5% 할인율을 기본으로 적용하되, 할인을 하지 않는 경우와 3%, 7.5% 할인율을 적용하는 경우에 대해 별도로 민감도 분석을 하여 그 결과를 제시해야 한다.

8) 불확실성

경제성 평가는 이용할 수 있는 자료의 부족과 단일한 방법론의 부재 등으로 어느 정도의 불확실성(uncertainty)을 내포하게 된다. 따라서 경제성 평가를 수행할 때에는 불확실성의 문제를 분명히 검토함으로써 의사결정자로 하여금 평가 결과가 어느 정도 안정적인지를 확인할 수 있도록 하여야 한다.

불확실성을 검토하는 가장 기본적 수단은 민감도 분석이다. 경제성 평가 과정에서 사용한 모든 가정과 기타 불확실성을 초래하는 원천에 대하여 단변량(일원) 민감도 분석을 실시하도록 한다. 단변량 민감도 분석 결과, 결과지표에 민감한 영향을 미치는 변수에 대해서는 다변량(다원) 민감도 분석을 실시할 것을 권장한다. 그리고 민감도 분석을 실시한 모든 변수와 민감도 분석의 결과를 표나 그래프로 종합하여 제시함으로써 의사결정자가 불확실성의 정도와 양상을 검토할 수 있도록 하여야 한다.

최근에는 비용--효과비 추정 시 점 추정치뿐 아니라 95% 신뢰구간을 함께 제시하고 있으며, 모형에 사용된 모수의 불확실성을 검토하는 수단으로 확률적 민감도 분석을 실시하고 있는 바, 이러한 접근 방법도 시도해 볼 것을 권장한다. 또한 비용-효과 분석의 결과를 비용-효과 수용 곡선(cost-effectiveness acceptability curve)으로 제시하는 것도 권장한다.

민감도 분석은 경제성 평가에서 불확실성의 문제를 검토하는 가장 전통적 방법으로, 불확실한 모수의 변화에 결과가 얼마나 안정적으로 유지되는지를 확인함으로써 결과의 확고함을 입증하는 방법이다. 국내 문헌들을 보면 흔히 할인율에 대해서만 민감도 분석을 실시하는 경우가 많으나 효과, 비용 등 불확실한 모든 변수에 대해 민감도 분석을 실시할 수 있고, 또 그렇게 해야 한다. 비용-효용 분석이 이루어진 연구 문헌을 대상으로 민감도 분석의 건수를 집계하고, 민감도 분석이 결과에 미친 영향을 조사한 샤크먼(E. Schackman) 등의 연구에 의하면 전체 연구 대상 문헌의 51%가 HRQoL에 대한 민감도 분석을 하였으며, 41%는 비용에 대해, 33%는 할인율에 대해 민감도 분석을 한 것으로 나타났다.[25] 그리고 이 중 상당수에서 민감도 분석 결과가 임계값을 초과한 것으로 나타나(HRQoL에 대해 민감도 분석을 한 경우 31%, 비용의 경우는 20%, 할인율은 15%) 의사결정에 있어 민감도 분석이 갖는 중요성을 다시 한번 생각하게 한다.

민감도 분석에서 각 변수가 가질 수 있는 상한값과 하한값은 임상적으로나 정책적으로 유의미한 범위의 값이어야 한다. 즉, 실제 임상환경에서 나타나기 어려운 값은 배제하고, 현실적으로 발생할 가능성이 있는 상황들을 대상으로 민감도 분석을 실시하여야 한다.

민감도 분석은 한 번에 한 변수만을 검토하는지, 아니면 여러 변수를 동시에 변화시켜 결과에 미치는 영향을 살펴보는지에 따라 단변량 민감도 분석과 다변량 민감도 분석으로 나누어 볼 수 있다. 단변량 민감도 분석은 각 변수의 불확실성이 가지는 상대적 중요성을 파악할 수 있다는 장점이 있으나, 결과의 불확실성은 여러 불확실한 변수가 동시에 작용하여 나타나는 것이므로

25 Schackman E. Odds ratio, relative risk, absolute risk reduction, and the number needed to treat-which of these should we use? Value Health. 2002; 6(5): 431-436.

한 변수만 변화시키는 단변량 민감도 분석으로는 전체적 불확실성을 과소평가하게 된다는 문제점이 있다. 또한 연구자가 어떤 변수를 민감도 분석할 것인지, 상한값과 하한값의 범주를 어떻게 설정할 것인지 직접 결정해야 한다는 점에서 주관적 판단에 의존하게 되는 문제점도 있다.[26,27]

반면 다변량 민감도 분석은 불확실한 변수가 여러 가지인 경우 이들이 미치는 영향을 한꺼번에 검토하기 위하여 실시한다. 다변량 민감도 분석의 하나인 이변량 민감도 분석은 두 가지 변수를 동시에 변화시켰을 때 결과가 어떻게 달라지는지를 분석하게 된다. 일반적으로 다변량 민감도 분석을 한 경우 단변량 민감도 분석의 경우보다 결과의 범위가 더 넓게 나타난다. 그러나 다변량 민감도 분석을 실시함에 있어 각 모수들의 극단값을 단순 결합하는 것은 변수들 간의 상관관계를 무시함으로써 불확실성을 과장할 수 있는 문제가 있으므로 주의할 필요가 있다.[28]

건강보험심사평가원에서 제시한 지침에는 경제성 평가 과정에서 사용한 모든 가정과 기타 불확실성을 초래하는 원천에 대하여 단변량 민감도 분석을 우선적으로 실시할 것을 제안한다. 이때 분석 대상 변수의 불확실한 정도를 고려하여, 현실적으로 발생 가능한 여러 상황이 충분히 검토될 수 있도록 한다. 그리고 단변량 민감도 분석 결과, 결과지표에 민감한 영향을 미치는 것으로 확인된 변수에 대해서는 다변량 민감도 분석을 실시할 것을 적극 권장한다. 또한 민감도 분석을 실시한 모든 변수와 민감도 분석의 결과를 표나 그래프(tornado diagram)로 종합하여 제시함으로써 의사결정자가 불확실성의 정도와 양상을 검토할 수 있도록 할 것을 제안한다.

---

26 Manning WG, Fryback DG, Weinstein MC. Reflecting uncertainty in cost-effectiveness analysis. In: MR Gold et al. Cost-effectiveness in health and medicine. Oxford University Press, 1996, pp247-275.

27 Briggs AH. Handling uncertainty in economic evaluation and presenting the results. In: M Drummond et al. Economic evaluation in health care: merging theory with practice. Oxford University Press, 2001, pp172-214.

28 Manning WG, Fryback DG, Weinstein MC. Reflecting uncertainty in cost-effectiveness analysis. In: MR Gold et al. Cost-effectiveness in health and medicine. Oxford University Press, 1996, pp247-275.

민감도 분석이 갖는 주관성의 한계를 극복하기 위해 최근에는 통계적 방법론을 활용하는 경우가 늘고 있다. 합계 자료가 아닌 개별 환자 수준의 자료를 얻을 수 있는 경우, 그리고 불확실성의 원인이 표집 변동(sampling variation)에 의한 경우 95% 신뢰구간 계산이 가능하다. 점증적 비용-효과비(Incremental Cost Effectiveness Ratio, ICER)의 95% 신뢰구간을 측정하는 방법으로는 'Delta method(Taylor series expansion)', 'Confidence ellipse', 'Fieller's method', 'Non-parametric bootstrapping' 방법 등이 있다.[29] 확률적 민감도 분석(probabilistic sensitivity analysis)은 모형에 사용되는 모수(parameter)의 불확실성을 검토하기 위한 수단으로, 기본적으로 베이즈(적) 접근이다. 즉, 불확실한 모든 모수들의 분포(사전적 분포, prior distribution)를 가정하고, 이러한 분포로부터 모수값을 무작위 추출하여 그 결과를 가지고 비용-효과 분석을 실시한다.

모형을 사용하는 이유가 자료의 부족 때문이므로 모형 구축에 사용된 모수 역시 불확실한 값이라고 보아 확률적 민감도 분석을 실시한다.[30,31] 자료가 오직 임상시험으로부터 나온 것이고, 개별 환자 수준의 자료를 구할 수 있다면 비용-효과비를 추정할 때 점 추정치뿐 아니라 95% 신뢰구간을 함께 제시하는 것이 바람직하다. 그리고 모형에 사용된 모수의 불확실성을 검토하기 위해서는 확률적 민감도 분석을 실시하는 것이 필요하다.

9) 의사결정

비용-효과 분석, 비용-효용 분석의 최종 결과는 점증적 비용-효과비(ICER)로

---

29 Briggs AH. Handling uncertainty in economic evaluation and presenting the results. In: M Drummond et al. Economic evaluation in health care: merging theory with practice. Oxford University Press, 2001, pp172-214.

30 Manning WG, Fryback DG, Weinstein MC. Reflecting uncertainty in cost-effectiveness analysis. In: MR Gold et al. Cost-effectiveness in health and medicine. Oxford University Press, 1996, pp247-275.

31 Briggs AH. Handling uncertainty in economic evaluation and presenting the results. In: M Drummond et al. Economic evaluation in health care: merging theory with practice. Oxford University Press, 2001, pp172-214.

제시한다. ICER은 비교 대안에 비하여 증가되는 효과 한 단위당 어느 정도의 비용이 추가로 소요되는지를 나타내는 지표이다. 〈표 5.3-1〉에서 보는 바와 같이 비교 대안과 비교한 비용의 증분(ΔC)을 효과의 증분(ΔE)으로 나누어 구한다.[32]

N의 ICER을 구하는 과정을 살펴보면, 우선 A, B, N을 효과의 순으로 나열한 후 인접 대안과 ICER을 비교하여 인접 대안에 비해 효과와 비용이 모두 작지만, ICER의 크기가 더 큰 B를 열등 대안이라 보아 배제한다. B를 배제한 상태에서 새로 구한 ICER이 의사결정에서 고려하여야 할 N의 ICER(6,000만원/년)이 된다. 일반적으로 서로 대체 관계에 있는 대안들의 비용-효과 분석을 실시할 때에는 먼저 효과의 순으로 안들을 나열한 후 순서대로 ICER을 구한다. 다음으로 열등 대안을 제외하는데(열등 정도의 강약 구분 없이), 어떤 대안이 열등한 것으로 배제되는 경우는 해당 대안보다 효과는 크면서 비용은 더 작은 대안이 존재할 때(strongly dominated). 혹은 해당 대안보다 효과가 더 크면서 ICER 값은 더 작아지는 대안이 존재할 때이다(weakly dominated). 일단 열등한 대안들을 제외하였으면, 남은 안들을 중심으로 다시 ICER을 구하여 ICER이 오름차순으로 정렬되도록 한다.

2. 경제성 평가 활용

1) 외국 사례

외국에서 경제성 평가는 의료기술 평가(medical technology assessment)의 한 부분으로 발전되었으며, 최근 들어 주로 의약품 정책(pharmaceutical policy)의 한 수단이 되고 있다. 유럽에서 의료기술 평가, 경제성 평가는 스웨덴, 영국, 네

32 건강보험심사평가원. 의약품 경제성평가지침. 2006.

〈표 5.3-1〉 ICER 계산 과정

대안	비용(만 원)	효과(년)	ΔC	ΔE	ICER(ΔC/ΔE)	ICER (열등대안 제외)
No Tx	0	0	–	–	–	–
A	1,000	1	1,000	1	1,000	1,000
B	6,000	1.5	5,000	0.5	10,000	weakly dominated
N	7,000	2	1,000(6,000)[1)]	0.5(1)[2)]	2,000	6,000[3)]

주 1), 2), 3) 열등대안은 제외한 상태에서 다시 계산한 값.

덜란드 등을 중심으로 도입되었으며 1980년대 활발히 활용되었다.[33,34] '의료기술 평가'는 1972년 미국 의회에 기술평가국(Office of Technology Assessment, OTA)이 생기면서 보편적으로 사용되었다. 의료기술 평가는 의료기술의 사용이나 적용으로 인한 단기적·장기적 사회의 영향을 검토하는 포괄적인 형태의 정책 연구(policy research)로 정의할 수 있다.[35] 의료기술 평가의 일차적인 초점은 안전성(safety)과 효능(efficacy)에 있었지만, 의료비의 증가, 의사결정에 대한 합리적·계량적인 관심 증가, 의학 및 보건의료의 기술화(technologization) 등으로 비용에 대한 관심이 점차 증가하여, 비용-편익 분석, 비용-효과 분석과 같은 경제성 평가가 의료기술 평가의 가장 중요한 부분으로 발전하였다.[36]

유럽에서 경제성 평가는 고가 의료기술(high cost technologies), 국가 보건사업과 같은 다양한 분야의 정책적인 의사결정 도구로 사용되었다.[37] 1990년대 대부분의 유럽 국가는 국가적인 의료기술 평가 기관과 프로

33 Banta HD. The development of health technology assessment. Health Policy. 2003; 63(2): 121-132.

34 Pritchard C. How health technology assessment, regulation and planning affect the diffusion of technology in health care system. In: A disease-based comparison of health systems. OECD, 2002.

35 U.S. Congress, Office of Technology Assessment. Health care technology and its assessment in eight countries. 1995, pp335-354.

36 Rutten F, Haan G. Cost-effective use of medical technology: regulatory instruments and economic incentives. J Bengt, F Rutten, J Vang (eds.). Policy making in health care. LCC-Coordination Office Executive Committee, 1990, pp30-40.

37 Drummond M, McGuire A (eds.). Economic evaluation in health care, merging theory with

그램을 개발하여 의료기술 평가가 보편화되었다. 유럽에서는 의약품을 포함하여 이미 CABG(Coronary Artery Bypass Graft), CT, MRI, LS(Laparoscopic Cholecystectomy), ESRD(End Stage Renal Disease), NICU(Neonatal Intensive Care Unit), 유방암 조기검진과 같은 진단, 처치, 치료, 조기검진의 분야에 경제성 평가를 상당히 활용하였으며, 이 과정을 통해 경제성 평가의 이론과 방법이 지속적으로 발전하였다.

의약품의 경제성 평가를 가장 먼저 공식적으로 실시한 호주와 일찍부터 의약품 경제성 평가가 발전한 캐나다의 경우도 고가 의료기술, 국가 보건의료 사업에 의료기술 평가의 경험과 역량이 축적되었음은 물론이다.[38,39] 한편 역설적으로 미국에서는 국립의료기술평가연구소(National Center for Health Care Technology, NCHCT)가 1978년 설립되었으나 1981년 예산삭감으로 없어지고, 의회의 기술평가국도 1997년 없어지게 되었다. 정치적 성격이 강한 현상이기는 하지만, 이런 일련의 과정에는 의료기술 평가를 반대하는 이익집단의 영향을 무시할 수 없다.[40]

전통적으로 의약품의 경우 '안전성'과 '효율성'이 의료기술 평가의 중요한 부분이며 아직도 그 중요성이 강조되고 있다. 의약품의 경제성 평가 연구는 1970년대 시메티딘(cimetidine)에 대한 연구를 통해 본격화되었다. 스미스 클라인 앤 프렌치(Smith, Kline & French) 제약회사는 시메티딘의 경제성을 입증하기 위해 많은 나라를 대상으로 실시된 비용-효과 연구를 지원하였다. 미국의 경우 메디케이드(Medicaid) 자료의 분석을 통해 시메티딘을 치료제로 사용할 경우 입원이나 수술에 비해 재원이 절약될 수 있다는 연구를 하였다.[41]

---

practice. Oxford University Press, 2001.

38 Smith CS, Hailey D, Drummond M. The role of economic appraisal in health technology assessment: the Australian case. Soc Sci Med. 1994; 38(12): 1653-1662.

39 U.S. Congress, Office of Technology Assessment. Health care technology and its assessment in eight countries, 1995, pp335-354.

40 Eisenberg JM, Zarin D. Health technology assessment in the United States. Past, present, and future. Int J Technol Assess Health Care. 2002; 18(2): 192-198.

41 Banta HD, Luce BR. Health care technology and its assessment. An international perspective. Oxford Medical Publications, 1993, pp176-187.

의약품의 경제성 평가 연구는 양적으로 증가하여 1980년 후반으로 갈수록 의약품을 대상으로 한 비용-효과 분석, 비용-편익 분석의 연구가 수술, 장비, 처치 등을 대상으로 한 연구에 비해 월등히 증가하게 된다.[42] 의약품 경제성 평가 연구를 보험급여 및 가격 결정에 사용한 대표적인 예는 고콜레스테롤 치료제인 심바스타틴(simvastatine)과 기존 약제를 대상으로 실시한 비용-효과 연구이다. 이 연구 결과는 네덜란드에서 보험급여 결정에 사용되고 있으며 가격 협상에도 유리하게 작용하였다.[43]

의약품의 경제성 평가는 보험급여의 적용과 상환 결정(coverage and reimbursement), 즉, 급여의 범위를 규제하는 과정으로 어떤 의약품이 어떤 조건하에 급여 범위에 적용될지 결정하는 것을 돕는 의료기술 평가이다.[44]

최근 10여 년 동안 경제성 평가는 신약의 급여 상환 결정과 같은 정책 분야에 큰 기여를 하고 있다. 호주, 뉴질랜드, 캐나다(브리티시컬럼비아주, 온타리오주)는 신약의 등재 목록(formulary listing) 작성을 위해 경제성 평가를 요구하고 있으며, 이것은 네덜란드, 덴마크, 핀란드 같은 유럽 국가에서 채택되고 있다. 미국의 일부 관리의료조직(Managed Care Organisaions, MCOs)은 이 등재 목록에 포함될 의약품에 대하여 제약회사에 경제성 평가 결과를 요청하고 있다. 영국에서는 일반의의 처방전 발행에 참고하는 수준이었으나, 2002년 이후 이런 의약품에 대하여 NICE의 권고에 따라 NHS가 예산을 제공하는 것이 의무화되어 있다. NICE의 지침은 비용-효과와 임상적인 근거에 대한 체계적 문헌고찰(systemic review)에 기초하고 있다.

42 Elixhauser A, Luce BR, Taylor WR, Reblando J. Health care CBA/CEA: An update on the growth and composition of the literature. Medical Care. 1993; 7: JS1-11, JS18-149(suppl.).

43 Martens L, Rutten F, Erkelens D, Ascoop C. Cost effectiveness of cholesterol lowering therapy in the Netherlands, simvastatin versus cholestyramine. Am J Med. 1989; 87: 54S-58S.

44 Rutten F. Economic evaluation and health care decision-making. Health Policy. 1996; 36: 215-229.

2) 국내 적용

국내에서는 2000년 초부터 의약품을 대상으로 한 경제성 평가의 필요성이 제기되었다. 학술적인 측면에서는 그 이전부터 다양한 영역과 주제를 대상으로 연구가 이루어졌다. 경제성 평가를 의료보험급여 및 가격 결정에 보다 체계적으로 도입할 필요성이 제기되었으며,[45,46] 특히 건강보험심사평가원이 의약품의 경제성 평가지침을 개발하면서 이에 대한 관심이 증가하였다. 주된 관심은 경제성 평가 결과를 신약의 보험 상환 여부 및 가격 결정에 어느 정도로 활용할 것이며, 이것이 약가 결정에 어떤 영향을 미칠 것인가이다.

우리나라에서 경제성 평가는 보건복지부 고시 신의료기술 등의 결정 및 조정 기준에 의해 신의료기술 평가의 경우 비용효과성 등을 고려하도록 이미 법적 근거가 확보되어 있고, 약제 요양급여 결정 신청 시 구비 서류의 하나로 비용효과에 대한 자료를 제출하도록 되어 있다. 그러나 이런 자료를 얼마나 제출하는지, 자료의 질적 수준은 어느 정도인지, 현실적인 의사결정에 어느 정도 활용하고 있는지는 구체적으로 알려지지 않았다. 의약품 경제성 평가지침의 개발은 향후 이런 자료의 질적 수준을 향상하는 데 적지 않은 기여를 할 것이다. 의약품 경제성 평가가 합리적인 의약품 사용과 비용절감을 위한 도구임은 분명하며, 의약품 비용의 통제에 대한 압력이 지속적으로 존재하고 있는 한 이런 정책의 필요성은 지속적으로 제기될 것이다.

---

45 이의경. 국내 보험의약품 급여제도의 주요 이슈. 주요 외국의 '약물경제성평가 및 성과연구' 현황과 시사점. 한국보건사회연구원, 2003.

46 이태진. 약물경제성평가 현황과 제도 도입방향. 주요 외국의 '약물경제성평가 및 성과연구' 현황과 시사점. 한국보건사회연구원, 2003.

3. 문제점과 개선 방안

1) 문제점

경제성 평가는 의사결정의 중요한 정보로서 자원의 배분과 우선순위 설정을 위한 의사결정을 지원할 수 있다. 최근 이런 정보에 대한 필요성은 더욱 증가하고 있다. 의약품의 경제성 평가에 대한 공식적인 지침의 개발과 도입은 우리나라의 경제성 평가에 대한 새로운 전환과 강력한 동기가 될 수 있을 것이다. 경제성 평가가 유용한 정보를 제공하기 위해서는 과학적인 방법론에 기초하여 의사결정에 도움이 될 수 있는 형태로 연구가 수행되어야 한다.[47]

그러나 기존에 우리나라에서 수행된 경제성 평가 연구 방법은 몇몇 문제가 있어 의사결정에 사용하기에는 아직 제한적이다. 즉 효율적인 자원 배분을 위한 정책적인 요구와 이에 필요한 정보를 제공하는 경제성 평가 연구의 현실적인 수준과는 아직 거리(gap)가 있다는 것이다. 이는 앞으로 보완해야 할 점으로 매우 중요하게 인식되어야 할 것이다. 다음에 소개할 몇 가지 제도적인 개선과 지원 방법을 통해 우리나라의 경제성 평가는 의사결정에 유용한 도구로 사용될 수 있을 것이다.

2) 개선 방안

경제성 평가는 제약이 있으나 지속적인 방법론 개발과 정책적인 과제를 통해 유용한 의사결정 도구로 발전하고 있다. 우리나라에서 경제성 평가를 실시하기 위해 고려해야 할 과제를 도출하면 다음과 같다.

첫째, 유럽의 경우 의료기술 평가, 경제성 평가의 경험과 역량이 지속적으로 축적되었다. 네덜란드, 영국, 스웨덴 등은 인력, 조직, 방법, 이론 등에서

47 Lee Kun-Sei, Brouwer WBF, Lee Sang-Il, Koo Hye-Won. Introducing economic evaluation as a policy tool in Korea: will decision makers get quality information? A critical review of published korean economic evaluations. Pharmacoeconomics. 2005; 23(7): 709-721.

상당한 투자와 노력을 지속하였다.[48,49] 경제성 평가와 의료기술 평가는 20년 이상 지속적으로 발전하였으며, 합리적인 자원 활용을 위한 의사결정 원리로 발전시키기 위해 상당한 관심과 투자를 지속했다. 영국의 NICE와 네덜란드 보험자가 새로운 의료기술의 비용효과를 평가하기 위해 조성한 혁신 의료 기금(investigative medicine fund)은 매우 좋은 예가 될 것이다.[50,51]

경제성 평가 연구를 위한 정책적 지원과 인프라가 더욱 중요한 문제가 되는 것은 외국의 경제성 평가 연구 결과를 우리나라에 바로 적용, 활용할 수 없기 때문이다.[52] 즉, 경제성 평가는 연구의 이전 가능성(transferability)이 매우 제약되어 있다. 그러므로 우리나라의 경제성 평가 연구 역량은 중요한 쟁점이다. 우리나라의 경제성 평가를 위한 인력과 경험 축적은 매우 부족한 상황이다. 우리나라에서도 비용-효과 분석, 비용-편익 분석과 같은 경제성 평가 연구가 있었지만, 이제까지 적용한 방법론은 적지 않은 문제가 있다.[53] 외국의 축적된 경험을 우리의 상황을 고려하여 비판적으로 도입하는 것이 필요하다.

둘째, 과학적인 엄밀성, 투명성과 책임성을 향상시키기 위한 노력이 지속되어야 한다. 제약회사에서 경제성 평가 연구를 수행할 경우 연구 과정과 결과의 투명성은 매우 중요하다. 연구자들이 연구비를 수혜한 경우 그 스폰서로부터 자유롭기는 쉽지 않다.[54,55] 그래서 네덜란드의 경우 제약회사가 아

---

48 Henshall C, Drummond M. Economic appraisal in the British National Health Service: implications of recent developments. Soc Sci Med. 1994; 38(12): 1615-1623.

49 Elsinga E, Rutten FF. Economic evaluation in support of national health policy: the case of the Netherlands. Soc Sci Med. 1997; 45(4): 605-620.

50 Rutten F. Economic evaluation and health care decision-making. Health Policy. 1996; 36: 215-229.

51 O'Brien BJ. A tale of two (or more) cities: geographic transferability of pharmacoeconomic data. Am J of Manag Care. 1997; 3(suppl.): S33-39.

52 Mason J. The generalisability of pharmacoeconomic studies. Pharmacoeconomics. 1997; 11(6): 503-514.

53 이건세, Brouwer WBF, 이상일, 구혜원. 보건의료 경제성 평가 방법론 고찰-연구 설계와 비용추정을 중심으로. 보건행정학회지. 2004; 14(2): 58-77.

54 Friedberg M, Saffran B, Stinson TJ, Nelson W, Bennett CL. Evaluation of conflict of interest in economic analyses of new drugs used in oncology. JAMA. 1999; 282: 1453-1457.

55 Lexchin J, Bero LA, Djulbegovic B, Clark O. Pharmaceutical industry sponsorship and research outcome and quality: systematic review. BMJ. 2003; 326: 1167-1176.

닌 독립적인 기관에서 경제성 평가를 수행하도록 한다. 영국이나 포르투갈의 경우에도 연구의 재정 지원을 명확히 밝히도록 하고 있으며 연구자의 독립성이 제시되도록 하고 있다. 제약회사의 개입이나 정책적인 편견 없이 투명성과 책임성을 향상시킬 수 있는 과학적인 방법으로 경제성 평가를 수행하는 것이 매우 중요하다.[56] 제약회사의 입장에서도 좋은 방법론의 표준을 유지하는 것이 장기적으로 최선의 전략이 될 것임을 명심해야 할 것이다.[57]

셋째, 의약품 경제성 평가는 효율적인 자원의 활용을 목적으로 한다. 의약품의 경제성 평가를 실시한 호주도 초기에는 의약품의 사용을 합리화하고, 비용을 통제하려는 동기를 가지고 있었다.[58] 그러나 의약품의 비용절감을 위한 정책은 경제성 평가를 포함한 다양한 정책을 혼합적으로 사용함으로써 수행할 수 있다. 비용절감만을 목적으로 한다면 실망할 수도 있을 것이다. 그러나 효율적인 자원의 활용은 오히려 다른 측면에서 중요하다. 우리나라의 경우 건강보험 재정의 안정화를 위한 의료비 절감이 정책 목표 가운데 하나이지만 다른 한편 급여를 확대하지 않을 수 없는 상황이다. 이와 같이 상호 충돌적인 목표를 달성해야 한다. 또한 보험자의 비용의 절감이 보험 가입자에 대한 비용 전가가 되지 않도록 고려하는 것이 중요하다. 이런 상호갈등적인 상황과 사회적 편익을 고려해야 하는 상황에서 경제성을 고려한 의사결정은 매우 중요한 원리가 될 것이다.

넷째, 많은 유럽 국가들이 의약품의 경제성 평가의 결과를 의료보험급여의 상환 여부 결정, 가격 결정에 활용하고 있다. 특히 신약에 높은 가격을 책정할 경우 기존의 대체 약품에 비하여 어느 정도 비용효과가 있는지 제시해야 한다. 여기에서 주목할 것은 급여 여부 및 가격 결정에 사용하는 기준과 의

---

56 Kanavos P, Trueman P, Bosilevac A. Can economic evaluation guidelines improve efficiency in resourceallocation? The cases of Portugal, the Netherlands, Finland, and the United Kingdom. Int J Technol Assess. 2000; 16(4): 1179-1192.

57 Drummond M. Economic evaluation of pharmaceuticals: science or marketing. Discussion paper 91. Centre for Health Economics, University of York, 1991.

58 Freund DA. Initial development of the Australian guidelines. Med Care. 1996; 34(12): DS211-DS215(suppl.).

사결정 과정이다.

급여 여부 결정의 기준은 다양하다. 제약된 자원을 어떤 원칙과 우선순위로 배분할 것인가는 매우 어려운 과제이다. 네덜란드에서는 필요성, 효과, 비용효과, 개인과 사회적 책임성을 급여 여부 결정의 기준으로 적용하고 있으며, 스웨덴에서는 인간의 존엄성(human dignity)도 고려한다.[59,60] 의약품을 포함한 다른 기술의 급여 여부 결정에는 재정적인 고려뿐 아니라 필요성, 효과 등에 대한 고려가 중요하며 이런 원칙과의 조화와 균형을 이루지 않을 경우 의료의 접근성, 의료보험의 보장성에 대한 문제가 발생할 수도 있다. 우리나라의 경우 제약회사에서 신약의 급여 및 가격 신청을 한 경우 이를 평가하기 위한 기준으로 보험급여 원리 및 건강보험 재정 상태, 대체 가능성 및 비용효과성 등을 고려하도록 되어 있지만 구체적인 기준을 어떻게 적용하였으며, 그 결정 과정이 얼마나 투명한지는 확인하기 어렵다.

적지 않은 나라가 의사결정 과정에서 평가 과정과 가격 결정 과정을 분리하고 있으며, 전문적인 조직에 의해 평가가 이루어지고, 가격의 경우 협상을 통해 결정한다. 가격 결정 이전에 신청서를 검토하고 전문적으로 평가할 조직이 필요할 것이다. 전문적인 평가 과정을 통해 제약회사의 신청서가 얼마나 과학적인 타당성을 가지고 있는지 검토해야 한다. 단순히 경제성 평가의 실시 여부를 행정적으로 검토하는 수준으로는 부족하다.

우리나라의 보험약가 산정은 '약제 및 치료 재료의 구입금액에 대한 산정기준'에 의해 외국의 가격이나 약제급여 목록 및 상한 금액표를 기준으로 이루어진다. 외국의 가격을 기준으로 산정하는 것에 대한 문제점으로 제약협회에서 제출한 외국 가격 지표 산정의 문제점, 기준 국가 설정의 문제점, '약제 상한 금액의 산정 기준' 자체의 문제점, 평가 검토 실무 부서 및 약제전문

---

59 Ham C, Honigsbaum F. Priority setting and rationing health services. In: RB Saltman, J Figueras, S Sakellarides (eds.). Critical challenges for health care reform in Europe. Open University Press, 1998.

60 Stolk EA, Brouwer WBF, Busschbach JJV. Rationalising rationing: economic and other considerations in the debate about funding of Viagra. Health Policy. 2002; 59(1): 53-63.

위원회의 역할에 대한 문제점 등이 제시되었으나 아직 이에 대한 개선이 이루어지지 않았다.

중앙 정부는 보건의료정책의 형성, 결정, 수행에서 매우 중요한 위치를 차지하고 있다. 약가의 최종적인 결정자는 보건복지부이다. 새로운 제도, 정책을 형성하는 데 있어서도 중요한 역할을 하고 있다. 따라서 중앙 정부의 기술적·행정적·정치적 역할은 매우 중요하다. 그러나 정부는 일방적인 정책 결정 집행이 아닌 새로운 역할을 수행해야 한다. 의사결정 과정에 다양한 집단의 참여를 보장하고, 합리적인 의사결정이 이루어질 수 있도록 의사결정 원칙과 기준을 제시하며, 그 과정에 투명성을 강화할 수 있는 제도와 정책을 개발하는 역할을 해야 한다. 과거 권위적인 정부의 정책에 일방적으로 순응하는 시민, 이익집단(stakeholder)도 이제는 찾아보기 힘들다는 것을 명심해야 한다. 한국제약협회(현 한국제약바이오협회)에서는 정책 개발(policy formation)의 초기 과정부터 참여하기를 원하고 있으며,[61] 환자 및 시민단체 또한 치료의약품의 접근성에 대한 보장과 약가 결정 과정에 대한 명확한 기준과 투명성을 요구하고 있다.[62] 이러한 정치적 상황 변화 속에서, 보다 효율적인 자원의 배분을 위한 시도라는 면에서 의약품 경제성 평가는 중요한 시작이 될 것이다.

61 Peterse J. Healthcare reform in Korea: pharmaceutical perspective. American Chamber of Commerce in Korea. Sep/Oct 2002, pp24-29.

62 글리백 가격인하, 의약품 공공성 강화를 위한 공동대책위원회. 글리백 무엇이 문제인가. Available from: URL: http://glivec.jinbo.net/index09.html.

참고문헌

- 건강보험심사평가원. 의약품 경제성평가지침. 2006.
- 권순만, 최병호, 이석원, 전영준, 양봉민, 김창엽 등. 공적 노인요양보장 제도 도입의 경제성 평가. 서울대학교 보건대학원 연구보고서. 2005.
- 글리벡 가격인하, 의약품 공공성 강화를 위한 공동대책위원회. 글리벡 무엇이 문제인가. Available from: URL: http://glivec.jinbo.net/index09.html.
- 박병주. 임상시험 관련자를 위한 기본교재. 식품의약품안전청, 2006.
- 배은영. 의약품 경제성평가지침의 주요 내용. 예방의학회지. 2008; 41(2): 80-83.
- 신영철. 조건부가치측정법에 의한 한강수질 개선편익 추정에 관한 연구. 서울대학교 박사 학위 논문. 1998.
- 이건세, Brouwer WBF, 이상일, 구혜원. 보건의료 경제성 평가 방법론 고찰-연구 설계와 비용추정을 중심으로. 보건행정학회지. 2004; 14(2): 58-77.
- 이수영. 노인장기요양보험에 대한 지불의사금액 추정. 서울대학교 석사 학위 논문. 2003.
- 이의경. 국내 보험의약품 급여제도의 주요 이슈. 주요 외국의 '약물경제성평가 및 성과연구' 현황과 시사점. 한국보건사회연구원, 2003.
- 이태진. 약물경제성평가 현황과 제도 도입방향. 주요 외국의 '약물경제성평가 및 성과연구' 현황과 시사점. 한국보건사회연구원, 2003.
- 조민우. 질보정 생존연수 측정을 위한 EQ-5D의 우리나라 가치평가 세트 구축. 울산대학교 박사 학위 논문. 2005.
- Banta HD, The development of health technology assessment. Health Policy. 2003; 63(2): 121-132.
- Banta HD, Luce BR. Health care technology and its assessment. An international perspective. Oxford Medical Publications, 1993.
- Briggs AH. Handling uncertainty in economic evaluation and presenting the results. In: M Drummond et al. Economic evaluation in health care: merging theory with practice. Oxford University Press, 2001.
- Cawley J. Contingent valuation analysis of willingness to pay to reduce childhood obesity. Economics and Human Biology. 2008; 6: 281-292.
- Drummond M. Economic evaluation of pharmaceuticals: science or marketing. Discussion paper 91. Centre for Health Economics, University of York, 1991.
- Drummond M, Jefferson TO. Guidelines for authors and peer reviewers of economic submissions to the BMJ. BMJ. 1996; 313(3): 275-283.
- Drummond M, O'Brien BJ, Stoddart GL, Torrance GW. Methods of economic evaluation of health care programmes, 2nd ed. Oxford University Press, 1997.
- Drummond M, McGuire A (eds.). Economic evaluation in health care, merging theory with practice. Oxford University Press, 2001.
- Eisenberg JM, Zarin D. Health technology assessment in the United States. Past, present, and future. Int J Technol Assess Health Care. 2002; 18(2): 192-198.
- Elixhauser A, Luce BR, Taylor WR, Reblando J. Health care CBA/CEA: An update on the growth and composition of the literature. Medical Care. 1993; 7: JS1-11, JS18-149(suppl.).
- Elsinga E, Rutten FF. Economic evaluation in support of national health policy: the case of the Netherlands. Soc Sci Med. 1997; 45(4): 605-620.
- Freund DA. Initial development of the Australian guidelines. Med Care. 1996; 34(12): DS211-DS215(suppl.).

- Friedberg M, Saffran B, Stinson TJ, Nelson W, Bennett CL. Evaluation of conflict of interest in economic analyses of new drugs used in oncology. JAMA. 1999; 282: 1453–1457.
- Gold MR, Muennig P. Measure–dependent variation in burden of disease estimates: implications for policy. Med Care. 2002; 40(3): 260–266.
- Ham C, Honigsbaum F. Priority setting and rationing health services. In: RB Saltman, J Figueras, S Sakellarides (eds.). Critical challenges for health care reform in Europe. Open University Press, 1998.
- Henshall C, Drummond M. Economic appraisal in the British National Health Service: implications of recent developments. Soc Sci Med. 1994; 38(12): 1615–1623.
- Kanavos P, Trueman P, Bosilevac A. Can economic evaluation guidelines improve efficiency in resourceallocation? The cases of Portugal, the Netherlands, Finland, and the United Kingdom. Int J Technol Assess. 2000; 16(4): 1179–1192.
- Koopmanschap MA, Rutten FF, van Ineveld BM, van Roijen L. The friction cost method for measuring indirect costs of disease. J Health Econ. 1995; 14(2): 171–189.
- Korevaar JC, Feith GW, Dekker FW, van Manen JG, Boeschoten EW, Bossuyt PM et al. Effect of starting with hemodialysis compared with peritoneal dialysis in patients new on dialysis treatment: a randomized controlled trial. Kidney Int. 2003; 64: 2222–2228.
- Lee Kun–Sei, Brouwer WBF, Lee Sang–Il, Koo Hye–Won. Introducing economic evaluation as a policy tool in Korea: will decision makers get quality information? A critical review of published korean economic evaluations. Pharmacoeconomics. 2005; 23(7): 709–721.
- Lexchin J, Bero LA, Djulbegovic B, Clark O. Pharmaceutical industry sponsorship and research outcome and quality: systematic review. BMJ. 2003; 326: 1167–1176.
- Lofgren C, Thanh NX, Chuc NT, Emmelin A, Lindholm L. People's willingness to pay for health insurance rural Vietnam. Cost effectiveness and resource allocation. 2008.
- Manning WG, Fryback DG, Weinstein MC. Reflecting uncertainty in cost–effectiveness analysis. In: MR Gold et al. Cost–effectiveness in health and medicine. Oxford University Press, 1996, pp247–275.
- Martens L, Rutten F, Erkelens D, Ascoop C. Cost effectiveness of cholesterol lowering therapy in the Netherlands, simvastatin versus cholestyramine. Am J Med. 1989; 87: 54S–58S.
- Mason J. The generalisability of pharmacoeconomic studies. Pharmacoeconomics. 1997; 11(6): 503–514.
- Mitchell RC, Carson RT. Using surveys to value public goods: the contingent valuation method. Resources for the future. Distributed worldwide by the Johns Hopkins University Press, 1989.
- O'Brien BJ. A tale of two (or more) cities: geographic transferability of pharmacoeconomic data. Am J of Manag Care. 1997; 3(suppl.): S33–39.
- OECD. OECD review health care system Korea. 2003.
- Peterse J. Healthcare reform in Korea: pharmaceutical perspective. American Chamber of Commerce in Korea. Sep/Oct 2002.
- Pritchard C. How health technology assessment, regulation and planning affect the diffusion of technology in health care system. In: A disease–based comparison of health systems. OECD, 2002.
- Rutten F. Economic evaluation and health care decision–making. Health Policy. 1996; 36: 215–229.
- Rutten F, Haan G. Cost–effective use of medical technology: regulatory instruments and economic incentives. In: J Bengt, F Rutten, J Vang (eds.). Policy making in health care. LCC–Coordination Office Executive Committee, 1990, pp30–40.
- Schackman E. Odds ratio, relative risk, absolute risk reduction, and the number needed to

treat–which of these should we use? Value Health. 2002; 6(5): 431–436.

- Smith CS, Hailey D, Drummond M. The role of economic appraisal in health technology assessment: the Australian case. Soc Sci Med. 1994; 38(12): 1653–1662.
- Stolk EA, Brouwer WBF, Busschbach JJV. Rationalising rationing: Economic and other considerations in the debate about funding of Viagra. Health Policy. 2002; 59(1): 53–63.
- Torrance GW. Measurement of health state utilities for economic appraisal: a review. J Health Econ. 1986; 5: 1–30.
- U.S. Congress, Office of Technology Assessment. Health care technology and its assessment in eight countries. 1995.

추천문헌

■ 기본 논문

- Drummond M, Jefferson TO. Guidelines for authors and peer reviewers of economic submissions to the BMJ. British Medical Journal. 1996; 313(3): 275–283.
- Elsinga E, Rutten FF. Economic evaluation in support of national health policy: The case of the Netherlands. Social Science and Medicine. Aug 1997; 45(4): 605–620.
- Guyatt G, Drummond M, Feeny D, Tugwell P, Stoddart G, Haynes RB, Bennett K, Labelle R. Guidelines for the clinical and economic evaluation of health care technologies. Social Science and Medicine. 1986; 22(4): 393–408.
- Kanavos P, Trueman P, Bosilevac A. Can economic evaluation guidelines improve efficiency in resourceallocation? The cases of Portugal, the Netherlands, Finland, and the United Kingdom. International Journal of Technology Assessment in Health Care. Autumn 2000; 16(4): 1179–1192.
- Stolk EA, Brouwer WBF, Busschbach JJV. Rationalising rationing: economic and other considerations in the debate about funding of Viagra. Health Policy. 2002; 59(1): 53–63.

■ 저자의 관련 연구

- 이건세, 이상일, 구혜원, 박병주. 의약품 경제성 평가 제도의 정착을 위한 과제–유럽의 경험을 중심으로. 임상약리학회지. 2004; 12(2): 79–92.
- Kim Mee–Ok, Lee Kun–Sei, Kim Jung–Hoe, Joo Ji–Soo. Willingness to pay for hospice care using the contingent valuation method. Yonsei Med J. 2011; 52(3): 510–521.
- Lee Kun–Sei, Brouwer WBF, Lee Sang–Il, Koo Hye–Won. Introducing economic evaluation as a policy tool in Korea: will decision makers get quality information? A critical review of published korean economic evaluations. Pharmacoeconomics. 2005; 23(7): 709–721.

■ 국내 연구 사례

- 김창엽, 김선민, 황나미. 선천성대사이상검사 사업의 비용편익 분석. 예방의학회지. 1999; 32(3): 317–324.
- 윤형란, 정훈용, 박효진, 배상철. 역류성 식도염 치료에 대한 양자펌프억제제와 ranitidine 사용의 비용–효과 분석. 대한내과학회지. 2002; 62(5): 504–512.
- 이상일, 조민우. 우리나라 자궁경부암 조기발견 사업의 비용–효과 분석. 대한임상건강증진학회지. 2003; 3(1): 18–26.
- 차연순, 강영호, 이무송, 강위창, 전성훈, 김기락, 이상일. 성인 고지혈증 선별 검사의 비용–효과 분석. 예방의학회지. 2002; 35(2): 99–106.

제6부

건강과 형평성

1 건강 불평등의 이해*

김명희(국립중앙의료원 정책통계지원센터장)

학습 목표

☑ 건강 불평등 및 건강 형평성의 개념을 이해한다.

☑ 건강의 사회적 결정요인과 건강 불평등의 관계를 이해한다.

☑ 한국 사회 건강 불평등의 현황을 파악하고, 가능한 정책 대안들을 모색한다.

* 이 장은 2010년 11월 서울대학교 보건대학원에서 열린 〈건강권과 사회정의〉 심포지엄에서 발표한 「건강 불평등과 건강권」 원고와 대한예방의학회. 예방의학과 공중보건학. 계축문화사, 2010 중 제2편 제8장 "사회역학"을 수정·보완하였음.

'불평등(inequality)'이라는 단어는 문자 그대로 '같지 않다'는 것을 의미한다. 그런데 인구집단들 사이에, 혹은 개인들 사이에 건강 수준이 같지 않은 것은 사실 당연하다. 우연에 의해 발생하는 생물학적 변이에서부터 유전적 속성, 의식적 혹은 무의식적 학습에 의한 행태, 주변의 물리화학적 환경은 물론 사회심리적 환경들, 그리고 이 모든 것들에 영향을 미치는 거시적 자연환경과 제도·문화에 이르기까지 실로 다양한 요인이 건강에 영향을 미친다. 이러한 조합 속에서 인구집단들 사이에, 혹은 집단에 속한 개인들 사이에 건강상태가 똑같다는 것은 상상할 수 없는 일이다.

'건강 불평등(health inequality)'이란 이렇게 건강에서 나타나는 개인들이나 집단들 사이의 차이(differences), 변이(variations), 격차(disparities)를 지칭하는 일반적 용어로, '같지 않음'을 나타내는 일종의 산술적 개념이다. 이에 비해 '건강 불공평(health inequity)'은 이러한 불평등이 불공정이나 부당함에서 비롯된 경우를 지칭한다. 즉, 전자(前者)가 의미하는 단순한 차이에 도덕적·윤리적 차원을 덧붙인 개념이라 할 수 있다.[1]

하지만 무언가를 불공평하다고 이야기하기 위해서는 그 '원인'이 확인되고 사회 나머지에서 이루어지고 있는 것들의 '맥락'에 비추어 그것이 불공정하다고 '판단'되어야 한다.[2] 예를 들어, 온대 지역과 열대 지역에서 나타나는 말라리아에 의한 어린이 사망률 불평등 현상에 대해 생각해 보자. 말라리아 원충 매개 모기들이 서식하기 좋은 기후환경인 열대 지역에서 감염 위험이 더 높은 것은 당연하다. 이것 자체를 불공평하다고 보기는 어려울 것이다. 그런데 만일 경제적·지리적 접근성 문제 때문에 제때 적절한 치료를 받지 못해 사망하는 어린이들이 많다면 이는 부당한 것이 된다. 하지만 만일 효과적인 치료약제나 모기 퇴치제가 개발되지 않은 상황이라면, 현실적인 정책 수단이 없는 상황에서라면 어떤 판단을 내려야 할까? 치료약이 있는데도 경제적

---

1 Kawachi I, Subramanian SV, Almeida-Filho N. A glossary for health inequalities. J Epidemiol Community Health. 2002; 56(9): 647-652.

2 Whitehead M. The concepts and principles of equity and health. Int J Health Serv. 1992; 22(3): 429-445.

장벽 때문에 치료를 못 받는 것이 아니라 아직 마땅한 치료 수단이 없기 때문에 건강이 악화된 것이라면 이를 부당하다고 보기는 어렵지 않을까? 그러나 다른 방식으로 생각할 수도 있다. 구매력 있는 선진국에서 쓰일 약제 개발이 우선시되고, 돈벌이가 안 되는 열대성질환 치료제 개발이 등한시되는 경제구조가 이러한 결과를 낳았다면 이는 사실 매우 불공정한 것이다.

이렇게 불평등과 불공평을 가르기란 생각만큼 쉽지 않다. 그래서 관찰된 현상에 기초하여 "사회적·경제적, 혹은 지리적으로 구분되는 인구집단들 사이에 체계적이고 잠재적으로 개선 가능한 한 가지 이상의 건강 측면상 차이가 존재하는 상태"[3]를 '건강 불공평'으로 정의함으로써 특별히 사회경제적 측면에서의 체계적 불평등 현상에 주목하고자 한다. 그러나 현실에서는 용어의 친숙성, 가치판단의 잠정적 성격으로 인해 '건강 불공평'과 '건강 불평등'이라는 용어가 혼용되고 있다. 이 장에서도 우리 사회에서 좀더 널리 쓰이는 용어인 '건강 불평등'을 사용하고 있지만, 이것이 단순한 산술적 차이를 뜻하기 위해 쓰인 것은 아님을 미리 밝혀 둔다.

1. 왜 건강 불평등인가?

그렇다면 건강 불평등이 왜 문제인가? 무엇 때문에 우리 사회가 이 문제에 관심을 가져야 하는 것일까? 여타의 다른 불평등에 비해 건강 불평등 문제가 더 중요한 것일까?

여기에 답하려면 우선 건강이 사람들의 삶에서 의미하는 게 무엇인지 생각해 보아야 한다. 사람들마다 인생에서 가장 중요하다고 생각하는 요소는 다르며, 건강이 모든 이들에게 지고(至高)의 가치인 것은 아니다. 건강에 과도하게 집착하는 것은 어쩌면 불건강의 또 다른 징표일 수도 있다. 하지만 건강

3 Macinko JA, Starfield B. Annotated bibliography on equity in health, 1980-2001. International Journal for Equity in Health. 2002; 1: 1.

이 사람들로 하여금 스스로 가치 있다고 생각하는 일을 할 수 있게 해 주는 '가능성(capability)'의 핵심적 요소라는 점은 부인할 수 없다.[4] 사람이 살아가는 데 필수적인 요소들 중에서, 건강은 내재적 가치와 도구적 가치를 동시에 지닌 특수재라고 할 수 있다. 건강은 인간의 안녕에 결정적인 영향을 미칠 뿐 아니라, 주체(agency)로서 기능할 수 있는 전제조건이다.[5]

이러한 맥락에서 건강 불평등 문제가 왜 중요한지 몇 가지 논거를 제시할 수 있다.

첫째, 무엇보다도 건강 불평등은 불공정한 사회질서의 결과물이기 때문에 간과할 수 없다.[6,7] 건강 불평등은 "자연적 현상이라기보다 불량한 사회정책과 사업, 불공정한 경제 질서, 나쁜 정치의 유독한 조합"의 결과물이다.[8] 일반적인 차원에서 사회 불공정을 용납할 수 없는 것과 같은 이치로 건강 불평등은 용납될 수 없다.

둘째, 더구나 그러한 불평등이 사회적 노력에 의해 극복 가능하고 회피 가능한 것이기에 사회는 더욱 이를 문제 삼아야 한다. 건강 불평등은 누구에게나 보편적으로 보장되어야 할 인권의 침해이며 잠재적 손실을 의미한다. 오늘 누군가 사회의 불공정한 질서에 의해 '불필요하게' 고통을 받고 그것이 우리의 노력에 의해 충분히 극복 가능한 것이라면, 이를 문제 삼고 개선하기 위해 노력하는 것은 연민을 가진 사회적 존재로서의 인간이 당연한 해야 할 일이다.

셋째, 소위 효율성이라는 관점에서 본다 해도 인구집단 내부의 심각한 건강 불평등은 바람직하지 않다. 이를테면 가장 부유한 국가 미국의 건강지표

---

4 Sen A. Why health equity? Health Econ. 2002; 11(8): 659-666.

5 Anand S. The concern for equity in health. In: S Anand, F Peter, A Sen (eds.). Public health, ethics, and equity. Oxford University Press, 2004.

6 Anand S. The concern for equity in health. In: S Anand, F Peter, A Sen (eds.). Public health, ethics, and equity. Oxford University Press, 2004.

7 Peter F, Evans T. Ethical dimensions of health equity. In: T Evans, M Whitehead, F Diderichsen, A Bhuiya, M Wirth (eds.). Challenging inequities in health: from ethics to action. Oxford University Press, 2001.

8 CSDH. Closing the gap in a generation: health equity through action on the social determinants of health. Final report of the Commission on Social Determinants of Health. WHO, 2008.

가 열악한 것은 (특히 인종 간의) 극심한 건강 수준의 격차 때문이라는 것이 정설이다.[9,10] 또한 사회경제적 불평등과 마찬가지로 건강 불평등으로 인해 초래되는 사회적 비용(예: 사회 통합의 저해) 또한 간과하기 어려운 요소이다. 더구나 건강 불평등은 최소한 소득 불평등을 합리화하는 근거인 '효율성과 효용 증대를 위한 인센티브'로 작동할 가능성조차 없다는 점에서, 아무런 쓸모가 없는 불평등이라 할 수 있다.[11]

2. 건강의 사회적 결정요인과 불평등

건강을 결정하는 요인들이 다차원, 다수준에 걸쳐 작동한다는 것은 새로운 설명이 아니다(그림 6.1-1).[12] 또한 건강 불평등의 존재 자체는 역학 부문에서 이미 오래된 관찰이다.[13]

최근 30년 동안 건강 불평등에 대한 학술적·사회적 관심이 높아진 것은 이것이 새로운 문제여서라기보다, 현대의 지배적인 보건의료 모형이 보여준 한계에 대한 성찰에서 비롯되었다고 볼 수 있다. 최소한 선진국만 놓고 본다면 경제성장과 생활 조건 개선, 눈부신 보건의료기술 발전과 서비스 접근성 향상으로 인해 사람들의 건강 수준은 전반적으로 매우 향상되었다. 그리고 건강문제의 양상도 상당히 바뀌었다. 이를테면 주요 질병 양상이 감염병에서 만성퇴행성질환으로 바뀌고, 주요 위험요인도 영양실조나 불량한 위생 환경

9 이창곤 엮음. 추적-한국 건강 불평등. 밈, 2007.

10 Wilkinson R, Pickett K. The spirit level: why greater equality makes societies stronger. Bloomsbury Press, 2009.

11 Anand S. The concern for equity in health. In: S Anand, F Peter, A Sen (eds.). Public health, ethics, and equity. Oxford University Press, 2004.

12 Dahlgren G, Whitehead M. Policies and strategies to promote social equity in health. Institute for Future Studies, 1991(재인용: Mackenbach J, Bakker M (eds.). Reducing health inequalities in health: a european perspective. Routledge, 2002).

13 리사 F 버크만, 이치로 가와치. 신영전, 김명희, 전희진, 김석현 옮김. 사회역학. 한울아카데미, 2003.

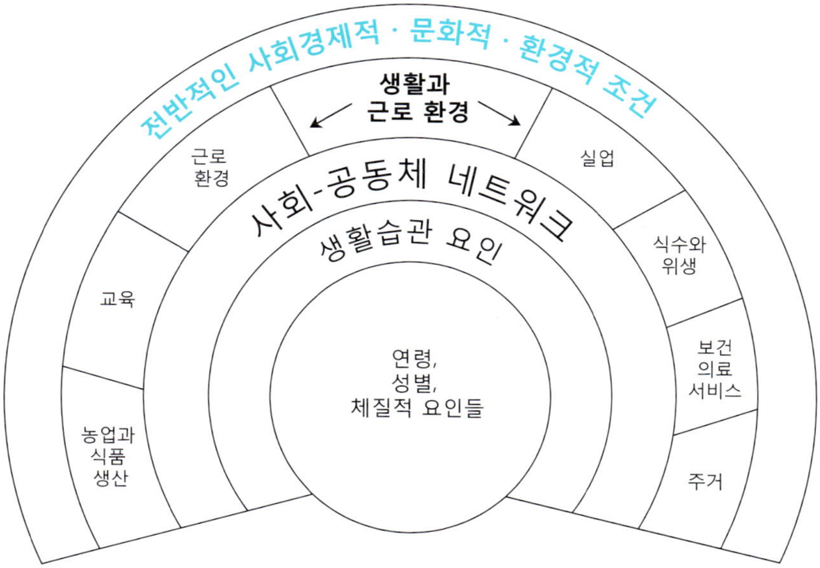

〈그림 6.1-1〉 건강결정요인

이 아니라 흡연, 운동, 영양 등으로 변한 것이다. 하지만 변하지 않은 것은 사회경제적 조건이 취약한 이들의 건강상태가 그렇지 않은 이들에 비해 여전히 더 나쁘다는 것이다. 이는 건강과 질병의 '근본적 원인'으로서 사회적 조건의 중요성을 시사한다. 시간이 흐르면서 한 사회의 중요한 질병, 위험요인, 그 위험요인에 관한 지식, 치료의 효과성은 변화하지만, 사람들이 가진 '자원'은 한 상황에서 다른 상황으로 이전할 수 있기 때문에 불리한 조건에 처한 사람들의 건강 수준이 낮을 가능성은 여전히 지속되는 것이다.[14]

이러한 건강의 사회적 결정요인에는 인간 행위에서 비롯된 사회적 관계들이 모두 포함된다. 구체적으로는 ① 사회계층화, 위계 구조 자체로부터, ② 노동과 고용 조건, 지역사회 같은 환경요인, ③ 젠더와 인종/인종주의 등에 기반한 차별과 사회적 배제 등의 제도적·문화적 요인, ④ 사회 네트워크와 지

14 Link BG, Phelan J. Social conditions as fundamental causes of disease. J Health Soc Behav. 1995; Spec No.: 80-94.

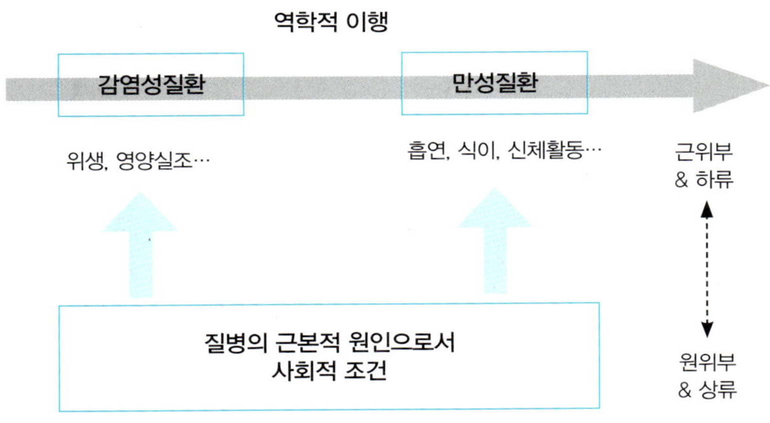

〈그림 6.1–2〉 건강의 사회적 결정요인과 건강 불평등

지 등 개인·집단 수준의 사회심리적 요인, ⑤ 소득 불평등, 복지 체제와 사회정책, 세계화 등 정치경제적 요인에 이르기까지 다양하고 다층적일 뿐 아니라 서로 복잡하게 연관되어 있다. 그리고 이러한 사회적 결정요인들은 결코 무작위로 분포하는 것이 아니라 사회적 권력 관계에 의해 유형화되면서, 다른 건강 요인들의 근본적 원인, 혹은 '원인의 원인'으로 작동함으로써 건강의 사회경제적 불평등을 낳는다(그림 6.1-2 참조).

'건강의 사회적 결정요인' 접근은 건강 불평등과 관련하여 두 가지 중요한 이슈를 제기한다. 첫째, 건강 불평등의 문제가 보건의료서비스의 문제 혹은 흡연이나 음주 같은 건강행태의 문제로 환원될 수 없다는 것이다. 건강 불평등 문제를 해결하기 위해서는 양질의 보건의료서비스에 공평하게 접근하는 것 이상의, 사회적 결정요인들에 대한 중재가 필요하다. 둘째, 건강 불평등은 빈곤층이나 특별히 취약한 위치에 처한 이들의 예외적 문제가 아니라 권력과 자원에서의 위계와 동반된 '기울기(gradient)'의 문제라는 것이다. 영국 공무원을 대상으로 한 장기간 코호트 연구인 화이트홀(Whitehall) 연구 사례는 이를 단적으로 보여 준다. 통상적인 빈곤 계층과는 거리가 멀고, 비교적 고용과 수입이 안정되어 있는 공무원들을 대상으로 한 연구였지만, 총사망률과 대부분의 주요 사인에서 고용 지위에 따른 격차는 매우 뚜렷하게 관찰되었다(그

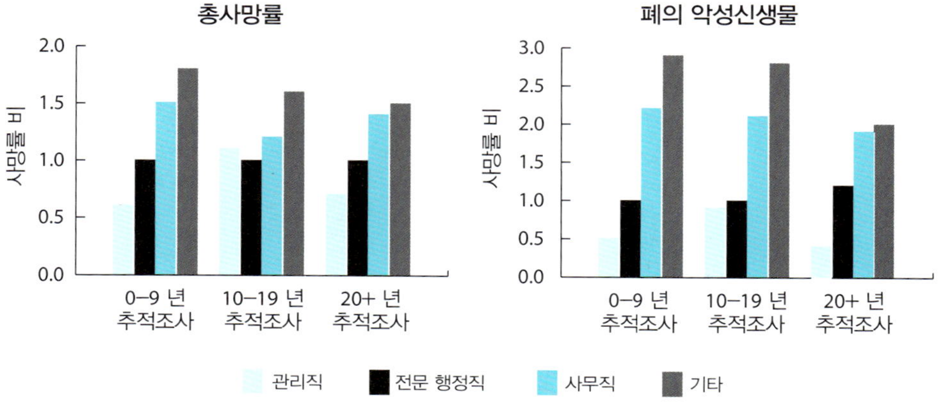

〈그림 6.1–3〉 영국 공무원들의 고용 지위별 총사망률 및 폐암 사망률 비

림 6.1-3).[15] 사회경제적 불평등이 사회 다수와 나머지 소수를 분할하는 이분형 현상이 아닌 것과 마찬가지로, 건강 불평등 문제 또한 사회 전체를 가로지르는 기울기의 문제로 인식되어야 한다.

3. 한국의 건강 불평등 현황

그렇다면 한국의 건강 불평등 현황은 어떠할까? 간략하게 말하자면 다양한 건강지표에서 상당한 수준의 불평등이 관찰되고 있다.

한국 사회는 지난 한 세대 동안 건강 수준의 급격한 향상을 이루었다. 남녀 모두 평균 수명이 20년 가까이 늘어났고, 평균 수명이나 영아 사망률 등 대표적인 건강지표들에서 OECD 평균에 결코 뒤지지 않는다. 하지만 이러한 건강 수준의 향상이 사회의 모든 집단에서 비슷하게 일어난 것은 아니었다. 다양한 척도로 측정한 사회경제적 위치, 이를테면 소득이나 교육 수준, 직업 계층, 지역에 따른 사망 불평등 현상은 국내 자료를 이용한 많은 연구들에서 매우

15 Van Rossum CTM, Shipley MJ, van de Mheen H, Grobbee DE, Marmot MG. Employment grade differences in cause specific mortality. A 25 year follow up of civil servants from the first Whitehall study. J Epidemiol Community Health. 2000; 54: 178-184.

일관되게 관찰된다. 예를 들어 1990년 현재, 초등학교 졸업 이하나 중·고등학교 졸업의 학력을 가진 성인 남성은 대학 이상의 학력자에 비해 사망률이 각기 4.5배와 2.0배 높으며, 여성의 경우에도 그 차이는 각기 2.8배와 1.3배에 달한다. 그리고 이러한 학력별 사망률 격차는 좀처럼 줄어들지 않고 있다.[16]

물론 이러한 불평등이 모든 건강문제에 대해 동일한 방향이나 효과 크기로 불평등을 나타내는 것은 아니다. 이를테면 10대 사망원인 대부분에서 학력 수준이 높을수록 사망률이 낮아지는 결과를 보이지만, 남성 고령자에서 허혈성 심질환, 여성 고령자에서 유방암 사망률은 반대의 결과를 나타낸다.[17] 이는 서구의 선행 연구들과는 상충되는 것으로, 한국에서 현재 진행 중인 역학적 이행을 반영하는 결과로 해석할 수 있다. 즉 전반적으로 사망 불평등 현상이 존재하되, 그 양상이 단순하지는 않다는 것이다.

사망 불평등의 이유와 관련하여 상대적으로 많은 연구가 되어 있는 것은 사회경제적 위치에 따른 행태의 차이이다. 예를 들어 공무원 및 사립학교 교직원 건강보험 가입자들을 추적조사한 결과에 따르면, 30-44세 남성에서 혈압, 흡연, 공복 혈당, 콜레스테롤 수준을 보정했을 때 소득 계층 사이에 관찰되는 심혈관질환 사망의 상대적 불평등과 절대적 불평등을 각각 15.2%와 48.3% 감소시킬 수 있었다.[18] 실제로 학력이나 직업, 소득 계층으로 측정한 다양한 조사에서 사회경제적 위치가 낮을수록 흡연율이 높다는 결과는 비교적 일관되게 나타난다.[19]

여기에서 유념해야 할 것은 이러한 건강 불평등 현상의 기저에 한국 사회의 사회경제적 불평등이 자리하고 있다는 사실이다.

---

16 Khang YH, Lynch JW, Yun S, Lee S. Trends in socioeconomic health inequalities in Korea: use of mortality and morbidity measures. J Epidemiol Community Health. 2004; 58: 308-314.

17 Khang YH, Lynch JW, Kaplan G. Health inequalities in Korea: age-and sex-specific educational differences in the 10 leading causes of death. Int J Epidemiol. 2004; 33: 299-308.

18 Khang YH, Lynch JW, Jung-Choi K, Cho HJ. Explaining age-specific inequalities in mortality from all causes, cardiovascular disease and ischaemic heart disease among South Korean male public servants: relative and absolute perspectives. Heart. 2008; 94: 75-82.

19 Kim SR, Kim OK, Yun KE, Khang YH, Cho HJ. Socioeconomic factors associated with initiating and quitting cigarette smoking among Korean men. Kor J Fam Med. 2009; 30: 415-425.

한국 사회의 불평등이 더욱 극심해지고 있다는 평가에는 거의 이견이 없다. 농가와 1인 가구까지 포함한 2010년의 가계소득 자료에 의하면 소득 5분위 배율은 7.7배에 달하고, 상대빈곤율은 18%에 이른다.[20] 비정규직으로 표현되는 노동시장 이중 구조의 고착화, 부동산과 관련된 투기적 자본주의, 극심한 사교육 경쟁 체계와 취약한 사회적 재분배 체계 등은 이러한 불평등의 중요한 동인(動因)이자 기여 요인이다.

그리고 이러한 사회경제적 불평등이야말로 현재 관찰되는 건강 불평등의 중요한 근본 원인이다. 만일 현재의 사회경제적 불평등이 완화되지 않는다면, 또한 현재 관찰되는 건강 위험요인 분포의 불평등이 개선되지 않는다면 향후 한국 사회의 건강 불평등은 더욱 심화될 것이다.

4. 건강 불평등 해결의 전망

그렇다면 건강 불평등은 어떻게 완화하거나 종식시킬 수 있을까?

2008년 세계보건기구 '건강의 사회적 결정요인 위원회(Commission on Social Determinants of Health, CSDH)'는 디데리셴(Diderichsen) 모형에 기초하여 건강 불평등 완화 전략 보고서를 발표했다.[21] 디데리셴의 모형은 건강 불평등의 발생을 단계별로 개념화하고 정책적 중재를 설계하는 데 유용하다. 우선 사회 기저에서 일어나는 사회계층화 과정은 개인들이 차지하는 사회적 위치를 만들어 낸다. 그리고 이는 차별적 폭로, 차별적 취약성, 질병과 손상의 차별적 발생으로 이어진다. 또한 건강문제로 인한 사회적 여파에서도 역시 불평등이 관찰되며, 이는 다시 사회계층화를 촉진한다.[22] 이를테면, 신자유주의

20 국가통계포털 KOSIS. Available from: http://kosis.kr.

21 CSDH. Closing the gap in a generation: health equity through action on the social determinants of health. Final report of the Commission on Social Determinants of Health. WHO, 2008.

22 Evans T, Whitehead M, Diderichsen F, Bhuiya A, Wirth M (eds.). Challenging inequities in health: from ethics to action. Oxford University Press, 2001.

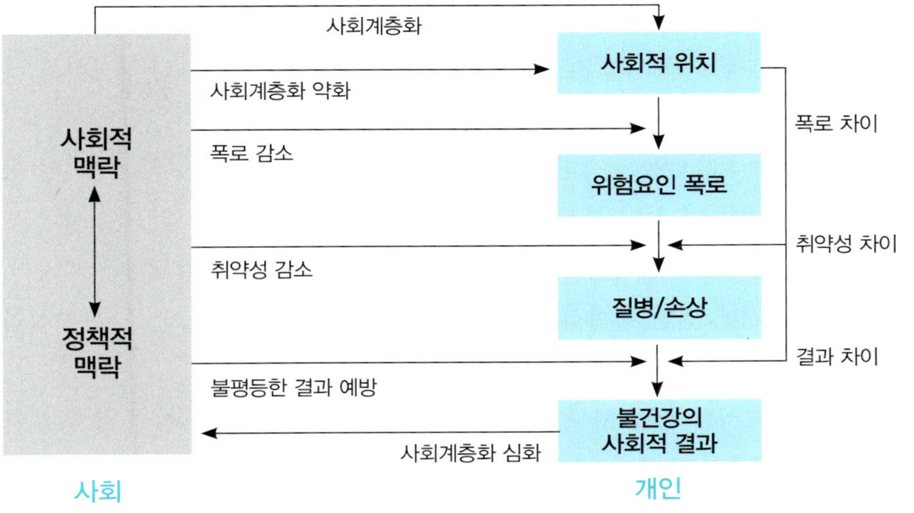

〈그림 6.1-4〉 디데리센의 정책 진입 지점에 초점을 둔 건강 불평등 설명 모형

적 노동유연화 정책으로부터 비정규/정규직이라는 노동시장 분할 구조가 나타나고('사회계층화'), 비정규 노동자들은 보다 열악한 근로 환경에서 일을 하며('차별적 폭로'), 유해 환경을 회피할 수 있는 힘이나 구체적인 안전장비의 보호를 받지 못한다('차별적 취약성'). 그리고 산재가 발생한 경우에도 산재보험의 적용을 받지 못하면서 재정적 취약성에 빠지거나 노동시장에서의 지위 하락이 발생할 가능성이 높다('불평등한 사회적 여파'). 이 모형에 따라 건강 불평등 완화 대책은 불평등이 발생하는 기전에 다양한 '진입 지점(entry point)'을 설정할 수 있다. 즉, 사회계층화 자체에 영향을 미치는 근본적인 정책(예: 노동유연화 전략의 폐기), 불평등한 폭로를 감소시키는 정책(예: 비정규직에 대한 위험 전가 구조 철폐), 취약성의 차이를 감소시키는 정책(예: 비정규직에 대한 안전보건교육과 장비 지급에서의 차별 금지), 불평등한 건강 여파를 예방하는 정책(예: 비정규직에 대한 산재보상 적용) 등이 각기 다른 수준과 상황에서 작동하도록 한다는 것이다(그림 6.1-4 참조).

이러한 맥락에서 CSDH는 보고서에서 건강 불평등 완화 전략으로 크게 세 가지를 권고한 바 있다. 첫째, 일상의 생활 조건을 개선하고, 둘째, 권력, 금전, 자원의 불평등한 분포를 개선하며, 셋째, 문제를 이해하고 측정하며 조치의 영향을 평가하라는 것이다. 이 중 첫째 권고는 사람들의 일상생활이야말로 불평등이 구체적으로 발생하고 경험되는 공간이기에, "태어나고 성장하고 살아가고 일하며 나이 들어가는 생애 전 과정에 걸친 일상생활의 조건들"을 개선하는 것이 중요함을 강조한다. 이와 관련하여 구체적으로 ① 시작부터의 형평성: 보다 평등한 삶의 시작을 향한 조치, ② 건강한 장소와 건강한 사람들: 번성하는 주거 환경을 건설하기 위한 조치, ③ 공정한 고용과 괜찮은 일자리, ④ 생애 과정에 걸친 사회적 보호: 보편적인 사회적 보호 조치, ⑤ 보편적인 보건의료서비스 보장을 제안하고 있다.

이 보고서의 발표 행사는 영국 정부의 전폭적인 지원하에 전 세계에 인터넷 생중계되었고, 유수의 공중보건 학술지에 이와 관련한 논평과 소개글들이 실렸다. 뒤이어 세계보건기구는 후속 대책을 내놓고 있으며, 영국 정부나 런던시를 비롯하여 정부들과 학계의 움직임도 활발한 반면, 한국에서는 아직 건강 불평등 완화를 위한 전략이나 구체적인 정책 수립 논의에 이르지 못하고 있다.

다시 한번 강조하지만, 건강 불평등은 어떤 의미에서도 결코 '자연스러운' 현상이 아니며, "불량한 사회정책과 사업, 불공정한 경제 질서, 나쁜 정치의 유독한 조합"의 결과물일 뿐이다. 세계보건기구가 지적했듯 "현재와 같은 방식일 필요는 없으며, 이러한 현상이 지속되는 것은 옳지 못하다.…… 건강 불평등은 사회정의의 문제이며, 건강 불평등을 감소시키는 것은 윤리적 의무이다. 사회적 불공정이 사람들을 대량으로 죽이고 있다."[23]

한국 사회는 이제 건강 불평등에 대한 분석을 넘어, 구체적인 정책과 전략 수립, 공중보건 실천의 단계로 이행해야 할 시점이다.

---

23 CSDH. Closing the gap in a generation: health equity through action on the social determinants of health. Final report of the Commission on Social Determinants of Health. WHO, 2008.

참고문헌

- 대한예방의학회. 예방의학과 공중보건학. 계축문화사, 2010.
- 버크만, 리사 F, 가와치, 이치로. 신영전, 김명희, 전희진, 김석현 옮김. 사회역학. 한울아카데미, 2003.
- 이창곤 엮음. 추적-한국 건강 불평등. 밈, 2007.
- Anand S. The concern for equity in health. In: S Anand, F Peter, A Sen (eds.). Public health, ethics, and equity. Oxford University Press, 2004.
- CSDH. Closing the gap in a generation: health equity through action on the social determinants of health. Final report of the Commission on Social Determinants of Health. WHO, 2008.
- Dahlgren G, Whitehead M. Policies and strategies to promote social equity in health. Institute for Future Studies, 1991 (재인용: Mackenbach J, Bakker M (eds.). Reducing health inequalities in health: a european perspective. Routledge, 2002).
- Kawachi I, Subramanian SV, Almeida-Filho N. A glossary for health inequalities. J Epidemiol Community Health. 2002; 56(9): 647–652.
- Khang YH, Lynch JW, Kaplan G. Health inequalities in Korea: age-and sex-specific educational differences in the 10 leading causes of death. Int J Epidemiol. 2004; 33: 299–308.
- Khang YH, Lynch JW, Yun S, Lee S. Trends in socioeconomic health inequalities in Korea: use of mortality and morbidity measures. J Epidemiol Community Health. 2004; 58: 308–314.
- Khang YH, Lynch JW, Jung-Choi K, Cho HJ. Explaining age-specific inequalities in mortality from all causes, cardiovascular disease and ischaemic heart disease among South Korean male public servants: relative and absolute perspectives. Heart. 2008; 94: 75–82.
- Kim SR, Kim OK, Yun KE, Khang YH, Cho HJ. Socioeconomic factors associated with initiating and quitting cigarette smoking among Korean men. Kor J Fam Med. 2009; 30: 415–425.
- Link BG, Phelan J. Social conditions as fundamental causes of disease. J Health Soc Behav. 1995; Spec No.: 80–94.
- Macinko JA, Starfield B. Annotated bibliography on equity in health, 1980–2001. International Journal for Equity in Health. 2002; 1: 1.
- Peter F, Evans T. Ethical dimensions of health equity. In: T Evans, M Whitehead, F Diderichsen, A Bhuiya, M Wirth (eds.). Challenging inequities in health: from ethics to action. Oxford University Press, 2001.
- Sen A, Why health equity? Health Econ. 2002; 11(8): 659–666.
- Van Rossum CTM, Shipley MJ, van de Mheen H, Grobbee DE, Marmot MG. Employment grade differences in cause specific mortality. A 25 year follow up of civil servants from the first Whitehall study. J Epidemiol Community Health. 2000; 54: 178–184.
- Whitehead M. The concepts and principles of equity and health. Int J Health Serv. 1992; 22(3): 429–445.
- Wilkinson R, Pickett K. The spirit level: why greater equality makes societies stronger. Bloomsbury Press, 2009.

참고문헌

- 김기태. 대한민국 건강 불평등 보고서. 나눔의 집, 2012.
- 로즈, 제프리. 김명희 등 옮김. 예방의학의 전략. 한울아카데미, 2010.
- 버크만, 리사 F, 가와치, 이치로. 신영전, 김명희, 전희진, 김석현 옮김. 사회역학. 한울아카데미, 2003.
- 이창곤 엮음. 추적–한국의 건강 불평등. 밈, 2007.

2 건강 불평등의 측정

강영호(서울대학교 의과대학 의료관리학교실 교수)

학습 목표

☑ 건강 불평등의 측정은 건강 불평등에 대한 가치 지향과 밀접하게 관련되어 있으며, 건강 불평등 측정 도구의 선택도 건강 불평등에 대한 윤리적 판단에 따라 결정된다는 점을 이해한다.

☑ 상대적 건강 불평등 측정 도구와 절대적 건강 불평등 측정 도구의 차이를 이해하고, 이를 활용할 수 있다.

☑ 사회계층의 수와 크기, 기준 집단에 따라 건강 불평등의 크기가 달라질 수 있다는 점을 이해한다.

측정(measurement)은 가치중립적이고 기술적인 문제로 치부되기 쉽지만, 실상 그렇지 않다. 전문가는 물론 일반인도 다양한 '통계의 함정'을 언급한다. 우리 사회 여러 분야에 통계의 생산 및 분석과 해석을 둘러싼 논란이 존재한다. 건강 불평등의 측정 또한 다양한 논란거리를 제공한다. 물론 이 논란거리를 핑계로 건강 불평등 현상을 '통계의 장난'이라거나 '믿을 게 못되는 결과'로 해석해서는 안 된다. 사회경제적 수준에 따른 건강 수준의 차이는 의학 및 보건학 연구를 통하여 밝혀진 가장 견고한 연구 결과 중 하나이기 때문이다. 건강 불평등 측정을 둘러싼 다양한 이슈들은 건강 불평등의 다양한 측면과 이를 바라보는 사람들의 가치 지향을 나타낸다. 이들 이슈를 이해함으로써 건강 불평등 문제에 대한 안목을 기를 수 있다. 이 장에서는 건강 불평등 측정과 관련하여 학술적·정책적으로 중요한 몇 가지 이슈를 다룬다.

1. 상대 불평등과 절대 불평등

갑과 을이 각각 사과 1개, 2개를 가졌다. 이때 '을은 갑보다 사과를 1개 더 가졌다'고 이야기할 수 있지만, 또한 '을은 갑보다 사과를 2배 더 가졌다'고도 할 수 있다. 1과 2의 차이(difference)는 1이지만, 1과 2의 비(ratio)는 2이다. 차이와 비는 가장 기본적인 불평등 측정 도구라고 할 수 있다. 차이는 절대적인(absolute) 불평등을 의미하고 비는 상대적인(relative) 불평등을 의미한다. 차이를 사용하든, 비를 사용하든 불평등의 존재 여부(불평등이 있다 또는 없다)에 대한 판단은 달라지지 않는다. 하지만 불평등의 크기를 비교하는 상황에서는 문제가 복잡해진다.

〈표 6.2-1〉은 우리나라 30-59세 남성에서의 교육 수준별 연령표준화 사망률의 변화 양상이다.[1] 1990-1991년의 경우 초등학교 이하 학력자의 사

1 이 부분은 Khang YH, Lynch JW, Yun S, Lee SI. Trends in socioeconomic health inequalities in Korea: use of mortality and morbidity measures. J Epidemiol Community Health. 2004; 58(4): 308-314의 자료를 재구성한 것임.

〈표 6.2-1〉 우리나라 30-59세 남성에서의 교육 수준별 연령표준화 사망률의 변화 (1990-1991, 2000-2001)

(단위: 명, 인구 10만 명당)

구분	1990-1991년	2000-2001년
초등학교 이하	1,383	1,284
대졸 이상-	293	211
사망률 비(초졸 이하/대졸 이상)	4.7	6.1
사망률 차이(초졸 이하-대졸 이상)	1,090	1,073

망률은 10만 명당 1,383명으로 대졸 이상 학력자의 사망률보다 4.7배 높았다. 이를 사망률 차이로 나타내면, '초등학교 이하 학력자들은 대졸 이상 학력자보다 인구 10만 명당 1,090명 초과 사망하였다'고 표현할 수 있다. 하지만 2001-2001년에는 사망률 비가 6.1배로 증가한 반면, 사망률 차이는 1,073명으로 감소하였다. 이때 교육 수준별 사망률 불평등 크기는 증가하였다고 판단할 수 있는가? 상대 불평등을 나타내는 사망률 비는 4.7배에서 6.1배로 증가하였지만 절대 불평등을 의미하는 사망률 차이는 인구 10만 명당 1,090명에서 1,073명으로 오히려 감소하였다. 이처럼 상대 불평등과 절대 불평등이 서로 다른 시계열 양상을 보이는 사례는 매우 많다.

건강 불평등의 국가 간 비교 연구에서도 유사한 사례가 발견된다. 예를 들어 〈표 6.2-2〉를 보자.[2] 건강 불평등 측정을 둘러싸고 국제적으로 크게 논란이 되었던 사례이다. 표에서 볼 수 있듯이, 스웨덴의 45-64세 남성에서의 직업 계층 간(육체직 대 비육체직) 사망률 비는 1.41배로 남부 유럽의 스페인이나 이탈리아보다 높다. 수십 년 동안 형평적인 사회보장 정책을 펼쳐온 대표적 복지국가인 스웨덴에서 상대적인 건강 불평등 크기는 오히려 남부 유럽 국가보다 큰 양상인 것이다. 하지만 사망률 차이는 100명당 5.6명으로 다른

2 이 부분은 Mackenbach JP, Kunst AE, Cavelaars AE, Groenhof F, Geurts JJ. Socioeconomic inequalities in morbidity and mortality in Western Europe. The EU Working Group on Socioeconomic Inequalities in Health. Lancet. 1997; 349(9066): 1655-1659의 자료를 재구성한 것임.

〈표 6.2-2〉 유럽 국가에서의 45-64세 남성에서의 직업 계층 간(육체직 대 비육체직) 사망률 비와 차이

국가	사망률 비	사망률 차이(100명당)
스웨덴	1.41	5.6
스페인	1.37	5.8
이탈리아	1.35	6.0

국가보다 작다. 이런 양상이 나타난 이유는 스웨덴의 비육체직 종사자와 육체직 종사자의 사망률이 유럽 내 다른 국가들의 비육체직 및 육체직 종사자의 사망률 중에서 가장 낮아, 직업 계층 간 사망률의 절대적 차이는 작지만 사망률의 상대적 비는 오히려 크기 때문이다.[3] 작은 숫자인 1과 2의 비는 2(2÷1=2)로 이보다 큰 수인 3과 5의 비(5÷3=1.67)보다 크지만, 차이는 1(2-1=1) 대 2(5-3=2)인 것과 같은 이치이다. 이를 두고 스웨덴의 사회보장 정책이 건강 불평등을 줄이는 데 성공하지 못하였다고 이야기할 수 있지만, 스웨덴의 보편적 사회보장 정책이 낮은 사회계층뿐 아니라 중산층의 사망률도 감소시킴에 따라 국가 전체적으로 사망률 수준이 낮아졌고,[4] 이에 따라 사회계층 간 사망률의 차이는 적지만 사망률 비는 커지는 양상이 나타났다고 해석할 수 있다.[5]

상대 불평등과 절대 불평등의 불일치 문제는 공중보건과 불평등에 대한 가치 지향과 밀접하게 관련된다. 〈표 6.2-3〉은 특정 정책의 시행 전과 시행 후 사회계층별 사망률의 변화에 대한 가상적 사례이다. 정책 시행 전 높은 사회계층의 사망률은 인구 10만 명당 100명, 낮은 사회계층은 200명으로 사망률 차이는 인구 10만 명당 100명이고 사망률 비는 2배였다. 정책 시행에 따라

---

3 Vågerö D, Erikson R. Socioeconomic inequalities in morbidity and mortality in Western Europe. Lancet. 1997; 350(9076): 516.

4 스웨덴은 기대여명과 영아사망률 등의 지표가 가장 좋은 국가군에 속한다.

5 스웨덴 스톡홀름 대학 건강 형평성 연구소(Center for Health Equity Studies) 소장인 룬드베리(Olle Lundberg) 교수의 다음 논문을 참조하시오. Lundberg O. Politics and public health-some conceptual considerations concerning welfare state characteristics and public health outcomes. Int J Epidemiol. 2010; 39(2): 632-634.

〈표 6.2-3〉 사망률 변화의 가상적 사례: 정책 시행 전후 사회계층별 사망률의 변화에 따른 사망률 차이와 사망률 비의 양상

(단위: 명, 인구 10만 명당)

구분	정책 시행 전 사망률	사망률 감소량	정책 시행 후 사망률
높은 사회계층	100	50	50
낮은 사회계층	200	75	125
사망률 차이	100		75
사망률 비	2.0		2.5

사망률은 높은 사회계층에서 인구 10만 명당 50명이 감소한 반면, 낮은 사회계층에서는 75명이 감소하였다. 즉, 낮은 사회계층의 사망률 수준을 절대적으로 더 감소시키는 정책을 시행한 것이다. 그 결과 정책 시행 후의 사망률 차이는 인구 10만 명당 75명으로 줄었다. 하지만 이때 사망률 비는 2.5배로 증가하였다. 즉, 낮은 사회계층에서 사망률 감소량(절대값)이 큼에도 정책 시행 후의 사망률 비는 증가하였다.

과연 이와 유사한 효과를 지닌 정책을 시행하는 것이 의미가 있는가? 그리고 이 정책이 건강 불평등을 줄이는 데 효과적이었다고 판단할 수 있는가? 사망률의 상대비가 불평등 평가에서 중요하다는 입장에서는 해당 정책이 불평등을 줄이는 데 실패하였다고 평가할 수 있지만, 낮은 사회계층에서 사망률이 절대적으로 더 많이 줄었으므로 불평등을 줄이는 데 효과적이었다고 평가할 수도 있다. 불평등 크기의 증감에 관계없이 낮은 사회계층의 사망률 절대값을 줄이는 데에는 성공하였으므로, 의미가 있는 정책이라고 평가하는 이도 있을 수 있다. 하나의 정책 결과에 대하여 다양한 판단이 존재하는 이유는 절대적인 사망률 수준, 상대 불평등과 절대 불평등에 대하여 서로 다른 가치 지향이 존재하기 때문이다.

건강 불평등 완화를 위한 국가 목표를 설정하는 데에서도 상대 불평등과 절대 불평등의 문제는 발견된다. 〈표 6.2-4〉는 우리나라 보건복지부가 정

〈표 6.2-4〉 2005년도 새국민건강증진종합계획상의 건강 형평성 목표

목표	2001년 현황	2010년 목표
사망률 목표		
소득 수준별 상위 20%와 하위 20% 간 사망률 차이를 25% 감소시킨다.	2.07배	1.80배
건강행태 목표		
소득 수준별 상위 20%와 하위 20% 간 건강행태의 차이를 25% 감소시킨다.		
-20세 이상 매일 흡연율	8.8%	6.6%
-20세 이상 적절 운동실천율	10.4%	7.8%

한 2005년도 새국민건강증진종합계획상의 건강 형평성 목표이다.[6] 사망률 목표의 경우 소득 수준 상위 20%와 하위 20% 간 사망률의 상대비를 2.07배에서 1.80배로 25% 줄인다는 계획이다.[7] 건강행태 목표는 소득 수준 상위 20%와 하위 20% 간 매일 흡연율과 적정 운동실천율의 절대적 차이(유병률 차이)를 25% 줄인다는 계획이다. 사망률 목표의 경우 상대 불평등 지표가 사용되었고, 건강행태의 경우 절대 불평등 지표가 사용되었다. 이들 목표들의 달성 여부가 적절한 모니터링 자료를 이용하여 지금껏 명시적으로 평가되지 못하였지만, 상위 20%와 하위 20% 소득 계층의 사망률과 건강행태 유병률의 변화에 따라 다양한 결과가 나타날 수 있다. 예를 들어 〈표 6.2-4〉에 제시된 형평성 목표는 달성하였지만, 사망률 차이나 건강행태 유병률의 비는 증가하는 상황을 가정할 수 있다. 만약 상위 20%, 하위 20%의 소득 계층에서 모두 적정

6 보건복지부 한국보건사회연구원. 새국민건강증진종합계획 수립. 보건복지부 한국보건사회연구원 정책보고서. 2005; 74(2): 883의 내용을 발췌함. 이 목표를 두고 형평성 확보를 위한 구체적인 시행 계획 없이 다양한 건강증진 목표 중의 하나로 설정되었다는 비판이 존재하지만, 2005년도 새국민건강증진종합계획의 경우 최초로 건강 형평성이 국가 건강 목표 내에 포함되었고, '건강 수명 연장'과 '건강 형평성 제고'가 총괄 목표로 설정되었다는 점에서 역사적 의의가 있다.

7 2005년 당시 우리나라 자료를 이용하여 발표된 논문들 중에서 소득 수준에 따른 사망률 차이가 보고된 송윤미와 변재준의 논문에서 2.07배를 가져온 것이다(물론 이들의 논문에서는 소득 4분위 간 사망률의 격차가 그러하였다). 2.07배는 사망률이 107%가 크므로 이의 25%를 줄인 값(107%×0.75=80%)에 해당하는 1.80배가 목표로 설정되었다. 25%는 유럽 지역 세계보건기구가 1990년대에 정하였던 목표(국가 간, 국가 내의 사회계층 간 건강 불평등의 크기를 2000년까지 25% 줄인다)에 그 근거를 두고 있다. Song YM, Byeon JJ. Excess mortality from avoidable and non-avoidable causes in men of low socioeconomic status: a prospective study in Korea. J Epidemiol Community Health. 2000; 54(3): 166-172.

운동실천율이 낮아짐에 따라 유병률 차이가 적어졌을 때, 이를 바람직한 것으로 볼 수 있을까? 건강 불평등 완화를 위한 목표 설정 과정에서도 전체 인구집단에서의 사망률이나 유병률의 절대 수준과 해당 지표에서의 상대/절대 불평등 문제가 같이 고려될 때, 바람직한 건강 형평성 목표가 설정될 수 있다.

2. 사회계층(집단)의 수

고소득층과 저소득층, 비육체직과 육체직, 고학력과 저학력 등 비교 대상 집단(사회계층)의 수가 둘인 경우도 있지만, 소득 5분위와 같이 비교 대상 집단의 수가 여럿인 사례도 많다. 하지만 불평등 크기를 표시하는 방법으로 두 군 간(예: 가장 높은 계층과 낮은 계층 간) 비나 차이 지표를 사용하는 경우가 빈번하다. 예를 들어, 소득 5분위 배율이 소득 불평등 지표로 많이 사용되는데, 이는 소득 수준 상위 20% 가구의 소득을 하위 20% 가구의 소득으로 나눈 값에 해당한다.

앞서 살펴본 〈표 6.2-4〉의 2005년도 우리나라 새국민건강증진종합계획상의 건강 형평성 목표 또한 사회계층의 수가 여럿인 경우이다. 그런데 건강 형평성 목표인 '소득 수준별 상위 20%와 하위 20% 간 사망률 상대비를 2.07배에서 1.80배로 감소'시키는 방법은 여러 가지이다. 〈그림 6.2-1〉은 소득 상위 20%와 하위 20% 간 사망률 상대비가 감소(2.07배 → 1.80배)하는 두 가지 가상 사례를 나타낸 것이다. (가)의 경우 중간 소득 계층(소득 2분위, 3분위, 4분위)의 사망률 상대비도 25%씩 감소한 양상을 보여 주는 반면, (나)의 경우는 중간 소득 계층의 사망률 상대비가 변화하지 않은 경우이다. 두 경우 모두 새국민건강증진종합계획상의 건강 형평성 목표를 달성한 상태가 된다. 하지만 중간 소득 계층이 얻은 사망률 상대비 감소의 혜택은 전혀 다른 양상이다. (가) 사례에서는 중간 소득 계층이 사망률 상대비 25% 감소의 혜택을 본 반면, (나) 사례에서는 중간 소득 계층의 사망률 상대비는 건강 형평성 목표 달성 여부와는 상관없이 이전 상태를 유지하고 있다.

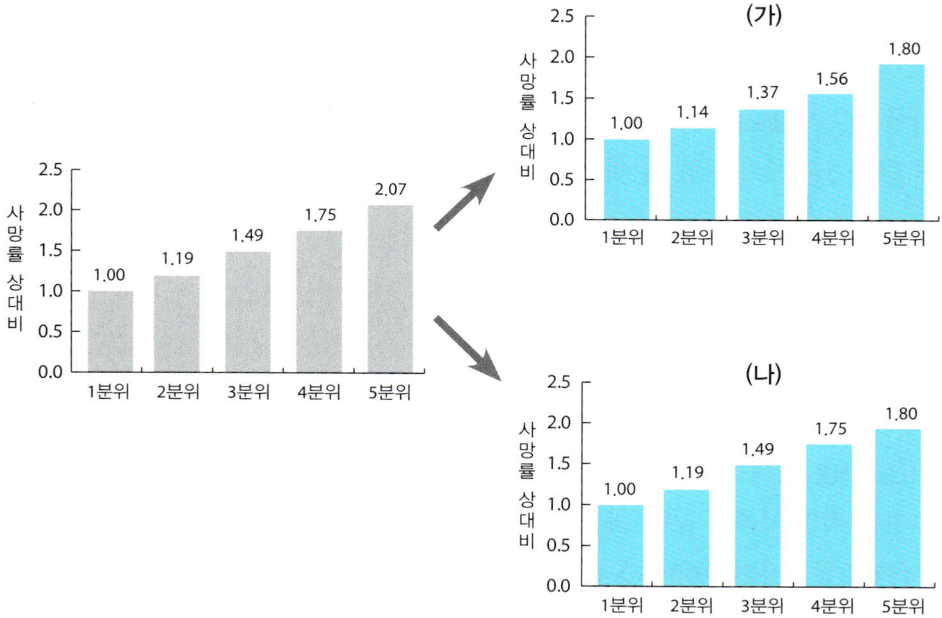

〈그림 6.2-1〉 소득 상위 20%와 하위 20% 간 사망률 상대비 감소(2.07배 → 1.80배)의 두 가지 가상적 사례

건강 불평등이 가장 낮은 사회계층만의 문제가 아니라 전체 사회계층의 문제라고 할 때, 중간 계층에서의 불평등 변화 양상을 반영하지 못하는 지표는 이론적·실천적으로 여러 문제점을 지닐 수밖에 없다. 이런 이유로 회귀 계수(regression coefficient), 상대 불평등 지수(relative index of inequality), 경사 불평등 지수(slope index of inequality), 집중 지수(concentration index) 등이 중간 사회계층에서의 불평등을 반영할 수 있는 지표로 활용되고 있다.

3. 사회계층(집단)의 상대적 크기

사회계층의 상대적 크기(인구 구성비) 또한 건강 불평등의 측정에 있어 논란거리를 제공한다. 〈표 6.2-5〉는 직업 계층별로 인구 구성비가 다른 두 국가에서의 사망률 불평등에 대한 가상 사례를 보여 준다. (가) 국가와 (나) 국가의 직

〈표 6.2-5〉 서로 다른 인구 구성비를 지닌 두 국가에서의 직업 계층에 따른 사망률 불평등: 가상적 사례

구분	사망률 상대비	(가) 국가, 인구 구성비(%)	(나) 국가, 인구 구성비(%)
비육체직	1.0	30	30
육체직	2.0	65	60
실업자	3.0	5	10

업 계층에 따른 사망률 상대비는 동일하지만, 인구 구성비는 상이하다. (가) 국가는 육체직의 비중이 65%이고 실업자가 5%이지만, (나) 국가의 경우 육체직의 비중이 60%인 반면 실업자가 10%에 이른다. 이때 어느 국가의 사망률 불평등이 더 크다고 할 수 있을까? 사망률 상대비가 동일하므로 두 국가가 지닌 사망률 불평등 문제의 크기는 동일하다고 결론 내릴 수도 있지만, 사회경제적으로 가장 열악한 상황에 처한 실업자들의 비중이 (나) 국가가 더 많기 때문에 직업 계층 간 사망률 상대비가 동일하더라도 (나) 국가의 사망률 불평등이 더 큰 문제라는 결론을 내릴 수도 있다. 만약 준거집단인 비육체직의 절대 사망률 값이 두 국가가 동일할 경우, (나) 국가의 실업자군에서 발생하는 초과 사망률(사망률 차이 값에 해당)은 더 크게 된다.

〈표 6.2-5〉의 사례는 국가 간 또는 지역 간 사망률 불평등 크기를 비교하는 경우 인구 구성비를 고려하여야 한다는 점을 강조한다. 하지만 건강 불평등의 크기를 평가하는 데 반드시 비례적으로 인구 구성비를 고려하여야 하는지에 대해서는 반론이 있을 수 있다. 예를 들어 〈표 6.2-6〉을 보자. 비육체직 종사자, 육체직 종사자, 실업자의 인구 구성비는 30%, 65%, 5%이다. 시계열적으로 비육체직 종사자, 육체직 종사자, 실업자의 사망률 상대비를 추적하였을 때, 시점 1에서는 사망률 상대비가 1대 2대 3이었지만, 시점 2에서는 1대 1.8대 3.5로 변화하였다. 즉, 육체직 종사자의 사망률 상대비는 감소하였지만 실직자의 사망률 상대비는 증가하였다. 이때 이 인구집단에서의 사망률 불평등의 크기는 증가하였다고 평가하여야 할까? 만약 어떤 정책이 이와 같은 사망률 상대비 효과(시점 1 → 시점 2로의 변화)를 지닌다고 할 때, 그러한 정책을

〈표 6.2-6〉 직업 계층에 따른 사망률 불평등의 시계열적 변화: 가상적 사례

구분	인구 구성비(%)	시점 1에서의 사망률 상대비	시점 2에서의 사망률 상대비
비육체직	30	1.0	1.0
육체직	65	2.0	1.8
실업자	5	3.0	3.5

시행하여야 할까? 이 질문에 대한 답변은 쉽지 않은데, 인구 구성비를 고려하여 사망률 불평등 크기를 평가한다면(매우 큰 인구 구성비를 지닌 육체직에서의 사망률 상대비가 감소하였으므로) 시점 2에서의 사망률 불평등의 크기가 감소한 것으로 평가될 수 있다. 하지만 실업자가 이 사회에서 가장 취약한 계층이고 이들에서의 사망률 불평등 문제가 윤리적으로 더 중요하다면, 오히려 인구 구성비를 고려하지 않거나 또는 해당 집단에서의 불평등 크기 변화를 더 민감하게 반영하는 불평등 측정 도구를 활용할 수 있을 것이다. 어떤 선택을 하느냐는 특정 사회 또는 연구자의 윤리적 준거 기준에 의해 결정될 문제이다.

4. 기준 집단

사회집단 간 건강지표의 차이를 건강 불평등이라고 할 때, 건강 불평등을 평가하는 데 있어 '기준 집단'을 어떻게 설정하느냐가 매우 중요하다. 다양한 기준 집단이 사용될 수 있는데, 사회경제적으로 가장 높은 사회계층의 건강 수준을 기준으로 삼거나, 건강 수준 측면에서 가장 좋은 집단을 기준으로 삼는 경우도 있지만, 일반 인구집단의 건강 수준 평균값을 기준으로 삼기도 한다. 예를 들어 미국의 '소수 인종의 건강 및 건강 불평등 연구와 교육을 위한 법률(Minority Health and Health Disparities Research and Education Act of 2000)'에서는 건강 불평등을 일반 인구집단과 비교하여 특정 집단에서 보이는 건강 수준의 차이로 규정하고 있는데, 이 경우 전체 인구집단의 건강 수준 평균값이 기준이 된다. 하지만 앞서 언급하였듯이, 우리나라 2005년도 새국민건강증진

종합계획상의 형평성 목표에서는 소득 수준 상위 20%와 하위 20% 간의 건강 수준 차이를 건강 불평등으로 규정하고 있어, 가장 높은 사회계층의 건강 수준을 기준으로 삼는 경우에 해당한다. 미국의 국가건강목표(Healthy People)에서는 '최상보다 나은(better than best)' 값을 기준으로 삼아 건강 불평등을 없애기 위한 세부 목표를 설정하고 있는데, 이는 최상의 건강 수준을 갖는 집단이 기준 집단이 되는 경우에 해당한다. 이들 방법 외에도 규범적으로 설정한 건강지표 목표치를 기준으로 삼을 수 있는데, 예를 들어 예방접종률 95%를 정책 목표로 삼을 경우, 이에 미달하는 사회계층에서의 미달치 또는 부족분(shortfall)이 건강 불평등의 크기가 된다.

건강 불평등의 기준 집단을 어떻게 설정하느냐에 따라 건강 불평등 측정 도구의 선택도 달라진다. 건강 불평등을 높은 사회계층과 낮은 사회계층 간의 건강 수준 차이로 규정할 경우, 상대비(relative ratio)와 같은 측정 도구가 건강 불평등 크기를 평가하는 데 유용하다. 하지만 건강 불평등을 전체 인구집단의 건강 수준과 낮은 사회계층의 건강 수준 차이로 규정할 경우, 표준화사망비(standardized mortality ratio)와 같은 측정 도구가 사용될 수 있다.

어느 집단을 기준으로 건강 불평등을 정의하느냐가 건강 불평등의 크기에도 영향을 미친다. 〈표 6.2-7〉은 인구 규모가 동일한 4개 지역의 사망률 변화 양상을 보여 준다. 시점 1과 시점 2에서 사망률이 가장 낮은 지역은 (나) 지역으로 인구 10만 명당 120명에 해당한다. 시점 1 이후 사망률에 변화가 있는 지역은 (다) 지역으로 인구 10만 명당 사망자가 150명에서 200명으로 상승하였다. 이때 다른 지역의 사망률에는 아무런 변화가 없었다. 이 경우, 지역 간 사망률 불평등을 측정하는 데 유용한 격차지표[8]를 이용하여 불평등 크기의 변화를 살펴볼 수 있다. 전체 지역의 사망률 평균값을 기준으로 삼아 격차지표를 계산하면, 34.1에서 26.4로 감소한 반면, 가장 낮은 사망률을 보이는 (나) 지

8 격차지표(index of disparity)는 기준 집단의 건강 수준에서 개별 집단의 건강 수준 값의 평균적인 차이를 의미하는데, 기준이 되는 집단(평균값 또는 최상값)의 건강 수준과 개별 집단 간 건강 수준의 차이값을 기준 집단의 건강 수준으로 나눈 후, 집단의 수(최상값을 기준으로 할 경우 집단의 수에서 1을 뺀 수)로 나눈 값의 백분율에 해당한다.

〈표 6.2-7〉 인구 규모가 동일한 4개 지역의 사망률 변화에 따른 격차지표의 변화 양상: 가상적 사례

(단위: 명, 인구 10만 명당)

구분	시점 1에서의 사망률	시점 2에서의 사망률
(가) 지역	300	300
(나) 지역	120	120
(다) 지역	150	200
(라) 지역	250	250
평균	205	217.5
최상값	120	120
평균값 기준 격차지표	34.1	26.4
최상값 기준 격차지표	94.4	108.3

역의 사망률을 기준으로 삼아 격차지표를 계산하면, 94.4에서 108.3으로 증가하는 양상을 보인다. 결과적으로 기준 집단을 무엇으로 삼느냐에 따라 불평등 크기의 변화가 달리 측정된다. 사망률의 변화를 보인 (다) 지역의 사망률은 150에서 200으로 변화하였는데, 가장 낮은 사망률을 보인 (나) 지역의 사망률과는 멀어졌지만 전체 집단의 평균값에는 수렴하는 양상을 보였다. 그러므로 전체 집단의 평균값을 기준으로 평가할 경우 불평등이 완화된 양상을 보이는 반면, 가장 좋은 건강 수준을 갖는 집단을 기준으로 할 경우 불평등이 악화된 양상을 보이게 된다. 이때 평균값을 기준으로 삼는 격차지표를 사용할 것인가? 아니면 최상값을 기준으로 삼는 격차지표를 사용할 것인가?

어느 집단을 기준으로 삼느냐는 건강 불평등에 대한 윤리적 방향 설정과 관련된다. 만약 최상값을 기준으로 격차지표를 불평등 측정 도구로 사용하는 경우, 최상값을 지닌 집단 이외의 모든 집단들에서 건강 수준을 향상시키는 노력이 건강 형평성에 도움이 되는 정책이 될 수 있다. 평균값을 기준으로 삼아 격차지표로 불평등 크기 변화를 추적할 경우, 평균값보다 건강 수준이 나쁜 집단에서의 건강 향상 노력이 일차적으로 건강 불평등을 줄이는 데 도움이 된다. 또한 건강 수준이 좋은 지역의 자원을 이동시켜 건강 수준이 낮은 지역에 재분배함으로써 두 지역의 건강 수준을 평균값에 가깝게 만드는 것이

유효한 정책으로 검토될 수 있다. 이와 같은 정책들은 서로 다른 윤리적 기준에 기반한 것들이다.

5. 집단 간 차이의 상대적 중요성

전체 10개의 사과가 있다. 네 사람이 사과를 각각 1개, 2개, 3개, 4개 가지고 있다. 전체 10개 사과 중 1개만을 이동시킬 수 있다고 할 때, 가장 형평한 방법은 무엇일까? 사과 1개를 이동시키는 방법은 매우 많다. 사과 3개를 가진 사람에게서 사과 1개를 받아 사과를 적게 가진 사람(1개 또는 2개 가진 사람)에게 주는 방법이 있을 수 있지만, 사과 4개를 가진 사람에게서 사과 1개를 받아 사과 1개만을 가진 사람에게 주는 방법이 가장 형평하다고 생각하는 사람이 많을 것이다. 동일하게 사과 1개를 이동시킬 수 있지만, 어느 집단의 사과를 이동시키느냐에 따라 형평성의 크기에 대한 판단이 달라진다.

〈표 6.2-8〉은 앞선 〈표 6.2-7〉과 유사한 사례로, 인구 규모가 동일한 4개 지역의 인구 10만 명당 사망자 수를 나타내고 있다. 특정 정책의 실시를 통하여 한 지역의 인구 10만 명당 사망자 수를 50명 줄일 수 있다면, 어느 지역을 대상으로 한 정책을 실시하는 것이 바람직한가? A 사례는 (라) 지역을 대상으로 정책을 실시하여 인구 10만 명당 250명이던 사망률을 200명으로 줄였다. B 사례는 가장 사망률이 높은 (가) 지역을 대상으로 정책을 실시하여 인구 10만 명당 사망자 수를 300명에서 250명으로 50명 줄였다. 정책을 통하여 줄인 사망자 수는 A와 B 사례 모두 인구 10만 명당 50명으로 동일하다. 하지만 A와 B 사례 중에서 당신은 어떤 정책을 지지할 것인가? 가장 낮은 사회계층 또는 가장 건강 수준이 낮은 집단의 건강문제가 가장 중요하다고 생각하여 B 사례를 지지할 것이다. 하지만 누군가 '동일한 50명이라는 생명의 가치는 거주 지역에 따라 달라질 수 있는가'라고 누가 묻는다면, 이에 대한 대답도 쉽지 않다.

A와 B의 사례가 동일한 불평등 감소 효과를 지닌다고 생각하는 경우, 앞

〈표 6.2-8〉 지역별 사망률 변화의 두 가지 가상적 사례

(단위: 명, 인구 10만 명당)

구분	지역별 사망률	A 사례	B 사례
(가) 지역	300	300	250
(나) 지역	120	120	120
(다) 지역	150	150	150
(라) 지역	250	200	250

서 〈표 6.2-7〉에서 다루었던 격차지표를 불평등 평가 도구로 사용할 수 있다. A와 B의 사례는 동일한 값을 산출하게 된다. 하지만 'B의 사례가 A의 사례보다 더 형평한 정책이다'라는 입장을 지지한다면, 집단 간 차이의 크기에 더 민감한 평가 도구(예: 평균 로그 편차, mean log deviation)를 사용해야 한다.

6. 사회집단의 서열 여부

건강 불평등은 사회경제적 위치지표에 따른 건강지표의 차이로 정의되므로, 사회경제적 위치지표는 건강 불평등 측정 도구의 선정에 중요한 영향을 미친다. 특히 사회집단의 서열 여부가 중요한데, 교육 수준이나 소득 수준처럼 서열이 존재하는 경우도 있지만, 직업, 지역, 인종과 같이 서열을 생각하기 어려운 경우도 있다. 물론 교육이나 소득이 '미상'인 경우가 있으면, 서열을 반영하는 건강 불평등 측정 도구를 사용하기 어려울 수도 있다. 반면, 직업이나 지역지표가 순서를 표시할 수 있는 계층으로 나뉘어 있는 경우(직업 계층, 지역별 경제 수준 등) 서열을 고려한 건강 불평등 측정 도구를 사용할 수 있다. 사회경제적 위치지표에 서열이 있는 경우에는 상대 불평등 지수, 집중 지수 등의 측정 도구를 사용할 수 있는 반면, 서열이 없는 경우에는 집단 간 변이지표, 격차지표 등을 사용할 수 있다.

서열이 있는 사회경제적 위치지표를 사용하였더라도 서열을 고려하지 않는 건강 불평등 측정 도구를 사용할 수도 있지만(예: 소득 계층 간 건강 불평등

을 격차지표로 측정하는 경우), 일반적이지 않다. 물론 서열을 고려한 경우와 서열을 고려하지 않은 경우 건강 불평등의 크기는 달라질 수 있다. 비교하려는 두 집단에서 사회경제적 위치의 순서에 따라 건강 수준의 차이가 나타나는 경우(소득 수준이 낮아짐에 따라 사망률이 계단형으로 증가하는 경우), 서열을 고려한 측정 도구를 사용한 경우와 서열을 고려하지 않은 경우의 불평등 크기 비교 결과가 유사할 수 있다. 하지만 사회계층에 따른 건강 수준의 차이가 순서형으로 나타나지 않은 경우 두 가지 측정 도구에 따른 불평등 크기는 서로 다른 양상을 나타낼 가능성이 높아진다.

이 장에서는 건강 불평등 측정을 둘러싼 몇 가지 이슈를 다루었다. 이들 이슈 외에도 건강 불평등의 측정과 관련하여 다양한 이슈가 존재한다. 특히 건강 불평등을 사회집단 간 건강지표의 차이가 아닌 개인 간 건강 차이(또는 변이)로 정의하고, 이를 사회집단 간 차이와 집단 내 차이로 분해하여 보는 시각도 검토가 필요하다.[9] 구체적인 건강 불평등 측정 도구와 측정 방법에 대해서는 이미 다른 참고문헌에서 자세하게 다루고 있으므로 이를 참고하기 바란다.

이 장에서는 실제, 가상 사례를 통하여 건강 불평등 측정 도구의 선택은 윤리적 기준에 대한 선택의 문제라는 점을 보이고자 하였다. 건강 불평등의 정의와 윤리적 기준, 실천적 문제에 대한 풍부하고 정확한 이해를 기반으로 할 때, 건강 불평등의 측정과 건강 형평성 목표의 설정이 올바르게 이루어질 수 있다. 또한 건강 불평등 측정 도구가 함축하고 있는 윤리적 기준에 대한 이해가 이루어질 때, 바람직한 건강 형평성 정책에 대한 심도 있는 논의도 가능할 것이다.

9 2000년도 세계보건기구의 「세계건강보고서(World health report)」에서는 건강 불평등 측정 도구로 개인 간 건강의 변이를 나타내는 측정 도구가 사용되었고, 이에 대해 건강 불평등에서 사회적 정의와 형평성 관점을 제거하였다는 비판이 일기도 하였다. 관련 논의는 한국건강형평성학회가 펴낸 『건강 형평성 측정 방법론』(한울, 2009)의 27-30쪽 참조.

참고문헌

- 보건복지부 한국보건사회연구원. 새국민건강증진종합계획 수립. 보건복지부 한국보건사회연구원 정책보고서. 2005; 74(2): 883.
- 한국건강형평성학회. 건강 형평성 측정 방법론. 한울, 2009.
- Khang YH, Lynch JW, Yun S, Lee SI. Trends in socioeconomic health inequalities in Korea: use of mortality and morbidity measures. J Epidemiol Community Health. 2004; 58(4): 308–314.
- Lundberg O. Politics and public health–some conceptual considerations concerning welfare state characteristics and public health outcomes. Int J Epidemiol. 2010; 39(2): 632–634.
- Mackenbach JP, Kunst AE, Cavelaars AE, Groenhof F, Geurts JJ. Socioeconomic inequalities in morbidity and mortality in Western Europe. The EU Working Group on Socioeconomic Inequalities in Health. Lancet. 1997; 349(9066): 1655–1659.
- Song YM, Byeon JJ. Excess mortality from avoidable and non–avoidable causes in men of low socioeconomic status: a prospective study in Korea. J Epidemiol Community Health. 2000; 54(3): 166–172.
- Vågerö D, Erikson R. Socioeconomic inequalities in morbidity and mortality in Western Europe. Lancet. 1997; 350(9076): 516.

추천문헌

- 한국건강형평성학회. 건강 형평성 측정 방법론. 한울, 2009.
- Harper S, Lynch J. Methods for measuring cancer disparities: a review using data relevant to healthy people 2010 cancer–related objectives. National Cancer Institute, 2006.
- Harper S. King NB, Meersman SC, Reichman ME, Breen N, Lynch JW. Implicit value judgments in the measurement of health inequalities. Milbank Quarterly. 2010; 88(1): 4–29.
- Mackenbach JP, Kunst AE. Measuring the magnitude of socio–economic inequalities in health: an overview of available measures illustrated with two examples from Europe. Soc Sci Med. 1997; 44: 757–771.

Health Policy and Management

제7부

보건의료행정과 정책

1 보건의료행정

윤석준(고려대학교 의과대학 예방의학교실 교수)

학습 목표

☑ 보건의료행정의 개념과 구성 요소를 설명할 수 있다.
☑ 보건의료행정의 이론적 배경 및 목표를 설명할 수 있다.
☑ 우리나라 보건의료행정 체계 현황과 현실적 함의를 설명할 수 있다.

행정은 독립적이고 이상적인 공간에서 존재하는 것이 아니고 주변 환경과 밀접한 관련을 맺고 있다는 점을 적극적으로 인정한다면, 그에 따라 행정가 및 정책 결정 활동, 관리 활동의 역할 및 범위가 달라진다. 이 장은 이러한 상황 하에 보건의료행정의 이론적 위치를 정리하고 그에 따른 한국의 현실을 조명하는 데 그 의의가 있다.

1. 행정 개념의 정의

행정은 행정 공무원으로 구성된 정부 관료제가 공익이나 공공의 목적을 달성하기 위해 정책을 결정하고 집행하는 관리 과정을 의미한다.[1] 이와 같은 개념을 가진 행정은 행정가 및 행정기관에 의해 수행되는 활동으로서 사적인 기관에 의해 수행되는 활동보다 공익적 성격을 가지게 된다는 점에는 이론의 여지가 없지만, 그 정책 결정 활동의 목표나 둘러싸고 있는 사회적 환경에 영향을 받는 크기와 과정에는 차이가 있다. 앞서 언급하였듯이 행정은 독립적이고 이상적인 공간에서 존재하는 것이 아니고 주변 환경과 밀접한 관련을 맺고 있다는 점을 보다 적극적으로 인정한다면 그에 따라 행정가 및 정책 결정 활동, 관리 활동의 역할 및 범위가 달라지기 때문이다. 한편 정책 결정에 영향을 미치는 '철의 삼각(iron triangle theory)' 이론에 등장하는 주요 행위 주체는 입법가, 연구자 및 행정가 등이다. 이 중 '입법가'는 '근거를 바탕으로 바람직한 사회 상태 달성 및 이해관계 조정에 필요한 입법 활동을 하는 집단'이며 '연구자'는 '바람직한 사회 상태를 달성하기 위해 필요한 근거를 생산하는 집단'이다. 또한 '행정가'는 '바람직한 사회 상태를 이루기 위해 필요로 하는 근거를 바탕으로 형성된 정책 의제를 현실에서 구현해 내는 집단'으로 정의할 수 있다.

---

1 이목훈. 현대행정학의 이해. 대왕사, 2007.

2. 공공행정에 대한 이론적 고찰

1) 공공관리론의 개념과 배경

공공관리론(public management)은 과학적 관리법의 전통과 동일한 철학적 기초에 입각해 기획과 조직 그리고 통제와 평가 등을 강조하고 행정 이념으로 절약과 능률을 중시하는 관리 지향 이론이다.[2]

구공공관리론(Old Public Management, OPM)은 계획예산 제도(Planning Programming Budgeting System, PPBS) 등으로 대표되는 경제학적 접근에 근거한 정책 분석을 강조하는 1960년대 정치경제학자들의 합리주의적 사고와 그 맥을 같이한다. 구공공관리론은 사회문제 해결에 필요한 인간의 합리성에 대한 확신에 근거하여, 중앙집권화된 관료제에 의한 합리적 기획을 강조하였고 결과적으로 관료제의 팽창을 초래하였다. 구공공관리론은 민간 기업에서 사용되는 의사결정 기법의 도입을 통해 정부관료제의 '의사결정 능력'을 향상시키는 데 관심을 두었다.[3]

신공공관리론(New Public Management, NPM)이 대두된 배경은 지난 20세기 말 이후 교통·통신수단의 발달, 냉전체제의 붕괴와 정치적 장벽의 제거 등으로 인해 나타난 지구촌의 새로운 질서인 '세계화'에서 찾을 수 있다.[4] 세계화는 개발 국가의 모든 측면에 영향을 미칠 것이라고 예상할 수 있으나, 행정학에서 특히 관심을 가지는 영역은 정치적 측면의 세계화와 경제적 측면의 세계화이다. 1970년대 두 차례 '오일쇼크(oil shocks)'로 소비가 위축되자 투자는 감소하고 실업률은 증가하는 '스태그플레이션'이 선진국 경제에 만연하였다.[5] 또한 오일쇼크로 인한 국민의 소득 감소로 세입은 급격하게 줄어들었지만, 과

2 이종수. 행정학 사전. 대영문화사, 2000.

3 이명석. 신공공관리론, 신거버넌스론, 그리고 김대중 정부의 행정개혁. 한국행정학회 춘계학술대회 발표논문집. 2001에서 재인용.

4 정용덕. 미국의 행정부 개혁. 서울대학교 미국학연구소(편). 21세기 미국의 거버넌스. 서울대학교 출판부, 2004.

5 임혁백. 시장·국가·민주주의. 나남출판, 1994.

〈표 7.1-1〉 베버의 관료제와 신공공관리론적 행정 조직의 비교

특징	베버의 관료제	신공공관리론적 조직
행정의 주요 기능	계획	평가
조직 내부 운영	권위	교환
업무 처리 기준	법률	목표
바람직한 특성과 가치	예측성	융통성(적응성)
공무원 업무 평가 기준	책임성, 합법성	효과성
행정 조직의 재원	세금	수수료(사용료)
조직의 존재 기반	일반 이익	독자적 이해관계

다한 복지 지출비로 인하여 재정적인 위기(financial crisis)도 함께 겪어야만 했다. 이러한 어려운 상황에서 영국과 미국을 중심으로 시장 기능을 복원하고 정부의 역할을 축소시키려고 하는 신보수주의 정권이 등장하게 되었다. 그리고 이를 뒷받침하기 위해 등장한 행정 개혁이 바로 신공공관리론이다.[6]

신공공관리론은 학자들의 견해에 따라 세 가지로 나눌 수 있다. 첫 번째는 정부 조직 내부의 생산성을 증대시키고자 하는 '조직이론' 내지 '관리이론'이며, 두 번째는 자원 배분에 있어 어느 제도보다도 시장이 우월하다는 신념에 근거하여 정부 규모와 정부의 역할을 축소하고, 정부 구조와 운영의 혁신 등 시장의 조직 원리에 따라 개혁하려는 운동을 의미한다. 마지막으로는 정부와 시민사회 간의 파트너십 및 네트워크가 주도적인 역할을 하는 뉴거버넌스와 같은 개념으로 보기도 한다.[7,8]

신공공관리론은 베버(Max Weber)의 전통적 관료제 이론에 대한 비판적 대안으로 등장하였다. 그러므로 신공공관리론과 관료제의 차이점을 명확히 이해해야 한다.[9]

〈표 7.1-1〉과 같이 신공공관리론과 베버의 관료제는 여러 측면에 차이

6 정정길. 행정학의 새로운 이해. 대명출판사, 2000.
7 구현우. 행정학의 최근 이론. 영상대학교 강의자료. 2009.
8 이명석. 거버넌스의 개념화: '사회적 조정'으로서의 거버넌스. 한국행정학회. 2002; 36(4): 321-338.
9 임도빈. 신공공관리론과 베버 관료제 이론의 비교. 행정논총. 2000; 38(1): 51-72에서 재인용.

가 있지만, 신공공관리론이 관료제를 완전히 대치하기는 어렵다. 신공공관리론은 관료제의 문제점을 보완하는 새로운 관리 방식으로 보는 것이 타당하다.[10]

2) 거버넌스

1980년 이후 정부의 사회문제 해결 능력에 대한 실망은 전통적인 행정학으로 이어져 행정학의 자신감 붕괴와 정체성의 위기를 맞게 되었다. 그리하여 사회문제를 해결하는 존재인 행정 자체가 매우 심각한 사회문제로 전락한다. 그 결과, 계층제적 관료제의 강화를 축으로 하는 전통적인 행정학에 대한 다양한 대안이 제시되고 있으며, 이 중 최근 많은 관심을 끌고 있는 것이 이른바 거버넌스(governance)이다.[11]

거버넌스라는 개념은 정부의 역할, 운영 체제, 또는 사회문제 해결 방식 등의 변화를 의미하지만 거버넌스의 개념에 대한 학문적 합의는 아직 이루어지지 않았다(표 7.1-2).[12] 그러나 전통적인 관리 체계인 '정부(government)'와는 다른 새로운 관리 체계를 요구하고 있다는 것은 명백히 알 수 있다.

3) 신공공관리론과 거버넌스의 관계

많은 학자들은 신공공관리론을 거버넌스의 개념 요소에 포함시키고 있지만, 조직 내부의 문제를 다루는 관리이론과 조직 간의 관계를 다루는 정치이론으로 보면 두 개념을 확연히 구분할 수 있다(표 7.1-3).[13]

세계적으로 의료비용의 급격한 증가, 인구 고령화, 보건의료에 대한 국민들의 지식 및 인식의 발달로 보건의료에 대한 기대와 다양한 요구가 증가하고 있다. 또한 환자가 아닌 소비자, 고객으로 인식이 변화하고 있다. 그에

---

10 임도빈. 신공공관리론과 베버 관료제 이론의 비교. 행정논총. 2000; 38(1): 51-72.
11 이명석. 거버넌스의 개념화: '사회적 조정'으로서의 거버넌스. 한국행정학회. 2002; 36(4): 321-338.
12 이정애. 일선경찰거버넌스 활동에 관한 연구. 부산대학교 석사 학위 논문. 2007에서 재인용.
13 이종수, 윤영진, 강인재, 곽채기, 권해수. 새 행정학. 대영문화사, 2008에서 재인용.

〈표 7.1-2〉 거버넌스의 개념 정의

학자	개념 정의
Campbell(1991)	사회 구성원들의 행동을 조정하는 정치·경제적 절차
Jessop (1992, 2001)	• 국가와 시장 기제와는 분명히 대별되는 시민사회 영역 내에 존재하는 자발적이고, 자율적이며, 자기조직적인 네트워크 • 국가와 시장, 시민사회가 과거와는 다른 새로운 형태의 상호작용과 협력 체계를 구성하면서 등장한 조정 양식(self-organization)
World Bank (1992, 1997)	• 국정 운영을 위한 정치적 권력 행사 • 발전을 위해 한 국가의 경제·사회적 자원을 관리하는 권력 행사의 양식
Kooiman & Viet (1993)	• 거버넌스를 복합 조직(heterarchic) 또는 네트워크(network)로 지칭 • 공식적 권위 없이도 다양한 행위자들이 자율적으로 호혜적인 상호의존성에 기반하여 협력하도록 하는 제도 및 조종 형태
Wamsley & Dudley (1995)	• 신공공관리론에 입각한 거버넌스 개념에 반대 • 거버넌스는 경영(management)으로 축소시킬 수 없는 개념이며, 경제적 합리성보다는 구성적 합리성에 기초해야 함
Ressell(1997)	하나의 사회나 조직이 스스로 조정 또는 키를 잡아 가는(steering) 과정
Rhodes(1997)	거버넌스는 최소국가론이 강조하는 바와 같이 정부 개입을 축소하고, 민간부문의 관리 개념을 공공부문에 적용하며, 공공부문에 이윤 개념을 내재화하고, 시장의 경쟁 원리를 도입한 새로운 공공관리를 통해 효율적인 정부를 구현하는 것을 의미함. 또한 민주주의를 지향하는 사회적 사이버네틱스 체계, 공공·민간 및 자원봉사 조직 간의 자기 조직화 네트워크 등을 포함
Stoker(1999)	• 거버넌스 개념은 정부(government)의 변화된 의미로, 정부 중심의 공적 조직과 사적 조직의 경계가 무너지면서 나타나는 상호 협력적인 조정 양식 • 상호의존성, 자원의 교환, 게임의 규칙과 국가로부터 상당한 자율성을 특징으로 하는 자기조직적인 조직 간 네트워크
Pierre & Peters (2000)	정책 결정에 있어 정부 주도의 통제와 관리에서 벗어나 다양한 이해당사자가 주체적인 행위자로 협의와 합의 과정을 통하여 정책을 결정하고 집행해 나가는 사회적 통치 시스템
Hooghes & Marks (2001)	의사결정 영역이 핵심적인 대의기관의 범주를 넘어 민간부문으로 확산되는 한편, 국가로부터 초국가적인 기관 및 국가 하위 단위로 공식적 권한의 분산이 심화되면서 나타난 새로운 형태의 통치 체계
Lynn(2001)	공적인 방법으로 비용이 충당되는 재화와 용역의 공급을 제한·처방·허용하는 법률, 규칙, 사법적 결정 및 행정적 처리 체제(regime)
OECD(2001)	• 지속 가능한 경제 • 사회개발을 위한 민주적 가치와 절차, 책임성 있는 체계 구축에 관심 • 정당성과 책임성, 인권 등과 같은 보편적 이슈를 다루기 위한 포괄적 참여 또는 권한 부여에 관심
Pierre(2001)	정책 과정에서 과거처럼 관료들에 의해 일방적이고 수직적으로 의사결정이 이루어지는 것이 아니라, 제도화된 정책 공동체 내의 이해당사자들(국가기관, 지방자치단체, 시민단체, 일반 시민 등)을 정책 과정에 실질적으로 참여시켜 문제를 해결하고 책임지게 하는 공공 의사결정의 한 형태로서, 공공 의사결정이 다양한 수준(국가, 광역, 지역)에 있는 정책 네트워크 내 여러 행위 주체들 간의 상호 관계 속에서 일어난다는 점을 강조
Williams(2001)	사회 전체적 차원에서의 방향잡기 또는 지도(directing), 즉 국가 전체적인 차원에서의 정책 목표 조정, 정책 결정, 정책 평가 및 환류 등 소위 메타 정책

〈표 7.1-3〉 신공공관리론과 거버넌스 비교

구분 기준	신공공관리론	거버넌스
인식론적 기초	신자유주의	공동체주의
관리 기구	시장	연계망(network)
관리 가치	결과(outcomes)	신뢰(trust)
정부의 역할	방향잡기(steering)	방향잡기
관료의 역할	공공기업가(public entrepreneur)	조정자(coordinator)
작동 원리	경쟁(시장 메커니즘)	협력 체제(partnership)
서비스	민영화, 민간 위탁 등	공동 공급(시민, 기업 등 참여)
관리 방식	고객 지향	임무 중심
분석 수준	조직 내(intra-organizational)	조직 간(inter-organizational)

따라 공급자는 보건의료이용에 있어서 이용자의 요구들을 민감하게 받아들이고 충족시키려는 노력이 필요하다.

제한된 보건의료자원이나 예산의 보다 효율적인 이용, 다양한 집단이 형평에 맞게 의료이용을 할 수 있는 보장성 및 선택권 강화, 그리고 의료소비자의 요구에 부응하는 문제 등으로 보건의료에 대한 개혁과 새로운 방안을 모색하는 나라들이 많아지고 있다.

신공공관리론의 보건의료관리 방법으로는 정부기구와 인력 감축, 성과관리를 통한 책임성 및 가치 창출을 중심으로 하는 효율성 추구, 의료민영화와 규제 완화 등이 있다.[14]

신공공관리론은 보건의료보장에 큰 영향을 끼쳤으며 거버넌스 구조에 시장 경쟁적 요소가 적극적으로 도입되는 데 기여했다. 그 예로 영국은 NHS(National Health Service)에 내부 시장을 도입하였고, 독일은 의료보험 경쟁 및 민간보험 선택을 허용하고 있으며, 네덜란드에서는 공공보험과 민간보험자들이 서로 경쟁하는 체제로 사회보험을 운영하고 있다.[15]

14 김창엽. 건강보장의 이론. 한울아카데미, 2009.

15 최병호. 건강보장 제도의 선진화. 한국보건사회연구원, 2008.

그러나 공공관리의 특성을 무너뜨리고 과도하게 민간 경영이나 시장 원리를 도입하는 등의 문제는 행정 개혁의 효과를 불분명하게 하고, 공공 조직과 관리의 근본 특성인 공익성, 형평성, 윤리 등의 가치를 약화시키는 문제를 야기한다는 지적도 있다.[16]

3. 보건의료행정의 개념과 구성 요소

1) 보건의료행정의 개념과 평가 기준

앞에서 정의한 일반적인 행정의 개념을 적용한다면 보건의료행정은 '인구집단의 건강증진 및 삶의 질 향상을 위하여 행하는 행정 활동'으로 정의할 수 있을 것이다. 그런데 행위의 주체를 행정기관 및 행정가로 한정할 것인지 또는 그 행위 주체를 민간인 및 이해관계자를 포함한 더 넓은 범위로 포괄할지에 따라 공공의 개념에 국한한 정의(협의)와 공공과 민간을 포함하는 개념(광의)으로 구분할 수 있다. 최근까지 논의된 보건의료행정의 개념을 소개하면 〈표 7.1-4〉와 같다.[17]

한편, 보건의료행정과 관련된 평가는 효율성, 효과성, 형평성의 관점으로 나눌 수 있으며, 또한 각각의 특성 요인들은 다시 거시적 단위와 미시적 단위로 구분 가능하다.[18]

거시적 단위의 평가는 지역사회 단위의 건강 수준 결정요인에 대한 인구학적 관점(population perspective)에 따른 분석을 의미하는 반면, 미시적 단위의 평가는 체계(system), 기관(institution), 개인(individual) 수준별로 환자들의

16 최선임. 보건의료에서의 공공과 민간. May 2009. Available from: URL: http://health policy.wikispaces.com (June 8, 2012).

17 문상식. 보건행정학. 보문각, 2006에서 재인용.

18 Aday LA, Begley CE, Lairson DR, Balkrishnan R. Evaluating the healthcare system-effectiveness, efficiency, equity, 3rd ed. Health Administration Press, 2004.

〈표 7.1-4〉 보건의료행정의 정의

학자	개념 정의
Smillie	공공기관 또는 사적 기관이 사회복지를 위하여 공중보건의 원리와 기법을 응용하는 것
龜山孝一	공중의 보건행정에 관한 행정, 즉 일반 공중의 건강을 유지·증진시키기 위하여 행하는 과정
橋本道夫	공중보건의 기술을 행정 조직을 통하여 주민의 생활 속에 도입하는 사회적 과정
허정	공중보건학적 지식을 사업화하는 학문
박남영	보건행정이란 공적인 책임하에 공중보건을 향상시킬 수 있는 여러 조건을 정비하기 위한 행정적인 원리와 기법을 적용하는 전략적인 정책 결정 과정, 전술적인 집행 방향 설정과 실무 기법을 아울러 포함하고 있는 분야
권이혁	공중보건의 학리와 기술을 행정 조직을 통하여 일반 대중의 생활 속으로 도입하는 사회적 과정
양재모	인구집단의 건강 유지와 향상이라는 공동의 목표를 달성하기 위하여 합리적으로 행동하는 과정
유승흠 등	공중보건의 목적을 달성하기 위해 공중보건의 원리를 적용하여 행정 조직을 통해 행하는 일련의 과정

건강 수준 결정요인에 초점을 맞추어 임상적 관점(clinical perspective)에 따라 분석하는 방법을 말한다.

효과성(effectiveness), 효율성(efficiency), 형평성(equity)은 인구학적 관점과 임상적 관점, 즉 거시와 미시 단위에서 공통으로 쓰이는 보건의료행정 및 정책 평가지표들이다. 이 가운데 효과성은 유의한 건강 향상의 결과가 있는지 유무를 가리고, 효율성은 제한된 자원하에서 최상의 이용 유무를 가리며, 형평성은 집단 간에 공정하게 비용과 편익이 분포되는지를 분석하게 된다.

효과성은 미시적 수준에서는 임상적 효과성(clinical effectiveness), 거시적 수준에서는 인구학적 효과성(population effectiveness) 지표로 구분되며 각각의 정의는 다음과 같다.

- 임상적 효과성: 의료서비스를 통한 개별 환자들의 건강 수준 향상
- 인구학적 효과성: 의료와 의료 외적인 서비스를 통한 인구집단과 지역사회의 건강 수준 향상

효율성은 미시적 수준에서는 생산적 효율성(production efficiency), 거시적 수준에서는 배분적 효율성(allocative efficiency) 지표로 구분되며 각각의 정의는 다음과 같다.

- 생산적 효율성: 최저의 비용으로 서비스를 생산하기 위한 투입 요소와의 결합 정도
- 배분적 효율성: 이용 가능한 자원하에 건강 수준을 최대한으로 향상시키기 위한 투입 요소와의 결합 정도

형평성은 미시적 수준에서는 절차적 형평성(procedural equity), 거시적 수준에서는 내용적 형평성(substantive equity)으로 구분되며 각각의 정의는 다음과 같다.

- 절차적 형평성: 집단 간 서비스 배분에 있어 공평함(fairness)을 최대로 하는 것
- 내용적 형평성: 집단 간 건강 수준의 불균형(disparity)을 최소화하는 것

2) 보건의료행정의 구성 요소

일반적으로 보건의료행정을 둘러싼 국가 보건의료체계는 자원(resources), 조직(organization), 관리(management), 경제적 지원(economic support), 보건의료서비스의 전달체계(delivery of services)라는 다섯 가지 구성 요소의 상호작용을 통해 이루어진다. 그래서 개인 보건의료서비스는 이러한 보건의료체계의 산출물(output)이며, 다른 활동과 상호작용이 선행해서 이루어지게 된다.

실제로 대부분 국가의 보건의료체계는 인위적이고 체계적인 계획보다는 그때그때마다 상황에 적응하여 자연적으로 발전한 것이다. 따라서 보건의료체계의 양상을 정확히 관찰하고, 바람직한 정책을 실현하기 위해서는 그 국가의 보건의료와 연관된 분야에 대하여 구조적으로 이해할 필요가 있으며, 특

히 언급된 다섯 가지 요소에 따른 분석이 중요하다.

4. 보건의료행정의 목표

1) 보건의료행정의 목표

우선 일반 행정의 목표는 예컨대 통일, 민주화, 경제 발전, 안보력의 향상, 국민 형성, 통합 및 복지 향상 등을 말할 수 있다. 각 행정 부서의 특성에 따른 목표 설정은 본질적으로는 정치 과정에서 형성 및 설정된다. 설정된 행정 목표는 첫째, 행정의 방향을 설정해 주고 행정이 나아가야 할 지침이 되어야 하며, 둘째, 행정의 존재와 활동의 정당성을 확보해 주고, 셋째, 행정의 효과성을 측정하는 기준이 된다.

보건의료행정은 국민의 건강 요구 정도를 파악하고, 보건의료제도를 보다 효율적으로 운영하여 국민의 건강을 보호·증진하는 것을 궁극적인 목적으로 하고 있다. 세계 여러 나라의 정부가 추진하고 있는 보건의료행정의 공통적인 목표는 다음 세 가지로 요약할 수 있다.[19] 첫째, 적절한 수준의 의료비를 유지하고, 둘째, 의료의 효율성을 증대시키며, 셋째, 의료서비스의 수준을 향상시켜야 한다.

보건의료행정이 그 목표를 이루기 위한 수단은 각 나라마다 제각기 상이하게 진행되고 있다. 미국은 민간부문이 중심이 된 재원과 제공 체계에 의존하며 효율성을 위해 경쟁 방식을 채택하고 있는 반면, 영국과 스웨덴은 시설과 인력의 공공 소유와 조세에 기반한 운영 체계를 채택하고 있다. 독일과 일본은 사회보험을 주요 재원 기전으로 하고 공공과 민간 제공자가 혼합된 방식을 운영한다.

분명한 것은 현재까지 이상적 모델로 삼을 수 있는 보건의료행정 체계

19 크리스 함. 윤석준, 박형근, 박민수 역. 의료개혁 제3의 길. 한학문화사, 2003.

는 존재하지 않으며, 관련 재원과 의료전달체계의 문제를 해결하기 위해서는 각국의 상이한 역사와 문화의 상대성을 고려해야 한다는 점이다. 주요 선진국은 자신들만의 고유한 이념과 방식을 가지고 있으며, 의료 개혁도 고유한 방식을 기반으로 하면서 다른 이념과 행동방식을 발전적으로 적용하기 위해 노력하고 있다. 예를 들어 미국은 민간 중심의 보건의료재원 체계를 가지면서 형평성을 보장하기 위해 노력하고 있고, 영국과 스웨덴은 공공 중심의 보건의료체계를 가지면서 효율성 증가를 위해 내부 시장기전을 도입하려고 한다.

이처럼 주요 선진국의 보건의료 개혁은 서로 다른 형태로 진행되지만 국가와 보건의료 분야 행위자 간 관계에 있어서는 공통된 경향을 보인다. 즉 어느 나라이건 그 나라 국민들의 정책에 대한 수용 가능성, 지불 능력 및 의사(willingness) 등을 고려하며 자기 나라의 상황에 부합하는 수단을 갖고 매우 신중하게 관련 체계를 구축하려 한다는 점이다.[20]

2) 보건의료행정과 보건의료제공 체계

인간의 일생을 건강의 관점에서 바라본 팬셀(S. Fanshel)의 정의에 따르면 시기에 따라 크게 네 단계로 구분할 수 있다.[21]

첫째, 건강(well-being)이 유지되는 단계이다. 선천성 심장질환을 갖고 태어나는 신생아 등의 예외적인 경우를 제외하면 인간은 대부분 건강하게 인생을 시작하게 된다.

둘째, 몸이 불편한 단계(discomfort)이다. 인간의 몸을 기계로 가정하면 고장이 나는 시기에 해당되며, 물론 첫 번째 단계부터 이 시기에 이르기까지 걸리는 시간은 사람마다 다르다.

셋째, 와상 단계(bed-ridden)이다. 누워 있게 되는 기간 역시 사람마다 차

20 크리스 함. 윤석준, 박형근, 박민수 역. 의료개혁 제3의 길. 한학문화사, 2003.

21 Fanshel S. A meaningful measure of health for epidemiology. International Journal of Epidemiology. 1972; 1(4): 319-337.

이가 있을 수 있다. 어떤 사람은 비교적 젊은 나이에 뇌졸중이 발생하여 몸에 마비가 온 후 상당히 오랜 기간을 누워서 투병하게 되며, 말기 암환자의 경우도 사람마다 다르지만 오랜 기간 누워서 투병하는 경우를 흔히 보게 된다.

넷째, 죽음(death)의 단계이다. 사람이면 누구나 이 단계를 피할 수 없다. 이렇듯 인간의 일생을 건강의 관점에서 바라보면 비교적 명료한 구분점이 나타나게 된다.

보건의료행정과 보건의료제공 체계는 사람이 일생 동안 겪게 되는 질병의 고통을 줄이기 위해 작용해야 한다. 질병의 고통을 효과적으로 줄이기 위해서는 개인의 노력과 더불어 사회 전체의 협력이 중요하다.

첫 번째 단계인 건강이 유지되는 단계를 보다 지속하기 위해서는 우선 잘못된 생활 습관을 고치도록 하는 것이 가장 비용효과적인 방법일 것이다. 이를 위한 대표적인 접근 방법이 건강증진 전략이고, 보건의료체계는 건강증진을 위한 개인의 노력을 보다 옹호(advocate)하기 위한 노력을 보태야 한다. 두 번째 단계가 제대로 작동하기 위해서는 급성기 병·의원 서비스의 질 향상과 의료전달체계의 확립이 이루어져야 한다. 세 번째 단계인 와상 상태에 대한 적절한 대응을 위해서는 장기요양시설 및 관련 인력의 적절한 공급과 질 관리가 중요하다. 마지막 단계인 죽음을 맞이하는 단계에 필요한 적절한 대응은 고통스런 죽음을 맞이하는 사람들에게 필요한 효과적인 호스피스·완화의료서비스의 제공일 것이다.

5. 우리나라 보건의료행정 체계 현황

우리나라의 보건행정 조직은 보건복지부를 중심으로 한 중앙 부처와 광역자치단체 건강복지국(시도별로 명칭이 다름), 기초자치단체 보건소를 중심으로 한 지방 보건행정 조직으로 나뉜다.[22]

22 대한예방의학회. 예방의학과 공중보건학. 계축문화사, 2015.

이 가운데 보건복지부는 보건의료제도, 건강증진 정책, 건강보험 정책, 보건의료 산업, 공공의료정책, 응급의료체계, 기초생활보장, 국민연금, 저출산·고령화, 보육 및 장애인 대책 등에 관한 사무를 관장하고 있다. 중앙부처 가운데 교육부는 국립대학병원의 조직 및 예산을 담당하고 있고 고용노동부는 산재병원, 산업재해 보상보험 및 산업안전보건정책을, 경찰청이 경찰병원을, 국가보훈처가 보훈병원을 관장하고 있다. 환경부의 환경보건정책과와 환경보건관리과에서 환경문제로 인한 보건문제를 다루고 있으며, 국방부도 군 장병들의 건강문제를 담당하는 보건정책과를 조직 내에 갖추고 있다. 국토교통부는 2014년 10월, 교통사고 등으로 인한 환자의 빠른 사회복귀를 위한 재활을 적극 지원하고자 국립교통재활병원을 설립하였다. 또한 예산의 효율적 집행 등과 관련하여 예산 담당 부서인 기획재정부도 정책 평가 등에 관여하고 있다. 이와 같이 중앙 보건행정 조직도 여러 중앙부처에 걸쳐 있어 주무 부서인 보건복지부의 부처 간 조정 능력이 요구되고 있다.

지방 보건행정 조직은 광역자치단체 산하의 건강복지국(시도별로 명칭이 다름)에 보건정책과 또는 보건환경위생과, 건강증진과 등의 부서를 설치하여 보건행정을 다루고 있다. 또한 기초자치단체 산하에 보건소, 읍·면 보건지소, 벽·오지 보건진료소가 설치되어 있다. 다만 지방 보건행정 조직의 경우 일반 종합행정의 일부분으로 다뤄지고 있어 조직·인력은 행정안전부의 통제하에 있으며, 보건복지부는 기술적인 지도·감독만 하는 이원적인 행정 체계로 운영되고 있다.

1) 중앙 보건행정 조직

1948년 정부 수립 당시 사회부에 속해 있던 중앙 보건행정 조직은 같은 해 독립하였다. 그 이후 1961년 군사정부에서는 군사원호청이 신설되면서 원호국이 폐지되었고, 1980년 제5공화국 정부에서는 환경청이 신설되었으며, 1994년 문민정부에서는 보건복지부로 부처 명칭이 변경되면서 한방의료담당관과 장애인복지심의관이 신설되었다. 1998년 국민의 정부에서는 식품의약품안전청이 신설되고, 2003년 참여정부에서는 국립보건원이 질병관리본부로 확대·개편되었다. 2008년 이명박 정부에서는 종전의 보건복지부·국가청소년위원회·여성가족부의 가족, 보육 업무, 기획예산처의 양극화민생대책본부를 통합하여 보건복지가족부로 확대·개편하였다가 2010년 4월에 다시 일부 부처가 여성가족부로 재편되어 현재에 이르고 있다. 보건복지부의 재정 규모는 2015년 기준 일반 예산 33조 2,300억 원과 건강증진 기금 등 기금 예산 20조 2,425억 원을 합쳐 53조 4,725억 원이었다.

소속기관으로는 질병관리본부, 국립정신건강센터, 국립나주병원, 국립부곡병원, 국립춘천병원, 국립공주병원, 국립마산병원, 국립목포병원, 국립재활원, 국립소록도병원, 오송생명과학단지지원센터 및 국립망향의동산관리원이 있다.

2) 지방 보건행정 조직

가) 광역자치단체 보건행정 조직

광역자치단체 보건행정 조직은 서울특별시, 광역시 및 도의 관련 부서를 포함하며, 보건복지부와 지방 조직인 시·군·구 보건소를 연결하는 중간 조직이다. 광역시와 도 보건행정 조직은 지방자치단체의 규정에 따라 담당관 및 과의 조직과 소관 사무는 행정안전부의 승인을 얻어 광역시와 도의 규칙으로 정하게 되어 있다. 따라서 각 광역시와 도의 실정에 따라 보건복지 행정 조직의 크기와 명칭 및 업무 분장 등에 서로 다른 점이 많다. 서울특별시의 경우 보건행정 업무는 시민건강국이 관장하며, 그 아래 보건정책과와 건강증진과를 두어 보건 업무를 분담하고 있다. 보건정책과의 업무 내용은 지역보건의료행정계획의 총괄·조정, 시립병원의 설치·운영에 관한 사항, 자치구 보건소의 육성·지원, 의료·약무행정 등이다. 건강증진과는 보건사업의 기획, 건강 도시 사업, 건강증진사업, 치매관리사업 등을 맡고 있다. 충청남도의 경우 보건행정 업무는 복지보건국 보건정책과가 관장하며, 인천광역시는 보건복지국의 보건정책과와 건강증진과에서 보건행정 업무를 관장하고 있다.

나) 기초자치단체 보건행정 조직

① 보건소

시·군·구에 설치된 보건행정 조직의 핵심은 보건소이다. 우리나라 보건소는 시대별로 다양한 역할을 해 왔다. 1945-1950년도에는 전쟁에 의한 구호 진료와 전염병관리가 보건소의 주요 역할이었다. 1951-1970년대에는 빠른 경제성장으로 인한 가족계획 사업이 인구 문제의 하나로 대두되면서, 보건소의 기능을 가족계획과 모자보건으로 집중하여 국가의 보건사업을 전개하였다. 1990년에 들어서는 서구화로 인한 만성질환이 대두되면서 보건소의 역할이 만성질환의 예방과 관리, 건강증진 분야로 확대되었다(표 7.1-5 참조).

보건소는 지역보건법 시행령 제8조 규정에 의하여, 전국의 시·군·구별로 1개소씩 설치된다. 다만, 시장·군수·구청장이 지역 주민의 보건의료를 위하여 특히 필요하다고 인정하는 경우에는 필요한 지역에 보건소를 설치·운영할 수 있으며, 이 경우 행정안전부장관은 보건복지부장관과 미리 협의하여야 한다. 2015년 말 기준 보건소는 보건의료원을 포함하여 시·군·구에 254개소가 설치·운영되고 있다.

보건소 업무는 지방자치단체장의 지휘·감독을 받아 운영되며, 내부 조직과 그 업무는 보건소 직제 규정과 사무 분장 규칙인 지방자치단체의 자치법규에 의하여 분장되기 때문에 시·군·구 지방자치단체마다 그 내용이 일부 다르게 운영되고 있다.

보건소의 조직 기준은 지역보건법 시행령 제12조에서 당해 시·군·구의 인구 규모, 지역 특성, 보건의료 수요 등을 감안하고 다른 지방자치단체와의 균형을 유지하도록 합리적으로 정하며, 보건소의 기능과 업무량이 변경될 경우에는 그에 따라 보건소의 조직과 정원도 조정하도록 하고 있다. 보건소의 형태는 농어촌 및 중소도시형, 광역시형, 특별시형, 보건의료원형의 형태로 나뉜다.

의료 취약 지역 중 전국의 17개 군에서는 보건소가 보건의료원으로 확대·개편되었다. 일례로 연천군 보건의료원은 기존의 보건소(보건사업과로 개칭

〈표 7.1-5〉 보건소의 법적 업무 및 지역보건의료 계획 내용

구분	지역보건법 법적 업무
보건소의 법적 업무	1. 국민 건강증진 및 영양개선사업 2. 전염병의 예방 및 진료 3. 모자보건 및 가족계획사업 4. 노인보건사업 5. 공중위생 및 식품위생 6. 의료인 및 의료기관에 대한 지도 등에 관한 사항 7. 의료기사 및 안경사에 대한 지도 등에 관한 사항 8. 응급의료에 관한 사항 9. 농어촌 등 보건의료를 위한 특별조치법에 의한 공중보건의사 및 보건진료소에 대한 지도 등에 관한 사항 10. 약사에 관한 사항과 마약·향정신성의약품의 관리에 관한 사항 11. 정신보건에 관한 사항 12. 가정 등을 방문하여 행하는 보건의료 사업 13. 지역 주민에 대한 진료, 건강진단 및 만성퇴행성질환 등의 질병관리에 관한 사항 14. 보건에 관한 실험 또는 검사에 관한 사항 15. 장애인의 재활 사업 및 기타 보건복지가족부령이 정하는 사회복지 사업 16. 기타 지역 주민의 보건의료의 향상 및 이를 위한 연구 등에 관한 사업
지역보건의료 계획 내용	1. 지역보건의료 계획의 달성 목표 2. 지역 현황과 전망 3. 지역보건의료기관과 민간의료기관 간의 기능 분담 및 발전 방향 4. 지역보건법 제9조(보건소의 업무)의 규정에 의한 보건소 업무의 추진 계획과 추진 현황 5. 지역보건의료기관의 확충 및 정비 계획 6. 지역보건의료와 사회복지 사업 간의 연계성 확보 계획 7. 의료기관의 병상 수급에 관한 사항 8. 정신질환 등의 치료를 위한 전문 치료시설의 수급에 관한 사항 9. 시·지역보건의료기관의 설치·지원에 관한 사항 10. 시·지역보건의료기관 인력의 교육훈련에 관한 사항

됨)에 진료부와 원무과를 추가로 두어 내과, 일반외과, 산부인과, 소아청소년과, 치과 등의 전문 진료 과목과 약제, 병리, 방사선실을 개설하고 10개 진료 과목과 100병상 입원실을 갖춘 형태의 군 단위 보건의료기관이다.

시·군·구 보건소의 관장업무는 지역보건법 제9조에 규정되어 있다. 보건소는 결핵 관리를 중심으로 한 전염병 예방 등 예방 기능, 만성질환 관리 및 모자보건 등 보건사업, 일부 환자에 대한 일반 진료 및 치과진료 등의 진료 기

능, 지역의 보건의료에 대한 지도·감독 기능을 수행하고 있다.

② 보건지소

보건지소의 설립 취지는 예방보건서비스 및 보건 개념을 주민에게 계도하고 무의촌을 해소하는 것이었다. 이를 위해 정부는 1981년부터 농어촌 보건의료를 위한 특별조치법에 의거, 공중보건의사를 무의면에 배치함에 따라 1983년에 이르러 무의촌이 해소되었다. 1993년에는 공중보건의사와 공중보건치과의사의 신분이 전문직 공무원으로, 그 후 2002년에는 계약직 공무원으로 법적으로 보장되고, 읍·면사무소에 주재, 근무하고 있었던 보건요원이 보건지소에 배속되어 일차보건의료기관의 구조를 외형상으로는 갖추게 되었다.

지역보건법 시행령 제10조에 의거 보건지소를 설치할 수 있는 기준은 읍·면마다 1개소씩이다. 다만, 시장·군수·구청장은 지역 주민의 보건의료를 위하여 특히 필요하다고 인정하는 경우에는 필요한 지역에 보건지소를 설치·운영하거나 수 개의 보건지소를 통합하여 1개의 통합보건지소로 설치·운영할 수 있다. 2015년 말 기준 1,331개 보건지소가 운영되고 있다.

보건지소에 보건지소장 1인을 두되, 지방의무직 또는 임기제 공무원으로 임용하도록 되어 있으며, 보건지소장은 관할 보건소장의 지휘·감독을 받아 보건지소의 업무를 관장하고 관내 보건진료소의 직원 및 업무를 지도·감독한다.

③ 보건진료소

보건진료소는 1981년 농어촌 보건의료를 위한 특별조치법에 의하여 설립되었다. 설립 목적은 의사가 배치되어 있지 않은 벽·오지 의료 취약 지역에 보건의료서비스 이용의 접근성을 높이고 포괄적인 일차보건의료서비스 제공을 통해 주민의 건강 수준을 향상시키는 것이다. 초기에는 의료시설과의 거리가 통상의 교통수단에 의하여 30분 이상 소요되는 지역 중 인구 500인 이상 5,000인 미만인 지역으로 군수가 필요하다고 인정하는 지역에 설치되었다. 보건진료소는 2015년 말 기준 1,904개소가 설치·운영되고 있으며, 근무자인 보건진료원은 일정한 직무 교육을 마친 간호사로서 근무 지역에서 경미한 진료 및 보건 활동을 수행하나, 진료 내용은 일부 필요한 범위로 제한되어 있고 진료권 범위는 한 개의 이(里)정도이다.

6. 우리나라 보건의료행정의 특성과 현실적 함의

우리나라에 맞는 보건의료행정의 재정립을 위한 핵심은 비스마르크형 재정구조이지만 '시장'의 기능이 압도적인 보건의료체계를 갖추고 있는 우리나라 현실에 적합한 방안의 도출이라 할 수 있다.

구체적으로 현재 우리나라의 최우선 보건의료정책 목표는 의료전달체계 확립과 의료의 질이 담보된 보건의료자원의 개발로 요약된다. 무너진 의료전달체계의 확립과 더불어 급성기 시설 및 인력보다는 상대적으로 사전 예방적 건강증진 서비스 제공 시설 및 인력 확충, 장기요양서비스에 필요한 자원의 개발과 질 관리, 호스피스·완화의료서비스 제공에 필요한 자원의 개발이 시급한 정책 목표가 되어야 한다.

자원의 개발에 있어서 가장 중요한 요소는 물론 시장(market) 여건일 것이다. 하지만 개발되어 있거나 개발 중인 자원에 대한 양적·질적 관리(모니터링)의 주체는 보건의료체계를 거시적으로 관찰하는 행정부가 되어야 한다. 이 부분의 적절한 모니터링 결과는 의료전달체계의 확립 및 보건의료기관 기능 재정립에 매우 큰 영향을 미칠 수밖에 없기 때문이다.

그런데 우리나라의 현 상황을 앞서 언급한 팬셸의 네 단계에 비춰 보면 특정 영역은 서비스 제공 시설 및 인력이 과다하고 어느 특정 영역은 매우 부족한 상태로 보인다. 더구나 우리나라 국민들의 의료이용 행태에 대한 문화적 맥락에서 보면 서구 선진국에서 시도하고 있는 주치의 제도의 확립, 엄격한 의료전달체계의 적용은 적어도 단기간에 수용되기 어려운 상황이다.

그간 논의되어 온 해결 방안을 나열해 보면 제도 시행을 위한 법적 장치 마련, 건강보험수가 체계 개발, 개방형 병원 제도 도입, 주치의 제도 도입, 의료인력양성 체계 및 교육 훈련 프로그램 개발 등이다. 일견 도출할 수 있는 방안은 거의 모두 제시된 것으로 보인다. 그런데 논의 과정을 넘어선 현실 적용은 좀처럼 나타나지 않는다. 이는 아마도 민간의료기관의 비중이 높고 정부 및 보험자의 '세련된 관리' 기능이 상대적으로 발달되지 않은 상황에서 비롯되었을 가능성이 있다.

최근 중앙 보건행정 조직의 경우 보건복지부 외에 다양한 중앙 행정부처의 개입이 이루어지고 있다. 예를 들어 최근 논란이 된 영리의료법인 병원 도입 정책을 놓고 보건복지부와 기획재정부가 서로 다른 논리를 내세우며 대립했던 경우를 들 수 있다. 또한 환경보건정책의 경우는 보건복지부와 환경부가 주도권을 놓고 대립하고 있다. 이와 같은 상황은 보건의료행정의 복잡성을 감안할 때 불가피한 측면도 있으나 정책의 일관성을 담보하기 어려울 수 있다는 점에서 비판적인 측면도 상당하다. 또한 지방자치제의 진전으로 보건의료정책의 지방화 요구는 과거에 비해 높아지고 있지만 대부분의 사업이 여전히 중앙정부의 위임사무를 벗어나지 못하고 있는 점 때문에 지방 보건행정 조직의 역량 강화는 답보 상태에 있다는 지적도 여전하다.

위와 같은 배경에서 보건의료행정 개선의 연착륙을 위해서는 정책 집행의 출발 단계에서 각각의 개별 정책 사안을 넘어, 보다 거시적인 큰 그림에 대한 합의를 도출하는 것이 필수적일 것이다. 그리고 이에 따라 예측 가능한 지역적 범위 및 기관을 정책 수단의 시범축으로 삼아 다른 연계 프로그램을 제공함으로써 해당 프로그램이 정착될 수 있도록 해야 한다. 이러한 단계적 접근 방식은 제공자와 국민 다수가 해당 정책의 현실 적용 가능성을 받아들이는 데 용이하게 작용할 것이다.

참고문헌

- 구현우. 행정학의 최근 이론. 영상대학교 강의자료. 2009.
- 김창엽. 건강보장의 이론. 한울아카데미, 2009.
- 대한예방의학회. 예방의학과 공중보건학. 계축문화사, 2015.
- 문상식. 보건행정학. 보문각, 2006.
- 이명석. 신공공관리론, 신거버넌스론, 그리고 김대중 정부의 행정개혁. 한국행정학회 춘계학술대회 발표 논문집. 2001.
- 이명석. 거버넌스의 개념화: '사회적 조정'으로서의 거버넌스. 한국행정학회. 2002; 36(4): 321–338.
- 이목훈. 현대행정학의 이해. 대왕사, 2007.
- 이정애. 일선경찰거버넌스 활동에 관한 연구. 부산대학교 석사 학위 논문. 2007.
- 이종수. 행정학 사전. 대영문화사, 2000.
- 이종수, 윤영진, 강인재, 곽채기, 권해수. 새 행정학. 대영문화사, 2008.
- 임도빈. 신공공관리론과 베버 관료제 이론의 비교. 행정논총. 2000; 38(1): 51–72.
- 임혁백. 시장·국가·민주주의. 나남출판, 1994.
- 정용덕. 미국의 행정부 개혁. 서울대학교 미국학연구소(편). 21세기 미국의 거버넌스. 서울대학교출판부, 2004.
- 정정길. 행정학의 새로운 이해. 대명출판사, 2000.
- 최병호. 건강보장 제도의 선진화. 한국보건사회연구원, 2008.
- 최선임. 보건의료에서의 공공과 민간. May 2009. Available from: URL: http://health policy.wiki-spaces.com (June 8, 2012).
- 함, 크리스. 윤석준, 박형근, 박민수 역. 의료개혁 제3의 길. 한학문화사, 2003.
- Aday LA, Begley CE, Lairson DR, Balkrishnan R. Evaluating the healthcare system–effectiveness, efficiency, equity, 3rd ed. Health Administration Press, 2004.
- Fanshel S. A meaningful measure of health for epidemiology. International Journal of Epidemiology. 1972; 1(4): 319–337.

2 보건의료정책

강민아(이화여자대학교 사회과학대학 행정학과 교수)

학습 목표

☑ 보건의료정책 과정, 즉 보건의료정책의 목표 설정, 정책 수단의 선택, 정책 결정의 집행 및 평가에 걸친 정책 형성 및 집행 과정에 대한 이론적 논의를 소개하고 이러한 이론들이 보건의료정책 분야에 어떻게 적용되는지에 대해 사례를 제시하여 정책 과정의 개념과 이론의 적용 가능성을 높인다.

☑ 정책 결정의 주체와 대상자로서 보건의료정책 과정의 다양한 참여자의 구성과 역할에 대한 논의를 통해 보건의료정책의 결정 및 집행에 관련된 이해관계 및 참여자 간의 역동적 상호작용에 대해 이해한다.

☑ 정책학 연구 분야에서 논의되는 다양한 이슈 중 세 가지 주제(정책 목표의 불명확성, 정책 결정의 비합리성과 제한적 합리성, 그리고 보건의료자원 배분에서의 우선순위 선정의 필요성 및 방법)에 관한 이론적 논의와 사례를 고찰함으로써 향후 보건의료정책학에서의 새로운 이론의 발전 방향에 대해 고민해 본다.

과거에는 상상하지 못했던 많은 일들이 현대사회에서는 가능해지고 있으며, 건강, 장수, 그리고 행복의 가능성에 대해 인류가 가지는 기대 또한 한없이 높아지고 있다. 그러나 사회구성원의 건강과 장수, 그리고 행복을 제고하기 위하여 동원하고 집행할 수 있는 자원의 양은 무한하지 않고 제한되어 있다. 따라서 제한된 자원을 누가, 어떻게, 누구를 위하여 사용해야 하는가를 결정하고 그러한 결정을 책임 있게 실행하는 것은 아마도 가장 중요한 정책과제이다. 이때 이러한 결정과 실행은 보건의료정책이 추구하는 목표에 따라 달라질 수 있다.

그렇다면 보건의료정책 분야에서 바람직한 정책 목표는 무엇이고 어떻게 정해져야 할까? 한 사회가 추구하고자 하는 보건의료정책의 목표가 정해졌다고 했을 때 그러한 목표를 달성하기 위해 가장 적합한 정책 수단은 어떻게 선택해야 할까? 이러한 정책 결정을 집행하기에 가장 좋은 방법은 무엇일까? 그러한 정책 집행을 통해 목표가 적절하게 달성되었는지는 어떻게 평가할 수 있을까? 어떤 기준에 의해 평가해야 할까? 만약 이러한 목표나 수단에 대해 사회 구성원 간 의견이 일치하지 않는 경우에는 어떻게 해야 할까?

이 장에서는 정책학 연구 분야에서 이러한 질문들에 대해 어떠한 논의가 이루어지고 있는가를 소개한다. 특히 보건의료정책의 사례를 통해 정책학 분야에서 제시되는 이론을 소개함으로써 이러한 이론들의 적합성을 보건의료정책적 맥락에서 조명해 볼 수 있도록 하였다.

이 장의 구성은 다음과 같다. 우선 정책학의 핵심 개념과 이론을 간단히 소개하고 이러한 개념과 이론들이 정책학 이론의 발전 과정에서 어떠한 위치를 차지하고 있으며 어떠한 평가를 받고 있는지 설명함으로써 정책학에서의 새로운 개념과 이론의 발전 방향에 대해 고민해 보는 계기를 마련한다. 다음으로 정책 과정에 대한 주요 이론과 개념을 설명하고 이러한 개념과 이론이 보건의료정책 분야에는 어떻게 적용되는지 사례를 제시하여 개념과 이론의 적용 가능성을 높이고자 하였다. 또한 정책 결정의 주체와 대상자로서 보건의료정책 과정 참여자의 구성과 역할에 대한 논의를 소개한다. 마지막으로 보건의료정책 연구에 등장하는 다양한 쟁점 중 정책 목표의 불명확성, 정책 결정의 비합리성과 제한적 합리성, 그리고 사용 가능한 자원의 제약에 따르는 우선순위 선정 등 세 가지 쟁점에 대해 소개한다.

1. 보건의료정책 연구의 의미

현대적 의미의 정책학, 체계적이고 과학적인 학문의 하나로서 정책학은 1951년에 발표된 라스웰(H. D. Lasswell)의 「정책 지향(Policy orientation)」이라는 논문[1]에서 시작되었다고 볼 수 있다.[2] 정책학 연구의 창시자로 알려져 있는 라스웰은 제2차 세계대전 이후 인간이 겪는 다양한 불행에 대해 관찰하면서 국가의 정책을 "인간이 사회에서 맞닥뜨리게 되는 근본적인 문제를 해결하고 인간의 존엄성을 보다 충실하게 실현하기 위한 프로그램"으로 정의하면서 민주주의와 인간 존엄성의 실현이라는 가치 지향적인 정책학의 청사진을 제시하였다.[3]

라스웰의 제안 이후 정책이나 정책학을 과연 어떻게 정의할 것인가, 또는 정책이나 정책학을 다른 학문 분야와 구분 짓는 특성이 과연 무엇인가에 대해서는 끊임없는 논의가 있어 왔다. 정책을 한마디로 정의하기란 쉽지 않으며, 아마도 그 이유 중의 하나는 정책의 다양한 측면(정책 참여자, 정책 과정, 정책의 목표 등)의 어느 부분에 초점을 맞추느냐에 따라 다양한 정의가 가능하기 때문일 것이다. 예를 들어, 일찍이 린드블롬(C. E. Lindblom)은 정책을 정책 결정자 상호 간에 이루어진 정치적 타협의 산물이라 정의하면서 정책 결정 과정에서 나타나는 타협적 측면과 점증적·점진적 성격을 강조하였다.[4]

프레스먼(J. L. Pressman)과 윌다브스키(A. Wildavsky)는 정책을 "목표와 그

1 Lasswell HD. Policy sciences: recent developments in scope and method, policy orientation. Stanford University Press, 1951, pp3-15.

2 정정길, 최종원, 이시원, 정준금. 정책학 원론. 대명출판사, 2003.

3 Lasswell HD. Policy sciences: recent developments in scope and method, policy orientation. Stanford University Press, 1951, pp3-15.

4 Lindblom CE. The policy-making process. Prentice Hall, 1968.

것의 실현을 위한 행동의 구성"이라 정의하면서 정책의 실행에 초점을 맞추었다.[5] 또한 다이(T. R. Dye)는 정책에 대해 "정부가 하기로, 혹은 하기 않기로 결정한 모든 것"이라고 정의하면서 정책에 대한 정부의 주체적인 성격을 강조하였는데,[6] 특히 정책을 정부의 선택 행위로 정의하면서 행위자의 작위와 무작위를 모두 포함한 점이 두드러진다. 드로어(Y. Dror)는 정책의 특성에 관하여 "정부 기관에 의하여 결정이 되는 미래를 지향하는 행동의 주요 지침으로서 최선의 수단을 선택하여 공익을 달성하는 것을 공식적인 목표로 삼는다"고 설명하고 있다.[7]

이러한 다양한 접근 방식 중에서도, 정책학의 목적을 시시각각으로 발생하는 문제를 해결하는 것으로 단순하게 정의하지 않고, 사회 속에서 인간이 부딪히는 근본적인 문제 해결을 통해 인간의 존엄성을 향상시키는 것으로 해석하는, 소위 민주주의 정책학을 제시한 라스웰의 접근 방식은 눈여겨볼 필요가 있다.[8] 정책학의 목적에 대해 '인간 존엄성의 실현과 민주주의의 구현'이라는 거시적인 비전을 제시한 라스웰은 정책학을 단순히 객관적인 정책 분석을 통해 최적의 수단을 찾아내고 적용하는 분석적·도구적 학문으로 정의하는 것에서 나아가 인간 존재의 존엄성을 향상하고자 하는, 보다 궁극적인 목적을 가진 학문으로 정의하였다. 그는 정책학 연구를 수행함에 있어서 명백한 목적에 근거한 방향 설정(문제지향적 특성), 정책 과정의 맥락화(맥락지향적 특성), 다양한 학문 분야와의 이론적·방법론적 교류(통합방법지향적 특성)의 중요성을 강조하였다.

이러한 접근 방식에 대한 라스웰의 설명에 의하면, 첫째, 정책학은 다학제적 특성을 가진다. 정책의 대상이 되는 문제들은 사회 전반의 다양한 분야에 걸쳐 존재하며 정책학은 이와 같이 다양한 분야의 학문적 이론과 분석 도

5 Pressman JL, Wildavsky A. Implementation. University of California Press, 1984.

6 Dye TR. Politics versus economics: the development of the literature on policy determination. Policy Studies Journal. 1979; 7(4): 652-662.

7 Dror Y. Public policy-making re-examined. Chandler Publishing Company, 1968.

8 Lasswell HD. A preview of policy sciences, Vol. 5. American Elsevier Publishing, 1971.

구를 활용한다. 둘째, 정책이 지향하는 가치를 가장 중심적인 요소로 본다. 라스웰은 정책학자들이 연구 분야를 선택할 때 자신의 가치를 추구할 수 있는 것만을 선택해야 함을 강조하였다(한편, 일단 연구가 시작된 이후 그 수행에 있어서는 최대한의 객관성을 유지하며 이를 위해 가능한 다양한 연구 방법을 적용할 수 있어야 함을 강조한다). 셋째, 정책의 맥락을 중시해야 함을, 즉 제도나 기관, 사회, 그리고 인간의 복잡성에 대해 민감해야 함을 주장하였다. 넷째, 정책 지향성을 '정책의 형성과 결정에 관한 과학의 발전'과 '정책 결정자에게 필요한 정보와 지식을 개발하는 것'이라는 두 측면이 있는 것으로 정의하면서, 이러한 두 가지 분야 모두를 각각 발전시켜야 한다고 주장하였다.

보건의료정책은 오늘날 정책 수행의 다양한 분야에서 그 중요성이 날로 강조되고 있으며 환경, 복지, 에너지, 식량 등 다수의 정책 분야와 그 목표나 집행 내용이 교차되는 핵심적인 분야로 자리 잡고 있다. 인류의 생존과 유지가 목표였던 과거의 사회와는 달리, 번영과 행복이 목표가 된 현대사회에서 정신적·물질적 풍요나 번영과 함께 정신적·신체적 건강을 유지하는 것은 행복의 중요한 요건으로 자리 잡으면서, 인류의 보편적인 권한으로 인정받는다.

보건의료정책에 대한 정의는 라스웰의 접근 방식을 보건의료정책 분야에 적용하는 것으로부터 시작할 수 있을 것이다. 다시 말해 보건의료정책은 개인과 국민의 건강의 유지와 향상을 통해 번영과 행복을 추구하고자 하는 인류 사회의 근본적이자 궁극적인 목표에 대해 공식적인 권한을 가진 정부나 공공기관 혹은 기타 주체가 행동 방침과 계획을 수립하고 이를 실행하는 일련의 노력을 의미한다. 즉, 한 사회의 구성원에게 발생하는 보건의료문제를 예방 또는 대응하기 위한 공식적인 결정 및 행동 방침이라고 정의할 수 있다.

2. 보건의료정책 연구에 대한 접근 방법

보건의료정책 연구의 다양한 접근 방법 중, 미국의 사회복지학자인 길버트(N. Gilbert)와 테럴(P. Terrell)이 제시하고 있는 사회복지 연구의 세 가지 접근 방

법(분석적 접근 방법, 정치적 접근 방법, 제도적 접근 방법)을 참고하는 것이 유용하다.[9]

우선 제도적 접근 방법은 사회복지정책의 기능(역할)과 범위가 다양한 사회기관(공공 및 민간) 간에 어떻게 나뉘어 수행되는지에 초점을 두는 분석방법으로서, 가족, 직장, 종교기관, 상호부조 등 전통적 사회복지기관뿐 아니라, 국가와 시장 등을 포함한 다양한 사회기관이 사회복지 기능을 수행하는 데 각각 어떻게 역할을 분담하는지에 대해 관심을 둔다. 사회복지 기능을 잔여적(residual)이고 임시적(temporary)인 것으로 보는 잔여주의적 관점과 일차적이고 정상적인 기능으로 보는 제도적 관점(institutional view)을 대비하여 고찰한다. 이러한 관점을 보건의료정책에 적용한다면 질병의 예방과 치유, 그리고 건강관리 등의 책임을 정부, 개인, 시장, 그리고 가족 등 다양한 사회기관 간에 어떻게 공유하고 분담해야 하는지에 대한 논의로 이어진다.

과정 분석적 접근 방법은 복지정책의 분석과 평가 과정에 초점을 맞추고 이러한 분석과 평가를 통해 축적된 정책 지식이 실제 정책 실행에 어떻게 연결되는지에 주안점을 둔다. 길버트와 테럴은 분석적 관점을 과정 분석(studies of process), 산물 분석(studies of product), 성과 분석(studies of performance)으로 구분하여 설명하고 있다. 여기서 과정 분석은 보건의료정책의 형성이나 집행의 과정을 정치경제적·역사적 관점에서 고찰하는 방법(예: 의약분업 정책 결정에 대한 정치적 분석)이 그 예시가 될 것이다. 산물 분석은 보건의료정책 분야에서 생성되는 다양한 정책 대안을 비교하는 데 중점을 두는 접근 방법(예: 지불 방식의 장단점 비교)이며, 성과 분석은 보건의료 분야의 정책이나 프로그램의 성과를 비교하는 것에 초점을 두는 접근 방법이다. 길버트와 테럴은 정책 대안을 할당(allocation), 급여의 형태(benefit), 전달(delivery) 및 재화(finance)의 네 가지 차원으로 나누어 고찰하면서, 정책 대안은 궁극적으로 그 사회가 평등이나 적절성에 대해 지니고 있는 가치 기준과 각 대안의 효과에 대한 인과이론에 근거하여 선택되는 것으로 설명하고 있다.

9 Gilbert N, Terrell P. Dimensions of social policy, 6th ed. Prentice Hall, 2005.

한편, 정치적 접근 방법은 사회복지의 실현에 있어서 보수주의와 자유방임주의적 시장경제에 기반을 두고 개인의 자유와 책임을 강조하는 개인주의적 관점과, 집단의 공동적 책임과 연대의식에 초점을 두고 정부의 역할을 강조하는 집합주의적 관점을 대비하여 복지정책의 선택을 설명하는 접근 방법이다.

보건의료정책 연구의 접근 방법을 학문 분야에 근거하여 분류하는 방법으로는 역학적 지식에 기반한 연구와 경제학적 지식에 기반한 연구, 그리고 정치학이나 정책학적 지식에 기반한 연구로 나누어 볼 수 있다. 이러한 구분 방식은, 다소 거칠게 표현한다면 다양한 보건의료정책 분야에 존재하는 정책문제의 원인을 역학적 요인, 경제적 요인, 혹은 정치사회학적 원인 중 어디에 두느냐에 따라 나누는 방식이다. 우선 역학적 연구는 보건의료정책의 내용적 대상이라고 할 수 있는 질병(예: 만성질환, 정신질환, 감염병 등)이 정책 대상(아동, 장애인, 노인, 청소년, 등), 또는 주거지역, 기타 인구사회학적 특성에 따라 어떻게 그리고 왜 그렇게 분포되어 나타나는지를 보는 연구로서 이러한 연구를 통해 질병의 예방과 진단, 치유를 도모하기 위한 다양한 정책 프로그램을 개발하기 위한 목적으로 수행된다. 한편, 경제학적 지식에 기반을 둔 연구는 주로 개별적 정책 프로그램(예: 금연 프로그램, 만성질환 예방 및 치료 프로그램 등)이나 정책 도구(예: 건강보험 본인 부담금 제도, 의료공급자 지불 방법, 특정 제도의 비용효과 분석 등)의 경제적 효과나 효율성을 예측하고 평가하는 연구로서 특정 제도의 도입이나 변화, 그리고 개선을 통해 어떠한 효과가 나타나는지를 계량적으로 평가함으로써 제도의 개선을 도모하기 위한 목적으로 수행된다. 한편, 정치학이나 정책학적 지식에 기반한 연구는 보건의료 분야 정책문제의 원인을 사회나 정치제도에서 비롯되는 것으로 보고, 제도의 정책 결정이나 집행 방식의 변화를 통해 그러한 문제의 해결 방안을 설명하고자 하는 시도라고 할 수 있다. 보건의료제도에 대한 국내 연구에서는 아직 정치학적·정책학적 연구 분야의 뚜렷한 이론적 성향이나 체계적인 발전의 양상이 보이지는 않았으나, 최근 들어 제도주의 이론이나 정책 지지연합 모형 등의 정치학적·정책학적 이론적 틀이 적용된 논문들이 발표되고 있으며, 기타 다양한 정치학적 주제(예:

이익집단의 역할, 정책 로비 등)에 관한 연구들과 의료자원 배분의 우선순위 결정 등 윤리적인 측면에 관한 연구도 점차 증가하고 있다.

한편, 국내 보건의료정책 연구는 대상에 있어서는 비교적 다양한 범위에 걸쳐 연구가 이루어지고 있으나, 정책 의제 선정에서부터 시작하여 정책의 결정, 정책 수단의 선정, 집행, 평가에 걸친 일련의 과정적 차원에서 평가해 볼 때, 대부분 정책 대안에 대한 분석과 평가(예: 건강행동 증진을 위한 프로그램의 성과, 환자나 의료공급자의 행동을 변화시키기 위한 인센티브 제도의 효과, 건강보험 보장성 강화를 위한 제도적 방안 등)에 주로 초점을 맞추어 왔으며, 상대적으로 보건의료 정책 과정의 초기 단계인 정책 목표의 설정, 의사결정, 그리고 그러한 결정의 집행에 관한 내용에 관한 연구는 아직 많지 않아서 향후 이 분야에 대한 관심이 요구된다. 또한 길버트와 테럴의 분류에서 볼 때, 분석적 접근, 특히 산물 분석이나 성과 분석이 가장 많이 이루어졌으나 상대적으로 과정 분석, 그리고 정치적인 분석이나 제도적인 분석은 충분히 이루어지지 않고 있다. 마찬가지로 역학적 연구나 경제학적 연구에 비해 정책학이나 정치학적 지식에 기반한 연구도 더욱 활성화될 필요가 있다. 한편, 사회역학이나 보건의료제도에 대한 정치·경제학적 접근 등은 학문 분야의 경직된 구분을 넘어 다학제적인 관점에서 보건의료정책의 문제를 조망하는 시도라는 데 의의가 있다.

3. 보건의료정책 과정

정책 과정의 단계는 학자에 따라 조금씩 다르게 구분된다. 예를 들어, 라스웰은 정책 과정을 정보와 자료의 수집, 동원, 처방, 행동화, 적용, 종결, 평가의 7단계로 나누어 설명하고 있다.[10] 최적 모형을 제시한 드로어의 경우 정책 과정을 크게 메타 정책 결정 단계(기본 방침 결정 단계), 정책 결정 단계, 정책 결

10 Lasswell HD. A preview of policy sciences, Vol. 5. American Elsevier Publishing, 1971, pp28-30.

정 사후 단계로 나누면서 기존의 정책 결정 과정이 간과하고 있던 정책 결정의 이전과 이후 단계에 관심을 두었다.[11] 한편 존스(C. O. Johns)나 앤더슨(J. E. Anderson)은 정책 단계를 의제 선정, 정책 결정(대안 작성, 대안 채택), 정책 집행, 정책 평가의 단계로 구분하여 설명하고 있다.[12,13]

종합해 보면, 정책 과정은 대략 정책의 목표가 설정되고 그러한 목표를 달성하기 위한 추진 방안이 결정되며 그러한 결정 사항이 집행되어 효과를 발휘하는 일련의 과정으로 설명된다. 가장 단순하게는 정해진 목표를 달성하기 위해 필요한 자원과 노력을 투입한 후 목표에 필요한 산출물을 생산하는 과정을 의미하며, 보다 구체적으로는 어느 사회가 당면하고 있는 정책문제를 파악하고 이러한 문제 해결에 관해 사회적인 목표를 설정하며, 그러한 목표를 달성하기 위해 필요한 수단을 선택하고 행동 지침이나 계획을 수립하는 결정을 내린 후, 그러한 결정을 집행하고 집행 결과나 과정에 대해 평가를 실시하고, 그 결과를 다음 정책 결정에 반영하는 일련의 순환적인 과정을 일컫는다.

〈그림 7.2-1〉은 이러한 정책 과정을 보여 준다.[14] 그림에서 흐린 색 상자는 문제의 흐름을, 진한 색 상자는 문제의 흐름이 진행되는 과정에서 이루어지는 정책 행위를 의미한다. 정책학 분야 연구는 그동안 대개 정책 형성 및 결정, 그리고 최적의 정책 수단을 선택하기 위한 정책 분석에 치중해 왔으며 정책의 집행에 대한 연구는 그 역사가 상대적으로 짧다. 한편 정책과정에 대한 〈그림 7.2-1〉과 같은 기술방식은 자칫 정책 과정을 일방적이고 단선적인 과정으로 생각하게 하지만, 실제로 정책 과정은 계속적인 순환, 번복 및 반복의 과정을 거치게 됨에 유념할 필요가 있다.

---

11 Dror Y. Public policy-making re-examined. Chandler Publishing Company, 1968.

12 Jones CO. An Introduction to the study of public policy. Brooks/Cole Publishing Company, 1984.

13 Anderson JE. Public policymaking: an introduction. Wadsworth Publishing Company, 2010.

14 정정길, 최종원, 이시원, 정준금. 정책학 원론. 대명출판사, 2003.

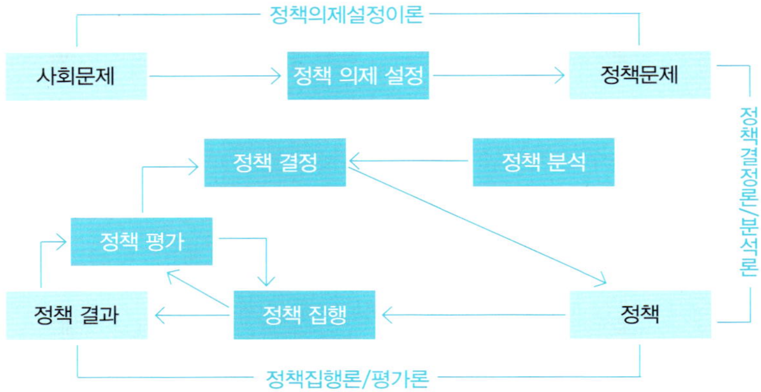

〈그림 7.2-1〉 정책 과정과 정책학 이론의 영역

1) 정책 의제 설정

〈그림 7.2-1〉에서 주목할 사항 중 하나는 사회문제와 정책문제를 구분하여 제시하고 있다는 점이다. 한 사회의 개인이나 사회 공동체가 당면한 문제는 매우 다양한데, 그러한 개별 문제 모두 사회 전체가 주목해야 할 문제로 인식되는 것이 아니며, 사회 구성원들이 그 문제를 사회문제로 인식한다고 해서 모두 정책문제가 되는 것은 아니다. 마찬가지로 사회에는 보건의료에 관한 다양한 문제가 존재하지만 그러한 보건의료문제들이 모두 정책문제로서 다루어지는 것은 아니다.

정책학에서는 사회문제가 정책문제로 채택되는 과정을 정책 의제 설정(agenda setting)이라고 한다. 보다 구체적으로 의제 설정이란 "정부가 정책적 해결을 위해 사회문제를 정책문제로 채택하는 과정 또는 행위", 즉, 사회문제가 정책문제로 전환되는 과정이나 행위를 의미한다.[15] 여기서 사회문제란 한 사회가 당면하고 있는 다양한 문제를 포괄하는 광범위한 개념이다. 그러나 공식적인 기관인 정부가 정책 행위를 실행하는 실질적인 정책문제 현안이 되기 위해서는 정책 의제 주도자의 노력, 점화장치, 초점이 되는 사건의 발생 등의

15 정정길, 최종원, 이시원, 정준금. 정책학 원론. 대명출판사, 2003, p265.

요건들이 필요하다.

정책 의제 설정에 대한 논의 중에서 주목할 만한 것으로 무의사결정론(non-decision making theory)이 있다. 무의사결정론은 어떤 사회문제에 대해서는 구체적인 정책 행위가 이루어지지 않는 경우를 일컫는데, 이는 어떤 사회문제에 대해 아무런 해결책을 강구하지 않는 것도 실제로는 의도적인 선택의 결과임을 제시한다.[16,17] 즉, 암묵적으로 소외되어 온 사회문제나 정책문제화되지 못한 사회문제에 대해서도 분명한 정책 결정의 책임이 있음을 암시한다. 나아가 이러한 무의사결정은 소위 엘리트 집단이 자신들에게 불리한 이슈를 거론조차 하지 못하게 봉쇄하는 것으로서, 이는 매우 강력한 권력행사로 해석될 수 있다. 이러한 관점을 보건의료정책 분야에 적용해 본다면, 사회적으로 심각한 문제인 많은 보건문제들, 예를 들어 정신질환자나 장애인에 대한 처우 문제, 이민자에 대한 건강보험 정책, 청소년 정신건강문제 등에 대해 적극적인 정책 결정이 이루어지지 않고 있다면, 이는 그러한 사회문제를 간과하기로 의도적으로 결정한 것이나 다름없는 효과를 발휘하게 됨을 시사한다.

정책 의제 설정에 관한 기존의 연구 중에서 킹던(J. W. Kingdon)의 정책의 제선정 모델[18]은 정책학 이론의 패러다임을 새로이 정립한 중요한 연구로 지칭된다.[19,20] 그 이유로는 아마도 이 이론이 기존의 정책학 연구의 접근 방식, 즉 정책 과정에 대한 소위 '단계적 접근' 방법(소수의 정책 결정자들이 한 사회가 당면하고 있는 가장 시급하고 중요한 문제를 정책문제로 선정하고 그러한 문제에 대한 치밀하고 과학적인 분석에 근거하여 합리적인 결정을 내리고 시행하는, 순서대로 이루어지는

16 Bachrach P, Baratz MP. Two faces of power. American Political Science Review. 1962; 56: 947-952.

17 Bachrach P, Baratz MP. Two faces of power. American Political Science Review. 1963; 57: 632-642.

18 Kingdon JW. Agendas, alternatives, and public policies. Harper Collins College Publishers, 1995.

19 John P. Is there life after policy streams, advocacy coalitions, and punctuations: using evolutionary theory to explain policy change? Policy Studies Journal. 2003; 1(4): 481-498.

20 Sabatier PA. Toward better theories of the policy process. Political Science and Politics. 1991; 24(2): 150-151.

단선적인 차원)으로 정책 결정 과정을 묘사하는 방식과는 다른 새로운 시각을 제공하고 있기 때문인 것으로 보인다.

킹던의 정책의제선정 모델은 첫째, 정책 의제 선정이나 정책 과정이 단선적이고 일방향적이지 않다는 점을 강조하고 있다. 킹던은 정책의 장에 정책 문제, 정치, 정책 대안의 흐름 세 가지가 각각 존재하여 떠돌아다니고 있으며 정책의 창이 열리는 기회의 순간에 이러한 3개의 흐름이 결합되어 정책 의제로 선정되는 것으로 묘사하고 있다. 여기서 정책의 창이 어떠한 순간에 열리는지 정확하게 예측할 수는 없다는 우연성(serendipity)이 제시된다. 사회에 떠돌아다니는 많은 사회문제 중에서 어떤 특정 문제가 정책문제로 선정된다는 것은 미리 예측하기 쉽지 않고, 또한 항상 합리적인 과정을 거쳐 이루어지는 것이 아니라는 점을 보여 준다.

둘째, 킹던의 모델은 정책 커뮤니티의 중요성을 제시함으로써 정책 결정 과정의 참여자에 대해 보다 넓은 시각을 제공해 준다. 즉, 의제 선정의 과정에는 정책의 흐름뿐 아니라 문제의 흐름, 정치의 흐름 등이 동시에 존재함을 제시함으로써 정책 결정에 영향을 미치는 요인이 다양할 수 있음을 알려주며, 특히 사회문제를 해결하기 위해 꾸준히 노력하는 정책 커뮤니티, 그리고 정책 선도자(policy entrepreneur)들의 역할에 주목하고 있다. 동시에 정책 결정에 필요한 지식과 정보의 축적의 중요성도 제기한다.

한편, 코브(R. Cobb)와 로스(J. K. Ross)의 의제선정이론은 정책 의제 선정의 주체를 구분함으로써 정책 의제 선정의 의도성과 관련성을 강조하였다는 특징이 있다.[21] 이들은 정책 의제 선정을 사회이익집단이 정부에 대해 요구함으로써 이루어지는 외부주도형, 정부가 주도하여 의제를 선정하고 사회집단의 동의와 참여를 동원하는 동원형, 정부 내 관료나 정치가에 의해 정책 의제가 선정되고 향후 사회에 홍보(PR)를 하는 내부접근형 등으로 나누어 설명하였다. 이는 킹던이 정책 의제 선정을 우연적 상황에서 이루어진 것으로 기술

21 Cobb R, Ross JK, Ross MH. Agenda building as a comparative political process. The American Political Science Review. 1976; 70(1): 126-138.

한 것과 달리, 정책 의제 선정이 정치체계의 다양한 참여자 집단 간의 역학관계에 따라 다양한 유형으로 나타나는 현상에 보다 주목하는 것이다. 또한 개발도상국이나 전체주의적 국가에서는 내부접근형이나 동원형으로 주로 정책 의제 선정이 이루어지며, 이익집단이 발달한 다원화된 사회에서는 주로 외부주도형의 의제 선정이 이루어지는 것으로 본다.

2) 정책 목표의 설정

정책 목표는 '정책을 통해 이루고자 하는 바람직한 상태'로 정의할 수 있다.[22] 이는 정책의 방향성 및 소망성을 내포하는 진술로서, 바람직한 상태에 대한 주관적 가치관의 반영이 필수적임을 전제로 한다. 여기에서 과연 '바람직한 상태'란 무엇인가? 이는 한 사회가 추구하는 가치관이 반영되는 것으로, 그 사회의 시대적·지리적·사회경제적·정치적 상황에 따라 달라질 수 있다. 한편, 정책 목표를 정의하는 과정에서 간과할 수 없는 측면 중 하나는 바로 실현 가능성 혹은 달성 가능성이다. 앞서 설명한 바와 같이 소위 현실적인 실현을 전제로 하는 공식적인 행동 계획이라는 차원에서 정책을 정의하면, 정책의 목표를 설정할 때 그러한 목표의 실현이 가능한지 여부가 중요해진다. 정책 목표는 정책 과정의 효과성이나 성공 여부를 판가름하는 판단 기준의 역할을 하며, 그 목표의 달성 여부나 정도는 산출물과 정책 결과에 의해 측정된다. 따라서 정책의 목표는(적어도 단기적인 시점에서는) 측정 가능하거나 평가 가능한 목표로 설정하는 것이 바람직하다.

한편, 보건의료제도 전반적인 차원에서 로버츠(M. Roberts) 등은 제도의 중간적 목표와 최종적 목표를 구분하여 제시하고 있다.[23] 로버츠 등이 제시한 조정손잡이 보건의료체계 모형에 의하면, 접근성(access), 질적 수준의 보

22 정정길, 최종원, 이시원, 정준금. 정책학 원론. 대명출판사, 2003, p58.

23 Roberts M, Hsiao W, Berman P, Reich M. Getting health reform right: a guide to improving performance and equity. Oxford University Press, 2003.

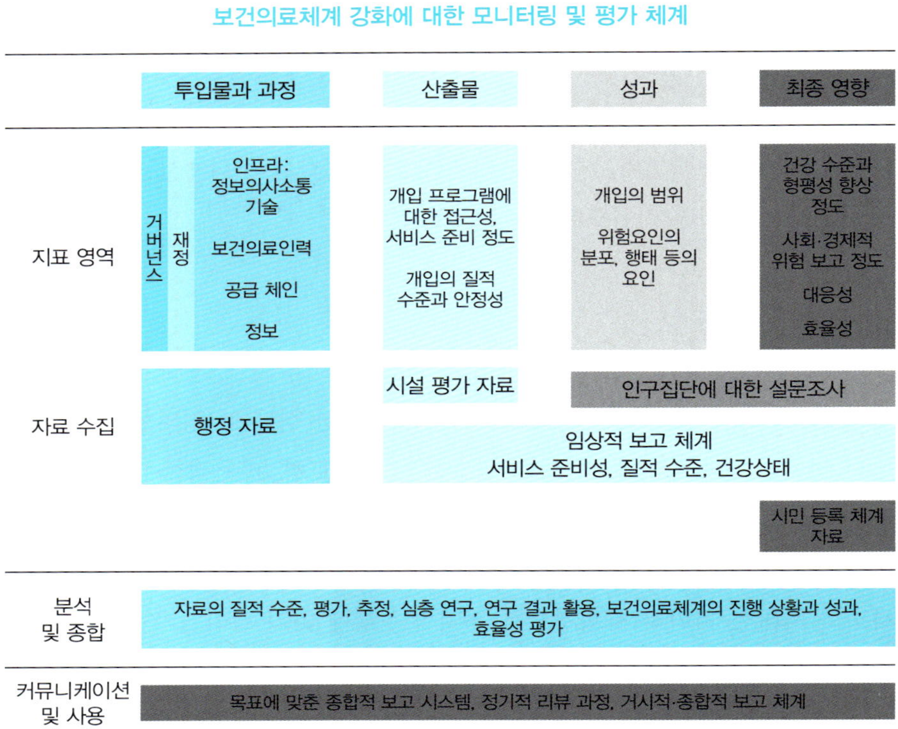

〈그림 7.2-2〉 WHO의 보건의료체계 강화 모델

장(quality) 및 효율성(efficiency)은 보건의료체계의 최종 목표를 달성하기 위한 중간 산출물로 정의되고 있다. 이 모델에서 보건의료제도의 최종 목표는 건강 수준(health status) 유지, 국민 만족도(public satisfaction), 재정적 보호(financial protection)로 제시된다. 동시에 각각의 목표는 평균적 수준(average)만이 아니라 형평적 분포를 고려하여 책정되어야 함을 강조하고 있다. 이와 유사한 접근으로서 2010년 세계보건기구에서 제시한 보건의료체계 강화 모델에서는 중간 산출물을 산출물(output)과 성과(outcome)로 분류하고 보다 장기적인 목표로서 최종 영향(impact)을 제시하고 있다(그림 7.2-2).[24]

24 WHO. Monitoring and evaluation of health systems strengthening: an operational framework. 2010.

3) 정책 수단의 개발과 선택

정책 수단은 정책 목표를 달성하기 위해 선택하는 도구를 일컫는다.[25,26] 정책 목표를 달성하기 위해 사용될 수 있는 정책 수단의 종류는 매우 다양하여 정부 직접 생산, 규제, 민간 위탁, 보조금, 조세지출, 바우처, 금융 지원, 공적 보험, 사용료 및 수수료 등의 정책 도구가 사용될 수 있다.[27,28]

정책 수단은 강제성(coerciveness)과 직접성(directness)의 정도에 따라서 분류할 수 있다.[29] 여기에서 직접성은 "정부가 어떠한 정책을 집행하기 위해 필요한 재원과 서비스를 직접 제공하는 정도"를 일컬으며, 강제성은 각 "정책 도구가 개인 선택의 자유에 영향을 미치는 정도"를 의미한다.[30] 논자에 따라 강제성 대신에 적극성(pro-activeness)의 정도, 즉 정책의 효과가 얼마나 즉각적이고 명확하게 나타나는지 그 정도에 따라 구분하기도 한다.[31]

강제성과 직접성의 기준에 따른 복지정책 수단의 유형은 현금급여, 현물/서비스급여, 바우처 제공 등으로 구분하는 것이 가장 보편적이다(표 7.2-1). 현물/서비스급여의 경우 정부가 직접보건의료서비스나 재화를 제공하는 경우를 의미한다. 한편 현금급여는 정부가 보조금이나 치료비를 직접 지불하는 경우를 의미한다. 현금급여의 경우 치료비나 보조비의 사용이 수혜자의 자유의사에 달려 있다는 특징이 있다. 즉, 강제성이 매우 낮다. 바우처는 현금과 현물지급의 중간적인 단계로서 간접적이나 강제성을 어느 정도 가지고 있

25 전영한. 정책도구연구의 의의와 과제. 정부학연구. 2007; 13(2): 39-50.

26 전영한. 정책도구의 다양성: 도구유형 분류의 쟁점과 평가. 정부학연구. 2007; 13(4): 259-295.

27 Salamon LM. The tools of government: a guide to the new governance. Oxford University Press, 2002.

28 최무현. 다문화시대의 소수자 정책 수단에 관한 연구: 참여정부의 '다문화 정책'을 중심으로. 한국행정학보. 2008; 42(3): 51-77.

29 Salamon LM. The tools of government: a guide to the new governance. Oxford University Press, 2002.

30 최무현. 다문화시대의 소수자 정책 수단에 관한 연구: 참여정부의 '다문화 정책'을 중심으로. 한국행정학보. 2008; 42(3): 51-77.

31 하연희, 문명재. 정책 목표의 변화에 따른 정책 도구의 전략적 선택과 효과: 우리나라 인구 정책을 중심으로. 정부학연구. 2007; 13(2): 75-106.

〈표 7.2-1〉 복지정책 수단의 유형

구분	현물/서비스급여	현금급여
주요 내용	• 건강보험의 진료서비스 • 장애인 복지급여의 보장구	• 사회보장 연금 • 공공부조의 현금급여
원칙	• 사회 통제와 연대의식 중시 • 집합적 공익 중시	• 개인의 자유와 소비자 선택 중시
장점	• 규모의 경제, 정책 목표 효율성 증진 • 대량생산과 분배를 통해 낭비 방지 • 꼭 필요한 곳에 현물을 지급하므로 목표 달성에 효과적 • 정치적으로 선호됨	• 소비자의 주권 강화 • 선택의 자유 극대화 • 현물 관리 비용절감
단점	• 선택의 자유 제한 • 현물을 관리하는 비용이 높음	• 용도 외 사용이 가능 • 정책 효과 달성이 보장되지 않을 수 있음 • 수급자 선발/관리 비용이 높음

는 유형이다. 즉, 바우처의 수혜자는 지급받은 바우처를 주어진 범위 내에서 비교적 다양한 용도와 기간 동안 사용할 수 있어서(예: 치과, 안과, 내과 진료 등 다양한 용도로 사용할 수 있으나 보건의료비용이 아닌 다른 목적으로는 사용할 수 없음) 제한적인 자유를 허용한다. 싱가포르의 제도인 의료저축계정(medical savings account)은 변형된 바우처 제도로 볼 수 있다.

이러한 정책 도구의 선택은 한 사회가 수혜자의 선택을 얼마나 긴밀하게 통제하고자 하는지와 밀접한 관계가 있다. 예를 들어 건강보다는 교육이나 오락, 또는 미용을 보다 중요하게 생각하는 가치관을 가진 수혜자에게 현금을 지급한다면 건강 유지라는 목적 달성을 위한 통제보다는 수혜자 선택의 자유를 존중하는 것을 보다 중시하는 정책 선택이 될 것이다. 민간의료보험의 정액보험은 바로 이러한 형태로 분류할 수 있다. 반면, 현물급여는 예방주사 접종, 무료 진료나 치료, 등 급여의 형태가 사전에 확정되어서 수혜자의 자유의사가 거의 허용되지 않는 지급 형태이다.

여기서 주목할 만한 사항은 정책 수단의 선택이 결국 수혜자의 권한이나 능력에 대한 정책 결정자의 가치판단이 개입되는 문제라는 점이다. 예를 들어 말기 암환자인 건강보험 가입자가 건강의 향상이나 질병을 치료하는 대신 멋진 여행을 가고 싶다고 할 때 공공 제도는 그러한 자유를 허락할 수 있어야 하는가? 그러한 수혜자에게 제도에서 이미 정해진 수단을 택하도록 강요할 수 있는가? 그 환자의 치료비를 건강보험 제도가 부담하고 있기 때문에 정부는 가입자의 선택에 영향을 미칠 수 있는가? 만일 그 환자가 여행을 가는 대신 담배를 마음껏 피우고 싶다고 할 때에 가입자에게 허용되는 선택의 범위는 달라질 것인가? 공공 자원의 적절한 사용과 그렇지 않은 사용에 대한 판단은 누가 해야 하는가? 이와 같이 정책 수단의 선택은 단순히 가장 효율적이거나 효과적인 대안을 선택하는 것만이 아닌, 한 사회의 가치관이 반영된 결과일 수 있다.

정책 수단의 선택은 다양한 방법으로 이루어질 수 있으나 유사한 정책문제를 해결하기 위해 과거나 해외 우수 사례에서 적용되었던 대안, 전문가들의 연구 결과, 기타 주관적이거나 직관적인 방법 등 다양한 경로에 의해 개발된다. 그 후 소위 정책 분석 단계를 거치면서 다양한 분석 기법을 적용하여 개발된 각 정책 대안의 결과를 예측하고 이 중 최적의 결과를 가져올 것으로 예측되는 대안을 선택한다. 이때 정책 대안을 선택하는 모형은 주어진 결과를 산출하기 위해 가장 낮은 비용이 소요되는 대안을 선택하는 비용 모형과 주어진 비용을 사용하여 최적의 혹은 최상의 결과를 도출할 수 있는 대안을 선택하는 효과 모형 등의 선택이 가능하다. 한편, 이러한 노력에도 불구하고 정책 수단의 선택에 있어서 정책 대안의 분석과 평가 과정에는 수많은 불확실성이 존재하며 아무리 복잡한 고도의 분석 기법을 사용한다 할지라도 정책 대안의 효과성에 대한 예측이 항상 정확할 수는 없다.

또한 정책 수단의 선택은 역학 이론, 즉 질병 발생이나 건강 불평등의 원인을 수혜자의 개인적 결함, 사회경제적 요인, 아니면 제도적 결함 중 어떤 것으로 보느냐에 따라 달라질 수 있다. 예를 들어 건강행동을 실행하지 못하는 개인적 선택의 문제로 보는 경우, 건강 습관에 대한 교육의 강화나 카운셀링 등의 정책 수단을 선택하게 되지만, 제도적 결함으로 본다면 보건의료제도나 사회복지 제도의 문제를 해결하는 정책 수단을 강조하게 될 것이다.

4) 정책 결정 모형

합리적인 정책결정이론의 관점에서 볼 때 정책 결정은 정책의 목표를 실현하기 위해 다양한 대안을 탐색하고 적절한 분석 기법을 사용하여 각 대안이 가져오게 될 결과를 예측한 후, 그 예측 결과에 근거하여 최적의 대안을 선택하는 과정을 일컫는다. 정책학 연구의 초기 정책결정론이나 정책분석론은 이러한 합리적인 정책결정이론에 근거하여 이미 결정된 목표에 맞추어 최선의 수단을 탐색, 선택하고 이를 집행함으로써 그러한 목표의 달성을 극대화하는 방법을 모색하는 것에 초점을 맞추었다. 이러한 관점의 특징은 정책의 목표를 이미 결정되어 주어진 것으로 간주하고 그에 맞추어 정책 수단을 선택하고 집행한 후 그 결과를 평가한다는 점이다. 따라서 목표의 적합성에 대한 검토보다는 이미 주어진 목표의 달성을 위한 최적의 분석과 결정, 실행, 그리고 평가에 초점을 두었다.

즉, 정책에 대한 합리적인 모형은 합리성에 근거하여 정책이 결정·집행되는 것으로 인식하는 이상적·규범적 모형으로서 이러한 모형은 정책문제를 완전히 이해한 정책 결정자가 해결을 위한 모든 대안을 파악하고 충분한 자원을 가지고서 최적의 대안을 선택할 수 있다고 가정한다. 따라서 완전한 정보를 가지고 정책문제를 비교·분리한 후, 주어진 가치와 목적에 따라 문제들을 분류·서열화하고, 이에 따라 모든 가능한 대안을 탐색하며 비용편익 분석 등의 정책 분석 과정을 거쳐 대안의 결과를 비교하며, 그중에서 목표나 가치를 극대화하는 대안을 선택하는 것으로 정책 결정의 과정을 상정하고 있다.

그러나 이러한 합리적 모형은 현실적으로 충족되지 못하는 조건을 전제하고 있다는 비판을 받는다. 우선 정책 결정의 실제 사례에서 정책 집행의 효과나 비용에 대한 정확한 측정이 어렵다. 합리적인 정책 결정은 많은 시간과 고도의 분석 능력을 요구하지만, 현실에서는 정책 결정자가 정확한 결정을 내리기에 필요한 역량이나 자원, 시간 등이 부족한 경우가 종종 있다. 이런 경우 정책 결정은 조직 내의 상례화된 의사결정에 따르게 된다. 뿐만 아니라, 정책 결정의 환경이 합리적 결정에 우호적이지만은 않다. 서로 다른 선호와 이해관계를 가진 개인이나 집단들은 종종 정치적 결정을 통해 자신의 이익을 보호하려고 한다. 보다 거시적으로는 정치적·사회문화적 관습, 경제적 제약 등이 합리적인 선택을 제한한다. 실제로 많은 정책 결정은 그 사회의 관습이나 직관에 맞추어 이루어지게 된다.

합리적 정책 결정의 이와 같은 한계점에 대해 사이먼(H. A. Simon)은 제한된 합리성(bounded rationality)에 대한 개념을 소개하고, 대부분의 정책 결정이 실제로는 그런대로 괜찮은 것, 즉 만족하는 것(satisfactory)과 충분한 것(suffice)을 결합해 '충분히 만족할 만한 것(satisficing model)'을 선택하게 된다고 하였다.[32] 제한된 합리성 모형을 주장하는 학자들은 확고한 목표를 전제로 하여 최선의 수단 선택 및 집행을 가정하고 있는 합리성 모형이 현실적으로나 규범적인 차원에서 모두 문제가 있음을 지적하고 있다. 사이먼의 모형은 정책 결정에 대한 실증적·경험적 연구로서 합리 모형의 비현실성과 정책 결정의 비용 문제를 지적했다는 데 의의가 있다. 한편, 이 모형은 규범적·처방적 수준에서 볼 때 최상의 정책 대안을 찾으려고 하기보다는 그저 만족할 만한 수준에서 그치게 되어 실현 가능한 주요 대안을 무시하게 되는 위험이 있다. 즉, 현상 유지를 목표로 하는 보수적인 접근 방식이 될 수 있다는 것이 이 모형의 약점으로 지적된다.[33]

한편, 린드블롬은 대부분의 정책이 과거 정부 활동의 지속의 방편으로서 점진적인 수정의 방식으로 이루어지고 있음을 지적하고, 오히려 이와 같이 점진적인 방식으로 이루어지는 것이 급격한 변화보다 바람직함을 주장하였다.[34] 즉, 이 모형에 따르면 현재의 정책을 조금씩 수정 변경하는 방식으로 정책을 결정하는 것이 바람직하며 시간이 흐르면서 환류되는 정보에 따라 지속적으로 수정한다. 이러한 모형은 정책 결정 과정의 정치적 성격을 실제로 설명한다는 점에서 그 공이 인정되나, 한편으로는 정책 결정의 목표지향적 측면을

32 Simon HA. Administrative behavior. McMillan, 1976.

33 정정길, 최종원, 이시원, 정준금. 정책학 원론. 대명출판사, 2003, p488.

34 Lindblom CE. The policy-making process. Prentice Hall, 1968.

약화시킨다는 점, 타성적·보수적이어서 정책 개혁을 저해하고 현재의 상황을 유지하고자 하는 이념적 무기로 악용이 가능하다는 점, 그리고 기술적인 측면에서도 점증주의의 기준이 불분명하다는 점(즉, 어느 만큼의 변화가 점증적인가?)에서 비판을 받았다.

에치오니(A. Etzioni)는 합리 모형과 점증 모형을 혼합, 절충하여 혼합탐사 모형(mixed scanning model)을 제시하였다.[35] 이 모형의 특성은 모형 적용의 상황을 구분하였다는 점이다. 결정권한이 집중되어 있고 통계·계획 지향적인 속성이 있는 사회에서는 합리 모형이, 다원적이고 합의중심적인 사회에서는 점증 모형이, 행동적 사회에서는 혼합탐사형이 적절한 것으로 제시하였다. 드로어는 합리 모형의 비현실성과 점증 모형의 보수성을 비판하고 현실주의와 이상주의를 통합한 최적 모형(optimal model)을 제시하였다.[36] 그는 경제적 합리성, 직관, 판단력, 창의력과 같은 초합리적 요소도 동시에 고려하면서 메타결정 단계(정책 지침 단계)와 집행 후 평가 및 피드백 제공 단계를 공식적인 정책 결정 단계로 포함하였다. 최적 모형은 지속적인 검토와 개선을 통해 최고 수준의 결정 능력에 도달할 수 있다는 가능성을 제시했다는 면에서 합리적 모형에 좀 더 가깝다고 볼 수 있다.

5) 정책 집행

정책의 집행에 관한 연구는 1984년 프레스먼과 윌다브스키에 의해 본격적인 연구가 이루어지기 시작하였으나, 다른 정책학의 분야에 비하여 상대적으로 아직 짧은 역사를 가지고 있으며 지금까지 이루어진 연구들이 대부분 사례 연구에 치중해 있어서 이론적인 외적 타당성에 대해 많은 비판을 받고 있

35 Etzioni A. Mixed-scanning: a "third" approach to decision-making. Public Administration Review. 1967: 385-392.

36 Dror Y. Public policy-making re-examined. Chandler Publishing Company, 1968.

다.[37,38] 정책 집행에 관한 연구들은 크게 하향적 접근(top-down approach), 상향적 접근(bottom-up approach), 그리고 비교적 최근에 시도된 통합 모형으로 나눌 수 있다.

하향적 접근은 정책 집행을 정책 결정 단계에서 의사결정자들이 정한 정책 목표를 달성하기 위한 수단으로 인식하는 것으로, 대표적인 학자로는 메터(D. S. Mater)와 호른(C. E. Horn)이나 매즈매니언(D. A. Mazmanian)과 사바티어(P. A. Sabatier) 등이 있다.[39,40] 하향적 접근은 합리적이고 분석적인 의사결정 패러다임에 근거한 모형으로서 집행 과정 그 자체에 의미를 두기보다는 정책의 목표를 달성하기 위해 수단으로서 집행이 갖추어야 할 요인, 즉 정책 목표를 달성하기 위한 '규범적 처방'을 제시하는 데 관심을 두고 있다. 예를 들어 매즈매니언과 사바티어의 경우 정책 목표가 명확하며, 정책 내용 자체가 합리적일 수 있도록 명확한 인과관계에 의해 설정되어야 하고, 집행자들의 순응을 끌어낼 수 있도록 법규화되어야 하며, 집행자 집단, 이해관계자 집단, 그리고 최고 의사결정자 등의 지지를 받고 안정적인 집행 여건이 조성되는 것 등을 성공적인 집행이 이루어지는 요건으로 제시하였다.

한편, 상향적 접근은 립스키(M. Lipsky), 헐(C. Hull)과 허른(B. Hjern) 등이 대표적인 연구자로서, 정책 결정의 수단으로서 집행을 인식한 하향적 접근과는 달리, 실제적인 집행 과정 및 집행자에 보다 관심을 둔다.[41,42] 즉, 이들은 결정된 정책이 집행 과정을 통해 구체적으로 실현됨을 강조하면서 정책을 실제로 집행하는 일선 관료나 전문가들에 대한 이해를 강조하였다. 따라서 집

37 O'Toole LJ. Policy recommendations for multi-actor implementation: an assessment of the field. Journal of Public Policy. 1986; 6(2): 181-210.

38 최종원. 정책집행연구의 이론적 틀에 대한 비판적 고찰. 한국정책학회보. 1998; 7(1).

39 Van Meter DS, van Horn CE. The policy implementation process. Administration & Society. 1975; 6(4): 445-488.

40 Mazmanian DA, Sabatier PA. Implementation and public policy. University Press of America, 1989.

41 Lipsky M. Street-level bureaucracy: dilemmas of the individual in public services. Russell Sage Foundation Publications, 2010.

42 Hull C, Hjern B. Helping small firms grow: an implementation analysis of small firm assistance structures. European Journal of Political Research. 1982; 10(2): 187-198.

행의 성공은 이미 결정된 정책에 대한 순응의 정도에 따라 결정된다기보다는 집행자들이 바람직한 방향으로 행동을 하는 정도에 따라 결정된다고 보았다. 헐과 허른의 연구에서는 집행자들이 다른 관련자들과 갖게 되는 상호 관계 및 네트워크에 관심을 두고 공공부문만이 아닌 민간부문의 행위자들도 연구의 대상으로 포함하였다는 특성이 있다. 이 모형에서는 이미 결정된 정책 목표의 달성보다는 집행 과정에 초점을 두게 되므로 정부 및 민간 프로그램에서 발생하는 의도하지 않았던 효과 등도 파악하게 되고 집행자와 대상 집단 간의 상호 관계가 어떻게 형성하고 변하는지를 파악할 수 있다. 반면 정책 목표에 대한 관심이 저하됨에 따라 집행의 성공 여부나 정도에 대한 판단의 객관적인 기준이 모호하고, 공식적인 집행 목표의 중요성이 경시될 수 있다. 또한 정책 실패의 원인이 불명확하거나 부적절한 목표로 인한 것인지 아니면 불성실한 집행으로 인한 것인지 구분하기가 어려워진다는 지적을 받는다.

여기서 하향적 접근은 정책 결정자 및 집행자의 합리적인 인지 및 행동 가능성을 전제로 하는 합리적·분석적 모형에 근거하고 있는 반면, 상향적 접근은 정책 결정자의 인지 능력이 무한하지 않음을 인정하는 제한적 합리성 또는 절차적 합리성 모형에 근거하고 있다는 점에서 근본적인 차이가 있음을 인지할 필요가 있다. 즉, 하향적 접근은 대개 집행 실패의 원인을 무능한 집행자들에게 돌리게 된다. 하향적 접근이 집행자들이 주어진 목표를 성취할 수 있도록 하는 결정요인에 관심을 둔다면, 상향적 접근은 집행자들이 충분히 능력을 발휘할 수 있도록 운용 절차를 잘 만드는 데 더 관심을 두는 것이다.[43]

통합 모형은 이러한 상향적 접근과 하향적 접근 각각의 단점을 보완할 뿐 아니라 두 접근 간의 연계적인 관계에 초점을 맞춤으로써 정책의 결정과 집행 간의 상호 관계와 연계성을 보다 긴밀하게 분석하고자 하는 종합적인 시도라고 할 수 있다. 이와 관련하여 엘모어(R. F. Elmore)와 사바티어의 연구

43 최종원. 정책집행연구의 이론적 틀에 대한 비판적 고찰. 한국정책학회보. 1998; 7(1).

가 대표적이다.[44,45] 우선 엘모어는 하향적 접근 방법에 의해 정책 목표를 먼저 결정하되, 상향적 접근을 통해 가장 집행 가능성이 높은 정책 수단을 선택하는 방법을 제시하였다. 한편 사바티어는 초반에 그가 제시하였던 하향적 접근에 상향적인 접근을 접목하여 정책 하위 시스템 내의 지지연합 간 갈등과 타협 과정에 초점을 맞추는 지지연합 모형(advocacy coalition model)을 제시하였다.[46]

이러한 통합 모형은 실제로 상향적 접근이나 하향적 접근의 유기적인 통합이라기보다는 단순 나열이라는 비판을 받았으며, 이에 정책의 결정 과정과 집행 과정을 보다 긴밀하게 연계하려는 연계 모형들이 등장하였다. 그중에서 윈터(S. Winter)의 모형은 합리 모형, 갈등-타협 모형 및 쓰레기통 모형 세 가지에 근거하여 정책의 결정과 집행을 연계하고자 하였으며, 정책 결정의 단계에서는 각각의 모형에 근거하여 정책의 목표가 불명확한 경우, 참여자 간의 갈등이 심각할 경우, 정책 결정이 상징적인 차원에서 이루어지거나 관심이 부족한 상태에서 이루어지는 경우에 정책 집행의 실패가 일어날 가능성이 커짐을 제시하였다.

국내 보건의료정책 연구에서는 아직 집행에 관한 연구가 많지 않다. 정책 결정이나 수단의 선택은 집행과 매우 밀접한 관계를 가지고 있으므로 이 부분에 대한 관심과 연구가 필요하다.

6) 정책 평가

정책 평가는 "정책의 내용, 집행 및 그 효과 등을 추정하거나 조정 혹은 평정"

---

44 Elmore RF. Backward mapping: implementation research and policy decisions. Political Science Quarterly. 1979; 94(4): 601-616.

45 Sabatier PA. An advocacy coalition framework of policy change and the role of policy-oriented learning therein. Policy Sciences. 1988; 21(2): 129-168.

46 Winter S. Integrating implementation research. Institute of Political Science, University of Aarhus, 1989.

하는 것을 의미한다.[47] 한편, 나크미아스(D. Nachmias)는 정책 평가 연구를 "정부의 정책이나 공공사업이 정한 목표가 얼마나 효과적으로 달성되었는가에 대한 객관적이고 체계적이며 경험적인 분석 연구"라고 정의하는데, 이러한 정의는 정책 집행의 결과, 그중에서도 특히 효과성의 차원에서 정책 평가를 보는, 보다 협의의 개념 정의 방식이다.[48] 시간적 측면에서 정책 평가의 활용성을 강조하는 접근으로 베둥(E. Vedung)은 정책 평가를 "기관의 업무 수행 과정과 산출물 및 그 결과의 장점, 유용성, 가치 등을 사후적으로 정밀하게 사정하여 미래의 실제적인 행동에 반영하는 회고적 사정 작업"으로 정의하는데, 이는 정책 평가를 기관의 활동과 결과를 감독하고 체계적으로 평가함으로써 향후 업무가 보다 책임성 있고 창조적이며 효율적일 수 있도록 도와주는 체계로서 인식하는 방식이다.[49]

한편 가장 광범위한 관점에서는 정책평가를 정책의 집행으로 발생하는 정책 효과의 크기나 귀속 대상이 적절한지를 판단하는 것뿐 아니라 정책의 목표가 적절하게 설정되었는지, 여러 가능한 대안 중 최선의 정책 수단이 선택되었는지, 정책 형성이나 결정 과정은 적절하게 추진되었는지 등 "정책 과정상의 모든 활동이나 산물"에 대해 평가하는 것으로 정의하기도 한다.[50]

정책 평가는 정책 분석과 구분하여 정의되곤 한다. 대개의 경우 정책 평가는 정책 집행이 이루어진 후 실시되는 사후적 활동이라면, 정책 분석은 정책 집행이 이루어지기 전 각 대안을 비교 평가함으로써 가능한 정책 결과를 예측하여 합리적인 정책 대안을 선택하기 위한 사전적인 활동이다. 또한 평가 대상에 따라 정책 평가(모성 및 영유아 건강관리 강화 정책, 구강보건정책 평가 등), 사업 평가(마더세이프 프로그램,[51] 노인 의치 사업에 대한 평가 등), 기관 평가(구강보

47 박성복, 이종렬. 정책학 강의. 대영문화사, 2004.

48 Nachmias D. Public policy evaluation: approaches and methods. St. Martin's Press, 1979, p4.

49 Vedung E. Public policy and program evaluation. Transaction Pub, 2000.

50 정정길, 최종원, 이시원, 정준금. 정책학 원론. 대명출판사, 2003.

51 임신이나 수유 중 노출된 약물, 방사선, 흡연 등 위험 물질에 대한 온라인, 오프라인 상담 및 정보 제공 사이트 운영, 임신 초기 다빈도 약물 등에 대한 데이터베이스 구축을 통해 대국민 정보 제공 및 교육, 홍보[온라인]. Available from: URL: http://www.mohw.go.kr/front_policy/jc/sjc0109mn.jsp?PAR_MENU_ID=06&MENU_ID=0609020203(2012년 3월 30일 접속).

건센터, 장애인 구강진료센터, 건강검진센터에 대한 평가 등)로 나뉜다.

정책 평가는 평가의 내용에 따라 과정평가와 총괄 평가로 구분된다. 여기서 과정평가(process evaluation)는 "정책 집행 과정의 일부분인 집행 계획, 절차, 투입 자원, 집행 활동 등을 검토하여 바람직한 정책 집행 전략을 수립하는 데 도움을 주는" 평가 과정을 의미하며,[52,53] 총괄 평가(summative evaluation)는 "정책의 집행 후에 과연 의도했던 정책 효과가 발생했는지를 확인·검토하는" 과정을 말한다.[54] 학자에 따라 과정평가와 효과 평가,[55] 혹은 정책 산출 평가와 정책 영향평가로 구분하여[56] 설명하기도 한다.

정책 평가의 결과는 다음과 같이 활용될 수 있다. 우선 정책 평가를 통해 얻은 정보는 정책의 추진 여부 및 중단 여부에 관한 결정을 내리기 위해, 정책의 목표나 수단, 정책 대상자 등에 관한 내용 수정에 필요한 정보의 수집을 위해, 혹은 과정평가를 통해 얻은 정보를 활용하여 효율적인 정책 집행 전략을 수립하기 위해 활용할 수 있다.[57] 이와 같이 정책의 효과성을 진단함으로써 정책의 집행과 추진 전략을 개선하기 위한 목적 이외에도, 정책 과정의 책임성(accountability)을 확보하기 위하여, 또는 특정 정책에 대한 지지를 확보하기 위하여 사용되기도 한다.[58]

성공적으로 수행된 정책 평가는 목표 달성 여부와 정도를 가늠해 줄 뿐 아니라 정책 집행이 성공 혹은 실패하게 된 원인이나 원칙을 구체적으로 제시해 주고, 효과성을 제고할 수 있는 방법을 알려 주며, 궁극적인 목표의 달성을 위해 필요한 하위 목표들도 규정할 수 있도록 해 준다.[59] 성공적인 평가에서는 정책 집행 결과 의도했던 정책 효과성이 발생했는가의 여부뿐 아니라 정

52 정정길, 최종원, 이시원, 정준금. 정책학 원론. 대명출판사, 2003.
53 최봉기. 정책학. 박영사, 2004.
54 정정길, 최종원, 이시원, 정준금. 정책학 원론. 대명출판사, 2003, p744.
55 유훈. 정책학 원론(제3개정증보판). 법문사, 2002.
56 김형렬. 정책학. 법문사, 1990.
57 정정길, 최종원, 이시원, 정준금. 정책학 원론. 대명출판사, 2003, p751.
58 주재현. 정책 과정론. 대영문화사, 2008.
59 박성복, 이종렬. 정책학 강의. 대영문화사, 2004.

책 수단과 결과 간의 인과관계, 즉 예측한 결과가 성공적으로 발생하게 된, 혹은 그러지 못한 원인을 파악함으로써 인과 경로에 대한 정보를 축적하는 것이 중요하다. 특히 정책 실행의 차원에서 볼 때 이러한 평가 연구는 향후 정책이나 사업을 개선하기 위해 필요한 노력이 무엇인지 보여 주는 실용적인 측면에서 의미가 있다.

한편 정책 평가나 기관 평가의 목적은 평가가 수행되는 맥락에 따라 달라질 수 있다. 예를 들어 의료기관의 수준이 비교적 잘 정립된 선진국에서는 의료기관 평가의 목적이 안전에 대한 평가 및 개선, 임상적 효과성의 제고, 책임성과 일관성의 제고에 있다면, 개발도상국의 경우 기초적 시설에 대한 평가, 정보 수집, 필수 서비스에 대한 접근성의 보장, 일관성 있는 서비스 제공을 위한 기준 설정 등이 그 목표가 될 수 있다.[60]

정책 평가에서 사용되는 평가 기준으로는 정책 목표의 달성 정도를 의미하는 효과성(effectiveness), 투입과 산출의 비율로서 흔히 측정되는 효율성(efficiency), 정책 효과나 비용의 배분에 관해 논의하는 형평성(equity) 등이 있다. 이 외에도 정책의 효과가 원래 의도했던 크기나 대상, 방향에 비하여 적절하게 이루어졌는지를 평가하는 적정성(adequacy), 정책 대상자들의 욕구나 선호, 가치를 충족시키는 정도인 대응성(responsiveness), 문제 해결 및 목표 달성에 동원된 수단이나 방법의 바람직한 정도를 보는 적절성(appropriateness) 등이 추가적인 평가 기준으로 제시되기도 한다.[61] 이러한 평가 기준은 묵시적으로 정해지거나 명시적으로 제시될 수 있다.

정책 평가에 대한 이와 같은 다양한 논의의 일례로서 〈표 7.2-2〉는 의료기관 평가에 관해 다양한 차원의 논의가 가능함을 보여 준다.[62]

---

60 Shaw CD. Toolkit for accreditation programs. The International Society for Quality in Health Care, 2004, p14.

61 최봉기. 정책학. 박영사, 2004.

62 Scrivens EA. Taxonomy of the dimensions of accreditation systems. Social Policy & Administration. 1996; 30(2): 114-124.

〈표 7.2-2〉 의료기관 평가 체제에 관한 의사결정 차원들

차원	모형의 변화
평가의 목적	자체적 발전 및 개선—전문성 개발—공공 규제
평가의 지역적 범위	전국—지역별
평가의 초점	서비스 생산 역량—서비스 전달 과정의 수준—서비스 결과
평가의 내용	의료기관 전체—개별 의료서비스
평가 대상 기관의 수	단수—복수
평가 기준의 수준	최상의 수준—최소의 수준
평가 참여에 대한 요구	내적 요구—외적 요구
평가 참여	자발적—강제적
평가 결과의 정보화	비밀 유지—공개
평가 점수화 방법	합격/불합격—점수나 등수의 비교
평가자의 지위	파트타임 평가자—상시 평가자

4. 보건정책 과정의 참여자

정책 과정의 참여자는 크게 정책 대상 집단과 정책 결정 집단으로 나눌 수 있다.

1) 정책 대상자

정책 대상은 정책의 적용을 받는 집단이나 사람들을 의미한다. 정책의 목표를 설정하는 데 있어서나 그 효과를 평가하는 데 있어 정책 대상의 입장과 이해관계를 고려하는 것은 매우 중요하다. 이러한 의미에서 정책을 결정하고 집행할 때에는 정책의 대상이 누구인지, 어떠한 특성과 이해관계를 가지는지 이해할 필요가 있다.

정책 대상은 크게 정책의 집행으로부터 혜택을 받는 집단(수혜 집단)과 피해 또는 규제를 받게 되는 집단(비용 부담 집단 또는 규제 대상 집단)으로 구분될 수 있으며,[63] 동일한 정책에 대해 이들 집단 간 이해관계가 첨예하게 달라

63 정정길, 최종원, 이시원, 정준금. 정책학 원론. 대명출판사, 2003, p68.

질 수 있다. 예를 들어 건강보험 정책의 대상자로서는 의료서비스의 수혜자인 환자 집단뿐 아니라 보험재정을 충당하는 집단으로서 경영 단체나 보험료를 납부하는 국민, 그리고 건강보험 제도의 규정에 따라 의료서비스를 공급하는 의료공급자 집단 등 다양한 집단이 포함되며, 건강보험 제도의 정책 변화에 대한 이들의 이해관계는 각각 다르다.

또한 정책의 유형이나 해당 범위에 따라 정책 대상자의 구체성과 범위가 달라진다. 예를 들어, 건강보험 정책 결정에 있어 건강보험의 수가를 올리면서 보험료나 환자 본인 부담금을 인상하게 되는 경우 의료공급자는 수혜 집단이 되는 반면, 보험 가입자나 사용자, 환자들은 비용 부담자가 된다. 마찬가지로 서울시가 경유 자동차의 배기가스 배출량에 대한 규제를 강화하면 규제 대상 집단은 경유 자동차의 소유자로서 비교적 한정된 집단인 반면, 수혜 집단은 서울시 시민이 되어 직접적인 대상자의 범위가 모호해진다. 정책 대상의 범위와 구체성은 그러한 정책 결정이나 실행에 미치는 정치적·사회적·경제적 영향의 범위를 결정하게 된다. 일반적으로 정책 대상이 경험하게 되는 피해의 정도가 심각하고 대상의 범위가 구체적일수록 정책 변화에 대한 저항이 커지게 되어 정책의 결정이나 집행이 어려워진다.

정책 대상의 범위를 규명하는 대표적인 방법으로서는 보편주의와 선별주의의 원칙이 있다(표 7.2-3). 보편주의는 한 사회에 귀속되는(혹은 거주하는) 모든 시민을 대상으로 하는 원칙으로서 사회 일원의 권리를 보장하고 사회통합을 목적으로 한다. 한편, 선별주의는 일정한 기준에 따라 정책 대상을 선정하고 선정된 대상에게 집중적으로 정책의 혜택을 제공하는 방식이다. 이러한 구분은 보건의료정책의 적용에 있어서 보편주의적 원칙에 근거하여 전 국민의 건강을 보장한다는 측면에서 매우 중요한 함의를 제시한다.

이때 선별주의의의 기준으로는 귀속성, 보상, 진단, 자산 조사 등이 적용될 수 있다. 귀속성은 주로 인구학적 조건을 의미하는데, 예를 들어 65세 노인인 경우 재산이나 소득에 무관하게 무조건 교통 요금 무료의 혜택을 제공하는 것, 또는 가족의 소득 수준이나 재산의 정도와 관계없이 무조건 일정 연령의 자녀에게 제공되는 아동수당 등이 여기에 해당된다. 보상에 근거한 선정은

〈표 7.2-3〉 복지정책 대상자 구분 원칙

구분	보편주의	선별주의
주요 내용	건강권에 입각하여 전 국민을 대상으로 한 권리 개념, 복지 수혜 자격과 기준 균등화	대상자를 사회적이거나 신체적인 조건 등의 기준에 따라 구분, 또는 자산 조사 이용
장점	심리적·사회적 낙인 없음, 행정 절차 용이, 사회적 효율성과 통합성의 유지	도움이 필요한 사람에게 서비스나 급여를 집중해서 제공 자원의 낭비 방지 및 경제적 효율성 유지
단점	한정된 자원을 꼭 필요한 부분에 사용하는 데 한계	자산 조사 과정으로 인한 낙인, 자산 조사의 기준에 맞추기 위한 왜곡된 행동

출처: Gilbert N, Terrell P. Dimensions of social policy, 6th ed. Prentice Hall, 2005를 재정리함.

일정한 공로나 기여에 대한 대가로 급여를 제공하는 경우로서, 예를 들어 국가유공자에 대한 보상이 있다. 사회보험도 엄격한 의미에서는 보상 기준의 적용으로 본다. 진단에 의한 기준은 전문가의 분류와 진단에 의해 자격 조건을 결정하는 방법으로서, 예를 들어 장애자나 특정 질병을 가지고 있는 대상자에게 제공되는 기준을 의미한다. 마지막으로 자산 조사에 의한 선정은 역사적으로 가장 오래된 선정 기준으로서 개인의 경제적 기준에 따라 자격 조건이 결정되는 방법이다. 우리나라의 경우 의료급여 제도가 이러한 기준 적용의 사례에 해당된다.

여기서 주목할 만한 사항으로는 보편주의적이나 선별주의적 기준이 양자택일의 이분법적 구분이라기보다는 연속선상의 선택이라는 점이다. 즉 귀속성에 의한 구분이 광범위하게 적용되는 경우, 한 사회의 거주자를 모두 포함하는 기준에서부터, 합법적 거주자인 시민만을 대상으로 하는 경우, 노인만을 대상으로 하는 경우, 보상에 대한 대가로서의 급여, 그리고 자산 조사에 의한 빈민층에 대한 급여 기준에 이르기까지 점점 급여 대상 범위가 축소될 수 있다. 급여 대상의 범위가 넓을수록 급여 제공의 비용적 효율성이나 표적 적합성은 줄어들고 대신 사회적 통합의 효과가 증가한다. 반대로 수급 대상자 자격 기준의 보편성이 줄어들면 낙인효과나 자산 조사의 기준에 맞추기 위한 왜곡된 행동(근로동기 약화, 소득 은폐, 가족 분리 등)이 나타날 수 있다.

정책학의 이론적 관점에서는 보편성이 강조되는 운영 방식을 제도주의적 운영 방식, 선별성이 강조되는 방식을 잔여주의적 운영 방식으로 일컫는다. 국가가 시민에게 보건이나 복지 등의 사회서비스나 급여를 제공함에 있어서 이러한 복지급여의 혜택을 권리로 간주하고 제공하는 경우를 제도주의적 운영이라고 본다면, 보건이나 복지급여를 민간의 자발적인 방식에 의존하며, 시혜적인 관점, 즉 온정적인 동기에서 수혜자의 필요에 따라 구제의 성격으로 제공되는 복지 제도를 잔여주의적 접근 방식으로 일컫는다.

한편, 미국의 정치사회학자인 스카치폴(T. Skocpol)은 보편주의와 선별주의의 단점을 보완하고 장점을 살리기 위한 방법으로 "보편주의하의 표적 할당(targeting within universalism)"을 제시하였다.[64] 이는 보편주의적 제도를 기본으로 하여 운영하되 일정 기준에 해당되는 대상자에게 낙인 없이 추가적인 서비스나 급여를 받을 수 있도록 하는 방법으로, 중간 계층의 시민에게 권리로서 주어지는 제도의 범위 안에서 상대적으로 어려운 사람들의 필요에 대응하는 방식이다. 즉 보편적으로는 일정 수준의 급여를 제공하고, 긴박한 필요를 가진 사람들에게는 추가적으로 집중적인 급여를 제공하는 방식이다. 예를 들어 보편적인 세금 제도의 운영에서 저소득층에 대한 세금 감면(근로소득지원세제)을 제공한다든지, 또는 출산 가정의 경우 자산의 정도와 관계없이 지원을 제공하는 제도를 운영하면서 수혜자의 소득이나 필요에 따라 추가적인 서비스를 제공하는 등의 다양한 프로그램을 기획할 수 있다.

2) 정책 과정 참여자

정책학에서 정책 참여자에 대한 논의는 대개 정책 과정에서 누가 얼마만큼의 영향력을 행사하는가에 초점을 두고 전개되어 왔다. 특히 정책 결정에 영향을 미치는 집단이 강력한 정부인지, 민간(이익집단)인지, 소수의 결정자인지, 아니면 다양한 범위의 참여자인지 등에 따라 정책 결정 참여자 간의 권

64 Skocpol T. Targeting within universalism: politically viable policies to combat poverty in the United States. In: PE Peterson, C Jencks (eds.). The Urban Underclass. Brookings Institution Press, 1991, pp437-459.

력 모형은 소위 엘리트론, 다원주의론, 국가조합주의론 등으로 구분된다. 이러한 모형들은 우선 주도적으로 정책 결정을 하는 주체가 공식적인 권한을 가진 정부와 민간부문 중 어디에 있는지에 따라, 또는 결정 주체가 소수인 소수 지배 모형인지, 아니면 다양한 다수가 참여하는 모형인지에 따라 구분이 가능하다.[65]

이러한 정책 참여 모형 중에서 소위 관료 조직, 이익집단, 의회 삼자 간에 밀접한 관계를 유지하면서 폐쇄적이고 견고한 하위 체제의 관계를 형성하고 있다고 보는 정책 결정 모형이 '철의 삼각(iron triangle)' 개념이다. 이 개념에서는 이익집단이 중심이 되어 의회와 정부 관료 조직의 삼자가 은밀히 결탁하여 외부적인 개입을 배제하고 실질적으로 정책을 좌우하는 방식으로 정책 결정과 집행이 이루어지는 것으로 본다.

철의 삼각 개념이 상당히 견고한 정책 결정 하위 체계를 상정하고 있다면, 정책 네트워크 모형은 실제 정책 결정이나 집행이 행정부나 의회 등의 공식적인 참여자뿐 아니라 비공식적인 다양한 참여자 간의 활동에 의해 이루어지며 공적 부문과 사적 부문의 경계가 불분명해지는 현상을 설명하기 위하여 등장한 정책 모형이다. 정책 네트워크 모형은 사회학이나 문화인류학 연구에서 발전된 네트워크 분석의 이론을 정책학 연구에 도입한 것으로서, NGO 등 각종 비정부 단체들의 사회운동이 활발해지면서 다양한 참여자 간의 상호작용이 증가하는 측면에 초점을 맞추는 모형이다.[66] 이 모형에 등장하는 정책 참여자들은 특정 정책 이슈에 대해 오랜 기간 관심을 가지고 축적한 전문성에 기반하여 문제를 해결하고자 하는 것으로 그려진다.

헤클로(H. H. Heclo)는 정책 공동체(policy community)보다 더욱 개방적이고 유동적인 개념으로서, 특정 정책 이슈를 중심으로 형성되는 이슈 네트워크(issue network)의 개념을 소개하였다.[67] 헤클로에 의하면 정책의 변동은 대규

65 정정길, 최종원, 이시원, 정준금. 정책학 원론. 대명출판사, 2003, pp217-218.

66 정정길, 최종원, 이시원, 정준금. 정책학 원론. 대명출판사, 2003.

67 Heclo HH. Issue networks and the executive establishment. In: A King (ed.). The new American political system. American Enterprise Institute, 1978.

모의 사회적·경제적·정치적 변화에 의해서만이 아니라 정책 공동체 내 참여자 간 전략적 상호작용을 통해 가능하며, 이때 각 정책 참여자의 영향력의 범위와 크기가 중요하게 작동한다.

또한 정책 과정 참여자의 이론적 규명에 있어서 사바티어 등의 연구도 중요한 의미를 제시하고 있다.[68] 사바티어가 1991년 발표한 논문에서는 기존 정치학 분야에서의 정책 과정에 대한 연구들이 한 가지 유형의 제도나 단일 수준의 차원에서 소위 '철의 삼각'에 해당되는 핵심 참여자에만 초점을 맞추어 왔음을 문제점으로 지적하면서, 실제 정책 결정에서는 수많은 기관과 이익집단, 그리고 정책 전문가 및 연구자들을 비롯하여 훨씬 더 많은 참여자들이 중앙 및 지방, 지역 등 다양한 수준의 정책 과정에 참여해 왔음을 주장하였다. 즉 정책 참여자에 대한 연구에 있어서 단지 중앙정부에서의 정책 결정에 참여하는 소수만이 아닌, 정책 과정의 다층적 구조에 존재하는 수많은 하부 시스템과 정책 커뮤니티, 지지연합 등을 연구의 단위로 보아야 할 필요가 있음을 제시하였다.

사바티어의 지지연합 모형은 이와 같이 다양한 정책 참여자들이 그들이 공유하는 가치관을 중심으로 하여 연합을 이루고, 이러한 연합 간의 상호작용과 정보 교환, 정책 학습(policy learning), 가치 체계의 형성 및 변화 등이 어떻게 이루어지는지에 대해 초점을 두고 정책 과정을 설명함으로써 정책 참여자에 대해 보다 다각적인 시각을 제시하였다는 의의가 있다.[69] 특히 정책 지지연합을 이루는 중심점이 핵심 가치(core value)임을 강조함으로써 과거의 정책학 이론에서 간과되었던 정책 과정 참여자들의 가치 체계(belief system)에 초점을 맞추었다는 점이 주목할 만하다.

한편, 오스트롬(E. Ostrom) 등의 연구자들은 규칙이나 법, 제도 안에서 정책 참여자로서 개인들이 선택하는 행동에 주목하면서, 주어진 제도의 범위와

68 Sabatier PA. Toward better theories of the policy process. Political Science and Politics. 1991; 24(2): 147-156.

69 Sabatier PA. An advocacy coalition framework of policy change and the role of policy-oriented learning therein. Policy Sciences. 1988; 21(2): 129-168.

특성에 따라 개인들의 행동이 어떻게 달라지는지를 합리적 선택이론에 근거한 게임이론을 통하여 설명하고자 시도하였다.[70] 이러한 시도는 이론적인 측면에서뿐만 아니라 다양한 실험을 통한 실증적인 수준에서 이루어졌는데, 우선 제도의 규칙에 따라 참여자의 역할이나 지위, 권위, 참여자 간의 의사소통 양식, 그리고 집단적 의사결정을 이루는 방식 등이 어떻게 정해지는지에 대한 유형을 분리한 후, 특정 규칙들이 개인의 행동을 어떻게 규정하는지를 실증적 연구를 통해 고찰하고자 하였다. 특히 이들은 상위 수준의 정책 결정은 하위 수준의 구체적인 결정들을 통해서야 그 효력이 나타나고, 정책 대상자인 시민들에게 직접적인 영향을 미치게 됨을 보여 주어 하부 수준에서의 정책 결정 및 집행의 역할이 중요함을 제시하였다.

5. 보건의료정책 연구의 이론적·정책적 쟁점

1) 정책 목표의 불명확성

정해진 정책 목표를 달성하기 위해 다양한 수단을 동원하여 계획을 실행하고 그러한 목표에 대비하여 이루어진 성과를 평가하는 정책 과정이 성공적으로 수행되기 위해서는 아마도 명확한 목표의 설정이 가장 중요한 출발점이 될 것이다. 그러나 실제로 명확한 정책 목표를 설정하는 것은 쉽지 않다.

우선 정책 목표란 사회문제의 인과관계에 관한 인식의 표현이며,[71] 정책 참여자들이 정책문제를 어떻게 인지하는가에 따라 달라질 수 있어서 정책문제가 어떻게 프레이밍(framing)되는지에 따라 영향을 받는다. 프레이밍은 "목적이나 상황, 제약조건에 따라 정책문제의 부분적 특성을 선택 주목(selective

70 Ostrom E. A behavioral approach to the rational choice theory of collective action: presidential address. American Political Science Association. American Political Science Review. 1998: 1-22.

71 Gilbert N, Terrell P. Dimensions of social policy, 6th ed. Prentice Hall, 2005.

attention)하고 이름을 부여하는 과정(naming)"을 의미한다.[72] 예를 들어, 원자력발전소의 폐기물처리장 건설 부지 선정이라는 정책문제가 환경생태론자들에게는 위험하고 공포스러운 '핵 쓰레기 처리'의 문제로 프레이밍되는 반면, 개발론자나 원자력 에너지 사용의 찬성자들에게는 원자력 에너지 생성 과정의 자연스러운 부산물인 '원전수거물'의 처리로 제시된다. 이러한 경우 찬성자들의 정책 목표는 적절한 부지를 선정하고 건설을 시작하는 것인 반면, 환경생태론자들은 원자력 에너지 자체를 사용하지 않는 것을 궁극적인 정책 목표로 하게 되어, 양자 간 목표의 불일치로 인한 심각한 충돌이 일어나게 된다.[73]

또한 참여자들의 이해관계나 입장에 따라 추구하는 정책 목표나 그 달성 여부에 대한 해석이 전혀 달라질 수 있다.[74] 예를 들어 의료서비스 적정성평가 사업에 있어서 사업 실시자는 평가 사업의 목표를 의료서비스의 질적 수준을 높이는 것으로 보는 반면, 정작 평가의 대상인 의료서비스 제공자들은 이러한 평가 사업을 의료비를 절감하고 의사들을 통제하기 위한 노력으로 인지할 수 있다. 이때 의료서비스 적정성평가 사업의 목표를 비용절감으로 인지하는 대상자는 그러한 평가 사업에 대해 부정적인 인식을 가지게 되고 사업 실행에 대한 만족도가 낮아지면서 정책에 대한 순응도도 떨어지게 된다.

정책 목표는 시간의 흐름에 따라 정책 개념이 진화하면서 변화할 수 있다. 예를 들어 건강보험의 보편적 보장(universal coverage)이라는 정책 목표를 보자. 초기 보편적 보장이라는 개념은 가입 인구집단의 증가에 초점을 맞추고 전 국민의 의료보험 가입이라는 목표를 달성하는 것으로 이해되었다. 그러나 최근 보편적 건강보장에 대한 논의는 기존의 1차원적 논의에서 확장되어 소위 인구, 급여, 비용이라는 3차원적 논의(전 국민 보험 가입 보장, 경제적 손실

---

72 강민아, 장지호. 정책 결정 과정의 프레이밍에 대한 담론 분석. 한국행정학보. 2007; 41(2): 23-45.
73 강민아, 장지호. 정책 결정 과정의 프레이밍에 대한 담론 분석. 한국행정학보. 2007; 41(2): 23-45.
74 Blendon RJ, Kim M, Benson J. The public versus the World Health Organization on health system performance. Health Affairs. 2001; 20(3): 10-24.

로부터의 보장, 적절한 급여 보장)로 정의되고 있다.[75] 이러한 측면에서 볼 때 이미 전국민의료보험 가입이라는 초기 목표를 달성했음에도 불구하고 우리나라의 건강보험 제도는 새로이 정의된 기준에서 볼 때 아직 목표에 미치지 못한 상황으로 평가되면서 새로운 목표를 달성하기 위해 많은 추가적인 노력과 정책결정이 필요할 것이다.

또한 정책 목표는 영구적인 것일 수 있고 일시적인 것일 수도 있다. 예컨대 일시적으로 어느 사회에서 발생한 급성 전염성질환의 퇴치, 혹은 사회의 많은 일원이 겪고 있는 질병(예: 당뇨병이나 고혈압과 같은 만성질환)의 문제를 해결하는 것이 가장 시급한 일시적 정책 목표가 될 수 있다. 동시에 보다 장기적인 관점에서 현재 세대만이 아닌 미래 세대 건강의 유지와 회복을 정책 목표로 설정할 수 있다. 마찬가지로 의료기술의 변화에 따라서도 정책의 목표가 변화할 수 있다. 이전에는 불치의 병으로 알려져 있던 질병이 의료기술이 발전함에 따라 치료가 가능해지면서 세부적인 정책 목표가 바뀔 수 있다. 사회문화적 변화에 따라 새로운 정책 목표가 등장할 수 있다. 예를 들어 급속한 경제 발전에 병행하는 황금만능주의 및 가치관의 변화, 극심한 경쟁적 환경의 부작용으로 나타나는 사회현상에 따라 청소년 정신건강문제나 노인 자살 문제의 해결이 보건의료정책의 주요 목표로 제기될 수 있다.

정책학자 던(W. N. Dunn)은 제3종 과오, 즉 애초에 잘못된 문제를 선택하여 해결하고자 하는 과오의 문제(solving the wrong problem)의 심각성을 지적하면서 정책 목표의 올바른 설정을 위해서는 정책 참여자들이 정책문제를 명확하게 파악하는 것이 중요함을 강조하였다.[76,77] 던은 이와 같은 제3종 과오의 발생을 최소화하기 위해 '정책문제의 구조화'를 제안하였다. 정책문제의 구조화는 문제 상황을 다양하게 개념화하면서 검증하는 과정으로서, 구체적

75 Van Lerberghe W. The world health report 2008: primary health care-now more than ever. WHO, 2008, p26.

76 Dunn WN. Using the method of context validation to mitigate Type III errors in environmental policy analysis. Knowledge, Power and Participation in Environmental Policy Analysis. 2001; 12: 417.

77 Dunn WN. Public policy analysis: an introduction, 3rd ed. Prentice Hall, 2004.

인 방법으로 경계 분석(문제의 형성 체계를 고찰함으로써 경계를 파악하는 방법), 분류 분석(개념을 명확하게 하기 위하여 문제에 대한 경험을 분류하는 방법), 계층 분석(문제를 일으킬 수 있는 다양한 원인을 찾아내는 방법), 시네틱스(문제들 사이의 유사성을 분석하는 유치 방법) 등을 소개하였다.

이와 같이 누구의 관점에 입각하여 정책문제가 인지되고 목표가 결정되어야 하는가는 단순한 문제가 아니다. 던이 제시한 정책문제의 구조화와 같은 체계적인 절차가 필요할 것이며, 이러한 절차는 사회 구성원 모두가 참여하는 논의를 통해 정립되어야 될 것이다. 보다 현실적인 접근 방법으로 다양한 사회 구성원들의 관점을 고루 반영하고 충분한 의사소통을 통해 정책의 목표가 결정되는 제도적인 장치를 마련할 필요가 있다. 아직도 많은 보건의료정책 결정은 기술관료적인 입장에서 폐쇄적인 방식에 의해 이루어지며, 원활한 의사소통에 의한 성숙한 의미의 타협이나 협상이 이루어지지 못하고 있다. 이러한 측면에서 계층제적 관료제가 가져오는 정책 결정의 실패를 보완하기 위해 정책 결정 방식이 기존의 통치(governing)에서 협치(governance)로 변화해야 함을 강조하는 뉴거버넌스(new governance) 개념에 주목할 만하다. 즉, 정치적 권위에 의해 이루어진 소수의 결정이 다수에게 강요되는 상명하달(top-down)식 정책 결정 방식에서 벗어나, 다양한 이해관계자 간의 대화, 협상, 조정을 통한 타협이나 동의의 의사소통 방식을 거치는 방향으로 변화되어야 할 것이다.

2) 합리적 정책 과정에 대한 도전

대부분의 정책 결정은 한 사회가 당면하고 있는 정책문제를 해결하기 위한 정책 대안을 개발하고 그러한 대안을 집행함으로써 바라는 목표를 달성하고자 하는 노력이다. 따라서 이와 같은 목적을 실현하기 위해 가장 합리적이고 정당한 방법을 모색하는 것이 정책 연구의 현실적인 목적일 것이다.

그러나 기존의 정책학 연구들은 현실에서 이루어지는 대부분의 정책 과정이 인간 개인 및 조직 능력의 한계 등 다양한 이유로 인해 그다지 합리적이지 않음을 지적한다. 실제로 정책의 구체적인 목표는 각 정책이 제기된 시점에서의 사회적 가치관, 동원 가능한 자원, 정치적 상황, 그리고 참여자들의 의지 등 다양한 요소에 의해 결정되며 실제로 어떠한 과정이나 근거에 기반하여 정책 목표가 결정되는지 명확하지 않은 경우가 많다. 정책 수행의 전 과정(정책의 목표 수립에서부터 대안 탐색, 의사결정, 집행, 평가 그리고 피드백에 이르는 전 단계)에 걸쳐 연관되는 다양한 참여자(결정자, 집행자, 연구자, 수혜자 등)들은 각각 지닌 이상과 목표, 가치관, 그리고 이해관계에 따라 행동하며 그 결과로 서로 갈등하고 충돌하는 경우도 많다. 특히 보건의료정책과 같이 가치판단의 개입이 중요한 정책 분야에 있어서 이러한 갈등과 충돌은 종종 발생하게 된다. 또한 결정된 정책이 본래의 의도에 따라 정확하게 집행되지 못하는 경우도 비일비재하다.

앞서 소개한 바와 같이, 일찍이 사이먼은 인간 합리성의 한계성을 지적하면서 정책 결정은 합리적인 수준보다는 만족할 만한 수준에서 이루어진다는 만족 모형(satisfying model)을 제시하였고,[78] 린드블롬은 한층 더 나아가 정책 결정이 합리적으로 이루어지는 것은 가능하지 않을 뿐만 아니라 바람직하지도 않음을 주장하고, 차라리 점진적인 수준에서 이루어져야 한다는 점증 모형(incremental model) 을 주장하였다.[79]

건강의 향상을 통해 인류의 복지를 개선하고 나아가 인간의 존엄성을 구현하기 위해 연구하는 보건의료정책 분야 연구자들이 인간의 비합리성, 특히 정책 결정의 비합리성을 받아들이기는 쉽지 않으며, 이러한 주장들은 다소 절망스럽게 느껴진다. 가장 엄격한 분석방법론을 통하여 최선의 대안을 찾고, 최대한의 노력을 통해 그 대안을 집행하고, 정교한 평가를 통해 결과를 측정하는 것을 목표로 하여 열심히 연구하는 연구자와 정책 결정자들에게 기존 문헌들이 제시하는 정책 결정과 집행의 비합리성에 대한 경험 및 증언은 우울한 소식으로 들릴 수밖에 없다.

그러나 이러한 비합리성은 정말 우울한 소식일까? 도대체 합리적이라는

78 Simon HA. Administrative behavior. McMillan, 1976.

79 Lindblom CE. The policy-making process. Prentice Hall, 1968.

것의 의미는 무엇이며 그러한 정의는 누가 해야 하는 것일까? 정책 결정·집행에 참여하는 관료나 전문가들이 정의하는 합리성은 과연 다른 참여자나 수혜자들 모두에게도 동일하게 합리적인 것일까?

다양한 환경적 요인과 상호작용하는 개방적 체계로서의 보건의료제도는 본질적으로 복잡한 시스템이라는 것이 그 특징이기도 하다. 게다가 시간의 흐름에 따라 끊임없이 변화하는 복잡하고 혼란스러운 정책 환경에서 이루어지는 정책 결정 과정은 종종 비합리적이고 제한적일 수밖에 없다. 그러나 바로 그러한 비합리성의 가능성으로 인해 우리나라의 보건의료제도는 새로운 개혁과 발전의 가능성을 가질 수 있다. 공인된 합리성은 때로는 암묵적 헤게모니의 다른 형태이기 때문이다.

정책 결정이 단선적이기보다는 복잡하고 불확실하기에 정책 오차와 미리 예측하지 못했던 결과들이 발생한다. 동시에 기존의 제도에서는 가능하지 못했던 새로운 제도들이 시도될 수 있다. 따라서 가장 효율적이고 합리적인 정책 수단을 찾는 것만이 최적의 해결책이라고 할 수는 없다. 오히려 복잡한 환경에서 실험적인 새로운 시도와 오차의 반복을 통해 새로운 지식과 경험을 축적하고 합리성과 비합리성에 대해 새로운 기준을 설정해 나가는 '진화적 합리성'[80]을 추구할 필요도 있다.[81]

국내 보건의료정책 연구의 대부분은 여전히 합리적 모형에 근거하고 있어서 정책 연구의 다수가 주어진 정책 목표를 달성하기 위해 최적의 분석 기법을 동원하여 적절한 수단을 찾아내고 이를 집행하는 방안의 개발 및 평가에 주력하고 있다. 그러나 실제로 보건의료정책 과정에서 나타나는 정책 참여자의 복잡한 이해관계 개입과 가치관의 문제 등을 고려할 때 향후 보건의료정책 연구에서 이러한 합리성 모형의 적합성과 한계성을 재검토하고, "끊임없는 자기반성에 근거한 지속적인 피드백과 학습의 제도화를 통해 과거의 정

80 김영평. 불확실성과 정책의 정당성. 고려대학교출판부, 1991.

81 강민아, 김태일, 허순임. 건강보험 제도 정책 수립 과정의 재설계에 대한 모색. 보건행정학회지. 2008; 18(2): 107-129.

책 오차를 수정하고 새로운 정책 환경에 적응해 나가는 동태적 전략결정"[82]을 위해 의사결정 절차의 공개성, 적절성과 공평성의 제고, 비판의 제도화 등을 제시하는 진화적 합리성의 개념[83]을 고찰해 봄 직하다.

3) 우선순위 선정의 필요성, 가능성, 그리고 절차

한정된 공공 자원을 어떻게 가장 합리적이고 공평하게 배분하느냐 하는 것은 가장 관심이 집중되는 정책 이슈의 하나이다. 각종 만성질환을 포함한 다양한 질병에 대처할 수 있는 의학적 방안인 치료제와 의료기술의 수량이 한정된 상황에서, 이러한 공공 자원을 누구에게, 어떤 원칙에 의해 우선 배분해야 하는가는 사실상 매우 어렵고 민감한 정책 결정 과제가 아닐 수 없다.

그러나 이러한 공공 자원의 합리적 배분 문제는 사실상 새로운 정책 이슈는 아니다. 이미 노인 인구의 증가, 첨단 신기술의 발전, 의료서비스에 대한 국민의 기대 수준 상승 등 다양한 요인에 의해 보건의료 및 복지서비스에 대한 수요의 규모와 범위가 급속도로 증가하고 자원의 한정성에 대한 경각심이 고조됨에 따라 공공 재정의 안정성이 위협받게 되면서 한정된 공공 자원의 합리적 배분(rationing) 방안을 찾고자 하는 것은 오래전부터 제기되어 온 어려운 숙제이다.

한정된 공공 자원을 배분하고 집행의 우선순위를 결정하는 의사결정 과정은 관련 분야의 공무원이나 정치가뿐 아니라, 관련된 여러 이익집단, 전문가 집단, 그리고 정책 수혜자 등 다양한 참여자들의 이해관계가 반영되는 매우 복잡한 과정이다.[84,85] 제한된 공공 자원을 적절하게 사용하면서 여러 집단

82 강민아, 김태일, 허순임. 건강보험 제도 정책 수립 과정의 재설계에 대한 모색. 보건행정학회지. 2008; 18(2): 107-129.

83 김영평. 불확실성과 정책의 정당성. 고려대학교출판부, 1991.

84 Ham C. Priority setting in health care: learning from international experience. Health Policy. 1997; 42: 49-66.

85 Ham C, Coulter A. Explicit and implicit rationing: taking responsibility and avoiding blame for health care choices. J Health Serv Res Policy. 2001; 6(3): 163-169.

의 다양한 요구를 충족할 수 있는 최적의 정책 수단을 선택하는 것은 정책 결정자나 정치가가 당면한 가장 중요한 과제 중 하나이며, 정책의 성공을 결정하는 핵심적 요소이다. 특히 과학기술 분야 연구 예산 배분, 환경자원 개발 정책, 농업이나 국토 개발, 보건복지 자원의 배분 등 다양한 분야에서 이러한 선택과 우선순위 선정(priority setting)의 중요성은 더욱 두드러진다. 보건복지 분야에서도 새로운 의료기술이나 약품 개발에 대한 예산 배정, 공적 자원의 제공 범위나 대상의 선정(예: 건강보험 수혜 대상 집단, 질병이나 의료서비스 항목의 우선순위 선정), 공공보건 프로그램 실행의 우선순위 결정 등 다양한 분야와 수준에 걸쳐 '어떠한 방법으로', '누가', '어떤 기준으로' 우선순위에 관한 의사결정을 내려야 하는가에 대해 보다 구체적으로 논의하고 현실적인 실현 방안을 모색하는 것은 중요한 과제가 아닐 수 없다.

서구에서는 공공 자원 배분의 우선순위를 선정하기 위한 의사결정 방법에 대해 이미 이론적 논의와 정책적 관심이 꾸준히 있어 왔다.[86,87,88,89,90,91,92] 예를 들어 영국에서는 완치가 거의 불가능한 백혈병 환자 어린아이(child B)에 대해 성공률은 매우 낮으나 천문학적인 비용이 드는 이식수술을 하고 비용을 정부가 부담해야 할지에 대한 사회적인 논쟁이 전개되면서, '어떠한 기준'에 근거하여 '누구'를 위해 공공재원이 사용되어야 되는지에 대한 논의가 본격적으로 진행되었다. 또한 미국 오리건 주정부는 500여 개에 달하는 의료서

---

86 Dolan JG. Patient priorities in colorectal cancer screening decisions. Health Expect. 2005; 8(4): 334-344.

87 Goold SD, Baum NM. Where are we in the rationing debate? BMJ. 2008; 337: a2047.

88 Ham C. Priority setting in health care: learning from international experience. Health Policy. 1997; 42: 49-66.

89 Ham C, Coulter A. Explicit and implicit rationing: taking responsibility and avoiding blame for health care choices. J Health Serv Res Policy. 2001; 6(3): 163-169.

90 Robinson R. Limits to rationality: economics, economists and priority setting. Health Policy. 1999; 49: 13-26.

91 Holm S, Sabin JE, Chinitz D, Shalev C, Galai N, Israeli A. The second phase of priority setting? Goodbye to the simple solutions: the second phase of priority setting in health care? Fairness as a problem of love and the heart: a clinician's perspective on priority setting? Israel's basic basket of health services: the importance of being explicitly implicit. BMJ. 1998; 317(7164): 1000-1007.

92 Klein R. Dimensions of rationing: who should do what? BMJ. 1993; 307: 309-311.

비스 항목에 대한 순서화(ranking)를 시도함으로써 빈곤층을 보조하는 의료보험인 메디케이드(Medicaid)에서 비용을 지불하는 범위를 제한하여 논란의 대상이 되기도 했다. 국내에서도 보건복지부가 10대 중증질환에 대한 공공보험의 보장성을 강화하겠다는 공약을 세운 후 질병의 경제적 부담, 응급성, 중대성, 치료의 효과성 등의 기준에 따라 중대질환에 대한 정부 보조의 우선순위를 선정하고자 시도한 바 있다.[93]

국내에서 공적 자원의 배분에 대한 의사결정방식에 관해 최근 본격적인 논의가 시작되고 있으나 아직까지 이론적·정책적 논의는 더욱 발전되어야 할 여지를 남겨 놓고 있다. 특히 보건의료자원을 환자 집단이나 질병 간에 배분하는 우선순위는 의료적 전문성과 자율성에 의해 결정되어야 되는 것으로 간주되어, 배분의 기준이나 방법에 대해서는 명시적이나 공개적인 차원에서 논의되기보다는 기술적·전문적 차원에서 다루어지고 있다. 보다 거시적인 차원에서의 보건자원 배분에서뿐 아니라 제반 정책의 우선순위에 관한 의사결정에 있어서도 의사결정의 기준이나 지표가 체계적으로 개발되지 않은 상태에서 대부분의 분배 결정은 암묵적인 방법으로 이루어져 왔다. 즉 대개 명확한 근거에 기반하지 않은 비합리적인 요소에 의해 의사결정이 이루어지고, 의사결정 과정 또한 적절히 공개되지 않고 있으며, 정책 결정의 책임성(accountability)에 대한 의문이 제기되고 있어서 이러한 절차의 개선에 대해 보다 활발한 논의가 필요하다.

6. 결론

이 장에서는 정책 과정의 각 단계에 대한 기존 연구들을 고찰함으로써 정책 연구의 초점이나 목적이 어떻게 변화해 왔는가를 보여 주었다. 특히 초기 정

93 최숙자, 김정희. AHP 기법을 활용한 급여확대 우선상병 순위설정. 건강보험포럼. 2005; 4(2): 112-129.

책학 연구가 합리적 관점, 즉 이미 결정된 목표에 맞추어 최선의 수단을 탐색, 선택하고 이를 집행함으로써 그러한 목표의 달성을 극대화하는 방법을 모색하는 데 초점을 맞추었던 것에 비해, 보다 최근의 정책학 이론들은 이와 같은 실제 정책 결정이나 실행에 있어서 빈번히 나타나는 비합리성과 제한된 합리성에 관심을 두는 것을 인지하고, 이에 대한 학문적 논의와 쟁점을 소개하고자 하였다.

정책학 연구에서의 이와 같은 변화는 보건의료정책 연구에서도 질병 발생이나 보건의료문제 발생의 원인을 생의학적 모형이나 건강행태 모형에 두고, 그러한 문제들을 해결하기 위해 가장 비용효과적인 정책 수단을 모색하고자 하는 기계적이고 단선적인 사고방식에서 벗어나, 복잡한 경로와 단계에 걸쳐 다양한 참여자 간의 상호작용을 통해 발생하는 사회문화적·정치적으로 다면적인 문제라고 인식하는 복합적·개방적 사고방식이 적용될 필요성을 제시한다.

보건의료정책에 대한 정책학적 연구의 중요한 과제 중 하나는 이와 같이 우리 사회가 지향하는 보건의료제도와 정책의 궁극적인 목적이 무엇인지에 대해 사회의 전체 구성원이 참여하는 진지한 논의를 통해 타협과 합의의 훈련을 제도적으로 확립할 수 있는 실천적 방안을 모색하는 것이다. 이러한 합의의 과정을 제도화하기 위해서는 합리성, 효율성, 형평성, 책임성에 대한 기존의 선입견이나 경직된 사고를 깨뜨리고 우리 사회에 적합한 새로운 개념을 정의하며 실험적으로 적용해 보면서 정제된 이론으로 확립해 가는 노력이 요구된다. 그러한 노력을 통해 일찍이 라스웰이 주창한 민주주의와 인간 존엄성의 실현이라는 가치 지향적인 보건의료정책 연구의 새로운 틀을 정립할 수 있을 것이다.

참고문헌

- 강민아, 장지호. 정책 결정 과정의 프레이밍에 대한 담론 분석. 한국행정학보. 2007; 41(2): 23–45.
- 강민아, 김태일, 허순임. 건강보험 제도 정책 수립 과정의 재설계에 대한 모색. 보건행정학회지. 2008; 18(2): 107–129.
- 김영평. 불확실성과 정책의 정당성. 고려대학교출판부, 1991.
- 김형렬. 정책학. 법문사, 1990.
- 박성복, 이종렬. 정책학 강의. 대영문화사, 2004.
- 유훈. 정책학 원론(제3개정증보판). 법문사, 2002.
- 전영한. 정책도구연구의 의의와 과제. 정부학연구. 2007; 13(2): 39–50.
- 전영한. 정책도구의 다양성: 도구유형 분류의 쟁점과 평가. 정부학연구. 2007; 13(4): 259–295.
- 정정길, 최종원, 이시원, 정준금. 정책학 원론. 대명출판사, 2003.
- 주재현. 정책 과정론. 대영문화사, 2008.
- 최무현. 다문화시대의 소수자 정책 수단에 관한 연구: 참여정부의 '다문화 정책'을 중심으로. 한국행정학보. 2008; 42(3): 51–77.
- 최봉기. 정책학. 박영사, 2004.
- 최숙자, 김정희. AHP 기법을 활용한 급여확대 우선상병 순위설정. 건강보험포럼. 2005; 4(2): 112–129.
- 최종원. 정책집행연구의 이론적 틀에 대한 비판적 고찰. 한국정책학회보. 1998; 7(1).
- 하연희, 문명재. 정책 목표의 변화에 따른 정책 도구의 전략적 선택과 효과: 우리나라 인구 정책을 중심으로. 정부학연구. 2007; 13(2): 75–106.
- Anderson JE. Public policymaking: an introduction. Wadsworth Publishing Company, 2010.
- Bachrach P, Baratz MP. Two faces of power. American Political Science Review. 1962; 56: 947–952.
- Blendon RJ, Kim M, Benson J. The public versus the World Health Organization on health system performance. Health Affairs. 2001; 20(3): 10–24.
- Cobb R, Ross JK, Ross MH. Agenda building as a comparative political process. The American Political Science Review. 1976; 70(1): 126–138.
- Dolan JG. Patient priorities in colorectal cancer screening decisions. Health Expect. 2005; 8(4): 334–344.
- Dror Y. Public policy–making re–examined. Chandler Publishing Company, 1968.
- Dunn WN. Using the method of context validation to mitigate Type III errors in environmental policy analysis. Knowledge, Power and Participation in Environmental Policy Analysis. 2001; 12: 417.
- Dunn WN. Public policy analysis: an introduction, 3rd ed. Prentice Hall, 2004.
- Dye TR. Politics versus economics: the development of the literature on policy determination. Policy Studies Journal. 1979; 7(4): 652–662.
- Elmore RF. Backward mapping: implementation research and policy decisions. Political Science Quarterly. 1979; 94(4): 601–616.
- Etzioni A. Mixed–scanning: a "third" approach to decision–making. Public Administration Review. 1967: 385–392.
- Gilbert N, Terrell P. Dimensions of social policy, 6th ed. Prentice Hall, 2005.
- Goold SD, Baum NM. Where are we in the rationing debate? BMJ. 2008; 337: a2047.
- Ham C. Priority setting in health care: learning from international experience. Health Policy. 1997; 42: 49–66.

• Ham C, Coulter A. Explicit and implicit rationing: taking responsibility and avoiding blame for health care choices. J Health Serv Res Policy. 2001; 6(3): 163–169.

• Heclo HH. Issue networks and the executive establishment. In: A King (ed.). The new American political system. American Enterprise Institute, 1978.

• Holm S, Sabin JE, Chinitz D, Shalev C, Galai N, Israeli A. The second phase of priority setting? Goodbye to the simple solutions: the second phase of priority setting in health care? Fairness as a problem of love and the heart: a clinician's perspective on priority setting? Israel's basic basket of health services: the importance of being explicitly implicit. BMJ. 1998; 317(7164): 1000–1007.

• Hull C, Hjern B. Helping small firms grow: an implementation analysis of small firm assistance structures. European Journal of Political Research. 1982; 10(2): 187–198.

• John P. Is there life after policy streams, advocacy coalitions, and punctuations: using evolutionary theory to explain policy change? Policy Studies Journal. 2003; 1(4): 481–498.

• Jones CO. An Introduction to the study of public policy. Brooks/Cole Publishing Company, 1984.

• Kingdon JW. Agendas, alternatives, and public policies. Harper Collins College Publishers, 1995.

• Klein R. Dimensions of rationing: who should do what? BMJ. 1993; 307: 309–311.

• Lasswell HD. Policy sciences: recent developments in scope and method, policy orientation. Stanford University Press, 1951.

• Lasswell HD. A preview of policy sciences, Vol. 5. American Elsevier Publishing, 1971.

• Lindblom CE. The policy–making process. Prentice Hall, 1968.

• Lipsky M. Street–level bureaucracy: dilemmas of the individual in public services. Russell Sage Foundation Publications, 2010.

• Mazmanian DA, Sabatier PA. Implementation and public policy. University Press of America, 1989.

• Nachmias D. Public policy evaluation: approaches and methods. St. Martin's Press, 1979.

• Ostrom E. A behavioral approach to the rational choice theory of collective action: presidential address. American Political Science Association. American Political Science Review. 1998: 1–22.

• O'Toole LJ. Policy recommendations for multi–actor implementation: an assessment of the field. Journal of Public Policy. 1986; 6(2): 181–210.

• Pressman JL, Wildavsky A. Implementation. University of California Press, 1984.

• Roberts M, Hsiao W, Berman P, Reich M. Getting health reform right: a guide to improving performance and equity. Oxford University Press, 2003.

• Robinson R. Limits to rationality: economics, economists and priority setting. Health Policy. 1999; 49: 13–26.

• Sabatier PA. An advocacy coalition framework of policy change and the role of policy–oriented learning therein. Policy Sciences. 1988; 21(2): 129–168.

• Sabatier PA. Toward better theories of the policy process. Political Science and Politics. 1991; 24(2).

• Salamon LM. The tools of government: a guide to the new governance. Oxford University Press, 2002.

• Scrivens EA. Taxonomy of the dimensions of accreditation systems. Social Policy & Administration. 1996; 30(2): 114–124.

• Shaw CD. Toolkit for accreditation programs. The International Society for Quality in Health Care, 2004, p14.

- Simon HA. Administrative behavior. McMillan, 1976.
- Skocpol T. Targeting within universalism: politically viable policies to combat poverty in the United States. In: PE Peterson, C Jencks (eds.). The Urban Underclass. Brookings Institution Press, 1991, pp437–459.
- Van Lerberghe W. The world health report 2008: primary health care–now more than ever. WHO, 2008, p26.
- Van Meter DS, van Horn CE. The policy implementation process. Administration & Society. 1975; 6(4): 445–488.
- Vedung E. Public policy and program evaluation. Transaction Pub, 2000.
- WHO. Monitoring and evaluation of health systems strengthening: an operational framework. 2010.
- Winter S. Integrating implementation research. Institute of Political Science, University of Aarhus, 1989.

3 국제보건

박기동(세계보건기구 서태평양지역 사무처 데이터·전략·혁신 국장)

학습 목표

☑ 국제보건의 역사적 발전 과정과 개념의 변화를 설명할 수 있다.

☑ 국제보건의 현황과 주요 쟁점을 이해하고 설명할 수 있다.

☑ 주요 관심 보건문제를 국제보건의 관점에서 탐구할 수 있다.

Provoking session

(장면 1)

2015년 5월 20일 질병관리본부장은 대한민국에서 처음 확인된 중동호흡기증후군(Middle East Respiratory Syndrome, MERS) 환자 발생을 발표하면서 그 사실을 세계보건기구(World Health Organization, WHO)에 통보하였다. MERS가 유행으로 이어지자 2015년 6월 5일 보건복지부는 WHO와 공동으로 MERS 유행과 정부의 유행 억제 조치를 평가할 계획임을 발표하였다. 곧바로 WHO 평가단이 입국해서 1주일간 활동한 뒤 정부에 유행 대처와 재발 방지에 필요한 권고 사항을 전달하고 주요 골자를 기자 간담회를 통해 발표하였다. WHO의 개입은 계속되어서 2015년 6월 18일에는 사무총장 마거릿 챈 박사(Dr. Margaret Chan)와 서태평양 지역 사무처장 신영수 박사가 방한해서 대통령, 국회의장, 외교부장관, 보건복지부 장관 등을 잇달아 만났으며, 그다음 주에는 WHO 고위급 고문단이 다시 방문해 대통령이 주재하는 회의에 참석해서 전염병관리체계 강화 방안을 조언하였다. WHO가 무엇이길래 대한민국 정부가 MERS 환자 발생을 보고해야 하며 WHO 평가단 등이 우리나라를 방문해서 평가 활동을 하고 권고 사항을 정부에 제시하는 것일까?

(장면 2)

질병분류기호 A15.0은 '객담현미경검사로 확인된 폐결핵(Tuberculosis of lung, confirmed by sputum microscopy with or without culture)'을 의미한다. 모든 나라가 같은 기호와 의미를 사용하고 있다. 어떻게 이러한 일이 가능한 것일까?

(장면 3)

국제연합총회(United Nations General Assembly, UNGA)는 매년 중요한 주제에 대한 심도 있는 토론을 위해 고위급 전체 회의(High Level Plenary Meeting, HLPM)를 개최한다. 2010년 6월에는 후천성면역결핍증(AIDS), 2011년 9월에는 만성질환의 예방과 관리, 2016년 9월에는 항생제 내성(antimicrobial resistance)이 주제였다. 또한 2015년 9월 UNGA는 가난, 배고픔과 질병에서 자유로운 세상을 만들기 위해 모든 회원국이 공동 노력할 것을 약속하면서 '지속 가능한 발전을 위한 의제 2030(2030 Agenda for Sustainable Development)'을 채택하였다. 보건문제가 UNGA에서 중요하게 다루어지는 것은 어떤 의미가 있는 것인가?

1. 국제보건의 역사적 발전 과정과 개념의 변화

1) 국제보건의 태동과 세계보건기구의 설립

국제보건은 일반적으로 'international health'를 번역하여 사용하는 용어이지만 최근 들어 세계적으로 'global health'를 점차 많이 사용하고 있다. 아직 우리 학계에서는 이 둘을 따로 구분하는 한글 용어가 마련되어 있지 않다. 굳이 번역해서 구분하자면 international health는 국제보건, global health는 세계보건이라고 할 수 있다.

국제보건(international health)이라는 용어는 19세기 후반부터 사용되기 시작하는데 '국경을 넘어서 전파되는 전염병 통제'에 초점을 둔 용어였다. 이러한 관점에서 '정부 간(intergovernmental) 협력'이 국제보건의 주요 대상이었다. 근대적 의미의 국제보건은 1851년 7월 23일 프랑스 파리에서 개최된 국제위생회의(International Sanitary Conference)에서 시작되었다.[1] 국제위생회의는 1820년대 유럽에서 처음 발생해서 반복적으로 큰 유행을 일으키고 많은 인명 피해를 야기한 콜레라 관리에 대한 정부 간 협력을 논의하기 위해 소집되었다. 1930년 영국에서 처음 기록된 콜레라 유행은 몇 달 사이에 32,000명이 사망하는 아주 치명적인 수준이었다. 치사율이 높은 신종 전염병 콜레라의 정체에 대한 당시 의료계의 학설은 크게 두 가지로 대립되었다. 한쪽의 학설은 콜레라는 사람과 사람 사이에 전파되는 감염병이기 때문에 중세 흑사병 유행 이후에 정립된 검역 조치(외국에서 들어오는 선박을 일정 기간 외항에 머무르게 하면서 질병 발생 여부를 관찰하는 것)를 엄격히 적용하여야 한다는 것이었고, 다른 쪽의 학설은 콜레라는 기후나 토양이 특정 조건에 있을 때 많은 사람들에게 저절로 발생하는 병이기 때문에 검역 조치는 기본적으로 불필요하다는 것이었

1 Fidler DP. The globalization of public health: the first 100 years of international health diplomacy. Bulletins of the World Health Organization. 2001; 79: 842-849.

다.[2] 나라마다 콜레라 관련 검역 조치가 다르게 적용되자 무역 업자들이 정부에 모든 나라에 공통적으로 적용되는 검역 대책의 국제 표준 마련을 요구한 것이 국제위생회의 개최의 직접적인 계기이다. 제1차 국제위생회의는 12개 나라에서 각각 외교관 1명, 의학자 1명이 참가하여 6개월간의 논란 끝에 '콜레라 전파 방지를 위한 검역 조치 내용을 담은 국제법'을 채택하였으나 참가국의 비준을 얻는 데 실패했다. 제1차 회의가 별다른 소득이 없었으나 그 이후로 콜레라 유행이 계속되었기 때문에 국제위생회의는 계속해서 열리게 되었다. 1874년 빈에서 열린 제4차 국제위생회의에 가서야 콜레라가 '사람과 사이에 전파되는 감염병'이라는 학설에 참가국의 의학자들이 합의하였다. 그러나 이때에도 '콜레라는 공기 전파(airborne transmission) 감염병'이라는 학설이 주류였고, '물을 매개로 전파되는(waterborne) 감염병'이라는 학설은 소수 의견에 불과하였다. 역학의 아버지로 불리는 스노우(John Snow)의 콜레라 유행 관찰 연구와 미생물학의 아버지로 불리는 코흐(Robert Koch)의 콜레라 균 발견이 1950년대 후반에 이미 이루어진 것과 비교하면 새로운 지식의 인정에 당시 정부와 의학자들이 얼마나 완고하였는지 알 수 있다. 따라서 19세기 중반에 시작된 태동기의 '국제보건'은 ① 검역 조치가 무역과 교통에 미치는 장애요인을 최소화하는 하는 한편, ② 미개한 외부 세계로부터 문명화된 유럽에 역병이 유입되는 것을 방어하는 조치를 마련하고 실행하기 위한 정부 간 협력으로 정의할 수 있다.

초창기 국제보건은 비정기적으로 열리는 국제회의와 그 결과로 채택되는 국제조약(convention)이 전부였다. 여러 차례 국제회의가 반복적으로 개최되면서 상설 국제기구의 필요성이 자연스럽게 제기되었다. 국제보건 관련 상설 국제기구의 필요성은 1874년 빈에서 열린 제4차 국제위생회의에서 처음 제기되었으나 별 호응을 얻지 못하였다. 1881년 제5차 국제위생회의가 최초로 신대륙 미국에서 열렸을 때에도 상설 국제기구의 필요성이 다시 제기되

2 Stern AM, Markel H. International effort to control infectious diseases: 1851 to the present. JAMA. 2004; 292: 1474-1479.

었는데 이는 1902년 미주 지역을 책임지는 상설 국제기구인 범미주위생기구(Pan-American Sanitary Organization, PASO)의 설립으로 결실을 맺었다.[3] 이에 자극을 받아 1903년 파리에서 다시 개최된 제11차 국제회의에서 상설 국제기구 설립이 합의되었으며, 1907년 국제공중위생기구(Office International d'Hygiene Publique, OIHP)가 프랑스 파리에서 출범하였다. 이로서 1851년 시작된 '국제위생회의'를 중심으로 한 '국제보건'의 시대는 막을 내리고 '상설 국제기구'를 통한 '국제보건'의 시대가 시작되었다.

제1차 세계대전 이후 국제연맹(League of Nations) 설립을 논의하면서 OIHP와 PASO를 하나로 통합해서 국제보건을 다루는 유일한 국제기구를 설립하는 협상도 진행되었다. 그러나 마지막에 미국이 국제연맹 가입을 거부하면서 상황이 달라졌다. 기존의 두 국제보건기구는 계속 유지하면서 국제연맹 내부에 보건조직이 따로 설치되는 상황이 연출되었다. 국제보건을 대루는 복수의 국제조직이 병존하는 상황에서 OIHP는 국제위생 관련 국제법의 대상이 되는 3개 전염병(콜레라, 페스트, 황열)에 집중하고 국제연맹 보건조직은 새롭게 제기되는 다른 보건문제를 다루었다.[4] 이들 주제들은 티푸스, 말라리아, 나병 등 전염병에 국한하지 않았고 생물학적 제제의 표준 마련, 공중보건인력의 훈련, 농촌 보건문제, 통합 약전(unification of pharmacopeia)까지 확대되었다. PASO는 지역적으로 아메리카 대륙에 한정되었지만 새로운 보건문제를 광범위하게 다루었다.

제2차 세계대전 종료 후 제 기능을 다하지 못한 국제연맹을 해체하고 새로운 정부 간 국제기구인 국제연합(United Nations, UN) 설립에 대한 논의가 시작되었다. 이때 UN 본 기구 이외에 전문 영역을 다룰 독립성이 보장된 전문기구의 개념이 등장하였다.[5] 1945년 UN 창설을 위한 회의에서 중국과 브라질

---

3 Alleyne GAO. The pan American health organization's first 100 years; reflection of the Director. Am J Public Health. 2002; 92: 1890-1894.

4 Buchanan GS. An address on international organization and public health. Lancet. 1921; 415-420.

5 Article 57 of Charter of the United Nations. Available from: URL: http://www.un.org/en/documents/charter.

대표의 제안으로 보건 분야 전문기구(Specialized Agency for Health)를 설립하기로 결정하였다. 1946년 개최된 국제보건회의에서 WHO 헌장이 합의되었고 회원국의 비준 절차를 거쳐서 1948년 4월 7일 WHO가 정식 출범하였다.

2) 전염병 전파 방지 협력에서 달성 가능한 최고 수준의 건강 달성을 위한 협력으로

WHO 헌장은 WHO의 목적을 "모든 사람이 가능한 최고 수준의 건강을 영위하게 하는 것(attainment by all peoples of the highest possible level of health)"이라고 선언하고 있다.[6] 이는 공중보건(public health)이 궁극적으로 추구하는 목적이라고도 할 수 있다. 19세기 후반 '미개한 야만 세계에서 문명세계로 전염병이 침입하는 것을 차단'하기 위한 목적으로 시작된 국제보건의 지평이 100년 사이에 획기적으로 확대된 것이다. WHO 헌장에서 천명하고 있는 국제보건의 원칙들은 다음과 같다.[7]

① 건강은 단순히 질병이 없는 상태가 아니라 육체적·정신적 및 사회적으로 완전한 안녕 상태를 말한다.

② 달성할 수 있는 최고 수준의 건강을 영위하는 것은 인종, 종교, 정치적 신념, 사회경제적 상황의 차이를 막론하고 모든 인류의 기본적인 권리 중 하나이다.

③ 모든 인류의 건강은 평화와 안보 유지의 기본이고 개인과 국가의 완전한 협력에 달려 있다.

④ 건강증진이나 보호에 대한 한 국가의 성취는 다른 모든 국가에도 가치 있는 일이다.

6 Article 1 of Constitution of the World Health Organization. Available from: URL: http://apps.who.int/gb/bd/PDF/bd47/EN/constitution-en.pdf.

7 Preamble of Constitution of the World Health Organization. Available from: URL: http://apps.who.int/gb/bd/PDF/bd47/EN/constitution-en.pdf.

⑤ 건강증진, 질병관리, 특히 전염병관리에서 국가 사이의 불평등한 발전은 모두에게 공통의 위험이 된다.
⑥ 아동의 건강한 발달은 근간이 되는 중요한 문제이다. 이를 위해서는 변화하는 전체 환경과 조화를 이루면서 살아가는 것이 필수적이다.
⑦ 의료의 혜택과 관련 지식을 모든 사람들에게 확대하는 것은 최고 수준의 건강상태를 영위하는 데 필수적이다.
⑧ 대중이 적절한 정보를 제공받은 상태에서 의견을 개진하는 것과 적극적으로 협력하는 것은 인류의 건강증진에 매우 중요한 일이다.
⑨ 정부는 그 국민의 건강에 책임을 지는데, 그 책임은 적절한 보건 및 사회적 조치를 제공함으로써 달성될 수 있다.

국제보건의 이러한 명제는 1978년 채택한 알마아타 선언, 즉 일차보건의료 선언에서 다음과 같이 재확인되었다.[8]

① 사람들 사이 건강 수준의 격차, 특히 선진국과 개발도상국 사이의 격차 및 국가 내부의 격차들은 정치적·사회적·경제적으로 받아들일 수 없으며 모든 국가들의 공통된 고민이다.
② 정부는 국민의 건강에 책임이 있는데, 이는 적절한 의료 및 사회서비스의 제공을 통해서 달성될 수 있다.
③ 주민의 건강을 증진하고 보호하는 것은 지속적인 경제사회 개발에 필수적이고 보다 나은 삶의 질과 세계 평화에 이바지한다.

3) 국제보건에서 세계보건으로

세계보건(global health)은 20세기 말 21세기 초에 사용 빈도가 늘어난 개념

8 Declaration of Alma-Ata, International conference on primary health care, Alma-Ata, USSR, 6-12 Sep 1978. Available from: URL: http://www.who.int/publications/almaata_declaration_en.pdf.

〈표 7.3-1〉 세계보건, 국제보건, 공중보건의 비교

구분	세계보건	국제보건	공중보건
지리적 범주	직·간접적으로 건강에 영향을 미치는 문제로서 국경을 넘어가는 문제에 집중함	자기 나라가 아닌 다른 나라, 특히 저소득 또는 중소득 국가의 보건 문제에 집중함	특정 지역사회 또는 국가 주민들의 건강에 영향을 미치는 문제에 집중함
협력의 수준	때때로 세계적인 차원의 협력을 필요로 하는 해결책의 개발과 실행	통상적으로 국가 사이의 협력을 필요로 하는 해결책의 개발과 실행	통상적으로 세계적인 협력이 필요하지 않은 해결책의 개발과 실행
개인 또는 인구집단	인구집단의 예방과 개인의 임상의료를 모두 아우름	인구집단의 예방과 개인의 임상의료를 모두 아우름	주로 인구집단의 예방 프로그램에 집중함
의료접근성	국가 사이 그리고 모든 인류의 건강 형평성 달성이 주요 목표	다른 나라 주민들을 돕는 것이 주요 목표	한 나라 또는 지역사회 내부의 건강 형평성 달성이 주요 목표
학제의 범주	보건과학 내부의 다학제 접근과 보건과학을 넘어서는 다학제 접근을 높게 강조함	여러 학제를 아우르지만 다학제 접근을 강조하지는 않음	다학제 접근, 특히 보건과학 내부의 다학제 접근 및 보건과학과 사회과학의 협력을 장려함

인데, '한 국가의 범위를 넘어서는 건강문제에 대한 관심'(consideration of the health needs of the people of the whole planet above the concerns of particular nations)으로 정의한다. 세계보건은 좁은 의미의 국제보건과 비교할 때 '정부'에 국한하지 않고 다양한 관계자, 예를 들어 언론, 국제적 영향력이 있는 재단, 비정부기구, 지역 간 협의체 등의 역할을 강조할 때 사용되기도 한다.[9]

공중보건(public health), 국제보건 및 세계보건 등 세 가지 인접한 개념의 유사성과 차이성을 검토한 코플런(J. P. Koplan) 등의 연구 결과에 따르면, 이 세 가지 개념들은 다음과 같은 특성을 공유하고 있다. ① 개인에 대한 치료보다는 인구집단과 예방에 관심을 더 가지고, ② 부자보다는 가난한 사람과 취약 계층에 관심을 더 가지고, ③ 의학만이 아니라 다른 학문 및 학제 간 접근을 적극적으로 활용하고, ④ 건강을 사유 재산이 아닌 공공재로서의 보는 시각이 더 강하고, ⑤ 체계나 구조에 대한 관심이 크고, ⑥ 여러 관계자의 참여

9 Brown TM, Cueto M, Fee E. World Health Organization and the transition from international health to global health. Am J Public Health. 2006; 96: 62-72.

에 개방적이다.

이러한 공통점을 염두에 두고 세 가지 인접한 개념들을 구분하면 공중보건은 특정 지역사회 또는 국가의 보건문제에 관심을 두는 반면, 국제보건은 '지역과 국가의 경계를 넘어서는 보건문제'에도 관심을 가지는 차이가 있다. 좁은 의미의 국제보건은 '개발도상국의 건강문제 해결을 위해 선진국이 후진국을 돕는다'는 관점에 주로 머물러 있지만, 세계보건은 '전 세계 공통의 건강문제 해결을 위해서 서로 돕는다'는 관점을 지향한다(표 7.3-1 참조).[10]

2. 국제보건의 주요 과제와 현황

1) 개발과 보건, 보건과 개발

'가난한 사람의 삶의 질을 개선하고; 빈곤, 질병 및 무지를 정복하고; 그리고 서로의 권리와 자유를 존중하기 위해서 협력하고 국가를 지원'하는 것이 국제연합의 설립 목적 중 하나이다. 이 목적을 달성하기 위해서 선진국 정부가 개발도상국을 대상으로 지원하는 것을 공적개발원조(Official Development Assistance, ODA)라고 부른다. 공적개발원조는 수행 주체가 공공 영역(정부 또는 공공기관)이고, 개발도상국에 직접 또는 다자 기구(multilateral agency)를 통해서 경제개발 또는 복지를 주요 목적으로 하는 무상 원조(grant) 또는 저리 차관(loans at concessional financial terms)을 제공하는 것을 의미한다.[11]

ODA가 국제 관계에서 중요한 축으로 등장한 것은 1960년대 초반이다. 제2차 세계대전 이후 미국 주도의 유럽경제재건 활동(마셜플랜으로 불림)이 마무리되고, 아프리카 및 아시아 지역에서 신생 독립국가들이 늘어나면서 이들

10 Koplan JP, Bond TC, Merson MH, Reddy KS, Rodriguez MH, Sewankambo NK et al. Towards a common definition of global health. Lancet. 2009; 373: 1993-1995.

11 OECD. Definition of ODA. Available from: URL: http://www.oecd.org/document/4/03746,en_2649_34447_46181892_1_1_1_1,00.html.

에 대한 경제개발 지원이 주요 과제로 대두한 것이다. 미국 등 선진국에서 개발원조를 전담하는 기구를 설립하고, 선진국들이 합동으로 경제협력개발기구(Organization of Economic Cooperation Development, OECD)를 설치하였으며, 국제연합 차원에서는 세계개발 십 년(International Development Decade)을 선언하고 이를 전담하기 위한 조직으로 국제연합개발계획(United Nations Development Program, UNDP)을 설치하는 등의 제반 활동이 연쇄적으로 일어났다.

국제보건과 국제개발의 발전 과정을 보면 초기의 국제보건은 '개발'과 무관한 분야에서 시작하였고, 초기의 '국제개발'은 보건개발이 아니라 '경제개발' 위주였다. 그러다가 '보건'이 '개발'로 영역을 넓히고, 개발이 '보건'으로 영역을 확장하면서 두 영역이 겹치는 부분이 많아진 것이 현재의 상황이다. 보건과 개발이 서로 밀접하게 연결되었다는 사실은 일차보건의료 선언의 다음 내용에서 잘 표현되고 있다. "주민의 건강을 증진하고 보호하는 것은 지속적인 경제사회개발에 필수적이고 보다 나은 삶의 질과 세계 평화에 이바지한다.

21세기를 시작하면서 UN은 당면 과제인 ① 평화와 군축, ② 개발과 빈곤 퇴치, ③ 환경 보호, ④ 인권 신장, ⑤ 취약 계층 보호, ⑥ 아프리카 문제 해결, ⑦ UN 개혁 등을 위해 전체 회원국이 협력할 것을 다짐하는 새천년선언(Millennium Declaration)을 채택하였다. 이의 실천을 위해서 개발과 빈곤 퇴치 분야에서는 8개의 과제와 2015년까지 달성할 목표치를 정하는 새천년개발목표(Millennium Development Goals, MDGs)를 채택하였다. 이 중 3개가 보건과 직결되어 있고, 나머지 목표들도 보건과 간접적으로 관련 있는 것이다. 보건과 직결된 MDG는 영유아 사망 감소(MDG 4), 모성 사망 감소(MDG 5), 주요 질병 퇴치(MDG 6)이다. 보건과 간접적으로 연관된 MDG는 빈곤 퇴치(MDG 1), 문맹 퇴치(MDG 2), 여성 차별 해소(MDG 3)이다. 또한 환경 개선 분야(MDG 7)는 안전한 식수와 위생시설의 보급이 주요 과제 중 하나이고, 국제협력 강화 분야(MDG 8)는 필수 의약품 접근성 제고를 주요 과제의 하나로 채택하였다.

2000년부터 15년의 기간 동안 ODA 규모는 66%가 늘어나서 2014년에는 1,352억 US$에 달하였으며 상당수의 MDG가 뚜렷한 성과를 거두었다. 5

세 미만 영유아 사망률은 1990년의 출생아 100명당 90명에서 2015년에는 43명으로 감소하였고, 홍역 백신 접종률은 2000년 73%에서 2013년에는 84%로 높아졌다. 모성 사망률은 1990년의 출산 10만 건당 380명에서 2013년에는 210명으로 45% 이상 감소하였고, 숙련된 의료인력의 도움으로 분만을 하는 비율은 1990년의 59%에서 2014년에는 71%로 높아졌다. 항레트로바이러스 제제를 투약받은 사람의 수는 2003년의 80만 명에서 2014년에는 1,360만 명으로 늘어났으며 1995년 이후 760만 명이 항레트로바이러스 제제로 목숨을 구했다. 2004년부터 2014년 사이에 사하라 사막 이남 아프리카 지역에서만 살충제처리 모기장 9억 장이 배포되었다. 위생 상태가 개선된 식수를 공급받는 인구의 비율도 1990년의 76%에서 2015년에는 91%로 높아졌다.[12]

하지만 이러한 성과에도 불구하고 여전히 많은 사람들이 빈곤과 질병에 시달리고 있으며 각종 차별 대우를 받고 있는 것이 현실이다. 지난 15년 동안 MDG의 기치 아래 전 세계가 합심해서 달성한 성과를 바탕으로 미해결 과제들을 해결하기 위해서 2015년 9월 국제연합은 지속 가능한 개발을 위한 2030 어젠다(2030 Agenda for Sustainable Development)를 채택하였다. 2030 어젠다는 인류(People), 지구(Planet), 번영(Prosperity)을 보존하고 세계 평화(Peace)를 유지하기 위해 전 세계가 협력(Partnership)해서 추구할 17개의 지속 가능 성장 목표(Sustainable Development Goals, SDGs)를 담고 있다(그림 7.3-1).

SDG의 상위 목표는 MDG의 8개에서 17개로 대폭 늘어났는데, 빈곤과 배고픔 퇴치, 보건 향상, 여성 지위 개선, 문맹 퇴치, 환경 개선 등 전통적인 개발 과제뿐 아니라 재생 가능한 에너지, 노동 시장과 경제성장, 혁신과 사회간접 자본, 기후 변화 대처, 환경 보존, 평화와 법 질서, 불평등 해소 등 새로운 개발 과제들이 대거 포함되었다. 보건 관련 과제의 경우 MDG는 8개 중 3개를 차지하였으나 SDG는 3번 목표(모든 연령에 건강한 삶과 삶의 질 보장) 하나에 집약되어 있다. 그러나 보건 관련 과제의 세부적인 내용을 들여다보면 MDG 과제였던 영유아 보건, 모성 보건, 주요 전염병관리 등에 국한하지 않고 만성

12 The United Nations. Millennium development goals report. 2015.

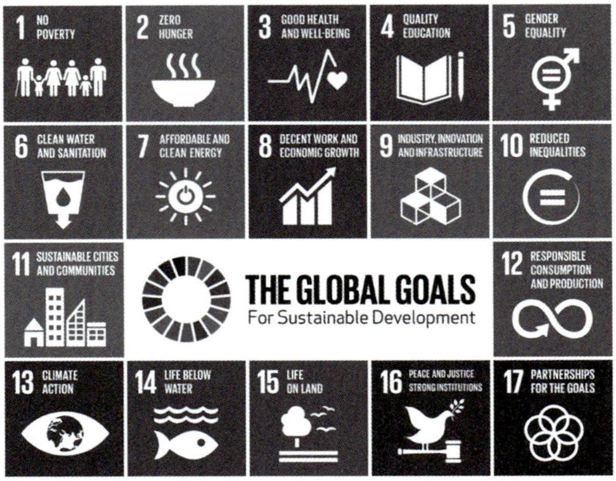
1 NO POVERTY
2 ZERO HUNGER
3 GOOD HEALTH AND WELL-BEING
4 QUALITY EDUCATION
5 GENDER EQUALITY
6 CLEAN WATER AND SANITATION
7 AFFORDABLE AND CLEAN ENERGY
8 DECENT WORK AND ECONOMIC GROWTH
9 INDUSTRY, INNOVATION AND INFRASTRUCTURE
10 REDUCED INEQUALITIES
11 SUSTAINABLE CITIES AND COMMUNITIES
THE GLOBAL GOALS
For Sustainable Development
12 RESPONSIBLE CONSUMPTION AND PRODUCTION
13 CLIMATE ACTION
14 LIFE BELOW WATER
15 LIFE ON LAND
16 PEACE AND JUSTICE STRONG INSTITUTIONS
17 PARTNERSHIPS FOR THE GOALS

〈그림 7.3-1〉 지속 가능 성장 목표(Sustainable Development Goals)

질환 관리, 교통사고 손상, 환경 보건, 백신과 의약품 관리, 보건 안보 등 새롭게 등장한 보건문제로 그 대상과 범위가 확대되었음을 알 수 있다. 또한 3번 목표 이외의 다른 목표들도 실제로는 보건 관련 과제를 포함하고 있다.

2) 안보와 보건, 보건과 안보

'국제 평화와 안보를 유지하는 것'이 국제연합 설립의 첫 번째 목적이다. 세계보건기구 헌장에서 밝힌 것과 같이 건강은 평화와 안보 유지의 기본이다. 보다 직접적으로 국경을 넘어 전파되는 전염병 등은 공중보건 위기를 초래할 뿐 아니라 국제 안보에도 영향을 미친다.

'전염병 등 국경을 넘어 전파되는 보건 관련 위기상황에 대처하기 위한 국가 간 협력'은 보건 분야 정부 간 기구인 WHO만이 수행할 수 있는 역할이다. WHO 헌장은 질병의 국가 간 전파를 방지하기 위한 위생 및 검역 요건 및 기타 절차 등을 다룬 국제보건규칙(International Health Regulation, IHR)을 세계보건총회에서 제정할 권한을 부여하고 있다. IHR 적용 대상은 국제보건 초기에는 콜레라, 황열, 페스트, 두창 등 몇 가지 질병에 국한되었지만 2005년 동

규칙이 전면 개정된 이후에는 '국제적 위협이 되는 공중보건 위기상황(Public Health Emergency of International Concern, PHEIC)'을 초래할 가능성이 있는 모든 보건 관련 사건으로 대폭 확대되었다.

각국 정부는 IHR에 따라 공중보건 위기를 초래할 수 있는 상황 발생을 감시하고 대처할 수 있는 기본 역량을 갖출 의무, 동 상황이 발생하였을 때 이를 WHO에 보고할 의무, 세계보건기구의 조사 활동에 협조할 의무 등을 가지고 있다. WHO는 PHEIC을 선포할 권한, 동 사건의 전파를 막기 위해서 출입국 관리 등의 조치를 각국 정부에 요구할 권한 등이 있다.

2005년 전면 개정된 국제보건규칙이 발효된 이후 2009년 H1N1 신종인플루엔자 대유행, 2014년 폴리오 바이러스 발생 지역 확산, 2014년 서아프리카 지역 에볼라 유행, 2016년 지카 바이러스 유행 등을 PHEIC로 선포하였으며, MERS는 PHEIC로 발전할 가능성이 높은 전염병으로 예의 감시하고 있다. 특히 2014년 서아프리카 지역 에볼라 유행은 WHO뿐 아니라 전체 UN 기구들이 공동 대처하였고, UN 안전보장이사회에서 안건으로 다루기도 하였다.

3) 보건 분야의 표준과 국제법 제정

WHO 헌장은 질병의 국가 간 전파를 방지하기 위한 위생 및 검역 요건과 기타 절차 등을 다룬 규칙 외에도 다음 분야에 대해서 규칙(regulation) 형태의 국제법을 세계보건총회에서 제정할 권한을 부여하고 있다.

① 질병, 사망 원인 및 공중보건 행위 관련 명명 등을 다룬 규칙
② 진단 절차의 국제적 표준 등을 다룬 규칙
③ 국제 유통이 되는 생물학적 제제, 의약품 및 유사 제제 등의 표준 등을 다룬 규칙
④ 국제 유통이 되는 생물학적 제제, 의약품 및 유사 제제의 광고와 라벨 등을 다룬 규칙

이들 규칙이 세계보건총회에서 통과되면 WHO 헌장을 비준한 모든 회원국들은 자동적으로 이를 준수하여야 하는 의무를 지게 된다. 이 영역에 대해서 WHO는 강제력이 있는 규범을 만들 권한을 행사하고 있다. 이러한 역할은 WHO가 중립성이 보장된 정부 간 기구이고 전 세계 모든 국가가 참여하는 국제기구로서 부여받는 권위 때문이다.

WHO는 국제협약을 중재하는 권한도 가지고 있다. WHO가 주도한 최초의 국제협약은 2003년에 세계보건총회에서 채택되어 2005년 2월 27일 발효된 '담배규제에 관한 국제협약(Framework Convention on Tobacco Control, FCTC)'이다. '담배규제'를 위해서 세계보건총회 결의안이나 WHO 헌장 부속 규칙이 아닌 새로운 국제 협약을 채택한 이유는 '담배'라는 공산품의 관리는 대부분의 나라에서 보건부가 아닌 다른 부처에서 담당하고 있기 때문이다. 2017년 1월 현재 FCTC에 서명하고 비준을 마친 국가는 우리나라를 비롯하여 180개이다.

3. 국제보건의 주요 행위자

WHO는 처음 설립된 1948년에 국제보건문제를 다루는 유일한 국제기구였다고 말할 수 있다. 70년이 경과한 현재는 다양한 성격의 조직과 기구들이 국제보건의 영역에서 활발하게 활동하고 있다. 이들을 다음과 같이 몇 가지 범주로 구분할 수 있다. ① UN 체계 안의 기구들, ② 정부기구들, ③ 보건 관련 국제 협력체, ④ 민간 자선 재단, ⑤ 비정부 민간단체.

1) 세계보건기구

세계보건기구(WHO)는 1948년 4월 7일 설립된 UN 보건 분야 전문기구로서 정부가 회원으로 참가하는 정부 간 기구이다. 전문기구이기 때문에 UN 헌장과는 별도의 헌장, 별도의 회원국 제도, 별도의 총회를 유지하고 있다. 2017년

1월 현재 194개 국가가 회원국으로 가입되어 있고, 준회원 국가도 2개이다.

WHO 헌장 제1조를 보면 WHO의 설립 목적을 "모든 사람이 가능한 최고 수준의 건강을 영위하게 하는 것(attainment by all peoples of the highest possible level of health)"으로 규정하고 있다.[13] 이러한 설립 목적을 달성하기 위해서 WHO는 다음과 같은 기능을 수행한다.

① 중요한 보건문제들에 지도력을 행사하고 공동 행동이 필요한 경우에는 협력체에 참여함
② 연구 과제 형성 및 가치 있는 지식을 생산, 번역 및 전파함
③ 규범과 표준을 마련하고, 전파하며 그 이행을 모니터함
④ 윤리적이고 근거에 기반한 정책 대안을 형성함
⑤ 기술 지원, 변화 촉진 및 지속 가능한 역량 개발을 지원함
⑥ 보건 상태 모니터링 및 보건의 추이를 평가함

WHO의 최고 의사결정 기관은 전체 회원국이 참가하는 세계보건총회(World Health Assembly)이고, 그 외에 34개 회원국에서 지명한 개인으로 구성된 집행이사회(Executive Board)와 세계를 여섯 지역으로 나눈 지역총회(Regional Committee)도 지배 구조를 형성하고 있다. 6개 지역은 아프리카 지역(African Region), 미주 지역(Region of America), 동남아시아 지역(South-east Asia Region), 유럽 지역(European Region), 동지중해 지역(East Mediterranean Region) 및 서태평양 지역(Western Pacific Region)이다.

지배 구조의 결정 사항을 이행하기 위한 사무국은 전체 본부의 사무총장(Director-General, DG)과 6개 지역 사무본부의 지역사무처장들(Regional Directors, RDs)이 이끌고 있다. DG와 RDs 모두 회원국의 선거로 선출된다. 총본부는 스위스 제네바에 있으며, 우리나라가 속해 있는 서태평양 지역본부는 필

13 Article 1 of Constitution of the World Health Organization. Available from: URL: http://apps.who.int/gb/bd/PDF/bd47/EN/constitution-en.pdf.

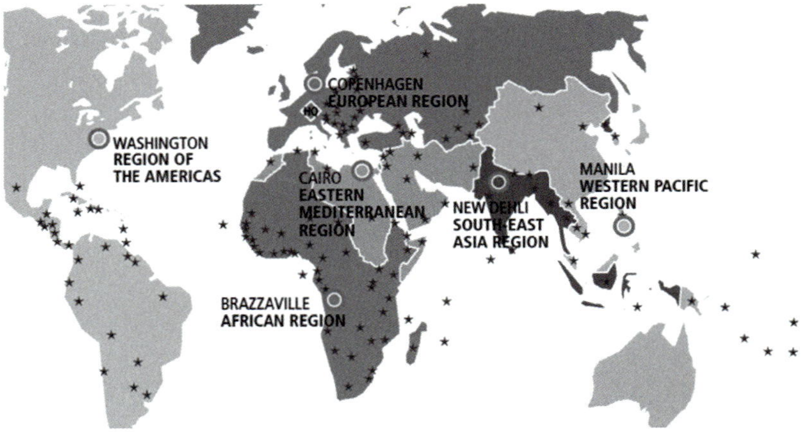

〈그림 7.3-2〉. WHO와 그 지역 구조

리핀 마닐라에 있다. 총본부와 지역본부 외에 146개의 국가 사무소를 유지하고 있으며 직원 수는 약 8,600명이다. 연간 예산은 약 20억 US$인데 회원국이 의무적으로 납부하는 분담금은 약 25%에 불과하고 나머지는 자발적 기여금으로 조성된다.

2) 국제연합 체계 안의 다른 기구들

WHO 외에 UN 체계 안의 기구들 중에서 국제보건 분야에서 주요 역할을 하는 기구로는 국제연합인구기금(United Nations Population Fund, UNFPA), 국제연합아동기금(United Nations Children's Fund, UNICEF) 및 세계은행(World Bank) 등이 있다.

UNFPA는 1967년에 설치된 국제연합신탁기금(United Nations Trust Fund)이다. 최초 명칭은 United Nations Fund for Population Activities였으나 이후 명칭을 United Nations Population Fund으로 변경하되 약칭은 처음 명칭을 따라 그대로 UNFPA를 사용하고 있다. 1994년에 개최된 국제연합신탁기금은 세계인구 및 개발회의(International Conference on Population and Development) 결과를 집행하는 중심 기관으로 지명되었다. 주요 업무 영역은 생식 보건(reproductive health), 양성 평등(gender equality) 및 인구와 개발(population and development)이다. 국제연합신탁기금은 국제연합총회의 결의에 따라 특정 사업 수행을 위해 설치된 기금이다. 따라서 별도의 헌장이나 회원국 제도는 없으며 국제연합 사무총장의 지휘 감독을 받고 국제연합 총회에 보고한다. 사업비는 기금 설치 목적에 동의한 국가, 단체, 기업 또는 개인이 제공하는 자발적 기여금(voluntary contribution)으로 조성된다.

UNICEF는 1946년 전후 유럽 아동의 굶주림과 질병 퇴치 사업 실시를 위해 설치된 임시신탁기금이다. 1953년 국제연합 총회에서 그 임무를 항구적인 것으로 확장하였다. 주요 업무 영역은 아동의 생존과 개발(child survival and development), 기초 교육과 양성 평등(basic education and gender equality), 소아의 에이즈 문제(HIV/AIDS and children), 아동 보호(child protection) 등이다.

세계은행은 1946년 국제부흥개발은행(International Bank Reconstruction and Development, IBRD)으로 시작된 국제연합 경제 분야 전문기구이다. 지금은 단일 기구가 아니라 국제부흥개발은행, 국제개발협회(International Development Association, IDA) 및 기타 부속 기관으로 구성된 국제기구 연합체이다. 그래서 정식 명칭은 세계은행집단(World Bank Group)이다. 개발도상국가에 원조 또는 저리 차관(grant or low-interest loan)을 제공하는 것을 주요 업무로 한다. 주요 대상 분야는 교육, 보건, 공공행정, 사회간접자본, 농업, 환경 등으로 다양하다.

이들 기관 외에도 국제보건 분야에서 활동하는 국제기구는 더 있다. 에이즈 문제에 대처하기 위해서 국제연합 소속 국제기구들이 합동으로 설립한 국제연합에이즈합동프로그램(United Nations Joint Programme on AIDS)는 명칭대로 에이즈 관련 영역에서 활동한다. 국제노동기구(International Labor Organization)은 산업보건 영역에서 활동하고, 국제연합식량농업기구(United Nations Food and Agriculture Organization)와 세계식량계획(World Food Programme)은 영양문제 영역에서 활동하며, 국제연합환경계획(United Nations Environmental Programme)은 환경보건문제에서 활동하는 등 각자의 고유 영역에서 보건 관련 활동으로 영역을 넓혀 나가고 있다.

3) 정부기구들

국제보건은 기본적으로 외교 활동의 하나이기 때문에 각국 정부의 외교담당 정부 부처가 국제보건의 주요 활동자가 된다. 또한 보건문제를 담당하는 정부 부처도 중요한 역할을 한다. 많은 국가들이 외교 담당 정부 부처 산하에 원조를 전담하는 실행 기관을 두고 있다. 한편 OECD 내부 조직으로 1960년대 초반에 설립된 개발원조협력국과 개발원조협력위원회는 세계개발원조 정책을 조율하고 있다.

4) 보건 관련 국제 파트너십

21세기 들어서 국제보건 분야에서 관찰되는 가장 두드러진 변화는 보건 관련 국제 파트너십(global health partnership)의 등장 및 약진이다. 가장 대표적인 파트너십은 에이즈·결핵·말라리아 대처 국제기금(Global Fund against AIDS, Tuberculosis and Malaria, Global Fund)과 국제백신동맹(Global Alliance for Vaccines and Immunization, GAVI Alliance)이다. 국제기금은 2002년에, 국제백신동맹은 2000년에 활동을 시작하였다.

WHO는 정부만이 회원 자격이 있고 의사결정 과정에 참여가 가능하지만 이들 국제 파트너십은 기금 조성에 참여하면 정부뿐 아니라 민간 재단, 제약회사, 백신회사 등도 의사결정 과정에 참여할 수 있다. WHO는 1회원국 1표 행사라는 민주적인 의사결정 구조가 원칙이지만 이들 국제 파트너십은 기금 조성에 많은 기여를 할수록 의사결정 과정에 큰 영향력을 행사하고 있다.

국제 파트너십의 가장 큰 기여는 특정 국제보건 과제 해결을 위해서 엄청난 규모의 재원을 조성하고 집행하였다는 것이다. 반면 일부 보건문제에만 재원을 집중시켜 보건의료체계의 왜곡과 외부의존성 심화라는 부작용을 야

기하였다는 점도 지적되고 있다.[14]

5) 민간 자선 재단

국제보건에 큰 영향력을 행사하는 민간 자선 재단으로는 마이크로소프트(Microsoft) 사 창립자인 빌 게이츠(Bill Gates)가 출연해서 부모의 이름으로 설립한 빌과 멜린다 게이츠 재단(Bill and Melinda Gate Foundation, BMGF)이 있다. 이 외에도 유명한 미디어그룹 창립자인 마이클 블룸버그(Michael Bloomberg)가 설립한 블룸버그 재단(Bloomberg Foundation), 전직 미국 대통령 빌 클린턴(Bill Clinton)이 설립한 클린턴 재단(Clinton Foundation)이 있다.

국제보건의 역사에서 민간 자선 재단이 큰 영향력을 발휘한 것은 최근의 일은 아니다. 미국의 록펠러 재단(Rockefeller Foundation), 일본의 사사카와 평화재단(Sasakawa Peace Foundation) 등이 전통적으로 국제보건활동에 재정지원을 해 온 민간 자선 재단들이다.

6) 비정부 민간단체

국제적 명성을 얻고 있는 국제보건 분야 비정부 민간단체(NGO)들로는 국제적십자사(International Committee of the Red Cross, ICRC), 케어(Cooperative for American Relief to Everywhere, CARE), 국경없는 의사회, 옥스팜(Oxford Committee for Famine Relief, OXFAM), 카리타스(Caritas) 등이 있다. WHO는 정부가 회원으로 참여하는 정부 간 기구이기 때문에 정부에 보건정책 관련 조언을 하는 것이 일차적인 역할인 반면, NGO들은 주요 개발도상국의 현장에 투신하여 보건 관련 개발원조를 직접 실행하는 역할을 한다. 보건개발원조의 대상이 되는 국가의 정부가 제대로 기능을 하지 못하는 경우 NGO의 현장 활동이 가

14 WHO Maximizing Positive Synergies Collaborative Group. An assessment of interactions between global health initiatives and country health systems. Lancet. 2009; 373: 2137-2169.

시적인 성과를 내는 경우가 많다. 반면 활동의 지속성에 의문이 제기되고 개발도상국 정부의 문제 해결 능력 배양에 오히려 장애가 된다는 지적도 있다.

4. 국제보건의 향후 과제

국제보건은 국경을 넘어서 전파되는 전염병의 확산 방지를 위한 정부 간 협력에서 출발하여 모두가 건강한 사회를 향한 이상을 실천하기 위한 협력으로 그 범위를 넓혀 왔다. 개발과 보건의 상호 의존 관계가 주목을 받으면서 보건 분야 개발원조가 국제보건의 중요한 분야로 대두되었다. 그 과정에서 국제보건은 WHO에서 독점적으로 다루는 공중보건기술의 영역을 넘어서서 여러 행위자들이 한편으로 경쟁을 하고 다른 한편으로 협력을 하는 복잡한 국제 관계의 영역이 되었다.

한국은 개발원조를 받는 국가에서 개발원조를 제공하는 국가로 전환한 거의 유일한 국가이다. 1991년에 개발원조전담기관으로 한국국제협력단(Korea International Cooperation Agency, KOICA)을 설치하였고, 1994년에는 OECD 가입, 2009년에는 OECD 내부의 개발원조위원회(Development Assistance Committee) 가입 등으로 그 위상을 높혀 나가고 있다. 그러나 원조를 제공한 경험이 많지 않기 때문에 개선하여야 할 과제가 많다.

보건 분야 개발원조가 국제보건의 중요한 부분이지만 국제보건의 전부는 아니다. 세계보건의 새로운 정의처럼 '전 세계 공통의 건강문제 해결을 위해 서로 돕는 것'이 국제보건 또는 세계보건이 추구하여야 하는 향후 과제이다. 또한 우리 내부적으로는 우리나라의 건강문제와 보건정책의 과제를 세계보건의 관점에서 바라보고 해결 방안을 모색할 필요가 있다.

참고문헌

- Alleyne GAO. The pan American health organization's first 100 years; reflection of the director. Am J Public Health. 2002; 92: 1890–1894.
- Brown TM, Cueto M, Fee E. World Health Organization and the transition from international health to global health. Am J Public Health. 2006; 96: 62–72.
- Buchanan GS. An address on international organization and public health. Lancet. 1921; 415–420.
- Charter of the United Nations. Available from: URL: http://www.un.org/en/documents/charter.
- Constitution of the World Health Organization. Available from: URL: http://apps.who.int/gb/bd/PDF/bd47/EN/constitution-en.pdf.
- Declaration of Alma-Ata. International conference on primary health care, Alma-Ata, USSR, 6–12 September 1978. Available from: URL: http://www.who.int/publications/almaata_declaration_en.pdf.
- Fidler DP. The globalization of public health: the first 100 years of international health diplomacy. Bulletins of the World Health Organization. 2001; 79: 842–849.
- Koplan JP, Bond TC, Merson MH, Reddy KS, Rodriguez MH, Sewankambo NK et al. Towards a common definition of global health. Lancet. 2009; 373: 1993–1995.
- OECD. Definition of ODA. Available from: URL: http://www.oecd.org/document/4/03746,en_2649 _34447_46181892_1_1_1_1,00.html.
- Stern AM, Markel H. International effort to control infectious diseases: 1851 to the present. JAMA. 2004; 292: 1474–1479.
- The United Nations. Millennium development goals report. 2015.
- WHO Maximizing Positive Synergies Collaborative Group. An assessment of interactions between global health initiatives and country health systems. Lancet. 2009; 373: 2137–2169.

Health Policy and Manage-ment

제8부

인구집단의 건강관리

1 보건사업의 기획과 평가

배상수(한림대학교 의과대학 사회의학교실 명예교수)

학습 목표

☑ 보건사업 기획의 정의와 특징을 이해한다.

☑ 보건사업 기획을 위한 원칙을 이해한다.

☑ 우리나라의 보건사업 기획의 문제점을 이해한다.

보건사업의 기획이 필요한 이유는 조직 차원과 조직 구성원 차원으로 구분하여 생각할 수 있다.[1]

조직 차원에서 기획이 필요한 이유는 첫째, 자원의 희소성 때문이다. 보건사업의 기획을 통해 최적 대안을 선택하게 되면 가용 자원의 최대한 효율적 이용이 가능하게 된다. 둘째, 기획을 통해 조직의 효과적인 지휘와 통제가 가능해진다. 기획은 조직 목표와 그 달성에 필요한 전략적 요소에 대해 구성원들의 주의를 집중시켜, 즉흥적이고 우발적인 태도로 업무를 수행하는 것을 통제할 수 있게 해 주기 때문이다. 셋째, 기획을 통해 조직 목표를 결정하고 계획된 행동 방식을 수립하게 되면 이는 조직이나 개인의 업무 성과에 대한 올바른 측정을 가능하게 해 준다. 기획과 평가를 통한 효과적인 성과 측정은 업무에 대한 책임성을 향상시키는 한편, 구성원들의 업무 성취도를 높여줌과 동시에 업무 수행 역량을 증가시켜 준다. 넷째, 기획은 장래에 발생할 가능성이 높은 사태에 대처할 수 있는 전략을 준비할 수 있게 해 주어 불확실성을 감소시킨다. 외부 환경의 변화가 급격한 상황에서 전략기획은 조직의 생사를 좌우할 수도 있다.

이와 같이 기획은 조직의 발전에 긍정적 영향을 미칠 뿐 아니라 구성원의 자아실현에도 기여하는데, 그 이유는 다음과 같다. 첫째, 올바른 기획을 통한 건강문제의 해결은 구성원들이 업무의 본질을 이해하는 데 도움이 되며, 둘째, 구성원의 시야가 넓어지고 문제의식을 키울 수 있다. 셋째, 구성원의 기본적인 업무 능력을 강화할 수 있으며, 넷째, 구성원의 자신감이 늘어나고 일에 대한 의욕을 증가시킬 수 있다.

1 배상수. 보건사업기획, 제3판. 계축문화사, 2015.

1. 보건사업 기획의 기본 이론

1) 기획의 정의

학자마다 기획에 대한 정의가 상이하나 크게 두 가지 유형으로 정리할 수 있다. 첫째 유형은 기획의 내용이나 단계를 강조하는 것으로, 대체로 기획을 "목적을 세우고, 전략을 개발하며, 목적을 성취하기 위한 활동과 일정을 수립하는 것"이라고 정의한다. 이러한 정의는 기획 과정을 통해 우리가 무엇을 해야 하는가는 알려 주지만, 왜 기획을 하는지에 대해서는 알려 주지 않는다. 반면 두 번째 유형은 기획의 목적을 강조하는 정의로, 대표적인 것은 다음과 같다. "기획이란 복잡한 상황에서 발생하는 새로운 문제들을 해결함으로써 바람직한 목표를 달성하기 위하여 최적의 전략을 개발하려는 의도적인 사회 활동 또는 조직 활동이라고 정의할 수 있으며, 이 활동들은 선택된 전략을 집행하는 데 필요한 자원과 권한을 수반하여야 한다."[2] "기획은 미리 정해진 방법으로 대상에 변화를 발생시켜 줄 행동을 설계하는 것이다."[3]

2) 기획의 구성 요소

올바른 기획에는 반드시 다음과 같은 요소가 포함되어야 한다.[4]

① 현재의 상태: Where are we now?

② 미래에 원하는 방향(목적): Where do we want to get to?

③ 원하는 방향으로 가기 위한 방법(전략과 세부 사업):

• How do we get there?

---

2 배상수. 보건사업기획, 제3판. 계축문화사, 2015.

3 H 외즈베칸. 김재관 옮김. 기획론. 대영문화사, 1991.

4 배상수. 보건사업기획, 제3판. 계축문화사, 2015.

- What action do we take?
- How do we get support for that action?

3) 기획의 과정

보건사업의 기획을 위해 가장 먼저 하여야 할 것은 기획팀을 구성하는 것이다. 최근 보건사업 기획에서 가장 중시하는 특징 중의 하나는 기획 및 평가의 활용성을 높이기 위하여 기획 과정에 대한 주요 이해관계자의 참여를 확대하는 것이다.[5] 따라서 기획 과정은 보건행정 기관이 독점해서는 안 되며, 지역사회 주요 이해관계자의 참여가 보장되어야 한다.

기획팀의 구성 후 진행될 기획 과정에 대해서는 전문가들 사이에서도 의견이 상이하나, 대체로 현황 분석, 주요 건강문제의 선정, 목적과 목표의 설정, 전략(대안)과 세부 사업 계획의 작성, 실행, 평가의 단계로 분류하는 것이 일반적이다(그림 8.1-1).

하지만 꼭 이런 순서로 기획 과정을 진행해야 하는 것은 아니다. 지역사회의 현황 분석과 목적 및 목표의 설정은 순서가 바뀔 수도 있다. 중요한 것은 어떤 순서를 밟든지 기획은 일회적이거나 단편적인 의사결정들이 아니라 상호 영향을 미치는 연속적인 과정이라는 사실을 이해하는 것이다.

4) 기획의 특성

보건사업 기획은 다음과 같은 네 가지 특성을 지니고 있다.[6,7]

---

5 U.S. Department of Health and Human Services. Planned approach to community health: guide for the local coordinator. U.S. Department of Health and Human Services, Centers for Disease Control and Prevention, National Center for Chronic Disease Prevention and Health Promotion. Available from: URL: http://www.lgreen.net/patch.pdf.

6 ER 알렉산더. 박우서, 박경원 옮김. 현대기획이론. 나남출판, 1995.

7 배상수. 보건사업기획, 제3판. 계축문화사, 2015.

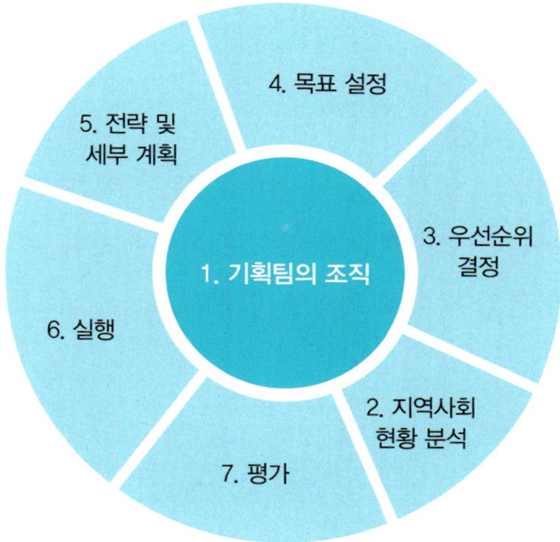

〈그림 8.1-1〉 기획의 단계

가) 목표 지향적

기획은 미래를 우리의 의도에 맞게끔 변화시키고자 하는 인간의 희망을 반영하는 수단이다. 기획은 현재를 무시하지는 않으나 결코 현재에 안주하지도 않는다. 기획은 미래에 대한 불확실성을 최소화하면서 미래를 우리의 의도(목표)대로 만들어 가고자 하는 수단의 하나이다.

나) 최적 수단 제시

기획은 목표 달성을 위한 최적의 수단을 제시하여야 한다. 기획이 꿈과 다른 것은 목표를 달성하기 위한 구체적인 수단을 제시한다는 점이다. 그리고 기획은 여러 번의 시행착오를 거듭함으로써 해결 방법에 도달하는 우연적인 문제해결 방법과도 다르다. 기획이란 목표에 도달하기 위한 최적의 수단을 계획적으로 제시하는 것이다.

다) 행동 지향적

기획은 권한과 자원을 동반하는 행동 지향적이다. 단지 계획을 수립하기만 하는 것이 아니라 기획가에게 권한을 부여하여 계획을 성공적으로 수행할 수 있도록 해야 기획이 가치를 가지게 된다.

라) 일련의 의사결정 과정

기획은 체계적인 일련의 의사결정 과정이다. 즉, 기획은 일회적이거나 단편적인 의사결정들이 아니라 연속적인 과정으로 이루어지며, 기획 과정의 여러 단계는 체계적으로 연결되어 상호 영향을 미친다.

2. 보건사업의 올바른 기획을 위한 원칙

1) 원칙 1: 기획 과정을 기획하여야 한다

우리나라의 경우 국가보건 계획이든 지방보건 계획이든 대부분 반년 안에 작성이 완료된다. 하지만 미국의 Healthy People 계획과 일본의 지역보건 계획은 2년 이상 소요되는 것으로 알려져 있다.[8] 우리나라의 보건사업 기획이 이렇게 시간이 적게 걸리는 이유는 기획을 단순한 문서 작업이나 행정 절차로 간주하거나 기획에 대한 조급증이 만연하기 때문이다. 좋은 사업기획을 위해서는 사전 준비가 철저해야 한다.

기획을 위해 필요한 준비는 다음과 같다. ① 지역사회 참여를 전제로 한 기획팀을 구성하여야 한다. ② 지역 현황과 기존의 보건사업 분석을 위한 자료를 수집하여야 한다. ③ 기획과 평가를 위한 예산이 확보되어야 한다. ④ 기획 과정에서 전문가의 도움이 필요할 수 있으므로 자문 인력을 확보하여야 한다. 이러한 준비사항이 적시에 이루어져 기획 과정에 차질이 없도록 하기 위해서는 갠트 차트(Gantt chart)나 프로그램 평가검토 기법(PERT) 등을 이용하여 기획의 일정 계획을 세우는 것이 필요하다.

8 배상수. 보건사업기획, 제3판. 계축문화사, 2015.

- 1단계: 제4기 지역보건의료 계획 수립팀 구성
- 2단계: 지역보건의료 계획 심의위원회 구성
- 3단계: 지역 건강 현황 분석
    - 지역 건강 현황 분석팀 구성
    - 지역사회 자료 수집
    - 지역사회 자료 분석 및 해석
  - 중점 과제 도출
  - 중점 과제 해결 방안(수행 계획 작성)
- 4단계: 지역보건의료 계획안 공고 및 주민 의견 수렴
- 5단계: 의회 의결
- 6단계: 제4기 지역보건의료 계획서 제출

〈그림 8.1-2〉 우리나라 지역보건의료 계획의 수립 단계 예

2) 원칙 2: 지역사회와 함께한다

주요 이해관계자의 기획 과정에 대한 참여가 부족하게 되면 현실을 무시한 계획의 수립, 수립된 계획에 대한 공감의 부족이나 무시, 계획 추진의 동력 저하, 심지어는 저항을 불러일으키게 된다. 미국과 일본의 보건사업 기획에 오랜 시간이 소요되는 이유는 기획 과정에서 주요 이해관계자의 의견을 경청하기 때문이다. 우리나라 지역보건의료 계획의 법적 수립 절차를 보면 이해관계자 참여를 극대화하기 위한 각종 절차를 규정하고 있다(그림 8.1-2). 그러나 아쉽게도 이러한 규정이 요식적이어서 실질적인 이해관계자 참여가 이루지고 있다고 보기는 어렵다.

우리나라 지역보건의료 계획에서 이해관계자의 참여는 개인 명망가가 중심이 되어 수립된 계획의 승인 단계에서 형식적으로 이루어지고 있다. 기획 과정에 참여시켜야 할 이해관계자(stakeholder)는 단순한 명망가가 아니라 ① 사업을 기획, 실행, 평가하는 사람 또는 조직, ② 사업기획, 실행 및 평가에 없어서는 안 될 파트너, ③ 사업에 의해 영향을 받는 사람 또는 조직, ④ 프로그램의 실행, 평가, 유지 또는 확대에 관심이 있는 사람 또는 조직 중 사업의 신뢰성을 높이고, 실행에 도움이 되며, 사업의 예산 확보나 사업을 합법화하는

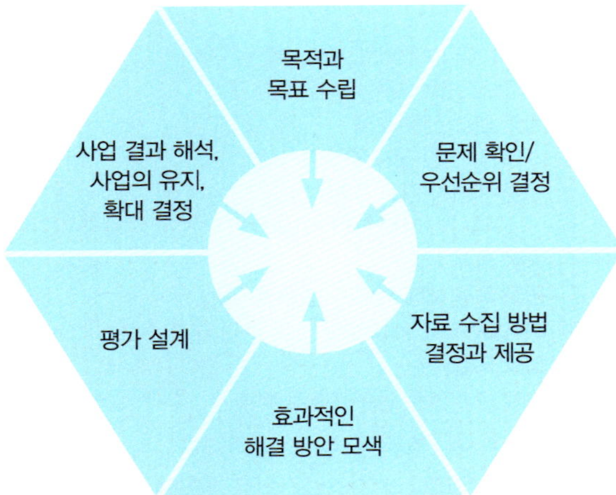

〈그림 8.1-3〉 기획 과정에서 이해관계자의 참여

데 도움이 되고, 사업에 의한 변화를 옹호해 줄 수 있는 개인이나 단체의 대표자를 선정하여야 한다. 선정된 이해관계자는 〈그림 8.1-3〉과 같이 기획의 전 과정에 적극적으로 참여하도록 권장해야 한다.

3) 원칙 3: 적합한 자료가 필요하다

보건사업 기획을 위해서는 지역사회의 현황 분석을 위한 적합한 자료가 필요하다. 지역사회의 현황 분석이란 현재의 상황과 바람직한 상황(목표)과의 차이를 구명하고, 목표 달성을 위해 해결되어야 할 요인과 조직 또는 지역의 문제 해결을 위한 능력과 한계를 분석하는 과정이다. 따라서 현황 분석을 위해 필요한 자료는 단순히 현재의 지역사회 건강 수준이나 문제와 관련된 역학적 자료만이 아니다. 과거의 보건사업 기획에서는 건강문제나 건강결정요인과 같은 역학적 자료를 수집하는 데 많은 공을 들였다. 현황 분석을 위해서는 건강 수준 자료가 여전히 중요하나 이 외에도 필요한 자료들이 있다. 이는 기획이 단순히 계획서를 작성하는 과정이 아니라 실제적으로 문제를 해결하는 최적의 수단을 제시하려면 단순히 문제를 발견하는 데 그쳐서는 안 되며 문제 해결을 위한 조직, 나아가 지역사회의 능력도 같이 파악하여야 하기 때문이다.

이러한 관점에서 생각해 보면 현황 분석을 위해 필요한 자료는 다음과 같다.

① 건강 수준
- 인구 현황
- 건강 수준: 신체적·정신적·사회적 건강 수준, 삶의 질, 질병부담, 건강결정요인
- 건강 형평성

② 건강문제의 발생이나 지속 원인: 문제의 발생과 지속 원인을 분석함으로써 문제 해결을 위한 맞춤식 전략의 개발이 가능해진다.

③ 지역사회의 주요 관심사

④ 조직이나 지역사회의 문제 해결 능력: 조직 역량, 지역사회 역량

⑤ 기존에 시행되고 있는 보건사업에 대한 분석: 기존 사업의 적합성 분석을 통해 목표 달성을 위해 필요한 사업이 수행되고 있는지 파악할 수 있고, 효율성 및 효과 평가를 통해 추가 자원의 투입 없이도 새로운 문제의 해결에 필요한 자원을 확보할 수 있다(그림 8.1-4).

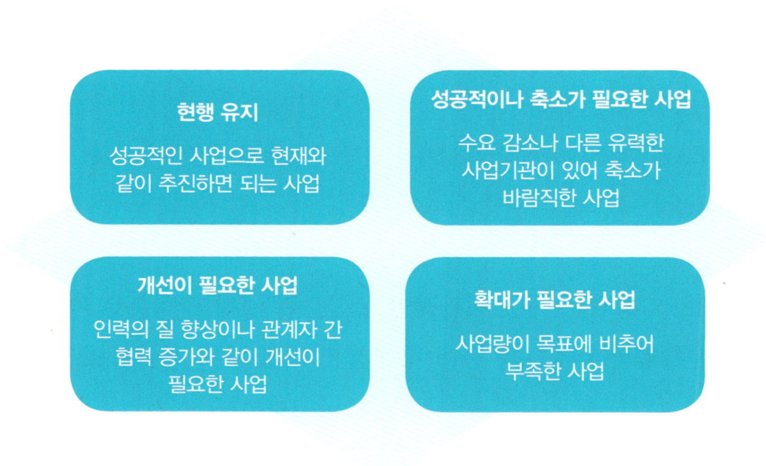

〈그림 8.1–4〉 효과와 효율 평가를 통한 기존 보건사업의 개선

4) 원칙 4: 우선순위를 정하여 집중해야 한다

우선순위 결정(priority setting)은 여러 대안 중에서 어떤 것을 먼저 선택할 것인가를 결정하는 것인데, 제한된 자원을 집중하고, 의사결정의 혼선을 피하기 위하여 필요하다. 실제 기획 과정에서 나타나는 우선순위 결정의 종류는 ① 건강문제의 우선순위 결정, ② 문제 해결을 위한 사업 전략의 우선순위 결정, ③ 사업 대상자의 우선순위 결정 등으로 구분될 수 있으나 일반적으로는 건강문제의 우선순위 결정이 주요 관심사이다.

보건사업 기획에서 사용되는 우선순위 결정 방법으로 다음 두 가지 방식을 소개한다.

가) 기초 우선순위 평정법(Basic Priority Rating System, BPRS)

핸론(J. Hanlon)과 피켓(G. Pickett)이 개발하였는데 다음의 공식을 통해 우선순위를 결정한다.[9]

- Basic Priority Rating(BPR) = (A+2B)C/3
- Overall Priority Rating(OPR) = [(A+2B)C/3] × D

-A: 문제의 크기

-B: 문제의 심각도

-C: 사업의 추정 효과

-D: PEARL factors(적절성, 경제적 타당성, 수용성, 충분한 자원의 확보 가능성, 적법성)

흔히 BPRS 방법은 매우 객관적인 우선순위 결정 방식으로 평가된다. 문제의 크기나 사업의 추정효과 등이 정해진 산식에 의해 객관적으로 산출되기

9 Hanlon J, Pickett G. Public health administration and practice. Times mirror. Mosby College Publishing, 1984.

때문이다. 그러나 실제로는 문제의 크기를 제외하면 객관적 자료가 부족한 경우가 많아 자의적 판단의 가능성이 높다. 특히 사업의 추정효과 판단에서 기획가의 주관이 개입될 소지가 높다. 또한 BPRS 방법은 문제의 절대적 크기만을 중시하고 상대적 크기나 시간적 변화의 정도는 고려하지 않는다는 비판도 있다.

나) 황금 다이아몬드(golden diamond) 방식

건강문제의 우선순위를 정할 때는 문제의 절대적 크기도 중요하지만 상대적 크기(전국 평균이나 다른 지역과의 유병률 차이)가 더 중요할 수도 있다. 미국의 메릴랜드주는 Healthy People 2010 계획을 수립함에 있어 보건지표의 상대적 크기와 변화의 경향을 이용하여 우선순위를 결정하는 방식을 사용하였는데, 메릴랜드에서 사용하는 우선순위 결정 방법은 다음과 같다.[10]

우선 기획 참여자들이 우선순위를 결정할 주요 건강문제를 선정한다. 그리고 이들 건강문제의 이환율과 사망률, 그리고 변화의 경향(trend)을 미국 전체와 비교하여 '주가 좋음', '같음', '주가 나쁨'으로 구분하고, 이를 〈그림 8.1-5〉와 같은 '황금 다이아몬드' 상자에 표시한다. 1순위의 사업은 미국 전체에 비해 주의 지표가 좋지 않고, 변화 추세도 나쁜 경우이다.

메릴랜드주에서 사용한 황금 다이아몬드 방식은 자치단체별 건강지표 자료가 확보 가능하고, 과거의 추세를 알 수만 있다면 쉽게 우선순위를 정할 수 있으며, 형평성 추구에 매우 적합한 우선순위 결정 방법이다. 그러나 아무리 유병율과 사망률이 높고, 그 추세가 악화되어도 기준 지역에 비해 양호하거나 낮으면 우선순위가 처지는 문제점도 있다. 따라서 '황금 다이아몬드'를 이용해 결정한 우선순위를 건강문제의 절대적 크기와 사업의 효과를 감안하여 보정하는 것이 바람직하다.

건강문제의 우선순위를 정하는 유일한 방법은 없다. 현재는 BPRS 방법

---

10 U.S. Public Health Foundation. Healthy People 2010 Toolkit: a field guide for health planning. Available from: URL: http://www.healthypeople.gov/2010/state/toolkit/ToolkitAll2002.pdf.

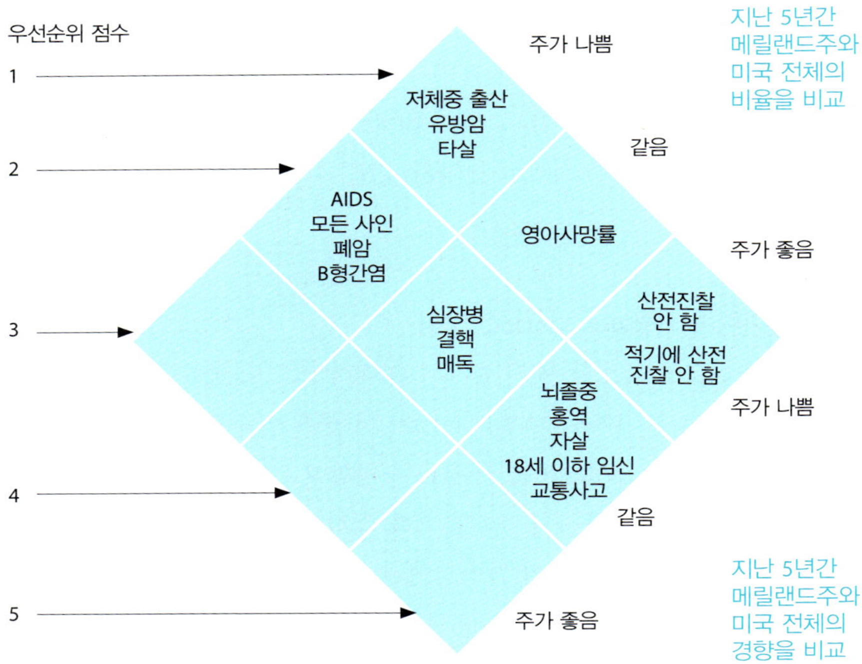

〈그림 8.1-5〉 건강문제의 우선순위를 결정하기 위한 '황금 다이아몬드'

을 기반으로 우선순위를 결정하는 것이 가장 흔하다. BPRS 방법에서는 우선순위 결정을 위한 기준으로 문제의 크기, 심각도, 사업의 추정 효과를 제시하고 있으나, 실제 우선순위를 결정할 때에는 이 기준 외에 정치적·행정적으로 고려하여야 할 추가 요소들이 많다. 또 각 기준에 대한 평가 점수 부여도 수식에 의하여 기계적으로 산출되기보다는 기획 참여자들의 상의를 통하여 결정되는 경우가 많다. 따라서 우선순위 결정을 위해서는 구성원 간에 합의를 도출하기 위한 의사결정 과정이 요구된다. 우선순위 결정 과정을 객관적·효율적으로 진행할 수 있는 브레인스토밍, 의사결정 매트릭스(decision-making matrix, criteria rating)나 포인트 스코어 시스템(point score system) 등과 같은 토의 방법에 대해 기획가들은 익숙해질 필요가 있다.

우선순위를 결정하는 이유는 제한된 자원을 우선순위가 높은 문제에 집중하기 위해서이다. 따라서 우선순위 결정은 바로 사업의 집중화로 이어져야 한다. 만일 결정된 건강문제의 우선순위에 따른 자원 투입이 이루어지지 못한다면 우선순위를 결정하는 의의가 없다. 우선순위 결정 과정을 통해 선정할 주요 건강문제의 수는 조직이나 지역사회의 역량에 따라 달라진다. 하지만 일반적으로는 3-5개의 문제로 한정하는 것이 좋다. 그리고 일단 선정된 문제에 대해서는 포괄적인 해결 방법을 제공할 수 있도록 노력하여야 한다.

잘못하면 우선순위 결정을 기계적인 산술계산으로 오해할 수 있으나 사실은 매우 역동적인 과정이다. 피터 드러커는 우선순위 결정을 위한 몇 가지 원칙을 제시하면서 그 원칙들은 모두 분석이 아닌 용기와 관련된 것들이라고 말하였다.[11] 드러커가 제시한 우선순위 결정 기준은 다음과 같다. ① 과거가 아닌 미래를 판단 기준으로 삼을 것, ② 문제보다는 기회에 초점을 맞출 것, ③ 인기를 누리고 있는 것에 편승하지 말고 자신의 독자적인 방향을 추구할 것, ④ 무난하고 달성하기 쉬운 목표가 아니라 뚜렷한 차이를 낼 수 있는 좀 더 높은 목표를 설정할 것 등이다.

5) 원칙 5: 측정 가능한 목표를 세운다

기획이란 새로운 문제들을 해결함으로써 바람직한 목표를 달성하기 위하여 최적의 전략을 개발하려는 의도적인 사회 활동 또는 조직 활동이다. 따라서 기획의 필요성과 타당성은 사업 목표를 통해 입증된다. 자원은 언제나 부족하므로 내가 기획한 사업이 실행되려면 설득력 있고 명료한 사업 목표를 제시해야 한다. 또한 목표는 사업 전략과 활동을 조직화하는 근거가 될 뿐만 아니라 사업 평가의 지표로도 활용되므로 구체적이고 측정 가능하여야 한다.

우리가 보건사업을 통해 기대하는 효과는 다차원적이다. 〈그림 8.1-6〉에 보건사업을 통해 기대하는 결과들을 논리적 위계순으로 제시하였다. 아래에서 위로 갈수록 사업의 효과에 대한 근거가 확고해지므로 〈그림 8.1-6〉에서 위에 있는 유형의 목표를 제시하는 것이 이상적이나, 이러한 목표는 측정

11 PF 드러커. 이재규 옮김. 자기경영노트. 한국경제신문, 2003.

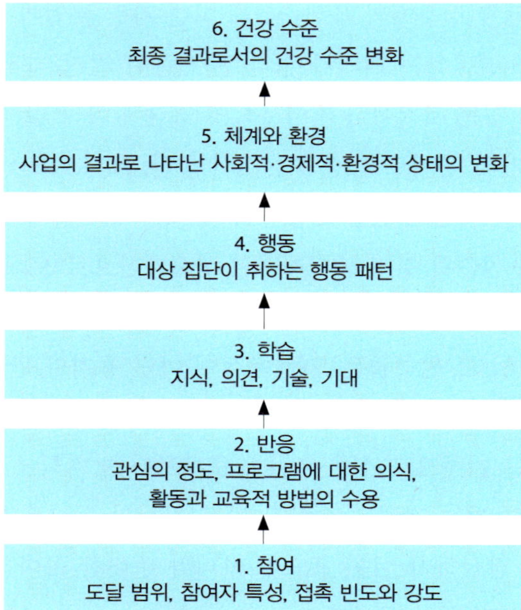

〈그림 8.1–6〉 보건사업에서 기대하는 결과의 위계

하기 위한 시간이 오래 걸리고 비용도 많이 들어 실용적이지 못한 경우가 많다. 또한 상위의 목표는 사업 때문이 아니라 다른 사회·환경적 요인의 영향을 받아 변화할 가능성도 높다.

따라서 보건사업의 결과로 목표가 달성되었는가를 알기 위해 보건사업의 논리적 모형(logic model)에 따라 목표를 〈표 8.1-1〉과 같이 분류하고, 목표 달성, 또는 실패의 이유를 분석하는 것이 바람직하다(그림 8.1-7).

목표를 구체적으로 기술하기 위해서는 SMART라고 하는 원칙을 충족하여야 한다.[12]

- Specific(clear and precise): 목표는 구체적으로(명확하고 간결하게) 기술하여야 한다.
- Measurable(amenable to evaluation): 목표는 측정 가능해야(평가에 활용

12 배상수. 보건사업기획, 제3판. 계축문화사, 2015.

〈표 8.1-1〉 논리적 모형에 따른 목표의 분류

목표의 종류	풀이
결과 목표	건강 수준이나 건강결정요인의 변화 • 단기 결과 목표: 지식 수준 변화 • 중기 결과 목표: 행동 변화 • 장기 결과 목표: 건강 수준 변화
산출 목표	의도하는 사업량(activity)
투입 목표	사업 기반 조성에 관한 지표로 인력, 예산, 시설, 장비 등의 변화

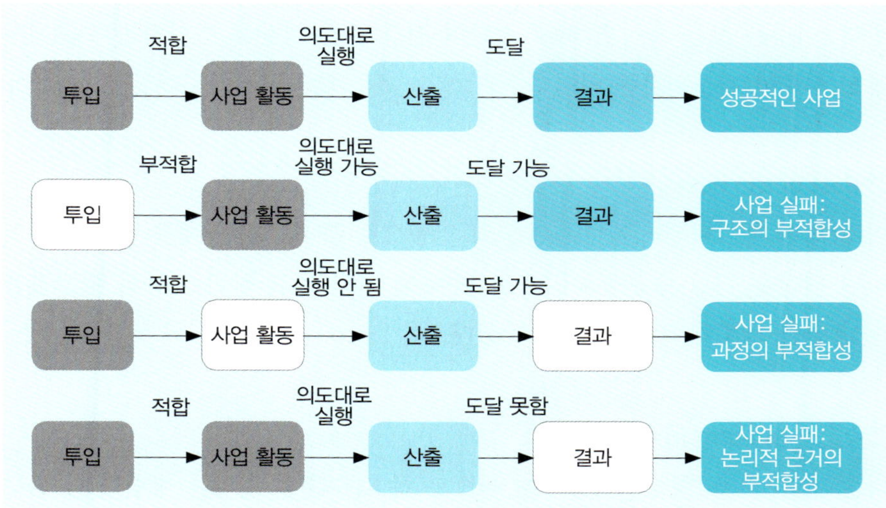

〈그림 8.1-7〉 목표의 위계화에 따른 사업의 성공, 실패 요인 분석

가능해야) 한다.

- Appropriate(consistent with purpose/goal of program): 목표는 적절하여야(사업의 목적에 부합되어야) 한다.
- Reasonable(realistic): 목표는 합리적이어야(실현 가능하여야) 한다.
- Timed(specific time frame provided for achievement of objective): 목표는 기한을 지니고 있어야 한다(목표의 달성을 위한 일정을 제공하여야 한다).

SMART 원칙 중 "R"은 목표치의 적정성과 관련이 있다. 적정한 목표치

를 설정하기 위한 방법으로 다음과 같은 것들이 있다.[13]

① Better than the best

어떤 대상 인구집단에 대하여 적어도 둘 이상의 하위 집단(subgroup)—예를 들어 소득 수준을 기준으로 5분위 수로 나눈다든지, 학력을 기준으로 하위 집단을 구분하는 경우가 이에 해당한다—을 구분할 수 있고 그에 관한 데이터가 있는 경우 목표 수준을 정할 때 쓰는 방법이다. 하위 집단 기준 값 중 가장 좋은 값보다 높은 수준에서(a value better than the best baseline value) 목표를 정한다. 이것은 모든 특성별 하위 집단의 건강 수준 향상을 견인하는 수준에서 목표 수준이 결정된다는 의미다.

② Best of the best

이 방법은 벤치마킹(benchmarking)의 일종으로 볼 수 있다. 예를 들어 다수의 하위 집단을 건강 수준을 기준으로 순위를 정해 놓고 상위 10%의 평균값을 대상 집단 전체의 목표로 정할 수 있다.

③ ______percent improvement

기준 값을 몇 % 향상시키겠다는 식으로 목표 수준을 정하는 방법이다. 인구 특성별 하위 집단의 데이터가 부족하여 Better than the best 방법을 적용하기 어려운 경우에 쓴다.

미국의 Healthy People 2010 Toolkit은 "Absolute percent decline"이라는 제목 아래 이를 부연하고 있다. 특정 보건사업 대상 집단이 정해져 있을 때, 사업 결과에 따라 건강 수준이 변화하는 대상자들이 있는가 하면 그렇지 않은 대상자들도 있다는 것이다. 또 사업 결과 기대되는 건강 수준의 변화 정도도 고려해야 한다. 이때 변화 정도는 전문가들의 의견을 들어 결정한다(best

13 U.S. Public Health Foundation. Healthy People 2010 Toolkit: a field guide for health planning. Available from: URL: http://www.healthypeople.gov/2010/state/toolkit/ToolkitAll2002.pdf.

guesses/expert opinion).

예를 들어 어떤 보건사업 결과 여성 유방암 환자 2/3에서 사망률 30% 감소가 예상된다면, 해당 지역 여성 유방암 환자의 기준 사망률 수준이 10만 명당 33명일 때 목표 수준은 다음과 같이 계산할 수 있다.

$$[33 \times (1-0.30) \times \frac{2}{3}] + [33 \times \frac{1}{3}] = 15.4 + 11 = 26.4 \text{ (인구 10만 명당)}$$

④ Total coverage 또는 Total elimination

100%, 0% 또는 모든 시·군·구 등처럼 목표 수준을 정하는 방법이다. 목표 설정 영역이나 대상에 따라 'coverage'가 될 수도 있고(예: 미국의 65세 미만 건강보험 가입자 비율) 'elimination'이 될 수도 있다(예: 우리나라의 시·군·구별 홍역 발생).

⑤ Consistent with ___________

목표가 다른 국가 프로그램의 목표와 같거나 이를 차용하는 경우 쓰는 방법이다. 건강결정요인에는 의학적·생물학적 요인 외에도 다양한 경제적·사회적 요인들이 관여하므로 때때로 이러한 목표 설정이 의미 있는 경우가 있다.

⑥ Retain previous target

과거에 정한 목표 수준이 현재에도 여전히 현실성을 지니고 있다면, 과거의 목표를 그대로 차용할 수 있다.

⑦ Peer communities

대상 지역사회를 특성이 비슷한 이웃 지역사회와 비교하여 목표를 정할 수 있다. 비교 대상 이웃 지역사회를 정하는 기준으로 흔히 쓰는 것으로는 연령 구조, 빈곤층 분포, 인구 규모 등이다.

사업의 목표를 설정하기 위해서는 먼저 조직의 목적이 명확해져야 한다. 여러 명이 공동 작업으로 그림을 그리는 경우를 생각해 보자. 그림의 대상과 구도를 최초에 명확히 해 두지 않으면 조화를 이룬 멋진 그림을 그릴 수 없다. 몇 명이 함께 그림을 그릴 때 "저 산과 강이 있는 경치를 그리자"고 말하는 것만으로는 그림을 그리기 시작할 수 없다. 구상을 가다듬고, 전체 구도를 정하고, 누가 어떤 부분을 그릴 것인지 역할을 분담해야 그림을 시작할 수 있다. 전체의 균형을 감안하고 최종적인 완성도를 예상하면서 진행하지 않으면, 그림의 각 부분은 멋지게 완성될 수 있겠지만 전체의 균형이라는 관점에서 보면 형편없는 그림이 된다. 보건사업도 마찬가지다. 모든 조직원이 공유하는 목적이 없이 자기가 맡은 사업의 목표만 추구한다면 보건사업은 균형을 이루기 어렵다. 따라서 단위 보건사업의 목표를 생각하기 이전에 조직 전체의 목적을 먼저 생각하여야 한다. 이런 맥락에서 보면 조직의 목적 결정에도 반드시 모든 이해관계자가 참석하여야 한다. 목적의 결정이 밀실에서 소수의 사람들에 의해 이루어지는 것이 아니라 이해관계자의 참여를 통해 이루어질 때 목적의 공유가 가능하기 때문이다.

6) 원칙 6: 포괄적인 전략을 세운다

목표 달성을 위해서는 효과적인 전략을 개발하여야 하는데, 이를 위해서는 개인이나 집단의 행동이 다양한 차원의 영향을 받아 결정된다는 사실을 이해하여야 한다. 사회생태학적 모형에 의하면 개인의 행동은 개인적 수준, 개인 간 수준, 지역사회 수준의 다양한 요인에 의해 영향을 받는다(표 8.1-2).[14]

우리가 개인이나 집단의 행동을 개선하려면 어느 한 차원에 국한되기보다는 개인 차원, 개인 간 차원, 지역사회 차원에 모두 영향을 미치는 것이 바람직하다. 즉, 보건사업의 전략이 개인 행동 개선과 사회적 지지, 환경이나 제도의 개선 등을 모두 포괄할 때 성공의 가능성이 높다(표 8.1-3).[15]

14 U.S. National Cancer Institute. Theory at a glance: a guide for health promotion practice, 2nd ed. Available from: URL: http://www.cancer.gov/cancertopics/cancerlibrary/theory.pdf.

15 U.S. National Cancer Institute. Theory at a glance: a guide for health promotion practice, 2nd ed. Available from: URL: http://www.cancer.gov/cancertopics/cancerlibrary/theory.pdf.

〈표 8.1–2〉 사회생태학적 모형에 따른 건강에 영향을 미치는 요인

단계		정의
개인적 수준		지식, 태도, 믿음, 기질과 같은 행동에 영향을 주는 개인적 특성
개인 간 수준		가족, 직장 동료, 친구 등 공식적·비공식적 사회적 관계망과 지지 시스템
지역사회 수준	조직 요인	조직원의 행동을 제약하거나 조장하는 규칙·규제·시책, 조직 내 환경과 조직 문화, 조직원 간의 비공식적 구조 등
	지역사회 요인	개인, 집단, 조직 간에 공식적·비공식적으로 존재하는 네트워크, 규범 또는 기준과 지역사회 환경
	정책 요인	질병 예방, 조기발견, 관리 등 건강 관련 행동과 실천을 규제하거나 지지하는 각급 정부의 정책과 법률 및 조례

〈표 8.1–3〉 사회생태학적 모형에 기초한 행태변화이론과 사용 전략

단계		접근 전략	유용한 이론
개인적 수준		• 교육 • 행태 개선 훈련 • 직접 서비스 제공(예방접종, 검진, 진료, 재활, 방문보건 등) • 유인 제공	• 건강믿음 모형 • 변화단계이론 • 계획된 행동이론 • 예방법 채택 과정 모형
개인 간 수준		• 기존 네트워크의 활용 • 새로운 네트워크의 개발 –후원자(mentor) 활용 –동료(buddy)의 활용 –자조 집단(동아리) 형성 • 자생적 지도자(natural helper) 활용	• 사회인지이론
지역사회 수준	조직 요인	• 조직 개발 및 조직관계이론의 적용	• 커뮤니케이션 이론 • 혁신의 확산이론 • 조직개발이론 • 지역사회 조직화와 역량 강화
	지역사회 요인	• 이벤트 • 매체 홍보 • 사회 마케팅 • 지역사회 역량 강화	
	정책 요인	• 옹호 • 정책 개발	

효과적인 전략의 개발을 위해서는 몇 가지 유념하여야 할 원칙이 있다.[16] 첫째, 사업의 대상자가 건강을 해치는 행동을 하고 있다고 해서 그를 비

16 배상수. 보건사업기획, 제3판. 계축문화사, 2015.

합리적인 사람이라 간주해서는 안 된다. 대상자는 자신의 현재 행동과 변화에 따른 이익과 손실을 항상 계산하고 있으며, 현재의 행동에 만족하기 때문에 지금의 행동을 유지한다는 사실을 이해하여야 한다. 따라서 대상자의 행동 변화를 유도하려면 건강한 행동에 대해 단기간에 체득할 수 있는 이득을 제공(건강하지 않은 행동에 대해서는 손해를 제공)하거나, 건강한 행동에 드는 비용을 감소(건강을 해치는 행동에 대해서는 추가 비용을 지불)시켜야 한다.

둘째, 사업 대상자의 환경을 고려하여야 한다. 일반적으로 전문가들은 교과서에 있는 지식을 대상자에게 권유하는 경향이 있다. 그러나 대상자들이 처해 있는 상황에서 용이하게 채택할 수 없는 전략이라면 이는 올바른 접근이 아니다.

셋째, 대상자에게 건강문제가 발생·유지되는 원인을 분석하여 맞춤식 전략을 개발하는 것이 바람직하다. 사업 대상자의 시각을 통해 문제를 분석하고, 변화의 이점, 변화가 일어나지 않는 이유와 장애 요소 등을 파악하기 위해 심층면접조사(focus group interview), 의사결정나무(decision tree), 특성 요인도(fishbone diagram) 등이 사용된다.

넷째, 과학적 근거(evidence)가 있는 전략을 채택하여야 한다. 보건사업의 결과(outcome)는 오랜 기간이 지나야 나타나므로 결과에 입각한 객관적인 사업 평가가 쉽지 않다. 또 보건사업은 형평성, 효율성, 공정성 등과 같은 가치를 복합적으로 추가하므로 모든 사람이 동의하는 평가 기준을 만들기도 쉽지 않다. 이런 이유로 효과적이지 못한 전략도 일단 채택되면 지속될 위험성이 높다. 따라서 보건사업의 전략을 결정할 때에는 가능한 전략의 효과를 객관적으로 평가한 후에 채택 여부를 결정하여야 한다. 국내외 문헌과 사업의 효과에 대한 데이터베이스, 전문가의 의견을 참조하여 과학적 근거가 있는 전략을 채택하도록 노력하여야 한다.

우리는 이론(theory)을 통해 대상자나 집단의 건강상태나 행동과 이에 영향을 미치는 각종 요인들과의 관계를 논리적으로 설명할 수 있으며, 문헌에 있는 내용이나 과거의 성공적인 경험을 재현할 수 있는지 확신할 수 있다. 따라서 기획 과정에 있어서도 이론에 기반을 두고 전략을 개발한다면 목표 달성에 필요한 활동을 누락하지 않게 되며, 사업 결과의 일반화도 가능하다.

다섯째, 채택된 전략의 실천 가능성을 높여야 한다. 이를 위한 구체적 방안은 다음과 같다.

- 전략을 개발할 때는 조직과 지역사회의 문화, 역량과 환경을 고려하여 지역사회의 지지를 확보하여야 한다.
- 기존 사업의 실패와 성공 요인을 고려하여야 한다.
- 비전-목표-전략-실천-평가-보상이 연계될 때 전략의 실천 가능성이 높아진다.
- 수직적·수평적 시너지 효과가 있는 전략이 실천될 가능성이 높다.
- 사업 규모와 지속성이 보장되어야 한다.

7) 원칙 7: 지속적으로 평가하고 결과를 활용한다

평가란 보건사업에 관한 의사결정을 지원하기 위해 체계적으로 정보를 수집, 분석, 보고하는 과정이다. 첫째, "의사결정을 지원"한다는 것은 평가가 반드시 사업의 개선이라는 목적의식을 지니고 행해지며, 따라서 평가의 결과는 사업 관계자들이 보다 효과적으로 행동할 수 있거나 의사결정을 할 수 있도록 활용되어야 한다는 것을 의미한다. 둘째, "체계적"이라는 말은 평가가 일회적이거나 단편적인 행위가 아니라는 것을 뜻한다. 일부 사람은 사업 실행 중에는 평가에 대해 관심이 없다가 사업이 종료된 후에 평가를 하려 한다. 또 다른 사람들은 사업 전체보다는 자신이 관심이 있는 활동만 평가하기를 원하는데, 이는 모두 잘못된 것이다.

왜 평가를 하느냐, 즉 평가의 목적에 따라 평가 내용이 상이하지만 일반적으로 보건사업은 다음 네 가지 영역을 평가하게 된다.[17]

첫째, 사업을 통하여 무엇을 수행하였는가를 평가하게 된다. 이는 주로

17 배상수. 보건사업기획, 제3판. 계축문화사, 2015.

사업의 산출물(output)을 평가하는 것으로 사업이 계획대로 진행되었나를 평가하기 위함이다. 사업 평가의 근원적인 목적은 사업을 통한 대상자(개인, 집단, 지역사회의 행위나 환경, 정책 등)의 변화에 있으므로 산출물 평가는 그 자체가 의미 있는 것은 아니며, 사업 활동이 결과 변화에 영향을 미친다는 전제하에 의미를 가진다.

둘째, 사업의 결과에 대해 평가하게 된다. 이는 사업이 목표를 달성하였나를 평가하는 것이다.

셋째, 사업의 성공과 실패에 대한 이유를 분석하는 것이다. 사업 평가는 실용성이 있어야 한다. 따라서 단순히 목표를 달성하였다, 못하였다라고 논쟁하는 것은 의미가 적으며, 목표를 달성하였다면 그 이유는 무엇이고, 실패하였다면 그 원인은 무엇인가를 분석하여야 사업 관계자들의 의사결정에 도움을 줄 수 있다.

마지막으로 이상의 사업 평가 결과를 바탕으로 앞으로 사업을 계속할 것인가, 사업을 계속한다면 어떻게 개선시킬 것인가, 다른 지역이나 집단을 대상으로 이와 같은 사업을 시행할 것인가를 질문해 보는 것이다. 이는 평가 결과의 활용성을 높이기 위한 것이라 할 수 있다.

사업의 진행 단계에 따라 평가의 내용도 달라진다. 사업 중간에는 과정평가가, 그리고 사업의 종료 후에는 결과평가가 이루어지는데, 이에 대해 살펴보면 다음과 같다.[18]

① 과정평가(process evaluation)

과정평가는 사업을 실행하는 중간에 첫째, 사업 계획과 진행 정도를 비교함으로써 목표 달성이 가능하도록 사업 내용을 조정하고, 둘째, 목표 달성을 저해하는 요인을 조기에 발견하여 시정하는 한편, 목표 달성을 촉진하는 요인은 강화하고자 하는 목적에서 실시한다.

과정평가를 통하여 평가하게 되는 내용은 다음과 같다.

---

18 배상수. 보건사업기획, 제3판. 계축문화사, 2015.

- 사업 진행 일정의 준수: 목표 대비 사업의 진행 정도
- 사업 자원의 적절성과 효율성
- 사업 이용자의 특성, 적합성과 형평성
- 사업 전략 및 활동의 적합성과 제공된 서비스의 질, 대상자의 만족도
- 사업을 더 효율적·효과적으로 만들기 위해 변화시켜야 할 사업 내용 검토
- 사업 목표의 수정 필요성

② 결과평가(outcome evaluation)

보건사업의 결과평가는 사업의 종료 시 사업 효과를 측정함으로써 사업의 지속이나 확대 여부를 판단하기 위하여 실시한다. 다음과 같은 내용에 관심을 가지고 결과평가를 진행한다.

- 사업이 목적과 목표를 달성하였는가?
- 사업에 의해 야기된 의도되지 않은 결과는 없는가?
- 사업이 사회적 형평성의 달성에 기여하고 있는가?
- 조직과 지역사회의 문제 해결 역량이 강화되었는가?
- 사업의 전략이 얼마나 효과적인가?
- 사업의 가능한 대안은 무엇인가? 다른 대안과 비교할 때 사업이 얼마나 효과적인가?
- 다른 상황에서는 사업이 얼마나 효과적일 것인가?
- 사업을 지속하거나 확대할 필요가 있는가?

결과평가를 통해 보건기관과 지역사회의 문제 해결 능력이 얼마나 향상되었는가를 평가하는 것도 중요하다. 보건사업을 통해 조직과 담당 인력의 능력을 향상시키고, 지역사회의 건강문제에 대한 관심과 역량을 제고하는 것은 단위 사업의 목표 달성 여부 못지않게 중요하다는 것을 명심해야 한다.

보건사업을 평가하고자 할 때는 다음 사항을 유의하여야 한다.[19]

첫째, 보건사업은 대부분 서비스를 생산하므로 평가가 어렵다. 서비스는 제품과 달리 무형성, 이질성, 생산과 소비의 동시성, 비영구성 등의 특성을 가지고 있으므로 산출물을 표준화하기 어려우며, 서비스 과정의 통제가 곤란하다. 또한 많은 보건서비스는 서비스 이용으로부터 결과 발생까지 오랜 시간이 걸려 최종 결과(건강 수준)를 성과 측정지표로 이용하기 어렵다. 뿐만 아니라 결과에 영향을 미치는 요인이 다양하여 실험 설계에 의한 엄밀한 평가 모형이 요구되나, 윤리적 이유로 이를 충족시키기 어려운 경우가 많다. 무료 서비스가 많고, 경쟁 시장이 성립되어 있지 않아 경쟁적 성과나 재무적 성과를 이용하기 어렵다는 난점도 있다. 따라서 보건사업의 평가를 위해서는 사업의 특성에 맞는 성과 목표의 개발이 필요하다.

둘째, 조직의 목적과 부합되는 평가를 하여야 한다. 조직 목적이 명확하지 않다면 사업 평가는 사업의 효율성 평가에 머무르게 되고 사업 평가를 통해 조직의 개선이나 핵심 역량의 강화, 조직 문화의 변화 등이 나타나기 어렵다.

셋째, 평가를 업무 과정에 통합함으로써 평가를 위한 추가 부담을 경감시켜야 한다. 평가 자료 수집은 사업 정보 체계에 통합하고, 평가지표가 자동적으로 산출되게 한다면 사업 평가에 대한 부담이 줄어들고, 평가에 대한 거부감도 감소할 것이다.

넷째, 환경에 따른 사업의 반응성(responsiveness) 차이에 유의하여야 한다. 보건사업은 지역사회의 상황(context)에 크게 영향을 받는다. 따라서 특정 지역에서 시행된 사업을 다른 지역에서 동일하게 시행한다고 해도 같은 결과를 얻기가 힘들다. 사업의 반응성이란 사업 환경에 의해 사업 결과가 어떻게 변하는가를 검토하는 것인데, 크게 다음과 같은 세 가지 측면을 분석하게 된다.

- 사업 제공 방법의 변화: 지역 환경에 따른 사업 장소의 변화 등
- 사업 환경에 따른 결과의 변화

19 배상수. 보건사업기획, 제3판. 계축문화사, 2015.

• 사업 제공 체계에 따른 결과의 변화

3. 우리나라 보건사업 기획의 쟁점

우리나라의 보건사업 기획은 1995년 지역보건법의 제정 이후 활성화되었다. 지역보건법에서는 지방자치단체에 주기적으로 지역보건의료 계획을 수립할 것을 규정하고 있는데,[20] 이후 국민건강증진법,[21] 정신보건법[22] 등에서 지방자치단체에 관련 계획을 수립할 것을 명시하였다. 그리고 최근에는 여러 종류의 보건사업 계획을 작성하는 데 따르는 폐단을 줄이기 위해 지역보건의료 계획을 중심으로 각종 보건사업 계획을 정리하고 있다.

우리나라는 법적으로 모든 지방자치단체가 보건 계획을 작성하게 하는 세계에서 몇 안 되는 국가이다. 지역단위의 보건사업 기획이 의무화됨에 따라 지역의 주요 건강문제를 평가하고 지역 실정에 맞는 사업을 시행하며 성과를 평가하는 장점이 나타나고 있다는 주장과, 보건사업 기획이 별다른 성과 없이 형식적인 계획의 수립, 명목상의 지역 참여, 기획에 따른 업무 증가 등의 폐단을 발생시키고 있다는 비판이 공존하고 있다.[23]

지역보건의료 계획을 비롯한 우리나라 보건사업 기획의 주요 논쟁점은 다음과 같다.

첫째, 보건 기획은 공공서비스의 3대 업무상실이라 말하는 목적상실, 방법상실, 의욕상실을 예방할 수 있는 대책으로 활용되어야 한다.[24] 그러나 우리나라에서는 보건사업 예산이 중앙정부의 사업비 보조 방식에 의해 결정되는

20 지역보건법 제4조 및 지역보건법시행령 제3조.

21 국민건강증진법 제4조.

22 정신보건법 제4조의 3.

23 대한예방의학회. 지역보건의료 계획 수립 현황과 개선방안 심포지엄. 대한예방의학회 2009년 추계학술대회 연제집. 2009.

24 배상수. 지역보건의료 계획의 발전과제. 비판과 대안을 위한 건강정책학회 2010년 춘계학술대회 연제집. 2010.

등 중앙 집중적이어서 지방자치단체가 자율적으로 사업 계획을 수립하기 어려우며, 형식적인 성과평가 제도, 개인에 대한 인센티브의 부족 등으로 인해 공공서비스의 3대 업무상실을 예방하기가 근원적으로 어렵다는 비판이 있다. 이러한 문제를 해결하기 위해서는 보건사업 예산 결정 및 배분 방식의 변화, 인사 제도의 변화 등이 수반되어야 하는데, 이는 간단한 문제가 아니다.

둘째, 건강문제의 다양화에 따라 우리나라의 보건사업 역시 다양화되고 있다. 보건사업별 사업기획이 가지는 문제점을 해결하기 위해 지역보건의료 계획을 중심으로 사업 계획을 통합하도록 하고 있으나 실제로는 개별 사업을 엮어 놓았을 뿐이지 사업 간의 융합에는 이르지 못하고 있다는 비판이 많다. 이는 우리나라의 지역보건사업 계획 작성이 여전히 단위 사업별 계획을 중심으로 이루어지며 조직 전체의 비전이나 전략적 우선과제를 중심으로 작성되지 않기 때문이다. 지역보건의료 계획을 진정한 통합 사업 계획으로 발전시켜야 한다.

셋째, 우리나라는 보건사업 기획을 지나치게 현장 담당자의 책무로 방임하는 경향이 있다. 담당 직원의 기획 능력 향상을 위한 교육은 잦은 인사 교류, 관련자의 직무 교육에 대한 거부감, 담당자의 기본적인 지식과 능력의 부족 등으로 인해 한계에 부딪히고 있다. 기획 담당자들이 쉽게 이용 가능하도록 지역의 건강 자료를 분석하여 제공하고, 기획의 단계별 의사결정을 지원하기 위한 전문적 체계를 강화하여야 한다.

참고문헌

- 대한예방의학회. 지역보건의료 계획 수립 현황과 개선방안 심포지엄. 대한예방의학회 2009년 추계학술대회 연제집. 2009.
- 드러커 PF. 이재규 옮김. 자기경영노트. 한국경제신문. 2003.
- 배상수. 지역보건의료 계획의 발전과제. 비판과 대안을 위한 건강정책학회 2010년 춘계학술대회 연제집. 2010.
- 배상수. 보건사업기획. 제3판. 계축문화사. 2015.
- 알렉산더 ER. 박우서. 박경원 옮김. 현대기획이론. 나남출판. 1995.
- 외즈베칸 H. 김재관 옮김. 기획론. 대영문화사. 1991.
- Hanlon J. Pickett G. Public health administration and practice. Times mirror. Mosby College Publishing. 1984.
- U.S. Department of Health and Human Services. Planned approach to community health: guide for the local coordinator. U.S. Department of Health and Human Services. Centers for Disease Control and Prevention. National Center for Chronic Disease Prevention and Health Promotion. Available from: URL: http://www.lgreen.net/patch.pdf.
- U.S. National Cancer Institute. Theory at a glance: a guide for health promotion practice. 2nd ed. Available from: URL: http://www.cancer.gov/cancertopics/cancerlibrary/theory.pdf.
- U.S. Public Health Foundation. Healthy People 2010 Toolkit: a field guide for health planning. Available from: URL: http://www.healthypeople.gov/2010/state/toolkit/ToolkitAll2002.pdf.

추천문헌

- 배상수. 보건사업기획. 제3판. 계축문화사. 2015.
- Patton MQ. Utilization-focused evaluation. 4th ed. Sage. 2008.
- U.S. Department of Health and Human Services. Centers for Disease Control and Prevention. Office of the Director. Office of Strategy and Innovation. Introduction to program evaluation for public health programs: a self-study guide. 2005.
- U.S. Department of Health and Human Services. Planned approach to community health: guide for the local coordinator. U.S. Department of Health and Human Services. Centers for Disease Control and Prevention. National Center for Chronic Disease Prevention and Health Promotion. Available from: URL: http://www.lgreen.net/patch.pdf.
- U.S. The National Association of County and City Health Officials (NACCHO). Achieving healthier communities through MAPP: a users handbook. Available from: URL: http://www.naccho.org/topics/infrastructure/mapp/upload/MAPP_Handbook_fnl.pdf.

2 건강증진의 이해

고광욱(고신대학교 의과대학 예방의학교실 교수)

학습 목표

☑ 건강증진의 역사적 맥락을 이해한다.
☑ 세계보건기구를 중심으로 한 건강증진 개념의 형성과 변화 과정을 이해한다.
☑ 국내외 건강증진의 사례를 이해하여 한국적 전망과 전략을 도출한다.

'건강증진(health promotion)'이라는 단어에는 역사적 맥락과 개념의 변천 과정이 내포되어 있다. 농경과 밀집생활 이후의 감염병 문제를 환경위생적 접근과 생의학적 접근으로 관리해 낸 성과에 더하여 현대의 비감염성 질환 등에 대한 새로운 공중보건학적 접근방법의 변화 맥락과 그 과정을 이해하는 것은 향후의 방향과 대안설정에도 필요할 것이다. 빠른 사회경제적 발전과 함께 단기간에 놀라운 보건의료의 변천을 이루어 낸 한국사회는 전 국민 건강보험과 의약분업, 금연하는 사회로의 변화 등을 이루어 내었지만, 높은 자살율과 건강격차 등의 여러 과제 또한 안고 있다. 이러한 때에 '건강증진'이라는 담론과 관점은 국민건강을 바라보는 좋은 이론적 맥락과 전략을 제공해 줄 수 있을 것이다.

1. 건강증진의 역사적 맥락

1970년대의 일차보건의료와 1980년대의 건강증진 개념의 대두는 제1, 2차 세계대전 이후 세계보건기구 등 여러 국제기구의 창립과 함께 '영광의 30년'이라 일컫던 경제성장과 복지국가의 꿈에 젖어 있던 인류가 월남전과 오일쇼크 등을 전후로 나타난 프랑스 학생운동, 반전평화운동, 민권 및 소비자운동의 확산, 성장의 한계절감 등을 경험함으로써 나타난 집단 지성의 산물일 것으로 생각된다.

인류 역사에서 근대 이후의 수명연장과 건강 수준의 향상은 매우 이례적인 일이다. 사망 관련 자료가 비교적 잘 보존된 지역의 통계를 통해 살펴보면, 조기사망률은 1700년대 말 10만 명당 2,000명대에서 1800년대에 1,000명대로, 1900년대에는 1,000명대 이하로 감소한 것을 확인할 수 있다. 이 같은 건강 향상은 영양과 위생 개선, 그리고 현대적 의료에서 기인한 것으로 평가된다(그림 8.2-1).[1] 이러한 관점을 한국의 상황에 대입해 보면, 영양 개선은 화

1 Hayward K, Colman R. The tides of change addressing inequity and chronic disease in

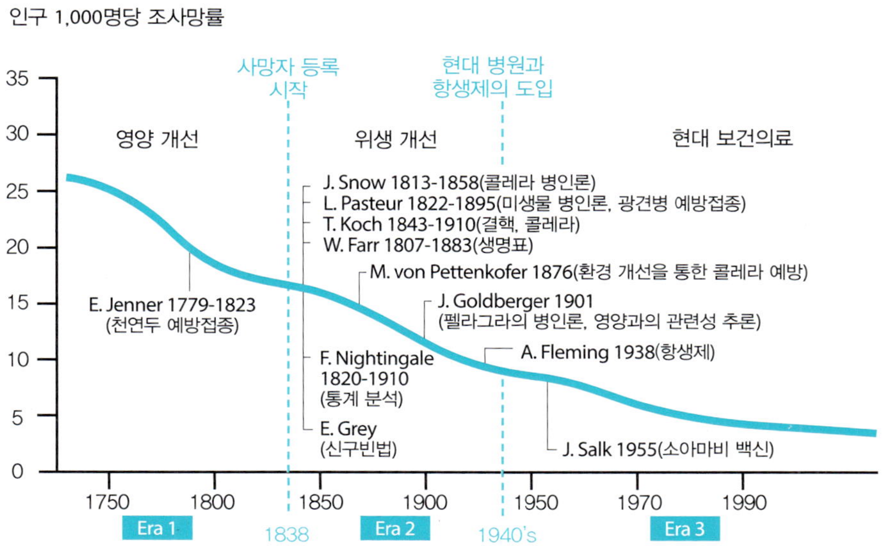

〈그림 8.2-1〉 인구집단 건강 수준의 변화와 공중보건학적 연표

출처: Hayward K, Colman R. The tides of change addressing inequity and chronic disease in Atlantic Canada (Discussion paper). Population and Public Health Branch, Health Canada, Atlantic Regional Office, 2003, p8.

학비료의 보급, 통일벼 개발 및 경지정리의 시기와 대략 일치하는 것으로 추정된다. 위생 개선은 상하수도, 수세식 화장실, 욕실 등 주거 환경 개선과 시기적으로 일치하며, 현대적 의료는 1970년대 말 이후 의료보험의 확대 과정과 시기적으로 일치하는 것으로 해석할 수 있다.

토머스 매큐언은 『의학의 한계와 새로운 가능성』이라는 저서에서 잉글랜드와 웨일스 지역의 자료 분석을 통해 건강의 결정요인들을 체계적으로 연구한 결과를 제시하였다. 그는 "건강증진은 식량의 공급, 위험요인으로부터의 보호, 산아제한 등에 의해 주로 이루어져 왔다"[2]고 강조하면서, 현대의학의 한계를 지적하였다.

Atlantic Canada (Discussion paper). Population and Public Health Branch, Health Canada, Atlantic Regional Office, 2003, p8.

2 토머스 매큐언. 손명세, 정상혁 옮김. 의학의 한계와 새로운 가능성. 한울, 1994, p236.

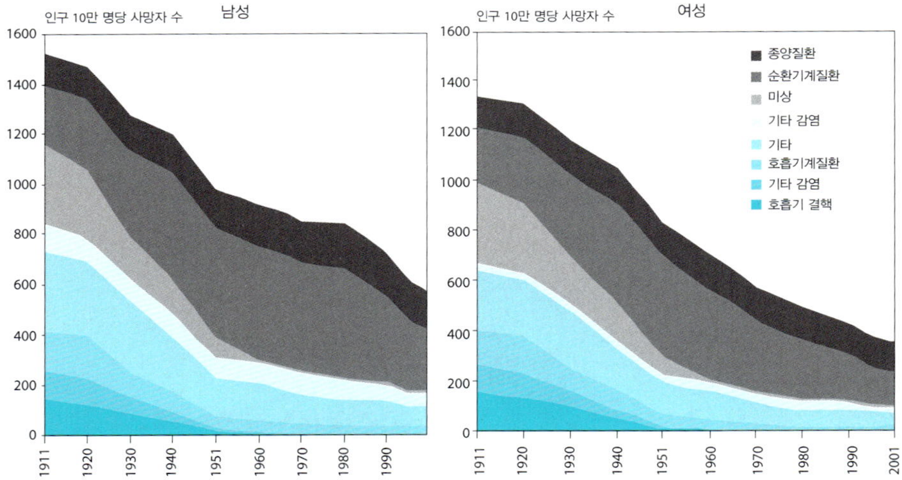

〈그림 8.2-2〉 여러 가지 사인에 의한 스웨덴인의 연령표준화 사망률(1911–2002)

출처: 얀 순딘, 샘 빌네르. 신영전, 박세홍 옮김. 스웨덴 공중보건 250년사. 한울, 2012, p204.

> 1. 1700년 이후 오늘날까지 가장 중요하면서 최초로 건강에 영향을 준 요인은 영양상태의 개선이다. 2. 위생의 개선은 19세기 중엽부터 현재까지 사망률 감소에 20% 기여했다. (……) 1935년 설폰아마이드가 도입되기 전까지 천연두 예방접종을 제외하고는 예방접종이나 치료가 사망률 감소에 기여한 바는 거의 없다. (……)[3]

한편 최근 250년간 스웨덴에서의 사회적 변화와 건강에 관한 연구에 따르면, 연령표준화 사망률 감소에 기여한 주된 사망 원인은 호흡기질환, 기타 감염, 폐결핵 등이었는데, 특히 17세기 말과 18세기 초의 천연두, 그리고 1900년대 중반의 결핵 발병률과 사망률이 극적으로 감소하였다(그림 8.2-2).[4,5]

3 토머스 매큐언. 손명세, 정상혁 옮김. 의학의 한계와 새로운 가능성. 한울, 1994, p103.

4 Sundin J, Willner S. Social change and health in Sweden 250 years of politics and practice. Swedish National Institute of Public Health, 2007, p181.

5 Hayward K, Colman R. The tides of change addressing inequity and chronic disease in Atlantic Canada (Discussion paper). Population and Public Health Branch, Health Canada, Atlantic Regional Office, 2003, p8.

〈표 8.2-1〉 스웨덴인의 건강 수준 향상에 기여한 요인

공중보건 조치	생활 수준의 향상
• 국가, 교회 조직을 통한 사업 –생정통계의 정기 수집 –천연두 백신 초기에 광범위 보급 • 예방적 모자보건, 무상의료접근 • 알코올 제한 정책, 일부 지역의 사고 예방, 금연 정보 캠페인	• 보편적 복지정책 –사회보장 –고등교육 기준 –높은 취업률 –지역 및 주거 보조금

출처: 얀 순딘, 샘 빌네르. 신영전, 박세홍 옮김. 스웨덴 공중보건 250년사. 한울, 2012의 내용을 토대로 작성.

이 연구에서는 1750년 이후 스웨덴 국민의 건강 변천 요인을 종합하며, 19세기 공중보건 조치의 기여도 컸지만, 양차 세계대전 사이에 태동한 보편적 복지정책에 따른 생활 수준 향상이 기여한 바가 더 크다고 결론내리면서, 생물의학적 접근법의 한계를 재확인시켜 주었다(표 8.2-1 참조).[6]

1974년 캐나다 정부는 당시 보건부 장관이었던 마크 라롱드의 주도하에 「캐나다인의 건강에 대한 새로운 시각」이라는 보고서를 발간하였다.[7] 「라롱드 보고서」로 명명된 이 보고서는 국가 정책적 차원에서 건강 수준 향상을 위한 의료조직, 환경, 인체 생물학, 생활양식의 중요성을 천명하여 이후 건강증진 담론의 초석을 놓은 것으로 평가받고 있다.

1978년 알마아타에서 열린 일차보건의료에 관한 유니세프/세계보건기구(UNICEF/WHO) 국제회의에서는 건강이 생활 및 작업 여건과 관련되어 있다는 사실을 추인하고, 지역사회 참여의 역할을 공식화하였다.[8] 알마아타 선언의 핵심 내용은 다음과 같이 요약할 수 있다.[9]

---

6 Hayward K, Colman R. The tides of change addressing inequity and chronic disease in Atlantic Canada (Discussion paper). Population and Public Health Branch, Health Canada, Atlantic Regional Office, 2003.

7 Lalonde M. A new perspective on the health of Canadians a working document (Lalonde Report) (1973-1974). Minister of Supply and Services Canada, 1981.

8 WHO. The WHO center for health development. Urban HEART, 2010, p2.

9 Naidoo J, Wills J. 지역보건연구회 옮김. 건강증진이론과 실제. 계축문화사, 2011, p78.

- 건강결정요인에 대한 인식의 변화와 건강을 단순히 보건의료서비스와 동일시하려는 경향으로부터의 탈피
- 전염성질환으로부터 개인의 생활양식이 주로 영향을 미치는 만성질환으로의 이행
- 예방과 치료의 일선을 담당하는 일차보건의료의 잠재력에 대한 인식

알마아타 선언 이후 세계보건기구는 건강증진을 위한 폭넓은 의제를 제기하는 데 핵심적 역할을 수행하고 있다.

1979년 미국 정부는 건강증진과 질병 예방에 관한 보건정책관 보고서를 통해, 조기사망 원인의 50% 이상이 일상생활에서의 건강행태 및 지역사회의 생활 여건에 의한 것이라는 사실을 밝혔다.[10] 이상과 같은 일련의 연구 결과와 선언은 치료를 위한 양질의 보건의료서비스 제공에 초점이 맞추어졌던 기존의 보건의료정책을 건강에 도움이 되는 생활양식 실천과 여건을 조성하는 방향으로 전환시키는 단초를 제공하였으며, 이후 일본, 영국 등 각국 정부에서 기존의 보건의료 위주의 정책 수립을 탈피하는 계기가 된다.

2. 세계보건기구를 중심으로 한 건강증진 개념의 형성과 변화 과정

세계보건기구 유럽지부에서는 1984년 "건강증진의 개념과 원칙"을 논의하기 위한 실행위원회가 조직되었다. 실행위원회에서는 주거와 음식과 같은 건강의 기본 자원과 사회적·경제적·물리적·문화적 환경과 같은 전반적 환경('total' environment) 여건의 개선이 건강증진을 위해 필수적이라는 점을 천명하였다.[11]

10 대한예방의학회. 예방의학과 공중보건학. 계축문화사, 2010, p840.

11 Milestones in Health Promotion Statements from Global Conferences. A discussion document

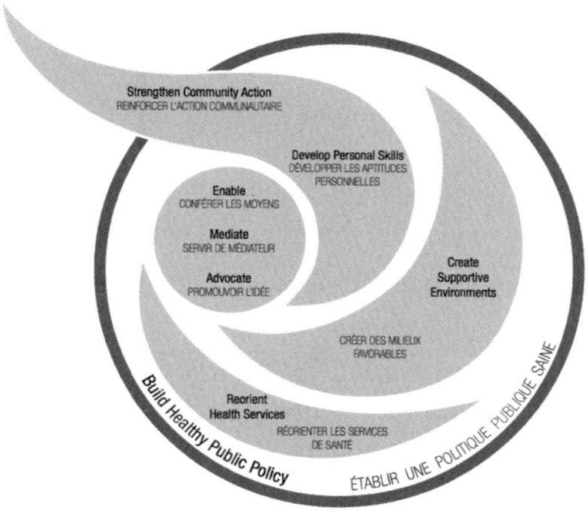

〈그림 8.2-3〉 오타와 건강증진 국제회의 때의 건강증진 엠블럼

1986년 캐나다 오타와에서 열린 건강증진 국제회의에서는 명시적으로 평화, 사회정의와 형평성, 주거와 음식, 교육과 소득, 지속 가능한 생태계와 자원 등을 건강의 전제 조건으로 제시하고 〈그림 8.2-3〉과 같은 엠블럼으로 상징되는 건강증진 헌장을 제시하였다. 오타와 헌장은 이전까지의 '건강증진'의 개념을 종합적으로 축약한 것으로, 이후 수차례에 걸친 국제회의를 통해 오타와 헌장의 가치와 의미가 거듭 재확인되었다. 오타와 건강증진 국제회의의 엠블럼은 오타와 헌장에서 제시된 접근법을 나타내는 건강증진 로고로 사용되었다. 가운데의 둥근 원은 "역량 강화, 중개, 옹호"라는 건강증진의 세 가지 기본 전략을 의미하며, 3개의 날개는 건강한 공공 정책의 조성, 건강 친화적인 환경의 창출, 건강을 위한 지역사회 활동의 강화, 개인기술의 개발, 보건의료서비스 방향의 재정립이라는 다섯 가지 활동 영역을 나타내고 있다.

특히 건강한 공공 정책이 모든 것을 함께 묶는 붉은색 테두리를 이루고 있어서 후일 '모든 정책에서의 건강(health in all policies)'의 모태가 된 착상으로 볼 수 있다. 한편 개인기술의 개발과 지역사회 활동의 강화를 나타내는 날개가 테두리를 뚫고 나가는 형상은 변화하는 개인과 지역사회의 변화에 따라

on the concept and principles of health promotion. WHO. Available from: URL: http://www.who.int/healthpromotion/Milestones_Health_Promotion_05022010.pdf.

건강한 정책 영역도 이러한 변화를 반영하여야 함을 상징하였다. 특히 다음과 같은 건강증진에 대한 선언은 인류의 집단 지성의 산물로서 오타와 헌장을 탄생시켰던 당시의 분위기를 잘 느낄 수 있게 해 주며, 2000년까지 모든 인류를 위한 건강(health for all)을 현실로 만들고자 하였던 이상이 잘 녹아 있다.[12]

- 우리는 건강한 공공 정책을 만들어 나가고 모든 분야에서 건강과 형평에 대한 명확한 정치적 지원을 앞장서서 옹호하고 주창할 것이다.
- 자원 고갈, 해로운 제품, 생활 여건과 환경 및 영양 등 건강을 해치는 압력에 저항하며 오염, 직업적 위험, 주거와 정주환경 같은 공중보건 이슈에 관심을 집중할 것이다.
- 사회 안팎의 건강 격차에 대응하고 사회의 규정과 관행에 의해 생기는 건강 불평등을 해소해 나갈 것이다.
- 사람이 건강의 주된 자원이라는 것을(사람을 통해 그리고 사람에 의해 건강문제를 해결할 수 있다는 것을) 인정하고, 사람이 스스로 자신과 가족과 동료를 재정과 기타 수단을 통해 건강하게 지켜 나가도록 지원하고 능력을 키우도록 하며, 지역공동체의 목소리가 그들의 건강문제, 생활 여건과 복지에 있어서 필수불가결하다는 것을 받아들인다.
- 건강 서비스와 그 자원이 건강증진을 향하도록 방향을 다시 정해 나가며, 권한을 다른 분야, 다른 학문, 그리고 무엇보다도 사람들과 나눌 것이다.
- 건강과 그 유지를 중요한 사회적 투자와 과제로 인정하고, 우리 생활 양식의 전반적인 생태학적 문제에 대처해 나갈 것이다.

그리하여 우리 모두는 협력하여 강력한 공중보건 연대에 헌신해 나갈 것이다.

---

12 Milestones in Health Promotion Statements from Global Conferences. Healthy settings. WHO, 2009. pp4-5. Available from: URL: http://www.who.int/healthy_settings/regional/en/index.html (Accessed at Feb 2011).

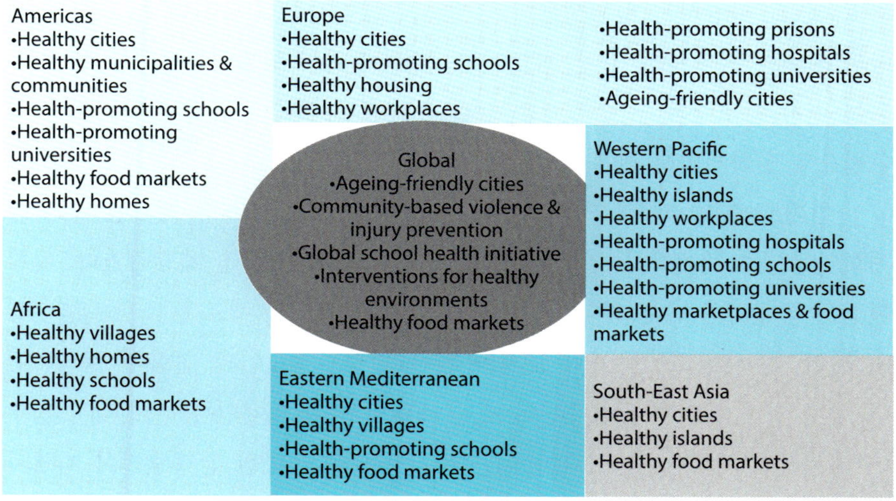

〈그림 8.2-4〉 전 세계적인 건강한 생활터 만들기 운동의 사례들

출처: WHO. Available from: URL: http://www.who.int/healthy_settings/regional/en/index.html.

1988년 호주 애들레이드 국제회의에서도 사회정의와 형평성을 건강의 전제 조건으로 천명한 오타와 헌장의 정신과 '모든 이를 위한 건강'이라는 알마아타 선언의 정신을 재확인하였으며, 이어진 1989년 국제회의에서는 개발도상국에서의 건강증진을 촉구하였다. 1991년 건강 지지적인 환경에 대한 순스발(Sundsvall) 선언문에서는 여전히 수많은 인류가 극단적 가난과 박탈로 인해 건강을 위협받고 있는 현실을 우려하면서 사회적·정치적·경제적·여성적 차원의 지원적 환경을 강조하였다. 1997년에 개최된 21세기 건강증진 선도를 위한 자카르타 선언에서는 모든 이를 위한 건강과 일차보건의료에 대한 오타와 헌장의 원칙을 재확인하고 건강에 대한 사회적 책임과 투자를 촉구하였다.

세계보건기구를 중심으로 한 건강증진 개념의 형성과 변화 과정은 단순히 새로운 담론을 형성하는 차원의 이념적 활동으로만 그치지 않고, 건강한 생활터 만들기(healthy setting approach)로 발전하였다(그림 8.2-4). 즉 세계보건기구의 '모든 이를 위한 건강' 전략에서 유래하여 오타와 헌장에서 기초가 확립된 건강을 위한 총체적 접근 방법은 '지속 가능한 개발' 개념과 통합되면서 건강한 생활터 만들기 운동으로 확대된 것이다. '건강은 사람들이 배우고, 일하고, 놀고, 사랑하는 일상생활의 터에서 만들어지고 향유된다'는 오타와 헌장의 선언은 지역사회 참여, 파트너십, 역량 강화와 형평이라는 원리에 기초하여 기존의 조직과 구조를 갖춘 생활의 터전 자체를 건강하게 만들자는 접근법으로 발전하면서 세계 각국으로 확산되었다.[13]

한편 2000년 멕시코시티 국제회의를 경유하며, 2005년 개최된 방콕 국제회의에서는 세계화시대의 건강증진에 대한 방콕 헌장을 채택하였다. 방콕 헌장은 국내외의 빈부 격차 심화, 국제적 교류 확대와 새로운 소비 행태, 상업화, 전 지구적 환경문제와 도시화 같은 건강결정요인의 변화에 주목하였다. 이에 방콕 헌장은 건강증진이 세계 개발의 핵심 의제인 동시에 각국 정부의 핵심적인 책임 영역이 되어야 한다고 강조했다. 또한 건강증진이 지역사회 시민사회 활동의 주된 내용이 되도록 하고, 좋은 기업 경영의 필수 조건이 되도록 만들어야 한다는 점을 천명하였다. 2009년 나이로비 국제회의에서는 '건강증진과 개발의 실행 격차 해소'를 주제로 '건강증진의 주류화'의 쟁점을 다루었다. 2013년 헬싱키 국제회의에서는 모든 정책에서의 건강(health in all policies)을 주창하면서 정부의 역할강화를 주문하였다. 2016년 상하이 국제회의에서는 오타와 헌장 30주년과 지속 가능 성장 목표(SDGs)(그림 7.3-1) 첫해를 기념하는 대회로 개최되었다. 새천년 개발목표(Millenium Developement Goals)의 성공에 기초하여 2015년 UN에서 채택한 17개의 지속 가능 성장 목표는 2016년 공식적으로 발효되어 향후 15년간 빈곤을 근절하고 불평등을 퇴치하며 기후변화에 대처하는 등 전 세계적 노력을 결집하여 건강증진의 사회환경적 측면에 기여할 것으로 보인다.

1970년대 이후 확립된 건강증진의 정신과 가치는 여전히 유효할 뿐 아니라 인류의 소중한 집단적 지성의 산물이다. 그러나 오일쇼크를 거치면서 서구 복지국가의 위상이 흔들리고, 사회주의 체제의 붕괴와 세계의 신자유주의화 등의 영향을 받으면서 '2000년까지 모든 인류를 위한 건강'이라는 건강증

13 Milestones in Health Promotion Statements from Global Conferences. Healthy settings. WHO, 2009, pp4-5. Available from: URL: http://www.who.int/healthy_settings/regional/en/index.html (Accessed at Feb 2011).

진의 정신과 가치조차도 도전에 직면하게 되었다.

3. 캐나다의 건강증진 역사와 사례 탐구[14]

1974년 「라롱드 보고서」와 1986년 건강증진에 관한 오타와 헌장의 출범지가 되었던 캐나다의 건강증진 역사와 사례는 국가적 차원의 건강증진 활동에 대한 좋은 본보기가 될 수 있다.

캐나다의 건강증진 활동은 1974년 「라롱드 보고서」에서 제안한 건강증진 조직(health promotion directorate)이 설립되면서 본격화되었다. 보건교육과 사회 마케팅 중심의 건강 생활 실천 프로그램이 급속히 확산되면서, 지역사회의 풀뿌리운동도 함께 형성되었다. 이 같은 캐나다의 초기 단계 활동은 건강에 대한 국민의 관심이 높아지면서, 보건소와 대중매체를 통한 건강 생활 실천 활동이 본격화된 우리나라의 1990년대 상황과 유사한 것으로 이해할 수 있다.

한편 캐나다의 광역/기초자치단체에서도 건강증진을 위한 조직을 갖추고, 건강결정요인과 지역사회 개발, 그리고 옹호 전략을 강조하는 접근전략이 본격적으로 시작되었다. 1984년 토론토에서는 토론토 보건부와 캐나다 공중보건협회, 그리고 캐나다 보건부가 공동으로 건강도시운동의 모태가 되는 '보건의료를 넘어'라는 국제회의를 개최하였다. 이 역시 1990년대 말부터 우리나라 일부 지방자치단체에서 추진된 건강도시운동과 비견되는 활동으로 평가할 수 있다.

캐나다에서는 오타와 헌장과 함께 「모든 이의 건강 달성을 위한 건강증진의 틀(Achieving health for all: a framework for health promotion)」이라는 「라롱드 보고서」의 후속편이 발간되었다. 이 보고서는 건강증진이 캐나다 보건의료

14 Health Promotion in Canada. A case Study June 1997. Available from: URL: http://www.phac-aspc.gc.ca/ph-sp/pdf/hprpt-eng.pdf.

체계 개편 논의의 중심 주제로 자리 잡게 만드는 역할을 담당하였다. 이 시기에는 새로운 사회생태적 모형에 기반한 다양한 프로그램이 개발·시행되었으며, 약물 남용, 흡연, 음주운전과 에이즈 대처, 건강한 지역 만들기, 지역 건강역량 강화 사업 등의 건강증진 활동에 대한 예산 지원이 대폭 확대되었다.

이 시기에 캐나다의 대다수 지방자치단체에 건강위원회(commissions and/or health council)라는 조직이 설립되었다. 이 조직은 건강증진의 관점으로 경제적 수입과 분포, 주거, 환경보호, 노동시장 조정과 제한, 형평성 등과 폭넓은 건강결정요인에 대한 연구와 정책 개발을 수행하였다. 또한 1986년 '건강한 도시/지역사회' 운동이 시작되면서 지방자치단체에 건강증진 프로그램이 더욱 확산되었다. 이 시기에 캐나다 공중보건협회는 '지역사회 건강 강화 사업(Strengthening Community Health Project, SCHP)'을 통해, 다양한 기관·단체 간의 건강증진을 위한 파트너십 형성과 협력적 활동 수행, 그리고 지역사회의 건강문제 발굴과 문제 해결을 위한 지역사회의 역량 강화 활동을 뒷받침하였다.

1990년대에는 "인구 건강(population health)"이라는 담론이 보급되면서 전통적인 건강증진 담론을 대체해 나갔다. 건강증진 담론과 인구 건강 담론은 많은 측면에서 공통점을 가지고 있었기 때문에 1996년 캐나다 보건부(Public Health Agency of Canada)는 '인구 건강증진' 모형을 제시하면서 오타와 헌장의 건강증진 전략과 인구 건강 전략을 결합하였다(그림 8.2-5).

오타와 헌장에서 제시한 건강증진 활동 영역별로 캐나다의 건강증진 활동을 고찰하면 다음과 같다. 첫째, 국가적 차원의 협력(예: 국가 약물 남용 대처 전략), 풀뿌리적 협력(예: 어린이 비만 대처), 쟁점별 협력(예: 유방암), 구조적 협력(예: 온타리오 내각위원회) 등 다양한 유형의 다분야 간 협력 활동의 경험이 축적되었다. 둘째, 새로운 정책에 대한 건강 영향평가가 시도되었지만, 이에 대한 관심은 높지 않았다. 그러나 지방자치단체별 건강 목표의 설정은 이루어졌다. 셋째, 주거 환경의 개선, 신체활동을 촉진하는 생활 환경 등과 같은 건강 친화적인 환경 구축 활동이 이루어졌다. 넷째, 지역사회 차원의 중심적인 활동 내용은 기금 지원, 인적자원 개발, 건강 지식 강화 등이었다. 다섯째, 변화하는 상황에 대처하는 개인의 적응기술 개발은 모든 시기에 중요한 활동 내용으로

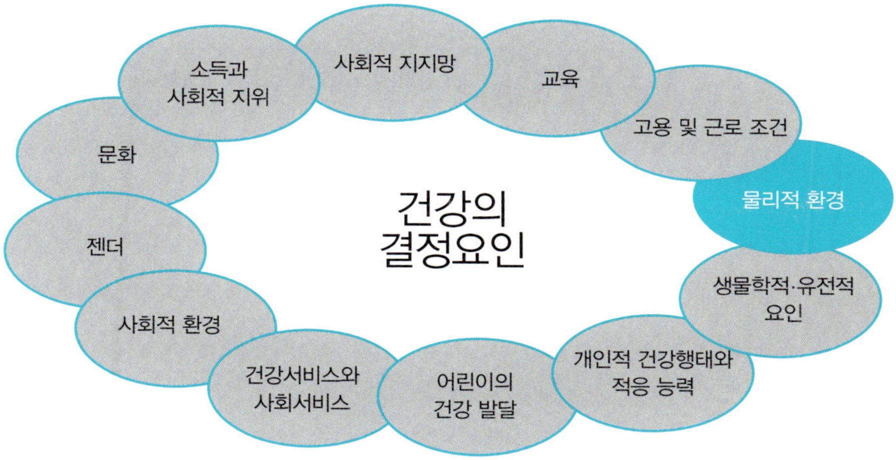

〈그림 8.2–5〉 캐나다 인구 건강증진 모형의 건강의 결정요소

출처: 캐나다 공중보건기구. Available from: URL: http://www.phac-aspc.gc.ca/ph-sp/approach-approche/link-conn-eng.php#related.

다루어졌다.[15]

한국의 경우에도 향후 더욱 다양한 형태의 분야 간 협력이 이루어지고 건강도시, 건강영향평가 등 건강환경조성과 같은 새로운 건강증진 노력이 이루어지기를 기대해 볼 수 있을 것이나 질적인 성숙을 위한 노력이 여전히 필요하다.

4. 우리나라 건강증진의 전망과 전략

사회적 양극화와 빈부 격차의 심화, 장시간 노동과 휴식 부족, 비정규직과 청년 실업의 증가, 사회적 자본의 해체와 토건 개발 위주의 국토 환경, 여성과 모성에 대한 배려 부족으로 인한 저출산과 급속한 고령화, 높은 음주율과 신체활동의 부족 등 광범위한 건강 위협 요인을 고려할 때, 건강과 관련된 우리

15 Health Promotion in Canada. A case study June 1997. Available from: URL: http://www.phac-aspc.gc.ca/ph-sp/pdf/hprpt-eng.pdf.

〈표 8.2-2〉 건강증진의 접근 방법

구분	의학적 접근법	행태적 접근	사회환경적 접근
초점	불건강한 개인	개인, 집단의 조건	지역사회, 생활 환경
건강의 정의	생물의학적 질병과 장애가 없음	개인적 건강 생활 실천 (금연, 운동, 영양…)	강력한 상호 관계, 요구의 성취감과 관리
문제의 정의	질병 범주와 생리적 위험요인, 의학적 정의	행태적 위험요인, 전문가의 정의	사회환경적 위험요인(빈곤, 생활 및 작업 조건), 심리적 위험요인(고립, 지원 부족), 형평, 지역사회가 참여하는 문제 정의
주된 전략	질병관리, 검진, 예방접종, 의학적 행태변화 관리	대중매체 행태 캠페인, 위험 감소, 정치적 옹호	지역사회 활동, 조직화, 역량 강화, 정치적 활동과 옹호
성공 기준	이환, 사망, 생리적 위험요인의 감소	행태적 위험요인의 감소와 행태변화	개인의 관리 능력 배양, 관계망 개선, 집단 활동 증가, 형평성 향상

출처: Baum F. The new public health, 3rd ed. Oxford University Press, 2008.

나라의 전망은 그리 낙관적이지 않다. 또한 건강증진 전략의 개발 역시 쉽지 않은 과제이다. 건강증진을 위한 접근 방법은 〈표 8.2-2〉와 같다. 건강증진의 담론은 사회환경적 접근에 근거를 두고 있지만, 건강증진은 의학적, 그리고 행태적 접근을 넘어 사회환경적 접근까지 가능해야 할 것이다.[16]

의학적 접근 방법과 행태적 접근 방법은 건강보험의 보장성 강화, 건강검진의 확산 등을 통해 지속적으로 확산되고 향상되었다. 특히, 행태적 접근 방법은 보건소를 중심으로 1990년대 말 이후 다양한 사업으로 구체화되었다. 최근에는 일본의 특정 보건 지도와 같은 대사증후군 관리사업이 서울시에서 실시되는 등 그 외연도 지속적으로 확장되었다. 일본은 2000년도부터 생활습관병 대책을 강조한 '건강일본 21'을 추진하면서 〈그림 8.2-6〉과 같은 특정 검진과 특정 보건 지도를 제도화하였다.[17] 우리나라의 경우에도 향후 이와 같은 방향의 사업이 확산될 것으로 전망된다. 아울러 심뇌혈관질환 관리사업,

16 Baum F. The new public health, 3rd ed. Oxford University Press, 2008.

17 이정수, 이원철, 이경수, 고광욱, 최은진, 박천만. 일본의 건강증진 정책의 방향: 생활습관병 대책을 중심으로. 보건교육건강증진학회지. 2008; 25(3): 167-181.

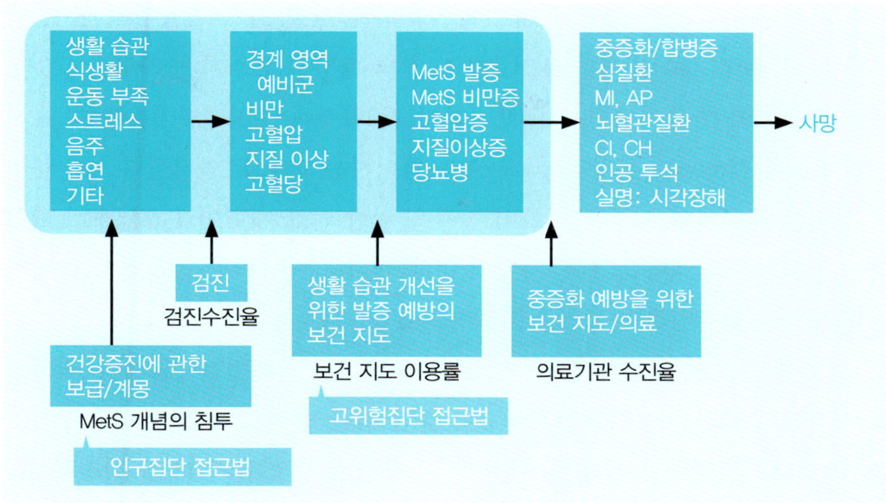

〈그림 8.2-6〉 대사증후군의 발병과 중증화 예방

출처: 이정수, 이원철, 이경수, 고광욱, 최은진, 박천만. 일본의 건강증진 정책의 방향: 생활습관병 대책을 중심으로. 보건교육건강증진학회지. 2008; 25(3): 163.

암관리사업, 고혈압 관리사업 등 특정 질환 관리사업도 더욱 체계화될 것으로 기대된다.

의학적 접근과 행태적 접근 방식도 다양한 형태로 발전할 것이다. 우리나라의 '건강증진사업'만 하더라도 이미 다음과 같은 한계들이 지적되면서, 이들 한계에 대한 대안이 폭넓게 제시된 바 있다.[18]

- 건강증진 개념에 대한 혼선
- 건강증진 대상과 사용 전략의 부조화
- 지역 역량 강화를 위한 노력 부족
- 건강증진사업을 위한 연대와 협력의 부족
- 이해관계자 참여가 제한된 기획

18 배상수. 한국보건행정학회. 2009년 후기보건행정학회 연제집. 2009.

사회환경적 접근 방법의 대표적 사례인 건강한 도시 만들기의 발전 단계를 보면, 보건 분야에서의 보건교육과 질병 예방의 요소가 증가하고(1단계), 새로운 참여자가 늘어나면서(2단계), 분야 간 협력이 증진되다가(3단계), 도시계획에 제한적(4단계)·통합적(5단계)으로 참여하는 단계로 발전한다.[19,20] 앞에서 살펴본 캐나다와 일본은 의료비 절감을 위한 의료 개혁이 4, 5단계로 도약하는 추동력으로 작용하였다. 여기에 더해 캐나다는 강력한 리더십의 존재가 정책 도약을 뒷받침하는 동력으로 작용하였다(표 8.2-3).

「라롱드 보고서」가 발간된 지 20여 년이 지나 '건강증진사업'이 본격적으로 시작된 우리나라는 사회환경적 건강증진 접근 방식의 도입 단계에 있다고 볼 수 있다. 『건강증진 사례집』 내용,[21] '건강한 도시 만들기 사업' 확산과 '건강 영향평가' 도입을 위한 노력 등을 통해 사회환경적 접근 방법으로의 변화의 단초는 감지되지만, 건강에 대한 근본적인 인식 틀은 여전히 변화되지 않고 있는 실정이다. '건강증진사업'이 근본적인 패러다임을 변화시키면서 새로운 공중보건운동(new public health)으로 거듭나기 위해서는 이를 뒷받침할 수 있는 지식 기반에 대한 연구개발이 필요하다. 또한 건강증진 관련 행정, 일선 실무진들의 태도와 자세의 전환도 필요하다. 캐나다의 1세대 심장 건강 사업이 2세대 사회생태적 사업으로 발전한 것은 지역참여적 기획, 실행, 평가를 통해 지역사회에서의 수용성을 향상시키고, 평가 결과를 지역사회로 환류하며, 근거에 기반한 일차예방 사업을 활성화하고, 지역사회의 역량 개발을 강조하는 활동의 영향이 컸던 것으로 평가된다(표 8.2-4).[22]

---

19 Baum F. The new public health, 3rd ed. Oxford University Press, 2008.

20 Draper R, Curtice L, Hopper L, Gormans M. WHO healthy cities project: review of the first five years (1987-1992): a working tool and reference framework for evaluating the project. WHO Regional Office for Europe, 1993 (EUR/ICP/HSC 644).

21 건강증진사업지원단. 건강증진 전문인력교육 건강증진사례집. 보건복지가족부, 한림대학교, 2008.

22 Baum F. The new public health, 3rd ed. Oxford University Press, 2008, pp460-468.

〈표 8.2-3〉 건강한 도시 만들기의 발전 단계

구분	1단계	2단계	3단계	4단계	5단계
초점	주로 보건 분야에서의 보건교육과 질병 예방	질병 예방 활동의 증가 및 일부 건강증진 활동, 새로운 활동자 참여	분야 간 협력, 건강증진 및 질병 예방 프로그램	정책 도약: 건강이 정책 의제가 되어 건강 불평등에 대처, 도시 건강 계획에 제한적 참여	건강 관련 주요 분야가 참여한 통합적 도시 건강 계획의 개발
접근법	전통적	전통적	오타와 헌장 및 어젠다 21 원리	정책, 건강결정요인, 취약 계층의 요구에 초점을 두고 건강을 위한 연대 구축	건강과 지속 가능성을 도시 비전과 정책의 핵심 가치로 설정, 건강에 대한 책임과 건강 불평등 결정요인 및 긍정적 측면의 대처

출처: Baum F. The new public health, 3rd ed. Oxford University Press, 2008.

〈표 8.2-4〉 신구 공중보건의 비교

구공중보건	신공중보건
물리적 기반, 특히 물, 위생, 주거에 초점	물리적 기반+사회적 지원, 사회적 자본, 행태와 생활양식에 초점
입법과 정책 기전, 19세기 공중보건법	입법과 정책의 재발견, 청지기 의료
의료가 중심	부문 간 활동 중요성 인식, 의료는 일부
생활 여건 향상, 사회운동 전문가 주도	지역사회 참여 매우 강조
역학조사가 주된 연구수단	다양한 연구 조사법 적용
질병 예방에 초점, '건강은 질병 없음'이라는 부정적 건강 개념	질병 예방과 건강증진, 적극적 건강 개념
주로 인체의 감염, 토착적 건강 위협에 관심	만성 및 정신질환 포함, 지속 가능성과 생태환경의 건강영향에 관심
취약 계층과 특수 욕구 그룹의 여건 향상에 관심	형평과 사회 정의가 명시화된 목표

참고문헌

- 건강증진사업지원단. 건강증진 전문인력교육 건강증진사례집. 보건복지가족부, 한림대학교, 2008.
- Naidoo J, Wills J. 지역보건연구회 옮김. 건강증진이론과 실제. 계축문화사, 2011.
- 대한예방의학회. 예방의학과 공중보건학. 계축문화사, 2010.
- 매큐언, 토머스. 손명세, 정상혁 옮김. 의학의 한계와 새로운 가능성. 한울, 1994.
- 배상수. 한국보건행정학회. 2009년 후기보건행정학회 연제집. 2009.
- 이정수, 이원철, 이경수, 고광욱, 최은진, 박천만. 일본의 건강증진 정책의 방향: 생활습관병 대책을 중심으로. 보건교육건강증진학회지. 2008; 25(3): 167–181.
- 캐나다 공중보건기구. Available from: http://www.phac-aspc.gc.ca/ph-sp/approach-approche/link-conn-eng.php#related.
- Baum F. The new public health, 3rd ed. Oxford University Press, 2008.
- Draper R, Curtice L, Hopper L, Gormans M. WHO healthy cities project: review of the first five years (1987–1992): a working tool and reference framework for evaluating the project. WHO Regional Office for Europe, 1993 (EUR/ICP/HSC 644).
- Hayward K, Colman R. The tides of change addressing inequity and chronic disease in Atlantic Canada (Discussion paper). Population and Public Health Branch, Health Canada, Atlantic Regional Office, 2003.
- Health Promotion in Canada. A case Study June 1997. Available from: URL: http://www.phac-aspc.gc.ca/ph-sp/pdf/hprpt-eng.pdf.
- Lalonde M. A new perspective on the health of Canadians a working document (Lalonde Report) (1973–1974). Minister of Supply and Services Canada, 1981.
- Milestones in Health Promotion Statements from Global Conferences. A discussion document on the concept and principles of health promotion. WHO. Available from: URL: http://www.who.int/healthpromotion/Milestones_Health_Promotion_05022010.pdf.
- Milestones in Health Promotion Statements from Global Conferences. Healthy settings. WHO, 2009. Available from: URL: http://www.who.int/healthy_settings/regional/en/index.html (Accessed at Feb 2011).
- Sundin J, Willner S. Social change and health in Sweden 250 years of politics and practice. Swedish National Institute of Public Health, 2007 (신영전, 박세홍 옮김. 스웨덴 공중보건 250년사. 한울, 2012).
- WHO. The WHO center for health development. Urban HEART, 2010.

3 질병관리

이경수(영남대학교 의과대학 예방의학교실 교수)

학습 목표

☑ 우리나라의 만성질환 중 고혈압, 당뇨병에 대한 현황을 설명할 수 있다.

☑ 우리나라의 고혈압, 당뇨병 관리를 중심으로 한 심뇌혈관 관리 정책에 대하여 설명할 수 있다.

☑ 고혈압, 당뇨병 등 만성질환 관리를 위한 다양한 정책적 접근법을 설명할 수 있다.

1970년대 말 이후 우리나라 정부와 학계는 만성질환을 어떻게 관리해야 하느냐에 대하여 지속적으로 논의해 왔다. 1980년 이후에 시행된 많은 지역 시범사업과 정책 연구에서 다양한 방안을 제시하여 왔으나 국가 정책은 미진하였다. 1990년부터 경기도 연천군, 강원도 화천군, 충남 천안시, 전남 곡성군 등을 중심으로 고혈압, 당뇨병을 중심으로 한 지역 만성질환 관리사업의 모형을 적용한 지역 단위의 만성질환 관리사업이 시행되었고, 1990년대 말과 2000년에 들어와서는 민간의료기관과 연계한 보건소의 고혈압, 당뇨병 관리사업이 서울특별시 성북구, 광주광역시 동구에서 시도되었으며, 광역 수준에서는 대구광역시 지자체 예산으로 고혈압과 당뇨병 관리사업이 2003년부터 시행되었다. 이들 사업의 공통적인 특징은 공공보건기관의 주도로 민간과 협력하여 수행하는 지역 공중보건정책의 일환으로 시행되었다는 것이다. 그 후 2007년부터 2009년까지 대구광역시에서 '심뇌혈관 고위험군 등록 관리 시범사업'이 광역시와 민간의료기관의 협력하에 시행되었고, 그 후 인천광역시에서도 시범사업이 시행되었다. 기초자치단체 중에서는 경기도 광명시, 하남시, 안산시 등에서 등록관리사업이 시행되고 있다. 그러나 아직까지 만성질환 관리를 위한 법령이 제정되지 못하고 있다.

2012년부터 고혈압, 당뇨병 등록관리사업이 전국 19개 지역 25개 보건소에서 공중보건사업의 일환으로 시행되고 있다. 이와 더불어 건강보험 정책의 일환으로서 고혈압과 당뇨병을 중심으로 한 '만성질환 관리제'가 2012년 7월부터 시행되고 있다. 고혈압과 당뇨병 환자를 별도의 전산 체계에 등록한 후 환자와 보호자에 대한 교육과 상담을 제공하는 것을 핵심으로 한 공중보건정책과, 일차의료기관에 지속적으로 방문할 경우 제공하는 진료비 경감을 주요 내용으로 한 건강보험 정책이 동시에 시행되고 있는 상황이다.

이 장에서는 만성질환 전반의 현황과 문제점을 다루고, 국가 정책과 질병관리 전략과 사업 및 향후 방향 등에 대해서는 최근 10년간의 경험과 근거가 많은 고혈압, 당뇨병 환자의 등록과 교육 상담을 중심으로 한 민간의료기관과의 협력에 의한 관리 정책을 중심으로 기술하고 방안을 제시하고자 한다.

1. 만성질환의 특징

만성질환은 발생의 원인이 여럿이고, 이환기간이 길며, 저절로 낫지 않아 관리를 하여야 하고, 완치는 어렵다는 특징을 가지고 있다. 절대적 기준은 없지만, 이러한 특징에 근거하여 대체로 '만성적 상태(chronic condition)'는 3개월 이상 지속되는 것으로 정의한다. 결핵, AIDS, 임신성 고혈압이나 임신성 당뇨 등은 이환기간이 3개월 이상이고 만성질환과 유사한 특성도 있으나, 만성질환의 범위에 포함하지는 않는다.

만성질환은 복합적인 요인 때문에 발생 기전도 불명확하고, 위험요인 노출부터 발병까지의 유도기간(induction period)이 길다. 또한 발병한 후에는 자연적으로 완치되지 않는 경과를 보이며, 이환기간이 길면 단계적으로 기능의 저하나 장애가 심화되는 경우가 많다. 특히 질병의 관리가 잘 되지 않는 경우에는 합병증 발생이나 기능의 저하 속도가 빠르다.

만성질환의 종류에 따른 변화 가능한(modifiable) 위험요인들에 대한 연구가 많이 이루어져 있으며, 〈표 8.3-1〉은 그 내용을 요약한 것이다.[1]

국가의 만성질환 관리 정책은 이러한 변화 가능한 위험요인을 어떻게 관리할 것인가에 대한 전략을 구체적이고도 통합적으로 설정·시행해야 그 효과를 볼 수가 있으며, 국가별로 위험요인의 관리에 대한 법령과 인프라 및 프로그램들이 상이하기 때문에 이러한 상황을 고려해야 한다.

1 Brownson RC, Remington PL, Davis JR. Chronic disease epidemiology and control. American Public Health Association, 1998.

〈표 8.3-1〉 만성질환 종류에 따른 변화 가능한 위험요인

위험요인	심혈관 질환	암	만성 폐질환	당뇨병	간경화증	근골격계 질환	신경계 질환
흡연	+	+	+			+	?
음주	+	+			+	+	+
고콜레스테롤혈증	+						
고혈압	+						+
식이	+	+		+		+	?
신체활동 부족	+	+		+		+	+
비만	+	+		+		+	+
스트레스	?	?					
환경성 흡연	?	+	+				
직업	?	+	+		?	+	?
환경오염	+	+	+				
낮은 사회경제 수준	+	+	+	+	+	+	

2. 고혈압과 당뇨병 현황과 문제점

1) 현황

만성질환은 암과 함께 사망 순위가 높고 질병부담이 커 국가가 중점적으로 관리하여야 하는 질환이다(표 8.3-2, 8.3-3 참조).

2009년 현재 고혈압과 당뇨병 등 만성질환의 유병률, 인지율, 지속 치료율 및 조절률은 〈표 8.3-4〉와 같다. 2001년에 비하여 고혈압과 당뇨병 관리 지표는 상당히 증가하였으나, 2008년 기준으로 조절률이 고혈압은 42.4%, 당뇨병은 27.1%로 낮은 편이다.

혈압의 증가가 뇌졸중으로 인한 사망의 약 51%, 심장질환으로 인한 사망의 약 45% 기여하여, 세계 성인의 뇌졸중과 심장질환 발생의 주요 원인인 것으로 보고되었다. 당뇨병의 경우 전 세계 평균 유병률은 약 10%인 반면, 태평양

〈표 8.3-2〉 사망 원인 순위 변화(1999, 2009)

(단위: 명, %, 인구 10만 명당)

순위	1999년		2009년			
	사망 원인	사망률	사망 원인	사망자 수	구성비	사망률
1	악성신생물(암)	114.2	악성신생물(암)	69,780	28.3	140.5
2	뇌혈관질환	72.9	뇌혈관질환	25,838	10.5	52.0
3	심장질환	38.9	심장질환	22,347	9.0	45.0
4	운수 사고	26.2	고의적 자해(자살)	15,413	6.2	31.0
5	간질환	23.4	당뇨병	9,757	4.0	19.6
6	당뇨병	21.8	운수사고	7,147	2.9	14.4
7	고의적 자해(자살)	15.0	만성하기도질환	6,914	2.8	13.9
8	만성하기도질환	13.7	간질환	6,868	2.8	13.8
9	고혈압성질환	7.5	폐렴	6,324	2.6	12.7
10	폐렴	6.7	고혈압성질환	4,749	1.9	9.6

주: 심장질환에는 허혈성심장질환 및 기타 심장질환이 포함됨.

〈표 8.3-3〉 한국인의 10대 만성질환 질병부담

순위	질병명	장애손실연수 (YLD)	수명손실연수 (YLL)	장애보정손실연수 (DALY)
1	뇌혈관질환	767.0	153.2	907.4
2	당뇨	730.9	168.2	899.0
3	허혈성심질환	593.5	116.5	710.0
4	간경변	432.7	183.8	616.5
5	만선폐쇄성폐질환	463.3	50.0	512.9
6	천식	483.0	20.1	503.1
7	고혈압성심질환	470.5	0.0	407.5
8	간암	257.8	98.1	356.0
9	위암	149.9	193.8	343.8
10	위궤양성질환	279.7	12.8	292.5
11	폐암	21.3	216.6	237.8

<표 8.3-4> 만성질환 관련 변화 경향

분야	지표	2001년	2009년
뇌졸중	사망률(인구 10만 명당)	77.2명	52.0명
	30일 이내 원내 사망률	–	7.3% (2008)
심근경색	사망률(인구 10만 명당)	24.9명	26.0명
	30일 이내 원내 사망률	–	8.1% (2007)
고혈압	유병률	28.5%	30.7%
	인지율	33.5%	58.3%
	치료율	32.3%	52.0%
	조절률	12.1%	42.4% (2008)
당뇨병	유병률	7.0%	9.6%
	인지율	44.1%	72.7%
	치료율	37.6%	62.0%
	조절률	23.0%	27.1% (2008)

섬 국가들에서는 인구의 1/3이 당뇨병에 이환되어 있다.[2]

2) 문제점

사회적 환경과 인구노령화, 불건강한 건강행태 등으로 인하여 만성질환이 증가하면, 중증질환의 유병률이 증가하고, 이는 질병부담의 증가, 사회 투자 여력의 저하로 이어져 건강증진을 위한 자원 투입을 어렵게 만드는 악순환을 가져오게 된다(그림 8.3-1).[3]

2 질병관리본부. 주간 건강과질병. 2012; 5(2): 452(재인용: New data highlight increase in hypertension, diabetes incidence in the world. World Health Statistics, 2012).

3 배상수 등. 서울시 심뇌혈관질환 예방·관리개선연구사업. 서울특별시, 2010.

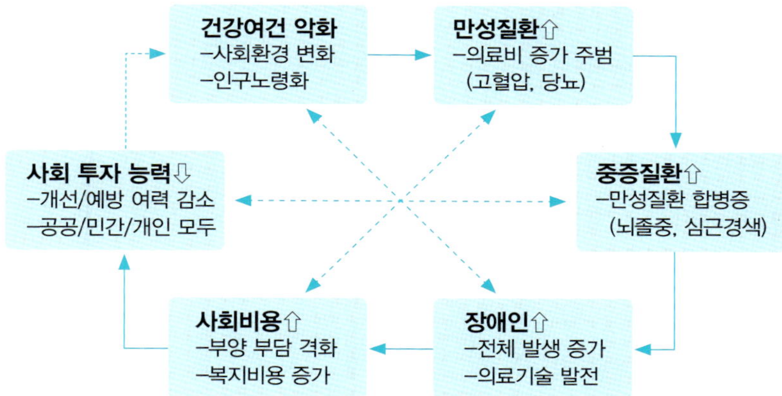

〈그림 8.3–1〉 만성질환에 의한 질병부담 증가의 악순환 고리

우리나라 만성질환 관리의 문제점은 일차예방 영역인 비만 예방·관리와 같은 정책이 실효성 있게 추진되지 못하고 있고, 건강증진을 위한 행태 개선 사업도 금연, 절주, 영양, 운동 등과 같이 제공자와 전문가 중심으로 분리되어 정책이 시행되고 있다는 것이다.

정부의 정책도 단위 사업별로 예산을 분리 집행하고 단위 사업별 평가를 시행하는 경향이 있으며, 이로 인하여 서비스 제공 인력 간의 협력이 부족하다. 결국 총괄적 서비스 제공 체계가 부재하여 정책의 효과성과 효율성 측면에서 큰 문제점을 노출하고 있다. 이러한 건강증진 정책과 질병관리에 대한 분리 시행 및 평가 전략은 정책의 분리에 따른 사업기획과 수행, 예산 배분 및 인력의 분절적 사업 추진과 평가를 수반하기 때문에 국가적으로나 지역사회의 측면에서는 비효율성을 가져오는 요인이 될 수 있다.

특히 우리나라 성인에게서 불건강한 건강행태의 군집성(clustering)이 강한 점을 고려할 때, 개별 서비스(episodic service) 중심에서 대인 서비스(personal service) 중심으로 질병관리를 전환하지 않고는 개선이 어려운 상황이다. 2009년도 국민건강영양조사 자료를 이용한 분석에서 남성의 경우 흡연, 고위험 음주, 신체 활동 부족, 불건강한 식습관 등 네 가지 건강 위험 행위 중 두 가지 이상을 보유한 비율이 38.7%에 이르며, 여성의 24.8%에 비하여 크게 높은 실정이다.[4] 이는 건강행태의 관리 전략에 있어 개인을 대상으로 한 통합적 접근이 필요함을 시사하며, 건강행태의 통합적 관리가 선행되어야 하고, 고혈압이나 당뇨병 환자에 대한 교육과 상담을 통한 건강행태 개선이 동반되어야 함을 보여 준다.

이러한 건강행태와 비만 예방 정책의 미비와 비효율적인 관리로 인하여 유병률이 증가하고, 중간 단계 위험요인인 고혈압과 고혈당에 대한 효율적 관리의 미흡으로 인하여 심장병과 뇌졸중 등 최종 결과로서의 질환 유병률도 지속적으로 증가하고 있는 상황이다.

또한 급성환자 관리 위주의 진료 환경, 의사 위주의 진료 체계에 의한 전문가 의존적 체계, 자기 관리를 포함한 만성질환 관리를 위한 환자 교육이나 훈련 기회의 부족과 수가 체계 등 유인의 부족도 문제라 할 수 있다.

3. 만성질환 관리 전략

만성질환의 발생 기전을 고려할 때, 최종 단계의 주요 질환만 관리하거나 고혈압, 당뇨병과 같은 중간 위험요인만 관리해서는 효과적 관리가 어렵다. 즉, 교정이 가능한 건강행태(불건강한 식이, 신체활동 부족, 흡연, 음주 등)와 중간 위험요인인 고혈압, 고혈당, 이상지질혈증, 비만을 통합적으로 관리하여야 질병관리 정책과 프로그램의 효과성을 달성할 수 있다.

〈그림 8.3-2〉와 같이 연령과 유전적 소인처럼 교정 불가능한 위험요인을 고려하면서 교정 가능한 위험요인을 건강하게 변화시키고, 중간 위험요인에 대한 체계적인 관리를 동시에, 통합적·지속적으로 제공해야 한다. 또한 건강인과 환자를 구분하지 않은 모든 인구집단을 대상으로, 건강행태 개선을 위한 건강증진사업과 질병 예방, 이환된 환자에 대한 질병관리사업을 통합적으로 수행하기 위한 전략이 필요하다.

전문 인력 교육이나 지역사회 홍보 사업과 같이 통합적 사업이나 개인

4 남혜진. 성인의 흡연, 음주, 운동, 식습관의 군집성 비교. 영남대학교 대학원 석사 학위 논문. 2011.

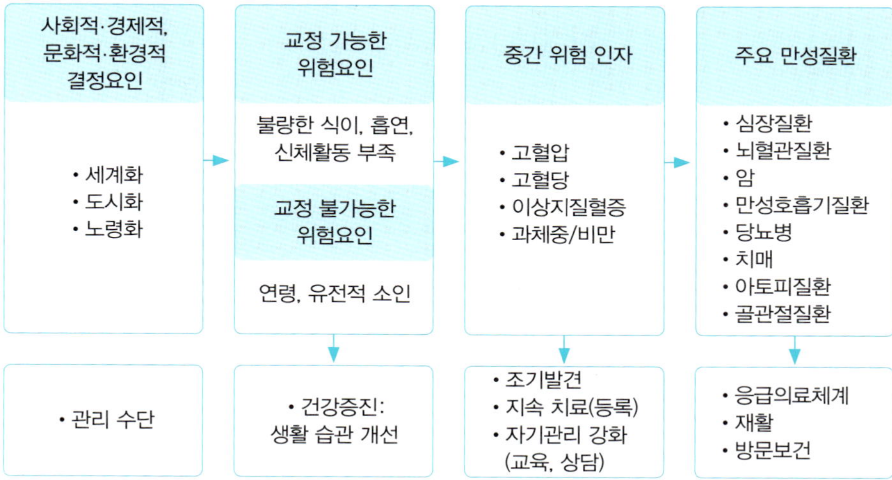

〈그림 8.3-2〉 만성질환의 결정요인과 관리 방안

단위의 수행이 어려운 사업 또는 프로그램의 경우는 사회마케팅 전략과 공동의 홍보 계획을 통하여 지역사회 역량을 키울 필요가 있다.

이러한 문제점을 해결하기 위한 전략으로 세계보건기구는 혁신적 만성질환 관리 모형을 제시했다(그림 8.3-3). 이 모형은 통합적 대인 서비스뿐 아니라 훨씬 더 적극적인 정책 환경의 조성을 주장한 것으로, 일관되고 통합된 정책 및 법적·제도적 지원과 지속적인 재정의 지원 및 인력의 개발과 배치 등을 권고하고, 지역사회의 자원 개발과 연계, 의료기관에 대한 인센티브를 통한 질 제고, 정보 시스템의 활용, 자기 관리 지원 등, 지역사회 유관 기관의 연계를 통한 질병관리 전략을 제시한다.

4. 우리나라의 심뇌혈관질환 관리 정책

우리나라 만성질환 정책 중 대표적인 것이 암과 심뇌혈관질환 관리 정책이다. 암 검진관리 사업을 통해 2003년도에 암관리법을 제정하고, 2008년도에는 국립암센터법과 암관리법을 통합했으며, 암 조기검진과 치료, 사후관리 체계

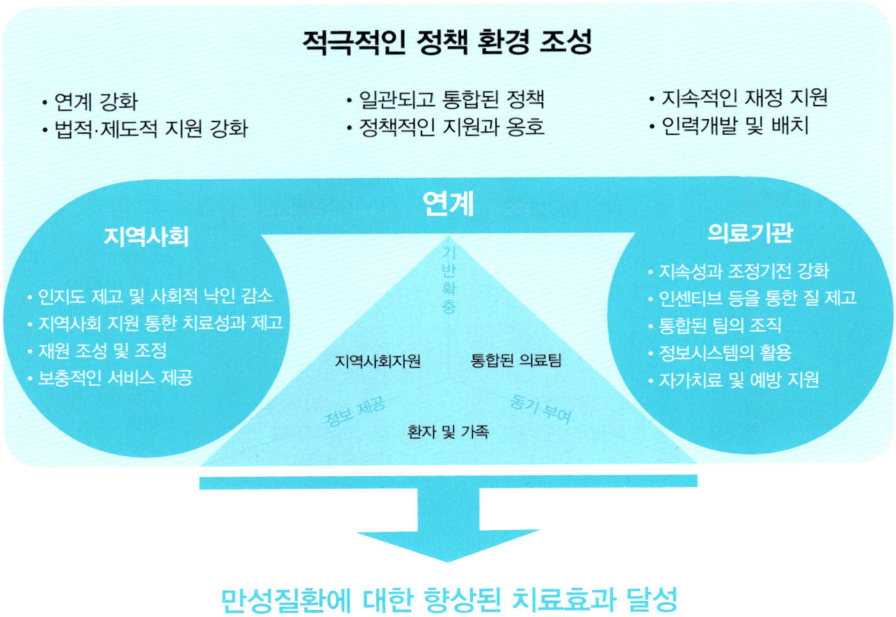

〈그림 8.3-3〉 WHO의 혁신적 만성질환 관리 모형

강화, 암 예방과 홍보 및 정보관리 체계 강화, 국가 암 관리를 위한 인프라 확대 등을 과제로 하여 추진되고 있다. 주요 사업 내용은 암 예방 사업, 암 조기검진, 암환자 치료비 지원 사업, 재가 암환자 관리, 말기 암환자 전문 기관 운영 지원, 지역 암센터 건립 및 운영이다.

심뇌혈관질환의 경우, 심장질환, 뇌혈관질환, 고혈압, 당뇨병 등을 모두 합하면 암만큼 높은 사망률과 유병률을 보인다. 2007년 현재 암 관리를 위한 국가 예산은 수천 억에 달하지만, 고혈압, 당뇨병과 같은 만성질환 관리를 위한 국가 예산은 수십 억 원에 머물렀다. 그러나 최근 들어 만성질환에 대한 조사감시 사업과 고혈압, 당뇨병 환자 등록관리사업 등을 시작하여 짧은 기간 동안에 수백 억 원대 규모의 사업을 수행하게 되었다.

정부는 1990년대 말부터 국민건강증진종합계획을 수립하여 추진해 왔으며, 최근에는 새국민건강증진종합계획(new health plan)을 수립하여 2020년까지 심뇌혈관질환과 암, 정신보건, 구강보건 등 10여 개 만성질환과 발생 위

비전

모든 국민의 건강한 생활보장
미래의 사회경제적 부담 경감

목표

신경경색증·뇌졸중의 발생, 사망, 장애 감소
고혈압·당뇨병의 지속 치료율 등 관리 수준 향상

일차예방	이차예방	삼차예방
• 건강증진 종합 대책 지속 추진 • 증장기 홍보 계획 추진 • 건강예보제 도입 • 심뇌혈관질환 예방 관리 교육 계획 수립	• 일차의료 중심으로 보건의료체계 개선 • 보건소와 민간의원 협력 강화 • 등록 관리 시범사업 확대 • 임상정보 체계 구축 및 표준 진료지침 활성화	• 심정지, 초기 뇌졸중 등 응급실 상황 대응 강화 • 심뇌혈관질환센터 확대 • CP 보급, 진료 표준화 • 급성기질환 진료 역량 제고, 조기재활과 재발 방지

인프라 구축: 만성질환 관리법 등 법령 및 제도 정비, 주요 질환 감시 체계 구축, 심뇌혈관질환 연구개발 투자 확대

〈그림 8.3-4〉 심혈관질환 종합 대책

험요인 관리 정책을 추진하고 있다.[5]

우리나라는 2006년 만성질환 예방 관리 정책의 일환으로 심뇌혈관질환 종합 대책을 수립하였다(그림 8.3-4). 이 대책은 심뇌혈관질환을 중심으로 한 흡연, 음주, 비만 등에 대한 건강행태 교정과 고혈압, 당뇨병 등 질병 및 합병증 관리를 포함하고 있으며, 일차, 이차, 삼차예방 사업으로 구분되어 추진되고 있다. 일차와 이차예방 사업은 고혈압, 당뇨병 환자를 전산 프로그램에 등록시키고, 등록된 환자와 보호자에 대한 맞춤형 환자 교육과 알림 서비스를 제공하는 것이다. 2012년부터 보건소와 민간의원이 참여하는 고혈압, 당뇨병 등록관리사업을 통하여 환자의 치료지속률을 높이고, 체계적이고 지속적인 교육, 상담을 제공한다는 계획이다.

5 보건복지부. 새국민건강증진종합계획. 2011.

삼차예방은 권역별로 심뇌혈관센터를 설립하여 응급환자 진료, 진료계획표의 보급과 진료 표준화, 연구 및 관련 인력에 대한 교육훈련을 수행하며, 심장질환이나 뇌졸중을 앓은 환자의 합병증을 예방·관리하기 위하여 병원 중심의 가정방문 서비스를 제공하는 것이다. 2011-2015년까지의 세부적인 추진 계획 내용은 〈표 8.3-5〉와 같다.

국가의 만성질환 관리 프로그램으로는 보건소를 중심으로 한 만성질환 관리사업이 있으며, 고혈압, 당뇨병, 고지혈증 등을 중심으로 한 환자 교육과 교육 자료 제공을 수행하고 있다. 그러나 사업 예산이 보건소당 수백만 원 수준이고, 인력도 이에 미치지 못하여 효과적인 심뇌혈관 관리사업을 추진하기 어려운 정도이다. 맞춤형 방문건강관리 사업도 건강 취약 계층에 대한 만성질환 관리가 위주인 사업을 수행하고 있다. 이 외에도 사전예방형 건강관리 서비스 사업을 계획하고 있으나 추진되지는 못하고 있다.

최근에는 광역 단위의 등록(registration)에 기반한 만성질환 관리 시범사업과 광역단체가 자체적으로 시행하는 사업이 있다.

대구광역시는 2003년부터 2007년까지 지역 의사회와 협력하여 질병 예방서비스와 건강증진사업의 협력 모형을 개발하고 200여 개의 민간 병·의원이 참여하는 공동의 사업을 수행하였다(그림 8.3-5). 그리고 2007년부터 2009년까지 '심뇌혈관 고위험군 등록 관리 시범사업'을 수행하였다. 이는 고혈압과 당뇨병의 관리를 위하여 민간의료기관, 보건소와 협력하여 환자를 등록하고, 이들에 대한 단계적 보건교육(기본-심화-개인 상담)과 recall/reminder를 제공하며, 65세 이상의 노인에 대해서는 진료비와 약제비를 경감해 주는 것을 골자로 하였다.

대구광역시에서 시행된 이 시범사업은 심혈관질환 종합 대책 중 일차, 이차예방 사업에 대한 사업 체계를 만들고 확산시키는 것에 해당한다. 이 사업은 10만 명 이상의 환자가 등록하여, 사업 대상자들의 연간 투약일수가 비등록환자에 비하여 매우 크게 증가하는 근거를 확보한 국가 단위의 공중보건 사업이다.

2009년 국가 시범사업이 종료된 후 등록에 기반한 교육 상담 사업은 종

〈표 8.3-5〉 제2기 심뇌혈관질환종합대책의 주요 내용(2011-2015)

<table>
<tr><th colspan="2">주요 대책</th><th>2011</th><th>2012</th><th>2013</th><th>2014</th><th>2015</th></tr>
<tr><td rowspan="7">교육 홍보를 통한 행태 개선 (일차예방)</td><td rowspan="2">중장기 홍보 종합 계획 추진</td><td>계획수립</td><td colspan="4"></td></tr>
<tr><td colspan="5">중앙과 지역사회 협력 홍보 전략 추진</td></tr>
<tr><td rowspan="2">건강예보제 도입</td><td colspan="5">정보 컨텐츠 개발 및 보완</td></tr>
<tr><td colspan="5">홈페이지, 어플리케이션 개발 및 운영</td></tr>
<tr><td rowspan="3">심뇌혈관질환 예방 관리 교육 계획 수립</td><td>계획수립</td><td colspan="4"></td></tr>
<tr><td colspan="2">보건소 교육 자료 개발</td><td colspan="3">학교, 직장 교육 자료 개발·보급</td></tr>
<tr><td colspan="3">지역사회 교육 시범사업(대구시)</td><td colspan="2">표준화 및 전국 확대</td></tr>
<tr><td rowspan="10">고혈압, 당뇨병 등 선행 질환 지속 치료 지원 (이차예방)</td><td rowspan="2">만성질환 지속 치료에 필요한 보건의료체계 개선</td><td colspan="5">지역사회 의료자원의 일차의료 수행 역량 강화 지원</td></tr>
<tr><td colspan="2">지속 치료율 향상을 위한 비용효과 연구</td><td colspan="3">지속 치료를 위한 의료기관 제공 프로그램 및 수가 개발, 효과 분석</td></tr>
<tr><td rowspan="2">지역사회에서 보건소와 민간의료기관의 협력 강화</td><td colspan="2">지역사회 일차의료 강화 협의체 구성</td><td colspan="3">협의체 운영 및 민관 협력 강화</td></tr>
<tr><td>보건소 교육 내실화</td><td colspan="4">보건소용 만성질환 표준 교육 프로토콜 개발 · 보급 및 교육 시행</td></tr>
<tr><td rowspan="2">고혈압 당뇨병 등록 관리 시범사업 확대 강화</td><td colspan="5">기초자치단체 모형 등록 관리 시범사업 확대</td></tr>
<tr><td>시범사업 관리 지속</td><td colspan="4">일차의료 활성화 프로그램 시행에 따른 시범사업 모형 개선 및 관리 강화</td></tr>
<tr><td rowspan="2">의료기관 간 정보 교류 가능한 임상정보 체계 구축</td><td colspan="2">진료정보 교류 체계 개발</td><td colspan="3">진료정보 교류 활성화</td></tr>
<tr><td colspan="3">일차의료기관 간 진료정보 교류 전략 개발</td><td colspan="2">의원 간 진료 의뢰에 필요한 세무 기준 마련</td></tr>
<tr><td rowspan="2">전문가 단체를 통한 표준 진료지침 활성화</td><td colspan="5">일차의료기관용 표준 진료지침 개발 및 보급</td></tr>
<tr><td colspan="5">표준 진료지침과 건강보험 급여 기준 검토 및 조정</td></tr>
<tr><td rowspan="7">뇌졸중, 심근경색증 등 주요 질환 관리 수준 향상 (삼차예방)</td><td rowspan="2">심정지, 초기 뇌졸중 등 응급 상황 대응 강화</td><td colspan="5">관련 종사자에 대한 전문 교육 및 대국민 교육 홍보 강화</td></tr>
<tr><td colspan="2">심정지 집중치료 시설 모형 개발, 수요 산출</td><td colspan="3">심정지 집중치료시설 설치 지원</td></tr>
<tr><td rowspan="2">뇌졸중, 심근경색증 등 급성기질환 진료 역량 제고</td><td colspan="5">권역심뇌혈관질환센터 운영 지원 및 관리</td></tr>
<tr><td>기준 개발</td><td colspan="2">인증 센터 시범 운영</td><td colspan="2">인증 센터 확대 운영</td></tr>
<tr><td>조기재활 및 재발 방지</td><td colspan="5">표준 프로토콜 개발 및 보급, 지원 프로그램 개발 및 운영</td></tr>
<tr><td rowspan="2">심뇌혈관질환에 대한 보편적 진료 기반 구축</td><td colspan="3">CP, SU 등 비용 효과 연구</td><td colspan="2">적정 보험수가 개발</td></tr>
<tr><td colspan="5">표준 CP 보급, 진료 표준화 및 질 향상 평가</td></tr>
</table>

주요 대책		2011	2012	2013	2014	2015
심뇌혈관 질환 관리 인프라 개선	국가심뇌혈관질환 관리위원회 활성화	위원회 구성				
		위원회 운영				
	만성질환 관련 법령과 제도의 정비	법령 제정				
		건강증진 기금 확대 대비 검토				
	국가 주요 만성질환 감시체계 구축 및 운영	권역 센터 중심의 뇌졸중, 심근경색증 감시 체계 운영				
		주요 통계 생산 체계 개발 및 운영				
	심뇌혈관질환에 대한 연구개발 강화	자문단 구성	중장기 로드맵 작성			
		심뇌혈관질환 관련 연구 수행 및 모니터링				

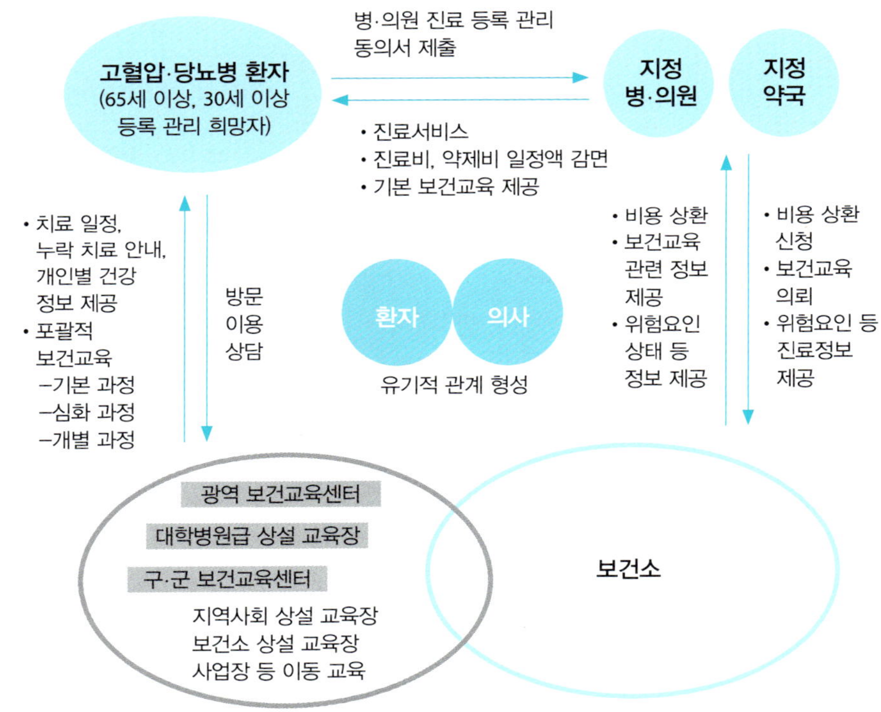

〈그림 8.3–5〉 대구광역시 심혈관질환 고위험군 등록 관리 시범사업

료되었으며, 2011년부터는 대구광역시 광역교육정보센터와 의원이 자발적인 협약을 맺어 고혈압, 당뇨병 환자를 등록하고 교육과 상담 및 recall/reminder

를 제공하는 교육상담센터 모형 개발을 진행 중이다.

대구광역시 시범사업 시기와 비슷하게 인천광역시에서는 건강 포인트 사업[6]이 수행되었는데, 고혈압, 당뇨병 환자 중 관리를 잘한 환자에게 포인트를 적립하고, 적립된 포인트를 사용하여 합병증 검사와 필수 예방접종을 할 수 있도록 하는 사업으로 1인당 연간 2만 원의 인센티브를 제공하였다.

대구광역시 사업 이후 지속 치료율을 향상시키고자 하는 공중보건사업을 전국 20개 지역, 24개 보건소에서 시행하고 있다. 이 외에도 호흡기질환, 관절염질환에 대한 집중적이고 효율적인 관리를 위하여 2008년부터 국립 및 사립대학병원을 대상으로 지역 전문 질환 센터를 지정하여 운영하는 사업을 펼치고 있다. 또한 국민건강영양조사, 청소년건강행태조사, 손상 감시 체계, 지역사회건강조사 등을 통하여 비전염성질환과 건강 위험 요소에 대한 조사 감시 체계의 운영을 확대해 나가고 있다.

서울특별시에서 시행한 대사증후군 관리사업[7]은 30세 이상의 서울시민 10명 중 1명이 대사증후군이라는 상황을 인식하고, '치료에서 예방으로'라는 슬로건을 걸고 질병관리의 패러다임의 변화를 꾀한 만성질환 관리사업이다. 보건소를 중심으로 민간의료기관과도 협력하여 대상자를 적극적 상담군, 동기부여 상담군, 정보 제공군 등 3개 군으로 분류하여 맞춤형 개인별 건강관리를 지원한다.

5. 향후 만성질환 정책의 방향과 전망

고혈압 및 당뇨병과 같은 만성질환의 관리를 위해서는 일차, 이차, 삼차예방 단계별 전략과 실체적 추진 방안이 필요하다. 또한 현실적으로는 지속 치료율

6 임준, 김건엽, 박종헌, 유원섭, 이진석 등. 만성질환 지속 치료율 향상을 위한 건강포인트제도 연구. 건강증진사업지원단, 2009.

7 윤석준. 우리나라의 만성질환 관리사업의 현황과 개선 방향. HIRA. 2012; 6(1): 5-13.

을 유지하기 위한 recall/reminder, 정보의 제공, 인센티브의 제공 등 다양한 전략이 필요하다. 의료진에 의한 질병에 대한 인식 제고와 동시에 영양사, 운동전문가와 같은 보건의료인력이 통합적인 서비스를 제공함으로써 건강행태의 관리와 질병관리의 기술을 제공·유지하는 것도 필수적이다..

세계보건기구가 제시한 만성질환 관리를 위한 혁신적 방안에서도 지역사회 파트너십, 보건의료팀 접근, 환자와 가족의 참여가 필요하다는 것과, 이를 위하여 법적인 지원, 통합적 정책, 파트너십의 강화, 지속적인 재정의 지원, 정책적 리더십의 유지와 홍보 지원, 인력의 개발과 배치 등과 같은 적극적인 정책적 환경을 마련할 것을 권고하고 있다.[8]

우리나라의 만성질환 관리 정책은 크게 공중보건정책, 건강보험 정책으로 구분할 수 있다. 앞서 언급한 다양한 국가 및 광역 수준의 만성질환 관리 정책은 공중보건정책의 범주에 해당하며, 최근에 실시한 만성질환 관리제는 건강보험 정책에 따른 보험수가 제도 등을 통한 정책이라 할 수 있다.

현재 우리나라의 만성질환 관리 정책에서는 만성질환 관리제에 의한 건강보험 정책과 더불어 공공보건의료기관과 민간의료기관과의 협력적 관계를 통한 공중보건학적 접근이 좀 더 유효한 모형이라 할 수 있다. 만성질환자에 대한 적극적인 교육 상담과 건강인에 대한 건강 상담·홍보 등을 공중보건조직과 민간의료기관이 협력하여 수행하는 것이 유효함은 여러 사업을 통하여 증명되고 있다. 2012년 4월부터 시행되고 있는 만성질환 관리제의 경우 환자의 동의를 적극적으로 구하지 못하고 있으며, 환자의 정보를 제공받은 보건소의 중재 수단과 접근 전략이 명확하지 않아 교육 상담을 통한 환자의 자기관리 능력강화나 민간과의 협력 등을 이루기에는 미흡한 면이 많다.

지금까지의 경험으로 볼 때, 공중보건정책을 통한 만성질환 관리가 우리나라에 보다 적합한 모형인 것으로 판단된다. 이 모형의 실행을 위해서는 공공보건기관과 민간의료기관을 경쟁적으로 보던 기존 시각을 탈피하여 둘을

8 WHO. Plan of action (2006-2010) for the Western Pacific Declaration on Diabetes. From Evidence to Action. pp44-45.

협력적 파트너로 인식해야 한다.

또한 현재 중앙정부의 책임 부서가 달라 통합적으로 관리되지 못하고 있는 아동, 청소년의 비만 예방을 위한 학교 건강증진사업, 산업장 근로자 건강증진사업, 성인 환자의 등록관리사업과 이를 지원하는 체계적이고 지속적인 교육 상담 프로그램이 통합적으로 관리·시행되어야 한다.

또한 도시 보건지소와 보건분소, 각종 지역사회 건강 관련 센터 및 주민자치 센터에 이르기까지 모든 인프라가 만성질환의 교육과 상담을 위한 기능과 역할을 할 수 있는 기전을 확보하고, 이를 통하여 주민에 대한 정보 제공과 만성질환자나 보호자에 대한 교육과 상담을 제공하는 것이 고혈압, 당뇨병을 중심으로 한 국민의 만성질환을 관리하는 데 실효적이고 성과를 담보할 수 있는 방법이라 할 수 있다.

참고문헌

- 남혜진. 성인의 흡연, 음주, 운동, 식습관의 군집성 비교. 영남대학교 대학원 석사 학위 논문. 2011.
- 배상수 등. 서울시 심뇌혈관질환 예방·관리개선연구사업. 서울특별시, 2010.
- 보건복지부. 새국민건강증진종합계획. 2011.
- 윤석준. 우리나라의 만성질환 관리사업의 현황과 개선 방향. HIRA. 2012; 6(1): 5–13.
- 임준, 김건엽, 박종헌, 유원섭, 이진석 등. 만성질환 지속 치료율 향상을 위한 건강포인트제도 연구. 건강증진사업지원단, 2009.
- 질병관리본부. 주간 건강과질병. 2012; 5(2): 452 (재인용: New data highlight increase in hypertension, diabetes incidence in the world. World Health Statistics, 2012).
- Brownson RC, Remington PL, Davis JR. Chronic disease epidemiology and control. American Public Health Association, 1998.
- WHO. Plan of action (2006–2010) for the Western Pacific Declaration on Diabetes. From Evidence to Action. pp44–45.

4 생애과정 보건사업

이무식(건양대학교 의과대학 예방의학교실 교수)

학습 목표

☑ 생애과정 보건사업의 의미를 이해하고 설명할 수 있다.

☑ 생애과정 보건사업을 기획할 수 있다.

지금까지 우리나라에서의 생애(生涯)주기에 따른 보건사업은 주로 어린이와 여성, 즉 모자보건사업 영역에서 출발하여 성인 및 노년기에 이르는 건강증진사업 및 만성질환 관리사업 등 특별한 생애 기간을 대상으로 한 특별한 건강문제를 관리하기 위한 사업이 대부분이었다. 국민건강증진종합계획 2020에서 제시하고 있는 생애주기에 따른 건강증진사업은 대상 인구집단을 중심으로 한 보건사업으로, 모성 건강관리, 영유아 건강관리, 학생 건강관리, 근로자 건강관리, 노인 건강관리 등에 대한 목표를 제시하였다. 최근 소개되고 있는 평생 건강관리 프로그램[1]은 무증상자를 대상으로 중요한 각종 질병에 대한 위험요인을 파악하고, 초기 무증상 시기에 질병을 조기발견하며, 이에 대한 치료, 예방 및 행동 수정을 통하여 평생 질병을 예방하고 건강을 증진시키고자 고안된 정기적인 건강관리 방법을 제안하는 수준이며, 주요 내용으로는 선별검사의 권고, 건강 상담과 예방접종 정도이다.

생애과정 접근이란 생애를 분절되어 연결되지 않은 단계로 보는 것이 아니라 통합된 연속체로서 바라보는 시각이다. 이는 보건의료 분야뿐 아니라 다른 사회인문 영역에서 함께 접근하던 오랜 방식이다. 그러나 최근 보건의료 영역에서 생애과정 접근은 새로운 패러다임(paradigm shift)으로 이해함이 보다 적절할 것이다. 왜냐하면 과거의 단순한 생애기간 모형(lifespan models)에서 생애과정(life-course models) 및 생애과정 건강 개발 모형(life course health development models) 등으로 진화하고 있기 때문이다.

1 박민선, 김수영, 김영식, 선우성, 조정진. 한국인의 평생 건강관리 총론. 가정의학회지. 2009; 30(10): 761-768.

1. 기본 개념과 이론

1) 배경

평생 건강을 위해서는 인생의 초기부터 건강한 생활 습관을 형성하고, 적시에 건강을 보호하는 것이 중요하다. 일생을 살면서 건강을 위협하는 요소들은 각 연령 시기와 성에 따라 다르다.[2] 따라서 이를 고려하여 개인과 집단, 지역의 건강 수준과 요구를 파악하고, 전략을 수립하여야 구체적이고 실천적인 문제 해결이 가능할 것이다. 이때 해당 연령군의 건강문제 해결을 위한 방안 및 다음 연령군의 건강문제 대비를 위한 건강관리 방안을 동시에 모색해야 한다.[3]

건강과 질병의 결정요인에 근거를 둔 상위 전략(upstream strategy)은 질병 예방과 건강증진에 큰 편익이 있다(그림 8.4-1, 8.4-2, 8.4-3, 8.4-4).[4]

많은 연구자들이 건강과 질병에 대하여 생애과정 접근(life-course approach)의 연구 성과를 발표하였다. 대표적인 예를 들면, 출생기(perinatal period)의 어떠한 노출은 건강에 장기적으로 영향을 미친다는 것이다.[5] 어린 시절부터 어른까지 건강 위험 습관이 지속된다는 증거가 많이 나오고 있으며, 성인 질환의 태아기 원인에 대한 증거가 제시되고, 몇 가지 건강 위험 요소의 세대에 걸친 영향이 나타나고 있다.[6] 태아기 혹은 신생아기에 영양 부족을 경험한 아이들은 성인이 되어 성인병에 노출될 위험이 매우 높다는 연구들이

---

2 Pickin C, St Leger, S. Assessing health need using the life cycle framework. Open University Press, 1993.

3 나백주, 김건엽, 이무식, 이석구. 미래사회 대비 평생 건강관리 체계 구축을 위한 지역보건사업 강화방안. 고령화 및 미래사회위원회, 보건복지부, 2005.

4 Halfon N, Hochstein M. Life course health development: an integrated framework for developing health, policy, and research. Milbank Quarterly. 2002; 80(3): 433-479.

5 Yu S. The life-course approach to health. AJPH. 2006; 96(5): 768.

6 Darnton-Hill I, Nishida C, James WP. A life course approach to diet, nutrition and the prevention of chronic disease. Public Health Nutr. 2004; 7(1A): 101-121.

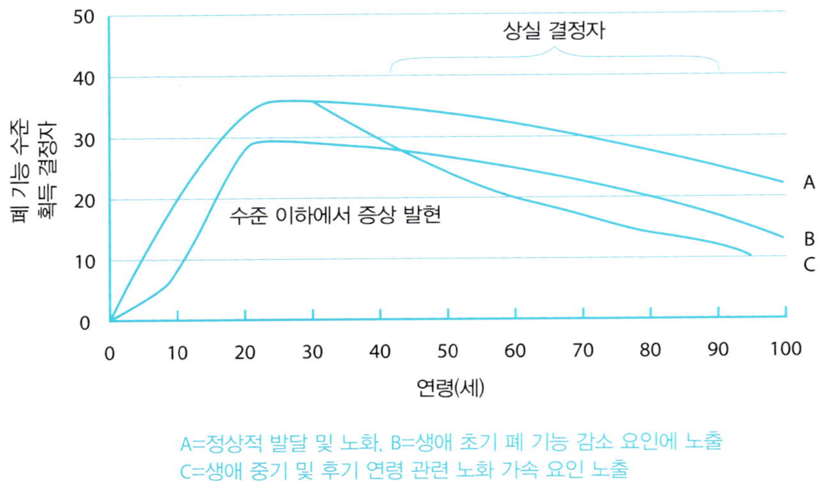

〈그림 8.4-1〉 폐 기능의 자연사에 있어 서로 다른 생애과정에 따른 노출의 상대적 중요성

출처: Ben-Shlomo Y, Kuh D. A life course approach to chronic disease epidemiology: conceptual models, empirical challenges and interdisciplinary perspectives. Int J Epidemiol. 2002; 31: 285-293.

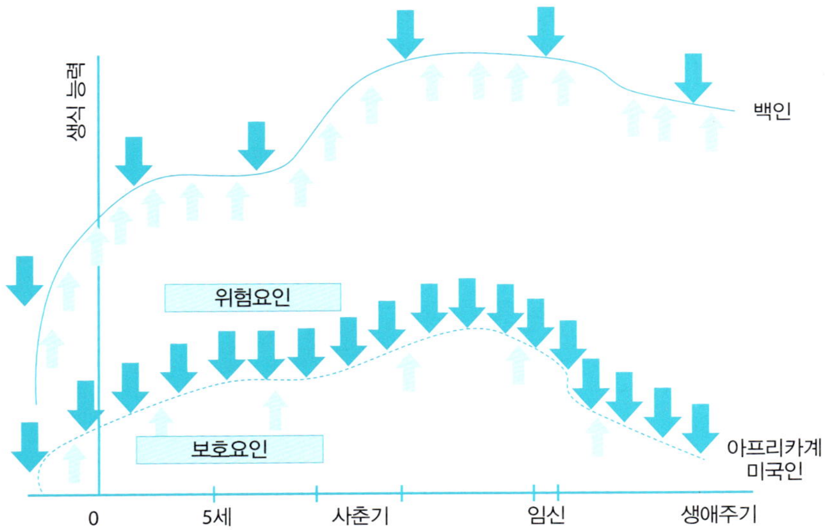

〈그림 8.4-2〉 인종 간 건강 불평등

출처: Lu MC, Halfon N. Racial and ethnic disparities in birth outcomes: a life-course perspective. Matern Child Health J. 2003; 7: 13-30.

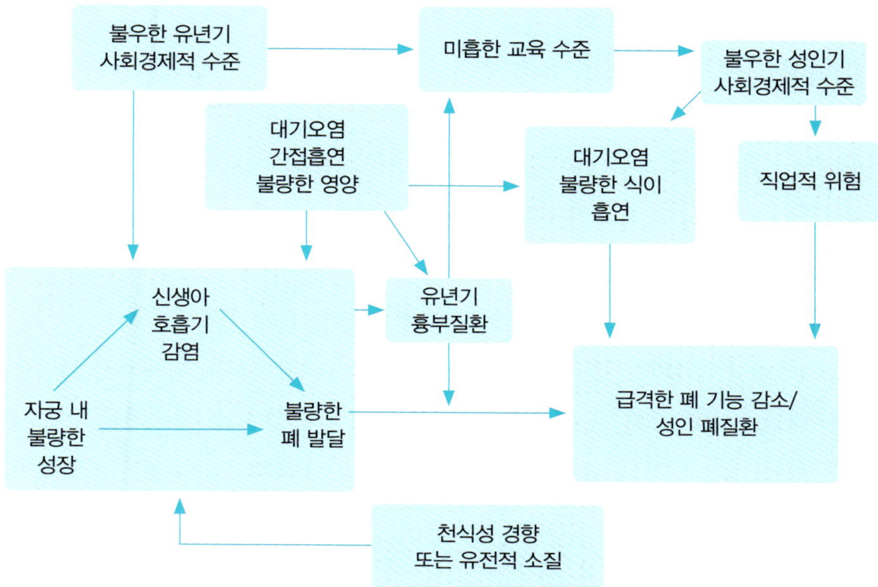

〈그림 8.4-3〉 폐 기능과 호흡기질환에 있어 생애과정에 따른 생물학적·심리적·사회적 노출의 영향 모식도

출처: Ben-Shlomo Y, Kuh D. A life course approach to chronic disease epidemiology: conceptual models, empirical challenges and interdisciplinary perspectives. Int J Epidemiol. 2002; 31: 285-293.

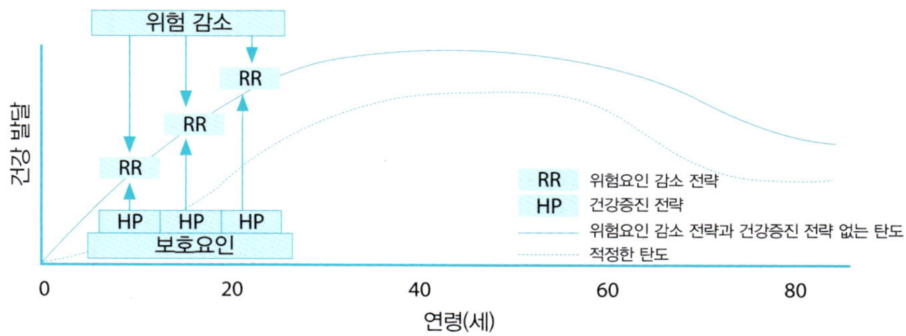

〈그림 8.4-4〉 건강 개발 및 발달에 영향을 주는 위험요인 감소 및 건강증진 전략의 영향

출처: Halfon N, Inkelas M, Hochstein M. The health development organization: an organizational approach to achieving child development. Milbank Quarterly. 2000; 78(3): 447-497.

있고,[7,8] 모유를 섭취한 아이들에 비해 우유를 섭취한 아이들에게서 제1형 당뇨병 발생이 많으며, 모유 수유는 천식과 아토피 발생에 영향을 준다는 연구 결과가 있다.[9] 또한 임신 시 산모의 우울이 출생 후 영유아의 성장발달에 영향을 미치며, 가족으로부터 관심을 덜 받은 어린이들이 커서 스트레스에 더 취약하다[10]는 등의 연구 결과가 이러한 주장을 뒷받침해 주고 있다. 위험 요소에의 노출은 생물학적·행동적·심리적·사회적 경로를 통하여 개인의 생애과정 및 세대를 뛰어넘어서도 만성질환의 발생에 영향을 준다.

또한 인구집단의 건강과 안녕(wellbeing)을 이해함에서도 생애과정 접근이 중요한 역할을 한다. 건강은 위험 행동, 보호요인, 환경적 요소의 결과물이며, 특별한 결과에 대한 축적(cumulative), 부가(additive), 다원적(multiplicative) 영향에 의하여 이루어진다.

생애과정 접근은 취약 계층의 건강 불평등을 설명하고 검정하는 것과도 관련된다(그림 8.4-2).[11] 건강 불평등에 대한 이러한 해석은 생애 초기의 환경으로 미래 질병 이환율과 사망률을 예측하게 되며, 부모의 소득과 교육 정도로 주거 상태, 식사의 질과 직업, 그리고 아이들의 미래 사회경제적 위치를 결정한다. 이른바 태아기 건강 결정설(fetal programming hypothesis, Baker's hypothesis)은 지난 수년간 주목을 받아오고 있는데,[12] 자궁 내 태아기의 상태가 출산 결과에 영향을 주게 되고, 좋지 않은 출산 결과와 저체중은 많은 시

---

7 Halfon N, Russ S, Regalado M. The life course health development model: a guide to children's health care policy and practice. Zero to Three. 2005; 25(3): 4-12.

8 Ben-Shlomo Y, Holly JMP, McCarthy A, Savage P, Davies D, Davey Smith G. Prenatal and postnatal milk supplementation and adult insulin like growth factor I: long term follow up of a randomized controlled trial. Cancer Epidemiol Biomarkers Prev. 2005; 14(5): 1336-1339.

9 Friedman NJ, Zeiger RS. The role of breast-feeding in the development of allergies and asthma. J Allergy Clin Immunol. 2005; 115(6): 1238-1248.

10 Halfon N, Russ S, Regalado M. The life course health development model: a guide to children's health care policy and practice. Zero to Three. 2005; 25(3): 4-12.

11 Yu S. The life-course approach to health. AJPH. 2006; 96(5): 768.

12 Barker DJP. Fetal origins of cardiovascular and lung disease. Marcel Dekker Inc., 2001.

간이 지난 후에 관상동맥질환,[13,14,15] 뇌졸중, 호흡기질환과 연관된 건강결과를 가져온다는 증거들이 제시되고 있다.[16] 출생 체중이 2.5kg 미만일 경우 성인기 당뇨질환의 발생 위험도는 6.6배[17] 높아짐이 보고되었고, 소아 및 청소년 시기의 내당능 장애와 양의 관련성[18]이 있음도 나타났다. 저체중 여아의 경우 생후 비만에 의해 임신기에 임신성 당뇨의 위험이 커지며, 태어날 자손의 태내 주요 시기에 부정적 영향을 줌으로써 세대적 효과가 있음도 보고되었다.[19] 출생 체구가 큰 경우에는 유방암, 전립선암, 고환암 등 질환 발생의 위험이 큰 것으로 나타나 질환에 따라 미치는 영향이 다름을 보여 준다.[20]

이러한 개념과 연구 결과들은 인생의 각 연령군이 각각 독특한 건강 특성 및 위험요인을 가지고 있고 각 연령군은 평생 건강을 관리하는 데 모두 다 중요한 시기임을 일깨워 준다. 따라서 각 연령군의 특성에 맞게 적극적인 건강관리를 해야 하며, 이를 위한 적절한 서비스 제공이 조직화되고 효과적인 프로그램 운영이 수반되어야 함을 시사한다.[21]

---

13 Rich-Edwards JW, Stampfer MJ, Manson JE, Rosner B, Hankinson SE, Colditz GA et al. Birth weight and risk of cardiovascular disease in a cohort of women followed up since 1976. Br Med Jr. 1997; 315: 396-400.

14 Law CM, de Swiet M, Osmond C, Fayers PM, Barker DJP, Cruddas AM et al. Initiation of hypertension in utero and its amplification throughout life. Br Med J. 1993; 306: 24-27.

15 Barker DJP, Hales CN, Fall CHD, Osmond C, Phipps K, Clark PMS. Type 2 (non-insulin-dependent) diabetes mellitus, hypertension and hyperlipidaemia (syndrome X): relation to reduced fetal growth. Diabetologia. 1993; 36: 62-67.

16 Naidoo J, Wills J. 지역보건연구회 옮김. 건강증진이론과 실제. 계축문화사, 2011, p78.

17 Hales CN, Barker DJP, Clark PMS, Cox LJ, Fall CHD, Osmond C et al. Fetal and infant growth and impaired glucose tolerance at age 64 y. Br Med J. 1991; 303: 1019-1022.

18 Crowther NJ, Cameron N, Trusler J, Gray IP. Association between poor glucose tolerance and rapid post natal weight gain in seven-year-old children. Diabetologia. 1998; 41: 1163-1167.

19 Dabelea D, Hanson RL, Lindsay RS, Pettitt DJ, Imperatore G, Gabir MM et al. Intrauterine exposure to diabetes conveys risks for type 2 diabetes and obesity: a study of discordant sibships. Diabetes. 2000; 49(12): 2208-2211.

20 박혜숙. 만성질환에 대한 생애주기접근. 2010년도 대한예방의학회 제62차 추계학술대회 연제집. 대한예방의학회, 2010, p13.

21 나백주, 김건엽, 이무식, 이석구. 미래사회 대비 평생 건강관리체계 구축을 위한 지역보건사업 강화 방안. 고령화 및 미래사회위원회, 보건복지부, 2005.

2) 정의

할폰(N. Halfon) 등은 생애과정 모형에 대하여 다음과 같이 용어를 정의하고 있다.[22,23] 생애기간 모형(lifespan models)은 생애 초기에서 이후의 단순한 점적인 연결로 정의하며, 생애단계 모형(life stage models)은 심리적·정신적 발달 과정의 측면에서 정의한다. 생애과정 모형(life course models)은 생애 초기와 이후와의 점적 연계가 어떠한 양상과 경로에 초점이 맞추어지는 것으로 정의하였으며, 생애과정 건강 개발 모형(life course health development models)은 점적 연결과 건강의 궤적 또는 경로를 기술하고, 건강의 궤적을 결정하거나 영향을 주는 기전을 설명하는 것 등으로 정의하고 있다.

3) 역사

생애주기 연구의 역사는 20세기 초반 시카고 대학의 연구 활동으로 거슬러 올라갈 수 있다. 1918년에서 1920년 기간에 유럽과 미국에서 폴란드 농부를 대상으로 토머스(W. Thomas)와 즈나니에츠키(F. Znaniecki)가 개인의 생애와 사회 변화에 대한 연구를 개인의 기록을 통해 시작하였다. 또한 생애주기 접근의 현대적 형태는 1960년대 이론, 자료원, 방법 등의 개발에서 출발하였다(표 8.4-1 참조).[24]

이러한 생애주기 접근은 지난 40년에 걸쳐 개발되었으며, 사회과학의 다양한 분야에서 연구 패러다임의 변화를 가져왔다. 사회과학 분야에서 생애주기 접근은 적어도 두 가지 방법론적 특성을 가지는데, 첫째, 방법론적 개인주의(methodological individualism)로, 이는 개인적 요인에 영향을 주는 사회 변화를 설명하기 위한 것이었다. 두 번째는 인간의 생애에서 역동적인 접

---

22 Halfon N, Hochstein M. Life course health development: an integrated framework for developing health, policy, and research. Milbank Quarterly. 2002; 80(3): 433-479.

23 Halfon N, Russ S, Regalado M. The life course health development model: a guide to children's health care policy and practice. Zero to Three. 2005; 25(3): 4-12.

24 Elder Jr GH. Life course dynamics: trajectories and transitions, 1968-1980. Cornell University Press, 1985.

〈표 8.4-1〉 개념적 생애주기 모형 구분

모형	세부 모형
결정적/민감 시기 모형 (cricial/sensitive period model)	• 이후 생애 위험요인이 있거나 또는 없는 경우 수태 시기 모성의 엽산 결핍 → 자녀의 신경관 결손 • 이후 생애 수정요인(effect modifier)의 영향이 있는 경우 극심한 저체중 출생아 → 운동신경 기능 저하 + 비활동적 생활방식 → 심혈관 질환
위험 축적 모형 (accumulation of risk)	• 독립적 그리고 관련되지 않은 요인이 있는 경우 빠른 성장률 → 조기 초경 계부 또는 계모의 존재 → 조기 초경 전쟁 → 조기 초경 • 관련된 요인이 있는 경우 –위험의 집적(risk clustering) 모형 영아기의 낮은 사회경제적 수준 → 불량한 성장, 부모의 이혼, 불량한 식사 → 조기 폐경 –위험의 연쇄(chains of risk) 모형: 부가(additive) 모형 흡연 → 조기 폐경 → 심혈관질환 (흡연 → 심혈관질환) –위험의 연쇄(chains of risk) 모형: 방아쇠(trigger) 모형 청소년기 위험한 성행동 → 다양한 성병 → 불임

출처: Mishra GD, Cooper R, Kuh D. A life course approach to reproductive health: theory and methods. Maturitas. 2010; 65: 92-97.

근(dynamic approach)으로 개인의 활동을 설명함에 있어 인간 조직(human agency), 사회관계, 맥락의 중요성을 강조하는 것이다.[25]

지난 20년간 건강과 질병 발생에 대한 이해가 진보했다. 생애과정 만성질환 역학(life course chronic disease epidemiology)과 관련하여, 인구집단 수준에 대한 수백 편의 연구에서 생애 조기 사건과 성인기의 만성질환 발생에 명확한 연계가 있음을 제시하였다.[26] 생애과정 역학의 개념적 모형(life course model)[27]은 연구자에게 생애 초기 질환의 원인 노출뿐 아니라 가능성 있는 중간 요인 또는 혼란 요인과 같은 가능한 원인 경로를 검정할 수 있도록 해 준다(그림 8.4-3; 표 8.4-1).

건강 불평등에 대한 생애과정 접근에서는 성인기 이후 노출뿐 아니라 태아기를 시작으로 노년기에 이르는 전 생애에 걸쳐 다양한 사회경제적 요인의 노출에 의하여 건강 불평등이 양산되며, 위험요인은 한 시점뿐 아니라 생애에 걸쳐 누적된 영향을 주거나 여러 시점 간의 노출이 교호작용을 일으킴으로써 최종적으로 사회경제적 건강 불평등을 양산하고 있다는 설명이다.[28]

허츠먼(C. Hertzman) 등[29]과 할폰 등[30]은 2000년에 들어와서 질병의 발전과 건강증진의 이해를 위한 생애주기 건강 개발(Life Course Health Development, LCHD)을 제안하였다. 이들은 건강 개발 과정은 위험요인과 보호요인의 축적된 영향뿐 아니라 노출의 시간에 의하여 결정된다고 하였다(그림 8.4-4, 8.4-5 참조). 따라서 초기 생애주기에 초점을 맞춘 장기간의 건강 프로그

25 Kulu H, Milewski N. Family change and migration in the life course: an introduction. Demographic Research. 2007; 17(19): 567-590.

26 Halfon N. Life course health development: a new approach for addressing upstream determinants of health and spending. Expert Voices. Feb 2009.

27 Ben-Shlomo Y, Kuh D. A life course approach to chronic disease epidemiology: conceptual models, empirical challenges and interdisciplinary perspectives. Int J Epidemiol. 2002; 31: 285-293.

28 강영호. 사회경제적 건강 불평등에 대한 생애적 접근법. 예방의학회지. 2005; 38(3): 267-275.

29 Hertzman C, Power C, Matthews S, Manor O. Using an interactive framework of society and lifecourse to explain self-rated health in early childhood. Social Science & Medicine. 2001; 53: 1575-1585.

30 Halfon N, Hochstein M. Life course health development: an integrated framework for developing health, policy, and research. Milbank Quarterly. 2002; 80(3): 433-479.

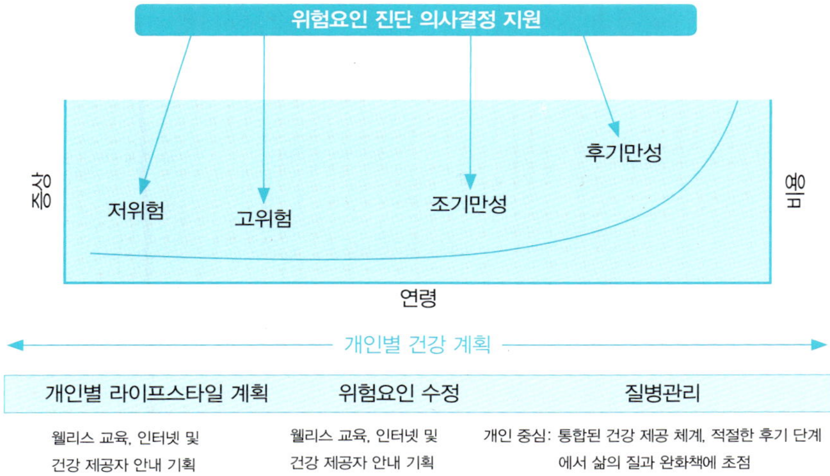

〈그림 8.4-5〉 미래의 건강을 위한 위험도 평가

출처: Snyderman R. AAP presidential address: the AAP and the transformation of medicine. J Clin Invest. 2004; 114(8): 1169–1173(suppl.).

램이 자원 투자 대비 가장 큰 편익을 가져오므로 이에 대한 투자를 늦추면 안 된다고 주장한다.

2. 생애주기 보건사업의 현황, 문제점 및 개선 방안

1) 현황

우리나라에서 생애주기 보건사업의 개념과 적용은 주로 모자보건사업 영역에서 출발하였다고 할 수 있다. 이후 최근에 성인 및 노년기에 이르는 만성질환 관리사업 등 영역을 확대하여 특별한 생애기간을 대상으로 한 특별한 건강문제까지 적용하고 있다.

전통적인 모자보건사업의 대상 인구는 15세 미만의 어린이와 15세에서 49세 사이의 가임기 여성 인구로, 영유아 보건사업과 가임기 여성의 임신, 분

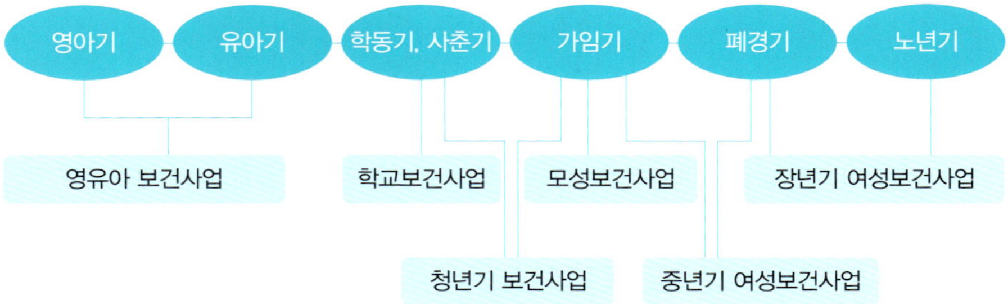

〈그림 8.4-6〉 생애주기별 여성과 어린이 보건사업

만, 산욕기에 초점을 맞춘 모성보건사업의 범위를 벗어나지 못하였다.[31] 이후 새로운 모자보건의 문제, 즉 청소년 성 건강문제, 중년기 여성의 건강과 폐경 이후의 장년기 여성 건강문제 등이 중요한 공중보건문제가 되면서 그 대상 범위가 확대되었다(그림 8.4-6).

안명옥[32]은 여성 특유의 전환점을 고려하여 여성의 생애주기 건강관리를 위한 "Well Woman" 프로그램을 제안하였는데, 사춘기를 전후한 청소년, 미혼 여성 및 임신을 앞둔 신혼 여성, 임신부, 가임 연령의 여성암 예방을 포함한 건강관리 대상 여성, 폐경기 전후의 여성 등으로 대상군을 구분하였다.

모자보건 영역에서의 주요 생애주기 보건사업의 내용과 범위를 요약하면 〈표 8.4-2〉와 같다.

국민건강증진종합계획 2020에서는 인구집단별 건강관리사업을 부각시키고 있는데, 모성 건강관리, 영유아 건강관리, 학생 건강관리, 근로자 건강관리, 노인 건강관리 등에 대한 사업을 설정하고, 목표를 제시한다. 이는 국가 건강증진사업에서 생애주기별로 접근하여 평생 건강관리 체계를 갖추어 나가도록 하고, 지역사회의 학교, 사업장 등 세팅(setting)에 속한 인구집단을 대상으로 관련 부처, 기관 단계와 파트너십을 형성하여 건강증진사업을 확산시

---

31 박정한, 이주영, 이정애, 신손문, 서경, 신유선 등. 여성과 어린이 건강증진. 도서출판 아리스크, 2002.

32 안명옥. 포괄적 여성건강 평생관리. 대한의학협회지. 1994; 37: 729-735.

〈표 8.4-2〉 생애주기 보건사업의 주요 내용과 범위

생애주기	주요 보건사업 내용 및 범위
영아기	• 영유아 성장 및 발달검사 • 신생아 돌보기 • 건강검진 • 예방접종 • 고위험 신생아 관리 • 모유수유 • 이유식 • 치아 관리 • 정밀 신체검사 • 흔한 영아 건강문제 및 질환 • B형간염 관리
유아기	• 영유아 발달검사 • 구강보건 • 식이요법 • 건강검진 • 조기 시력 검진 • 운동요법 • 예방접종 • 사고 예방 및 안전 교육 • 유아 성교육 • 발달 장애아 조기발견 및 관리 • 육아상담 • 응급처치 • 영유아기 흔한 질환 관리
학령기	• 건강검진 • 구강보건 • 소아비만 • 예방접종 • 흡연 예방 및 금연 • 영양 • 운동요법 • 안전 교육 • 성교육 및 성상담 • 약 오남용 예방교육 • 척추측만증 관리
청년기	• 건강검진 • 구강보건 • 식이요법 • 예방접종 • 체력 평가 및 운동 처방 • 정신보건 • 절주 • 성교육 및 성상담 • 신혼가정 가꾸기(결혼 준비 및 부부의 성) • 가족계획
성인기	• 건강검진 • 식이 및 영양 • 운동요법 • 예방접종 • 정신보건 • 절주 • 암 예방 • 구강보건 • 뇌졸중 예방
노년기	• 건강검진 • 식이요법 • 운동요법 • 예방접종 • 치매 • 노인체조
모성보건사업	• 임신 기간별 건강관리 • 영양 관리 • 임신 합병증 • 분만 및 산후 관리 • 폐경기증후군 • 월경 관련 • 유방암 조기발견 및 자가 검진 • 태교 • 자궁경부암 예방 및 진단 • 요실금
만성질환 관리사업	• 고혈압 • 당뇨 • 비만 관리 • 관절염 및 요통 • 재활 등

키고자 하는 것이었다.[33]

임상 예방의료 영역에서 소개되고 있는 평생 건강관리 프로그램(lifetime health maintenance program)[34]은 병·의원에서 일상으로 이루어지고 있는 진단

33 김혜련. 개정 국민건강증진종합계획: 인구집단별 건강관리. 보건복지포럼, 2006.

34 박민선, 김수영, 김영식, 선우성, 조정진. 한국인의 평생 건강관리 총론. 가정의학회지. 2009;

과 치료에 덧붙여 개개인에 적합한 질병 예방(정기 건강 진단)과 건강증진(위험 요인의 개선) 프로그램을 평생 주기적으로 제공하는 것이다. 이는 1977년 브레슬로(L. Breslow)와 서머스(A. R. Somers)[35]가 의학적 그리고 경제적 측면을 모두 고려하여 환자진료에 적용할 수 있는 검사의 필요성을 강조하며 처음 제안한 것이다. 1988년에 이르러 국내에서 평생 건강관리 프로그램의 필요성과 그 모델이 소개되었으며, 1995년 대한가정의학회 평생 건강관리 프로그램 개발 위원회에서 『한국인의 평생 건강관리』 초판을 발간한 이후 국내 실정에 적합한 건강관리 방안을 제시하고 선별검사의 타당성을 검토하며, 미국 질병예방 위원회(US Preventive Services Task Force)의 권고안을 참고하여 현재의 평생 건강관리 프로그램을 설계하고, 임상진료에 적용해 오고 있다.

우리나라는 1988년 국가 검진 프로그램(National Screening Program)을 시행하기 시작하였다. 이후 20년간 별다른 진전을 보이지 못하다가 최근에 이르러 생애전환기 건강 진단 사업(National Screening Program for the Transitional Ages)[36]을 추진하게 되었는데, 건강보험 가입자 또는 피부양자 및 의료급여 수급자 만 40세와 만 66세의 생애전환기를 대상으로 주요 질환의 위험도(HRA)를 평가하고, 흡연, 음주, 영양, 운동 등의 포괄적인 평가와 더불어 건강 진단을 실시하며, 66세 대상자에게는 맞춤형 건강관리 프로그램을 실시하는 새로운 프로그램을 도입하였다.

해외의 경우, 앞서 배경과 역사에서 소개한 것 외에도 미국, 영국, 호주, 캐나다 등 기타 많은 국가에서 만성질환,[37] 암 예방,[38] 비만,[39] 정신건강,[40] 여성

30(10): 761-768.

35 Breslow L, Somers AR. The lifetime health monitoring program: a practical approach to preventive medicine. N Engl J Med. 1977; 296(11): 601-608.

36 Kim Young Taek, Lee Won-Chul, Cho Belong. National screening program for the transitional ages in Korea. J Korean Med Assoc. 2010; 53(5): 371-376.

37 Kuh DL, Ben-Shlomo Y. A life course approach to chronic disease epidemiology; tracing the origins of ill-health from early to adult life. Oxford University Press, 1997.

38 Uauy R, Solomons N. Diet, nutrition, and the life-course approach to cancer prevention. J Nutr. 2005; 135(suppl.12): 2934S.

39 Pfizer A. life course approach to tackling obesity. ILC-UK 2008. Available from: URL: http://www.ilcuk.org.uk/files/pdf_pdf_59.pdf.

40 Forrest CB, Riley AW. Childhood origins of adult health: a basis for life-course health policy.

건강[41] 및 산전 관리[42] 등을 포함한 다양한 영역에 대한 생애과정 보건사업 및 건강 프로그램의 근거와 개발연구 및 적용 사례가 소개되고 있다.

2) 문제점

지금까지 우리나라에서의 생애주기 접근 보건사업의 의미와 그 한계를 살펴보면, 크게 보건사업의 방법으로서 생애주기별 접근이 필요하다는 것과 평생 건강관리 차원에서 연령군 및 연령 세대, 그리고 일생에 걸쳐 꾸준한 건강관리를 해야 인생의 매 시기 및 최종적으로 노후에도 건강을 보장할 수 있다는 것으로 요약된다.[43]

보건사업의 대상으로 설정되는 집단은 그 특성에 따라 다양하게 구분할 수 있고, 해당 집단이 보유하고 있는 건강문제에 따라서도 이를 세분할 수 있다. 또한 동원되는 사업의 수단별로 보건사업을 세분화하기도 한다. 물론 지역 주민의 포괄적인 건강문제 전체를 대상으로 보건사업을 개발하여 시행할 수도 있지만 효율성을 고려하여 세분된 동질적인 인구집단을 대상으로 한 보건사업이 많이 개발되고 있다. 이렇게 동질적인 인구집단이나 동일한 질병 등을 대상으로 분류하여 이루어지는 보건사업을 범주별 보건사업(categorical health program)이라고 부른다. 이렇게 사업을 수행할 때 동일한 대상에 관계되는 여러 수준의 기관이 기능상 수직적으로 연계되기 때문에 수직적 보건사업(vertical health program)이라고도 한다.

인구집단을 분류하여 보건사업의 대상으로 하는 경우, 생애주기(life cycle)에 따라 이를 구분하는 것이 가장 보편적인데, 이는 생애주기에 따라 인구집단이 가지는 건강의 위험도나 처하는 환경이 다르기 때문이다. 흔히 다른

Health Affairs. 2004; 23(5): 155-164.

41 Kuh DL, Hardy R. A life course approach to women's health. Oxford University Press, 2002.

42 Hung JS, Lee TA, Lu MC. Prenatal programming of childhood overweight and obesity. Matern Child Health J. 2007; 11(5): 461-473.

43 강명근, 김건엽, 김명희, 김상아, 나백주, 박기수, 박웅섭, 유원섭, 윤태호, 이무식, 이원영, 임준, 정백근, 정세환. 지역사회의학. 보문각, 2010.

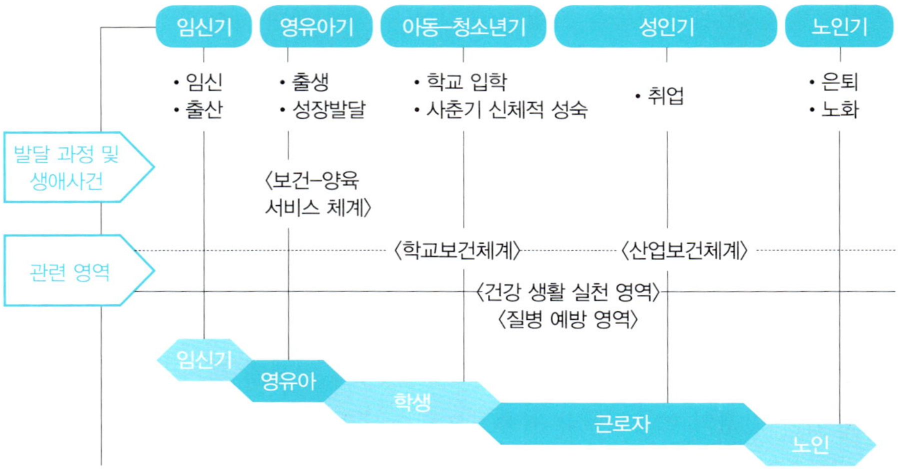

〈그림 8.4-7〉 생애주기에 따른 건강증진사업 대상 인구집단

집단에 비해 위험도가 더 높은 생애주기에 있는 집단을 보건사업의 대상으로 선정한다(그림 8.4-7; 표 8.4-3). 영유아나 모성, 노인 집단이 대표적인 예인데, 이 집단은 다른 생애주기에 있는 인구집단에 비해 건강상의 고위험 집단(high risk group)으로 인정되기 때문에 집중적인 건강관리 대상으로 선정될 필요가 있다.[44]

지금까지 우리나라의 생애주기 보건사업에 대한 이해와 접근은 생애기간 모형 수준에서 논의되었던 것으로, 보건의료서비스의 연계성과 연속성, 포괄성 등의 충분한 내용·전략 개발에 한계가 있었음을 부인할 수 없다.

생애과정 접근 보건사업의 장애요인[45]은 다양하다. 보건의료체계는 대부분 의료서비스를 제공하는 데 치중되어 있다. 대부분의 보건의료서비스가 주요 급성 및 만성 그리고 퇴행성질환에 맞추어 설계되어 있어서 생애주기별 접근 사고로의 변화를 방해하고 있다. 현재의 보건의료서비스는 어린이들은 건강하고, 상대적으로 질병과 장애율이 낮다는 전제에서 출발하는데, 이는 질

44 강명근, 김건엽, 김상아, 나백주, 박기수, 박웅섭, 박형근, 유원섭, 윤태호, 이무식, 이진석, 정백근, 조희숙, 최용준. 학습목표에 맞춘 보건관리. 보문각, 2009.

45 Forrest CB, Riley AW. Childhood origins of adult health: a basis for life-course health policy. Health Affairs. 2004; 23(5): 155-164.

〈표 8.4-3〉 생애주기별, 서비스 내용별, 보건소 제공 서비스 구분

생애주기 \ 내용	건강증진 (영양, 금연 등)	감염성 질환	만성퇴행성 질환	정신 보건	구강 보건	재활 및 장애인 보건	저소득층 보건 및 기타 사업
영유아보건							
학생보건							
성인보건							
모성보건							
노인보건							

〈표 8.4-4〉 미국에서의 생애과정 건강 개발(LCHD) 장애요인

1. 요구와 수요의 경쟁(competing needs & demands)
2. 재정적 이슈와 경쟁(budget issues & competition)
3. 새로운 입법자와 입법자들의 많은 교체(new legislators, 20-25% turnover)
4. 인지와 이해의 부족(lack of awareness/understanding)
5. 이슈화의 상대적 크기(relative size of the issue)
6. 제한된 시간과 자원(limited time & resources)
7. 생애과정 개념의 복잡성(complexity of cross-cutting “life course” concepts)

병의 병리적 과정에 대한 이해 부족을 보여 주는 것이다.

보건의료재정이 의료서비스 생산 모형을 강화하고 있다는 점, 많은 생애과정 접근 중재가 있어 왔으나 인과관계가 복잡하고, 실험적인 한계가 있다는 것도 장애요인이다. 보건의료 분야에 생애주기별 접근에 대한 리더십이 필요하며, 공중보건의 인프라 형성 및 적절한 투자도 필요하다(표 8.4-4 참조).

3) 개선 방안

현재 우리나라의 보건의료 사업은 분절되거나 단순한 점적인 연결의 수준에 그치고 있다(그림 8.4-8). 따라서 이를 개선하기 위한 기본 방향으로는 생애과

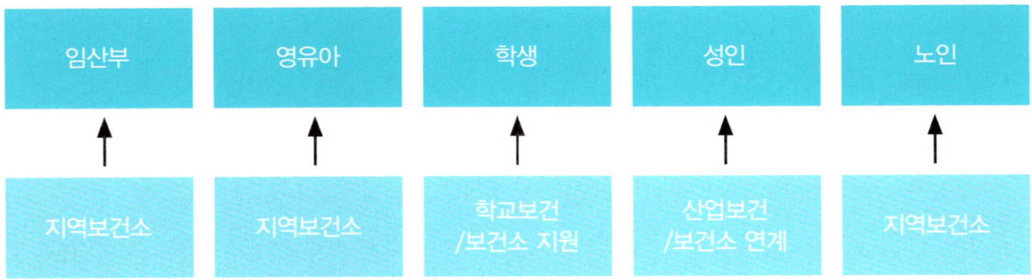

〈그림 8.4-8〉 평생 삶의 주기에 따른 건강관리 담당

〈표 8.4-5〉 통합의 범주와 내용

범주	내용
종적 통합	• 측정 • 데이터의 하부구조 –데이터의 연결 –종적 연구 –국가 수준의 시범사업 또는 연구 • 종적 모델링(longitudinal modeling)
내용 통합	• 측정 • 바이어스, 혼란 변수 • 다수준 분석 모형 –교호작용 –유전체–환경 관계(gene–environment) • 누적적 위험(cumulative risks)
방법론적 통합	• 범학제적 연구(transdisciplinary research) • 지역사회 기반 참여 연구 • 실무 활동

정의 담당 영역 또는 부문들이 연결·연계되어야 하며, 나아가 통합되어(표 8.4-5) 포괄적인 돌봄의 체계로 전환되어야 할 것이다(그림 8.4-9). 이를 위하여 보건의료체계가 재구성되고, 기본적인 보건의료 정보체계가 재구축되어야 한다(표 8.4-6 참조).

이러한 개선 방향을 선진 국가의 사례를 통하여 살펴보면 다음과 같다.

먼저 미국의 경우, 인구의 급격한 고령화에 따라 노인 인구와 더불어 특히 퇴역 군인 등을 대상으로 하는 보훈의료체계를 구축하고자 했다. 1996년

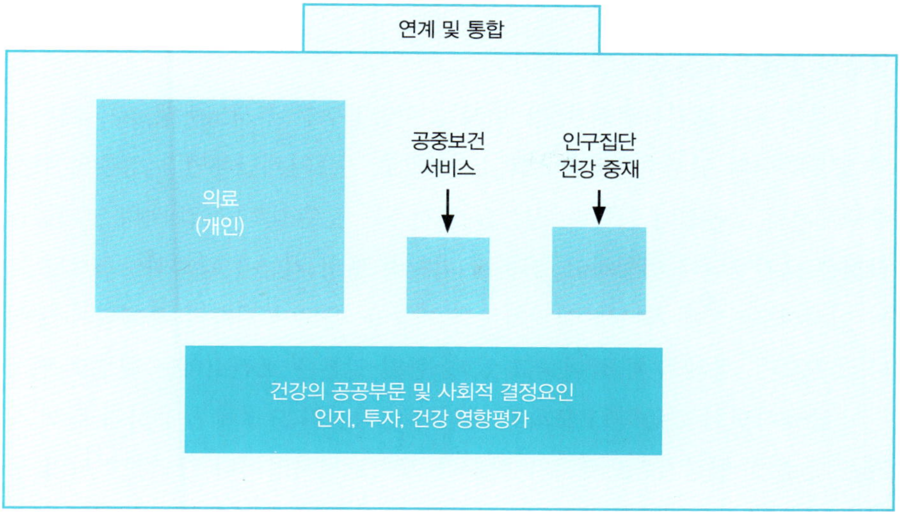

〈그림 8.4-9〉 보건의료자원의 연계 및 통합

〈표 8.4-6〉 보건의료체계 개혁 틀

구성 내용	현재 체계	개혁 체계	변화 전략
논리(logic)			
건강 생산 부분의 조직 (organization of health producing sectors)			
개인 서비스의 조직 및 공급 (organization & delivery of individual care)			
의학 교육(medical education & workforce)			
시장(market)			
재원(funding)			
규제 및 거버넌스(regulation & governance)			
성과 모니터링(performance monitoring)			

보훈부와 연방재정국은 치료 중심의 의료체계를 외래진료서비스와 포괄적인 일차의료서비스에 기초하고, 의료의 연속성을 강조한 지역보건의료체계 중심의 예방보건의료체계로 재편을 추진하였다. 그 결과 1994년에 비해 1996년에 입원은 13% 줄고 외래는 18% 증가하였으며, 입원일수도 1994년에 1,000명

당 3,527일에서 1996년에는 2,525일로 무려 32%가 줄였으며, 이에 따라 예산 집행의 효율성도 높였다.[46]

일본 지역보건사업의 행정 주체는 중앙정부인 후생노동성, 광역자치단체 도도부현의 위생주무국과 보건소, 그리고 기초자체단체인 시정촌의 위생 주무부서와 보건센터 등이다. 일본의 보건소는 일부 대민 직접 서비스 기능을 시정촌 보건센터에 위임하고, 전문적·기술적 행정 기능을 강화하도록 함으로써 이차의료권[47]에 하나씩 설치하도록 기준을 만들어 지속적 통폐합이 일어나고 있으며, 점차 수가 줄어들고 있다. 한편 일본은 보건소와는 별도로 만성병이 증대하면서 다양화·고도화된 개인의 건강관리 요구에 부응하기 위해 시정촌 단위에 행정기관으로서가 아니라 모자보건사업이나 노인보건사업 등 이용 빈도가 높은 예방 서비스를 각 개인에게 직접 종합적으로 제공하기 위한 보건센터를 설치 운영하고 있다(표 8.4-7). 일본의 보건센터는 1978년에 국가건강증진법을 시작으로, 보건소와 독립적으로 건강증진을 위한 지역센터로서 자리매김하였으며, 1983년의 노인보건법에 따라 노인들의 건강증진에 책임을 지게 되었다. 1994년 지역보건법에 모든 지방에 보건센터를 건립할 것을 명기하여 1999년 말 3,160개 시정촌에서 정비가 완료되었으며, 2016년 현재 공식적으로 도도부현에 47개소, 시정촌에 2,466개소 등의 보건센터를 설치 운영하고 있는데, 점차 보건소의 수는 감소하는 반면 보건센터의 수는 늘어나고 있다.[48] 2004년도 일본 후생성의 '지역보건대책 추진의 기본적 방향'에 의하면 보건소의 지역보건 통계 등 정보 수집 제공 기능과 시정촌 보건센터에 대한 기술적 지원 업무를 강화하도록 하면서 일선 시정촌 보건센터는 보건, 의료, 복지의 연계를 통한 종합상담창구로서의 기능을 강화하였다(그림

---

46 이신호. 보훈의료 발전방안 연구보고서. 한국보건산업진흥원, 2004.

47 인구 약 35만 명 단위로서 일본 전역에 342개가 설정됨, 1947년 보건소법에 의하여 인구 10만 명당 1개소 설치하였으나 2016년 현재는 도도부현, 지방자치법(소화 22년 법률 제67호 제252항 192안 19 제1항) 제252조의 지정도시, 동법 제252조 22 제1항 중핵시, 기타 정령에서 정하는 시 또는 특별구가 이를 설치 운영 중으로, 2016년 현재 전국 480개 보건소가 설치 운영 중임.

48 이신호. 서울시 제3기 지역보건의료 계획 변경안 연구보고서. 한국보건산업진흥원, 2004.

〈표 8.4-7〉 일본의 보건소와 보건센터 비교

구분	보건소	보건센터
설치주체	• 도도부현 • 지방자치법상 지정도시, 중핵시 • 기타 정령(지역보건법 시행령)으로 지정된 시 또는 특별구	시정촌(보건소 설치 시 포함)
법적 근거	지역보건법	지역보건법
기능 및 역할	지역주민의 건강을 지탱하는 보건위생 활동의 중심기관으로 광역적·전문적·기술적 거점	주민들에게 친근하게, 빈도가 높은 대인 보건서비스의 제공
주요 업무	질병의 예방, 위생의 향상, 영양개선 등의 업무	건강상담, 보건지도, 건강진단 등의 업무(모자보건사업, 건강증진사업, 정신보건사업, 재해대응사업, 기타 예방접종, 구강보건사업 등)
설치 의무	(인구 10만 명 기준, 1947년) 이차진료권당 1개를 목표로 규모를 확대했으나 1997년 이후 설치 수는 감소 중	모든 지방에 설치 권장 (1994년 지역보건법)
시설 규모	• 지역에 따라 도시형, 중간형, 농촌형, 벽지형으로 구분 • 인구규모에 따라 다섯 형태(인구 3만 명 이하의 지소형 포함 시는 여섯 가지)로 분류 • 각 유형에 따라 차이가 있음	• 기준면적: 500m^2(도쿄도의 경우 평균 면적이 3,242m^2) • 시설 내용: 관리부문, 보건지도부문, 건강증진지도부문, 검진부문, 공통(회의, 전시실 등)
직원 배치	• 소장: 의사여야만 함 • 직원: 의사, 치과의사, 약제사, 수의사, 보건사, 조산사, 간호사, 각종 임상검사기사, 영양사, 치과위생사, 기타 필요한 자	• 소장: 대부분 사무직 • 직원: 보건사, 영양사, 행정직원 등
재정 조치	• 신설 시설: 국고보조 1/2 • 증설, 개축, 개장: 국고보조 1/3 • 초연도 조변비(調弁費): 국고보조 1/2 • 기타 경비 국고보조 1/3	• 재정지원 권장 • 설립시설당 9,000만 엔(1994) • 설비비: 국고보조1/3
설치 수	480개소(2016)	2,513개소(2016)

8.4-10).[49] 또한 2006년 4월 장기요양보험(개호보험) 조례 115-39-1조항을 수정함으로써 고령자에 대한 시설케어에서 재택케어를 중심으로 자신이 살던 지역에서 존엄을 지키며 여생을 보낼 수 있는 지역케어 개념으로 인구 2만-3만 명당 1개소의 지역포괄지원센터를 설치하고 노인에 대한 포괄적 지원업

49 박웅섭. 지역사회의학. 보문각, 2010.

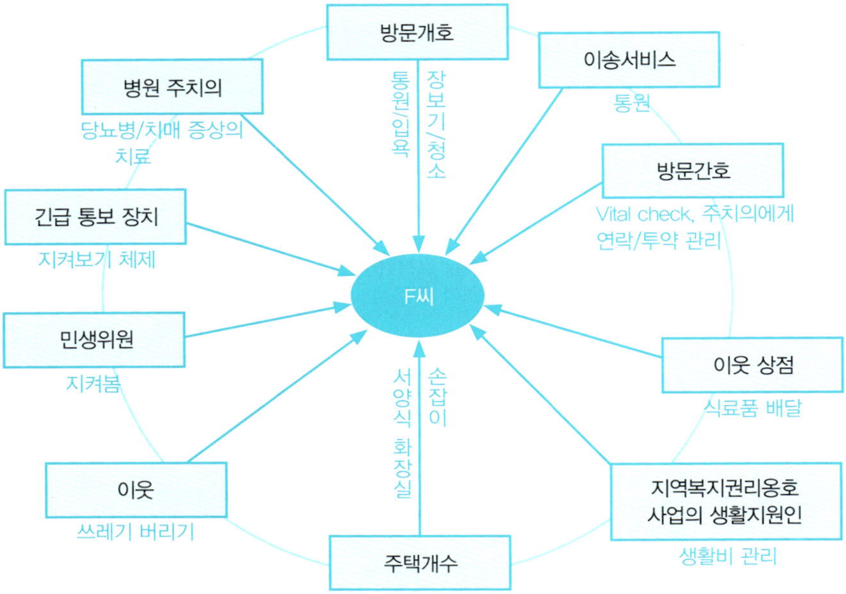

〈그림 8.4-10〉 일본 개호보험에서 요양서비스와 보건의료서비스와의 연계

무와 개호예방 지원업무 등을 수행한다. 지역포괄지원센터는 2016년 현재 약 4,300개 센터를 운영(지부 등을 포함하면 약 7,000개)하고 있는데 2006년 이후 점차 보건소 노인건강 증진 업무는 포괄지원센터로 이양되고 있다. 이러한 일본의 사례는 우리나라와 지리적으로 가깝고, 보건의료체계, 문화와 가치관, 보건소를 근간으로 하는 지역보건의료체계가 유사하며, 인구구조와 만성병 위주 질병 구조로의 급격한 변화, 세계에서 유례를 찾아보기 힘든 높은 경제성장률과 전통적 사회구조의 빠른 해체 등을 공통적으로 경험했다는 측면에서 시사하는 바가 크다 할 것이다.

호주 또한 급격한 고령화에 따른 당뇨, 암 등 만성병의 급증과 이에 따른 입원 및 진료비 급증 등 심각한 위기를 경험하고 있다. 이러한 사태에 대응하기 위하여 호주 뉴사우스웨일스주에서는 지역사회에 기반한 조정돌봄서비스(community based coordinated care) 프로그램을 시행하고 있는데, 지역보건소와 재활센터 등 정부 조직과 개원의, 병원, 약국 등이 다학제적인 팀 접근을 통해 개인 및 특정 그룹을 대상으로 질병의 예방과 건강증진, 조기발견과 적절한 치료, 만성적이고 복합적인 질병문제를 가진 주민이나 집단에 대하여 잘 조정된 통합 연계 서비스를 제공한다.[50] 또한 사우스오트스레일리아주에서는 2005년부터 2014년까지 대도시 지역에 인구 10만 명당 일차보건센터를 새로 만들고 농촌 등 의료 취약 지역에 진료와 상담을 병행하는 일차보건센터를 만드는 등 인프라를 확충하고 있다.[51]

생애과정의 특정 인구집단을 위한 보건사업의 문제점 및 과제로 첫째, 법·제도적 지원 및 재원 지원을 들 수 있다. 특정 집단의 보건사업은 지역보건법 및 의료법 등과 별개의 독립된 법체계를 유지하고 있어 법의 수직적·수평적 정합성에 문제를 야기하며, 이는 정책 지원이 힘든 상황을 가져온다. 둘째, 각 부처별 보건조직이 존재하나 조직 규모나 역량이 매우 미흡하여 장기적으로 일관성 있는 보건정책 개발이 이루어지지 않고 있다. 셋째, 각 특정 집단 및 부처별 보건사업을 위하여 인력 및 시설 등의 활용을 위한 협조 및 연계 체계가 구축되지 않고 있으며, 사업의 비효율성과 실효성에 한계를 가지고 있다. 이 외에도 특정 집단별 보건사업의 개별적인 특성에 따른 문제점 및 한계점들이 남아 있다.

3. 이론 및 정책적 쟁점

1) 생애과정 건강 개발[52]

생애과정 건강 개발의 틀은 어떻게 건강 궤적을 개인의 생애기간에 걸쳐 개발할 것인가, 그리고 어떻게 정책과 연구에 새로운 접근을 제시할 수 있는가

50 Integrated primary health and community care services-partnership approach to health care. NSW Department of Health, 2005.

51 Strategic infrastructure plan for South Australia (2005/6-2014/15). Government of South Australia, 2005.

52 Halfon N, Hochstein M. Life course health development: an integrated framework for developing health, policy, and research. Milbank Quarterly. 2002; 80(3): 433-479.

인간 개발의 시간내용 틀

다발적 개발 시간 틀의 평형적 운영

(1) 생애과정 단계 : 출생 전 〉 신생아 〉 유년기 〉 청소년기 〉 초기 성인기 〉 중기 성인기 〉 후기 성인기
(2) 전환 시점 : 가족 〉 학동기 전 〉 학동기 〉 직장 〉 직장 〉 퇴직
(3) 역사적·경제적·정치적 추세의 단면 : →→→→→→→→→→→→→→→→→→→→→

시간 →

1. 건강 개발의 내용 –거시적 내용/환경– →

- 유전적 자질
- 물리적 환경
  - 자원 활용
  - 음식, 청정한 공기, 넓은 공간
  - 병원체 노출
- 사회적 환경
  - 수입, 경제적 자원
  - 번영, 불균형
  - 사회적 조건, 연대성
- 가족적 환경
  - 가족 구조, 기능, 자원
  - 가족생애과정 및 지원
- 심리적 환경
  - 심리사회적 스트레스
  - 행동 반응 유형
- 문화 및 정책환경
  - 사회적 규범, 가치, 정책
- 보건의료체계
  - 접근성, 내용, 조직, 보건서비스의 질

2a. 건강 개발의 디자인 및 과정 –미시적 내용– →

- 디자인 유형과 전략
  - 자원의 선택, 기능의 적정화
  - 행동 과정의 통합과 조정
  - 성장, 성숙, 보상
- 건강 개발 과정
  - 생리적 과정과 체계
  - 행동적 과정과 체계
  - 심리적 과정과 체계

↕

2b. 건강 개발의 기전과 조절적 과정

기능적 기전과 과정에서의 개인 간 차이는 건강 개발의 개인별 탄도에서의 변이를 설명함

- 기전 및 패턴
  - 누적적
  - 프로그램화
- 조절적 과정
  - 결정적 민감한 기간
  - 심리신경 내분비 조절
  - 심리신경 면역 조절
  - 셋토인터, 분기점, 환류
  - 체계 간 연계 및 우회로
  - 수용체 인구 운반 단백질, 메신저

3. 건강 개발의 결과

- 평균수명
- 기능적 능력(인지, 기분, 신체활동, 성장, 생식)
- 질병, 불구, 기능 부전
- 학교에서의 준비, 직업적 능력

〈그림 8.4-11〉 생애과정 건강 개발(LCHD)의 틀

등에 대한 설명을 제공한다(그림 8.4-11). 건강은 내재된 유전적·생물학적·행동적, 사회 및 경제적 맥락 등 다양한 결정요인의 결과이다. 건강 개발은 이들 맥락적 요소와 생물행동적 규제 체계 간의 다양한 상호작용으로 구성된 적응

과정이다. 서로 다른 건강 탄도는 축적된 위험 요소와 보호 요소, 그리고 다른 영향요인이 중요하고 민감한 기간의 생물행동적 규제 체계로 프로그램된 결과이며, 생물학적·심리적·문화적·역사적 사건의 시간과 결과, 그리고 경험은 개인 및 인구집단의 건강과 개발에 영향을 준다.

생애과정 건강 개발에서 건강과 인간 개발의 이해를 위한 과학적 핵심 근거를 요약하면 아래와 같다.

- 임베딩(embedding)의 중요성: 임베딩은 생애과정 건강 개발 내용을 프로그램화하여 생물적·행동적 체계의 구조와 기능에 포함하는 과정이다.
- 위험 요소와 보호 요소의 역할: 건강과 개발에서의 위험 요소와 보호 요소 간 상호작용에 관련된 균형에 대하여 이해해야 한다.
- 확장된 시간 틀 개발의 중요성: 현재 건강과 질병에 대한 이해에서 핵심이 되는 사안은 생애 초기에서의 경험이 생애 중반 및 종말기 동안 기능적 결과와 어떻게 관련되는가이다.
- 다양한 건강결과 결정요인
- 기능적인 건강 궤적으로서 건강의 개발: 이는 시간에 따른 기능적 건강상태의 변화를 보는 것이다.

이러한 생애과정 건강 개발의 정책적 의미는 첫째, 개인과 인구집단의 건강을 어떻게 측정할 것인가? 둘째, 건강 및 건강과 관련된 서비스를 어떻게 조직하고 디자인할 것인가? 셋째, 보건의료서비스에 대하여 비용을 어떻게 지불할 것이고 건강에 대하여 어떻게 투자할 것인가? 넷째, 의학과 공중보건의 국가 연구 어젠다의 원칙을 무엇으로 할 것인가? 등이다. 운영의 논리는 건강을 과거 단순히 질병 및 장애가 없음으로 정의하기보다는 보다 긍정적 의미로 확대 해석하며, 인구집단의 건강을 목적으로 하고, 개인을 포함한 지역사회 및 인구집단을 대상으로 한다. 건강 접근 모형으로는 보다 포괄적인 접근, 그리고 생애과정적인 시간의 틀에서 해석한다(표 8.4-8, 8.4-9 참조).

〈표 8.4–8〉 운영 논리에서의 변화 틀

구분	과거의 논리	새로운 논리
건강의 정의	질병 및 장애가 없음	긍정적 확대 개념(사회, 개인 자원 및 물리적 역량 등)
보건체계의 궁극적 목적	건강 유지 및 삶의 연장	적정한 인구집단 건강
고객 모형	개인	개인, 지역사회 및 인구집단
건강 모형	생의학(biomedical)	생·정신·사회(biopsychosocial)
중재 접근법	진단 및 치료	질병의 예방, 건강증진, 적정한 기능 등
시간 틀	일과성 사건(episodic)	생애과정

〈표 8.4–9〉 보건의료체계 측면에서의 시대적 비교

구분	과거	현재	미래
핵심 영역	급성 및 전염성질환	만성질환	적정 건강 수준
건강 관심	건강 = 질병	건강 = 장애	건강 = 건강
건강 형평성	개인 수준	변화 중	생애과정 건강 개발
운영 체계/투자 방향	수직적 통합 체계	세부전문화, 기술투자 증가로 인한 고비용 유발	인구집단에 기반한 예방
재정 체계	보험 기반 재정	선불제 편익	새로운 운영 체계 필요

2) 보건정책 틀과 프로그램 어젠다

생애과정 접근 방식에 따른 보건정책의 틀과 프로그램 어젠다 사례를 모자보건 영역에서 살펴보면 다음과 같다.[53] 모자보건 영역에서는 생애과정 접근 방식에 대한 변화의 세 가지 영역을 설정하고 있는데, 첫째, 개인 및 인구집단에 기반한 보건의료서비스의 공급과 조직을 새롭게 생각하고(rethinking), 재정렬(realigning)해야 하며, 둘째, 보건의료서비스를 다른 서비스(교육, 사회서

53 Fine A, Kotelchuck M, Adess N, Pies C. A new agenda for MCH policy and programs: integrating a life course perspective. Contra Costa Health Services. Available from: URL: http://cchealth.org/groups/lifecourse/pdf/2009_10_policy_brief.pdf.

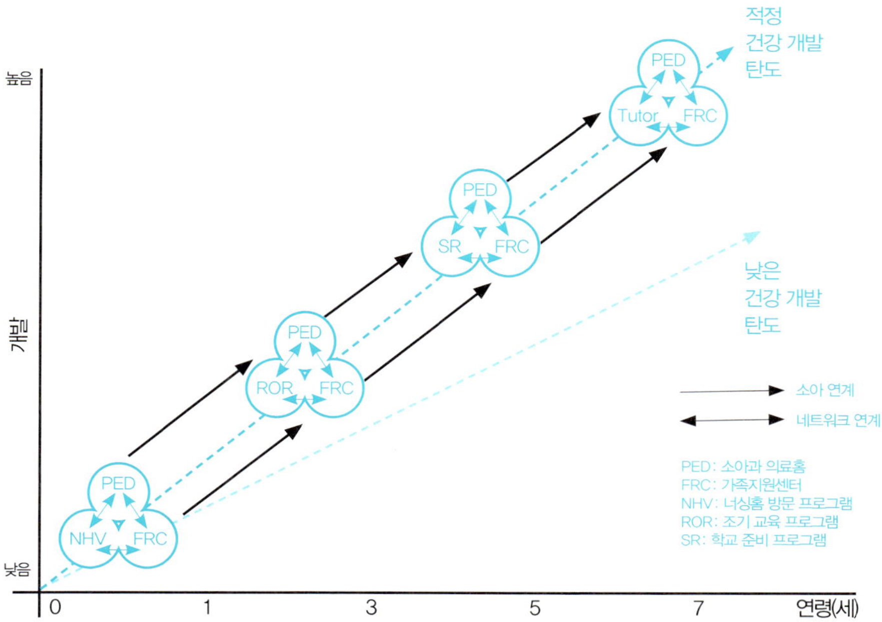

〈그림 8.4-12〉 생애과정의 보건의료서비스 연계도

출처: Halfon N. Blue sky health: achieving transformative health reform through collaborative innovation. NNPHI National Meeting New Orleans. 2008.

비스 등)와 연계(linking)할 것이며, 셋째, 사회적·경제적·물리적 환경의 전환(transforming)을 통하여 건강을 증진해야 한다고 설정하였다.

개인 및 인구집단 기반 보건서비스의 조직과 공급에서 강조하는 것은 임신 전부터 생애에 걸친 지속적인 돌봄서비스의 제공이다. 그리고 건강 역량을 개발하고 건강한 사람에 대한 방문이 이루어져야 한다. 이러한 건강 방문은 출생 전, 분만, 어린이, 성인에 이르기까지 성장에서 중요하고(critical) 민감한(sensitive) 시기에 이루어져야 한다.

보건의료서비스와 기타 서비스 및 지원과의 연계를 위해서는 공중보건 간호사, 사회사업가, 그리고 기타 비보건 부문 인력의 참여가 중요하다. 여성, 어린이 및 가족을 보건의료서비스와 각종 지원과 활동에 연결하는 방안을 개발해야 한다(그림 8.4-12). 건강을 증진하기 위한 사회, 경제 및 물리적 환경의 전환을 위해서는 건강증진 표준을 개발하고 이를 지역의 기획 및 개발 지침

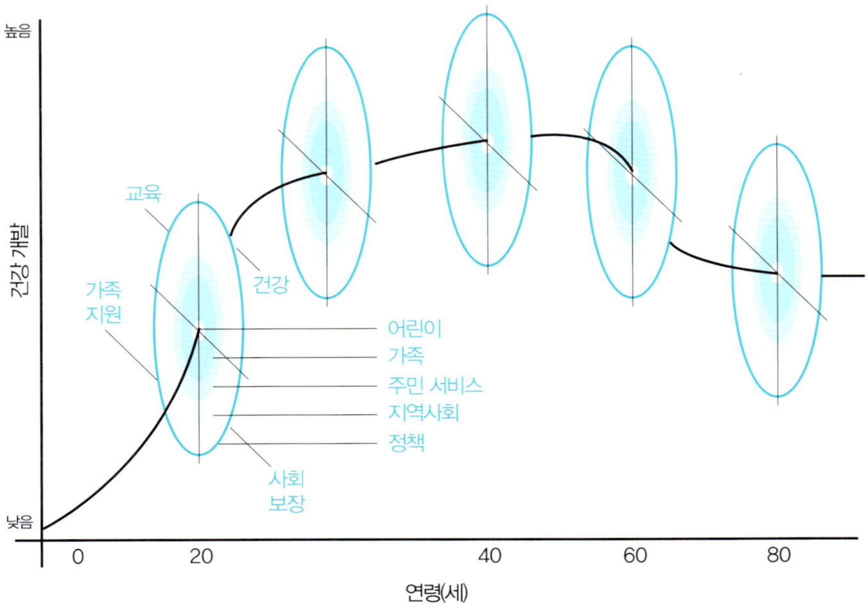

〈그림 8.4-13〉 생애과정 보건사업의 다부문, 다수준 전략(Multisector, Multilevel Strategies)
출처: Halfon N. Blue sky health: achieving transformative health reform through collaborative innovation. NNPHI National Meeting New Orleans. 2008.

으로 포함해야 하며, 공공보건의료서비스 제공자, 비즈니스 및 공공 지도자를 위한 정책과 프로그램에 인적·물적 자원을 투자하여야 한다(그림 8.4-13).

따라서 국가 수준 및 지방정부 등 조직 차원에서 생애주기별 접근을 포함해야 하며, 생애과정 또는 생애주기의 관점에서 프로그램을 개발·검정해야 한다. 국민, 즉 보건의료소비자들의 생애주기 접근 전략 및 프로그램 개발을 지원해야 하며, 기초 및 광역자치단체에서 적용 가능한 모형을 검정하여 사회변혁을 위한 실험을 증진해야 한다. 더불어 지식, 이론 및 실무 영역 등에서 광범위한 전략과 결과를 공유하여야 할 것이다. 이를 위한 역학적 연구는 경로 분석, 구조방정식 모형, G 추정 모형(G-estimation),[54] 다수준 분석 모형 등

54 Stata's st suite of commands for the analysis of survival time data allow flexible modeling of the effect of exposures which vary over time. A potential problem in such analyses is that other risk factors may be both confounders (i.e., associated with both exposure and disease

다양한 분석방법과 기술이 적용된다.

---

outcome) and also intermediate variables (on the causal pathway from exposure to disease). This phenomenon is known as "time-varying confounding". Standard statistical models for the analysis of cohort studies do not take such complex relationships into account and may produce biased estimates of the effect of risk factor changes. G-estimation of the effect of a time-varying exposure on outcome, allowing for confounders which are also on the causal pathway, has been proposed for the analysis of such inter-related data. We will present sugest, a Stata program which performs g-estimation, allowing the results to be compared to those from the more usual survival analysis. Using simulated data, we show that the usual analysis can under-estimate the effect of an exposure on disease where there is time-varying confounding, and that g-estimation produces a more accurate estimate.

참고문헌

- 강명근, 김건엽, 김상아, 나백주, 박기수, 박웅섭, 박형근, 유원섭, 윤태호, 이무식, 이진석, 정백근, 조희숙, 최용준. 학습목표에 맞춘 보건관리. 보문각, 2009.
- 강명근, 김건엽, 김명희, 김상아, 나백주, 박기수, 박웅섭, 유원섭, 윤태호, 이무식, 이원영, 임준, 정백근, 정세환. 지역사회의학. 보문각, 2010.
- 강영호. 사회경제적 건강 불평등에 대한 생애적 접근법. 예방의학회지. 2005; 38(3): 267–275.
- 김혜련. 개정 국민건강증진종합계획: 인구집단별 건강관리. 보건복지포럼, 2006.
- 나백주, 김건엽, 이무식, 이석구. 미래사회 대비 평생 건강관리 체계 구축을 위한 지역보건사업 강화방안. 고령화 및 미래사회위원회, 보건복지부, 2005.
- Naidoo J, Wills J. 지역보건연구회 옮김. 건강증진이론과 실제. 계축문화사, 2011.
- 박민선, 김수영, 김영식, 선우성, 조정진. 한국인의 평생 건강관리 총론. 가정의학회지. 2009; 30(10): 761–768.
- 박웅섭. 지역사회의학. 보문각, 2010.
- 박정한, 이주영, 이정애, 신손문, 서경, 신유선 등. 여성과 어린이 건강증진. 도서출판 아리스크, 2002.
- 박혜숙. 만성질환에 대한 생애주기접근. 2010년도 대한예방의학회 제62차 추계학술대회 연제집. 대한예방의학회, 2010.
- 안명옥. 포괄적 여성건강 평생관리. 대한의학협회지. 1994; 37: 729–735.
- 이신호. 보훈의료 발전방안 연구보고서. 한국보건산업진흥원, 2004.
- 이신호. 서울시 제3기 지역보건의료 계획 변경안 연구보고서. 한국보건산업진흥원, 2004.
- Barker DJP. Fetal origins of cardiovascular and lung disease. Marcel Dekker Inc., 2001.
- Barker DJP, Hales CN, Fall CHD, Osmond C, Phipps K, Clark PMS. Type 2 (non–insulin–dependent) diabetes mellitus, hypertension and hyperlipidaemia (syndrome X): relation to reduced fetal growth. Diabetologia. 1993; 36: 62–67.
- Ben–Shlomo Y, Kuh D. A life course approach to chronic disease epidemiology: conceptual models, empirical challenges and interdisciplinary perspectives. Int J Epidemiol. 2002; 31: 285–293.
- Ben–Shlomo Y, Holly JMP, McCarthy A, Savage P, Davies D, Davey Smith G. Prenatal and postnatal milk supplementation and adult insulin like growth factor I: long term follow up of a randomized controlled trial. Cancer Epidemiol Biomarkers Prev. 2005; 14(5): 1336–1339.
- Breslow L, Somers AR. The lifetime health monitoring program: a practical approach to preventive medicine. N Engl J Med. 1977; 296(11): 601–608.
- Crowther NJ, Cameron N, Trusler J, Gray IP. Association between poor glucose tolerance and rapid post natal weight gain in seven–year–old children. Diabetologia. 1998; 41: 1163–1167.
- Dabelea D, Hanson RL, Lindsay RS, Pettitt DJ, Imperatore G, Gabir MM et al. Intrauterine exposure to diabetes conveys risks for type 2 diabetes and obesity: a study of discordant sibships. Diabetes. 2000; 49(12): 2208–2211.
- Darnton–Hill I, Nishida C, James WP. A life course approach to diet, nutrition and the prevention of chronic disease. Public Health Nutr. 2004; 7(1A): 101–121.
- Elder Jr GH. Life course dynamics: trajectories and transitions, 1968–1980. Cornell University Press, 1985.
- Fine A, Kotelchuck M, Adess N, Pies C. A new agenda for MCH policy and programs: integrating a life course perspective. Contra Costa Health Services. Available from: URL: http://cchealth.org/groups/lifecourse/pdf/2009_10_policy_brief.pdf.
- Forrest CB, Riley AW. Childhood origins of adult health: a basis for life–course health policy.

Health Affairs. 2004; 23(5): 155–164.

- Friedman NJ, Zeiger RS. The role of breast-feeding in the development of allergies and asthma. J Allergy Clin Immunol. 2005; 115(6): 1238–1248.
- Hales CN, Barker DJP, Clark PMS, Cox LJ, Fall CHD, Osmond C et al. Fetal and infant growth and impaired glucose tolerance at age 64 y. Br Med J. 1991; 303: 1019–1022.
- Halfon N. Blue sky health: achieving transformative health reform through collaborative innovation. NNPHI National Meeting New Orleans. 2008.
- Halfon N. Life course health development: a new approach for addressing upstream determinants of health and spending. Expert Voices. Feb 2009.
- Halfon N, Inkelas M, Hochstein M. The health development organization: an organizational approach to achieving child development. Milbank Quarterly. 2000; 78(3): 447–497.
- Halfon N, Hochstein M. Life course health development: an integrated framework for developing health, policy, and research. Milbank Quarterly. 2002; 80(3): 433–479.
- Halfon N, Russ S, Regalado M. The life course health development model: a guide to children's health care policy and practice. Zero to Three. 2005; 25(3): 4–12.
- Hertzman C, Power C, Matthews S, Manor O. Using an interactive framework of society and lifecourse to explain self-rated health in early childhood. Social Science & Medicine. 2001; 53: 1575–1585.
- Hung JS, Lee TA, Lu MC. Prenatal programming of childhood overweight and obesity. Matern Child Health J. 2007; 11(5): 461–473.
- Integrated primary health and community care services–partnership approach to health care. NSW Department of Health, 2005.
- Kim Young Taek, Lee Won-Chul, Cho Belong. National screening program for the transitional ages in Korea. J Korean Med Assoc. 2010; 53(5): 371–376.
- Kuh DL, Ben-Shlomo Y. A life course approach to chronic disease epidemiology; tracing the origins of ill-health from early to adult life. Oxford University Press, 1997.
- Kuh DL, Hardy R. A life course approach to women's health. Oxford University Press, 2002.
- Kulu H, Milewski N. Family change and migration in the life course: an introduction. Demographic Research. 2007; 17(19): 567–590.
- Law CM, de Swiet M, Osmond C, Fayers PM, Barker DJP, Cruddas AM et al. Initiation of hypertension in utero and its amplification throughout life. Br Med J. 1993; 306: 24–27.
- Lu MC, Halfon N. Racial and ethnic disparities in birth outcomes: a life-course perspective. Matern Child Health J. 2003; 7: 13–30.
- Mishra GD, Cooper R, Kuh D. A life course approach to reproductive health: theory and methods. Maturitas. 2010; 65: 92–97.
- Pfizer A. life course approach to tackling obesity. ILC-UK 2008. Available from: URL: http://www.ilcuk.org.uk/files/pdf_pdf_59.pdf.
- Pickin C, St Leger, S. Assessing health need using the life cycle framework. Open University Press, 1993.
- Rich-Edwards JW, Stampfer MJ, Manson JE, Rosner B, Hankinson SE, Colditz GA et al. Birth weight and risk of cardiovascular disease in a cohort of women followed up since 1976. Br Med Jr. 1997; 315: 396–400.
- Snyderman R. AAP presidential address: the AAP and the transformation of medicine. J Clin Invest. 2004; 114(8): 1169–1173(suppl.).
- Strategic infrastructure plan for South Australia(2005/6–2014/15). Government of South Australia, 2005.

- Uauy R, Solomons N. Diet, nutrition, and the life–course approach to cancer prevention. J Nutr. 2005; 135(suppl.12): 2934S.
- Yu S. The life–course approach to health. AJPH. 2006; 96(5): 768.

5 지역사회의학과 일차보건의료

나백주(서울시립대학교 도시보건대학원 교수)

학습 목표

☑ 전통의학의 한계와 지역사회의학의 대두 필요성에 대해 설명할 수 있다.

☑ 지역사회의학의 접근 방법을 기존 치료의학과 대비하여 설명할 수 있다.

☑ 지역사회의 개념을 이해하고 보건의료 전달체계에서 담당하는 역할을 설명할 수 있다.

☑ 일차보건의료 전략의 배경과 주요 개념을 설명할 수 있다.

급속한 고령화 시대에는 만성질환이 흔해질 뿐 아니라 각종 합병증 및 그에 따른 장애도 늘어날 것으로 예상된다. 어느 때보다 건강증진 및 건강관리가 강조되고 있지만 기존 보건의료체계의 예방의료활동은 여전히 미약한 실정이다. 정부가 직접 운영하는 보건소의 예방 기능은 과거에 비해 많은 개선이 이루어지고 있지만 여전히 전 국민적인 건강증진과 건강관리를 선도하기에는 역부족이라는 평가를 받고 있다. 이처럼 기존 보건의료제도의 예방 보건의료에 대한 무력감은 의료생협 등 일부 의사의 새로운 모델 창출 노력으로 나타나는 한편, 정부의 완전히 새로운 건강관리 회사를 통한 건강관리 서비스 상업화 시도로도 나타났었다. 바람직한 건강관리 제도는 어떻게 나타나야 하는가에 대해 관심이 유례없이 높아지고 있으며 이에 대한 진지한 토론이 요구되고 있다.

1. 지역사회의학

1) 지역사회의학의 대두 배경

지역사회의학(community medicine)이 의학의 한 전문 분과로 공식화된 것은 1968년 영국의 「의학 교육 왕립위원회 보고서(Report of the Royal Commission on Medical Education, 일명 Todd report)」가 계기였지만,[1] 지역사회의학이란 용어는 영국에서 이미 예방 및 사회의학(Preventive and Social Medicine, PSM)과 동의어로 여겨지며 종종 공중보건 접근 원칙으로 쓰이고 있었다. 지역사회의학은 병원 중심의 보건의료접근이 개인 측면에서 보면 일부 성공이 나타나고 있지만 인구집단이라는 관점에서 보면 질병 치료와 예방에 효과적이지 않다는 비판으로부터 시작되었으며, 20세기 중후반을 거치면서 위생, 보건통계, 방역

1 MacQueen KM, McLellan E, Metzger DS, Kegeles S, Strauss RP, Scotti R et al. What is community? An evidence-based definition for participatory public health. Am J Public Health. 2001; 91(12): 1929-1938.

〈표 8.5-1〉 전통의학 접근의 한계를 보여 주는 사례

영양결핍성 빈혈에 빠진 어린이를 치료한 의사는 환자 상태가 호전되자 퇴원을 지시하고자 한다. 이때 이 어린이가 처한 가난한 가정 및 지역사회 환경을 알지 못하는 의사는 통상적인 약물과 식사를 잘 하라는 지침만 주게 되고, 어린이는 퇴원한 후 의사의 지침을 따를 수 없는 가난 때문에 결국 다시 입원하게 되는 현실을 어떻게 극복할 수 있겠는가?

등 전통적인 공중보건학 분야의 본격적인 발전과 지역보건행정의 중요성이 강조되면서 점차 완결된 학문 영역으로 발전하였다.[2]

지역사회의학은 가정 및 지역사회에서 환자 질병의 실제 원인이 비롯되는데, 단순히 의료기관에 내원한 환자를 진료하다 질병의 근본을 개선하지 못하는 현실을 개선하고자 하는 철학을 반영하고 있다(표 8.5-1 참조).

영국에서는 일찍이 지역사회의학이 의과대학의 학부 교육과정으로 정립됨과 더불어 지역사회의학 전문의 수련 과정도 정립되었고, 이렇게 배출된 지역사회의학 전문의는 공무원으로 지역의 공중보건 분야에서 본격적으로 활약하며 지역의 공중보건문제를 역학적으로 분석하는 작업, 나아가 시급한 공중보건문제 선정과 역학적 의미 해설 등 다양한 업무를 수행하였다.[3,4]

1900년대에 들어 수술과 마취 등 전통 임상의학이 비약적으로 발전하였지만 전염병의 원인에 대한 위생 환경의 문제, 산업화의 영향으로 인한 환경오염이 가져오는 질병문제 등은 기존의 임상의학만으로 해결되지 않기 때문에 보건사업 영역 발전이 요구되었고, 이러한 문제를 극복하는 과정에서 지역사회의학이 확립되었다.[5]

한국도 이미 1930년대 후반 일제 강점기 쌍천 이영춘 박사의 선구적인

2 Nelson AM. A handbook of community medicine. Bristol John Wright & Sons Limited, 1975.

3 What is community medicine. Br Med J. 1974; 2(5912): 186-187. Available from: URL: http://www.ncbi.nlm.nih.gov/pmc/articles/PMC1610863/pdf/brmedj01974-0014b.pdf.

4 Victor CR. What price community medicine?: The philosophy, practice and politics of public health since 1919. J Epidemiol Community Health. 1987; 41(4): 355.

5 What is community medicine. Br Med J. 1974; 2(5912): 186-187. Available from: URL: http://www.ncbi.nlm.nih.gov/pmc/articles/PMC1610863/pdf/brmedj01974-0014b.pdf.

농촌 보건위생 활동에 의해 지역사회의학의 전통이 나름대로 토대를 쌓아 가고 있었다.[6]

> 조선인 최초로 조선인 박사에 의해 지도받아 의학 박사를 취득한 쌍천 이영춘 선생님은 1935년 군산 인근의 옥구군 개정면에 있는 구마모토 농장의 부속 진료소장으로 일하기 시작하여 돌아가시는 날까지 45년간을 농촌 보건의료 사업에 전념하였습니다. 세월이 가면서 사업의 규모와 내용에 약간의 굴곡은 있었지만 농촌위생연구소, 2곳의 종합병원, 10곳의 진료소와 간호전문대학이 인근 4개 군에 걸쳐 설치되어 운영되었습니다.
> 이 사업에서 중요한 것은 넓은 지역에 종합병원과 진료소를 연결하여 지역의료 전달체계를 시범적으로 시도한 것과 치료의학과 예방의학을 결합한 것입니다. 그 위에 지역사회의 적극적 참여를 유도하였습니다.
> 그리하여 급기야는 정부에서도 인정하게 되었으며 전국의 보건의료체계를 설계하는 데 많은 참고가 되었고 다른 나라에서도 주목하여 본받게 된 것입니다.
>
> 『흙에 심은 사랑의 인술. 쌍천 이영춘 박사의 생애』[7] 추천사 중 일부

2) 지역사회의학 및 지역사회의 개념

지역사회의학은 기존 전통의학과 구별되는 특징을 가지고 있다. 맥킨리(J. B. McKinlay)가 한 이야기는 지역사회의학에 관한 적절한 비유이다.[8] 빠르게 흐르는 강물에 떠내려오는 사람들을 강 하류에서 구해 내 인공호흡을 실시하느라 너무 바빠서 강 상류에서는 어떤 일이 벌어지고 있는지 알기 어렵다는 이야

6 홍성원. 흙에 심은 사랑의 인술. 쌍천 이영춘 박사의 생애. 쌍천 이영춘 박사 기념 사업회, 1993.
7 홍성원. 흙에 심은 사랑의 인술. 쌍천 이영춘 박사의 생애. 쌍천 이영춘 박사 기념 사업회, 1993.
8 McKinlay JB. A case for refocusing upstream: the political economy of illness. In: EG Jaco (ed.). Patients, physicians and illness. The Free Press, 1979.

기에서 전통의학은 이미 발생한 환자의 구조와 생명회복에 관심을 더 가지고 있음을 알 수 있다. 또한 이때 좀처럼 시간을 내서 알아보기 어려운 문제, 즉 사람들이 물에 빠지는 원인을 파악하여 대책을 세우는 것이 바로 지역사회의학의 관심 영역으로, 전통의학과 지역사회의학의 상호 보완적인 관계를 시사한다. 지역사회의학의 특징은 분명히 건강에 영향을 미치는 환경의 중요성을 드러내고 강조하는 데 있다.

개별 환자가 아니라 지역사회를 대상으로 질병의 수준을 파악하고 사회적 자원을 동원하여 건강문제를 해결하는 지역사회의학의 전통은 물론 의학의 역사에서 예방보건을 상징하는 중요한 한 축을 이루고 있지만,[9] 근대 역사에서 영속성을 지닌 학문 체계 및 제도로 정립된 데에는 1800년대를 거치며 산업혁명과 도시화 등 환경 변화가 인구집단 건강에 미친 심각한 영향에 대한 반성과 정부 주도의 공중보건을 강조한 피르호(R. Virchow, 1821-1902) 같은 일부 사회개혁가의 역할이 중요한 계기가 되었다. 특히 이들 선각자들은 모두의 평등한 건강을 위해 의학이 지닌 사회적 역할에 주목하고 이를 활성화할 것을 강조하였다.[10]

지역사회의학의 가치관을 전통의학과 대비시켜 규명하면 지역사회의학은 인간의 건강문제를 다룰 때 단순히 질병 치료만이 아닌 건강증진 및 질병 예방의 관점을 가지고 있으며, 개인은 물론이고 지역사회 인구집단을 대상으로 건강문제를 다루는 것을 알 수 있다. 이러한 지역사회의학의 특징을 전통의학의 진단 및 치료 과정에 결부시켜 살펴보면 〈표 8.5-2〉와 같다.

탭(J. W. Tapp) 등의 정의에 의하면 지역사회의학은 지역사회 건강문제의 규명과 해결에 관한 학문이라고 할 수 있다.[11] 동시에 지역사회의학은 인구집단 기반 접근을 통해 지역사회의 건강증진, 질병 예방, 건강 회복, 고통의 완

9 다스림을 상징하는 아스클레피오스(Asclepios)적 전통과 보살핌을 상징하는 히게이아(Hygeia)적 전통에서 위생(Hygiene)의 어원인 히게이아 전통을 일컬음.

10 Porter D. How did social medicine evolve, and where is it heading? PLoS Med. 2006; 3(10): e399.

11 Tapp JW, Deuschle KW. The community medicine clerkship: a guide for teachers and students of community medicine. Milbank Mem Fund Q. 1969; 47(4): 411-447.

〈표 8.5-2〉 전통의학과 지역사회의학의 개념 비교

구분	전통의학	지역사회의학
대상	개인	지역사회
관심 영역	질병 치료	건강증진 및 질병 예방
진단 방법	문진, 임상병리검사, 영상진단 등	설문지와 인터뷰, 집단검사, 기존 통계의 활용 등
문제 해결 방법	투약, 수술, 상담 등	보건교육, 건강 환경 개선, 법 및 제도 변화 등

〈표 8.5-3〉 지역사회의학의 정의

지역사회의학은 지역사회 및 인구집단의 건강문제를 규명하고 해결하는 것을 다룬다. 이는 건강증진, 질병 예방, 건강 회복, 고통의 경감 및 건강 유지 등 인구집단을 기반으로 하는 학문이다.   Community Medicine is the academic discipline that deals with the identification and solution of health problems of communities and human populations. It is a population-based discipline which addresses: health promotion, disease prevention, restoration of health, relief of suffering, maintenance of health.

출처: Tapp JW, Deuschle KW. The community medicine clerkship: a guide for teachers and students of community medicine. Milbank Mem Fund Q. 1969; 47(4): 411-447.

화 및 건강 유지에 관여하고 있다(표 8.5-3 참조).

또한 지역사회의학은 지역사회를 대상으로 질병 예방 및 건강증진을 달성하기 위한 전문 의학 분야로서 인구집단의 보건의료필요를 진단하고 이에 따른 보건의료공급을 계획하고 관리하며 이러한 분야의 연구와 교육에 참여하는 의사들로 구성되어 있다.[12] 한편 더 나아가 지역사회의학은 개인과 인구집단의 건강에 관여하는 다양한 학문의 종합으로서의 의미도 가지고 있는데, 실제 임상의학 및 보건행정은 물론이고 보건통계 및 역학, 독성학, 미생물학

12 Community medicine has been defined as that speciality which deals with populations, and comprises those doctors who try to measure the needs of the population, both sick and well, who plan and administer services to meet those needs, and those who are engaged in research and teaching in the field. Wikibooks, 2009.

과 더불어 인구학, 사회학, 경제학, 심리학, 정책학 등 다양한 영역의 건강 요인에 관한 학문이 연계되어 있어 복합적이고 관여하는 범위가 넓다.[13]

지역사회의학의 개념을 적절히 정의하기 위해서는 지역사회에 대한 이해가 필수적이다. 여러 측면에서 정의될 수 있지만 지역사회(community)는 '같은 장소에 살거나 혹은 같은 특징을 가지고 있는 사람들의 모임(a group of people living in the same place or having a particular characteristic in common)'이라는 사전적 의미를 가지고 있다.[14] 지역사회를 가장 흔하게 사용하는 분야는 주로 지리 혹은 행정 분야이다. 즉, 도시 혹은 농촌 지역사회 그리고 특정 행정구역의 지역사회 등은 비교적 쉽게 활용하는 용어이다. 한편 심리학 및 사회학 등 영역에서는 지리 개념보다는 공통의 문화 특성 등을 지역사회의 정의로 중시한다. 이 외에도 지역사회는 구성원들의 사회적 연대 혹은 공동 행동을 의미하는 개념으로도 흔히 사용되고, 이해관계가 다른 구성원들이 다양하게 존재하면서 협력과 갈등이 상존하고 있어 조정과 개입이 필요한 의미로도 사용된다.

지역사회의학에서 지역사회를 이해하는 개념 가운데 가장 흔히 쓰이는 것은 장소, 공간, 지역의 의미이다. 이는 지역사회의학의 발전에서도 의미가 있는데, 질병에 걸린 환자 개인에 대한 관심을 그가 속한 주민 집단으로 돌림으로써 병태생리적 과학만을 추구하는 것에서 나아가 인구집단의 질병 양상과 그 외부 원인에 대한 과학을 추구하는 것으로 시각을 전환하는 데 기여하였기 때문이다. 즉, 특정 장소나 공간을 점유하는 인구집단의 질병은 일정한 규칙을 가지고 확산 혹은 쇠퇴하기 때문에 인구집단 혹은 그들을 둘러싼 환경에서 해당 질병의 원인을 찾을 수 있다는 논리가 작용하였다. 다음 개념으로 지역사회를 특정 관심과 가치를 공유하는 인구집단으로 파악한다. 이 개념은 지역사회에서 공동 행동이나 사회적 연대 활동이 일어나기도 하지만 때론

13 Waters WE, Cliff KS. Community medicine: a textbook for nurses and health visitors. British Library Cataloguing in Publication Data. 1983.

14 Oxford Dictionary 2012.

갈등하는 사회적 현상을 설명하기 위해 쓰이고 있다. 즉, 어떤 이해관계를 가지며 관심과 가치가 일치하거나 혹은 상호 충돌하면서 앞서 언급한 연대 활동이나 갈등이 발생하기 때문이다. 이는 질병 예방이나 해결에 해당 지역사회 인구집단의 자각적인 노력과 활동이 중요함을 설명하는 논리로 쓰인다. 이처럼 지역사회에 대한 이해는 장소와 공간이라는 대상적 의미와 이해관계의 공유라는 갈등과 연대의 주체로서의 의미로 크게 나눌 수 있다.[15]

지역사회의 초기 개념은 주로 장소와 공간이라는 대상적 의미로 쓰였지만 최근 의사소통, 사회마케팅, 지역사회 조직 등 다양한 보건교육 방법이 개발되면서 이해관계의 공유라는 공동체 의미의 지역사회 개념도 활발하게 사용되고 있다. 특히 지역사회의학은 질병 예방과 건강증진 의미를 강조하기 때문에 일방적인 의학적 개입보다 주민 스스로 질병 예방의 의미를 깨닫고 실천하는 것이 점차 중요해지고 있다.

3) 지역사회의학의 철학 및 접근 원칙

지역사회의학은 지역사회를 대상으로 진단과 처방을 하는 학문 분야이다. 지역사회의학에는 몇 가지 중요한 가치 체계가 있는데, 그중 하나가 지역사회의 필요(need)에 따른 접근을 강조한다는 것이다(그림 8.5-1 참조). 이는 지역사회의학의 과학성을 강조하는 것으로, 지역사회에 어떤 보건의료필요가 있는가를 체계적으로 파악하여 과학적인 보건의료공급이 이루어지도록 하는 것을 일컫는다. 또 다른 하나는 지역사회 보건의료문제는 지역사회 스스로 해결하도록 하자는 것이다. 사람들의 건강문제가 지역사회가 놓인 공통의 환경 및 문화에서 비롯되는 경우가 흔하고, 이러한 건강문제의 해결 역시 지역사회의 공동 행동 및 실천에 의해 성과적으로 달성되기 때문에 지역사회의 참여 이념이 강조된다. 지역사회 참여 이념을 잘 이해하기 위해서는 지역사회의 가

15 MacQueen KM, McLellan E, Metzger DS, Kegeles S, Strauss RP, Scotti R et al. What is community? An evidence-based definition for participatory public health. Am J Public Health. 2001; 91(12): 1929-1938.

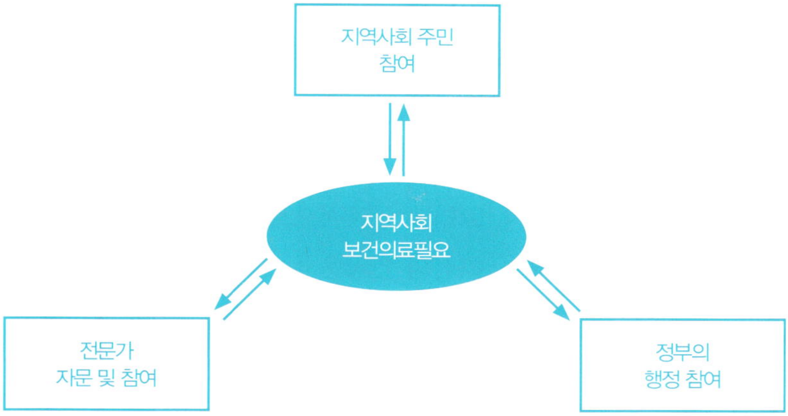

〈그림 8.5-1〉 지역사회 보건의료필요의 파악

능성과 한계를 잘 파악해야 하는데, 가능성은 지역사회가 가진 건강문제 해결 능력이고 한계는 지역사회 스스로는 건강문제에 대한 전문적 식견과 기술이 부족하다는 것이다. 따라서 지역사회의 건강문제 해결 가능성을 존중하고 동시에 전문가의 식견이 결합되어야 한다. 또한 이 두 집단의 결합을 강화하기 위해 긴밀한 의사소통이 필요하다.

나머지 다른 가치 체계는 정부의 역할에 대한 사항이다. 정부는 지역사회의 건강을 보호·증진하기 위해 책임 있는 역할을 하여야 한다. 이는 주민이 필요한 보건의료서비스를 이용할 수 있도록 인력을 양성하고 제공 체계를 만드는 것이다. 이는 자유방임주의적인 의료체계하에서 의사나 의료기관을 중심으로 보건의료서비스가 제공되던 관행과는 근본적으로 다른 원리이다. 하지만 그렇더라도 공급자 중심의 일방적인 공공보건의료공급이 되어서는 곤란하고, 지역사회 참여가 보장되는 보건행정 원리의 적용을 받아야 한다.

이러한 가치 체계에 따라 이루어지는 지역사회의학이 갖추어야 할 기본적 요소는 다음과 같다.

첫째, 보편성(universalism)에 대한 책임성(responsibility)으로서 지역사회의학은 지역 주민에게 필수적인 보건의료서비스를 지역사회 전체 인구집단에 제공해야 한다. 주민의 일부가 그들이 가진 불리한 여건(인종, 성, 연령, 경제

수준 등)에 따라 보건의료에서 소외되고 있는 현상에 대한 문제의식과 이를 극복해야 하는 책임이 있음을 인식하지 못했다면 지역사회의학 활동들은 시도조차 되지 않았을 것이다. 이러한 개념은 주민에게 필요한 보건의료서비스는 지역사회 주민 누구나 보편적으로 받을 수 있는 것을 지역사회의학의 주요한 임무로 하고 있음을 의미한다. 그리고 궁극적으로 지역사회가 자신의 건강문제를 스스로 해결해야 한다는, 자신의 건강문제에 대한 책임의식으로도 발전된다. 이러한 지역사회의학의 임무 및 지역사회의 책임의식이 미흡하면 어떤 지역사회의학 사업이라도 외부에서 주어지는 일시적 시혜로 끝나게 될 가능성이 높다.

둘째, 효율성(efficiency)으로서 지역보건문제를 해결하는 데 필요한 자원은 항상 부족하기 때문에 이를 잘 활용하여 최대한의 결과를 얻어낼 수 있도록 노력해야 한다. 이는 자원이 한정되어 있기 때문에 지역사회의학의 보편적인 서비스를 포기하는 것과는 다른 개념으로, 한정된 자원에서 우선순위를 정해 단계적으로 보편적인 서비스를 제공하는 노력과 과정을 포함한다.

셋째, 전 주민의 보건의료필요를 해결하기 위해 지역사회의학은 포괄성을 기본적 요소로 갖추어야 한다. 즉, 건강의 유지·증진과 질병 예방에서부터 질병의 조기발견과 조기치료, 재활에 이르는 포괄적 보건의료(comprehensive health care)의 구성 요소를 고루 갖추고 있어야 한다.

넷째, 질(quality)적 적정성을 유지해야 한다. 지역사회자원이 제한되어 있기 때문에 효율성이 중요하다고 해서 보건의료로서 반드시 갖추어야 할 질을 무시할 수는 없다. 효과에 대한 과학적 증거가 확보된 적정한 질의 의료서비스가 제공되어야 한다.

다섯째, 바람직한 보건의료 전달체계(health care delivery system)가 확립되어야 한다. 이는 지역사회의 보건의료자원을 효율적으로 활용하기 위한 중요한 전제로서, 보건의료서비스를 지역화 개념에 따라 체계적으로 구축함으로써 달성할 수 있다. 개인과 지역사회의 역할과 체계화된 전문적 보건의료서비스의 역할을 구분·설정하면서 동시에 이들 간의 연계 시스템을 잘 구축하는 것도 중요한 내용 가운데 하나이다.

여섯째, 지역사회의 참여(community participation)는 지역사회의학 요소 중 가장 필수적인 것으로, 지역 주민의 책임의식과 밀접한 관련을 가진다. 참여에는 여러 수준이 있을 수 있지만 가장 중요한 것은 지역사회 보건의료필요 조사와 우선순위 선정 등 다양한 의사결정에 주민이 직접 참여하여 그 과정이 민주적으로 이루어져야 한다는 점이다. 책임의식을 가진 주민이 자신의 문제에 능동적으로 참여하며, 참여를 통해 관련된 보건문제가 내 문제임을 인식하게 하는 한편, 지역사회 안팎의 자원을 잘 활용하여 주민의 참여가 활발하게 이루어질 수 있는 기전을 마련해야 한다.

일곱째, 지역사회 개발(community development)이다. 지역사회의학의 기본 원리에서 지역보건사업은 지역사회 종합 개발 사업의 일환으로 이루어져야 한다. 지역사회 보건문제의 발생 원인과 해결 과정은 지역의 사회경제적 여건과 밀접한 관련성을 가지고 있어서 보건문제 자체의 해결만을 고립적으로 시도하게 되면 대부분 실패할 수밖에 없다. 과거에 지역사회의학이 실험되고 다양한 활동을 전개하던 지역의 예를 들면, 주민 스스로 운영하는 건강보험 제도나 소득 증대 사업, 신용협동조합운동 등과 아울러, 환경 위생을 위한 활동, 교육 문제를 해결하기 위한 활동이 함께 전개되었으며, 이러한 경우에 비교적 사업 성과가 높았던 것은 지역사회 개발의 의의를 잘 말해 주고 있다.

여덟째, 부문 간 협조(inter-sectoral collaboration)로서 보건사업이 지역사회 개발의 일환으로 이루어져야 한다는 점에서도 엿볼 수 있지만 보건문제를 해결하기 위해서는 관련된 다양한 부문이 함께 노력해야 한다. 예를 들어 학동기 아동의 보건문제를 해결하기 위해서는 보건 부문과 교육 부문이 함께 머리를 맞대야 한다.

4) 지역사회의학의 접근 방법: 지역사회 진단과 보건사업

지역사회의학은 지역사회를 대상으로 보건의료문제를 파악하고 이를 해결하기 위해 체계적인 대책을 수립, 시행하는 학문 분야이다. 이때 지역사회를 대상으로 보건의료문제를 파악하고 해결하기 위해서는 먼저 지역사회를 진단

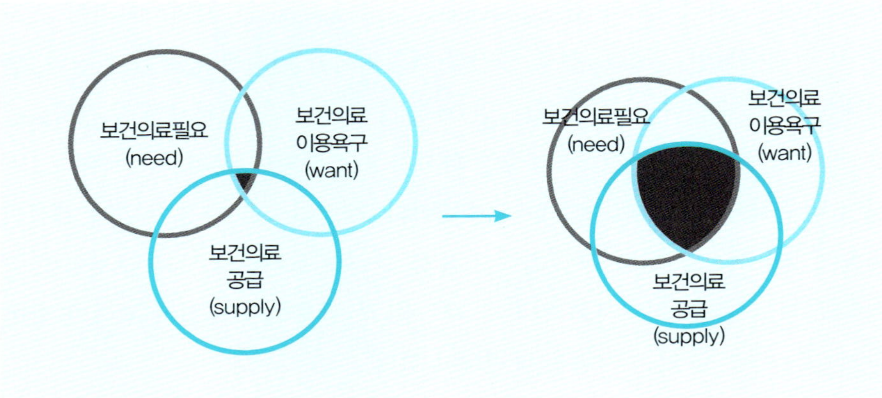

〈그림 8.5-2〉 지역사회의학의 접근 방법과 목적

하는 접근이 필요하다. 이는 지역사회를 전체로서 하나의 대상으로 이해하는 것이며, 특히 지역사회 인구집단의 보건의료필요와 그들의 보건의료이용 욕구, 그리고 보건의료공급이 어느 정도 겹쳐서 지역사회 인구집단의 건강문제를 해결하고 있는가를 먼저 파악하여야 한다. 이는 전문가에 의한 지역사회 건강문제 요구와 주민들의 해당 건강문제에 대한 관심과 해결 의지를 확인하고, 이러한 건강문제 해결을 전문가 차원에서 도울 수 있는 보건의료 공급 체계가 얼마나 충분한가를 파악하는 것이라고 할 수 있다. 여기서 필요의 크기에 비해 주민의 욕구가 작고 공급도 부족하다면 지역사회 건강문제 해결은 매우 곤란할 것이다. 따라서 지역사회의학의 첫걸음은 바로 이러한 세 영역의 공통분모를 파악하는 것이며, 지역사회의학의 궁극적 목적은 바로 이 공통분모를 넓혀 지역사회 주민의 건강문제를 근본적으로 해결하는 데 있다고 하겠다(그림 8.5-2).

이때 지역사회의 보건의료필요를 파악하는 것은 지역사회 진단의 가장 기본이다. 이를 위해서는 지역사회를 지리적 혹은 계층적 개념으로 이해할 필요가 있는데, 일정한 공간에서 살아가는 인구집단의 건강문제가 산지와 습지 및 도시와 농촌처럼 지리적 특성에 따라 다르기 때문이다. 또한 사람들의 계층적 특성인 부자와 빈자, 노인과 어린이, 여성 집단 등 특정 계층에서도 건강문제가 다르게 나타나며 이러한 계층의 건강 특성은 지리적인 형태로 나타나는 경우가 대부분이다. 이러한 지역사회의 공간적·계층적 특성은 질병 발생을 촉진 혹은 조절하는 요소로 작용하게 되어 지역사회에 따라 질병의 양상이 다르게 나타난다. 지역사회의 의료필요는 이러한 지역사회의 질병 특성을 집중적으로 반영하고 있다. 실제 기후가 습한 지역에 사는 사람들이 호흡기 질환에 잘 걸리고 가난한 계층이 많이 사는 지역의 사망률이 높으며 인구밀도가 높은 도시 지역에서 전염성질환 전파속도가 빠른 점 등이 대표적인 예이다. 보건의료필요는 다양한 방법으로 측정할 수 있는데, 특정 질환으로 인한 사망률 및 유병률 측정이 대표적인 방법이다. 이 외에 설문조사 등을 통해 건강 생활 습관을 파악하는 것도 예방에 관한 필요 측정 방법이라고 할 수 있다.

한편 지역사회는 다양한 이해관계를 가지고 있는 사람들로 이루어져 있기 때문에 무관심할 경우도 있고, 때로는 갈등하며 때로는 협력한다. 건강문제에 대해서도 역시 지역사회 구성원들은 다양한 이해관계를 가지고 있다. 가장 큰 문제는 전문가들이 보기에 중요한 건강문제임에도 불구하고 지역사회 주민 집단은 해당 건강문제에 대해 잘 모르거나 해결 의지를 갖지 않는 것인데, 이는 주로 당장 큰 불편함이 없지만 장기적으로 건강문제를 크게 일으킬 수 있는 만성질환 등의 경우에 해당한다. 자주 경험하지 못하지만 한번 발생하면 큰 문제가 되는 응급의료문제도 필요성이 큰 보건의료문제이지만 주민의 인식 정도가 낮을 수 있다. 이 외에도 보건의료필요는 별로 높지 않지만 주민의 관심이 높은 문제들이 있을 수 있다. 하지만 이러한 문제가 알고 보면 주민의 건강을 악화시킬 수 있기 때문에 관심을 가져야 한다. 예를 들어 과학적 근거가 없는 일부 민간요법에 지나치게 의존하는 문제가 대표적이다. 지역사회 건강문제 해결의 열쇠는 해당 건강문제에 대한 주민들의 관심과 참여에 있다. 이는 지역사회 주민이 건강문제 해결에 주체적으로 참여하면 빠르게 해당 건강문제가 바뀔 수 있고 지속될 수 있기 때문이다. 따라서 지역사회 주민의 건강문제에 대한 인식과 문화를 파악하는 것은 중요하다. 이러한 주민 인식과 관심을 파악하기 위해서는 심층 인터뷰 및 구조화된 설문조사가 활용될 수 있다.

다음으로 지역사회 진단에서 중요한 내용은 보건의료 공급 체계의 문제를 파악하는 것이다. 일반적으로 필요한 것은 병·의원 및 의사 등 보건의료인력의 충원이지만 나아가 이들의 연계 체계와 공급 관련 제도 및 예산도 중요하게 파악되어야 할 문제이다. 일반적으로 이러한 보건의료공급 문제는 전국 평균에 비해 해당 지역사회의 공급 수준이 어떠한가로 파악되지만, 앞서 제기된 보건의료필요 문제를 해결하기에 충분한 공급 수준인가를 별도 기준으로 파악할 수 있다. 최근 보건의료공급에서 중요한 문제는 보건의료서비스의 질이다. 즉, 특정 건강문제 해결을 위한 보건의료 공급 체계의 질을 평가하여 효과성을 분석하는 것도 중요한 측면이다. 물론 충분한 서비스 공급이 서비스 질 향상에 긍정적인 영향을 미칠 수도 있지만, 그렇다고 무턱대고 서비스 공급을 늘리는 것이 서비스 질 향상을 자동적으로 가져온다는 보장은 없으며, 기존 공급 자원 내에서 최대한 서비스 질 향상을 위한 서비스 혁신을 추진하는 것도 필요하기 때문이다. 이처럼 지역사회 보건의료공급을 평가할 때는 양적 충분성, 질적 적절성을 동시에 파악할 필요가 있다. 이 외에도 보건의료공급을 평가할 때는 치료에 대한 공급만이 아니라 예방 및 재활서비스에 대해서도 동시에 파악해야 한다. 그리고 보건의료공급 평가의 궁극적인 목적은 지역사회 보건의료공급을 적정하게 보장하기 위한 정부 및 지방자치단체의 정책과 활동을 평가하는 것이어야 한다. 왜냐하면 공급의 부족 및 질적 적정성을 고려하여 지역사회 주민에게 최고의 보건의료서비스를 접할 수 있도록 하는 것은 정부의 책임이기 때문이다.

이러한 지역사회 진단은 지역사회 진단 기획과 실행 및 평가 환류 등 일련의 준비된 활동을 통해 시행하고, 이후 언급할 지역사회 참여의 계기로 활용되어야 한다. 이는 지역사회 보건의료필요 현실 및 개선 필요성을 주민들과 함께 인식하는 데 필요한 과정이다.

지역사회 진단 과정은 그 중요성이 갈수록 커지고 있는 데 비해, 이에 관한 체계적 연구와 교육은 아직까지 미흡한 수준이다. 특히 생애과정별 및 지역사회 특성별로 건강문제를 찾아내고 문제 해결의 기초에 접근하는 것 등이 매우 중요하다. 향후 이에 대한 연구 투자가 더욱 중요하게 고려되어야 한다.

5) 지역사회 참여

지역사회 참여는 단순한 동원에서부터 시작해 주체적 참여까지 다양한 단계로 나뉠 수 있다. 단순한 동원은 정보나 상담을 제공하여 수동적으로 특정 건강문제 해결을 위해 나서는 것을 의미하고, 주체적 참여는 이미 충분한 정보를 가지고 있는 기초 위에서 주민 간 협력과 조직화를 통해 일정한 제도화를 실현하는 것까지를 의미한다.

이러한 지역사회 참여는 여러 의미가 있는데, 가장 중요한 것은 보건의료자원 이용의 효율성을 달성하는 데 도움이 된다는 것과 주민의 민주주의 및 보건의료문제 해결 능력을 높일 수 있다는 것이다. 효율성이 향상되면 보건의료문제를 해결할 수 있는 자원이 제한되어 있는 조건에서 주민 등 민간의 참여를 통해 적은 자원을 가지고도 건강문제를 해결할 수 있고, 나아가 조직화된 힘이 새로운 자원을 찾아낼 수도 있다. 또한 이러한 참여는 지역사회 주민의 주인 의식을 높일 수 있으며 이는 궁극적으로 민주주의 의식을 높이는 데 도움이 된다. 나아가 보건의료문제 해결 능력을 높인다는 것은 단기간에 목표로 한 건강 수준을 달성하는 것뿐 아니라 이를 지속시키는 데도 중요한 원천이 된다. 사실 보건의료문제 해결의 상당 부분은 결국 주민의 건강에 대한 인식 및 태도를 바꾸는 문제와 깊이 연결되어 있다. 따라서 주민이 보건의료문제 해결 과정에 참여함으로써 인식 및 태도의 문제를 가장 잘 깨닫는 것도, 나아가 이 문제를 실질적으로 해결될 수 있도록 하는 것도 모두 성공적으로 수행할 수 있다. 이는 문제 해결의 대상이 문제 해결의 주체가 되기 때문에 가능한 일이다.

이러한 지역사회 참여가 보다 높은 단계로 나아가기 위해 지속적인 교육훈련이 필요하고, 자체적인 조직 체계도 요구된다. 이러한 요구는 최근 보건의료 시민운동 차원으로까지 발전하고 있는 추세이다.

2. 일차보건의료

1978년 알마아타 선언으로 알려진 일차보건의료는 국가 보건의료의 필수 부분이며 사회 개발이 추구해야 할 으뜸가는 목적인 건강의 향상을 달성하고 사회정의를 실현하는 중요한 전략적 방법으로 알려져 있다.

1) 일차보건의료의 배경과 개념

세계보건기구는 국제보건 활동을 통합하고 세계인구의 보건 욕구에 대처해야 할 필요성에 부응하여 국제연합(UN)의 특별기구로 1948년에 설립되었다. 당시에 세계보건기구는 건강의 정의를 "단순히 질병과 장애가 없는 상태가 아니라 육체적·정신적·사회적으로 완전한 안녕 상태"로 선언하며 지역사회의학 원칙에 입각한 활동 방향을 예고하였다. 이는 각종 전염병 및 환경성질환으로 고생하는 주민들에게 적절한 보건의료서비스 제공을 실천하지 않는 각국 정부에 대해 적극적인 투자와 참여를 유도하는 일종의 운동이었다.

세계적인 말라리아 박멸운동을 이끌던 세계보건기구는 각국이 보건의료 인프라에 관한 기본적 보건의료서비스 제공 체계를 가지고 있지 못한 상태에서 수직적[16] 말라리아 박멸운동은 성공을 거두기 어렵다는 것을 깨닫고, 치료와 예방이 통합된 정부 주도의 기본적 보건의료서비스 제공 체계를 수년간 연구하여 제시하기에 이른다. 그 내용은 1973년 세계보건기구의 「기본 보건의료서비스 개발 촉진 방안(Methods of promoting the development of basic health services)」이라는 보고서에 담겼고, 이후 여러 논의를 거쳐 1978년 구소련의 알마아타에서 유니세프(UNICEF)와 함께 이를 한 단계 발전시킨 역사적인 선언을 발표하였다. 이 알마아타에서의 선언은 60개 국제기구와 우리나라를 포함 138개 회원국이 참여한 국제회의에서 이루어지는데, 이 선언의 핵심은 선진국과 개발도상국 사이의 건강 불평등뿐만 아니라 각 나라 안에 존

16 외부에서의 인력, 매뉴얼, 예산 등에 기초하여 단일 과제 수행에 집중하는 프로그램 혹은 프로젝트.

재하는 건강상의 불평등에 대처하기 위한 전략을 개발하자는 것이고, 구체적으로 일차보건의료라는 새로운 전략 개념을 통해 정부가 적극적·체계적으로 보건의료에 투자하여 2000년까지 인류 모두가 건강을 누리게 하자는 것이었다.[17] 이는 주민의 보건의료필요에 입각하여 다양한 보건의료서비스가 종합적으로 제공되도록 하는 것이고, 이를 위해 정부의 투자를 이끌어 내는 전략 계획이라고 할 수 있다. 구체적으로 정부가 투자하는 공중보건시설과 인력의 계층적 조직을 만들고, 이를 통해 각국이 직면한 보건의료문제를 해결할 수 있는 능력을 갖추도록 하는 것이었다. 각국의 보건의료체계와 처한 환경이 매우 다르기 때문에 하나의 정해진 시스템과 시설 등을 제시할 수 없지만 다음과 같은 원칙은 중요하게 언급되었다. ① 사람들의 생활양식을 둘러싼 친근하고 설득력 있는 일차보건의료, ② 지역사회 주민의 참여, ③ 동원 가능한 지역사회자원은 모두 활용, ④ 지역사회나 개인을 위한 치료, 예방, 건강증진의 통합적인 접근, ⑤ 보건의료체계의 일선에 있는 사람은 간단한 훈련으로 제공되는 모든 서비스를 현장에서 제공할 수 있음, ⑥ 이러한 일선의 서비스 제공을 위해 필요한 전문적 상담 지원 등 기술 지원이 가능하도록 할 것, ⑦ 지역사회 개발의 관점에서 보건 분야와 타 부서의 협조 필요 등이다. 이를 위해 정부가 취해야 할 행동은 일차보건의료서비스 제공 수준을 건설할 것, 일차보건의료와 연계된 통합 보건체계를 구축하기 위해 기존 보건의료제공 체계를 변화시킬 것, 지역사회의 참여를 활성화할 것 등이다.[18]

일차보건의료를 위한 일선 사업층은 주민의 생활공간에서 보건의료체계에 처음으로 접하는 관문으로서 역할을 수행한다. 이때 그 활동은 단순히 일차진료만을 의미하는 것이 아니라 제도적·기술적으로는 개인, 가족 및 지역사회를 위한 건강증진, 예방, 치료 및 재활 등의 서비스를 두루 포함하는 포괄적 보건의료를 의미한다. 또한 그 활동은 주민의 집단적 건강 실천을 위해

17 Health for All by the Year 2000. HFA 2000.

18 Socrates Litsios. World Health Organization's primary health care approach. AJPH. 2004; 94(11).

노력한다는 원칙을 가져야 한다. 이러한 일차보건의료체계의 목적은 통상적인 보건의료보다 훨씬 광범위하여 정치적·사회적 권리로서의 건강을 구현하기 위한 원리와 수단을 포함하고 있다.

알마아타 선언은 이를 위한 가장 기본적인 여덟 가지 필수 사업 영역을 제시하였다. 이후에 한 영역이 더 추가되어 총 아홉 가지 필수 사업 영역은 다음과 같다.

① 널리 퍼져 있는 주요 보건문제의 예방 및 그 관리 방법에 대한 교육
② 식량 및 적절한 영양 공급의 촉진
③ 안전한 식수와 기초 위생의 적절한 공급
④ 가족계획을 포함한 모자보건
⑤ 주요 전염성질환에 대한 예방접종
⑥ 지역적 풍토병의 예방과 관리
⑦ 흔한 질병과 외상의 적절한 치료
⑧ 필수 의약품의 제공
⑨ 심신장애자의 재활(추가 항목)

일차보건의료를 실현하기 위해 알마아타 선언이 제시하고 있는 접근 방법은 다음과 같은 네 가지 기본 원칙으로 요약할 수 있다.

첫째, 필요에 따른 보편적인 적용과 접근(universal accessibility and coverage in relation to need)이 이루어져야 한다. 이는 주민이 필요로 하는 보건의료자원과 보건의료서비스를 주민이 필요로 할 때 이용할 수 있도록 접근성이 보장되어야 함을 의미한다. 여기에서 의미하는 접근성이 보장되려면 현재 존재하는 보건 및 사회적 자원을 필요가 가장 큰 사람들에게로 재분배해야 한다.

둘째, 개인과 지역사회의 참여와 자립(community and individual participation and self-reliance)이 필요하다. 일차보건의료는 기획, 조직, 운영, 조정 등에 지역사회와 개인이 건강에 대한 책임을 자각하고 적극적으로 참여할 것을 요구

한다. 이를 위해 지역사회에 권한과 역량을 부여(empowerment)함으로써 주민 스스로가 건강증진 과정의 핵심적 활동가(key actor)로서의 역할을 수행할 수 있어야 한다. 이는 다양한 수준에서 요구되는 정부의 사회적 활동에 주민의 참여를 필요로 하는 것이고 한편 지역 주민 개개인이 자신과 가족에 대한 더 큰 책임을 가져야 함을 의미한다.

셋째, 건강을 위해 관련 분야들의 상호 협력(inter-sectoral action for health)이 이루어져야 한다. 일차보건의료는 보건의료 분야뿐 아니라 농업, 축산, 식품, 공업, 교육, 주거, 공공 업무, 통신 등과 같은 다양한 분야와 관련되어 있다. 이는 보건의료기관이 제공하는 서비스뿐 아니라 건강과 밀접한 관련성을 가지는 주거, 영양, 위생, 학교, 여성의 문맹 상태를 타파하기 위한 서비스 등 사회의 다양한 인프라에 대한 접근이 형평성 있게 이루어져야 함을 의미한다. 따라서 각 분야에 대한 종합적인 접근 전략과 분야 간 협력이 요구된다. 이는 지역사회의학에서 부문 간 협조(inter-sectoral collaboration)가 강조되는 것과 동일한 맥락이다.

넷째, 적절한 기술이 사용되어야 하고 이 기술이 가진 비용-효과성(appropriate technology and cost-effectiveness)이 강조되어야 한다. 비용-효과를 고려한 자원 분배가 더 큰 편익을 가져올 것임은 자명하다. 이를 위해 최소 비용으로 최대의 효과를 가져다 줄 수 있는 적절한 기술의 개발과 이용이 요구된다. 예방의료 및 건강증진 서비스를 강화하려는 것은 이러한 원칙에서 직접적으로 유도된 것이다.

이러한 원칙은 일차보건의료가 지향하는 가치 체계를 보여 주고 있는데, 보건의료 주체로서의 주민, 형평성 달성, 지역사회의 수용성과 효율성 등이 그것으로, 지역사회의학의 원칙을 구현하고 있음을 알 수 있다. 일차보건의료는 지역사회 주민을 지역사회 보건문제에 대해 높은 책임의식과 능력을 지닌 보건의료의 주체로 설정하고, 개인이나 지역사회의 잠재력과 자립도를 개발하고 극대화하는 것을 그 목적으로 하고 있다. 아울러 일차보건의료는 한정된 소수의 사람에게 최상의 보건의료를 제공하는 것이 아니라, 형평의 원칙하에 많은 사람에게 양질의 보건의료를 제공하는 것을 지향한다.

이러한 일차보건의료 원칙 및 구체적 적용 전략은 지역사회의학의 원칙을 정치적으로 구체화한 것임을 알 수 있다.

2) 일차보건의료에 기초한 지역보건의료체계

1987년 짐바브웨의 하라레(Harare)에서는 일차보건의료에 기반을 둔 지역보건의료체계(district health system) 강화에 관한 세계보건기구 국제회의가 개최되었다. 이 회의는 알마아타 선언 이후 약 10년간 일차보건의료의 기본 원리에 따라 진행되어 온 다양한 활동을 점검하고, 일차보건의료를 더욱 발전시키기 위한 과제와 실천 전략의 도출을 그 목적으로 했다.

그동안 여러 국가에서 일차보건의료를 시행하기 위한 국가적 계획이 수립되었고, 지역사회 스스로 보건의료 사업 정책 결정에 참여하며 적극적인 활동을 전개하였다. 하지만 몇 가지 문제점들이 발견되었다. 우선 이러한 사업들이 지속적이지 못하고 효율성이 떨어진다는 점이 지적되었다. 그동안 일차보건의료 사업이 결핵을 포함한 전염병이나 가족계획 등 특정 과제를 중심으로 진행되어 왔는데, 일부 건강문제에 대해 한시적으로 사업을 집중 수행하다 보니 단기적인 성공은 거두었지만 지속되지 못한 단점이 나타났다. 특히 중앙 집중 권력에 대비되는 지방 분권화가 성공적으로 수행되지 못하여 주민의 건강문제를 실질적으로 담당하고 있는 지역보건 담당자가 권한과 예산을 포함한 적절한 인프라를 갖지 못했기 때문이었다. 특히 지역의 보건의료 요구에 기초하여 지역보건의료 기획을 수행하지 못한 것과 의원급 외래진료서비스에 비해 병원서비스에 대한 관리 권한과 예산 등이 충분히 중앙에서 지방으로 넘어오지 않았다는 것이 문제였다. 이러한 문제점들은 지역 차원의 지방행정 당국을 중심으로 분권화를 강화하여 실제적인 권한과 능력을 높일 수 있도록 하는 보건행정 정책을 요구하였고, 보건사업과 일차의료, 그리고 첫 번째 의뢰 병원으로서 지방 병원 기능을 통합하여 운영하도록 하는 정책을 필요로 하였다.

또한 지역보건의료의 질에 대한 관심이 높아졌으며 보건의료의 민간부문 및 비영리 기구의 활동이 증대되어 지방 보건행정 당국의 보건의료기획 과정에서 이들의 참여 및 자원 활용에 대한 고려가 필요해졌다.

여기서 지역(district)이란 공동체로서의 지역사회(community) 개념이 아닌 대략 5만 명에서 30만 명 정도의 인구가 거주하고 있는, 완전한 조직 구조를 갖춘 지방 행정구역 중 가장 일선의 단위를 의미한다. 물론 지역의 규모나 권한이 위임되어 있는 정도는 나라마다 차이가 있을 수 있다. 하지만 이렇게 지역보건의료체계의 단위로 설정된 지역은 상대적으로 독립된 하나의 행정 단위일 뿐 아니라 보건문제와 이와 관련된 사회, 경제개발에 따르는 장애요인을 잘 이해할 수 있을 만큼은 작아야 한다. 이를 위해 지역의 규모는 작을수록 유리하지만 여러 사업을 기획하고 이 사업에 관리적·기술적 기법을 적용할 수 있으려면 반대로 일정 수준의 규모를 가지고 있어야 한다.

이러한 요건을 충족시키는 지역은 상향식 기획과 하향식 기획을 조정하고, 기획과 실행에 참여하도록 지역 주민들을 조직하며, 정부와 민간의 보건의료활동을 조정하는 일을 하기에 가장 적합한 수준이다. 또, 지역은 지역사회 수준의 문제점과 취약점을 이해하기에 가장 적합한 단위로서 많은 핵심적 개발 부문이 지역 수준에서 활동하고 있으므로 지역의 역량을 개선한다면 부문 간 협력과 모든 방향의 서비스 관리가 촉진될 수 있다.

위에서 제시한 지역보건의료체계가 구축되어 제 기능을 발휘하기 위해서는 먼저 국가 차원의 지원이 필수적이고, 지역이 스스로 서비스를 기획하고 재정 분배 및 인적자원관리에 자율성과 권위를 가질 수 있도록 지방분권화가 이루어져야 한다. 특히 이 두 가지 요소는 병원서비스가 지역보건의료체계의 핵심 역할을 순조롭게 수행하는 중요한 전제 조건이다. 중앙정부 차원의 지방정부 지원 계획 및 평가, 그리고 환류에 대한 기술적 노하우가 충분히 정립되어야 하고, 지방정부에서도 가지고 있는 자원 내에서 통합적 계획 및 업무 조정을 할 수 있는 능력이 필요하다고 할 수 있다.

지역보건의료체계는 일차보건의료의 가치 체계와 접근 방법을 이어받고 있지만 이를 다음과 같은 다섯 가지 중심 지주(5 pillars of district health care system)로 재정리할 수 있다.

첫째, 조직, 기획과 관리로서 일차보건의료를 수립하기 위한 조직적 구조와 관리 과정을 의미한다. 일차보건의료와 비교할 때 지역보건의료체계는 지역 차원의 관리 기능 강화에 더 역점을 둔다. 조직과 기획 및 관리는 지역에 있는 여러 조직과 기관의 역할, 목표와 책임을 설정하는 활동과 사업기획, 인력기획, 보건 및 관리 정보, 모니터링과 평가, 보건 부문 내 사업의 조정, 다른 비정부 조직, 인간 조직, 지역사회 보건조직 및 기관과 사업과 활동의 조정, 약제와 진료 재료, 운송수단의 공급을 포함하는 포괄적 활동이다. 이렇게 변화하는 지역의 필요에 부응할 수 있도록 체계와 절차를 개발하여 적용하는 관리 기능이 제대로 이루어지기 위해서는 다양한 차원에서 이루어지는 연구(action research)의 뒷받침이 있어야 한다. 지역에 존재하는 기회를 찾아내 문제의 해결과 연계시키기 위한 모든 노력이 이에 포함되는데, 이를 통해 기존 보건의료체계에 대한 개선책을 시험하고 개발할 수 있게 된다. 또 시행되는 사업을 모니터링하고 평가하기 위한 정보 체계를 구축하여 보건사업을 기획할 때 적합한 대상을 선정하고 우선순위를 부여하여 사업을 효과적으로 추진할 수 있는 기본적 자료를 확보할 수 있어야 한다. 일차보건의료에서 병원의 역할을 재평가한 것도 관리와 관련하여 의미를 가진다. 그동안 일차보건의료를 수행하면서 여전히 잔존하고 있던 기관에 기초를 둔 서비스(institution-based services)를 선호하는 내부적 편견도 문제였지만, 지역사회를 지향하는 서비스를 병원이 제공하는 서비스와 완전히 다른 것으로 간주하거나 병원서비스와 경쟁자이며 갈등 관계에 있다고 보는 편향도 문제였다. 이를 극복하기 위해서는 지역보건의료체계 내에서 병원이 수행해야 할 고유한 역할을 재검토하고 병원 스스로는 지역보건의료체계 내에서 다른 동반자와 더 잘 통합될 수 있는 방법을 고려할 필요가 있다. 지역보건의료체계는 일차보건의료에 대해 병원 직원의 관심과 역할을 강화하는 오리엔테이션 및 훈련 프로그램과 아울러 재정과 자원 배분 방식을 개발할 것을 권고하고 있다.

둘째, 재정 및 자원 배분과 관련된 부분으로서, 이는 보건의료서비스 개발과 유지에 핵심적 역할을 담당하는 기획과 관리의 영역이다. 특별히 강조되는 것은 재정 기획과 관리를 강화함으로써 자원 배분 선택과 결정에 대한 검토에 기초하여 기존 자원을 더 잘 이용하는 방법을 개발하는 한편, 필요한 자원의 기반을 확대하는 것이다.

셋째, 부문 간 협조 활동은 보건의료 이외의 부문이 지역 주민의 건강과 삶의 질을 높이는 데 더 기여할 수 있도록 하고, 이를 위해 필요한 여러 활동을 조정하는 과정이다. 깨끗한 물의 공급과 위생 설비 및 주택의 개량, 식량 공급의 증대, 건강증진의 수단이 되는 교육 수준의 향상, 수입 증대 등 건강에 바람직하도록 지역 환경의 변화를 촉진하기 위해 모든 관련 부문이 공통의 시각을 가지고 협조할 필요가 있다.

넷째, 지역사회 주민 관여(community involvement)는 일차보건의료에서부터 줄곧 강조되어 오던 것으로, 지역보건의료체계에서는 주민 참여(participation) 대신에 주민 관여(involvement)라는 용어로 이를 더욱 강조한다. 전의 주민 참여가 주로 미리 결정된 지역사회 개발 활동에 주민을 동원하기 위한 것이었다면, 이를 넘어서 지역의 전반적 보건 활동에 주민이 보다 적극적으로 관여할 필요가 있음을 인정한다. 지역 내의 여러 기관들과 조직들이 보건의료에 주민 관여를 지원함으로써 이를 촉진할 수 있다. 주민 관여에 대한 지원이 이루어지기 위해서는 공공부문이 변화할 필요가 있다. 즉, 주민 관여에 대해 공공부문이 정치적 의지를 가지고 열려 있어야 한다. 아울러 공공부문의 관료적 관행을 타파하기 위해 방향을 재설정하는 한편, 지역사회의 자기 관리 역량을 다양한 수준에서 개발할 필요가 있다.

다섯째, 인적자원의 개발이다. 지역의 보건인력을 개발하기 위한 훈련 계획과 일정을 마련해야 한다. 이때 실제 사업의 관리와 훈련 사이의 괴리로 인하여 훈련이 실제 사업의 향상으로 이어지지 못하던 기존의 관행을 극복해야 한다. 아울러 지역 내 인력이 높은 의지와 능력을 가지고 사업을 수행할 수 있는 혁신적 보상 방법을 연구·개발할 필요도 있다.

3) 일차보건의료와 건강증진

건강증진(health promotion)은 1986년 세계보건기구의 오타와 선언을 통해 세계적으로 공식화되었지만 각국의 역사 및 이해 정도는 매우 다양하다. 하지만 건강결정요인에 대한 인식을 더욱 사회환경적으로 넓히고 건강을 단순히 보건의료서비스로만 국한해서 이해하려는 경향을 탈피하는 측면이 강조되며, 전염성질환보다 개인 생활 습관이 더 강하게 건강에 영향을 미치는 만성질환 시대의 요건 등을 반영하고 있다.[19] 오타와 선언에서는 구체적으로 다음과 같이 정의하고 있다.

> Health promotion is the process of enabling people to increase control over, and to improve, their health. To reach a state of complete physical mental and social wellbeing, an individual or group must be able to identify and to realize aspirations, to satisfy needs, and to change or cope with the environment. Health is, therefore, seen as a resource for everyday life, not the objective of living. Health is a positive concept emphasizing social and personal resources, as well as physical capacities. Therefore, health promotion is not just the responsibility of the health sector, but goes beyond healthy lifestyles to wellbeing.

건강증진은 포괄적인 사회적·정치적 과정을 나타낸다. 건강증진은 개인의 기술과 능력을 강화하는 활동뿐 아니라 사회적·환경적·경제적 조건들을 변화시킴으로써 대중 및 개인의 건강에 미치는 영향을 긍정적으로 증대시키고자 하는 활동들을 포함한다. 건강증진은 사람들로 하여금 자신의 건강에 영향을 미치는 요인에 대한 통제가 가능하도록 하며, 이를 통해 건강을 개선하도록 하는 과정이다.

1978년 알마아타 선언은 일차보건의료를 다음과 같이 정의했다.

---

19 Naidoo J, Wills J. 지역보건연구회 옮김. 건강증진 이론과 실제. 계축문화사, 2010.

일차보건의료는 질병 치료에서 건강증진으로 보건의료서비스 성격을 변화시키는 보건의료체계의 첫 번째 단계를 확장하는 것을 모색하고 있다. 이는 초기 단계에서 건강문제들을 보호하고 예방하고자 하는 노력을 반영하고 있다. 일차보건의료서비스는 관리의 지속 및 건강증진, 보건교육을 포함하고 질병 치료와 예방을 통합하며 개인의 건강처럼 인구집단의 건강을 고려한다. 또한 지역사회 참여와 적절한 기술의 활용을 권장한다.

일차보건의료(Primary Health Care, PHC)는 일차의료를 포함하고 있다. 하지만 일반의와 간호사뿐 아니라, 다른 보건 전문가 및 사회 분야 보건 전문가들이 참여하는 다학제적 팀에 의한 광범위한 포괄적 서비스를 제공하는 보다 넓은 영역을 가지고 있다. 일차보건의료서비스는 또한 공동체 단위에서도 작동한다.

영국 왕립일반/가정의학회(The Royal College of General Practitioners)[20]는 일차보건의료팀의 기능을 다음과 같이 정의하였다.

- 필요 시 환자의 집에서 급성 및 만성질환에 대한 진단과 관리, 응급 상태에서는 치료 시행
- 출생 전과 출생 후의 관리, 피임에 대한 조언 및 피임도구 제공
- 질병과 장애의 예방
- 만성 혹은 재발하는 질병의 후속 관리 및 지속 관리
- 재활서비스
- 말기 질환에 대한 관리
- 고위험 집단, 즉 어린이, 정신질환자, 사별한 사람들, 노인, 장애인, 그리고 그들을 돌보는 사람들을 위한 통합 서비스의 제공
- 환자 및 보호자가 치료나 지지를 받기 위해 병원에 근무하는 전문의

20 The Royal College of General Practitioners. Available from: URL: http://www.rcgp.org.uk.

들을 포함하여 타 기관 전문 인력의 도움을 받을 수 있도록 돕는 것

또한 일차보건의료접근은 다음의 원칙들을 특징으로 한다.

- 질병의 부재보다는 웰빙으로서 건강을 전체적으로 이해한다.
- 좋은 건강은 다양한 결정 인자에 달려 있다는 인식: 보건의료서비스도 중요하지만 주택 공급, 교육, 농업 등 다른 서비스 또한 중요하다.
- 보건의료서비스는 지역의 보건의료필요를 반영하고, 모든 단계의 보건의료서비스 계획과 공급에서 공동체 및 개인을 참여시킨다.
- 모든 보건의료서비스와 기술은 지역 주민들에게 비용이 적당해야 하고, 접근할 수 있어야 하며, 문화적으로 받아들일 수 있어야 한다.
- 보건의료서비스는 건강 형평성에 기여하고, 가장 필요한 서비스의 우선순위를 정하는 데 노력해야 한다.

따라서 일차보건의료 전략은 건강증진의 근본 철학과 일치되어야 한다. 예를 들어 교육이 대표적인 접근 방법 사례이다. 교육을 통해 공동체와 개인들은 그들의 건강에 영향을 미치는 요소들을 이해하게 되고, 건강문제를 통제하기 위한 능력을 가질 수 있다. 역량 강화(empowerment)라는 용어는 주로 환자를 중심으로 한 환자 교육이나 환자와의 의사소통을 설명하는 데 자주 사용된다. 그러나 역량 강화를 위한 접근은 조직적·환경적인 변화를 필요로 한다.

일차보건의료환경에서 시행되는 많은 건강증진 활동은 간호사들에 의해 이루어진다. 많은 경우 이러한 활동은 단계적으로 이루어진다. 환자는 상담을 받거나 혹은 '고위험군'이라고 분류되어 일차보건의료팀에게 의뢰된다. 이때 담당자는 상담과 정보 제공의 기회를 갖게 되고, 필요 시 건강 관련 이슈를 가지고 다시 더 전문가에게 의뢰하기도 한다. 어떤 경우에는 담당자가 환자의 건강 습관 변화 준비 상태를 파악하기 위해 동기부여 인터뷰를 사용하여 간략한 일련의 개입을 시작할 수 있다.

최근 정책의 강조는 더욱 계획적이고 앞을 내다보는 건강증진 활동을

개발하는 데 맞춰져 있다. 위험도 평가의 필요는 일차보건의료 수행자들에게 더욱 효과적인 건강증진을 위해 꼭 필요한 기술이 되고 있다. 예를 들면 성적인 접촉으로 전염되는 전염병(STI)에 걸린 소수의 고위험 사람들이 비뇨기과 전문 병·의원에 가는 반면, 대다수의 성인들은 1년 내에 일반의원을 이용할 것이다. 매슈스(P. Matthews)와 플레쳐(J. Fletcher)는 이렇게 넓은 범위의 성 관련 전염병에 대한 위험에 직면하기 쉬운 일반의가 모든 환자들이 갖고 있는 성적인 위험 문제를 제기하는 계획을 발전시켜야 한다고 제안했다.[21]

하지만 아직도 건강증진은 일부 한정된 사치품으로 남아 있고, 시간이 남았을 때 상담의 마지막에 부가되는 정도로 인식된다. 시간의 부족은 일반의와 간호사들이 건강증진에 할애하는 시간의 양이 제한되는 주요 원인이다. 또한 환자 개개인에 대한 건강증진에만 건강증진의 전략적 가치를 두는 것도 문제이다. 개인이 속한 공동체의 건강 특성을 집합적으로 파악하고 이를 변화시키려는 사회적 노력이 건강증진에서는 매우 중요하다.

4) 일차보건의료의 새로운 도약–어제보다 나은 내일을 위하여

일차보건의료가 선언된 지 30년이 지난 2008년에는 세계보건기구가 일차보건의료의 새로운 도약을 내건 문서를 발표했다. 「지금보다 더 나은 일차보건의료(Primary health care-now more than ever)」가 그것인데, 만성병이나 건강 불평등 같은 건강문제뿐 아니라 세계화나 보건정책 같은 정치적 문제에 대한 해결책을 세계보건기구 차원에서 제시하고자 하는 의도가 담겨 있다. 보고서에서는 30년 동안 '인류 모두에게 건강을!'을 추구한 알마아타 선언이 사회정의와 참여, 그리고 연대라는 측면에서 보건의료시스템의 근본적인 변화와 타 분야의 협력자 역할을 함께 요구하였지만, 이러한 변화는 세계적으로 고르게 나타나지 않았으며 단지 정치가와 보건부서의 꾸밈말로만 등장하는 경향이

21 Matthews P, Fletcher J. Sexually transmitted infections in primary care: a need for education. Br J Gen Pract. 2001; 51(462): 52-56.

있음을 지적하였다.

사실 그동안 필수적인 의약품 보급이나, 위생과 식수, 그리고 산전 진찰 등에 유의미한 변화가 있었으며 그에 따라 영유아 사망률이 현저히 개선되었다. 하지만 큰 문제는 이러한 건강문제의 개선에 지역적으로 큰 편차가 존재하여 상당수 나라에서는 이러한 혜택을 누리지 못하고 있다는 점이다. 또한 급속한 고령화와 도시화로 인한 만성병 증대 및 신종 전염병 출현에 효과적으로 대응할 수 있는 시스템을 갖추지 못한 점도 일차보건의료 운동의 문제라고 할 수 있다.

지금까지의 보건의료 분야는 경제 세계화에 떠밀려 적절한 정부 차원의 투자가 이루어지지 않아 전체적으로 상업화 방향이 위주였고, 이에 따라 공공보건의료 분야와 사적 보건의료 분야의 역할 구분이 모호해졌다. 보건의료 분야는 점점 더 특수화된 전문 의학을 추구하고 있으며 일방적 지시 위주의 질병관리가 지배적이어서 환자 입장에서는 보건의료서비스 이용 연속성 확보와 종합적 관리가 어려운 실정이다. 이러한 문제들은 그동안 일차보건의료의 지향과 반대 방향으로 보건의료가 발전하고 있음을 보여 주고 있어 일차보건의료의 새로운 대응이 필요하다.

앞에서 언급한 세계보건기구 보고서는 〈표 8.5-4〉와 같이 일차보건의료의 새로운 방향 전환을 제시하고 있다.

세계보건기구는 일차보건의료의 새로운 방향 전환을 네 가지 분야에서 추진할 것을 제안하였는데, 첫째, 건강 형평성에 기여하는 보편적 접근을 위한 개혁이고, 둘째, 사람들의 요구와 기대에 맞는 보건의료서비스 전달체계의 재조직이다. 셋째, 건강한 지역사회와 부서 간 협력을 목표로 한 공공 정책의 개혁이고, 넷째, 보건의료 당국을 더욱 신뢰감 높은 기관으로 하기 위한 리더십 개혁이다. 이러한 변화는 세계보건기구만의 힘으로는 되지 않겠지만 세계보건기구의 리더십을 판단하는 중요한 시험문제가 될 것이다. 또한 이러한 변화의 필요성과 방향에 공감하는 많은 보건의료정책가들의 활발한 참여도 매우 중요할 것이다.

〈표 8.5-4〉 WHO 보고서가 제시한 일차보건의료의 전략(2008)

일차보건의료 시행 초기 전략	새로운 일차보건의료 전략 방향
농촌 및 가난한 취약 계층을 위한 필수의약품 제공 등 기본적인 보건사업의 확대	보편적 접근과 사회적 건강보호를 위한 기존 보건체계의 변화와 조절
모자보건에 집중	지역사회 모두의 건강보호
선택 질환(주로 전염병 및 급성기 질환)에 초점	지역사회 주민의 기대와 필요에 대한 종합적인 책임(건강 위험 요소부터 질병까지 포괄)
마을 단위의 위생, 식수, 보건교육의 향상	건강 생활 습관의 향상과 사회 및 환경 위협 완화
자원봉사 혹은 비전문가인 지역사회 보건요원의 보건사업 기술 수준 향상	의학과 보건사업 기술 수준의 적절한 사용과 주민 접근성 향상을 위한 팀 접근
지역 자원의 활용 및 보건소 관리, 지역보건위원회 활동으로서의 주민 참여	시민사회의 정책 토의 및 정책 결정 과정에의 참여 공식화
중앙 집중화된 관리의 정부 예산 및 서비스 제공	다양한 보건체계 운영
보건분야 자원 부족과 예산 축소에 대응	보편적 접근을 위한 보건의료 예산 투자의 증가
협조와 기술 지원	국제적 연대와 협력 학습
병원의 반대 개념으로 일차의료	모든 단계에서의 종합적 관리 책임을 위한 조정자로서 일차의료
일차보건의료는 비용이 얼마 들지 않고 적절한 투자임	일차보건의료는 상당한 투자를 필요로 하지만 다른 투자보다는 투자의 가치를 극대화할 수 있음

5) 한국의 일차보건의료

한국도 1978년 알마아타 세계보건기구 회의에 대표를 파견하였음은 물론, 일차보건의료의 원칙에 따른 다양한 활동을 전개해 왔다. 알마아타 선언이 이루어지기 1년 전인 1977년 9월에 한국보건개발원은 세미나를 개최하고 우리나라 보건문제를 해결하기 위한 일차보건의료 개념을 설정하는 한편, 강원도의 홍천군, 전라북도의 옥구군, 경상북도의 군위군 지역에서 시범사업을 실시하기 시작했다. 이는 이듬해의 알마아타 선언과 개념상 대부분 일치하는 것으로, 선언을 계기로 세계보건기구의 지원이 이루어지면서 국내의 관심도 높아지게 된다.

당시의 일차보건의료정책은 취약 계층 및 농촌에 집중되어 특히 1980년

일차보건의료 원칙을 중심으로 한 한국 보건의료 발전의 간단한 연대기

6·25 전쟁 이후 경제 개발 논리에 밀려 공공보건의료의 중요성과 기능의 우선순위가 낮아 투자가 미약한 가운데, 한국의 보건의료는 민간이 주도하는 자유경쟁시장에 의해 발전해 왔으며 정부의 투자는 최소한의 영역에 국한되었다.

1980년
농어촌 등 보건의료를 위한 특별조치법 제정: 일차보건의료가 최초로 법제화됨. 농어촌 벽지에 보건진료소를 설치해 보건진료원을 배치하고 보건소, 보건지소에 공중보건의를 배치할 수 있는 기틀 마련
지역 민간병원 건립 계획에 따른 민간병원 건립 지원: 의료공급 구조가 공공병원, 선교병원 위주에서 민간병원 중심으로 전환되는 계기

1982년
직접 운영 체제이던 시도립병원(35개)을 간접 운영 체제인 공사로 전환: 공공병원의 관료적 운영과 만성적인 경영 적자를 극복하기 위한 민영화(privatization) 차원에서 진행

1988–1989년
의료 취약 지역 군보건소의 병원화 사업 추진(15개 지역보건의료원 설립): 지역보건의료 체계 전략의 일환

1989년
전국민의료보험 제도 시작(다보험자(368개) 방식의 운영): 의료이용량이 증가하기 시작. 건강에 대한 관심 증가

1994년
농어촌특별세법 제정: 우루과이 라운드 타결 후속책의 일환으로 도입. 이후 농어촌 공공의료기관 기능 보강 사업 전개, 의료보장개혁위원회 활동

1995년
지방자치제의 실시: 보건의료 분야에서는 분권화·지역화의 의미로 요약될 수 있으며 보건소의 기능이 중시되기 시작
보건소법이 지역보건법으로 전면 개정: 국민 소득 수준의 향상, 질병 및 인구구조의 변화 등에 따라 그동안 전염병관리와 가족계획 사업 위주로 운영되어 온 보건소를 지역 주민의 중점적 건강관리 기관으로 육성하기 위하여 개정
국민건강증진법 제정

1997년
IMF 경제 위기: 공공병원의 민영화 심화 및 공공보건의료 분야의 구조 조정(인력감축) 추진

1999년
공공보건의료에 관한 법률 제정: 공공보건의료의 역할을 재정립하고 기관 간 기능 분담과

상호 연계를 이루어 계층 간, 지역 간 보건의료의 형평성을 높이고 질과 효율성을 향상시키려는 목적으로 제정
보건의료기본법 제정: 범정부 차원으로 대통령 선출 직후 보건의료기본 계획을 작성하도록 함

2000년
의약분업 실시
건강보험 통합 실시: 보험료 부담의 형평성과 관리 운영의 효율성을 높이고 급여 범위를 확대할 수 있는 기반을 조성할 목적으로 단일 조합으로 통합
담뱃값 인상: 이를 통해 건강증진 기금의 획기적 조성

2003년
도시 보건지소 시범사업 시행: 대도시 예방보건사업 확대 기반 조성
지방의료원 설립 및 운영에 관한 법률 제정: 일차의뢰 병원으로서 지역거점병원 지원 육성 체계화 시작

2005년
방문 건강관리 인력 확충: 전국 약 8,000명의 보건기관 인력 확충

12월에는 '농어촌 등 보건의료를 위한 특별조치법(농특법)'이 제정되어 농어촌 지역에서 일차보건의료의 개념에 입각한 다양한 사업이 추진되는 제도적 근거가 마련되었다. 이 법에 따라 보건진료원(Community Health Practitioner, CHP)이라 불리는 일차보건의료인력이 개발되어 농어촌 지역에 설치된 보건진료소에 배치되었다. 또 1981년부터 보건소에 의사인력이 배치되고 농어촌의 보건지소에는 공중보건의가 배치되어 일차진료의 공백을 메우게 된다. 또한 1980년대 중반 이후부터 정부는 지역에 병원을 건립하는 것을 지원하고 병원이 건립되지 못하는 지역에는 보건의료원을 설립하였다. 한편 1977년부터 시작된 전국민의료보험 제도는 1989년도에 비로소 완성되었고, 건강보험료 부담 능력이 없는 빈곤층을 위한 의료 보호 제도가 1979년에 만들어져, 전체적인 경제적 보건의료접근성 문제 해결을 위한 단초가 만들어졌다.

이후 정책으로서 일차보건의료의 취지는 꾸준히 이어졌지만 1980년 초반 농어촌 등 보건의료를 위한 특별조치법 제정 이후 구체적으로 일차보건의료 명칭을 내건 국가 보건의료정책은 퇴색하게 된다.

한국의 일차보건의료를 평가하기 위해서는 우선 지역사회의학 원칙이 한국 사회에 얼마나 구현되고 있는지에 대해 평가하고, 다음으로 일차보건의료조직으로 정부가 설립하고 운영하는 시스템에 대해 평가할 필요가 있다.

지역사회의학의 원칙에 대한 평가는 '치료 중심의 보건의료가 시행되고 있는가?', '계층 간 건강 형평성이 얼마나 해결되고 있는가?' 하는 문제를 중심으로 점검하고, 일차보건의료조직에 대한 문제점은 예산과 인력을 중심으로 살펴보고자 한다.

최근 수도권 병원의 병상 수 증설 및 첨단 의료기기 도입을 중심으로 한 대형화는 전국 의료기관의 과도한 경쟁을 더욱 부채질하고 있어 통제하기 어려운 총의료비 증가와 환자 질병관리의 단절을 불러올 것이 예상된다. 이는 공급에 대해서는 자유방임 정책으로 일관하면서 수요 측면에서는 건강보험을 통한 비용 보조를 중심으로 의료 안전망을 강화하려는 정부 정책이 가진 근본적인 문제점을 보여 준다. 즉, 공급 측면의 의료 안전망은 민간에서 시장 중심으로 이루어지도록 하고 그에 따른 비용 발생이 가지는 경제적 장벽만 낮춰 주는 정책은 현재 한국 사회가 안고 있는 과제인 주요 질병의 예방 및 사회 취약 계층의 보호를 효과적으로 달성하기 어렵다.

이러한 문제들은 몇 가지 계층별 및 지역별 보건통계를 통해 확인할 수 있다. 예를 들어 2005년 기준 과부담 의료비(catastrophic health expenditure)를 경험하고 있는 가구의 비율을 계산하기 위해 의료비 지출액을 건강보험료 납부액과 직접 의료비 지출액 합으로 계산하고 해당 가구 소득의 10%를 넘는 비율을 조사한 결과, 일반 인구집단에서는 15.6%로 나타났고 기초생활보장 수급자 가운데서는 48.6%, 차상위 계층(최저 생계비의 120% 이내 소득 수준 가구)에서는 67.2%의 가구가 과부담 의료비를 경험하고 있었다. 이러한 의료비의 과도한 부담 비율은 2001년에 비해 전체적으로 높아지고 있으며, 특히 소득 계층이 낮은 인구집단에서 더욱 심해지는 양상을 보이고 있다(표 8.5-5 참조).[22]

이 외에도 도서 벽지에 거주하는 주민에게는 응급의료서비스 및 만성병

22 신영석, 신현웅, 황도경, 김호임, 김진수. 의료 안전망 구축과 정책 과제. 한국보건사회연구원, 2006.

〈표 8.5-5〉 건강보험 소득 분위 수별 월평균 가구당 본인 부담 진료비와 건강보험료 지출 실태

(단위: 원, %)

구분	2001년				2005년			
소득 수준 분위수	평균 소득	평균 본인 부담 진료비	평균 보험료	(본인 부담+ 보험료)/ 평균 소득	평균 소득	평균 본인 부담 진료비	평균 보험료	(본인 부담+ 보험료)/ 평균 소득
1	536,857	40,095	9,127	9.17	373,630	58,981	8,052	17.94
2	768,604	38,881	13,066	6.76	639,396	52,868	13,779	10.42
3	1,047,270	53,371	17,804	6.80	930,533	58,252	20,053	8.42
4	1,369,638	70,053	23,284	6.81	1,339,581	84,310	28,868	8.45
5	1,696,349	81,647	28,838	6.51	1,768,463	92,760	38,110	7.40
6	2,067,411	92,522	35,146	6.18	2,222,873	101,036	47,903	6.70
7	2,500,625	92,975	42,511	5.42	2,778,528	116,149	59,877	6.34
8	3,037,280	100,933	51,634	5.02	3,393,342	125,576	73,127	5.86
9	3,842,864	105,522	65,329	4.45	4,268,149	139,761	91,979	5.43
10	6,294,682	123,069	107,010	3.66	7,006,131	171,688	150,982	4.61
전체 평균	2,308,698	79,852	39,247	5.16	2,410,757	99,143	51,951	6.27

관리 서비스가 체계적으로 제공되지 않아 도시 거주 주민에 비해 교통사고 사망률이 높고, 당뇨로 인한 합병증 검사를 덜 받으며, 산부인과 진료에 어려움을 겪는 등 전문의 진료를 받는 데 지리적 의료이용 장애를 겪는 것도 사실이다.[23,24,25]

또한 세계에서 유례를 찾기 어려울 정도로 급격한 인구노령화를 겪게

23 임정수. 도서산간지역의 응급의료현황 분석 및 지원방안 모색 연구보고서. 보건복지부, 2007.

24 최주혁. 당뇨환자 미세혈관합병증관리를 위한 안저검사 수검 요인 분석. 건양대학교 석사 학위 논문. 2008.

25 보건복지가족부 내부자료. 2009.

〈표 8.5-6〉 연도별 65세 이상 노인 급여비 증가 추이

(단위: %)

구분	1990	2001	2004	2007	2008
구성비	10.8	17.8	22.9	29.3	29.9

될 상황에서, 65세 이상 노인 인구의 진료비가 차지하는 구성비의 증가 속도가 빠르게 늘어나고 있는 것도 심각한 문제라고 할 수 있다(표 8.5-6 참조).[26]

건강보험 가입자 가운데 생활 형편 때문에 보험료를 3개월 이상 체납하여 건강보험 혜택을 받지 못하는 경우가 2007년 말 기준 약 200만 세대이고,[27] 행려, 가출, 주민등록 말소 등으로 건강보험 및 의료급여의 수급 자격을 갖지 못하는 사람들이 약 3만 명 정도로 추산된다.[28] 또한 이현주의 차상위 계층의 실태 분석 및 정책 제안 연구에서는 전체 인구의 약 3.5%인 약 170만 명은 소득 수준이 낮지만, 의료급여 수혜자가 아니어서 보험료 납부도 어렵고 의료이용 시 본인 부담도 어려운 의료보장의 사각지대에 있는 것으로 파악되었다.[29] 이러한 건강보장 자격 관리의 어려움 외에도 건강보장급여 혜택이 미치지 못하는 서비스가 많아 의료이용에 어려움을 주는 것으로 추정된다. 이는 2007년 총진료비 가운데 본인이 직접 지불해야 하는 비용의 비율을 분석한 내용을 보면 더 쉽게 파악할 수 있는데, 건강보험 가입자의 경우 34.4%, 의료급여 1종 수급자는 6.4%, 의료급여 2종 수급자는 14.2%였다. 이러한 비용 부담은 입원으로 의료이용을 한 경우 더욱 높아졌다. 중증질환으로 인해 총진료비가 높아지게 될 경우 높은 본인 부담액으로 인해 의료이용의 어려움을 높일 가능성이 많다. 실제 이현주 등의 2005년 연구에서도 의료비로 인한 가계 부담 정도가 '많이 부담되었다'고 응답한 사람의 비율은 일반 인구집단(12.1%)

26 건강보험심사평가원. 건강보험심사평가통계연보. 각 연도.

27 국민건강보험공단. 2008년 국회 국정감사 자료. 2008년 9월부터 보험료 체납횟수 기준이 6회로 변경되었음.

28 신영석, 신현웅, 황도경, 김호임, 김진수. 의료 안전망 구축과 정책 과제. 한국보건사회연구원, 2006.

29 이현주, 강신욱, 김안나, 김태완, 노대명. 차상위 계층의 실태 분석 및 정책제안. 한국보건사회연구원, 2005.

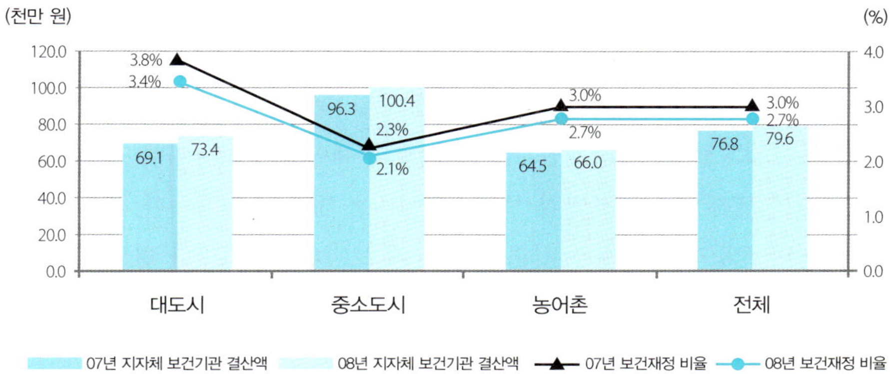

〈그림 8.5-3〉 지방자치단체의 보건기관 예산 현황(2007, 2008)

에 비해 의료급여 수급자 계층(16.3%)이나 차상위 계층(35.2%)에서 높았다. 치료를 포기한 경험이 있는 가구 비율도 일반 인구집단(8.35%)에 비해 의료급여 수급자(24.1%)와 차상위 계층(26.9%)에서 약 3배 높아 의료 취약 계층의 의료 이용 보장에 한계가 있음을 보여 주고 있다.[30]

일차보건의료제공의 일선 조직이라고 할 수 있는 보건기관의 예산 규모는 지방 재정의 3% 정도이다. 하지만 이 예산은 인접 일본 보건기관 예산의 절반 정도이며 정규직 인력 규모도 약 절반에 지나지 않은 실정이다. 그나마 있는 예산도 최근 들어 점차 감소하는 추세이다(그림 8.5-3 참조).

보건기관의 서비스 제공도 생애과정에 따른 예방보건사업을 수행하기에는 너무 모자랄 뿐 아니라 기존에 있는 공공 조직 간의 협력 연계도 미흡한 실정이다.

제공되는 보건의료서비스에는 치료 목적의 진료 외에도 질병 예방 및 건강 생활 개선과 다양한 재활 활동 등이 포함되어야 한다. 한국은 다양한 보건사업이 감염병예방법, 정신보건증진법, 모자보건법 등 법적 기초뿐 아니라 보건복지부의 정책 부서와 다양한 예산 활동에 의해 뒷받침되고, 일선 시군구

30 이현주, 강신욱, 김안나, 김태완, 노대명. 차상위 계층의 실태 분석 및 정책제안. 한국보건사회연구원, 2005.

의 보건소 업무에 통합되어 제공되고 있다. 1998년부터는 국민건강증진법에 의해 조성된 건강증진 기금을 활용한 건강 생활 실천 사업이 각 시군구에서 활발하게 제공되고 있다. 하지만 치료적 진료와 예방적 보건사업의 연결이 원활하지 않아 명실상부한 포괄적 보건의료서비스 제공이 미흡하다. 환자에게 필요한 서비스의 전체 과정을 기준으로 볼 때 보건의료기관마다 별도의 서비스를 제공받고 있어 환자 입장에서는 무엇이 부족한 부분인지 잘 모르게 되는 보건의료서비스의 분절화를 초래한다. 특히 저소득 계층을 대상으로 한 보건의료서비스는 보건의료문제 외에도 복지 등 다양한 문제를 동시에 가지고 있는 경우가 많아 더욱 포괄적인 서비스 네트워크가 필요하지만 이러한 서비스 연계 제공이 미흡하다.

일차보건의료서비스의 효과성 및 질은 그동안 충분히 고려되지 못하였다가 2002년부터 보건소 업무 평가를 계기로 고려되기 시작했다. 그러나 아직까지는 충분한 일차보건의료 개념에 입각한 평가가 이루어지지 않는 실정이다.

지역사회 주민의 참여와 부서 간 협조가 필요한 이유는 일차보건의료서비스 과정에서 주민의 잠재된 역량을 최대한 동원하기 위해서이다. 또한 주민 스스로 보건의료 사업에 책임을 가지고 주인다운 참여를 할 때 사업의 성공 가능성과 지속성이 보장되기 때문이다. 지역사회 주민 참여는 최근 사회운동을 계기로 점차 활성화되고 있어 긍정적인 측면이 있지만, 보다 쉽게 지역의 보건의료문제를 이해하고 참여할 수 있는 지원 등이 아쉬운 실정이다. 주민의 자조 모임 같은 조직화뿐 아니라 보건의료정책 결정에의 참여도 중요하고 주민 스스로의 활동을 가까이에서 도울 수 있는 기본적인 보건의료 풀뿌리 조직이 읍면동 단위로 많이 만들어질 필요가 있다. 부서 간 협조 역시 많은 발전을 이루어, 지역보건법(1995년 보건소법에서 전면 개정)에 지역보건의료심의위원회 설치 및 운영이 명시되었고, 이후 건강증진법에도 건강생활실천협의회가 명시되는 등, 부서 간 협력에 대한 다양한 장치와 기제가 만들어지고 여러 활동이 전개되고 있다. 그러나 영세 사업장 근무 노동자 등 지역사회 주민 가운데 건강관리의 사각지대에 노출되어 있는 사람이 여전히 많고, 주민 건강과 관련된 타 부서와 정책 협조는 아직 쉽지 않다.

정부 보건의료정책에 있어 1980년대 농어촌 보건의료 관련 법률의 제정 및 농어촌 병원 설립 투자 등 활동 이후에는 적극적인 일차보건의료 고려가 부족한 것이 사실이다. 2002년에 세계보건기구 서태평양 지역본부가 동아시아 국가를 대상으로 일차보건의료정책을 정부 보건의료정책에 고려한 정도를 평가한 보고서에서 한국을 일본 등과 함께 일차보건의료정책이 국가 보건의료정책에 미미한 영향을 미치는 국가로 분류한 것을 보아도 잘 알 수 있다.

한국의 일차보건의료를 활성화하기 위해서는 기존 보건소 조직을 재편하여 하부 단위인 보건지소를 활성화함으로써 일선에서 주민 건강관리를 쌍방향적으로 시행하도록 하고, 보건소는 이에 대한 광역적·기술적 지원을 담당하도록 해야 한다. 이는 현재 많은 비정규직 보건소 인력을 정규직화하는 측면에서도 긍정적일 것이다. 또한 보건소 활동에 대한 연구, 업무에 대한 이해, 특히 지역사회 건강관리와 그 지원에 대한 연구를 활성화하여 일선 보건소 인력의 질적 수준을 높여야 한다.

또한 지역거점병원에 대한 분명한 정의를 통해 이러한 병원이 없는 곳은 어렵더라도 지역거점병원을 만들고, 민간병원을 이러한 병원으로 지정할 경우는 명확한 기준과 관리 기전을 만들어 충실한 지역거점병원이 되도록 할 필요가 있다.

무엇보다 지역보건의료체계에 대한 운영비 지원이 활성화될 필요가 있다. 이는 지역거점병원 및 보건소 조직의 예방보건사업을 활성화하고 이의 운영을 위해 중앙정부 차원에서 경상비를 지원하는 것을 의미한다.

종합하면 공급 측면의 지역보건의료체계를 완성하는 것이 매우 중요한 과제라고 할 수 있다.

질럼(S. Gillam)은 최근 일차보건의료 전략의 위기가 전문성이 부족한 사람들로 하여금 광범위한 지역에서 주민에게 보건의료서비스를 제공하게 한다는 것에 대한 거부감 확산과 세계보건기구의 사업이 쉽게 목표를 달성할 수 있는 개별 사업 단위의 예산 투자와 기술 지도 방식으로 이루어지기 때문

이라고 지적하였다.[31]

지역사회의학과 일차보건의료의 대두 배경에는 보건의료자원의 부족뿐 아니라 그밖에 현대의학의 발전 과정이 낳은 부산물로서 의료의 비인간화와 의료제공 비용의 상승 또한 중요한 배경이었다. 이러한 문제는 여전히 해결되지 않고 있는 현대의료의 문제라 할 수 있다. 세계보건기구는 여전히 일차보건의료를 인류 모두의 건강을 위한 전략으로 채택하고 있으며, 유럽을 포함한 선진국들 역시 이 점에 대해 동의하고 일차보건의료를 자국 국민의 건강문제 해결의 수단으로 적극 인정하고 있다. 보건문제와 그 배경이 되는 사회적 현상에 대해 전인적 의료를 모색하고, 효율적 보건의료시스템을 구축하는 데 있어서 지역사회의학과 일차보건의료를 통한 접근이 여전히 유효할 뿐 아니라 과거에 비해 더 적실성을 가진다는 점은 여러 나라에서 이러한 전략이 유효한 수단으로서 입증되고 있다는 데서 확인할 수 있다. 이러한 실제적 접근 수단으로서뿐만 아니라 지역사회의학과 일차보건의료는 현대사회가 보건의료에 부과하고 있는 다양한 도전을 이해하고 해결하는 데 대한 영감의 원천으로도 기능하고 있다.

---

31 Gillam S. Is the declaration of Alma Ata still relevant to primary health care. British Medical Journal 2008; 336(7643): 536-538.

참고문헌

- 건강보험심사평가원. 건강보험심사평가통계연보. 각 연도.
- 국민건강보험공단. 2008년 국회 국정감사 자료.
- Naidoo J, Wills J. 지역보건연구회 옮김. 건강증진 이론과 실제. 계축문화사, 2010.
- 보건복지가족부 내부자료. 2009.
- 신영석. 의료 안전망 구축과 정책 과제. 한국보건사회연구원, 2006.
- 신영석, 신현웅, 황도경, 김호임, 김진수. 의료 안전망 구축과 정책 과제. 한국보건사회연구원, 2006.
- 이현주, 강신욱, 김안나, 김태완, 노대명. 차상위 계층의 실태 분석 및 정책제안. 한국보건사회연구원, 2005.
- 임정수. 도서산간지역의 응급의료현황 분석 및 지원방안 모색 연구보고서. 보건복지부, 2007.
- 최주혁. 당뇨환자 미세혈관합병증관리를 위한 안저검사 수검 요인 분석. 건양대학교 석사 학위 논문. 2008.
- 홍성원. 흙에 심은 사랑의 인술. 쌍천 이영춘 박사의 생애. 쌍천 이영춘 박사 기념 사업회, 1993.
- Gillam S. Is the declaration of Alma Ata still relevant to primary health care. British Medical Journal 2008; 336(7643): 536–538.
- MacQueen KM, McLellan E, Metzger DS, Kegeles S, Strauss RP, Scotti R et al. What is community? An evidence-based definition for participatory public health. Am J Public Health. 2001; 91(12): 1929–1938.
- Matthews P, Fletcher J. Sexually transmitted infections in primary care: a need for education. Br J Gen Pract. 2001; 51(462): 52–56.
- McKinlay JB. A case for refocusing upstream: the political economy of illness. In: EG Jaco (ed.). Patients, physicians and illness. The Free Press, 1979.
- Nelson AM. A handbook of community medicine. Bristol John Wright & Sons Ltd., 1975.
- Oxford Dictionary 2012.
- Porter D. How did social medicine evolve, and where is it heading? PLoS Med. 2006; 3(10): e399.
- Socrates Litsios. World Health Organization's primary health care approach. AJPH. 2004; 94(11).
- Tapp JW, Deuschle KW. The community medicine clerkship: a guide for teachers and students of community medicine. Milbank Mem Fund Q. 1969; 47(4): 411–447.
- Victor CR. What price community medicine?: The philosophy, practice and politics of public health since 1919. J Epidemiol Community Health. 1987; 41(4): 355.
- Waters WE, Cliff KS. Community medicine: a textbook for nurses and health visitors. British Library Cataloguing in Publication Data. 1983.
- What is community medicine. Br Med J. 1974; 2(5912): 186–187. Available from: URL: http://www.ncbi.nlm.nih.gov/pmc/articles/PMC1610863/pdf/brmedj01974-0014b.pdf.

6 보건과 사회서비스의 통합

이정애(전남대학교 의과대학 예방의학교실 교수)

학습목표

☑ 보건의료와 사회서비스 연계의 필요성을 이해한다.

☑ 보건의료와 사회서비스 연계를 위한 실천 방법으로서 '사례관리'를 이해한다.

☑ 보건의료와 사회서비스 연계의 촉진 및 장애요인을 이해한다.

☑ 우리나라에서의 보건의료와 사회서비스 연계 방안을 이해한다.

최근 우리 사회에서 복합적 욕구를 가지고 있는 노인 인구가 빠른 속도로 증가하고 있다. 이에 따라 보건의료와 사회서비스의 연계 필요성에 대한 논의가 지속적으로 이루어져 왔으며, 그러한 논의의 일환으로 보건복지부 차원에서 보건복지사무소, 지역사회복지협의체, 정신보건센터 등과 같은 연계 사업을 시범적으로 실시하였다. 그러나 기존의 연계 사업은 시범사업으로 종결되거나 현실적 대안으로 정착되지 못하고 있다. 예를 들면 1995년에 시범적으로 보건복지사무소를 운영한 바 있는데, 결과는 실패한 것으로 평가되었으며, 문제점으로는 사업 주체의 의지 부족, 업무 분장상 갈등, 중앙정부와 지방정부의 연계 부족, 관련자 간 합의 도출 노력의 부족과 피해의식, 연계 프로그램의 부족, 서비스 대상자의 차이 등이 지적되었다.[1]

이처럼 기존의 연계 사업이 현실적인 대안으로 자리 잡지 못한 원인으로 보건의료와 사회서비스의 이중적 전달체계가 주로 지적되지만, 기존의 연계 사업이 활성화될 수 있는 조건이나 환경에 대한 고려가 미흡한 상태에서, 단지 규범적이고 이념적인 차원만을 강조하여 구체적인 실행 조건과 방안에 대한 논의가 제대로 이루어지지 않은 것에도 그 원인이 있다.

오늘날 보건의료 및 사회복지를 둘러싼 환경의 변화, 서비스 단편화에 대한 문제, 대상자의 다양한 욕구 증가, 서비스의 효과성과 효율성에 대한 기관의 책임성 증가 등으로 인해 두 서비스 간의 연계 필요성이 강하게 요구되고 있다.[2] 하지만 보건의료와 사회서비스는 역사적으로 다른 배경을 갖고 발전해 왔기 때문에 현실적으로 두 서비스 간 연계와 통합은 그리 단순한 문제가 아니다. 이를 둘러싼 여러 가지 개념, 요인, 기존 방안들을 검토하는 작업을 통해 우리나라 실정에 맞는 연계 방안을 제시하여야 한다.

1 문재우. 보건의료복지의 통합에 관한 일고찰. 보건과 사회과학. 2004; 15: 5-33.

2 Kohn R. Coordinating health and welfare services in four countries; Austria, Italy, Poland and Sweden. WHO European Regional Office, 1977.

1. 보건의료와 사회서비스의 개념

1) 보건의료서비스의 개념

보건의료는 질병으로부터 건강을 유지·보호하고 치유 및 예방하는 제반 행위를 뜻한다.[3] 다시 말하면 국민의 건강을 보호·증진하기 위하여 국가, 지방자치단체, 보건의료기관 또는 의료인 등이 행하는 모든 활동이라 말할 수 있다. 우리나라는 대부분의 보건의료서비스를 민간의료기관에 의존하고 있으나, 이 장에서는 주로 공공보건의료서비스를 중심으로 논의하고자 한다.

공공보건의료서비스의 중심에는 지역사회 보건소가 있으며 방문보건사업, 지역사회 정신보건사업, 만성질환 관리사업, 의료사업 등의 보건의료서비스를 제공하고 있다. 방문보건사업과 정신보건사업은 일차적으로 지역 내 저소득층을 중심으로 하고 있으며, 만성질환 관리사업은 주민 전체에 대한 교육 및 홍보를 중심으로 사업이 진행되고 있다. 또한 질병의 위험에 쉽게 노출되어 있고 적절한 치료와 관리를 받지 못하는 저소득층을 중심으로 의료서비스가 제공되고 있다.

2) 사회서비스의 개념

2012년 전부 개정되기 이전까지 우리나라 사회보장기본법 제3조에 "사회복지서비스란 국가·지방자치단체 및 민간부문의 도움이 필요한 모든 국민에게 복지, 보건의료, 교육, 고용, 주거, 문화, 환경 등의 분야에서 인간다운 생활을 보장하고 상담, 재활, 돌봄, 정보의 제공, 관련 시설의 이용, 역량 개발, 사회참여 지원 등을 통하여 국민의 삶의 질이 향상되도록 지원하는 제도를 말한다"고 규정하고 있다. 즉 사회 구성원의 욕구에 반응하여 이들의 욕구를 충족하고 사회에 적응할 수 있도록 개별적·전문적으로 제공하는 사회적 서비스로,

3 대한예방의학회. 예방의학과 공중보건학. 계축문화사, 2010.

공동체 생활과 개인의 기능을 향상시키고 서비스와 제도에 대한 접근성을 촉진하는 데 그 목적이 있다.

이 장에서 논하는 사회복지는 협의의 정의로서 주로 사람에게 제공되는 보육, 원호, 양호, 개호 등이므로, 대인적 서비스로서의 성격을 분명히 하기 위하여 '사회서비스'라고 한다. 다시 말하면 사회서비스는 복지서비스를 필요로 하는 사람의 생활상의 욕구를 개별적으로 파악하고, 그 필요를 대인복지서비스에 의하여 충족하는 제도라고 볼 수 있다. 이러한 사회서비스를 제공하는 이상적인 단위는 지역사회로, 서비스와 수요자의 양자에 대한 접근성을 높일 수 있는 체계를 갖추고 있으며, 각 구성원의 욕구를 보다 개별화하고 긴밀하게 파악할 수 있는 장점이 있다.

2. 보건의료와 사회서비스 연계의 대두 배경

1) 탈시설화 및 지역사회중심 재가복지서비스 강조

1970년대 중반 이후 구미 자본주의 국가는 사회복지 비용 부담에 한계를 느끼게 됨에 따라 국가 이외의 사회복지 주체에 대해 관심을 갖게 되었다. 복지의 분권화·지방화의 맥락에서 지역사회복지에 대한 고민이 증대되었으며, 이로부터 탈시설화, 복지혼합 민영화 등의 형태로 복지의 방향이 전환되었다.

2) 복합적인 욕구를 갖는 수요자 증가

인구집단의 고령화와 사회양극화로 인한 빈곤 계층의 증가는 복합적인 욕구를 갖는 수요자를 증가시키는 요인으로 작용하였다. 노인 인구는 특성상 만성질환과 기능 장애 등으로 지속적 보호와 통합적인 원조를 요하며, 장애인, 정신질환자 또는 여성과 아동들과 같은 취약 계층의 경우도 보건의료와 사회복지 욕구를 동시에 가지고 있다. 즉 신체적·심리적·사회적 문제는 상호 관련이 있어서 분리될 수 없다.

3) 서비스 전달의 효율성 및 효과성에 대한 비판

기존의 보건의료와 사회복지 시스템은 유기적으로 연결되어 있지 않아 대상자들의 욕구에 적절하게 대처하지 못하는 문제점이 있었다. 두 시스템 사이의 서비스 제공이 중복되거나 혹은 필요한 서비스가 제때 제공되지 못하는 단절적이고 파편적 서비스에 대해 효율성과 효과성 문제가 지속적으로 제기되어 왔다.

4) 이용자 접근성 제고의 필요성

보건의료나 사회서비스를 받고자 하는 대상자는 주로 노인과 장애인 등 취약계층으로, 해당 지역에서 원하는 서비스를 받을 수 있다면 이용이 보다 쉽게 이루어질 수 있다. 또한 지역 주민의 욕구를 가까이에서 파악함으로써 지역자원을 개발하여 서비스를 적절하게 제공할 수 있다. 이러한 이용자 접근성의 확보는 보건의료와 사회서비스의 연계와 통합을 통해서만 이루어질 수 있다.

3. 보건의료와 사회서비스 연계 및 통합의 필요성

보건의료와 사회복지의 목표는 단기적으로는 차이가 있을지 모르지만 궁극적으로는 대상자의 삶의 질 제고로 동일하다. 이러한 목표를 달성하기 위해서는 서비스 이용자의 다양한 수요에 대한 지역사회의 종합적이고 연속적인 서비스를 제공해야 한다. 이를 위해 보건의료와 사회서비스가 연계 또는 통합되어 제공되어야 함은 당연하다. 양 서비스의 연계가 이루어지지 않을 때에는 부적절한 서비스(inadequate services), 접근 불가능한 서비스(inaccessible services), 불충분하게 이용되는 서비스(underutilized services), 단편화된 서비스

(fragmented services), 그리고 불연속적 서비스(discontinuous services)가 되기 쉽다.[4]

이러한 보건의료와 사회서비스의 연계 필요성에 대하여 힐(M. Hill)[5]은 "의료서비스 부서의 관심 영역과 사회서비스 부서의 관심 영역은 많은 면에서 중복된다. 노인, 정신질환자, 정신장애인, 신체장애인 등을 위한 서비스를 기획하는 데 있어서, 이들은 의료서비스와 사회서비스의 혼합이 필요할 것이라는 데 관심을 기울여야 한다. 즉, 한편에서는 의사와 지역사회 간호사로부터의 보건의료서비스, 다른 한편에서는 사회사업가, 홈헬퍼 등으로부터의 사회서비스를 조합하는 것을 의미한다. 한쪽에서 부족한 부분은 다른 한쪽의 서비스가 보충해 줄 수 있어야 한다"고 설명하였다.

여러 측면을 고려할 때 우리나라에서 보건의료와 사회서비스 연계의 필요성을 다음과 같이 요약할 수 있다.

① 저출산, 고령화 등 인구구조의 변화로 노인 인구는 증가하는 반면, 핵가족화와 여성의 사회참여 확대 등으로 가족의 부양 기능이 감소됨에 따라 정부의 부양 기능이 증가할 수밖에 없다.

② 복잡한 산업사회로 진행되면서 지역사회 주민의 다양하고 복합적인 욕구 증가로 인해 보건의료와 사회서비스의 통합적인 형태로 대응해야 하는 경우가 늘고 있다. 특히 취약 계층인 노인, 장애인, 정신질환자 또는 여성과 아동의 경우에는 부양 및 사회적 보호와 아울러 질환과 장애에 대한 적절한 서비스가 요구되는 경우가 늘고 있다.

③ 인구의 고령화 및 생활양식과 개인의 행태변화로 만성퇴행성질환 및 장애 발생이 증가하며, 이러한 만성질환과 장애로 인해 장기적 치료와 의존성이 증가하게 된다. 따라서 예방 및 재활 등 지속적이고 포

---

4 Hokenstad MC, Ritvo RA, Rosenberg M. International perspectives on linking health and social services. International Social Work. 1979; 22(4): 13-21.

5 Hill M. Understanding social policy, 2nd ed. Basil Blackwell, 1986.

괄적인 서비스 제공을 위해 공공보건의료서비스의 다양화 및 양질의 서비스 개선이 요구되고 있다.

④ 욕구의 다양성과 복잡성으로 인해 기존의 파편적 서비스로는 대상자들의 삶의 질을 증진시키기 어려울 뿐 아니라 정책상 비효율을 가져올 가능성이 높다. 즉 파편적 서비스로는 대상자들이 자립이나 자활을 성취하기 어려울 뿐 아니라, 시설에 의한 보호 대상자를 증가시킴으로써 정부 재정의 막대한 소요를 발생시키게 된다. 보건과 사회서비스의 조정된 포괄적인 연속(comprehensive continuum) 서비스가 최적의 비용-효과적인 방법으로 알려져 있다.

⑤ 선진국에서 1970년 이후 탈시설화가 이루어지면서 생활 중심, 거주지역 중심, 사회 통합 중심의 서비스가 강조되고 있듯이, 우리나라에서도 지역사회복지, 고객 중심 서비스에 대한 욕구가 증대되면서 보건의료 및 사회서비스의 연계 및 통합은 환경 변화와 주민들의 욕구 변화에 기초한 사회적 요구가 되었다.

⑥ 1995년 지방자치제의 실시와 함께 사회서비스 제공이 지방정부 단위로 체계화되고 관리되는 환경으로 변화함으로써 지방차지단체의 주민에 대한 건강에 대한 책임이 강화되고, 재정의 빈약으로 인해 사업의 효과성과 효율성이 절실히 필요하게 되었다.

⑦ 정부의 보건 및 복지정책의 변화 등으로 공공보건 및 복지정책이 강화되고 시군구에 지역사회복지협의체를 두게 됨에 따라 보건복지 연계를 위한 초석을 마련하게 되었다.

4. 보건의료와 사회서비스 연계 및 통합의 개념

김정우 등[6]은 서비스 연계란 "책임 서비스를 구현하기 위하여 각종 보건 및

6 김정우, 이주열, 엄명용. 보건복지서비스 전달체계의 효율적 운영방안에 관한 연구 I: 모델개발을

사회서비스를 제공하는 기관 및 시설들이 서비스 대상자를 상호 의뢰 또는 서비스 협조 요청을 통해 대상자로 하여금 통합적·연속적 서비스를 받을 수 있도록 하는 노력을 의미한다"고 정의하였다.

이정호[7]는 연계를 "서로 다른 분야가 하나의 목적을 위해 공동으로 일을 하는 것"으로 정의하며 발전 단계에 따라 연락, 연계, 통합의 3단계로 구분하였다. 연락은 개별 조직 간 수시의 정보 교환이 이루어지는 '점'의 구성이고, 연계는 다른 조직과 정기적인 업무 제휴를 하는 '선'의 구성이며, 통합은 하나의 조직 내에서 항시적인 연계 체계를 구축하는 '면'의 구성으로 정의한다.

가장 포괄적이고 광범위하게는 아그라노프(R. Agranoff) 등[8]이 "서비스 통합은 클라이언트의 욕구를 보다 종합적으로 다루기 위해 둘 이상의 서비스 공급자들을 함께 묶는 것"이라고 정의하였다. 또한 모리스(R. Morris)와 레스코히어(I. Lescohier)[9]는 서비스 통합의 두 가지 방법으로서 조직을 묶어서 완전히 새로운 단일 서비스 조직 구조를 만들어 내는 완전 통합과, 각 조직이 자신들의 인적·물적 자원 및 구조 등은 계속 독립적으로 유지하면서 서로의 관계를 보다 밀접하게 개선하고자 하는 조정의 역할을 하는 것으로 구분하였다. 즉 통합에는 조직 간(재정 포함) 통합을 의미하는 개념(integration)이 있는가 하면, 서비스의 조정에 더 가까운 의미의 통합 개념(coordination)도 있다.

보건의료와 사회복지의 통합적 접근이란 "지역사회 중심의 재가복지에 적용되는 방법으로 인간욕구의 통합성에 근거하여, 대상자들의 욕구를 충족하기 위해 보건기관, 의료기관, 복지기관의 의사, 간호사, 보건요원, 사회복지사 등 관련자들과 기관이 하는 협동적 활동"이라고 정의할 수 있다. 결국 보건의료와 사회복지의 통합적 접근은 사회참여, 자아실현을 성취할 수 있는 기회를 확대함으로써 인간다운 삶의 질(Quality of Life, QOL)을 향상시키는 생산

위한 사례관리 적용. 한국사회복지학. 1999; 35: 107-131.

7 이정호. 한국 사회복지행정 조직 체계의 개선 방안에 관한 연구. 경희대학교 박사 학위 논문. 1987.

8 Agranoff R, Pattakos A. Dimensions of services integration. Project share, human services monograph series. 1979.

9 Morris R, Lescohier I. Solutions to welfare dilemmas. In: R Sarri, Y Hasenfeld (eds.). The management of human services. Columbia University Press, 1978.

적·참여적 패러다임을 의미한다. 이러한 통합의 장점으로는 주민 접근성 고양, 행정의 효율성과 효과성 제고, 사회적 요보호 계층에게 저렴한 가격의 양질의 종합적인 서비스 제공 가능, 그리고 가장 중요한 대상자들의 만족도 향상을 들 수 있다.

5. 보건복지 연계의 틀로서의 사례관리

1) 사례관리의 정의

사례관리(case management)는 복합적인 욕구를 지닌 사람들을 대상으로 사례를 발견하고 사전 자격 심사 후 등록, 포괄적인 사정, 서비스 계획 수립 및 수행, 의뢰 및 반송, 재사정과 종결, 그리고 관계 유지 등 일련의 과정을 통하여 대상자의 요구를 충족시키는 접근 방법이다.

먹슬리(D. Moxley)[10]는 사례관리를 복합적인 욕구(need)를 가진 사람들의 기능화와 복지를 위한 공식적·비공식적 지원과 활동의 네트워크를 조직·조정·유지하는 것이라 하였고, 무어(S. T. Moore)[11]는 일상적 기술과 옹호 기술이 요구되는 새로운 실천 분야로서 클라이언트의 욕구 충족을 위해 개별적으로 서비스를 기획·조정하고 전달체계를 통합하는 방법이라 정의하였다.

즉, 사례관리란 복합적인 욕구나 문제를 가지는 클라이언트를 대상으로 다양한 기관 및 지역사회의 자원을 동원하여 지속적이고 효과적이며 효율적인 서비스를 제공하기 위한 통합적 실천 방법이라 말할 수 있으며, 사례관리의 목적 중 하나는 보건의료와 사회서비스의 통합을 극대화하는 것이다.

---

10 Moxley D. The practice of case management. Sage, 1989.

11 Moore ST. A social work practice model of case management: the case management grid. Soc Work. 1990; 35(5): 444-448.

2) 사례관리 과정

사례관리의 과정은 다음과 같은 순서로 진행된다.[12]

① 대상자 등록(case registration): 자격 심사 후 사례관리 대상자로 선정되면 등록한다.

② 대상자 사정(case assessment): 사정 도구를 이용하여 건강 및 사회생활상의 전반적인 관점에서 다양한 문제점과 욕구를 진단하며, 대상자의 자조 능력이나 정서적 문제, 주거 환경, 그리고 가족, 이웃, 친구 등과의 관계에도 초점을 두고 조사한다.

③ 서비스 계획(care plan): 사례목표를 설정하고 구체적인 사례 계획을 작성하는 과정인데, 대상자의 사정 결과에 나타난 문제들을 해결하기 위해 주요한 문제의 우선순위(problem priority)를 먼저 결정하고, 이에 따라 대상자에 맞춘 개별화된 계획을 수립한다. 즉 제공할 서비스 내용, 일정, 횟수, 제공자, 그리고 지원해 줄 사회자원들에 대해 면밀히 검토한 후 중복되지 않도록 구체적 일정표를 작성한다.

④ 서비스 계획 수행(implementation): 욕구에 적합한 필요한 자원을 확보하고 계획된 일정대로 서비스를 제공한다.

⑤ 의뢰 및 반송(referral system): 서비스를 제공하는 동안 대상자의 건강상태의 변화 등 타 기관 의뢰가 필요할 경우 연계 기관 간의 협조를 통하여 의뢰하고 그 결과를 통보받는다.

⑥ 지속적 점검과 평가(monitoring and evaluation): 서비스가 계획대로 잘 수행되고 있는지, 상황의 변화에 따라 욕구가 변화하지 않았는지의 여부를 파악하기 위하여 지속적으로 대상자를 모니터링하고 평가한다.

⑦ 재수정(feedback): 지속적 점검과 평가에 따라 서비스가 충족되지 않았거나 욕구 변화가 있는 경우에 계획을 수정한다.

---

12 백택정화. 조추용, 권현주 옮김. 사례관리의 이론과 실제. 유풍출판사, 2000.

⑧ 종결(case closure): 이사를 간 경우, 사망한 경우, 본인이 사례관리 중단을 요구하는 경우, 사례 목표가 달성된 경우 등이 이에 해당된다.

6. 선진국의 보건의료와 사회서비스 연계 사례

서비스의 단편성을 극복하고 보다 통합적인 서비스 패키지를 제공하려는 시도들이 이루어지는 것은 전 세계적인 추세이다. 하지만 국가마다 이에 대응하는 방법들은 매우 다양하며, 단일한 경로를 따르고 있지는 않다. 예를 들어 스웨덴은 아델(Adel) 개혁을 통해 보건, 복지의 관리 주체를 일원화하여 보건서비스와 사회서비스의 재정 및 관리 책임을 지방자치단체로 일원화함으로써 제도적 통합을 시도하였다. 그리고 독일과 일본은 장기요양보험 제도를 도입함으로써 장기요양보호를 위한 보건 및 사회서비스 재정을 통합하였다. 다음에서 우리나라에서 적용이 가능한 사례들을 간략히 소개한다.

1) 영국의 사례

영국은 1990년 지역사회보호법을 통해 보건서비스와 사회서비스의 재정 및 관리에 대해서는 별도의 분리 체계를 유지하되 서비스 제공 단계에서 보건서비스와 사회서비스의 통합을 위한 사례관리 기제를 도입하였다. 즉 영국은 사례관리를 상이한 보건 및 사회서비스 제공자 간의 구조적 장벽을 극복하면서 욕구에 따른 서비스 제공을 가능케 하는 방법이라고 인식하였고,[13] 영국 여러 지역에서 지역사회 보호의 활성화를 위한 보건·사회서비스 통합 방식으로 이를 채택하여 다양한 시범사업을 통해 성공적인 평가를 받았다. 대표적인 성공적 시범사업으로 평가된 바 있는 켄트와 게이트셰드 모형, 달링턴 모형을 소개하면 다음과 같다.

13 OECD. Caring for frail people. Policies in evolution. 1996.

가) 켄트와 게이트셰드(Kent and Gateshead, K&G) 모형

이 모델은 영국에서 개발된 사례관리의 초기 실험으로, 1980년부터 약 10년 동안 켄트 대학의 대인사회서비스연구단과 게이트셰드 사회서비스국과의 협동적 작업으로 이루어졌다. 이 모델에서는 1명의 사례관리자가 사례관리의 핵심 과업을 모두 통합하여 수행하도록 하였다. 사례관리자는 사회서비스국에 고용되어 있고, 사례관리를 위한 자원에 대한 상당한 통제권을 위임받았다. 영국 남동부 켄트의 은퇴자 거주 지역과 북동부 게이트셰드의 산업화 지역에서 이루어진 사회서비스에 대한 사례관리에 활용된 모델로, 특별한 비용 증가 없이 취약한 노인 계층의 입원을 줄이고 노인들의 만족과 복리 후생을 늘리는 등 좋은 성과를 거두었다.[14]

나) 달링턴(Darlington) 모형

이 모델은 1984년부터 달링턴 지역에서 이루어진 것으로, K&G 모형을 발전시킨 것이다. K&G 모형이 사회서비스국 중심인 데 비해, 이 모델은 보건 및 복지기관 간 연합으로 추진되었으며, 한 사람의 사례관리자 밑에 다목적 가정봉사 보조원(home care assistants)을 두고, 클라이언트의 복합적 욕구에 대해 한 사람의 다목적 워커가 보건·복지 통합적 서비스(가정봉사와 간호)를 제공하는 형태이다. 사례관리자 1인이 18명의 클라이언트를 담당하고, 1개 팀은 18명의 다목적 워커로 구성되어 있다.[15]

영국의 보건복지서비스 통합 프로젝트는 사례관리라는 실천 방법을 도입하여 사례관리자라는 한 지점의 접촉을 통한 서비스 수급을 가능하게 함으로써 대상자 중심의 서비스를 제공하는 데 기여하였을 뿐 아니라 시설 입소를 줄이고, 기존의 시설 보호 방식에 소요되는 비용보다 크지 않은 비용으로 노인 및 가족의 삶의 질 개선을 가져올 수 있었다고 평가된다.[16]

---

14 Challis D. Case management. Caring for People in the Community: The New Welfare. 1994; 91: 94-95.

15 석재은. 영국의 지역사회보호와 사례관리를 통한 보건·복지서비스 통합. 한국보건사회연구원, 2000.

16 석재은. 영국의 지역사회보호와 사례관리를 통한 보건·복지서비스 통합. 한국보건사회연구원, 2000.

2) 덴마크의 사례

덴마크에서 와상노인제도의 실현은 의료 면에서는 재활운동의 강화, 복지 면에서는 극진한 사회서비스, 그리고 복지, 간호 및 의료서비스의 훌륭한 연계로 인한 결과이다. 특히 보건과 사회서비스 연계의 중심에 가정 방문 간호사가 있는데, 사회서비스의 코디네이터로서 이들의 역할이 매우 중요하였다. 방문 간호사는 지방 공무원으로 시청의 재택케어과에 소속되어 있고, 대부분 3교대로 24시간을 커버한다. 방문 간호사의 수는 인구 만 명당 8-10명 정도이다. 방문 간호사는 정신적·육체적 상태의 관찰, 혈압 측정, 약 관리, 의사의 지시를 수행한다. 주사와 상처의 가제 교환 같은 간호 처치 외에도 각종 사회서비스의 요구를 판정하는 중요한 업무가 있다. 방문 간호사는 가정봉사원(홈헬퍼)의 주당 필요 시간 수 등을 판단하고 개별 세대로 투입시킨다. 이와 같은 요구 판정의 기능을 포함하여 여러 서비스를 개개인에게 집중적으로, 적절한 시간에 배치하는 역할을 담당하고 있다.[17]

3) 일본 기초단체의 사례

동경도 나가노구(中野區)는 지역복지센터를 설치하여 보건, 의료, 사회서비스를 종합적으로 제공하고자 했다. 이를 위하여 사회복지사, 보건사, 간호사, 가정봉사원 등 팀 케어를 실시해 공적 서비스 공급 체계를 강화함과 동시에 지역 주민들의 복지 활동을 촉진하고자 하였다. 히로시마 현 미츠기쵸(御調町)에서는 거동이 불편한 노인을 감소시키기 위해 지역포괄돌봄 체계를 구축하였는데, 공립 미츠기 종합병원을 중심으로 건강관리센터 및 노인보건시설 등으로 구성되어 있다. 건강관리센터는 보건의료복지의 일체화된 행정 서비스와 동시에 보건사, 홈헬퍼 등을 통한 환자돌봄 통합 서비스를 제공하고 있다. 여기에는 퇴원환자 등에 대한 방문 간호, 방문 재활서비스도 포함

17 이현기. 취약 계층 보건과 복지서비스 연계방안에 대한 연구. 경기개발연구원, 1999.

되어 있다.[18]

7. 우리나라의 보건의료와 사회서비스 통합 사례: 전라남도 장성군[19, 20]

1) 사업 조직 및 운영위원회 구성과 역할

보건·복지 통합 프로그램에서 우선 중요한 일은 조직 체계를 구축하는 것이다. 이를 통해 지역 리더 및 사업에 대한 주민 홍보 및 주민의 적극적 참여를 유도할 수 있다. 운영위원회는 대학 연구팀, 장성의료원장, 장성병원장, 군 사회복지과 과장, 프란치스꼬의 집 시설장, 그 외 노인복지기관의 장으로 구성하였다. 위원회의 역할은 사업 전반적인 계획과 협조 사항에 관한 일들을 협력하고 조정하는 것이다.

2) 사례관리자 및 사례관리팀 구성과 활동

장성군을 5개 권역으로 나누고 권역별로 사례관리팀을 구성하였다. 사례관리팀은 대상 지역의 대상자를 위한 서비스 계획을 세우고 이 계획을 수행할 책임을 가진다. 사례관리팀은 통합 보건 요원, 보건진료소장, 읍면 사회복지 전담공무원, 가정봉사원 파견센터의 담당자 등으로 권역 특성에 따라 4명 내지 7명으로 구성되었다. 사례관리자는 사례관리 팀원 중에서 선정되었으며, 직접 서비스를 제공하면서 팀원 간 서비스를 조정하고 모니터링하는 역할을 수행한다. 사례관리 과정에서 대상자 사정(assessment)과 서비스 계획(care plan)

---

18 이현기. 취약 계층 보건과 복지서비스 연계방안에 대한 연구. 경기개발연구원, 1999.

19 이정애. 농촌 재가노인의 건강보호를 위한 사례관리기반(case management-based) 보건복지 통합 프로그램 모형개발 연구보고서. 전남대학교(건강증진기금사업지원), 2003.

20 이정애. 재가노인의 건강증진을 위한 보건복지 통합프로그램의 실용화 및 확대전략에 관한 연구보고서. 전남대학교(건강증진기금사업지원), 2005.

시 간호사와 사회복지사가 반드시 함께 참여하였다. 또한 주 1회 사례관리자 회의(staff meeting)와 월 1회 사례관리팀 집담회를 통해 문제점들을 논의하여 해결하였다.

3) 사례관리 인력의 역할 및 활동

가) 사례관리자

① 사례관리 계획 및 서비스 제공에 대한 책임을 갖는다.
② 정기적 회의를 주재한다.
③ 사례관리 활동의 모니터링 및 평가 등을 실시한다.

나) 사례관리팀의 간호사

① 대상자의 건강을 증진, 회복, 유지시키는 것은 물론 비용-효과적인 방법의 제공에 초점을 두며 서비스를 제공한다.
② 사례를 찾거나 구분해 내며, 대상자의 문제 및 요구를 파악하고 대상자 적합성 여부를 평가한다.
③ 대상자의 건강상태, 기능 정도, 지적 상태, 환경 등 전인적 평가 조사(기초 자료 구축)를 실시한다.
④ 서로 동의된 목표를 결정하고, 계획을 수립한다.
⑤ 적절한 의료서비스를 제공하며, 보건과 사회서비스를 조정한다.
⑥ 서비스를 평가하고 체계적인 감시를 한다.
⑦ 문제 목록 및 관리 표준 서식에 따른 서비스 진행 과정을 체크한다.

다) 사례관리팀의 사회복지사

① 대상자가 일상생활을 자립적으로 영위할 수 있도록 다양한 사회적 지지 서비스를 제공하는 데 초점을 둔다.
② 사례를 찾거나 구분해 내며 대상자의 문제 및 요구를 파악하고 대상자 적합성 여부를 평가한다.

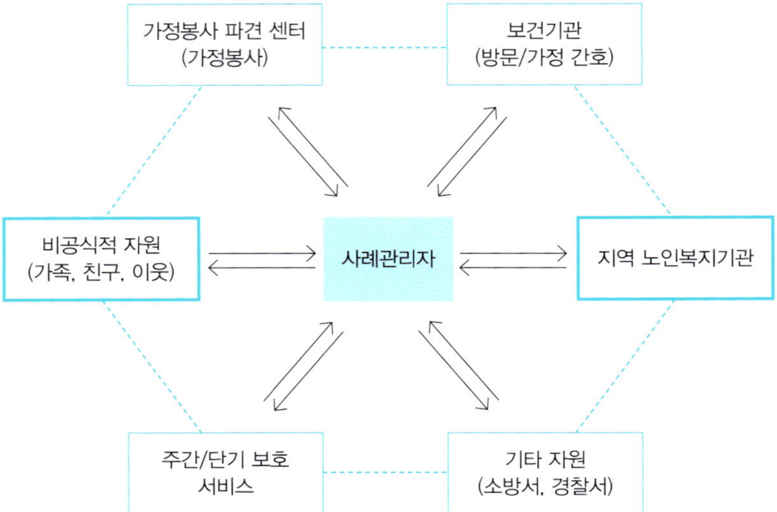

〈그림 8.6-1〉 지역사회자원 간의 연계

③ 대상자의 개인과 지역사회 지지 체계 등을 평가한다(기초 자료 구축).

④ 서로 동의한 목표를 결정하며 서비스 계획을 수립한다.

⑤ 적절한 의료서비스와 사회서비스 간의 조정을 도모한다.

⑥ 서비스의 평가 및 체계적인 감시 활동을 한다.

라) 지역사회자원 개발 및 네트워크 구축

지역사회자원 연계 구축(network)이란 보건의료서비스나 사회서비스 제공 조직들 사이의 협력을 말하는데, 각각의 조직(기관)들이 그들의 조직적 자율성을 유지하면서 대상자의 복합적 욕구를 해결하기 위해 필요한 자원 조달을 목적으로 공식 또는 비공식적으로 협력해 가는 시스템을 말한다. 사실 대상자들의 다양하고 복잡한 욕구를 만족스럽게 해결하기 위해서는 단일 서비스 조직으로는 현실적으로 불가능하다. 따라서 다양한 지역사회 조직들을 파악하고 상호 협력 체계를 구축하는 일은 서비스를 효과적이고 효율적으로 제공할 수 있기 때문에 반드시 필요하다. 지역사회자원에는 비공식적인 자원(가족 구성원, 친척, 친구, 이웃, 자원봉사자 등)과 공식적인 자원(보건의료기관, 복지기관, 노인 전문 요양시설 등) 등이 있다. 〈그림 8.6-1〉은 사례관리자가 지역사회자원과 연계한 상황을 나타낸 예를 도시한 것이다.

8. 보건의료와 사회서비스 연계의 촉진요인

카탄 등(Katan et al.)[21]은 보건복지 연계의 촉진요인을 다음과 같이 제시하였다.

① 국가의 기획과 중앙정부의 지침이 필요하다. 정부의 의지에 따라 그에 상충하는 보건과 사회서비스 공급자는 물론 주체들에게까지 그 영향을 미치게 되므로 정부의 참여 없이 지역사회 수준에서는 진보하기 어렵다.

② 국가의 법과 규제에 의해 조직 간 협업을 위한 조건이 형성되어야 한다.

③ 다른 조직과 협업할 수 있는 조건을 준비하도록 조직에 대해 재정적 지원을 해야 한다.

④ 조직 간 연계라는 가치에 대해 조직이 이데올로기적으로 전념할 수 있도록 노력해야 한다.

⑤ 조직이 자신들의 활동을 조정하는 것을 꺼리기 때문에 발생하는 자원의 낭비와 서비스 중복에 대한 여론의 비판이 있어야 한다.

⑥ 자원의 남용과 오용, 부족분에 대한 의존적 체계를 방지하기 위해서는 서로 공유하는 공식적인 합동 관계를 구축하여야 한다. 대상자의 욕구를 해결하기 위한 충분한 자금과 인적자원을 가지고 있지 못하면 연계라는 목표는 추상적인 이야기가 되거나 우선순위가 낮아진다.

⑦ 전문가 간 협업, 조직 간 협업이라는 이론과 실제를 강하게 강조하는 전문가들에 대한 사회화와 교육훈련이 이루어져야 한다. 각 조직의

21 Hokenstad MC, Ritvo RA (eds.). Linking health care and social services. Sage, 1982.

구성원들이 자신들의 직무 수행과 전문적 능력을 서로 이해하고 존중하는 것으로 전문 직종 간 공통의 시각을 가지고, 상호 관심을 가지며, 상호 의존하고 있다는 것을 인식해야 한다.

또한 베일리(M. Bayley) 등[22,23]은 서비스 통합의 성공 요인을 세 가지로 정리하였다.

① 구조적 혹은 조직적 요인으로 지역에 독립적인 공간을 가진 프로젝트 사무실을 따로 두어 일을 추진함으로써 주민들의 접근도를 향상시키고 틀에 박히지 않은 서비스 전개를 가능하게 했다. 즉 서비스 제공 구역이 전문가 위주가 아닌 지역 위주여야 한다.
② 핵심 팀 요원들에게 제공되는 서비스 통합과 프로젝트 내용에 대한 교육을 통해 요원들의 태도가 변화되고 협동과 창조적 사고를 촉발해야 한다.
③ 관련 일선 요원들의 정기적 모임을 통해 외부로부터의 무관심에 대응할 수 있도록 목적의식과 방향을 유지하고 서로를 지원하는 만남의 장이 되도록 한다.

여러 통합 성공 요인들을 종합하여 박경숙[24]은 다음과 같이 정리하였다.

① 필요성 인식이 가장 중요하다. 파트너십이나 통합 의미에 대한 정의를 공유해야 한다.
② 정부의 강제 규정과 정책적인 틀이 필요하다. 통합을 개인 차원에 남

22 Bayley M, Seyd R, Tennant A. Local health and welfare: is partnership possible?-a study of the Dinnington project. Gower Pub Co., 1989. 박경숙, 1996, pp53-54에서 재인용.

23 박경숙. 사회복지전문요원과 복지관, 보건소의 서비스 연계에 영향을 미치는 요인들: 중소도시, 농촌의 사회복지전문요원을 중심으로. 한국사회복지학. 1996; 35: 107-131.

24 박경숙. 사회복지전문요원과 복지관, 보건소의 서비스 연계에 영향을 미치는 요인들: 중소도시, 농촌의 사회복지전문요원을 중심으로. 한국사회복지학. 1996; 35: 107-131.

겨 두어서는 안 되며, 기관 차원의 통합이 필요하다.

③ 공통된 가치와 철학을 공유해야 한다.

④ 기관 간 통합 절차를 정립해야 한다. 명확하고 신뢰할 만하고 일관성이 있어야 하며, 역할 분담이 명확하고, 특히 관리자급에서 진행되어야 한다.

⑤ 기관 간 통합 훈련이 필요하다. 여기에는 지식과 기술만이 아니라 가치와 역할, 차별, 감정, 갈등해소 등에 관한 내용이 포함되어야 한다.

⑥ 기본적 서비스 시설이 확립되어야 한다.

⑦ 지도감독을 통해 실무자의 실무, 판단, 감정, 편견 등을 구조적으로 알 수 있어야 한다.

⑧ 서비스 질 관리 과정이 필요하다.

⑨ 직원 보호가 중요하다. 즉 기관이 직원의 자아정체감, 효과성, 의미, 소속감, 성장 등에 관심을 가지고 있다는 것을 보여 주어야 한다.

9. 보건의료와 사회서비스 연계의 장애요인

변화하는 환경 속에 보건의료와 사회서비스의 연계 및 통합이 중요함은 끊임없이 강조되고 있지만, 자유방임적인 보건의료체계 내에서는 극복해야 할 장애물이 많다. 게이츠(B. Gates)[25]는 서비스 통합이 어려운 이유를 다음과 같이 설명하였다.

① 개별 기관의 자원 동원이 각기 독자적으로 이루어지고 책임성도 개별적으로 지고 있으므로 기관들의 전달체계 내에서 통합에 대한 정치·경제적 필요성이 크지 않다.

25 Gates B. Social program administration: the implementation of social policy. Prentice-Hall, 1980.

② 조직들의 "자기 영역(turf)"이 주요 장애가 된다. 조직들은 개별적인 독자성을 강화해야만 생존하는 데 유리하기 때문에 자신들의 독특한 영역을 확대하려고 하고, 그로 인해 전달체계 전체적으로는 접근성이나 연속성이 저해된다.

③ 조정과 통합을 위해서는 많은 시간과 비용이 필요하다. 개별화된 조직 구조들을 연결하는 데 드는 비용이 자칫 통합으로 인한 효과에 비해 지나치게 크게 나타날 수 있다.

특히 우리나라는 보건의료서비스에서 민간의료 부문이 대부분을 차지한다. 이러한 상황에서 정부가 통합의 정책 기조를 상실하고 흔들린다면 정책은 이해집단의 이익에 따라 움직일 가능성이 크며, 통합의 길은 요원해질 것이다.

10. 우리나라의 보건의료와 사회서비스 연계의 문제점과 대안

1) 문제점

① 우리나라는 보건복지부에서 보건과 복지를 함께 담당하고 있으나 아직도 부처 내 관련 부서 간 업무 조정이 쉽지 않고, 일선에서도 보건소를 중심으로 한 보건조직과 사회서비스를 제공하는 복지 부서 또는 사회복지기관들 간의 협력이 유기적으로 이뤄지지 않고 있다.

② 중앙 및 지방정부 내에서도 보건의료서비스와 사회서비스를 위한 재정과 기획 등이 서로 다른 부서의 업무로 나뉘어 있어, 이에 따른 조직 구조, 규제, 보고 체계의 분리를 초래한다.

③ 서비스 파편화에 기여하는 요소로 구조적·지리적 장애물과 조직적 전문화(organizational specialization), 관료화, 행정적 경직성 등을 들 수

있다.

④ 다학제 간 협력이 통합된 서비스 전달체계가 서비스 통합의 성패에 중요한 요소임에도 불구하고, 전문가들은 자신만의 고유한 영역에서만 현상을 파악하고 서비스를 공급하려는 경향이 있다. 이로 인하여 서비스가 중첩되거나 서비스 전달체계에 혼선을 야기하는 경우가 많이 발생한다.

⑤ 유사한 프로그램들이 서비스 수급 자격의 범주를 세분화하여 범위만 분할하여 진행함으로써 연계를 위한 잠재력을 감소시킨다.

2) 대안

가) 장성군 통합 프로그램에서의 제언

우리나라의 보건복지 조직이 분리되어 있어 조직 간 연계나 통합이 쉽지 않은 점을 감안하여 '사례관리' 방식을 도입함으로써 보건복지서비스 통합을 시도하였다. 앞에서 언급한 바와 같이 사례관리는 상이한 보건복지서비스 제공자 간의 구조적 장벽을 극복하면서 욕구에 따른 서비스 제공을 가능하게 할 수 있는 방법으로, 특히 복합적인 욕구나 문제를 가진 농촌 노인들을 대상으로 보건기관과 복지기관 및 지역사회자원(공식적·비공식적)의 협력을 통해 지속적이고 효율적인 서비스를 제공하는 데에도 효과적인 것으로 평가되었다.[26] 어느 지역사회라도 보건복지 통합 서비스를 시행하기 위해서는 우선적으로 지역사회자원을 파악하여 연계 조직(네트워크)을 구축하는 것이 매우 중요하다. 사실 이러한 네트워크를 구축하고 운영하는 것은 생각보다 어렵고 힘든 일이다. 그러나 2003년 6월 사회복지사업법 개정이 이루어지면서 지역사회복지협의체를 전국 시군구에서 운영하도록 되었다. 장성군도 통합 서비스 운영위원회에서 지역사회복지협의체로 이름을 바꾸고 네트워크로 활용하였

26 이정애. 재가노인의 건강증진을 위한 보건복지 통합프로그램의 실용화 및 확대전략에 관한 연구보고서. 전남대학교(건강증진기금사업지원), 2005.

다. 장성군의 경험을 통해 알게 된 통합 서비스의 성공 요소는 사례관리자 역량, 업무에 대한 자발적 동기 유발 및 유인, 업무의 지속적 유지(빈번한 인사 발령은 금물), 그리고 보건과 복지 전문가 상호 간 인격적 관계 형성이었다. 실제로 현장에서 서비스를 제공하는 인력들의 주기적 모임을 통해 동일한 목표와 전략을 함께 논의할 수 있는 장을 만들었는데, 일 역시 사람이 하는 것이므로 인력에 대한 사례관리 교육과 지속적 관리가 중요하다. 통합 서비스 사업 실시에서 보건과 복지 전문가들의 상호 관계 원칙으로는 ① 경쟁보다는 합의를 위해 노력할 것, ② 상호 존중과 신뢰를 바탕으로 서로 공유할 수 있는 목표를 개발할 것, ③ 서로 권위와 성공을 위한 책임성을 공유할 것, ④ 의사결정을 위해 개방적이고 빈번한 의사소통을 할 것 등이었다.

'사례관리' 방식의 보건복지서비스 통합에 다음과 같은 장점이 있었다.

① 보건 및 의료와 복지서비스가 분리되어 제공되어 온 것을 사례관리라는 방법을 통해 통합적인 서비스로 제공하였다.
② 여러 학문적 전문 요원들이 팀이 되어 포괄적이고 다양한 양질의 서비스를 제공하였다.
③ 인력 부족 등으로 주 1회 또는 월 1-2회 방문했던 소극적 서비스에서 여러 요원들의 팀 접근으로 주 1회 이상의 지속적인(on-going) 관리가 가능하게 되었다.
④ 사무실 중심이 아닌 생활의 장에서 직접 서비스를 제공하여 친밀감 또는 시기 적절성 등의 효과를 증대시켰다.
⑤ 정보의 공유는 대상자를 적극적으로 찾아내고 접근하는 활동을 가능하게 하여 대상자의 서비스 접근성을 높일 수 있었다.
⑥ 조직 간 연대감으로 참여한 조직의 성원들이 공통의 시각과 이데올로기를 갖게 되었다.

나) 연계 또는 통합의 원칙

① 정부의 강력한 정책적 의지: 중앙 및 지방정부의 보건복지 연계 정책에 대한 관심과 추진 의지가 강화되어야 한다. 정부는 정책 공동체를 만들어 관련자들과 정기적 회의를 통해 실행 가능한 추진 전략을 모색하고, 공통된 이해와 공동체적 감정을 소유할 수 있도록 노력해야 한다.

② 지역사회 개발과 조직화: 보건의료복지 통합에 대한 올바른 이해가 필요하며, 지역사회에 대한 전략적 접근을 통하여 지역 자원을 최대로 개발하고 지역사회 구성원 전체가 능동적 역할을 담당할 수 있도록 조직화한다.

③ 서비스 전달체계 강화: 지역사회기관 사이에 협조 체계를 구축하고 이를 위해 전문가들을 지속적으로 교육하고 조정할 수 있는 주체로서 기관 상호 간 협의체를 구성한다.

④ 기능과 역할의 정립: 서비스 제공 기관과 제공되는 서비스에 대한 체계적 조사를 실시하고, 서비스 제공 기관의 확충과 중복되는 서비스의 조정, 누락된 서비스의 개발, 서비스의 분화 및 특화를 위한 서비스 개발이 필요하다. 각 기관의 기능과 역할이 정립되지 않으면 실무에서 사업 수행이 어렵다.

⑤ 보건의료복지 연계 및 통합 프로그램에 관한 구체적인 매뉴얼: 각각의 전문직들이 어떻게 업무를 연계해야 하는가에 대해 구체적인 표준 운영 절차와 지침을 제시하여야 한다.

⑥ 각 전문직 간의 갈등 해소: 전문직 간의 갈등을 해소하고, 연계 체계를 이루기 위해서는 전문직의 합동 교육이 필요하다. 자기 분야의 장점과 한계를 알고 타 전문 분야의 존재를 이해할 수 있도록 훈련하며, 분야 간 협력에 필요한 능력(대인 관계, 의사소통, 갈등 해결 등)을 향상시켜야 한다.

⑦ 대상자들의 역량 강화와 참여 확대: 보건의료복지 통합의 성공적인 수행을 위해서는 대상자들이 서비스의 주체가 되어 스스로 역량 강

화에 노력하고, 지역사회 프로그램의 계획과 평가 과정에도 주체적으로 참여할 수 있도록 해야 한다.

참고문헌

- 김정우, 이주열, 엄명용. 보건복지서비스 전달체계의 효율적 운영방안에 관한 연구 I: 모델개발을 위한 사례관리 적용. 한국사회복지학. 1999; 35: 107-131.
- 대한예방의학회. 예방의학과 공중보건학. 계축문화사, 2010.
- 문재우. 보건의료복지의 통합에 관한 일고찰. 보건과 사회과학. 2004; 15: 5-33.
- 박경숙. 사회복지전문요원과 복지관, 보건소의 서비스 연계에 영향을 미치는 요인들: 중소도시, 농촌의 사회복지전문요원을 중심으로. 한국사회복지학. 1996; 35: 107-131.
- 백택정화. 조추용, 권현주 옮김. 사례관리의 이론과 실제. 유풍출판사, 2000.
- 석재은. 영국의 지역사회보호와 사례관리를 통한 보건복지서비스 통합. 한국보건사회연구원, 2000.
- 이정애. 농촌 재가노인의 건강보호를 위한 사례관리기반(case management-based) 보건복지 통합 프로그램 모형개발 연구보고서. 전남대학교(건강증진기금사업지원), 2003.
- 이정애. 재가노인의 건강증진을 위한 보건복지 통합프로그램의 실용화 및 확대전략에 관한 연구보고서. 전남대학교(건강증진기금사업지원), 2005.
- 이정호. 한국 사회복지행정 조직 체계의 개선 방안에 관한 연구. 경희대학교 박사 학위 논문. 1987.
- 이현기. 취약 계층 보건과 복지서비스 연계방안에 대한 연구. 경기개발연구원, 1999.
- Agranoff R, Pattakos A. Dimensions of services integration. Project share, human services monograph series. 1979.
- Bayley M, Seyd R, Tennant A. Local health and welfare: is partnership possible?-a study of the Dinnington project. Gower Pub Co., 1989.
- Challis D. Case management. Caring for People in the Community: The New Welfare. 1994; 91: 94-95.
- Gates B. Social program administration: the implementation of social policy. Prentice-Hall, 1980.
- Hill M. Understanding social policy, 2nd ed. Basil Blackwell, 1986.
- Hokenstad MC, Ritvo RA, Rosenberg M. International perspectives on linking health and social services. International Social Work. 1979; 22(4): 13-21.
- Hokenstad MC, Ritvo RA (eds.). Linking health care and social services. Sage, 1982.
- Kohn R. Coordinating health and welfare services in four countries; Austria, Italy, Poland and Sweden.
- Moore ST. A social work practice model of case management: the case management grid. Soc Work. 1990; 35(5): 444-448.
- Morris R, Lescohier I. Solutions to welfare dilemmas. In: R Sarri, Y Hasenfeld (eds.). The management of human services. Columbia University Press, 1978.
- Moxley D. The practice of case management. Sage, 1989.
- OECD. Caring for frail people. Policies in evolution. 1996.

7 학교보건

박순우(대구가톨릭대학교 의과대학 예방의학교실 교수)

학습목표

☑ 학교보건의 중요성을 설명할 수 있다.

☑ 학교보건사업의 주요 구성 요소를 설명할 수 있다.

☑ 우리나라에서 실시하고 있는 학교보건정책과 사업을 열거하고 설명할 수 있다.

☑ 건강증진학교의 수행 원칙을 설명할 수 있다.

☑ 건강증진학교와 기존 학교보건사업의 차이점을 설명할 수 있다.

1. 학교보건의 필요성과 중요성

1) 어린이·청소년 건강의 중요성과 문제점

우리나라는 지속적인 출산율 감소로 인해 어린이·청소년 인구가 급감하고 있다. 2016년의 학령인구(6-21세)는 860만 9,000명으로 1980년의 1,440여만 명에 비해 40% 가까이 감소하였고, 전체 인구 중에서 차지하는 비율도 1980년의 37.8%에서 16.9%로 반 이상 감소하였다. 특히 초등학생 학령인구(6-11세)가 차지하는 비율은 1980년의 14.4%에서 2016년은 5.3%로 거의 1/3 수준으로 감소하여 다른 연령층에 비해 더 많이 감소하였다. 이러한 학령인구 감소 추이는 앞으로도 지속되어 2060년경에는 500만 명 이하로 떨어지고 그 비율도 11%대로 감소할 것으로 예측된다(그림 8.7-1).[1]

반면에 65세 이상 고령자 인구는 2015년에 656만 9,000명으로 전체 인구의 13.2%를 차지하여 1980년의 144만 6,000명(3.9%)에 비해 인구수가 4.5배 가까이 증가하였고 전체 인구에 대한 비율도 3배 이상 증가하였다.[2] 65세 이상 인구 비율은 앞으로 계속 증가하여 2060년에는 40% 이상을 차지할 것으로 예상되며, 이에 따라 생산가능 인구 비율이 2015년의 73.0%에서 2060년에는 49.7%로 감소할 전망이다. 생산가능 인구의 이러한 비율은 2015년의 경우 전 세계에서 10위에 해당하지만 2060년에는 199위로 하락할 것으로 예측된다.[3]

이와 같은 인구구조의 변화는 국가경쟁력의 약화를 초래하게 되는데, OECD 국가 중에서 우리나라의 인구경쟁력 종합지수는 2010년의 17위에서 2020-2030년 사이에는 21위로 떨어지고, 특히 동 기간의 경제활력 경쟁력 지수는 14위에서 23위로 떨어질 것으로 예측된 바 있다.[4] 1986년의 건강증진 오

1 통계청, 여성가족부. 2016 청소년 통계.

2 통계청. 2016 고령자 통계.

3 통계청. 세계와 한국의 인구현황 및 전망. 2015.

4 이상림, 허문구, 정윤선, 박형진. 인구경쟁력의 국제비교와 정책과제: OECD 국가의 인구경쟁력 지

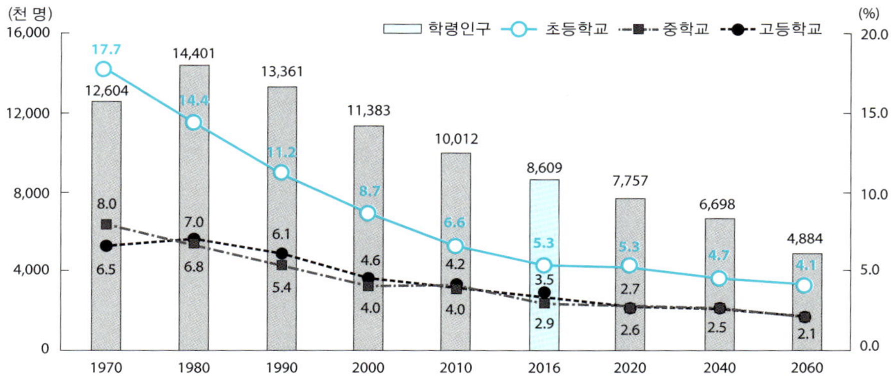

〈그림 8.7-1〉 우리나라 학령인구 및 구성비 추이

타와 헌장에서 건강이란 그 자체가 삶의 목적이 아니라 일상생활의 자원이라고 하였듯이, 건강은 개인의 차원뿐만 아니라 사회와 국가 차원에서도 가장 중요한 자산이라고 할 수 있다.[5] 생산인구의 감소에 대처하여 국가경쟁력을 유지하거나 향상하기 위해서는 인구의 자질을 향상하는 것이 필수적인데, 이를 위한 가장 기본적인 요건이 건강 향상이다.

어릴 적 건강과 생활습관이 평생의 건강에 영향을 미치므로 국민의 건강 향상을 위해서는 출생 전후부터 시작하여 청소년 시기에 이르기까지 우선순위를 두어 평생 건강의 기틀을 닦아야 할 필요가 있다(그림 8.7-2).[6] 그러나 출산 연령은 계속 증가하고 있고 다태아 출생 및 저체중 출생이 증가하고 있는 등 출생 시부터 어린이 건강은 위협을 받고 있다.[7] 청소년 시기의 경우 전생애(全生涯)에서 비록 사망률이 가장 낮은 시기이기는 하지만, 사망원인의 1위가 자살인 것에서 나타나듯이 많은 청소년들이 자살충동, 스트레스, 우울감 등의 정신적 문제를 안고 있다. 비록 최근에 지표가 향상되고는 있지만 다

수 산출을 중심으로. 산업연구원, 2014.

5 WHO. The Ottawa Charter for Health Promotion. 1986.

6 IOM(Institute of Medicine), NRC(National Research Council). From neurons to neighborhoods: an update: workshop summary. National Academies Press, 2012.

7 통계청. 2015년 출생 통계. 2016.

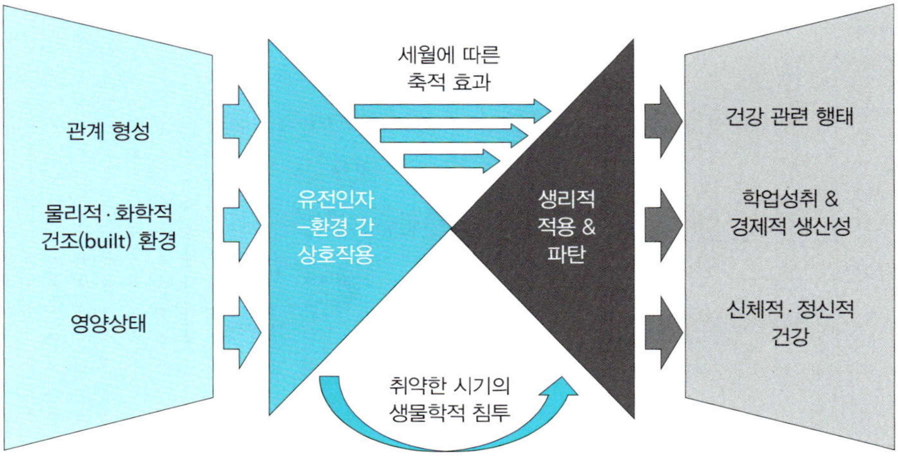

〈그림 8.7–2〉 성장기 환경에 의한 평생 영향

수의 청소년들이 흡연, 음주, 비만, 비활동성, 영양섭취 불균형 등의 불건강한 행태를 보이고 있다.[8,9]

2) 건강과 교육과의 관련성

학교의 근본적인 목적은 양질의 교육을 성취하는 것이다. 그러나 교사가 양질의 교육을 제공하고 이를 통해 학생의 교육 효과를 달성하기 위해서는 교육자와 학생 모두가 건강해야 한다는 전제가 필요하다. 그리고 건강을 통해 교육의 효과를 달성할 수 있을 뿐만 아니라 교육을 통해 건강을 향상시킬 수 있다.

세계보건기구 사무총장을 역임한 나카지마(Hiroshi Nakajima)는 "건강은 교육 성취도, 삶의 질, 경제적 생산성과 매우 긴밀하게 연관되어 있다. 건강과 관련된 지식, 가치관, 기술, 실행력을 습득함으로써, 어린이는 건강한 생활을 추구하고 건강한 지역사회를 위한 변화의 중심적인 역할을 할 수 있는 역

8 통계청. 2015년 사망원인 통계. 2016.

9 교육부, 보건복지부, 질병관리본부. 제11차(2015년) 청소년건강행태온라인조사 통계. 2016.

량을 갖추게 된다"고 하였다.[10] 세계보건기구의 학교보건서비스 전문가위원회에서도 다음과 같이 건강과 학교와의 관련성을 강조한 바 있다. 즉, 건강의 측면에서 ① 건강과 관련된 다양한 상황은 학습에 영향을 미치므로 효과적인 교육을 위해 건강한 건강이 필요하고, ② 건강은 입학, 학습의 지속, 학업 성취를 달성하기 위한 핵심적인 요소이며, 동시에 학교의 측면에서는 ① 학교에 지속적으로 다니는 것은 건강 향상을 위한 가장 기본적인 수단의 하나이고, ② 학교는 건강증진을 위한 환경으로서 효과적인 장소라고 하였다.[11,12]

3) 어린이·청소년 건강을 위한 학교의 중요성

어린이·청소년 시기는 생애주기 중에서 사망률과 유병률이 가장 낮은 시기임과 동시에 성장기의 불안정성을 동시에 가지고 있는 시기이다. 이때는 평생의 건강에 대해 준비하고 평생의 건강행태를 결정하는 시기로서 성인 시기의 질병 위험요인이 형성될 수 있는 매우 중요한 시기이다. 또한 흡연과 같은 불건강한 행태는 그 자체만으로 그치지 않고 음주, 불건강한 식습관 등과 같은 다른 불건강한 행태뿐만 아니라 여러 일탈행위를 동반하는 경우가 많다. 그리고 불량한 보건문제 및 건강행태는 불리한 개인적 성장 및 생활 배경과 밀접한 관련이 있을 가능성이 높다. 따라서 청소년 보건문제의 해결을 위해서는 단일 문제만으로 접근해서는 한계가 있고 포괄적이고 전인적인 접근이 필요하다.

학교는 학생들이 가장 많은 시간을 보내는 장소로서 특히 직접적인 교육이 제공되는 곳이므로 가장 큰 영향력을 줄 수 있는 체계가 갖추어져 있고, 다양한 전공의 교사가 있어서 다방면의 교육방법과 수단을 활용할 수 있으며, 학생 상호 간에도 긍정적인 영향을 미칠 수 있다. 그리고 학부모에 대한 접근

10 WHO Expert Committee on Comprehensive School Health Education and Promotion. Promoting health through schools. WHO technical report series 870. 1997, p1.

11 Allensworth D, Lawson E, Nicholson L, Wyche J (eds.). Schools & health: our nation's investment. National Academy Press, 1997, p17.

12 WHO Expert Committee on Comprehensive School Health Education and Promotion. Promoting health through schools. WHO technical report series 870. 1997, p1.

이 상대적으로 쉬우므로 부모의 참여 유도가 용이하고 다양한 지역사회자원의 활용이 가능한 장점이 있다.[13]

2. 우리나라 학교보건사업의 역사[14]

해방 이후 우리나라 최초의 학교보건사업은 1946년의 결식아동을 위한 분유급식과 보건교과를 설치하여 운영(1963년에 군사정부가 수립되면서 폐지)한 것이라고 할 수 있다. 1949년 12월에는 교육법이 제정되어 각급 학교의 학교보건사업의 실시와 양호시설의 설비에 대해 규정하였다. 1951년에 학교신체검사 규정을 제정하였고, 1953년에는 법률에 양호교사를 명시하여(교육공무원법 제4조 법률 285호) 학교보건교사 제도의 시발점이 되었다.

1954년부터 1962년까지 초·중등학교에서 보건과목이 독립적으로 개설되었으며, 초등학교는 보건과목, 중등학교는 체육보건과목에서 건강교육을 실시하도록 규정하였다. 1955년에 학교신체검사(체격검사, 체질검사)와 결핵검진사업을 시작하였고, 1956년에는 양호교사 자격증이 처음 발행되었으며, 1957년 기생충구충사업이 시작되었다. 1958년에는 학생 신체검사에 체력검사가 포함되었다. 1959년에 양호실이 설치되었으며, 1961년에 실제로 양호교사를 배치하였다. 1963년 제2차 교육과정기 때 국민학교의 보건과목과 중등학교의 체육보건과목이 체육 과목으로 통합되었다.

1967년에 학교보건법이 제정됨에 따라 학교보건관리, 학교환경위생정화구역, 학교급식 등 구체적인 사항이 규정되면서 학교보건사업은 새로운 전환기를 맞게 되었다. 1969년에는 기존의 신체검사규정이 학생신체검사규칙으로 변경되어 학생 신체검사사업이 본격적으로 진행되었고, 1970년에 건강

13 Sussman S, Dent CW, Burton D, Stacy AW, Flay BR. Developing school-based tobacco use prevention and cessation programs. Sage Publications, 1995, pp17-18.

14 교육과학기술부. 학교보건·급식 60년사. 2011.

기록부 운영 지침에 따라 건강기록부가 작성되기 시작하였다.

1971년에 문교부 학교보건관리 지침이 시달되어 학교방역사업 및 혈액검사(ABO 유형)가 체계적으로 실시되었고, 일반신체검사 외에 표본학교를 선정하여 신체검사를 실시하였다. 1972년에 문교부 산하에 보건직 공무원이 배치되었고, 1975년 학교약사 제도, 1976년 학교의사 제도, 1979년 학교치과의사 제도가 도입되었다.

1975년 체육 및 보건관리지침에 구체적으로 학교환경위생정화에 대해 규정하였고, 1977년에는 학교급수 위생관리, 1980년에는 조명, 소음, 진동, 방음관리 등에 대해 구체화하였다. 학교급식은 1953년에 시작된 해외원조에 의한 구호급식을 1972년까지 실시하였으나 1973년부터 정부와 학부모 부담의 자립급식이 시작되었다. 1979년 구강보건사업(3-3-3 운동)이 시작되었고, 1980년 불소양치사업을 시범 실시하였으며, 소아성인병 예방을 위해 중학교 3학년과 고등학교 3학년을 대상으로 소변검사를 시작하였다(초등학교는 1985년).

1981년 교직원의 건강검사는 공무원 및 사립학교 교직원 의료보험법에 의한 건강진단으로 갈음하도록 하였고, 등교중지 할 수 있는 전염병 환자의 범위를 규정하였다. 같은 해에 학교급식법이 제정되어 학교급식을 전담하는 인력으로 영양사를 두도록 규정하였다.

한편 제2차 교육과정기에 폐지된 보건교육은 1980년 학교보건관리지침에서 다시 공식화되었으며 보건교육 시간, 방법 등이 구체화되었고, 1984년 초·중·고교에서 각각 체육시간 중 5%, 10%, 25%를 보건교육에 할애하였으며(제4차 교육과정기) 1987년부터 적용된 제5차 교육과정기에는 보건교사가 주당 6시간의 정규교과시간에 수업하는 것을 시범 실시하였다. 문교부(현 교육부)에서는 1987년부터 1989년까지 학교보건교육 연구시범학교를 지정하여 운영하였다.

1992년부터 적용된 제6차 교육과정기에는 보건교육을 관련 교과와 특별활동에 반영하여 편성할 수 있도록 하였고, 체육교과서에 성교육 및 약물오·남용 단원을 강화하고 보건학습 지도 시 보건교사가 참여할 수 있도록 하였다. 1997년에는 고등학교 1학년 학생 종합검진제도가 도입되었다. 1998년에는 학교보건법이 개정되어 양호실이 보건실로 명칭이 변경되었으며, 학생의 안전관리 조항이 신설되고, 신체검사는 체격검사, 체질검사, 체력검사로 구분되었다. 1999년에는 비효율성과 안전성 문제로 학교 단체예방접종이 중지되었다.

1998년부터 적용된 제7차 교육과정기에는 성교육, 안전교육, 보건교육을 초·중학교 재량활동에, 공중보건을 고등학교 선택과목에 편성하도록 하였다. 2000년에는 초등학교와 고등학교 보건교과서가 서울시 교육청의 인정교과서로 승인되었고, 2002년에는 중학교 보건교과서가 인정교과서로 승인되었다.

2000년대에 들면서 국민들의 건강증진에 대한 관심 증대와 생활양식의 변화, 만성질환으로의 질병 양상 변화, 인구학적 변화 등 다양한 사회적 변화로 인해 학교보건사업도 많은 변화가 있었다. 대표적으로 보건교육과정 개설 및 보건교과서를 통한 체계적인 보건교육 실시, 보건교사 출신 교육전문직 선발·배치, 학교 영양사 제도(일반직 공무원)에서 학교 영양교사 제도(교원)로의 변화, 학교급식 전면 실시 및 직영급식 전환, 교사 내 환경위생과 식품위생 관리 강화 등을 들 수 있다.

2000년에 학교보건법이 개정되어 초등학교 입학생의 예방접종 여부 지도 및 접종지원 근거가 마련되었고, 전국 초등학교 5학년을 대상으로 등심대검사가 실시되었다. 2002년에는 양호교사의 역할이 기존의 학교에서 발생하는 학생의 간단한 질병치료 및 응급진료에서 학교에서 발생하기 쉬운 질병의 예방, 치료 및 재활, 보건교육 등으로 확대됨에 따라 '양호교사'가 '보건교사'로 바뀌었고, 학교 보건실 현대화 사업이 추진되었다.

2005년에는 학교교사 내 공기질 관리항목을 12개로 확대하는 등 교사 내 환경관리가 강화되었고, 2006년 학교교사 내 환경위생 및 식품위생 점검기준이 고시되었다. 2006년 학생 건강검사를 보다 내실화하기 위하여 종전의 학교신체검사규칙이 학교건강검사규칙으로 전면 개정되어 신체 발달상황, 신체 능력, 건강조사, 건강검진 등으로 이루어진 학생건강검사로 변경되었다. 2009년에는 학생들의 체력저하 및 비만문제에 적극적으로 대처하기 위하여 학생신체능력검사 체계를 개선하고, 맞춤형 신체활동 처방을 통해 학생 스스로 자신의 건강관리가 가능하도록 학생건강체력평가시스템(Physical Activity Promotion System, PAPS)을 도입하여 신체능력 검사의 대상과 방법을 변경하였다.

2007년에는 학교보건법 개정을 통해 모든 학교에서 보건교육을 실시하도록 하는 법적 근거를 마련하였고, 보건교사의 업무가 보건교육과 학생의 건강관리로 규정되었다. 이에 따라 2008년 교육과학기술부 고시에 보건교육 과정이 포함되었고, 보건교과서(인정도서)가 발간되었다. 2009년 3월부터 초등학교 5, 6학년, 중학교 1개 학년, 고등학교 1개 학년을 대상으로 재량활동 시간을 이용하여 17시간 이상의 보건수업을 실시하도록 하였다. 그러나 이 규정은 2009년에 또 개정되어 초등학교는 보건교육을 창의적 체험활동 시간에 실시하도록 하고, 중·고등학교에서는 보건을 선택과목으로 운영하도록 하였다. 2010년에는 보건교사의 수업 직무능력 향상을 위해 전국적으로 보건교과교육 120시간 연수가 시작되었고 중·고등학교 보건 검정교과서가 개발되었다.

학교폭력, 왕따, 청소년 자살이 사회문제화 되면서 2007년부터 초·중등학생을 대상으로 정서·행동발달검사를 시범 실시하여 단계적으로 확대한 후 2012년에는 모든 학생으로 확대하였고, 2013년부터는 대상자를 초 1, 중 1, 고 1 학생으로 축소하였다. 2009년 신종플루 대유행 시 학교 현장에서 학생 건강관리와 보건교육을 동시에 수행해야 하는 어려움이 발생하여 보건교사 배치 확대 및 보건 보조인력 배치가 시작되는 계기가 되었다. 2014년 세월호 침몰 사건을 비롯한 안전사고가 잇따름에 따라 교육분야 안전 종합 대책을 수립하여 체험 위주 교육훈련 강화, 교원양성기관에 '응급처치와 심폐소생술' 교육 2회 이상 실시, 재난위험시설, 노후시설 체계적 관리, 대학 내 연구실·실험실 및 시설 등에 대한 평가 및 모든 학생과 교직원에 대한 응급처치 교육 실시 등 학교 안전대책과 교육을 강화하였다. 또한 교육부에 학교안전총괄과를 신설하였다. 2015년의 메르스 유행 등 감염병으로 인한 위기가 증가함에 따라 교육부에서는 학교보건법의 감염병 관련 조항들을 신설, 강화하고 2016년에 학생 감염병 종합대책을 수립하였으며 학생 감염병 예방·위기대응 매뉴얼을 개발하여 전국의 각급 학교에 배포하는 등 감염병 대책을 강화하였다. 한편 2015년의 담뱃값 대폭 인상에 따라 국민건강증진기금이 늘어나면서 2015년부터 전국의 모든 학교에 학교흡연예방사업의 예산을 지원할 수 있게 되었다. 2016년에는 교육환경 보호에 관한 법률을 제정하여 학교의 교육환경에 관한 사항을 기존의 학교보건법에서 분리하여 별도로 구체적인 사항을 규정하여 2017년부터 시행하도록 하였다.

3. 학교보건사업의 구성 요소

미국 학술원 의료정책 분과(Institute of Medicine, IOM)에서는 포괄적인 학교보건사업의 요소로서 다음과 같은 여덟 가지 요소를 제안한 바 있다.[15]

① 보건교육: 유치원에서 고등학교에 이르기까지 신체적·정신적·정서적·사회적 측면의 건강을 체계적이고 지속적으로 다루도록 교육과정을 편성한다.

② 체육교육: 유치원에서 고등학교에 이르기까지 모든 학생들이 평생을 통해 즐기면서 지속할 수 있는 육체적 단련과 신체활동을 위한 체계적이고 지속적인 교육과정을 편성한다.

③ 보건의료서비스: 개인 혹은 집단을 대상으로 응급처치, 일차의료, 지역사회 의료기관과의 연계, 만성적인 의학적 문제 관리 등을 포함한 예방과 조기대처 활동을 한다.

④ 영양서비스: 다양한 영양소를 갖춘 맛있는 음식을 제공하고, 건강한 식품을 선택할 수 있는 환경을 조성하며, 교실과 식당에서 영양교육이 이루어질 수 있도록 지원한다.

⑤ 교직원 건강증진: 교직원의 건강은 좋은 교육을 수행하고 건강한 학

15 Allensworth D, Kolbe LJ. The comprehensive school health program: exploring an expanded concept. Journal of School Health. 1987; 57(10): 409-411.

교를 만드는 데 매우 중요하다. 교직원을 대상으로 건강검진, 건강교육, 체력단련 등을 제공함으로써 본인의 건강뿐만 아니라 긍정적인 본보기를 통해 학생들의 건강증진에도 기여할 수 있도록 한다.

⑥ 상담, 심리적·사회적 지원: 학생의 정신적·정서적·사회적 건강증진과 정상적인 교육과 학습을 방해하는 문제점들을 제거하기 위해 학교 내뿐만 아니라 지역사회 연계를 통한 서비스를 제공한다. 이 서비스는 학생뿐만 아니라 교직원, 부모에게도 적용할 수 있다.

⑦ 건강한 학교 환경 조성: 건강한 학교 환경은 학교 건물과 운동장을 청결하고 안전한 장소로 조성하는 물리적 환경, 학생들의 신체적·정신적·사회적 건강을 위한 정책 및 행정적인 측면의 환경, 민주적인 의사소통, 각자가 다름을 존중하는 분위기, 개별 학생의 학습과 사회적 잠재성을 최대한 키워 줄 수 있는 사회심리적 환경을 모두 포함한다.

⑧ 학부모와 지역사회의 참여: 학생, 학부모, 교직원뿐만 아니라 보건소, 의료기관, 청소년 상담기관, 관련 민간단체 등 지역사회의 이해관계자(stakeholder)들과의 연계를 통해 학교보건사업에 같이 동참하도록 한다.

4. 우리나라 학교보건사업 정책 및 사업

1) 학교보건사업의 법적 근거

헌법 제34조 "국가는 노인과 청소년의 복지향상을 위한 정책을 실시할 의무를 진다"와 제35조 "모든 국민은 건강하고 쾌적한 환경에서 생활할 권리를 가지며, 국가와 국민은 환경보전을 위하여 노력하여야 한다"의 규정에 의해 국가는 청소년의 건강보호에 대한 책임이 있음을 명시하고 있다. 또한 교육기본법 제27조에도 "국가와 지방자치단체는 학생과 교직원의 건강 및 복지의 증진을 위하여 필요한 시책을 수립·실시하여야 한다"고 규정하고 있어 교육에서 건강문제가 분리될 수 없음을 명확히 하고 있다.

이 외에도 청소년 보호법을 통해 유해한 매체물과 약물 등이 청소년에게 유통되는 것과 청소년이 유해한 업소에 출입하는 것 등을 규제하고, 폭력·학대 등 청소년 유해행위를 포함한 각종 유해한 환경으로부터 보호·구제함으로써 청소년이 건전한 인격체로 성장할 수 있도록 하고 있고, 청소년 기본법에서는 청소년의 권리 및 책임과 가정·사회·국가 및 지방자치단체의 청소년에 대한 책임을 정하고 청소년 육성정책에 관한 기본적인 사항을 규정하고 있다. 아동·청소년의 성보호에 관한 법률에서는 아동·청소년의 성을 사거나 이를 알선하는 행위, 아동·청소년을 이용하여 음란물을 제작·배포하는 행위 및 아동·청소년에 대한 성폭력 행위 등 성적 착취·학대 행위로부터 아동·청소년을 보호, 구제하도록 되어 있다. 국민건강증진법, 구강보건법, 정신건강보건법 등에서는 청소년을 포함한 일반적인 보건사업을 수행할 수 있는 근거를 제시하고 있다. 2016년에 제정된 교육환경 보호에 관한 법률에서는 학교의 교육환경 보호에 필요한 사항을 규정하여 학생이 건강하고 쾌적한 환경에서 교육받을 수 있게 하였다.

그러나 학교보건사업과 가장 직접적인 관계가 있는 법률은 학교보건법으로서 학교의 보건관리에 필요한 사항을 규정하여 학생 및 교직원의 건강을 보호·증진하게 함을 목적으로 한다. 학교보건법에서 국가와 지방자치단체는 학생과 교직원의 건강을 보호·증진하기 위한 기본계획을 수립·시행하고, 이에 필요한 시책을 마련하도록 하고 있다. 구체적으로 보건실 설치, 학교의 환경위생 및 식품위생, 학생과 교직원 건강검사, 학생건강증진계획 수립, 학생의 신체발달 및 체력증진, 보건교육 및 학생 보건관리(질병 치료와 예방, 음주·흡연과 약물 오·남용 예방, 성교육, 정신건강증진 등), 학생과 교직원을 대상으로 한 심폐소생술 등 응급처치에 관한 교육, 예방접종, 학생 안전관리, 교직원 보건관리, 감염병 예방 대책 수립 및 매뉴얼 작성, 보건교사, 학교보건위원회 등에 관한 사항을 규정하고 있다.

2) 학교보건정책 및 사업의 내용

교육부의 학생건강증진 기본 방향에 의하면 우리나라 학교보건사업의 내용은 크게 다음과 같이 구성되어 있다.[16]

① 건강관리: 보건교육, 성교육, 학생 건강검사, 학생 정신건강 관리, 교내 감염병 예방관리, 흡연·음주 등 약물 오·남용 예방, 심폐소생술 등 응급처치 교육, 건강증진학교 운영
② 환경관리: 학교환경위생정화구역 등 교육환경보호 제도 관리, 학교 석면관리 강화, 학교 먹는 물 위생관리, 교사(校舍) 내 공기질 관리
③ 급식관리: 학교급식 운영, 학교급식 안전관리, 학교급식 식중독 예방관리, 안전하고 우수한 식재료 사용, 영양관리 및 식생활 지도, 저소득층 및 농어촌 지역 학교급식비 지원, 학교급식 지도·감독 및 행정지원, 식품안전관리기본계획 세부과제 추진

이상의 내용 중에서 건강관리와 관련된 중요한 사업을 소개하면 다음과 같다.

가) 보건교육

보건교육은 초등학교의 경우 교과(군)와 창의적 체험활동 시간을 활용하고, 중학교와 고등학교는 교과(군) 선택과목(고등학교의 경우 교양교과군) 혹은 범교과 학습 주제로 실시하도록 되어 있다. 그러나 보건교사 배치율이 2015년 현재 64%에 지나지 않고 보건교육을 선택하지 않은 학교가 많아 체계적인 보건교육을 실시하기에 어려움이 있다. 교육부에서는 보건교육을 학교 운영계획 수립 시 반영하여 연중 체계적이고 지속적인 교육이 가능하도록 학교 교육과정을 편성·운영하고, 최소한 1개 학년 이상은 연간 17차시 이상 정규교육과정

16 교육부. 2016년 학생건강증진 기본방향.

〈표 8.7-1〉 학년별 학생 안전교육의 시간 및 횟수

구분		생활안전 교육	교통안전 교육	폭력예방 및 신변보호 교육	약물 및 사이버 중독 예방교육	재난안전 교육	직업안전 교육	응급처치 교육
시간	유치원	13	10	8	10	6	2	2
	초등학교	12	11	8	10	6	2	2
	중학교	10	10	10	10	6	3	2
	고등학교	10	10	10	10	6	3	2
학기당 횟수		2회 이상	3회 이상	2회 이상	2회 이상	2회 이상	1회 이상	1회 이상

에서 지속적이고 체계적으로 운영하도록 권고한다.

학생 안전교육은 학교안전교육 7대 영역(생활안전, 교통안전, 폭력예방 및 신변보호, 약물 및 사이버 중독 예방, 재난안전, 직업안전, 응급처치)에 의거하여 실시하도록 하고 있다(표 8.7-1). 교직원은 3년 이내 15시간 이상 이수하여야 한다.[17]

심폐소생술 등의 응급처치교육은 최소 1개 학년 이상의 모든 학생을 대상으로 실습을 포함하여 실시하고, 학생 심폐소생술 경연대회 등을 통해 참여도를 고취하고 있다. 교직원에 대해서는 매 3년마다 교육을 받도록 하되 보건교사, 체육교사, 학교운동부 지도자 및 스포츠 강사의 경우 매년 받아야 한다.

흡연·음주 등 약물 오·남용 예방교육도 7대 안전교육 내용을 반영하여 의무적으로 실시하도록 하고 있다. 특히 학교흡연예방교육 및 사업의 경우 담뱃값 인상으로 인한 국민건강증진기금 확충에 따라 2015년부터 전국의 모든 학교와 교육청에 별도의 예산을 지원하는 것이 가능해졌으며 심화학교형과 일반학교형으로 구분하여 예산을 차등 지급하였다.

성교육은 2015년에 개발·보급한 학교 성교육 표준안에 근거하여 관련 교과와 연계하여 포괄적인 성교육 과정을 편성·운영하고, 모든 학교에서 연간 15차시(성폭력 예방교육 3시간 포함) 이상 의무적으로 실시하도록 하고 있다.

17 학교안전교육 실시 기준 등에 관한 고시(교육부고시 제2016-90호, 2016. 3. 15 제정).

나) 학생 건강검사

학생 건강검사는 학교보건법 제7조(건강검사 등)와 학교건강검사규칙(교육부령 제93호)에 근거하여 실시하고 있다. 건강검사는 신체의 발달상황, 신체의 능력, 건강조사, 건강검진 및 정신건강상태 검사로 구분하는데 각각의 내용은 다음과 같다.

① 신체 발달상황: 초·중·고 전체 학생 대상
- 키, 몸무게, 비만도(체질량지수에 의한 비만도와 표준체중에 대한 상대체중에 의한 비만도를 각각 산출)

② 신체능력: 초 5-고 3학년 대상
- 필수평가: 심폐지구력(왕복오래달리기, 오래달리기-걷기, 스텝검사), 유연성(앉아 윗몸 앞으로 굽히기, 종합유연성 검사), 근력·근지구력(팔굽혀펴기(남) 혹은 무릎대고 팔굽혀펴기(여), 윗몸말아올리기, 악력, 순발력(50미터 달리기, 제자리 멀리뛰기), 비만(체질량지수)
- 선택평가: 심폐지구력정밀평가(심박수 측정기 세트 이용), 비만평가(체지방측정기 이용), 자기신체평가(자기기입식 기록지 이용), 자세평가(자세평가 보조도구 이용)

③ 건강조사: 초·중·고 전체 학생 대상
- 예방접종/병력, 식생활/비만, 위생관리, 신체활동, 학교생활/가정생활, 텔레비전/인터넷/음란물의 이용, 안전의식, 학교폭력, 흡연/음주/약물의 사용, 성 의식, 사회성/정신건강, 건강상담 요구도

④ 건강검진: 초 1, 4학년, 중·고 1학년 대상
- 근골격 및 척추, 눈(시력, 색각, 안질환 등), 귀(청력, 귓병), 콧병, 목병, 피부병, 구강(치아상태, 구강상태), 기관능력, 병리검사(소변, 혈액형, 결핵, 간염, 혈압, 혈액검사 등) 등에 대하여 검사 또는 진단

⑤ 정신건강상태 검사: 초 1, 4학년, 중·고 1학년 대상
- 정서·행동 특성 검사로서 검사도구는 초등 CPSQ, 중등 AMPQ-II 사용

〈표 8.7-2〉 대상별 건강검진 검사 항목

구분	대상	검사 항목
기본검사	모든 검진학생 (초 1·4, 중·고 1)	근골격 및 척추, 눈, 귀, 콧병, 피부병, 구강, 기관능력, 혈압(색각은 초 4, 중 1학년에만 실시)
별도검사	모든 검진 학생	소변검사(요단백, 요잠혈)
	초 1	혈액형검사(ABO식, RH식)
	중 1	B형간염 항원검사
	비만학생 (초 4, 중 1, 고 1, 과체중 이상)	혈당, 총콜레스테롤, AST·ALT검사
	중 1, 고 1	결핵(X-선 검사)
	고 1 여학생	혈색소(Hb)
문진표 작성	모든 검진 학생 (초등학생용, 중·고등학생용)	1. 가족의 의학적 병력
		2. 질병의 과거력
		3. 최근 1달간 경험한 증상
		4. 건강생활 행동

-검사방법은 온라인 검사 이용(불가피한 경우 서면검사)

건강검진의 대상별 검사 항목은 〈표 8.7-2〉와 같다.

다) 감염병관리 사업

2015년의 메르스 유행을 계기로 교육부에서는 2016년에 학생 감염병 예방 종합대책을 수립하였다. 종합대책의 비전은 "감염병으로부터 학생·교직원 건강보호 및 안전한 교육환경 조성"이며 목표는 "2017년까지 신종 감염병 대비 안전 확보" 및 "5년 이내(2020년) 다빈도 학생 감염병 발생 건수 30% 이상 감소"이다. 사전예방, 발생초기 대응, 신종 감염병 위기대응, 일상복귀, 제도개선 및 인프라 등 모두 5개 영역으로 구성되었는데 구체적인 내용은 〈표 8.7-3〉과 같다.[18]

18 교육부. 감염병으로부터 안전한 학교를 만들기 위한 학생 감염병예방. 2016. 2.

〈표 8.7-3〉 학생 감염병 예방 종합대책 개요

구분	대응방안	
	기존	향후
사전예방	• 개인위생 강조 수준의 학생 교육 • 국내학생 중심 관리 • 학교 방역물품 확보 등 사전대비 미비로 위기 시 혼란	• 감염병 특성별 예방수칙 교육, 학교·교육청 관계자 연수 실시 • 중학교 신입생 및 외국 전·출입생 예방접종력 관리 확대 • 학교 방역모형 개발 및 연차별 확보
발생초기 대응	• 감염병 발생 보고 지연·누락 사례 발생 • 사후중심 대응(개별 학교단위) • 등교중지 시 학교 밖 관리 미약 • 발생 후 감염자 관리에 주력	• 보고 기준 및 온라인 시스템 구축 • 유행경보제 도입 등 선제적 대응(지역단위 공동대응 체계 강화) • 가정·학원 연계 학교 안팎 관리 • 선제적 예방사업(학생·교직원 잠복결핵 사업 등)
신종 감염병 위기대응	• 예방수칙 제공 및 확산 예방 중심의 기본적 대응 매뉴얼 • 학부모와의 소통 부족으로 과도한 불안감 형성	• 학교 특성 및 위험을 고려한 상세한 매뉴얼 보급 및 훈련 • 학부모 대상 투명한 정보 제공 및 소통 체계 구축
일상복귀	• 휴업 시 수업결손 대책 미흡 • 정상수업 복귀 시 불안감 잔존 • 감염(격리)자 트라우마 및 학교복귀 시 지원체계 부재	• 휴업 시 사이버 가정학습 체계 구축 • 정상수업 재개 시 사전방역 조치기준 마련 • 심리지원 교육자료 보급 및 전문기관 연계 지원
제도개선 및 인프라	• 휴업(교), 방역 등 법률근거 미흡 • 종합대책 부재 • 초·중·고교 위주 관리 • 학생 감염병 전문인력 부족	• 관계법률 개정 등 제도개선 • 종합대책 마련(5년 단위) • 유치원·학원·대학 관리 강화 • 전담인력 배치 및 전문성 확보

라) 건강증진학교 운영

교육부에서는 2009년에 건강증진학교의 개념을 도입하여 2년간 시범사업을 실시하였다(1차년도 16개교, 2차년도 32개교). 2012년부터 2014년까지는 건강증진학교 운영을 확대하여 건강증진모델학교 85개교를 운영하였다. 이후 건강증진학교 일반화를 위한 시·도 지정 연구학교를 운영(2015년 14개교, 2016년 17개교)하고 있다.

건강증진학교는 건강증진활동을 기존 교육과정과 연계함으로써 교직원들의 추가적인 업무 부담을 최소화하고 연중 지속적으로 추진될 수 있도록 권고한다. 특히 특정 담당자에게 업무가 편중되지 않도록 모든 구성원들의 참여를 독려한다. 건강증진학교에 대해서는 다음 절에서 별도로 상세하게 기술하였다.

5. 건강증진학교

1) 건강증진학교의 개념과 목적[19]

기존의 학교보건사업은 흡연예방교육, 정신건강사업, 성교육, 응급처치 및 안전교육, 비만관리, 감염병관리 등과 같은 주제의 보건교육이나 보건사업을 분절적으로 수행하는 경우가 일반적이었다. 특히 이러한 학교보건사업들은 각 학교의 특성이나 실정과 무관하게 사회적 이슈나 중앙정부의 방침에 의해 수시로 우선순위가 바뀌고 지속성이 결여되는 문제가 있었다. 더욱이 학교보건사업은 보건교사 중심으로 이루어지는 경우가 대부분이어서 업무 편중에 따른 비효율성의 문제도 있었다. 이 외에도 아래에서 언급되는 여러 가지 제한점으로 인해 고전적인 학교보건사업은 그 효과나 효율의 한계가 있을 수밖에 없다. 이러한 기존 학교보건사업의 문제점을 해결하기 위한 방안으로 제시된 것이 건강증진학교의 개념과 방법이다.

건강증진학교는 1986년의 오타와 헌장이 공표된 이후 도입된 개념으로서 학교를 생활, 학습, 업무를 위한 건강한 장소로 만들기 위해 지속적으로 역량을 강화하는 학교를 말한다. 초기에는 건강영역에서 출발하였으나 요즘은 교육영역에서 채택하고 개발하는 추세로서, 이는 건강증진에 중점을 두는 것이 곧 우수한 학습 환경 개발을 촉진하고, 건강증진의 목표와 학교의 목표가 일치하기 때문이다. 건강증진학교를 통해 달성하고자 하는 목적을 구체적으로 기술하면 다음과 같다.

19 WHO. Health-promoting schools: a healthy setting for living, learning and working. 1998.

① 자신뿐만 아니라 다른 사람을 돌본다.
② 건강한 의사결정을 하고 생활환경에 대한 대처와 극복을 한다.
③ 건강을 달성할 수 있는 정책, 서비스, 물리적 및 사회적 조건을 조성한다.
④ 평화로움, 안식처, 교육, 식품, 수입, 안정된 생태계, 형평성, 사회정의, 지속 가능한 발전을 위한 역량을 구축한다.
⑤ 사망, 질병, 장애의 주 원인을 예방한다.
⑥ 건강과 관련된 행태(지식, 믿음, 기술, 태도, 가치관, 지지)에 긍정적인 영향을 준다.

건강증진학교를 달성하기 위해서는 다음과 같은 방법이 필요하다.

① 가용한 모든 수단을 동원하여 건강과 학습을 향상한다.
② 학교를 건강한 장소로 만들기 위해 보건 및 교육 공무원, 교사, 교원단체, 학생, 학부모, 보건의료인, 지역사회 지도자 등이 참여하여 같이 노력한다.
③ 건강한 환경, 학교보건교육, 학교보건서비스를 학교 및 지역사회의 각종 사업 및 봉사활동, 교사를 위한 건강증진사업, 영양 및 식품안전사업, 체육 및 여가활동, 상담활동, 사회적 지지 및 정신건강증진 등과 연계하여 제공하도록 노력한다.
④ 개인의 안녕과 존엄성을 존중하는 정책과 실천을 수행하고, 성공을 위한 다양한 기회를 제공하며, 개인적인 성취뿐만 아니라 훌륭한 노력과 의도도 인정한다.
⑤ 학생뿐 아니라 교직원, 부모, 지역주민의 건강을 향상하기 위한 노력도 하며, 지역사회 지도자들이 같이 참여하여 지역사회가 건강과 교육에 어떻게 기여를 할 수 있는지 그들이 이해할 수 있도록 한다.

2) 건강증진학교의 추진 방법[20]

가) 건강증진학교의 구성 요소

세계보건기구에서는 건강증진학교의 수행을 위해서 다음과 같은 여섯 가지 요소가 필요하다고 하였다.

① 건강한 학교정책(healthy school policies): 건강한 식품, 금연, 금주, 약물 오·남용 방지, 응급처치, 감염병관리, 건강진단, 건강에 유해한 물품이나 활동에 대한 감시, 학생의 의견을 존중하고 참여를 보장하는 학교의 방침, 규정을 마련한다.

② 학교의 물리적 환경(school physical environment): 안전하고 건강한 환경, 급수위생, 시설물 안전 관리, 환기, 조명, 온도, 소음 등의 적절한 물리적 환경을 조성한다.

③ 학교의 사회적 환경(school social environment): 학생과 교직원 간의 정서적 관계, 학생을 보호하고 학생 친화적인 환경, 취약한 학생에 대한 지원, 모든 사람의 가치를 인정하고 각자의 차이를 인정하는 분위기, 학부모 대상 교육 등을 조성하거나 실시한다.

④ 지역사회와의 연계(community links): 학교의 여러 활동에 가족과 지역사회가 참여하는 것뿐만 아니라 지역사회 연계를 위한 학교의 선도적인 역할을 포함한다.

⑤ 개인의 건강기술 및 행동역량(personal health skills & action competencies): 교육과정을 통해 학생들이 건강한 생활을 할 수 있고, 교사들이 건강증진학교를 위해 핵심적인 역할을 할 수 있는 역량을 구축한다. 또한 학교가 지역사회를 위해 건강한 생활을 위한 학습 기회를 제공할 수 있도록 한다.

---

20 IUHPE. Achieving health promoting schools: guidelines for promoting health in schools, 2009. Available from: URL: http://www.iuhpe.org/images/PUBLICATIONS/THEMATIC/HPS/HPSGuidelines_ENG.pdf.

⑥ 보건의료서비스(health services): 학생과 교직원의 질병예방, 건강증진, 건강보호를 위한 기본적인 서비스를 제공한다.

나) 건강증진학교의 수행 원칙

국제건강증진·보건교육협회(International Union of Health Promotion and Education)의 건강증진학교 지침에 의하면, 건강증진학교 수행 시 다음과 같은 원칙을 지키도록 권고한다.[21]

① 학생의 건강과 웰빙을 증진한다: 학생의 육체적·정신적 건강뿐만 아니라 사회적 건강증진도 포함하여 포괄적인 건강증진을 추구한다.

② 사회정의와 형평성의 개념을 지킨다: 모든 학생이 각자의 요구도에 맞는 적절한 건강증진을 달성하도록 하고, 공평하고 형평에 맞는 접근성을 보장한다. 건강증진 프로그램에서 소외되는 학생이 없도록 하는 것이 중요하다.

③ 학생의 참여를 유도하고 임파워먼트(empowerment)를 키운다: 일방적인 강요가 아닌 스스로 문제를 인식하고 해결방안을 찾을 수 있도록 도와줌으로써 임파워먼트를 갖추도록 한다. 기획 단계부터 의사결정 과정에 학생을 참여하도록 하고 민주적인 절차를 거친다.

④ 안전하고 지지적인 환경을 제공한다: 학생 본인이 학교로부터 보호받고 있다는 느낌을 가질 수 있도록 물리적인 환경뿐만 아니라 심리사회적인 지지 환경을 조성한다. 어떤 활동의 결과가 아닌 과정을 중요시하고 노력 자체를 격려하고 칭찬한다.

⑤ 건강과 교육의 주제를 체계적으로 연계한다: 건강증진학교를 위해 별도의 교육과정을 개설하는 것은 현실적으로 매우 어렵다. 건강과 관련지을 수 있는 기존 교육과정을 활용하여 교육하는 것이 필요하다.

⑥ 교직원의 건강과 웰빙을 다룬다: 학생의 건강증진을 위해서는 교직원

21 Naidoo J, Wills J. Foundation for health promotion, 4th ed. Elsevier, 2016.

의 건강증진이 선행해야 한다. 교직원이 건강함으로써 본인의 건강 뿐만 아니라 학생의 건강도 돌볼 수 있는 여유와 역량이 생긴다.

⑦ 지역사회와 협조한다: 학교의 자원과 역량이 제한되어 있는 경우가 많으므로 지역사회자원(보건소, 지역사회 관련 전문가 등)과 연계하고 협조할 필요가 있다. 또한 지역사회 건강증진사업에 학교가 같이 참여하는 것도 중요하다.

⑧ 기존 학교의 활동과 통합한다: 대부분의 학교에서는 이미 다양한 건강 관련 활동들을 하고 있다. 그러나 이들 사업이 분절적이고 특정 교사의 업무로 국한되어 있는 경우가 많다. 기존의 건강 관련 활동들을 서로 연계하여 통합적으로 이루어지도록 하고 특정 교사의 업무가 아닌 전체 교직원들이 역할 분담을 하는 것이 필요하다.

⑨ 실현 가능한 목표를 설정한다: 학교의 모든 건강문제를 제한된 자원과 역량으로 모두 해결하는 것은 불가능하다. 우선순위에 근거하여 해결해야 할 건강문제를 선정하고 현실적으로 실현할 수 있는 목표를 설정하여 추진한다.

⑩ 건강증진 활동에 가족과 학부모를 참여하도록 한다: 학생의 건강문제는 가족과 가정의 협조 없이 학교의 노력만으로는 해결이 불가능하다. 학부모와 가족의 참여하에 학교의 건강증진 활동이 가정에까지 이어지도록 한다.

다) 기존 학교보건사업과 건강증진학교의 차이

건강증진학교는 다양한 측면에서 기존의 학교보건사업과 차별성이 있다. 이를 정리하면 〈표 8.7-4〉와 같다.[22,23]

---

22 Gray G, Young I, Barnekow V. Developing a health-promoting school: a practical resource for developing effective partnerships in school health, based on the experience of the European network of health promoting schools. European Network of Health Promoting Schools, 2006, pp17-18.

〈표 8.7-4〉 기존 학교보건사업과 건강증진학교의 차이점

영역	구분	기존 학교보건사업	건강증진학교
건강의 개념	주요 초점	개인 중심	장별 접근
	건강문제 범위	육체적 건강과 위생 중심	육체적·정신적, 정서적·사회적 건강 포함
	건강의 정의	질병이 없는 상태	삶의 질, 건강문제 예방 및 건강의 증진
	보건교육의 접근방법	가치관 없이 수행	민주적, 형평성, 참여 등의 원칙에 입각
	시의성	특정 상황에 대한 단기적 대처	장기적, 발달단계에 따른 접근
	보건서비스의 개념	질병예방 및 건강진단 중심	교육과정의 일부로 포함하고 학생을 보건서비스의 소비자로 인정
보건 교육의 개념과 방법	주요 초점	행태변화에 초점: 획일성, 복종	방법과 정도에 대한 자율성 및 스스로의 의사결정
	교육방법	분리된 강좌	교육 전 과정에 통합
	교육목적	지식전달	지식, 태도 및 기술교육을 통한 역량 강화
	문제 접근방법	각 건강문제 개별적으로 접근	모든 건강문제에 공통적인 생활기술과 과정을 교육과정 속에 포함
	전달방법	강의식, 설교식: 교사 중심, 학생은 피동적	학생참여: 가르침(teaching)보다 학습(learning) 중심
	시행장소	주로 교실	학교생활 자체가 건강증진 활동
	강조점	부정적 메시지, 경고, 공포심 유발, 심리사회적 측면의 고려가 미흡	긍정적 방법, 건강한 생활 선택 시의 이득, 긍정적인 자아상 및 자기효능감 개발 중시
학교 전반	교사의 위치	교사는 과정의 일부분이 아님, 교훈적 측면에서 역할 모형	교사의 정신적·정서적·사회적 건강도 학생만큼 중요, 교사 연수가 필수
	물리적 환경의 개념	체육관, 보건실 등 일부 환경만 건강과 관련	학교의 모든 환경이 건강과 관련
	학교정책	일방적 결정(흡연금지 등)	교사, 학생, 부모의 참여하에 규정 개발

23 Naidoo J, Wills J. Foundation for health promotion, 4th ed. Elsevier, 2016, p224.

영역	구분	기존 학교보건사업	건강증진학교
지역사회 연계	참여방식	지역사회 전문가가 학교사업이나 수업에 참여	학교와 학생이 지역사회 활동에 참여하여 기능 수행
	외부기관 연계	외부기관에서 문제학생의 의뢰 접수	외부기관이 전반적인 학교사업에 참여
	부모와 지역사회의 역할	무관심 혹은 지원요청을 받는 입장	적극적 참여
평가	평가내용	학생의 행태 자체(흡연여부 등)	학생의 활동 역량(인식, 의지, 미래에 대한 예측)
	활동근거	결과 및 성과 근거	이루어질 가능성이 더 높은 것을 근거로 선택

라) 건강증진학교의 기대효과

건강증진학교의 목적은 단순한 질병예방과 관리의 차원을 넘어 개인의 임파워먼트를 구축하는 데 있다. 즉, 건강이라는 문제를 학교의 교육과정과 일상생활 속에 녹여 내어 자신의 건강문제를 스스로 파악하고 관리하고 조절할 수 있는 역량을 갖추도록 한다. 그리고 이에 그치지 않고 학교가 지역사회 건강증진에 참여하고 기여할 수 있도록 하는 것까지 기대할 수 있다. 이를 통해 궁극적으로 취약 계층의 해소와 건강불평등 해소에 기여할 수 있을 것이다(그림 8.7-3).[24]

우리나라 교육부에서 실시한 건강증진학교에 대한 효과를 분석한 결과 건강증진학교가 대조군 학교에 비해 식습관, 정신건강, 학교분위기, 학생-교사관계, 교우관계 등의 측면에서 전반적으로 우수한 것으로 나타난 바 있다.[25] 건강증진학교는 기존의 학교보건사업의 효율성과 효과성을 더욱 높일 수 있는 강력한 대안이라고 할 수 있다.

24 Barnekow V, Buijs G, Clift S, Jensen BB, Paulus P, Rivett D, Young I. Health-promoting schools: a resource for developing indicators. European Network of Health Promoting Schools, 2006, p56.

25 장창곡, 박순우, 황준현, 박현주, 김미주, 정혜선. 건강증진모델학교 효과평가 및 건강증진학교 인증제도 개발. 한국교육개발원, 2014.

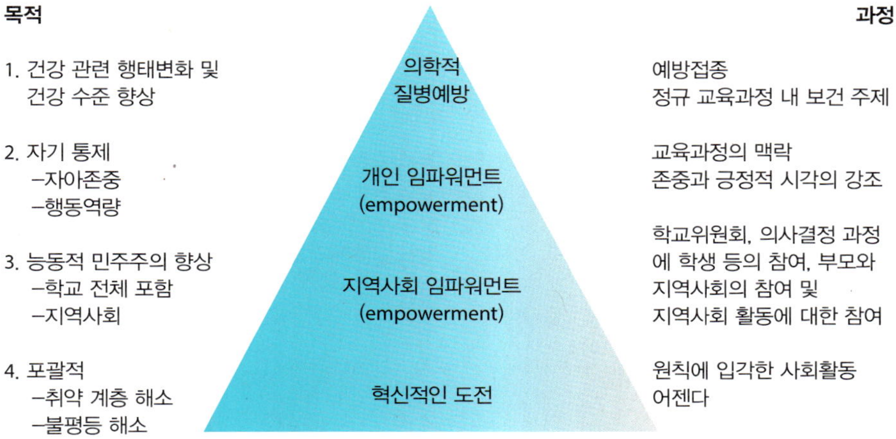

〈그림 8.7-3〉 건강증진학교를 통한 기대 효과

참고문헌

- 교육과학기술부. 학교보건·급식 60년사. 2011.
- 교육부. 2016년 학생건강증진 기본방향.
- 교육부, 보건복지부, 질병관리본부. 제11차(2015년) 청소년건강행태온라인조사 통계. 2016.
- 이상림, 허문구, 정윤선, 박형진. 인구경쟁력의 국제비교와 정책과제: OECD 국가의 인구경쟁력 지수 산출을 중심으로. 산업연구원, 2014.
- 장창곡, 박순우, 황준현, 박현주, 김미주, 정혜선. 건강증진모델학교 효과평가 및 건강증진학교 인증제도 개발. 한국교육개발원, 2014.
- 통계청. 세계와 한국의 인구현황 및 전망. 2015.
- 통계청. 2015년 사망원인 통계. 2016.
- 통계청. 2015년 출생 통계. 2016.
- 통계청. 2016 고령자 통계.
- 통계청, 여성가족부. 2016 청소년 통계.
- Allensworth D, Kolbe LJ. The comprehensive school health program: exploring an expanded concept. Journal of School Health. 1987; 57(10): 409–411.
- Allensworth D, Lawson E, Nicholson L, Wyche J (eds.). Schools & health: our nation's investment. National Academy Press, 1997.
- Barnekow V, Buijs G, Clift S, Jensen BB, Paulus P, Rivett D, Young I. Health–promoting schools: a resource for developing indicators. European Network of Health Promoting Schools, 2006.
- Gray G, Young I, Barnekow V. Developing a health–promoting school: a practical resource for developing effective partnerships in school health, based on the experience of the European network of health promoting schools. European Network of Health Promoting Schools, 2006.
- IOM(Institute of Medicine), NRC(National Research Council). From neurons to neighborhoods: an update: workshop summary. National Academies Press, 2012.
- IUHPE. Achieving health promoting schools: guidelines for promoting health in schools, 2009. Available from: URL: http://www.iuhpe.org/images/PUBLICATIONS/THEMATIC/HPS/HPSGuidelines_ENG.pdf).
- Naidoo J, Wills J. Foundation for health promotion, 4th ed. Elsevier, 2016.
- Sussman S, Dent CW, Burton D, Stacy AW, Flay BR. Developing school–based tobacco use prevention and cessation programs. Sage Publications, 1995.
- WHO. The Ottawa Charter for Health Promotion. 1986.
- WHO. Health–promoting schools: a healthy setting for living, learning and working. 1998.
- WHO Expert Committee on Comprehensive School Health Education and Promotion. Promoting health through schools. WHO technical report series 870. 1997.

추천문헌

- Allensworth D, Lawson E, Nicholson L, Wyche J (eds.). Schools & health: our nation's investment. National Academy Press, 1997.
- Naidoo J, Wills J. Foundation for health promotion, 4th ed. Elsevier, 2016.
- WHO Expert Committee on Comprehensive School Health Education and Promotion. Promoting health through schools. WHO technical report series 870. 1997.

8 감염병 질환관리

이종구(서울대학교병원 가정의학과 교수)

학습목표

- ☑ 감염병의 발생 현황을 이해한다.
- ☑ 감염병의 관리방법을 이해한다.
- ☑ 감염병의 전 세계적 현황과 위협을 이해한다.
- ☑ 우리나라의 감염병관리 정책을 이해한다.
- ☑ 최근 발생하는 감염병의 관리방안을 이해한다.

1. 감염병의 발생 현황과 그 위협

20세기 들어 전염병으로 인한 사망은 급속히 줄어들었다(그림 8.8-1). 결핵, 폐렴, 설사 및 장염, 디프테리아로 인한 5세 미만의 영유아 사망이 줄면서 전체적인 사망이 감소한 것이다. 20세기 들어 전염병이 급속히 감소하게 된 이유는 19세기에 인간의 질병의 주 원인인 결핵, 콜레라 등의 원인 미생물이 발견되면서 이들 병균에 대응할 공중보건학적 수단이 확보한 것에 기인한다. 즉 불안전한 급수, 불결한 가옥, 불완전한 인분 처리로 발생했던 콜레라, 세균성이질, 결핵, 장티푸스, 인플루엔자, 말라리아로 인한 사망은 총체적인 공중위생관리-안전급수공급, 인분 및 하수에 대한 조직적인 처리, 식품안전관리, 보건교육(음식물관리, 손씻기 등)과 쥐잡기, 모기구제, 검역 등 조치로 거의 사라지게 되었다.

한편 디프테리아, 파상풍, 폴리오, 두창, 홍역, 유행성이하선염, 풍진 등

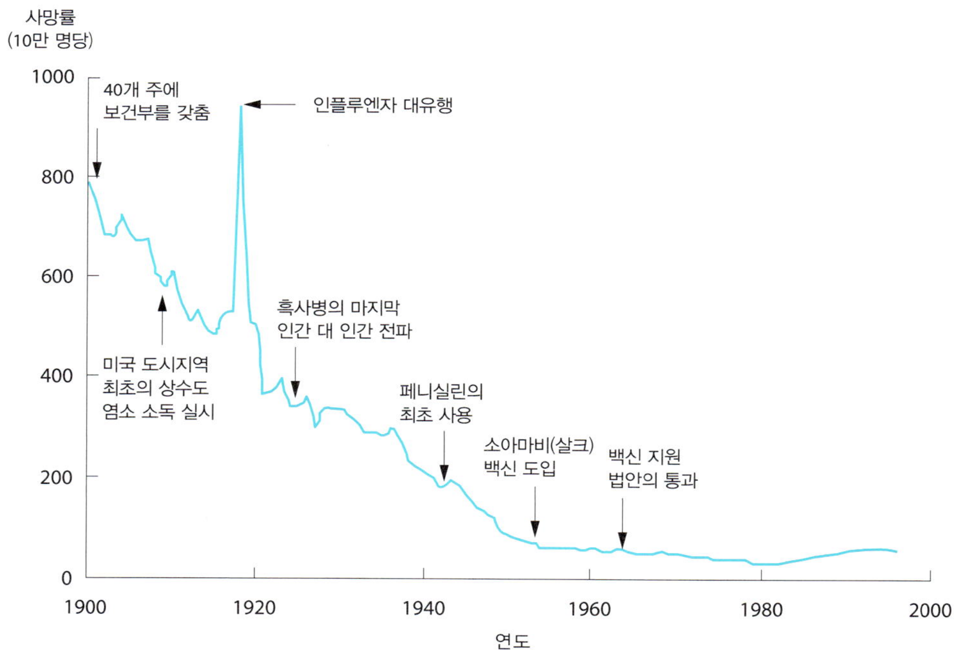

〈그림 8.8-1〉 미국 감염병관리 분야 공중보건의 성취(1900–1999)

출처: CDC, MMWR. Achievement in public health, 1900–1999. Control of Infectious Disease. Jul 30, 1999; 48(29).

〈표 8.8-1〉 한·미 예방접종감염병의 유병률 비교

구분	미국			한국		
	20세기 평균유병률	2010년 보고 수(건)	감소율 (%)	최고 보고 수 (건)	2010년 보고 수(건)	감소율 (%)
두창	29,005	0	100	43,213(1951년)	0	100.0
디프테리아	21,053	1	100	1,281(1966년)	0	100.0
백일해	200,752	21,291	89	16,887(1961년)	27	99.8
파상풍	580	35	99	16(1983년)	14	17.6
폴리오(마비성)	16,316	0	100	2,003(1961년)	0	100.0
홍역	530,217	67	〉99	32,647(2000년)	114	99.6
유행성이하선염	162,344	2,528	98	7,289(1981년)	6,094	12.5
풍진	47,745	6	〉99	128(2001년)	43	66.4
선천성풍진증후군	152	0	100	–	–	–
해모필루스 인플루엔자 (5세 미만)	20,000 (추정)	270	99	–	–	–
일본뇌염				3,583(1966년)	26	99.6
결핵				179,838(1969년)	36,305	79.8

출처: 미국: CDC. Epidemiology and prevention of vaccine-preventable diseases, 12th ed. Apr 2011; 한국: 질병관리본부. 예방접종 대상 감염병의 역학과 관리. 2012.

백신으로 예방 가능한 감염병은 DPT, 폴리오, MMR 등 예방접종 약품이 공급되면서 감소되었고, 예방접종을 법으로 의무화하고 의료기관 및 보건조직을 통한 접종이 확대되면서 급속히 감소되었다(표 8.8-1). 이렇듯 예방접종이란 강력한 수단을 통하여 감염병은 지역사회 수준의 관리(control)를 넘어 한 나라 혹은 지역에서 퇴치(elimination), 더 나아가 전 세계적인 박멸(eradication)까지도 가능하게 되었다. 대표적으로 세계보건기구는 1978년 두창 박멸에 성공한 바 있으며 폴리오는 2000년까지 박멸을 목표로 하였으나 아직도 일부 아프리카, 인도 북부, 파키스탄, 중앙아시아에서 발생하고 있다. 세 번째로 홍역 역시 일부 대륙에서 퇴치선언을 한 바 있고 각 대륙별로 목표를 세워 퇴치를 추진하고 있다.

이와 함께 항생제의 사용으로 세균성 및 감염성질환의 치료는 획기적인 전기를 마련하게 되었다. 페니실린의 발견으로 연쇄구균, 황색포도구균, 임질, 매독에 대한 치료가 시작되었고 스트렙토마이신의 발견은 결핵관리, 클로로퀸은 말라리아 관리에 대한 전망을 밝게 했다. 그리고 전염병 병원의 검출과 감시 방법의 발전도 전염병 퇴치에 한몫을 담당하였다. 매독의 혈청학적 진단, 바이러스의 세포배양법 개발 및 백신 개발, PCR, PFGE 등 분자학적 수준의 기술은 과거 진단하지 못했던 전염병의 진단과 역학조사 시행 등을 가능케 함에 따라 감염병관리가 다소 낙관적으로 전망된 바 있다.

이와 같이 20세기 전염병관리 기술의 발전은 인류의 사망과 유병을 획기적으로 줄였으나 21세기에 들어서 새로운 도전에 국면하게 되었다. 에이즈란 새로운 전염병의 등장, 약제내성 결핵균 및 황색포도구균으로 인한 사망의 증가, 조류독감, 식품매개전염병의 유행 증가, 생물 테러 감염병의 발생, SARS, 에볼라, 메르스 등 국가 간 감염병 확산 등은 20세기 과학기술의 업적을 비웃듯 인류를 전염병의 위험으로 내몰고 있다. 교통의 발달로 질병의 전파는 순식간에 일어나는 반면, 일부 국가의 낙후된 공중보건체계는 효과적인 대응 수단을 미처 가지지 못한 상태이기에 다음과 같이 선진국에서 경험한 감염병과 후진국형 감염병이 동시에 유행할 것으로 예측되고 있다.

- 중앙냉방식 환기 장치에 의한 레지오넬라의 유행 가능성
- 에이즈, C형간염, B형간염 등 유통혈액의 검사미비에 따른 유행 가능성
- 에이즈 증가와 산전 진찰의 필요성, B형 감염의 수직감염 예방
- 예방접종의 미비로 인한 홍역, 유행성이하선염의 재유행
- 식품의 대량유통체계가 확립됨에 따라 식품매개 감염병인 살모넬라, 장출혈성대장균 O157, 세균성이질, 비브리오 장염 및 패혈증, 바이러스성 장염 유행
- 홍역, SARS 등 비행기를 통한 국제적 전파가 가능한 감염병의 유입
- 두창, 탄저 등 생물 테러 전염병의 유행 가능성
- 밀림여행 및 오지탐험 등에서 말라리아, 에볼라 바이러스 및 미확인 병원체의 노출로 인한 질병의 유입 가능성
- 전원생활, 산행, 애완동물 및 가축사육 등에 따른 쯔쯔가무시증, 공수

병, 감염성직업병 등 인수공통 전염병의 증가 가능성

- 항생제의 사용증가에 따른 약제내성 감염병의 증가
- 투석 등 각종 침습적인 의료기기의 발전, 암, 장기이식, 스테로이드 장기 사용자의 증가에 따른 기회감염 확대

우리나라 정부는 이와 같은 감염성 질병의 유행에 대한 대비와 대응을 해 왔다. 1954년 전염병예방법에서 전염의 종류, 관리의 주체, 방법, 재정 등을 정리하여 전염병관리의 기반을 만든 후 새로운 감염병에 대응하기 위해 2000년 전문을 개정하여 낙후된 공중보건체계를 강화하였다. 보건복지부 방역과의 국립보건원 이관 등 조직개편, 질병감시 제도개선, 역학조사 등 감염병 교육훈련의 강화, 항생제와 백신 등 물자비축 확대, 유행 전염병별 관리 프로그램 개발(홍역, 말라리아 퇴치사업 등) 등이 실시되었다. 2003년 중국의 SARS 유행을 계기로 국내발생 감염병관리와 유입감염병관리를 통합한 질병관리본부 체계를 출범하였고 2004년 AI 발생과 국제보건규칙 개정(IHR 2005)을 계기로 인플루엔자 범유행에 대비해 왔다. 그러나 2009-2010년의 전 세계적 인플루엔자 유행 시 백신준비와 환자관리의 미흡이 노출된 바, 이에 대응하기 위하여 전염병예방법을 '감염병의 예방 및 관리에 관한 법률'로 개정하였다. 2015년 MERS 확산을 계기로 해외유입, 병원감염에 대비하기 위한 조직 개편과 새로운 전략 개발을 추진 중에 있으며 국제보건기구와 국제적 공조체계를 강화하고 있다.

이 장에서는 이러한 감염병관리에 대한 국·내외적 환경과 이에 대응하여 발전해 온 우리나라 감염병관리 정책을 소개하기로 한다.

2. 감염병의 관리 방법

1) 감염병의 정의

감염병은 질병에 걸린 숙주, 질병을 일으키는 감염원, 질병을 전파시키는 환경의 삼각역학(dynamic)관계에 의해서 발생하거나 사라진다. 감염(infection)은 감염원이 동물이나 사람의 몸에 들어와 성장하거나 증식하는 것을 말한다. 그 결과로 증상이 있거나 없을 수도 있다.

가) 감염병의 임상적 분류

감염병(infectious disease)은 감염의 결과로 사람이나 동물에게 나타난 임상적 증상을 말한다. 감염원이 숙주에 들어와서 증상을 일으키지 않거나 〈표 8.8-2〉와 같은 증상을 일으킨다.

나) 감염원에 따른 분류

신체의 표피, 의류, 더러워진 물건에 존재하는 살아 있는 감염원이 바로 감염을 의미하는 것은 아니고, 표면이나 물건이 오염되었음을 나타낸다. 감염을 일으키는 원인을 감염원(infection agent)이라고 하며 감염이나 감염병을 일으킬 수 있는 미생물로 바이러스, 세균, 곰팡이, 원생동물, 기생충 등이 있다(표

〈표 8.8-2〉 감염의 임상적 분류

분류	감염
설사질환	분비성, 침습성
호흡기질환	상기도, 하기도
중추신경계감염	뇌수막염(세균 대 무균성), 뇌염, 뇌농양
심혈관계감염	심내막염, 심근염, 혈관염
패혈증	파종성

출처: Nelson KE, Williams CM, Graham NMH (eds.). Infectious disease epidemiology. Theory and practice, 3rd ed. Jones & Bartlett Learning, 2014, pp19–44.

〈표 8.8-3〉 감염질환의 미생물학적 분류

분류	미생물
세균	그람 음성, 그람 양성
바이러스	DNA 바이러스, RNA 바이러스 껍질보유 대 비껍질보유 바이러스
곰팡이	파종성(이상), 국소성
기생충	원생동물, 장내 기생충, 흡충류, 촌충류
프리온	단백질

출처: Nelson KE, Williams CM, Graham NMH (eds.). Infectious disease epidemiology. Theory and practice, 3rd ed. Jones & Bartlett Learning, 2014, pp19-44.

8.8-3). 사람에게 질병을 일으키는 세균의 95%가 27개 균에 불과한 것을 보면 그리 많은 균이 인간을 괴롭히는 것 같지는 않다.

다) 숙주에 따른 분류

숙주(host)는 자연상태(실험과 반대 의미)에서 감염원에게 생존수단 혹은 거점을 제공하는 사람이나 새 또는 절지동물을 포함한 살아 있는 동물을 의미한다. 어떤 원생동물이나 기생충은 다른 종(species)의 교대 숙주를 통하여 지속적인 발달의 단계를 거친다. 기생충이 성충이나 유성생식기를 보내는 숙주를 일차 숙주라 하고, 무성생식이나 유충단계의 숙주를 이차 숙주라 하며, 미생물이 성장하지 않고 산채로 보유하고 있는 숙주를 운반숙주라고 한다. 한편 병원소(reservior)는 사람, 동물, 절지동물, 식물, 토양 혹은 물(혹은 이들의 조합)로, 감염원이 일차적으로 생존을 위하여 의지하게 되며 그 안에서 감염원이 정상적으로 살거나 증식하여 감수성이 있는 숙주에게 전파될 수 있는 상태로 자신을 번식시키는 것을 의미한다(표 8.8-4).

라) 감염병의 전파에 따른 분류

이 분류는 감염 병원체가 사람에게 퍼지는 기전에 대한 것으로, 전파에는 일정시간이 소요되며 환경 등 여러 요인이 작용한다(표 8.8-5).

〈표 8.8-4〉 자연계의 보유 숙주에 의한 감염병 분류

숙주	대표적인 미생물
인간	매독균, 임질균, HIV, B형 및 C형간염 바이러스, 이질균, 장티푸스균
동물	광견병, 페스트균, 렙토스피라균, 살모넬라균(비장티푸스), 브루셀라
토양	히스토플라스마 캡슐라툼(기타 전신성 곰팡이균), 클로스트리디움 테타니, 클로스트리디움 보툴리눔
물	레지오넬라, 슈도모나스 에루지노사, 마이코박테리움 마리눔

출처: Nelson KE, Williams CM, Graham NMH (eds.). Infectious disease epidemiology. Theory and practice, 3rd ed. Jones & Bartlett Learning, 2014, pp19–44.

〈표 8.8-5〉 전파 방법 및 특성에 의한 감염병 분류

분류	특성
접촉	직접(피부, 성적 접촉) 혹은 간접 접촉(감염된 개달물, 혈액, 체액)
식품 혹은 물	오염된 음식의 섭취(제공된 음식의 분포에 비례하여 집단 혹은 산발적 유행)
공기	오염된 공기의 흡입
매개곤충	미생물의 감염력과 매개충(모기, 달팽이, 진드기)의 생활사에 의존
주산기	접촉감염과 유사하나 임신 중 자궁 내 혹은 출산 시 접촉 감염

출처: Nelson KE, Williams CM, Graham NMH (eds.). Infectious disease epidemiology. Theory and practice, 3rd ed. Jones & Bartlett Learning, 2014, pp19–44.

2) 감염병의 관리

감염병원, 전파 방법, 숙주 간의 연결고리를 이해하고 이에 대한 대책을 새우는 것이 감염병관리의 기본이다. 첫째로, 감염원을 파악하여 그 발생지와 병원소를 줄이거나 박멸하는 방안, 둘째로, 감염원의 전파 경로를 차단하거나 방해하는 방안, 셋째로, 감수성 있는 인구집단을 확인하여 줄이거나 배제하는 방안이 일반적인 감염병관리 방안이다.

가) 감염병의 감시

감시는 조치를 취해야 할 사람에게 신속하게 보급할 관련 자료를 체계적으로

수집하고, 규칙적으로 통합·정리하며, 분석과 평가를 하는 과정으로 ① 유병과 사망 보고서, ② 유행이나 개별사례의 현장조사 보고서, ③ 실험실의 감염원 분리나 확인, ④ 예방백신, 톡소이드, 면역글로불린, 감염병관리에 사용된 기타 약품의 유용성, 사용, 부작용, ⑤ 인구집단의 면역 수준에 관한 정보, ⑥ 기타 역학정보 등의 체계적 수집과 평가를 포함한다. 이러한 감시 과정은 공중보건에 관한 지역 수준에서 국제적 수준까지 관할할 지역에 적용된다.

나) 중재 수단 접근

중재에 관련된 수단으로 ① 숙주에 적용되는 조치로 능동면역(예방접종), 수동면역(면역항체 투여), 예방화학요법(결핵, 성병, 에이즈/HIV, 말라리아 등), 행동변화(식이습관, 약물사용, 성행위, 근로행태 등), 건강 혹은 취약자 보호 차원 격리, 차단벽/막 조치 실시(콘돔, 마스크 등), 영양 등 숙주의 저항력 개선, ② 각종 화학적 작용 분무제 사용, 모기 서식지 등에 대한 환경적 조치, 천적 도입 등, ③ 감염된 사람에게 적용되는 조치로 병원감염 관리, 급·만성질환자와 만성보균자에 대한 화학요법 치료, 격리조치(표준 예방조치, 호흡기계 예방조치, 비말감염 예방조치, 접촉감염 예방조치), 폭로자에 대한 잠복기간 동안 이동을 제한하는 검역 조치, 활동제한(조리금지, 접촉제한, 등교제한, 일시적 업무종사제한, 시설방문금지), 행동변화(기침예절, 안전식수 음용, 성적접촉 제한, 공혈제한, 모기기피 등), ④ 동물에 취해지는 조치로 감수성 있는 동물에 대한 예방접종, 격리와 검역 조치를 포함한 이동금지, 인수공통감염병 예방을 위한 감염 혹은 잠재적 감염 동물에 대한 살처분, 감염예방이나 임상적 치료를 위한 화학요법, ⑤ 환경에 대한 조치로 안전 식수 공급, 분변처리, 안전 식품 공급, 살균처리 유유 공급, 안전 가옥 등 보급, ⑥ 원인 병원균에 대한 조치로 세척, 냉각, 저온살균, 소독, 멸균, ⑦ 마지막으로 각종 질병관리와 예방 프로그램을 들 수 있다.

다) 대상 인구 접근

이러한 각종 중재 방안들은 그 조치가 적용되는 수준에 따라 ① 감염병의 관리, 노출 전후 예방을 위한 개인 수준의 접근, ② 학교, 직장, 군대 등 집단적인 시설 수준의 접근, ③ 집단의 면역 수준 향상을 위한 예방접종 정책, 유통 식품의 통제와 회수, 맑은 물 공급 등 지역사회 수준의 조치로 구분할 수도 있다. ④ 더 나아가 최근 감염병의 국제적 전파에 따른 검역강화, 세계보건기구(WHO)의 공중보건 긴급사태 선포 등 국제적 수준의 조치들도 필요한 경우가 있다.

3. 최근의 감염병 위협에 대한 세계적 대응 추세

1) 전 세계적 감염병 발생 현황

WHO에 따르면 2012년 전 세계적으로 5,600만 명이 사망하고 그중 감염질환으로 약 17%인 950만 명이 사망하였다. 백신과 현존하는 약품만으로도 이러한 감염성질환으로 인한 다수의 사망은 막을 수 있으며 단순히 안전한 음식과 식수만 공급되어도 200만 명의 사망은 예방할 수 있는 것으로 알려져 있으나 실제로는 에이즈, 결핵, 말라리아, 설사질환과 폐렴으로 700만 명 이상이 사망하고 있다. 이러한 감염성질환 이외에 1970년 말부터 전 세계적으로 30여 개의 신종 전염병이 창궐해 인류의 건강을 위협하고 있으며(그림 8.8-2), 이들의 75%는 인수공통 감염병이다.[1]

2) WHO의 국제보건규칙 개정과 국제적 대응체계 구축

감염병의 확산 저지를 위한 노력은 오랜 역사를 가지고 있다. 중세 페스트 출발하였다. 산업혁명으로 촉발된 중상주의 정책으로 인해 상품교역과 여행의 자유가 보장되면서 유럽 각국이 콜레라 등 감염병에 노출되기 시작했다. 산업혁명 이후 자유무역으로 부를 쌓아 온 영국에 1831년 인도의 콜레라가 전파

1 Available from: URL: http://www.jhsph.edu/news/stories/2005/fauci.html.

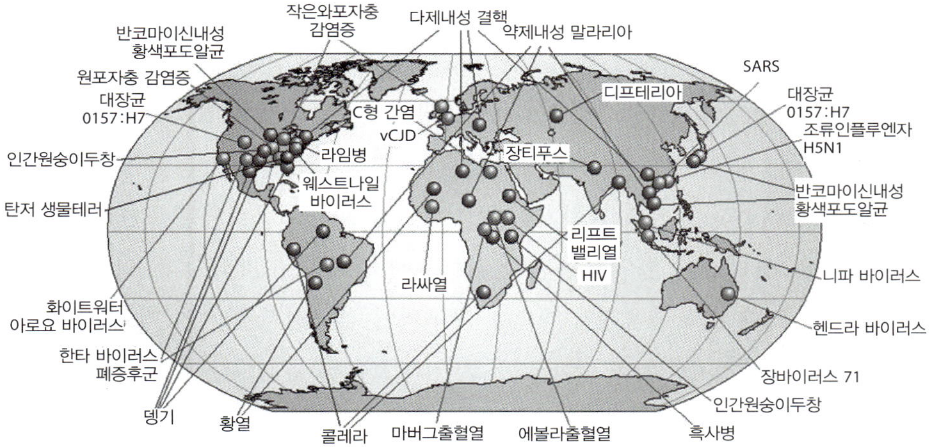

〈그림 8.8-2〉 신종과 재출현 감염병의 발생 사례

출처: Morens DM, Folkers GK, Fauci AS. The challenge of emerging and re-emerging infectious diseases. Nature. Jul 8, 2004; 430: 242–249. Available from: URL: http://www.nature.com/nature/journal/v430/n6996/fig_tab/nature02759_F1.html.

되어 6,000여 명이 사망하는 사례가 발생하였다. 이를 계기로 유럽 중심의 제1차 국제위생컨퍼런스가 1851년 파리에서 열리면서 국가 간 감염병의 전파를 차단하기 위한 기전이 만들어졌다. 이 논의의 결과로 1907년 국제공중위생기구(OIHP)가 만들어지고 국제법에 의하여 검역제도가 정립되었다. 1969년 확립된 국제보건규칙(International Health Regulation)은 감염병 확산 방지를 위한 보건안보(health security)의 틀로 30여 년간 존속하였다. 한편 미국 중심의 국제보건안보구상(Global Health Security Agenda)은 국제보건안보의 실행을 담보하기 위한 전략으로 9·11 생물 테러 이후에 형성된 개념이며 지난 10여 년간의 논의 끝에 2014년 서아프리카 에볼라 창궐을 계기로 정착되었다.

가) WHO의 국제보건규칙

WHO 헌장 제21조에 의하여 전염병의 국제적 확산을 방지하기 위한 위생 및 방역요건 등의 절차에 관한 규칙 제정권이 WHO에 부여되었다.[2] 이를 근거

2 WHO 헌장(1946. 7. 22) 제21조: WHO 총회는 다음의 사항에 관한 규칙을 채택하는 권한을 가진

로 WHO 총회(World Health Assembly, 이하 WHA)는 조약방식으로 국제위생규칙(International Sanitary Regulations)을 1951년에 채택하였다. 이 규칙은 전염성 질병의 확산을 관리하기 위한 WHO 회원국들 간의 통일된 국제규칙 역할을 하다가 1969년 전면 개정되면서 국제보건규칙(International Health Regulation 1969, 이하 IHR(1969))으로 개칭하였다. 1981년 두창이 퇴치되면서 IHR(1969)은 페스트, 콜레라와 황열의 3종에 대한 보건조치로 축소되었다. 당시 선진국들은 각종 백신과 항생제의 개발에 고무되어 감염병의 통제가 가능한 것으로 판단하였고 자유무역의 확대 기류로 인해 IHR의 개정에 소극적이었다. 그러나 WHO 회원국들이 전염병으로 규정되지 않은 신종 전염병에 대한 통보의무나 협력의무가 없어 WHO는 에이즈 등 신종 전염병에 대해서는 제 기능을 수행하지 못한다는 비난을 받았다. 이에 따라 WHA는 1990년대 중반부터 IHR의 개정 작업을 추진하였으나 회원국의 반대로 진행하지 못하였다. 2003년 2월 중국과 홍콩에서 발생한 SARS에 이어서 발생한 아시아 조류독감(Avian Influenza)의 인체감염증은 IHR 개정에 큰 영향을 미쳤다. 2005년 5월 WHA는 개정 국제보건규칙(IHR 2005, 이하 IHR(2005))을 채택하였고 2007년 6월 15일 자로 동 규칙이 발효되었다. 모든 당사국들은 동 규칙에 따른 질병감시와 대응체제를 수립하기 위해 실효성 평가에 3년, 이행계획 확립에 2년 등 총 5년의 이행준비기간을 허용받았다. 그 후에도 당사국은 이행 기간을 2년간 연기할 수 있고 추가로 2년 이내에 다시 한번 연장할 수 있다. 결과적으로 모든 당사국이 IHR(2005)을 적용받는 것은 2016년이다. 이 개정된 IHR(2005)는 "전염병의 국제적인 확산에 대하여 예방, 보호, 통제 및 국제보건조치의 적용으로 국제교통과 무역에 불필요한 장애가 되지 않도록 하는 것을 목적"으로 하

다. (a) 질병의 국제적 만연을 방지하는 것을 목적으로 하는 위생상 및 검역상의 요건 및 기타 절차, (b) 질병, 사인 및 공중위생 업무에 관한 용어표, (c) 국제적으로 사용되는 진단방법에 관한 기준, (d) 국제무역에 있어서 취급되는 생물학적 제제, 약학적 제제 및 유사한 제품의 안전순도 및 효력에 관한 기준, (e) 국제무역에 있어서 취급되는 생물학적 제제, 약학적 제제 및 유사한 제품의 광고 및 표시.

고 있는데 이는 과거 IHR(1969)의 목적과 같다.[3,4] 그러나 IHR(2005)에서는 다음과 같은 주요 변화가 있었다. ① '국제관심사로서 공중보건긴급사태(Public Health Emergencies of International Concern, PHEIC)'[5]의 발생을 WHO가 선언할 권한 부여와 그러한 위기상황과 일반적인 공중보건위험에 대해 당사국이 취해야 할 조치를 권고할 권한 부여, 보건위협 범위 확대, ② WHO 회원국 의무사항으로 최소핵심감시와 대응능력 설정(minium core surveillance and response capacity), ③ 비정부기구 출처 감시정보에 대한 WHO의 접근과 사용 권한 인정, ④ 위기발생상황에 대한 실시간 정보공유와 공동조치, ⑤ IHR을 이행함에 있어 인권 개념 포함 등이다. 또한 IHR(2005)는 콜레라, 페스트, 황열 대상으로 적용하였던 공중보건의 위협을 "질병(disease), 사태(event), 공중보건위험(public health risks), 국제관심사로서 공중보건긴급사태"라는 개념으로 대체하였다.[6] 이 개념은 국경을 초월한 공중보건위험으로서 공중보건위험에 대한 조치의 공동수행과 상호 협력을 각국에 요구한다.[7] 우리나라도 2005년 이후 WHO가 제시한 IHR의 기준과 주요 핵심역량을 법령개정과 시설장비 확대 등으로 충족해 왔다.

나) 미국의 국제보건안보구상

또 다른 감염병 대책은 미국을 중심으로 만들어졌다. 9·11 생물 테러 이후 2001년 캐나다, 프랑스, 독일, 이탈리아, 일본, 멕시코, 영국이 참여하여 생물

3 IHR(2005), 제2조 참조.

4 World Health Assembly. Revision of the International Health Regulations. WHA 58. 3. May 23, 2005.

5 Definition(Article 1): "public health emergency of international concern means an extraordinary event which is determined, as provided in these Regulations: (i) to constitute a public health risk to other States through the international spread of disease and (ii) to potentially require a coordinated international response".

6 IHR(2005), 제1조, 부속서 2 참조.

7 *Ibid*. A 'public health emergency of international concern(PHEIC)' is an extraordinary event which is determined, as provided in these Regulations: (i) to constitute a public heath risk to other States through the international spread of disease; and (ii) to potentially require a coordinated international response".

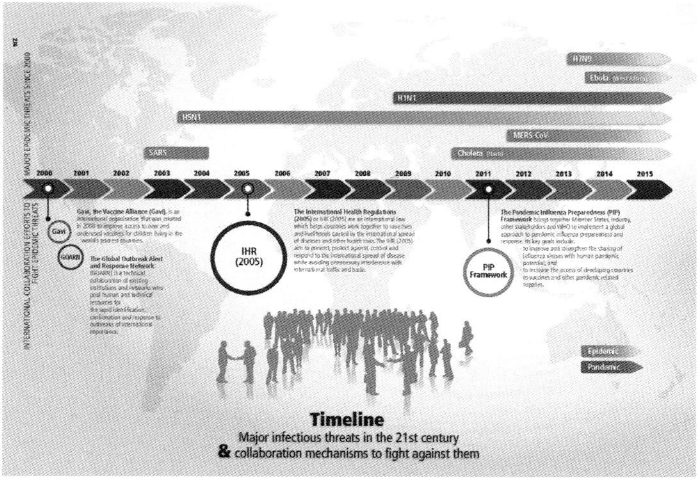

〈그림 8.8-3〉 주요 감염병과 국제적 대응조치 타임라인

출처: WHO weekly epidemiological record. 2015. 5. 15.

학, 화학물질, 방사능테러의 위협과 인플루엔자 대유행에 대비한 국제 파트너십 강화 방안을 논의하였으며, 이에 미국은 비공식적인 조직인 Global Health Security Initiative, GHSI)를 출범시켰다. 이 기구를 모태로 미국은 2014년 2월 14일 28개 협력국가 및 WHO, FAO(국제연합식량농업기구), OIE(국제수역사무국) 등 국제기구와 공동으로 국제보건안보구상(Global Health Security Agenda, GHSA)을 발족하였다. GHSA는 WHO가 제시한 IHR(2005)의 주요 핵심 능력을 강화하고 이를 진전시키기 위해 발족되었으며 감염병으로 인한 세계적인 보건위협에 전 세계가 공동으로 조기발견과 효과적 대응을 모색함으로써 질병을 예방하고 피해 확산을 줄이자는 것이었다. 이러한 목적은 WHO의 IHR(2005)와 OIE의 PVS 경로(Performance of Veterinary Services pathway)의 기존 이행 목표를 더 견실하게 추진하기 위한 것이기도 하다. IHR(2005)를 통해 WHO 194개 회원국은 국제보건안보 위협에 공동 대응하기로 하였으나 80% 이상의 회원국들이 감염병 대응 역량 향상 및 요구 사항을 달성하지 못하여 보건안보 위협에 대응하는 시스템이 제대로 작동하지 않았다. 따라서 미국이 제기한 새로운 집단보건안보체계의 필요성은 설득력을 가지게 되었다. GHSA

의 참여회원국은 2017년 현재 59개국이며, 우리나라는 캐나다, 칠레, 핀란드, 인도, 인도네시아, 이탈리아, 케냐, 사우디아라비아, 미국과 함께 10개 국가로 이루어진 운영위원회 회원국으로 선정되어 2015년 9월 GHSA 회의를 서울에서 개최한 바 있다.

GHSA는 크게 예방(prevention)-조기감지(detect)-대응(respond)의 세 가지 틀로 구성되어 있다. 실천 패키지의 목적은 보다 구체적인 실천전략을 세워 국제적 논의를 집중시키고, 각국이 GHSA에 참여하여 감시, 보고를 잘 하고 있는지 측정 가능한 목표를 설정하는 데에 있다. 또한 각 실천 항목은 '5년 후 목표(five-year target)', '측정 지표(measured indicator)', '기대 효과(desired impact)', '선도국가와 기여국가(country commitments to action package)', '5년 실천 항목(five-year action items)', '기초 평가와 활동 계획(baseline assessment and planning activities)', '감시와 활동 평가(monitoring and evaluation activities)'로 구성되어 있다.

4. 우리나라의 감염병 관련 보건정책

1) 우리나라의 감염병 유행 현황

1970년 후반부터 실시한 강력한 수직적 보건사업으로 대표적인 감염질환인 기생충질환은 우리나라에서 거의 사라져 가고 있으며 그밖에 상수도 보급, 예방접종사업에 힘입어 많은 감염병이 사라지고 있다(그림 8.8-4). 그러나 1990년대 중반부터 에이즈, O157:H7장출혈성대장균감염증, v-CJD 등 새로운 감염병이 등장하고 바이러스성 장염, 바이러스성 각결막염 등에 수백만 명씩 감염되는 유행이 주기적으로 일어나고 있다. 또한 세균성이질, 장티푸스, 콜레라, A형간염 등 1군의 감염병은 취약지역 및 계층을 중심으로 유행하고 있다. 1994년 일본뇌염 사망사례 후 1997년 예방접종 지침을 개정하여 안전접종을 강화하고 접종률을 올려 2000년 폴리오의 퇴치를 선언하였으며, 2000-2001

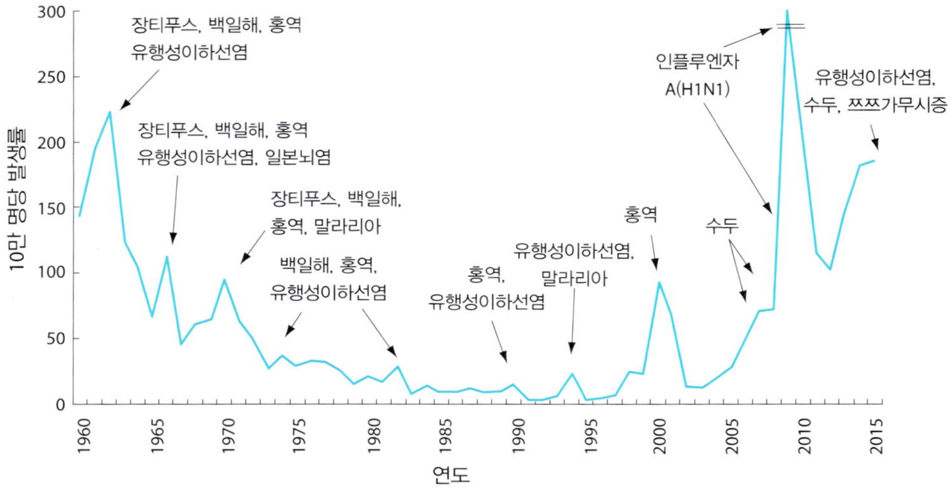

〈그림 8.8-4〉 연도별 감염병 발생 추이

출처: 질병관리본부. 2015년 감염병감시연보.

년 홍역의 대 유행 시 대대적인 홍역 캠페인을 실시하여 아시아 지역에서 처음으로 퇴치를 달성한 바 있다. 이후 B형간염 산모의 등록관리 등 수직감염 예방사업을 진행하고, 2009-2010년 인플루엔자 전 세계 유행 이후 예방접종을 강화하기 위하여 2011년 예방접종 대상 감염병의 국가보장을 강화한 바 있다.

한편 2001년 9·11테러 이후에는 두창, 탄저 등 생물 테러 감염병 대책 수립에 고심하고 있으며, 쯔쯔가무시와 말라리아 등 지구 온난화의 영향으로 인한 곤충매개 질환의 재유행이 지속되고 있다. 또한 1990년 초 국제여행 자유화 조치 이후 해외 여행객의 증가로 해외에서 유입되는 말라리아, 뎅기열이 아시아 지역을 중심으로 계속해서 증가하고 있다. 이주 노동자 및 탈북자의 감염병도 문제시되고 있으며 아직도 결핵은 질병부담이 큰 질병으로 집중적인 관리 정책이 필요한 시점이다. 에이즈/HIV 감염증은 국제적인 감소 추세임에도 불구하고 국내는 일부 계층을 중심으로 증가 추세이다.

2) 정부의 감염병 관련 준비와 대응

기본 정책 방향

각종 신종 및 재출현 감염병의 유행에 효과적으로 대처하기 위하여 정부는 1995년부터 감염 관리방안 개발 연구용역에 착수하여 이를 바탕으로 1999년 전염병관리 '6대 영역'에 대한 기반정책을 만들었다. 준비와 대응정책을 요약하면 다음과 같다. 첫째로 사업조직의 정비이다. 변화하는 감염병에 대한 과학근거기반의 사업들을 추진하기 위하여 보건복지부 산하 방역과를 국립보건원 산하 방역과로 이전하고 감염병관리부를 신설하였다. SARS 이후 질병관리본부를 신설하여 국내 방역과 검역업무를 일원화하였으며 2005년 MERS 이후 긴급대응센터를 신설하여 감염병의 유행에 따른 대응을 해 오고 있다. 둘째, 법령의 정비이다. 2000년 '전염병예방법'을 대폭 개정하였다. '전염병개선사업추진단'을 만들어 개정된 법령에 따른 각종 서식 및 사업추진 방법에 대한 전국 교육을 실시하였으며 신고 및 보고 전산작업도 마무리되었다. 셋째, 감염병관리 인력의 개발과 확대이다. 유행하는 질병에 대응하여 중앙에 질병별 퇴치사업단과 현장역학조사관(Epidemic Intelligence Service Officer, EIS Officer)을, 일선 보건소는 집단 발병에 대비하여 역학조사반, 방역조치반을 설치하고 일선 보건요원은 감염병관리과정(Field Management Training Program-Infection)을 이수하도록 하였다. 넷째. 진단과 실험, 치료를 위한 기반 시설의 확충이다. 생물 테러 이후 진단과 치료를 위한 BL-3, 4 인프라 확충, SARS 이후 검역과 의료기관의 격리치료시설 확충, 2009-2010년 전 세계 인플루엔자 유행을 계기로 의료기관을 감염병관리의 파트너로 설정하고, 의료 관련 감염병도 새롭게 대비하기 시작하였다(그림 8.8-5 참조).

3) 감염병관리 정책의 개선

가) 감염병 관련 조직의 개편

1999년 정부는 정부조직개편으로 국립보건원에 감염질환부를 신설(방역과, 역

배경과 필요성

- 신종 및 재출현 감염병의 창궐로 국민건강에 위협 증가
- 감염병 관련 역학조사 및 감시의 전문 인력 미비로 대책 수립 어려움
- SARS와 같이 외부효과가 큰 질병에 대한 국가 역할과 책임 증대

⇩

전염병관리 분야에 대한 21세기 전략

- 주요 중점관리 전염병군 설정과 달성목표년도 수립
- 수립된 목표 달성을 위한 준비단계의 6대 영역 정비와 질병별 4대 세부 대응전략 수립

⇩

준비: 6대 영역

조직개편	제도개선	인력개발	정보화	물자비축	연구·개발
• 질병관리본부 –전염병대응 센터 –질병감시센터 • 각종 퇴치사업단	• 신고보고·진단 기준 • 표본감시체계 • 역학조사체계 • 예방접종등록 • 예방접종피해 조사	• FETP • FMTP • 현장 지도 • 사이버교육 • 특별교육반	• D/B 및 통계 • 신고보고 • GIS • 정보 환류	• 백신(두창 등) • 항생제(생물 테러) • 소독살균살충제 • 방호장비 (SARS 등) • 인공호흡기	• 백신생산 • 진단기술 • 치료기술 • 혈청은행 • 생물자원

⇩

대응: 질병 영역별 4대 세부 대응전략

질병감시	역학조사	실험실진단	질병통제
• 일상감시(신고) • 표본감시(의료기관 등) • 특별감시(생물 테러) –응급실, 전문가 • 외국 –WHO –Pro–Med	• 환자조사 • 접촉자조사 • 집단면역도조사 • 환경조사 • 교육 및 훈련 • 질병자연사 연구	• 공공 실험실망 구축 –중앙 및 시·도 BL–3, 4 –국제협력강화 • 생물안전관리체계구축 • 항생제 내성조사 • PFGE, DNA 지문검사 • 국가표준검사실 운영	• 결핵 등 감염치료 강화 • VPD의 예방접종 강화 • 격리(병원, 자택), 치료 • 검역(항공기, 선박 등) • 살균, 소독, 살충 • 증폭숙주살처분 • 감염예방 홍보와 교육

〈그림 8.8–5〉 21세기의 감염병관리 전략

출처: 질병관리본부 내부 자료, 1999를 변형함.

학조사과, 기획통계과)[8]하여 50년간 추진해 온 전염병 정책의 기조를 과학적 근

8 보건복지부 보건국의 방역과를 국립보건원으로 이전하고 방역과 업무 중 법령 제정과 대내외 협력 강화를 위해 보건복지부 질병관리과에 1개 계를 신설하였다. 2000년 3월 국립보건원에 전염병정보관리과가 만들어지면서 감염질환부는 전염병관리부로 개칭되었다.

거에 기반한 '전염병관리의 선진화' 기틀로 개편하여 신고 보고에 근거한 통계와 실험실의 결과를 바탕으로 한 감염병관리의 전문화를 진행하였다. 즉 감염병의 진단 기준을 정비하여 의료인의 신고를 강화하고 수집된 각종 감염병 정보를 분석하여 환류함으로써 즉각적인 대응이 가능하도록 감시센터(surveillance center)인 전염병정보관리과를 만들었다. 주요 감염질환 및 집단발병 질환에 대해서 중앙 및 지방정부 차원의 체계적이고 신속한 역학조사가 가능하도록 역학조사관 제도와 역학조사과를 만들어 질병관리 과학화의 단초를 이루었다. 2003년 SARS와 조류 인플루엔자(Avian Influenza, AI)에 대한 보다 효과적인 질병관리를 위하여 국내 방역과 유입감염병을 관리하는 검역업무를 일원화한 '질병관리본부'를 구축하였다. 그 후 AI 유행이 지속됨에 따라 유행성 인플루엔자(Pandemic Influenza, PI) 대비 '전염병위기대응과'를, 2009년 PI 발생 시에는 진단을 강화하기 위한 '인플루엔자과'를 신설하였으며 늘어나는 예방접종에 대비하여 예방접종관리과를 강화하였다. 동시에 시·도 보건과 및 보건환경연구원이 감염병의 역학조사 및 감시를 위한 기능을 할 수 있도록 조직을 정비하고 실험실 감시를 위한 인력, 시설, 장비 예산을 지원하고 있다.

나) 감염 관련 법령의 개선

감염병 관련하여 전염병예방법,[9] 결핵예방법, 후천성면역결핍증예방법, 기생충예방법, 검역법 등 5대 법령이 있었다. 그러나 우선 2000년 전염병의 분류 및 종류(1, 2, 3종 및 지정전염병을 1, 2, 3, 4군 및 지정전염병으로 재편)의 개선, 각종 전염병의 신고 방법과 절차 개선, 역학조사 실시, 전염병의 감시와 이를 위한 표본감시의사망의 구축, 법정전염병 병원체의 관리가 가능하도록 대폭적으로 법을 정비하였다. 2009-2010년 전 세계 인플루엔자 유행을 계기로 기생충관

9 2000년 1월 12일 법안 공포, 2000년 8월 28일 대통령령 공포가 되었으며 10월 5일 보건복지부령이 공포되었다. 2010년 12월 '감염병의 예방 및 관리에 관한 법률'이 공포되어 기생충질환예방법은 역사의 뒤안길로 사라졌으나 해당 법령 내용 중 일부는 제5군의 표본감시질환 등으로 새 법에 반영되었다.

리법을 폐지하고 전염병 용어를 보다 광범위한 용어인 감염병으로 바꾼 '감염병의 예방 및 관리에 관한 법률'로 전문 개정하였으며(2010) 그 연장선상에서 검역감염병을 기존 콜레라, 페스트, 황열에서 중증호흡기감염증, 조류인플루엔자 인체감염증, 신종인플루엔자 인체감염증, 기타 보건복지부장관이 긴급 검역 조치가 필요하다고 인정하여 고시하는 감염병으로 확대하였고 오염지역의 지정과 해제를 질병관리본부장이 하도록 검역법을 개정하였다. 결핵예방법도 2030년까지 결핵 퇴치를 목표로 하고, 환자관리사업으로 의료인의 신고 외에 국민건강보험공단 등으로부터도 환자정보를 받을 수 있도록 하였으며 민간공공협력사업(Private Public Mix, PPM)을 허용하고 정부가 결핵환자 진료비 지원을 할 수 있도록 함과 동시에 입원명령과 입원명령 시 부양가족을 지원하도록 법령을 개정하였다.

2010년 '감염병의 예방 및 관리에 관한 법률'의 주요 개정내용은 다음과 같다.

- 감염병의 분류체계 개선
  - -감시에 필요한 기생충질환을 보건복지부령으로 제5군에 정하도록 함.
  - -WHO 감시 대상 감염병과 의료 관련 감염병을 보건복지부장관이 고시함으로써 신속한 대응을 할 수 있도록 함.
- 기존 지방자치단체의 책무와 동시에 의료인, 국민의 책무를 균형 있게 신설함.
- 시·도지사로 하여금 감염병관리사업 지원기구를 만들 수 있도록 하였으며, 보건복지부에 감염병관리위원회를 두고 분야별 전문위원회를 설치·운영하도록 함.
- 고위험 병원체의 안전관리를 위하여 국내반입 시 허가, 이동 시 신고 및 안전관리기준을 만들어 점검할 수 있도록 하였으며 감염병 대응에 필요한 물자의 비축, 장기구매, 지정생산이 가능하도록 개선함.
- 강제 치료, 입원 등 강제처분되는 감염병으로 기존 1군 이외 2군의 디프테리아, 홍역, 볼거리와 3군의 성홍열, 수막구균성수막염, 결핵, 그

리고 WHO 감시 대상 감염병, 생물 테러 감염병을 포함함.

다) 감염병 정보망 구축과 감염병 감시강화

정부는 그동안 수작업에 의지하던 정보체계를 보다 효과적이고 효율적으로 운영하고자 1996년부터 국가전염병관리에 전산 이용을 시도하여, 1998년부터 감염병 자료를 데이터베이스화하고 보고전산을 위한 EDI(Electronic Data Interchange) 개념과 프로그램을 개발하였다. 2000년에 법령 개정으로 전산보고의 근거를 만든 후 EDI를 통해 각종 감염병 관련 정보를 1일 단위로 양방향 제공함으로써 지역단위에서 감염병관리의 의사결정을 보다 신속·정확하게 수행하도록 하였다. 예방접종 기록도 전산화하여 초등학교 입학자의 예방접종기록을 제출하도록 하고 2012년부터는 입학 시 전산망을 활용, 접종 누락자를 확인하고 백신을 접종하도록 하였다. 2008년부터 이러한 자료를 실시간으로 보고받고 이를 분석환류할 수 있는 조직을 만들어 주간단위 보고서(Public Health Weekly Review, PHWR)를 발간 중이다. 한편 정부는 기존의 신고·보고체계를 정비하여 다양한 감시망을 구축하였다. 호흡기병원체 감시망도 만들어 주간단위 유행을 감시하고 있고, 생물 테러 감염병의 조기발견을 위한 증상 위주의 감시망(응급실 감시망, 감염병전문가 감시망 등), 학교 및 표본감시 의사망(소아과, 안과)을 통한 학교전염병 및 무균성뇌막염, 급성출혈성결막염 등 기존 법정 감염병 이외 각종 감염병의 유행감시를 진행 중이다.

라) 현장역학조사 등 감염병관리 인력개발

각종 전염병의 발생에 대한 정밀 역학조사(Epidemic Intelligence Service, EIS)를 위하여 1999년부터 2년간의 현장역학조사훈련과정(Field Epidemiology Training Program, FETP)을 설치하여 공중보건의사 중 관련 분야 전문의를 선발하여 일선에 배치하였다. 또한 법에 일정 기준이 되면 역학조사를 하도록 명시하였으며 예방접종 이상반응도 신고 및 역학조사 대상으로 개선하였다. 2002년부터는 개선된 감염병관리 방법의 훈련을 위하여 보건소 요원 중 2-3명을 선발하여 전국 각 시·도의 대학에 위탁하여 역학조사, 유행시 대응, 신고 및 보고 자료의 활용 등 감염병관리과정 연수를 진행하고 있으며 2009년부터는 학교의 보건교사도 감염병 관련 교육을 실시 중이다. 또한 보건소에 예접접종 관리를 위한 요원을, 민간병원과 보건소에 결핵관리를 위한 요원을 배치하도록 지원하고 있다.

마) 감염병 관련 물자 비축

매년 발생하는 수해에 대비하여 각종 소독·살충·살균제, 의료용품을 비축해오던 것을 2001년 9·11 탄저 생물 테러를 계기로 두창 백신, 탄저 치료제 등 생물 테러 가능 질병의 예방·치료약품(stock pile)으로 확대하여 비축하기 시작하였다. 2003년의 SARS, AI 발생 이후에는 항바이러스제와 각종 개인보호장구, 인공호흡기도 비축하고 있다. 이들 비축물자를 유사시 24시간 내 필요한 장소에 공급할 수 있는 체계도 마련하였다. 이러한 비축으로 2009-2010년 PI 유행 시 항바이러스제 공급이 가능했다. 또한 2010년부터 이들 약품과 보호장구 등 비축물자에 대한 관리규정을 개선하였고 장기구매, 지정생산이 가능하도록 법체계를 정비하였다.

바) 연구 및 개발

감염병의 감소에 따라 이 분야에 대한 관심과 투자가 감소되어 정부 주도 정책 연구의 중요성이 상대적으로 증가하고 있다. 1995-1999년까지 예방접종에 관한 연구를 일차적으로 마무리하여 예방접종 기준과 감염병관리 전략을 개발하고 2000년 법령개선을 통하여 감염병관리 제도를 대대적으로 개선한 바 있다. 홍역의 유행, 콜레라 유행, 9·11 생물 테러 등 신종 및 재출현 전염병의 관리에 중점을 두고 탄저, 두창에 대한 백신과 진단시스템 개발을 위한 정책과제 연구를 진행하였다. 이들 정책 연구는 21세기에 대비하여 신종 혹은 재출현 가능한 질환과 그에 대한 보건행정학적·역학적·생물학적 기초연구에 대한 목표 및 계획의 수립을 목적으로 했다. SARS와 AI를 계기로 국가위기상황 발생에 대비한 연구와 개발이 보다 강화되었다. 즉 2009-2010년 인플루엔자 대유행 시 백신개발 경험을 바탕으로 연간 150억 원의 예산을 투입하여 범부처 인플루엔자사업단을 만들어 백신과 항바이러스제, 진단시스템 개발 등 연구를 추진하였으며 같은 맥락에서 결핵 백신과 진단시스템의 연구개발을 추진 중이다.

4) 주요 질병별 세부 대응전략

앞서 제시한 〈그림 8.8-5〉와 같이 우리나라 감염병관리 정책 기조에 따르면 질병에 대한 대응 체계를 강화하기 위하여 ① 질병별·목적별, 적절한 시기에 유행전염병에 대한 지역감시를 강화해야 하고, ② 감시 결과 얻어진 내용을 근거로 역학조사를 실시하며, ③ 진단을 보다 정확히 내리기 위해 각종 검사 체계를 확립하고, ④ 유행하는 감염병을 관리하기 위하여 검역과 격리 및 입원, 건강검진과 검사, 예방접종, 예방화학요법, 소독 등 조치를 시행하도록 하고 있다. 보건소 단위에서는 역학조사반, 방역조치반을 근간으로 감염병에 대응하게 되며, 중앙은 현장지휘반, 중앙역학조사반, 각종 감염병퇴치사업단이 구성되어 운영되고 있다. 한편 미래를 위한 연구 및 개발사업도 중요한 감염병 대응방안의 하나이다. 감염병 분류 및 세부 대응전략은 다음과 같다.

가) 1군의 식품매개와 수인성 감염병

- 이질, 콜레라, A형간염 유행 예방을 위한 식품관리자, 조리자 관리 강화 및 식품 오염 예방, 학교의 접촉감염예방을 위한 손씻기 교육 및 홍보사업, 설사환자 감시사업, A형간염 유행지역의 제한적 예방접종 사업 실시
- 장출혈성대장균감염증의 조기발견을 위한 용혈성요독증 감시사업 실시, 농림부와 합동으로 소감염 감시, 익혀먹기 및 손씻기 홍보
- 살모넬라, 비브리오장염 등 식품매개 질병의 예방을 위한 관련 부서와의 협조, 홍보사업 강화, 역학조사 기술지도 강화
- 불안전 급수에 의해 발생하는 장티푸스와 파라티푸스 예방을 위한 물 끓여 먹기 홍보, 상·하수도 관리, 보균자관리 대책

나) 2군의 예방접종 예방 가능 감염병

- 각종 감염병의 퇴치 수준으로 접종률을 올리기 위한 예방접종 비용지원 확대, 예방접종등록, recall/remind 추진
- 홍역의 퇴치 수준 유지를 위한 지속적 2회 접종률 95% 이상 유지, 바이러스 감시, 홍역의 병원감염과 보호시설 안의 감염 예방 홍보
- 산모의 B형간염에 의한 신생아 수직감염예방을 지속적으로 추진 및 실패사례 대책 수립, 유행성이하선염 및 수두의 대책 강구
- 복합백신 및 새로운 예방백신의 도입 시 비용편익 조사 실시
- 안전한 예방접종을 위한 예방접종 이상반응 조사, 피해 조사사업 강화

다) 3군의 감염병

- 표본감시 감염병인 인플루엔자 유행 조기감지 및 위험집단 중심 예방접종 확대
- 결핵퇴치 2030 달성을 위한 철저한 등록치료와 완치율 제고(치료비 지원과 강제 입원), 예방접종률 향상과 백신 국내생산, 진단 효율화와 약제 내성감시, 잠복 감염의 조기발견과 예방화학요법 확대
- 남북한 접경지역의 말라리아 감염 주민 조기발견, 조기치료 사업, 군인의 말라리아 예방화학요법 효율화, 감염위험지역 주민의 조기치료, 예방홍보, 축사 잔류소독 확대, 북한 말라리아 퇴치사업의 지속적 지원
- 쯔쯔가무시증 등 농촌지역의 가을철 열성질병 예방을 위한 감시사업, 위험지역 예보제 실시
- 증가하는 성매개 감염병의 감시·홍보 강화, 특히 에이즈 예방을 위한 콘돔 사용 홍보와 조기검진 사업 확대
- CJD의 진단 및 의인성 감염예방과 국민 홍보

라) 4군의 감염병

- SARS, 신종 감염병증후군 등 해외유입전염병관리를 위한 검역 강화, 병원감염 예방을 위한 격리 의료시설 확충, 환자 이송, 환자가검물 소

독기준설정과 의료인 교육 강화

• 생물 테러 전염병의 조기발견을 위한 의료인 교육 및 감시망 구축, 테러에 대비한 항생제, 백신, 진단시약 개발과 비축 등

마) 5군의 감염병

• 기생충 감소 및 법령 폐지로 인한 감시망 약화에 대비한 표본감시 및 전국 서베이 실시

• 간흡충, 폐흡충 유행 하천 및 강변지역 보건소와 퇴치사업 추진

바) 지정 감염병

• 수족구병, C형간염, 성병, 장관감염증, 호흡기감염증, 해외유입기생충 감염증 등 관리대책 수립을 위한 임상 및 실험실 표본감시 수행

• 항생제 내성 및 의료 관련 감염증 예방을 위한 표본감시, 의료기관의 교육훈련 필요

사) 기타 대량환자 발생 우려 감염병

① 생물 테러 감염병

2001년 9월 11일 미국의 테러 사태를 지켜본 정부는 2002년 월드컵대회를 대비하여 좀 더 체계화된 생물 테러 대책을 만들었다. 즉 이중감시망과 진단시스템을 만들어 조기진단과 조기치료에 힘썼다. 생물무기로 사용될 가능성이 있는 병원체는 두창바이러스, 탄저균, 페스트균, 보툴리누스 독소, 급성 출혈열을 일으킬 수 있는 병원체들로 대단위로 인명피해가 일어날 수 있는 병원체들이다. 이들은 이미 박멸되었거나 흔하게 경험할 수 없는 감염병으로 의료인들이 생물 테러보다는 다른 질환으로 오인하기 쉽다. 따라서 정부는 이들 병원체로 인한 감염에 대한 진단, 신고, 보고와 관리에 의료인이 적극적으로 참여하도록 법령을 정비하였다. 또한 고위험병원체의 이동과 실험에 대해서도 엄격한 감시를 요구하며 이들 병원체의 수입 시 반드시 신고하도록 하고

있다.[10] 자연적·인위적인 재난으로 인해 대규모의 피해자가 발생하였을 때 재난 현장에서 적절한 의료지원, 환자이송, 의료시설에서 의료제공의 세 영역으로 구성된 국가재난의료시스템을 구축하고 있다. 보건복지부, 경찰청, 국방부, 국정원, 행정안전부, 의료계를 포함한 범국가적인 시스템 구축은 의료계의 참여와 협조가 필수적이며 생물 테러 발생 시 피해를 최소화시킬 수 있는 중요한 열쇠가 될 것이다. 감시망 확대, 약품 등 물자 비축, 진단을 위한 연구와 개발을 추진하고 있으며 중앙에 BL-3, 4 시설을, 지방에는 보건환경연구원에 유사시설을 구축하고 있다. 한편 주기적으로 시·도 및 관련 부처들과 모의 훈련을 실시하고 있으며 의료인에 대한 홍보도 강화하고 있다.

② 조류 인플루엔자(Avian Influenza)와 대유행 인플루엔자(Pandemic Influenza)

2003년 12월부터 우리나라에서 첫 신고된[11] 조류 인플루엔자 H5N1은 2016년 말까지 총 856명의 인체감염을 일으켜 이 중 452명이 사망하였다.[12] 매우 높은 사망률로 인하여 전 세계적 관심을 받았으며 대유행의 가능성도 예상되었다. 특히 의료체계가 취약하고 에이즈 환자가 많은 아프리카나 동남아시아에서 인체감염을 통하여 사람 간 전파가 쉬운 신종 바이러스가 탄생할 경우 전 세계적인 대유행이 일어나 1918-1919년의 스페인 독감과 그 피해가 버금갈 것으로 예측하고 있다. 추가적으로 H7N9, H9N2의 인체감염 사례도 보고되어 있어서 인체감염 예방을 위한 조치가 매우 중요한 상황이다. WHO는 무엇보다도 AI의 인체감염을 막기 위하여 국내 가금류에 대한 예찰과 살처분 시 방호복 착용을 권고하고 국외에서 발생한 AI의 국내 전파를 차단하기 위하여 발생 국가를 여행하는 사람에게 농가 방문을 자제하고 손씻기, 의심증상자 신고 등을 철저히 하도록 계몽 중이다.

---

10 이를 최근 개정한 감염병 예방 및 관리에 관한 법률과 검역법에 반영하였다.

11 2003년 12월-2004년 3월까지 유행한 AI는 신속한 살처분, 작업장에 대한 철저한 보호(보호복착용, 예방접종, 예방적 항바이러스제 투여 등) 등으로 인체감염 없이 종료되었으나 2006년 3월 무증상의 감염자 4명이 혈청검사에서 확인되었다.

12 Available from: URL: http://www.who.int/influenza/human_animal_interface/H5N1_cumulative_table_archives/en/.

한편 2009-2010년 인플루엔자 A(H1N1)가 전 세계적으로 유행하였다. 그 PI의 치명률은 계절 인플루엔자 수준이지만 면역력이 부족하여 인구의 1/3이 감염될 것으로 예측됨에 따라 국가위기관리체계를 가동하여 극복한 바 있다. 이를 계기로 시·도별 국가격리병상을 확보하고, 치료제 타미플루, 보호장구를 비축하며 국가위기관리위원회를 정점으로 한 정부합동 공중보건 위기관리체계를 구축하여 도상훈련도 실시하고 있다. 이러한 위기는 대규모 노동력 손실, 재택근무, 사회안전 약화, 금융위기 등 산업계 전반에 악영향을 미칠 것으로 예상되어 국가뿐만 아니라 기업체의 위기관리(Contingency Plan, CP) 방안도 강구 중이다.

5. 메르스로 인해 드러난 감염관리의 문제와 대책

2015년 메르스(MERS) 사태는 세계화 시대에 신종 감염병 유입으로 인한 우리나라 의료체계의 문제점을 극명하게 보여 준 사례로 평가된다. 에볼라로 인한 국제적 보건안보 이슈가 확대되고 있는 시점에 한 명의 해외유입 환자가 18개 병원에서 연속적으로 186명의 환자를 발생시키고 38명이 사망했다. 국제사회는 의료체계가 잘 갖추어진 우리나라에서 해외유입된 MERS가 병원감염으로 급속히 전파되는 의외의 상황을 파악하려 노력하였고 초기 신속하지 못한 발표로 인하여 WHO와 공동조사를 하게 되었다. 치료 약제와 백신이 없는 신종 감염병의 관리 수단인 격리 조치는 인권 문제를 야기하였으며, 접촉자 1명이 중국에서 발병하여 국제적 논란이 되었다. 그러나 정부의 접촉자 추적, 격리, 치료의 적극적 대응은 효과를 발휘해서 감염이 차단된 1달 후에는 신환자가 발생하지 않아 유행이 종료되었다. 정부는 2015년 10월 수습 대책으로 첫째, 신종 감염병 국내 유입을 차단하고, 유입 시 조기 종식될 수 있도록 초기에 즉각 대응체계를 구축하였으며, 둘째, 신종 감염병 유행 확산에 대비하여 신속히 진단하고 감염병 환자 격리시설과 전문치료체계를 구축하며, 셋째, 병원감염 방지를 위해 응급실 선별진료 의무화, 병원감염관리 인프라 확충, 간병·병문안 문화 등 의료환경을 개선하며, 마지막으로 신종 감염병에 능동적으로 대응하기 위해, 방역의 특수성을 감안한 신종 감염병 거버넌스 개편안을 발표하였다. 이는 매우 광범위한 대책으로 법령의 정비, 지방자치단체와 협력 문제, 질병예방과 감시, 치료와 약품공급, 의료안전 문화 형성, 사회건강성 회복 부분이 보완될 필요성이 있으며 예산, 조직이 수반되어야 대책이 효과적일 것으로 보인다.

6. 결론

인간의 유전 정보 해득으로 각종 유전질환, 만성퇴행성질환의 관리는 획기적인 전기가 마련되고 있다. 그러나 감염병관리에 있어서 20세기 초 항생제의 발견과 같은 기적은 더 이상 없을 것으로 보인다. 최근 에볼라, MERS 같이 전혀 경험치 못한 감염병이 비행기, 기차 등 운송수단을 통하여 순식간에 전 세계로 전파되고 있음이 확인되고 있다. 또한 공공보건의 약화, 항생제의 남용은 사라진 감염병의 재발현에 원인을 제공하고 있다. 우리나라도 최근 말라리아, 이질, 유행성이하선염, 세균성식중독의 증가 등 취약한 공공보건의 실상을 보여 주는 감염병이 유행하고 있으며 MERS와 같은 해외유입감염병이 병원감염으로 유행되어 전 세계를 놀라게 한 사례도 있었다. 정부는 이러한 신종 및 재출현 전염병의 유행을 조기에 감지하고 이에 효과적으로 대처하기 위하여 보건행정 전반에 걸친 개선을 추구하고 있다. 즉 기반이 되는 주요 정책을 추진 중이며 질병별로 핵심 대응전략을 만들어 가고 있다. 특히 IHR(2005)는 이를 가속화하는 계기가 되었다. 질병관리 조직의 개선, 감염병 관련 법령과 제도 정비, 감염관리 인적자원의 확대와 교육 강화, 신고 보고 등 감염병 감시망과 진단 인프라의 연구개발 등 적극적인 대처 방안을 추진하고 있으며 2004년 국내 감염병관리와 해외유입감염병 관리의 일원화를 위해 질병관리본부체계를 만들었다. 한편 전문가들은 2003년 이후 AI가 거의 연례적으로 발생함에 따라 인체감염이 쉬운 신종인플루엔자로 진화하면서 PI

가 일어날 것으로 보고 있다. 2009-2010년의 인플루엔자 대유행은 예측과 달리 1918-1919년의 스페인 독감과 같은 정도의 인체 피해를 유발하지는 않았으며 계절 인플루엔자 수준으로 종료되었다. 그러나 향후 에볼라, MERS와 같은 신종 감염병 사례가 재발할 가능성이 높아 전 세계는 진단시스템 개발, 예방약 비축, 백신, 치료제 등 연구·개발을 독려하고 있으며 우리나라도 이러한 추세에 따라 공중보건 위기상황에 대비한 법령과 대책 개발이 필요하다.

참고문헌

- 질병관리본부 내부 자료. 1999.
- 질병관리본부. 예방접종 대상 감염병의 역학과 관리. 2012.
- 질병관리본부. 2015년 감염병감시연보. 2015.
- CDC. MMWR. Achievement in public health. 1900–1999. Control of Infectious Disease. Jul 30. 1999; 48(29).
- CDC. Epidemiology and prevention of vaccine–preventable diseases. 12th ed. Apr 2011.
- Nelson KE, Williams CM, Graham NMH (eds.). Infectious disease epidemiology. Theory and practice. 3rd ed. Jones & Bartlett Learning. 2014. pp19–44.
- Morens DM, Folkers GK, Fauci AS. The challenge of emerging and re–emerging infectious diseases. Nature. Jul 8. 2004; 430: 242–249. Available from: URL: http://www.nature.com/nature/journal/v430/n6996/fig_tab/nature02759_F1.html.
- WHO weekly epidemiological record. May 15. 2015. Available from: URL: http://www.who.int/wer/2015/wer9020.pdf?ua=1.

추천문헌

- 국가법령정보센터. Available from: URL: http://www.law.go.kr/main.html.
- 보건복지부. 조류인플루엔자 및 신종인플루엔자 대비대응책(내부자료). 2006. 3.
- 이종구. 전염병예방법령의 개정과 향후 추진과제. 소아감염. 2000; 7(2): 257–279.
- 이종구. 생물 테러에 대한 정부의 대응 방안. 보건학논집. 2001; 38(1): 92–107.
- 이종구. 긴급한 감염병 발생과 한국의 보건의료체계. 건강보장정책. 2015; 14(2): 9–30.
- 질병관리본부. 2015년 감염병감시연보.
- CDC. Global health security agenda. Available from: URL: http://www.cdc.gov/globalhealth/healthprotection/ghs/pdf/ghsa–action–packages_24–september–2014.pdf.
- CDC. MMWR. Achievement in public health. 1900–1999. Control of Infectious Disease. Jul 30. 1999; 48(29).
- Detels R, Beaglehole R, Lansang MA, Gulliford M. Oxford textbook of public health. 5th ed. Oxford. 2011. pp1602–1622.
- Fidler D. The future of the World Health Organization: what role for international law? Van–derbilt Journal of Transnational Law. Nov 1998; 31: 1079.
- Gostin LO. World health law: toward a new conception of global health governance for the 21st century. Yale Journal of Health Policy. Law. and Ethic. 2005; 5(1): Article 14. Available from: URL: http://digitalcommons.law.yale.edu/yjhple/vol5/iss1/14.
- Miano T. Understanding and applying international infectious disease law: UN regulations during an H5N1 Avian Flu epidemic. Chicago–Kent Journal of International and Comparative Law. Spring 2006; 6: 26.
- Nelson KE, Williams CM, Graham NMH (eds.). Infectious disease epidemiology. Theory and practice. 3rd ed. Jones & Bartlett Learning. 2014. pp19–44.
- Rosen G. A history of public health. expanded ed. 1993. pp250–269.
- WHO. Available from: URL: http://www.who.int/healthinfo/global_burden_disease/estimates/en/index1.html; http://www.who.int/csr/disease/avian_influenza/en/index.html.
- World Health Assembly. Revision of the international health regulations. WHA 58. 3. May 23. 2005. Available from: URL: http://www.who.int/csr/ihr/WHA58–en.pdf.

찾아보기

ㅈ

저자 소개(가나다순)

강길원

충북대학교 의과대학 의료정보및관리학교실 교수

전) 한국보건산업진흥원 책임연구원, 건강보험심사평가원 부연구위원

강민아

이화여자대학교 사회과학대학 행정학과 교수, 이화여자대학교 경력개발센터 원장, 국제개발협력위원회 민간자문위원

강영호

서울대학교 의과대학 의료관리학교실 교수

전) *International Journal of Epidemiology* 편집위원, 울산대학교 의과대학 예방의학교실 교수

고광욱

고신대학교 의과대학 예방의학교실 교수

권영대

가톨릭대학교 의과대학 인문사회의학과 교수, 가톨릭대학교 의료경영연구소 소장

전) 삼성서울병원 기획조정실 차장

김명희

국립중앙의료원 정책통계지원센터장

전) 을지대학교 의과대학 예방의학교실 교수, 시민건강증진연구소 건강형평성연구센터장

김용익

서울대학교 의과대학 의료관리학교실 명예교수

전) 청와대 사회정책수석비서관, 대한민국 제19대 국회 국회의원(보건복지위원)

김윤

서울대학교 의과대학 의료관리학교실 교수, 서울대학교 의과대학 기획부학장

전) 건강보험심사평가원 심사평가연구소장

김창엽

서울대학교 보건대학원 교수, 시민건강증진연구소 이사장

전) 건강보험심사평가원 원장

나백주

서울시립대학교 도시보건대학원 교수

전) 서울특별시 서북병원 원장, 건양대학교 의과대학 예방의학교실 전임교원, 서울특별시청 시민건강국 국장

도영경

서울대학교 의과대학 의료관리학교실 교수

전) 싱가포르 Duke–NUS 의과대학 교수, 독일 막스플랑크연구소 방문연구원

박기동

세계보건기구 서태평양지역 사무처 데이터·전략·혁신 국장

전) 질병관리본부 전염병관리팀장, The Executive Officer, Country Support at WHO Regional Office for the Western Pacific, WHO 베트남 대표

박순우

대구가톨릭대학교 의과대학 예방의학교실 교수

전) 한국학교보건학회 회장, 대한예방의학회 학술위원장

박종헌

국민건강보험공단 빅데이터운영실장

전) 서울대학교 의료관리학연구소 선임연구원, 국민건강보험공단 전문연구위원

박형근

제주대학교 의과대학 의료관리학교실 교수, 제주대학교병원 공공보건의료사업실장

전) 건강보험심사평가원 책임연구원

배상수

한림대학교 의과대학 사회의학교실 명예교수

전) 한림대학교 보건대학원장, 한림대학교 사회의학연구소장

신영수
전 WHO 서태평양지역 사무처장
전) 서울대학교 의과대학 의료관리학교실 교수, 건강보험심사평가원 원장, WHO 서태평양지역 사무처장

안형식
고려대학교 의과대학 예방의학교실 교수, 코크란연합 한국지부장
전) 고려대학교 보건대학원장

윤석준
고려대학교 의과대학 예방의학교실 교수
전) 건강보험심사평가원 기획상임이사, 아시아태평양보건정책협의체(APO) 이사

이건세
건국대학교 의과대학 예방의학교실 교수
전) 건강보험심사평가원 심사평가연구실장, 서울특별시 공공보건의료지원단장

이경수
영남대학교 의과대학 예방의학교실 교수, 한국농촌의학지역보건학회 회장,
대한예방의학회 학술위원장

이무식
건양대학교 의과대학 예방의학교실 교수, 건양대학교 보건복지대학원장,
오스트리아 다뉴브대학교 명예교수

이상일
울산대학교 의과대학 예방의학교실 교수, 한국보건의료기술평가학회 회장,
한국의료질향상학회 부회장

이영성
충북대학교 의과대학 의료정보및관리학교실 교수, 한국보건의료연구원 원장
전) 대한의학회 임원

이원영
중앙대학교 의과대학 예방의학교실 교수, 참여연대 사회복지실행위원회 위원
전) 노팅엄대학교 사회정책대학 방문연구원

이정애
전남대학교 의과대학 예방의학교실 교수
전) 대한예방의학회 회장, 대통령자문 생명윤리위원회 위원

이종구
서울대학교병원 가정의학과 교수, 서울대학교 이종욱글로벌의학센터장
전) 보건복지부 질병관리본부장

이진석
서울대학교 의과대학 의료관리학교실 교수, 청와대 사회수석실 비서관
전) 대한의사협회 의료정책연구소 연구조정실장

이진용
서울대학교병원 공공진료센터/서울의대 의료관리학교실 교수
전) 건양대학교 의과대학 예방의학과 교수, 서울대학교병원운영 서울특별시보라매병원 공공의료사업단 교수, 대한의사협회 공공보건상임이사

정백근
경상대학교 의과대학 예방의학교실 교수, 한국보건행정학회 학술이사,
비판과 대안을 위한 사회복지학회 편집위원

정형선
연세대학교 보건과학대학 보건행정학과 교수, 건강보험정책심의위원회 부위원장
전) 건강보험심사평가원 심사평가정책연구소장

최용준
한림대학교 의과대학 사회의학교실 교수, 일차의료연구회 회원